PSIQUIATRIA GERIÁTRICA

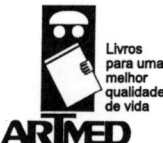
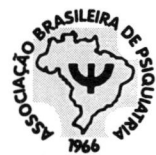

A Editora Artes Médicas Sul Ltda.
é a editora oficial da ABP

B981p   Busse, Ewald W.
            Psiquiatria geriátrica / Ewald W. Busse e Dan G. Blazer ... [*et al.*]; trad. Maria Rita Secco Hofmeister e Dayse Batista. — 2.ed. — Porto Alegre: Editora Artes Médicas Sul Ltda., 1999.

            1. Psiquiatria — Geriatria. I. Blazer, Dan G. II. Título.

            CDU 616.89-053.8

Catalogação na publicação: Mônica Ballejo Canto — CRB 10/1023

ISBN 85-7307-486-8

Ewald W. Busse, M.D.
Dan G. Blazer, M.D., Ph.D.

PSIQUIATRIA GERIÁTRICA

2ª Edição

Tradução:
MARIA RITA SECCO HOFMEISTER
DAYSE BATISTA

Consultoria, supervisão e revisão técnica desta edição:
MARIA DO CARMO POLEZI
Médica psiquiatra.
Mestre em Medicina Social pela Faculdade
de Medicina de Ribeirão Preto, USP.

PORTO ALEGRE / 1999

Obra originalmente publicada sob o título
Textbook of geriatric psychiatry
© American Psychiatric Press, Inc., 1996

ISBN 0-88048-713-5

Capa:
JOAQUIM DA FONSECA

Preparação do original:
MARIA RITA QUINTELLA

Supervisão editorial:
LETÍCIA BISPO DE LIMA

Consultoria editorial:
ALCEU FILLMANN
Médico psiquiatra

Editoração eletrônica e filmes:
GRAFLINE EDITORA GRÁFICA

Advertência

As indicações e as dosagens de todas as drogas deste livro têm sido recomendadas na literatura médica e estão de acordo com o exercício da medicina pela comunidade médica geral. As medicações descritas não têm, necessariamente, a aprovação da *Food and Drug Administration* para o seu emprego nas doenças e dosagens que estão aqui recomendadas. A bula para cada droga deve ser consultada tendo em vista suas dosagens e uso como foram aprovados pela FDA (ou pela regulamentação brasileira). Como o emprego das drogas está sujeito a mudanças, aconselha-se a sua atualização quanto aos seus novos usos, particularmente no que diz respeito às recentes.

Reservados todos os direitos de publicação em língua portuguesa à
EDITORA ARTES MÉDICAS SUL LTDA.
Av. Jerônimo de Ornelas, 670 — Fone (051) 330-3444 FAX (051) 330-2378
90040-340 Porto Alegre, RS, Brasil

SÃO PAULO
Rua Francisco Leitão, 146
Fone (011) 883-6160
05414-020 São Paulo, SP, Brasil

IMPRESSO NO BRASIL
PRINTED IN BRAZIL

Colaboradores

Garth Bissette, Ph.D.
Professor, Department of Psychiatry and Human Behavior, The University of Mississippi Medical Center, Jackson, Mississippi

Dan G. Blazer, M.D., Ph.D.
J. P. Gibbons Professor of Psychiatry and Dean of Medical Education, Duke University School of Medicine, Durham, North Carolina

Elise Bolda, M.S.P.H., Ph.D.
Consultant, Long Term Care Resources Program, Duke University Medical Center, Durham, North Carolina

Ewald W. Busse, M.D.
J. P Gibbons Professor of Psychiatry Emeritus and Dean Emeritus, Medical and Allied Health Education, Duke University Medical Center, Durham, North Carolina

Caron Christison, M.D.
Assistant Professor of Psychiatry, Loma Linda University, Loma Linda, California

George Christison, M.D.
Assistant Professor of Psychiatry, Loma Linda University, Loma Linda, California

W. Edward Craighead, Ph.D.
Professor, Affective Disorders Program, Department of Psychiatry and Professor, Department of Psychology, Duke University Medical Center, Durham, North Carolina

Jonathan Davidson, M.D.
Associate Professor, Division of Outpatient Services, Department of Psychiatry, Duke University Medical Center, Durham, North Carolina

Claudia D. Davis, R.N., M.S.N.
Assistant Professor of the Practice of Nursing, Vanderbilt University School of Nursing, Nashville, Tennessee

Mary G. De May, M.D.
Director of Geropsychiatry, California Pacific Medical Center, San Francisco, California

Cathryn A. J. Devons, M.D., M.PH.
Assistant Professor, Department of Geriatrics and Adult Development and Assistant Professor, Department of Medicine, The Mount Sinai Medical Center, Nova Iorque, Nova Iorque

Donald D. Evans. Ph.D.
Assistant Professor, Division of Medical Psychology, Department of Psychiatry, Duke University Medical Center, Durham, North Carolina

Dolores Gallagher-Thompson. Ph.D.
Co-Director, Older Adult Center, Department of Veterans Affairs Medical Center; Clinical Associate Professor, Department of Psychiatry and Behavioral Sciences, Stanford University School of Medicine, Palo Alto, California

Linda K. George, Ph.D.
Professor, Division of Social and Community Psvchiatry, Department of Psychiatry and Professor, Department of Sociology, Duke University Medical Center, Durham, North Carolina

Ira R. Katz, M.D. Ph.D.
Professor of Psychiatry, Section on Geriatric Psychiatry, University of Pennsylvania, PhiladeJphia, Pennsylvania

Harold G. Koenig, M.D., M.H.Sc.
Assistant Clinical Professor, Department of Psychiatry, Duke University Medical Center, Durham, North Carolina

David J. Madden, Ph.D.
Associate Research Professor, Division of Medical Psvchology, Department of Psychiatry, Duke University Medical Center, Durham, North Carolina

George L. Maddox, Ph.D.
Professor, Department of Sociology and Program Director, Long Term Care Resources Program, Duke University Medical Center, Durham, North Carolina

Gail R. Marsh, Ph.D.
Associate Professor of Medical Psychology, Department of Psychiatry; Associate Professor, Department of Psychology-Experimental; and Senior Fellow, Center for the Study of Aging and Human Development, Duke University Medical Center, Durham, North Carolina

Keith G. Meador. M.D., M.PH.
Associate Clinical Professor of Psychiatry, Duke University Medical Center, Durham, North Carolina

Thomas C. Neylan, M.D.
Assistant Clinical Professor of Psychiatry, University of California; Psychiatry Service, Department of Veterans Affairs Medical Center, San Francisco, California

Elaine R. Peskind, M.D.
Assistant Professor of Psychiatry and Behavioral Sciences, University of Washington School of Medicine, Seattle. Washington

Leonard W. Poon, Ph.D.
Director, Gerontology Center, The University of Georgia, Athens, Georgia

Murray A. Raskind, M.D.
Professor of Psychiatry and Behavioral Sciences, University of Washington School of Medicine, Seattle, Washington

Charles F Reynolds III, M.D.
Professor of Psychiatry and Neurology, Department of Psychiatry, University of Pittsburgh School of Medicine, Pittsburgh, Pennsylvania

John W. Rowe, M.D.
President, The Mount Sinai Medical Center, Nova Iorque, Nova Iorque

llene C. Siegler, Ph.D., M.PH.
Associate Professor, Division of Medical Psychology, Department of Psychiatry, Duke University Medical Center, Durham, North Carolina

Javaid I. Sheikh, M.D.
Associate Professor of Psychiatry and Director, Geriatric Psychiatry Program, Department of Psychiatry and Behavioral Sciences, Stanford University School of Medicine, Stanford, California

Karen Steinhauser, M.A.
Research Assistant, Department of Sociology, Duke University Medical Center, Durham, North Carolina

Joel E. Streim, M.D.
Assistant Professor of Psychiatry, Section of Geriatric Psychiatry, Department of Psychiatry, University of Pennsylvania and Philadelphia VA Medical Center, Philadelphia, Pennsylvania

Robert J. Sullivan Jr., M.D.
Assistant Professor, Department of Medicine and Associate Professor, Department of Community and Family Medicine, Duke University Medical Center, Durham, North Carolina

Larry W. Thompson, Ph.D.
Co-Director, Older Adult Center, Department of Veterans Affairs Medical Center; Professor of Medicine (Research), Division of Endocrinology, Gerontology and Metabolism, Stanford University School of Medicine, Palo Alto, California

F. Stephen Vogel, M.D.
Secretary-Treasurer and Executive Director. United States and Canadian Academy of Pathology, Inc., Augusta, Georgia; Professor Emeritus of Pathology, Duke University Medical Center, Durham, North Carolina

Kathleen A. Welsh, Ph.D.
Assistant Professor, Division of Medical Psychology, Department of Psychiatry, Duke University Medical Center, Durham, North Carolina

Prefácio

A primeira edição de *Psiquiatria Geriátrica* foi publicada em 1989. A necessidade de uma segunda edição tornou-se óbvia na medida em que a rápida expansão do conhecimento científico sobre o envelhecimento e sobre as doenças da terceira idade alterou a prática da psiquiatria geriátrica. *Psiquiatria Geriátrica*, segunda edição, tem por objetivo oferecer ao pesquisador e ao clínico os fatos científicos e as habilidades e conhecimentos aplicados, tão necessários no trabalho com os transtornos mentais no idoso. Conseqüentemente, este volume cobre não apenas a larga faixa de doenças mentais importantes da terceira idade, mas também as denominadas mudanças normais da idade que resultam em alterações biológicas e comportamentais na idade avançada.

Os capítulos são apresentados de forma seqüencial e integrada e esperamos que essa forma de apresentação melhore o acesso e a utilidade das informações oferecidas. Os colaboradores, cuidadosamente selecionados, são pesquisadores e estudiosos tanto teóricos quanto clínicos, que demonstraram a capacidade de apresentar materiais muito complexos de um modo compreensível, tanto para os profissionais de saúde quanto para outras pessoas interessadas e indivíduos bem-informados.

No desenvolvimento desta segunda edição, adotamos uma orientação eclética no que se refere à teoria da prática da psiquiatria geriátrica. A maior parte dos colaboradores é psiquiatra, mas acreditamos que também seria apropriado incluirmos cientistas das disciplinas biomédicas e comportamentais relevantes. Isto é particularmente verdadeiro em relação aos capítulos envolvidos com as ciências basais, porque esse conhecimento deve ser incorporado em uma abordagem abrangente ao atendimento do paciente.

Nossa experiência indica que o alvo primário deste texto é o psiquiatra com interesse e compromisso com a geriatria. Esse livro apresenta um valor particular para o candidato que busca o credenciamento em geriatria pelo Conselho Americano de Psiquiatria e Neurologia, Conselho Americano de Medicina de Família e Conselho Americano de Medicina Interna. Todos esses exames colocam uma ênfase considerável sobre a psiquiatria geriátrica e os aspectos comportamentais do envelhecimento.

Esta segunda edição inclui materiais preparados durante um período de transição na nomenclatura diagnóstica. Conseqüentemente, as informações diagnósticas e estatísticas foram extraídas tanto do DSM-III (*American Psychiatric Association*, 1987) quanto do DSM-IV (*American Psychiatric Association*, 1994). Felizmente, essa é uma complicação pequena, que não influencia significativamente a importância das pesquisas e de sua aplicação clínica.

Desejamos expressar nosso mais profundo agradecimento pelo auxílio de nossa equipe, Denise Smith, Jennifer Riley e Elaine Lamb, por suas longas horas de digitação, edição e organização dos originais.

Ewald W. Busse, M.D.
Dan G. Blazer, M.D., Ph.D.

Sumário

Ciência Básica da Psiquiatria Geriátrica

1 Mito, História e Ciência do Envelhecimento 17
Ewald W Busse, M.D.

2 Considerações Fisiológicas e Clínicas sobre o Paciente Geriátrico 39
John W Rowe, M.D.
Cathryn A. J. Devons, M.D., M.P.H.

3 Alterações da Percepção com o Envelhecimento 63
Gail R. Marsh, Ph.D.

4 Neuroanatomia e Neuropatologia do Envelhecimento 75
F. Stephen Vogel, M.D.

5 Mensageiros Químicos 87
Garth Bissette, Ph.D.

6 Genética e Psiquiatria Geriátrica 109
Ewald W Busse, M.D.
Dan G. Blazer, M.D., Ph.D.

7 Aspectos Psicológicos do Envelhecimento Normal 119
Ilene C. Siegler, Ph.D., M.P.H.
Leonard W. Poon, Ph.D.
David J. Madden, Ph.D.
Kathleen A. Welsh, Ph.D.

8 Fatores Sociais e Econômicos Relacionados aos Transtornos Psiquiátricos
do Idoso 141
Linda K. George, Ph.D.

9 Epidemiologia dos Transtornos Psiquiátricos no Idoso 167
Dan G. Blazer, M.D., Ph.D.

Avaliação Diagnóstica do Paciente Idoso

10 Entrevista Psiquiátrica do Paciente Geriátrico 187
    Dan G. Blazer, M.D., Ph.D.

11 Exames Laboratoriais na Avaliação Diagnóstica do Idoso 203
    Dan G. Blazer, M.D., Ph.D.
    Ewald W. Busse, M.D.
    W. Edward Craighead, Ph.D.
    Donald D. Evans, Ph.D.

Transtornos Psiquiátricos no Idoso

12 Transtornos Cognitivos 223
    Elaine R. Peskind, M.D.
    Murray A. Raskind, M.D.

13 Transtornos do Humor 245
    Dan G. Blazer, M.D., Ph.D.
    Harold G. Koenig, M.D., M.H.Sc.

14 Esquizofrenia e Transtornos Paranóides 273
    Harold G. Koenig, M.D., M.H.Sc.
    Caron Christison, M.D.
    George Christison, M.D.
    Dan G. Blazer, M.D., Ph.D.

15 Transtornos de Ansiedade e Transtorno de Pânico 285
    Javaid I. Sheikh, M.D.

16 Transtornos Somatoformes e Transtornos Psicossexuais 295
    Ewald W. Busse, M.D.

17 Luto e Transtornos de Ajustamento 317
    Dolores Gallagher-Thompson, Ph.D.
    Larry W. Thompson, Ph.D.

18 Transtornos do Sono e Distúrbios Cronobiológicos 333
    Thomas C. Neylan, M.D.
    Mary G. De May, M.D.
    Charles F. Reynolds III, M.D.

19 Problemas com Álcool e Drogas 345
    Dan G. Blazer, M.D., Ph.D.

Tratamento dos Transtornos Psiquiátricos no Idoso

20 Tratamento Farmacológico 363
      Jonathan Davidson, M.D.

21 Dieta, Nutrição e Exercícios 385
      Robert J. Sullivan Jr., M.D.

22 Psicoterapia 399
      Keith G. Meador, M.D., M.P.H.
      Claudia D. Davis, R.N., M.S.N.

23 Psiquiatria Clínica em Asilos 417
      Joel E. Streim, M.D.
      Ira R. Katz, M.D., Ph.D.

24 *Continuum* de Tratamento: Aproximação com a Comunidade 437
      George L. Maddox, Ph.D.
      Karen Steinhauser, M.A.
      Elise Bolda, M.S.P.H., Ph.D.

25 Passado e Futuro da Psiquiatria Geriátrica 465
      Ewald W Busse, M.D.
      Dan G. Blazer, M.D., Ph.D.

Índice Remissivo 481

CIÊNCIA BÁSICA DA PSIQUIATRIA GERIÁTRICA

1

Mito, História e Ciência do Envelhecimento

Ewald W. Busse, M.D.

Há milhares de anos, estudiosos, médicos, teólogos, filósofos e outros têm escrito sobre os temas relativos à vida, ao envelhecimento e à morte. Algumas de suas observações e conclusões são casuais, outras são frívolas e há aquelas baseadas em estudos cuidadosos e julgamentos sensatos. Alguns dos escritos mais antigos são interessantes, em razão de oferecerem informações envolvendo os valores sociais, a influência de fatores políticos e econômicos, o nível do conhecimento científico e, em particular, a interpretação da importância e da aplicação do conhecimento existente. Esse resumo inclui seleções da literatura (remota e passada), prosa e verso e mitos e eventos relevantes à psiquiatria geriátrica. Exemplos adicionais e detalhes podem ser encontrados em textos como aqueles escritos por Gruman (1966), Segerberg (1974) e Cole (1992).

Seis por cento da população do mundo têm 65 anos de idade ou mais. Nos Estados Unidos, em 1990, 31,1 milhões de pessoas (12,5% da população total) estavam com 65 anos ou mais. Dessas, cerca de 18 milhões estavam entre 65 e 74 anos, 10 milhões entre 75 e 84 anos e 3 milhões com 85 anos ou mais. No mesmo ano, 35.808 pessoas tinham mais de 100 anos de idade, 80% eram brancas e 79% eram mulheres (Taeuber, 1993).

O Prolongamento da Juventude e da Vida

Tentativas para prolongar a juventude ou restaurar o vigor sexual e a vitalidade física têm sido feitas há muitos séculos e ocorrem ainda hoje. Muitas dessas tentativas de rejuvenescimento trazem em si um risco distinto. Na verdade, a mitologia grega ensina que o risco é maior que o ganho. A deusa Aurora (também chamada de Eos), com grande esforço, persuadiu Zeus a conceder a imortalidade ao seu marido, Títono. Infelizmente, ela deixou de mencionar seu desejo de que ele também permanecesse eternamente jovem. À medida que os anos passavam, Títono tornou-se mais e mais incapacitado, orando freqüentemente pela morte. Como nos conta a mitologia, Títono escapou de seu sofrimento transformando-se em uma cigarra. O macho desse inseto produz um som agudo, similar à voz de uma pessoa demente.

As lendas da Grécia Antiga de fato contêm uma história de sucesso. A feiticeira Medéia afirmava possuir a chave que abria as portas para a juventude eterna. Ela misturou sangue de carneiro, pele de cobra, carne de uma coruja, raízes, ervas curativas e daninhas além de outros ingredientes e então encheu as veias do Rei Ésão com essa poção. O rei saltou prontamente de seu leito de enfermo, explodindo em energia e vitalidade da juventude; não está claro por quanto tempo ele conseguiu manter esse estado de energia.

Séculos depois, uma injeção similar terminou em catástrofe. O Papa Inocêncio VIII (1432-1492) não tinha esse nome injustamente: ele solicitou que seus médicos fizessem a transfusão do sangue de um homem jovem para suas veias. Obviamente, os tipos sangüíneos eram incompatíveis, já que ele morreu quase que imediatamente.

Durante o século XIX vários indivíduos tornaram-se famosos por seus esforços para promover o rejuvenescimento. Charles Edouard Brown-Séquard foi um renomado médico que descreveu uma síndrome conhecida como "síndrome de Brown-Séquard". Em 1889, em um encontro científico em Paris, Brown-Séquard anunciou que descobrira um modo de devolver a juventude a homens velhos, isso por meio de injeções de testículos triturados de cães. Ele afirmou que havia tomado pessoalmente as injeções e que sua potência melhorara. Após esse anúncio, rumores sobre a incrível descoberta de Brown-Séquard percorreram Paris e espalharam-se pelo mundo. Seu consultório foi tomado por pacientes que buscavam o tratamento de rejuvenescimento. Este, contudo, caiu em descrédito, à medida que se desenvolviam reações adversas (Zeman, 1967). O esforço de rejuvenescimento de Brown-Séquard pode parecer ultrajante, mas não parece tão bizarro, quando apreciamos o estado da ciência médica naquela época.

Uma abordagem diferente ao rejuvenescimento — transplante de testículos de bodes para homens — foi defendida por John Romulus Brinkley no início do século XX. Aparentemente, ele transplantou os testículos de 6.000 bodes para os sacos escrotais de homens idosos (Zeman, 1967). Brinkley mudou-se para o México quando foi forçado a fechar seu consultório nos Estados Unidos.

Serge Voronoff (1866-1951), um médico russo que trabalhava em Paris, afirmou que obtivera grande sucesso em seus esforços para restaurar a juventude. Voronoff fez enxertos dos testículos de um macaco em um homem idoso. Elie Metchnikoff (1845-1916), outro russo, teve uma diferente abordagem para o prolongamento da vida. Ele defendia a remoção do intestino grosso e ingestão de grandes quantidades de iogurte. Anúncios na televisão mostrados nos Estados Unidos por mais de duas décadas sugeriam que os cossacos de vida longa conseguiam isso pelo consumo de grandes quantidades de iogurte (Zeman, 1967).

Nos últimos 30 anos, uma técnica de injeção para o rejuvenescimento recebeu uma publicidade considerável. A técnica foi desenvolvida por Paul Neihans, em Genebra, na Suíça. Ele injetou células vivas extraídas de um embrião de cordeiro em seus pacientes. Um sucesso considerável foi anunciado, e a técnica continua sendo usada; entretanto, não existem dúvidas de que a introdução de uma proteína estranha em um corpo humano pode resultar em um desastre.

Gerocomia

Esforços de rejuvenescimento foram abundantes no Extremo Oriente e Oriente Próximo, séculos atrás. Um desses esforços, que persistiu em muitas sociedades, é a "gerocomia", a crença — e as ações derivadas da crença — de que um homem, particularmente um homem idoso, absorve a virtude e a juventude da intimidade sexual com as mulheres, especialmente mulheres mais jovens. O Antigo Testamento indica que o Rei Davi acreditava e praticava a gerocomia. Existem claras evidências de que os romanos mantinham a mesma crença. Em tempos recentes, credita-se que a gerocomia esteve associada com o declínio de Mahatma Ghandi. Em sua extensa revisão da vida do líder, Erik Erikson (1969) notou que, não obstante a preferência expressa de Ghandi pelo celibato, ele foi acusado de gerocomia, acusação essa que contribuiu para seu declínio político.

O Tema Hiperbóreo

A idéia de que em partes remotas do mundo existem pessoas que desfrutam de vidas notavelmente longas aparece na mitologia das culturas no mundo inteiro. A lenda grega dos hiperbóreos sustentava que havia um grupo de pessoas que vivia além dos ventos do norte, em uma região de luz solar permanente. Essas pessoas afortunadas estavam livres de todas as doenças naturais. Escrevendo no primeiro século, Plínio (23-79 d.C.) notou que os hiperbóreos eram extremamente felizes, "alheios às armadilhas e conflitos" e que viviam até que, "saturados da vida e da luxúria, atiravam-se ao mar" (Gruman, 1966, p. 22).

É interessante notar que essa idéia de pessoas que vivem em partes remotas do mundo e desfrutam de uma longa vida persiste na mitologia dos centenários, que ocorre periodicamente nos meios de comunicação e literatura científica (veja seção intitulada "Os Centenários").

Tema Antediluviano

A idéia de que as pessoas viviam muito mais no passado encontra apoio no Antigo Testamento. No Gênese estão registrados os períodos de vida de 10 patriarcas que viveram antes do dilúvio. As idades variam de 365 anos para Enoque a 969 anos para Matusalém (Gênese 5:3-32):

Enoque	365 anos
Lamech	777 anos
Mahalalel	895 anos
Enosh	905 anos
Kenan	910 anos
Seth	912 anos
Adão	930 anos
Noé	950 anos
Jared	962 anos
Matusalém	969 anos

Um vez que esses registros de longevidade aparecem no Antigo Testamento, eles impuseram um problema de interpretação para os teólogos. Três tipos de explicações têm sido enunciados: mítica, metafórica e literal. A interpretação mítica nega qualquer validade histórica. A interpretação metafórica argumenta que cada patriarca simbolizava uma tribo ou grupo que existiu naquele período de tempo e levava o nome do patriarca fundador. A interpretação literal é que, antes do Grande Dilúvio, esses patriarcas seguiam um comportamento e uma moral apropriados, bem como uma dieta, que conduzia à vida longa. Eles eram os "eleitos de Deus". Não apenas esses indivíduos de vida longa são citados na Bíblia, mas os historiadores gregos e romanos também referem-se a várias pessoas que atingiram a extrema longevidade. Plínio afirmava ter identificado vários indivíduos vivos cujas idades variavam de 150 a 800 anos (Gruman, 1966).

Outras opiniões têm sido expressadas, envolvendo a longevidade dos patriarcas. O filósofo e cientista inglês Roger Bacon (1220-1292) deduziu que se, após a queda precipitada por Adão e Eva, os seres humanos ainda fossem capazes de viver quase 1.000 anos, então o curto período de vida de seu próprio tempo deveria ser o resultado não da vontade de Deus, mas da ignorância humana.

A Fonte da Juventude

Na América, o mito da fonte da juventude é bem conhecido, porque foi um instrumento na descoberta do que é atualmente o estado da Flórida, por Ponce De León. A lenda da fonte da juventude tem, conforme estudiosos, várias possíveis origens. Dois mitos antigos envolvem o Lago Hindu da Juventude e o Rio Hebreu da Imortalidade. A leitura dos manuscritos antigos bem como um guia de viagens para a Grécia, preparado por Pausanias, aparentemente exerceram um papel no interesse renovado pela fonte da juventude nos séculos XIV e XV. Nos escritos dos gregos e romanos antigos, existem duas referências interessantes a fontes com propriedades que conferiam uma vida prolongada. Hera, a esposa de Zeus, banhava-se a cada ano em uma fonte que renovava sua virgindade. Em uma outra referência clássica, Heródoto (484-425 a.C.) relatou uma busca por uma fonte e lago cujo uso constante fazia com que as pessoas vivessem mais. A água era absolutamente incomum; nada flutuava nela (nem madeira nem qualquer coisa mais leve que madeira), tudo afundava até o fundo. A água era estranhamente oleosa e apresentava um odor forte. Um rei etíope atribuía sua vida de 120 anos ao uso dessa água (Segerberg, 1974).

O Lado Hindu da Juventude é ligado à lenda de Cyavana, que data de pelo menos 700 a.C., embora a história seja, provavelmente, mais antiga que isto. Cyavana era um sacerdote idoso e venerável, altamente respeitado pelo rei. Sukanya, a filha do rei, foi dada a Cyavana como sua esposa. Ao longo de algumas tribulações, a esposa dedicada permaneceu leal ao seu esposo senil. Ele, por sua vez, resolveu corrigir a situação de sua diferença etária e conseguiu chegar ao local do Lago da Juventude. Após banhar-se aí, Cyavana emergiu divinamente belo, jovem e usando brincos brilhantes. Essa fábula hindu foi provavelmente transmitida à Europa medieval pelos árabes ou pelos cristãos nestorianos do Oriente Próximo (Gruman, 1966).

O Mito de Gilgamesh

Um dos principais contos épicos da Antigüidade é Gilgamesh. Os blocos de argila da Babilônia contendo a história foram descobertos entre as ruínas da biblioteca em Nínive por George Smith, do Museu Britânico. Embora os blocos de argila tenham sido criados cerca de 650 a.C., a origem dessa história data da civilização sumeriana, aproximadamente 3.000 a.C. As traduções foram difíceis, mas finalmente produziram o mais longo e belo poema babilônico já descoberto nas colinas da região do Tigre-Eufrates e está entre as grandes obras-primas literárias da humanidade.

Gilgamesh era um rei jovem, vigoroso e exuberante, mas também arrogante e que oprimia seus súditos já sobrecarregados. Para afastá-lo de seu comportamento tirânico, os deuses criaram Enkidu, um homem de aparência selvagem e enorme força. Gilgamesh e Enkidu engajaram-se em uma longa e amarga batalha, na qual nenhum foi capaz de superar o outro. Reconhecendo o poder e a habilidade um do outro, os dois tornaram-se amigos íntimos e decidiram viajar juntos para combinarem suas forças e habilidades e buscarem a fama e a fortuna. Esses seres sobre-humanos violaram a lei divina, matando animais sagrados e lançando insultos a uma deusa. Os deuses decretaram a morte de Enkidu, que adoeceu e faleceu. Gilgamesh percebeu que, apesar de suas habilidades e enorme força, ele também morreria algum dia, e tornou-se obcecado pela idéia de obter o segredo da imortalidade. Ele decidiu, primeiro, procurar o profeta Utnapishtim, um Noé da Babilônia que vivia muito distante. Após viajar por terra e mar, Gilgamesh finalmente localizou Utnapishtim. Esse disse a Gilgamesh que, para ser imortal, ele deveria dominar o sono, permanecendo desperto por seis dias e sete noites. Gilgamesh não conseguiu fazer isto. Então, foi-lhe dito que restava uma última esperança, e que essa dizia respeito a recuperar do fundo do mar uma planta espinhosa que possuía poderes de rejuvenescimento. Gilgamesh conseguiu recuperar a planta do fundo do oceano, mas a caminho de casa viu um lago e decidiu banhar-se. Após banhar-se, foi incapaz de resistir ao sono; enquanto dormia, uma serpente apareceu e comeu a planta preciosa. Ao comer a planta, a serpente ganhou o poder de desfazer-se de sua própria pele e renovar sua vida. Além disso, a serpente tornou-se o símbolo de vários deuses da cura.

Alquimia

A alquimia era a ciência medieval da química e uma filosofia especulativa; os dois objetivos de sua prática eram a transmutação de metais básicos em ouro e a descoberta do elixir da vida, que representaria uma cura universal para a doença e um meio para prolongar indefinidamente a vida. As sementes da alquimia emergiram séculos antes. Algumas podem ser localizadas nas civilizações egípcia e babilônica. A observação da alteração de materiais ofereceu base para a especulação alquímica. Os alquimistas cogitavam: "Se uma pedra azulada tratada com fogo transforma-se no metal vermelho (cobre), qual é a verdadeira natureza da substância?" Obviamente, a água é um exemplo excelente, porque pode evaporar ou transformar-se em gelo ou neve. No século X, Ibn-Snia, um dos médicos mais famosos que viveu no período entre Galeno e os tempos modernos, trabalhou diligentemente para descobrir o elixir da vida, embora rejeitasse a idéia de que os metais podiam ser transformados em ouro e prata. A alquimia existe ainda hoje; já foram feitas afirmações sobre a transformação da prata em ouro, mas nenhuma foi comprovada (Paul, 1993).

O duplo objetivo da alquimia infiltrou-se na Europa durante o século XII. No século XIII, Roger Bacon aceitou os princípios da alquimia e promoveu sua crença de que a estimativa de vida de sua época, que geralmente não era mais que 45-50 anos, poderia ser triplicado com o auxílio da alquimia. Seu raciocínio era baseado, em parte, na longevidade de Matusalém e Noé: se a vida anteriormente já fora mais longa e então encurtara-se, alguma inversão deveria ser possível. Bacon tornou-se um monge franciscano a fim de buscar uma vida moral e fisicamente casta. Ele chegou a recomendar o hálito rejuvenescedor de uma virgem jovem, mas, como monge, alertava contra qualquer licenciosidade concomitante. Bacon raciocinava que, se a doença era contagiosa, por que não a vitalidade? Claramente, as visões de Bacon estavam relacionavas à gerocomia.

O Mito da Imortalidade Celular

Alexis Carrel (1873-1944) nasceu e foi educado na França. Carrel foi um cirurgião competente e criativo, que encontrou frustrações em sua carreira. Ele partiu para a América em maio de 1904. Na Universidade de Chicago, e posteriormente no Rockfeller Institute, dedicou seu trabalho à cirurgia vascular e cardíaca e à cura de ferimentos. Esse interesse pela cura de ferimentos levou-o ao interesse pelo cultivo de tecidos fora do corpo. Por suas contribuições para a cirurgia, conquistou o Prêmio Nobel de Fisiologia e Medicina, em 1912. Ele rapidamente desenvolveu seus estudos sobre a cultura de tecidos e, com base em alguns de seus próprios sucessos aparentes, ele convenceu-se de que algumas células humanas cultivadas eram imortais. Essa alegação da possível imortalidade celular foi feita por Carrel e Ebeling no início de 1912. Apesar de numerosas objeções a esse trabalho, Carrel era muito persuasivo, e sua crença foi amplamente aceita. Em janeiro de 1912, Carrel estabeleceu uma série de culturas de fibroblastos cardíacos de galinhas, uma das quais estava destinada a tornar-se a cadeia de células imortais. Tanto Ebeling quanto Carrel continuaram publicando e aparentemente mantiveram excelentes relações. Seu sucesso proclamado na manutenção da cultura celular foi tamanho que o *New York World Telegram* fez investigações periódicas sobre a saúde das células, fazendo relatos sobre o seu estado.

Mais tarde, foi demonstrado que Carrel e Ebeling cometeram um erro em sua metodologia, a qual resultou em conclusões inapropriadas. A cultura de Carrel-Ebeling recebia um extrato retirado de embriões de galinha. Esse extrato continha, na verdade, um número muito pequeno, mas significativo, de células viáveis; portanto, a introdução de novas células permitia a sobrevivência da cultura. Foi descoberto que se o extrato fosse preparado com cuidado, removendo-se todas as novas células, a colônia celular morreria.

Embora outros experimentos tenham sugerido que células animais e humanas têm a capacidade de serem imortais, foi demonstrado que todas essas colônias de células imortais são anormais, de um ou de outro modo. Atualmente, parece que as únicas células humanas que podem ser imortais são as células mixoplóides ou anormais, tais como células HeLa, que foram extraídas originalmente de tecido cervical canceroso e multiplicadas em cultura por George O. Gey em 1950.

Antes de 1961, o dogma aceito era que as culturas de células e tecidos eram potencialmente imortais. A morte de uma linhagem celular geralmente era atribuída a um fracasso no uso de métodos laboratoriais apropriados. Em 1961, Hayflick e Morrhead descreveram, pela primeira vez, a capacidade finita de replicação de fibroblastos humanos normais cultivados e interpretaram o fenômeno como sendo o de envelhecimento no nível celular. Eles demonstraram que, mesmo quando células embrionárias humanas normais eram cultivadas sob as condições mais favoráveis, a morte era inevitável, após 50 duplicações da população. Portanto, a morte da linhagem celular era uma propriedade inerente das próprias células.

Em 1965, Hayflick relatou que fibroblastos de cultura derivados de doadores humanos mais velhos dividiam-se menos vezes que aqueles derivados de embriões. Desde então, vários investigadores têm reproduzido o trabalho de Hayflick, descobrindo que o número de duplicações por população de células humanas cultivadas é inversamente proporcional à idade do doador. Subseqüentemente, foi demonstrado que o congelamento de células humanas normais e viáveis em temperaturas abaixo de zero não altera a memória nas células para o número de duplicações que havia ocorrido anteriormente. Essas células foram mantidas mais de 24 anos em um estado de congelamento e, quando devolvidas à temperatura normal, reproduziam-se apenas na quantidade de vezes que se reproduziriam se jamais tivessem sido congeladas.

Gerovital H_3

O Gerovital H_3, um composto extremamente controvertido, tem sido vendido na Europa há muitos anos. Conforme seus defensores, predominantemente na Europa, ele possui uma variedade de poderes curativos e restauradores para males e doenças que afetam os idosos, e seu uso por líderes políticos e religiosos europeus é um testemunho de sua popularidade. A defensora mais ativa do Gerovital H_3 foi a professora Anna Aslan, do Instituto Geriátrico de Bucareste, Romênia. Embora o hidrocloreto de procaína tenha sido usado na Europa como um tônico geral há mais de 60 anos, apenas em 1985, quando a professora Aslan começou a usá-lo e proclamar seu valor, essa droga em particular começou a receber uma atenção considerável.

Muitas das afirmações de Aslam são provavelmente exageradas, e as questões resultantes sobre a legitimidade dos supostos benefícios da droga podem mascarar sua potencial utilidade. Presumindo-se que ela realmente tenha algum efeito farmacêutico, a questão é: Como esse é conseguido? Uma explicação proposta é que o Gerovital H_3 é um inibidor efetivo da monoaminoxidase. Uma outra explicação possível envolve a presença de ácido benzóico, que influencia positivamente a disponibilidade das substâncias necessárias para as células; alternativamente, o ácido benzóico pode também melhorar a ação dos produtos metabólicos, que incluem o ácido para-aminobenzóico e pelo menos uma outra substância que supostamente tem efeitos favoráveis sobre o organismo (Busse, 1973).

Ostfeld *et al.* (1977), em uma revisão de 285 artigos e livros abordando o tema do hidrocloreto de procaína, concluíram que não existiam evidências convincentes de que a procaína ou Gerovital H_3 tenha qualquer valor no tratamento de doenças de pacientes idosos, exceto por um possível efeito antidepressivo. Portanto, pode ser que as melhoras relatadas sejam o resultado do alívio das queixas associadas com as condições depressivas.

Esforços limitados têm sido feitos para a produção do Gerovital H_3 nos Estados Unidos. Uma pequena quantidade foi vendida em dois estados do oeste, mas a droga não foi amplamente comercializada nos Estados Unidos. Uma fonte importante de Gerovital H_3 são as ilhas Bahamas.

Rejuvenescimento na União Soviética

Zhores Medvedev é um cientista russo renomado que tem prestado muitas contribuições para o estudo do envelhecimento biológico, incluindo a teoria redundante do envelhecimento: a quantidade de reserva de DNA dentro do genoma que pode ser chamada para manter o funcionamento vital exerce um papel importante na determinação da duração da vida (Busse, 1983). Medvedev publicou dois livros importantes, relevantes para a psiquiatria geriátrica. O primeiro é um relato histórico da pseudociência denominado *The Rise and Fall of I. D. Lysenko*, que apareceu pela primeira vez nos "porões" da ciência da União Soviética em 1961 e foi publicado nos Estados Unidos em 1969.

O primeiro livro de Medvedev relata vividamente como, entre 1937 e 1964, Lysenko usou uma falsa doutrina e manipulou dados científicos para adquirir fama e poder. De particular interesse para o psiquiatra geriátrico é o relato feito por Medvedev sobre a técnica de rejuvenescimento defendida por um discípulo de Lysenko, uma mulher chamada O. B. Lepeshinskaya. Por volta de 1949, Lepenshiskaya começou a defender o uso de banhos de água carbonatada para prolongar a vida e restaurar o vigor, uma prática apoiada entusiasticamente por Lysenko. Essa abordagem rapidamente evoluiu para a ingestão de água carbonatada e, finalmente, para a introdução dessa mesma substância no corpo por enema. Aparentemente, as últimas duas técnicas eram usadas como alternativas para aqueles que não podiam tomar banhos freqüentes de água gasosa (carbonada). Lepeshinskaya também afirmava que podia fazer matéria viva de materiais não-vivos. Essa narrativa é um exemplo claro de quão vulnerável a geriatria é à prática da pseudociência.

O segundo livro, *A Question of Madness*, do qual Medvedev foi co-autor com seu irmão Roy, foi publicado nos Estados Unidos em 1972. Nesse, consta um relato vívido dos problemas do uso da psiquiatria para o aprisionamento de dissidentes políticos (Busse, 1984).

Os Centenários

Relatos de períodos de vida excedendo 100 anos têm envolvido três grandes tipos de populações. Um grupo, os *Viejos,* vive em Vilcabamba, uma pequena aldeia das montanhas no Equador. Os outros dois grupos estão em regiões bastante separadas da Ásia — os Hunzukuts, da região de Karakoram em Kashmir, e os Abkhazianos, da República da Geórgia na ex-União Soviética. Na última década, vários indivíduos visitaram os dois grupos no Equador e na Geórgia. Em fevereiro de 1978, o *National Institute on Aging* reuniu vários cientistas que haviam visitado Vilcabamba. Após três visitas a essa aldeia, eles concluíram que a pessoa mais velha na comunidade estava com 96 anos de idade. Visitas similares ao cáucaso soviético e reavaliações encontradas nos relatos sobre longevidade haviam sido grosseiramente exagerados (Palmore, 1984).

Uma publicação interessante do Instituto Soviético de Gerontologia (Chebotarev, 1984) não citou indivíduos que viviam além dos 114 anos de idade. Os cientistas soviéticos concluíram que a longevidade era promovida pelo trabalho físico durante o curso da vida, regimes de trabalho alternados com repouso e características da nutrição. O estudo dos centenários soviéticos incluiu dados sobre a capacidade funcional. Vinte e cinco por cento dos centenários soviéticos eram incapazes de "cuidar de si próprios", 2% mostravam transtornos psíquicos, 50% tinham perda auditiva e 24,3% sofriam de prejuízo visual.

Em 1985, dos 28,5 milhões de americanos com mais de 65 anos, 32% estavam entre 75 e 84 anos de idade, 10,5% tinham 85 anos e mais, e menos de 1% atingira os 100 anos de idade ou mais.

Durante o mesmo período, uma breve onda de publicidade centrou-se nos Hunzukuts de "vida longa". Hunza é um país de 2.000 anos que permaneceu virtualmente isolado do resto do mundo. As declarações nos meios de comunicação diziam que essa civilização originara-se em 330 a.C., quando uma divisão do exército de Alexandre, o Grande, da Macedônia desertou, tomou para si esposas persas e se perdeu intencionalmente na vastidão do Himalaia. Esses indivíduos supostamente viveram de 120 a 140 anos, e os homens de 100 anos ou mais podiam ainda ter filhos. As mulheres hunzas, aos 80 anos, supostamente pareciam-se com as mulheres americanas de 40 anos. A longevidade dos hunzukuts foi atribuída a diversos fatores, incluindo exercícios, dieta, períodos de relaxamento e moderação em muitas coisas, incluindo o consumo de vinho. Em 1978, um sistema de saúde de biocalendário apareceu, supostamente baseado em informações obtidas dos hunzukuts. Nos últimos anos, não apareceu qualquer informação adicional. Conseqüentemente, podemos apenas supor que esses relatos foram uma fabricação ou uma distorção do fato.

Existe uma concordância ampla de que o período máximo de vida não excede, e não excederá em um futuro previsível, os 116 anos.

Atitudes Envolvendo o Envelhecimento

O orador romano Cícero incorporou em suas palestras e escritos elegantes as visões filosóficas e valores sociais de seu tempo (Gruman, 1966). Cícero, aos 62 anos, produziu um ensaio sobre senescência ("de Senectute", 44. a.C.), no qual sugeria que a idade avançada não era aceita igualmente por diferentes raças humanas. O *status* que os idosos mantinham dentro de uma sociedade aparentemente fazia uma diferença. Os espartanos capitalizavam sobre a experiência dos homens mais velhos, e o geronte, um conselho de 28 homens com mais de 60 anos, controlava a cidade-estado (Thewlis, 1924). Cícero argumentou que o envelhecimento bem-sucedido podia ser conquistado apenas se fosse possível desenvolver uma atitude apropriada e se lidasse efetivamente com as quatro principais queixas associadas com o envelhecimento. É interessante notar que essas mesmas quatro queixas existem ainda hoje.

A primeira queixa era que a sociedade excluía os idosos do trabalho importante do mundo. Cícero respondeu dizendo que os idosos corajosos podem encontrar um modo de se tornarem úteis em várias funções, como conselheiros, intelectuais e administradores.

A segunda queixa era que o envelhecimento prejudica o vigor físico e reduz o valor do indivíduo. Cícero respondeu que o declínio físico conta pouco, comparado com o cultivo da mente e o caráter.

A terceira queixa era que o envelhecimento evita ou reduz o desfrutar dos prazeres sensuais, particularmente o prazer com o sexo. Cícero respondeu que essa perda tem algum mérito, porque permite aos idosos concentrarem-se sobre a promoção da razão e a virtude.

A quarta e última queixa era que a velhice traz consigo uma crescente ansiedade quanto à morte. Em resposta a essa queixa, Cícero seguiu Platão, dizendo que a morte poderia ser considerada uma bênção, libertando os indivíduos e suas almas imortais de sua prisão corporal nesta terra imperfeita. Ele acrescentou que, mesmo se o indivíduo não acredita que a alma é imortal, a morte permanece uma virtude, já que todas as coisas devem ter limitações e a limitação sobre a duração da vida não é diferente do fim de uma peça no teatro. Cícero concluiu dizendo que indivíduo sábio é aquele que se submete aos ditames da natureza e passa pelas vicissitudes da vida com uma mente tranquila. Ele sugeria que o prolongamento da vida parecia indesejável, particularmente se, na velhice, fosse necessário voltar a ser "uma criança chorando no berço". Cícero também indicou que ele próprio não tinha qualquer desejo de reviver sua vida ou ser levado de volta ao ponto de partida.

Maximiano, um poeta latino contemporâneo de Boécio do tempo do imperador bizantino Justiniano o Grande (483-565), escreveu seis elegias à velhice e ao amor que são, de acordo com Lind (1988), "sem precedentes na poesia antiga ou moderna" por seu realismo explicitamente detalhado e suas descrições quase clínicas dos fenômenos visíveis e psicológicos do envelhecimento.

Nada existe de afetação nas elegias de Maximiano, nas quais ele reflete sobre os quatro amores mais importantes que ocorreram durante sua vida. O primeiro foi Lycoris, sua concubina ou uma parceira que com ele morou, quem passou mais tempo com ele, mas finalmente deixou-o quando tornaram-se idosos. Após dois amores subsequentes, Maximiano encontrou seu quarto amor, uma grega anônima com quem ele manteve a mais humilhante de todas as suas experiências sexuais — um episódio de impotência.

Em sua introdução ao trabalho de Maximiano, Lind citou vários outros poemas medievais. Os poemas contêm declarações muito negativas sobre a velhice e lidam particularmente com a feiúra causada pelo envelhecimento. É evidente que a maior parte das pessoas idosas que vivia em épocas medievais perdia seus dentes e não possuíam próteses. Essa condição não interferia com sua capacidade para mastigar "com gengivas desdentadas", mas também era uma grande contribuição para sua feiúra. Também é muito provável que a exposição do rosto ao sol e vento não apenas aumentasse as alterações cutâneas associadas com o envelhecimento, mas também aumentasse as lesões da pele. Um poema afirmava que os homens idosos tornavam-se "tão repugnantes... para a esposa e filhos e para si mesmos que até mesmo os caçadores de fortuna passavam reto ao vê-los".

Gerontocomia foi publicado em latim por Gabriele Zerbi em 1482. Zeman (1967) relatou a descoberta desse volume fascinante e disse que o trabalho de Zerbi não havia sido citado anteriormente por qualquer médico ou escritor leigo, desde sua publicação original. Lind (1988, p. 7) atestou quanto ao fato de que esse extenso manuscrito não havia sido traduzido anteriormente para o inglês e fora amplamente ignorado por escritores médicos e leigos. Lind descreveu *Gerontocomia* como "o primeiro manual prático sobre os problemas da velhice". Zerbi lidou com os cuidados dos idosos em uma casa de repouso, especialmente selecionada com relação ao clima, exposição, equipamento e equipe. Ele descreveu todas as suas idéias envolvendo a longevidade e a manutenção da saúde, defendendo exercícios, banhos, massagens, repouso e dieta. Ele referiu-se a medicamentos úteis para pessoas idosas e discutiu seus componentes e dosagens. Uma das recomendações mais fascinantes de Zerbi era o uso prolongado de leite humano para os idosos. Zerbi detalhou as características apropriadas da ama-de-leite e aconselhou que o paciente tomasse o leite diretamente da mama (este costume, que estava profundamente enraizado na Antigüidade, continua aparecendo periodicamente em tempos recentes. Em *Vinhas da Ira,* de Steinbeck, um homem idoso moribundo é amamentado por uma jovem que acabara de perder seu bebê). Quanto ao vestuário, Zerbi recomendava seda sobre o linho. Vestimentas de seda são suaves e quentes, enquanto o linho tem uma textura simples e, portanto, é frio. Ele notou que roupas tecidas com lã e seda mantinham a pessoa moderadamente quente e seca. Reconhecendo que a morte e a velhice são inevitáveis, Zerbi declarou: "É impossível, portanto, evitar o desgaste da velhice, mas é possível combatê-lo e resistir a ele consideravelmente" (Lind, 1988, p. 26).

De acordo com Zerbi, existem duas espécies de causa para a velhice: extrínseca e intrínseca. As causas extrínsecas estão nos domínios dos astros. O primeiro período de idade avançada é governado por Júpiter, enquanto o último estágio da velhice é governado por Saturno. Zerbi observou que existiam muito poucos humanos que viviam além dos 100 anos. Aqueles que vivem tanto, supostamente passam da regência de Saturno para a da lua — o que é, na verdade, uma inversão, já que a lua supostamente governava os humanos por volta dos 25 anos de idade, aproximadamente. Os comentários de Zerbi indicavam que, uma vez que ninguém pode fazer muito acerca do componente astrológico, os médicos deveriam estar mais preocupados com os processos intrínsecos da velhice. Ele afirmou, ainda, que o corpo humano tem os primórdios de sua geração a partir "do esperma tanto de homens quanto de mulheres", mas aparentemente o feto cresce como um resultado tanto do sangue quanto do esperma. Aparentemente, a idéia era que quando algo dá errado com a composição dos dois fluidos, ocorrem problemas. Esses problemas estão nas áreas da astrologia e da medicina; portanto, Zerbi afirmou: "Esses dois mestres, o médico e o astrólogo, devem, em particular, deliberar e prover a subsistência da natureza humana" (Lind, 1988, p. 35).

Luigi Cornaro nasceu em 1467 em Pádua. Ele dedicou-se a manter a saúde e preservar a vida. Aos 83 anos, publicou um de seus escritos mais importantes, *Vita Sobria*. Nesse livro, ele descreveu seu regime de saúde. Ele viveu até os 98 anos de idade sem qualquer declínio em sua saúde ou intelecto (Gruman, 1966).

Sir William Osler, nascido no Canadá em 1849, foi considerado um observador soberbo, um professor excelente e um estudioso com conhecimentos profundos sobre medicina, literatura e ciências humanas (Belkin e Neelon, 1992). Aos 56 anos, ele proferiu a palestra de despedida na Faculdade Johns Hopkins (Berk, 1989). Nessa palestra, ele expressou a crença de que, com o avanço da idade, os professores freqüentemente perdiam sua utilidade. A palestra foi chamada de *"The Fixed Period"*, um título extraído de um romance de Anthony Trollope. O romance descreve como é criada uma universidade na qual homens de 60 anos são aposentados por um ano antes de serem eliminados por clorofórmio. Osler mantinha a opinião de que a produtividade na vida ocorre antes dos 40 anos. Sua palestra de despedida resultou em reação negativa tanto por seus colegas quanto pela imprensa em geral. Foi feito um esforço para explicá-la, caracterizando-a como uma tentativa de ser espirituoso. Entretanto, em resposta a isto, Osler disse: "As críticas não abalaram minha convicção de que o trabalho mais notável do mundo tem sido feito e é feito por homens com menos de 40 anos de idade. As exceções havidas apenas ilustram a regra. Seria para o bem geral se homens de 60 anos fossem aposentados do trabalho ativo. Poderíamos perder as energias de alguns homens idosos com vigor, mas no geral seria um grande serviço para os próprios sexagenários".

Osler morreu em 1919, aos 70 anos. Até aproximadamente um ano antes de sua morte, ele permaneceu ativo como professor, pesquisador e homem de estado. Foi enterrado em Wrens Tower, em Oxford.

Como é Envelhecer

Walter E. Barton, professor emérito de psiquiatria na *Dartmouth Medical School* e ex-presidente da Associação Americana de Psiquiatria, foi solicitado a refletir sobre como é ficar velho. Sua resposta (1986), quando estava com 80 anos, é um relato impressionante e consistente com a experiência clínica geral no trabalho com pessoas idosas. Ele é também muito similar a relatos que têm aparecido na literatura por muitos séculos, embora os sujeitos de alguns desses relatos aparentemente tenham experimentado os pesares do envelhecimento precoce na vida, ao contrário de Barton. Barton, em sua auto-observação sobre o envelhecimento, comentou sobre problemas visuais, incluindo ofuscamentos e os perigos de dirigir à noite, o declínio na destreza manual e o temor da perda da sanidade mental. Apesar dessas e de outras preocupações, Barton observou que "nós [o Dr. e a Sra. Barton] não sofrem de humor deprimido" e "desenvolvemos o ritual que observamos a cada sexta-feira, quando brindamos nossa sobrevivência por mais uma semana" (Barton, 1986, p. 192). Em resposta à questão "Como é envelhecer", Barton respondeu que isso lhe parecia "revoltante, desagradável e terrivelmente terminal". Se alguém é abençoado com uma mente intacta, de acordo com Barton, essa pessoa pode encontrar satisfação na vida e levantar defesas contra sentimentos indesejáveis. Entretanto, ele concluiu: "Os anos na casa dos 70 não são tão ruins, mas os 80, com o surgimento de doenças crônicas, são principalmente de declínio" (p. 192).

Vários psiquiatras publicaram relatos de como observaram e reagiram ao seu próprio envelhecimento. A imensa maioria disse que sente que seu intelecto não se deteriorou com a idade, mas todos salientaram a importância de manter a atividade em uma diversidade de atividades intelectuais e físicas. Eles reconhecem que o envelhecimento é acompanhado por limitações e que é um processo difícil saber quando e como reduzir ou cessar algumas atividades (Busse, 1991; Pollock, 1992).

Um outro psiquiatra famoso, Francis Braceland — como Barton, um ex-presidente da Associação Americana de Psiquiatria — disse sobre o envelhecimento: "Quando está tudo quieto, eu quase ouço as células cerebrais deixando de funcionar" (Braceland, 1978).

As Vantagens de Envelhecer

A maioria das pessoas parece ter dificuldade para pensar sobre as vantagens de envelhecer. Palmore (1979, p. 220) citou, como um exemplo, esta passagem de *Remembering Mr. Maugham*, de Kanin (1966):

> Somerset Maugham estava sendo homenageado pelo Garrick Club como parte da celebração de seus 80 anos. Ele ofereceu as saudações costumeiras, fez uma pausa e acrescentou: "Existem muitas... virtudes em... envelhecer". Ele fez outra pausa, engoliu, umedeceu os lábios, olhou à sua volta. A pausa prolongou-se; ele parecia perplexo. A pausa tornou-se muito longa — excessivamente longa. Ele olhou para baixo, estudando a mesa. Um terrível tremor de nervosismo percorreu a sala. Será que ele se sentia mal? Será que poderia prosseguir? Finalmente ele olhou para cima e disse: "Estou apenas... tentando... lembrar dessas virtudes!"

Palmore acredita ter documentado algumas vantagens importantes de envelhecer. Essas incluem o fato de que os idosos obedecem mais às leis, comparados a todos os grupos etários, exceto as crianças pequenas. Os idosos são cidadãos muito melhores e não só se interessam como são ativos em questões públicas e assuntos políticos. Eles prestam uma enorme contribuição em organizações da comunidade, igrejas e grupos de recreação. Embora muitos não mantenham empregos rentáveis, eles são bastante capazes de participar em algumas tarefas importantes. Os trabalhadores mais velhos são estáveis e confiáveis e faltam menos ao trabalho. Embora pessoas mais velhas estejam igualmente expostas a crimes de certos tipos, eles estão muito menos propensos a serem as vítimas de crimes em geral do que as pessoas de outros grupos etários. Embora algumas das vantagens aparentes dos indivíduos idosos estejam sob constante pressão, é óbvio que os órgãos da previdência social e outros sistemas de pensão melhoraram sua situação econômica, assim como têm impostos mais baixos e outros benefícios econômicos, tipo diárias reduzidas em muitos hotéis, motéis e locais de recreação. Os planos de saúde, apesar de suas limitações, oferecem cobertura para o tratamento de muitos idosos que, de outro modo, ficaram desamparados. Indubitavelmente, existem outras vantagens. As desvantagens, como ocorrem em todas as publicações médicas, aparecem repetidamente ao longo de todo este livro.

Uma Definição de Envelhecimento

Envelhecer, nos organismos vivos, geralmente refere-se aos efeitos adversos da passagem do tempo, embora ocasionalmente o termo refira-se aos processos positivos de maturação ou aquisição de uma qualidade desejável. O envelhecimento biológico não está necessariamente confinado aos últimos anos de vida; alguns declínios começam com a concepção. Em geral, o termo realmente designa aquelas alterações físicas que se desenvolvem na idade adulta, resultando em um declínio na eficiência do funcionamento e terminando na morte. O envelhecimento é observado em quase todos os animais, mas pode não ser um fenômeno universal. Hayflick (1994) afirmou que "existem alguns animais que simplesmente não parecem envelhecer" (p. 29). Esses animais aumentam em tamanho indefinidamente. Esses animais que não envelhecem incluem o esturjão, os tubarões, os jacarés e as tartarugas nativas das ilhas Galápagos. Nos linguados, o sexo faz uma diferença, já que as fêmeas não mostram alterações com a idade, enquanto o macho alcança um tamanho fixo e envelhece. Hayflick afirmou que "a explicação para essa diferença é um mistério" (p. 2).

Os múltiplos processos do declínio que está associado com o envelhecimento podem ser separados em envelhecimento primário e secundário (Busse, 1987). O *envelhecimento primário* é considerado intrínseco ao organismo, e os fatores decrementais são determinados por influências adquiridas ou hereditárias. A taxa de envelhecimento como um declínio funcional varia amplamente entre os indivíduos. Além disso, existem extremas variações no envelhecimento em termos de sistemas, órgãos e células. O *envelhecimento secundário* refere-se ao aparecimento de defeitos e deficiências causados por fatores hostis no ambiente, incluindo trauma e doença adquirida.

Esta separação operacional de processos primários e secundários de envelhecimento tem limitações, porque alterações decrementais na idade, tanto hereditárias quanto adquiridas, têm freqüentemente uma etiologia múltipla. Defeitos hereditários que tornam o organismo vulnerável podem não aparecer, a menos e até que o organismo seja exposto a eventos precipitadores hostis.

Definições de envelhecimento apresentadas, incluindo aquelas para o envelhecimento primário e secundário, não são consistentemente aceitas e aplicadas. O envelhecimento do organismo vivo é um fenômeno universal, mas a taxa de envelhecimento pode variar entre indivíduos e grupos. Nos humanos, diferenças no envelhecimento são em parte geneticamente determinadas, mas também são substancialmente influenciadas pela nutrição, estilo de vida e ambiente (Busse, 1987). Existem alguns cientistas que definem o envelhecimento primário como a primeira causa e o envelhecimento secundário como os processos patológicos que ocorrem a partir da primeira causa.

Muitas alterações com a idade são relativamente benignas e permitem que uma pessoa continue funcionando, satisfaça necessidades pessoais e mantenha um lugar na sociedade. As alterações com a idade são reconhecidas como um declínio na eficiência ou desempenho, mas no extremo são freqüentemente rotuladas como uma doença. Exemplos de alterações com a idade, que podem tornar-se suficientemente severas para serem uma doença, incluem um declínio na função renal (*clearance* de creatinina), desempenho respiratório reduzido (volume expiratório forçado), aumento na pressão sangüínea sistólica (hipertensão sistólica isolada) e resposta prejudicada aos testes de tolerância à glicose oral (diabete não-insulino-dependente) (Tobin, 1984).

A idade cronológica de uma pessoa é freqüentemente estimada por alterações na aparência e pela capacidade do indivíduo para realizar tarefas associadas com atividades da vida diária e do trabalho. À medida que os humanos envelhecem, a pele freqüentemente torna-se enrugada, seca e seborréica, e a ceratose actínica aparece. Os cabelos tornam-se grisalhos e mais escassos; a calvície aumenta. Os dentes apresentam problemas e são perdidos. Além disso, a altura tende a diminuir, assim como o peso. Tanto a cavidade torácica quanto a abdominal aumentam. As orelhas tornam-se mais compridas e o nariz alarga-se. As células de gordura invadem os músculos e a força muscular diminui. A postura e a altura são afetadas por alterações músculo-esqueléticas. Densidades ósseas, influenciadas pelo sexo e raça, diminuem com a idade; nas mulheres, especialmente, os ossos trabeculares dos quadris, pulsos e vértebras são sobremodo afetados.

As dimensões metabólicas afetadas pela idade incluem a absorção, distribuição, destruição, excreção, cinética da ligação de drogas e alterações nos ritmos biológicos. As drogas, portanto, são metabolizadas nas pessoas idosas diferentemente do modo como são metabolizadas em adultos mais jovens.

Uma outra alteração importante com a idade é a perda de células insubstituíveis mais perceptivelmente no tecido dos músculos esqueléticos, coração e cérebro. A musculatura estriada diminui pela metade por volta dos 80 anos de idade. À medida que essas células musculares desaparecem, elas são substituídas por células adiposas e tecido conjuntivo fibroso. Portanto, o corpo atinge capacidades maiores de armazenagem para certas drogas que são armazenadas nas células adiposas. A perda de células cerebrais altera aspectos importantes do metabolismo corporal e afeta ritmos circadianos. A diminuição nas células do coração resulta em alterações de certas funções cardíacas. Alterações dessas células e do tecido conjuntivo também causam alterações pulmonares.

No cérebro, os neurônios diminuem e são perdidos, e ocorrem alterações nas sinapses e redes neuronais. A perda de células nervosas, particularmente aquelas nas áreas vulneráveis do hipotálamo, pode contribuir para colocar os idosos sob o risco de certas mudanças fisiológicas e aberrações mentais e emocionais associadas. O envelhecimento resulta em um declínio dos neurotransmissores, tais como dopamina, norepinefrina, serotonina, tirosina hidroxilase e colinesterase. A atividade da monoaminoxidase aumenta com a idade.

Teorias Biológicas do Envelhecimento

Existem muitas teorias e processos de envelhecimento. Uma teoria satisfatória e unificada do envelhecimento não existe. Em parte, isso deve-se ao fato de que o corpo humano apresenta três componentes principais: células capazes de divisão, células que não podem passar pela mitose e material intersticial não-celular. Mudanças similares com a idade foram identificadas em um ou dois dos componentes do organismo, mas raramente as mesmas mudanças são vistas nos três. Diversas teorias do envelhecimento ainda exigem a comprovação científica. Por exemplo, existem, atualmente, evidências substanciais — embora não conclusivamente definitivas — de que alterações intrínsecas do envelhecimento celular ou molecular são subjacentes a muitas das alterações neuronais ou endócrinas associadas com o cérebro.

Classificação das teorias. Em 1993, o *National Institute on Aging* publicou um livreto, *In Search of the Secrets of Aging,* no qual as principais teorias do envelhecimento estão divididas em duas categorias: as teorias de programa e as teorias de erro. As teorias de programa sustentam que o envelhecimento é o resultado da ligação e desligamento seqüencial de certos genes. Os defeitos desenvolvem-se durante essas ligações e desligamentos e manifestam-se pela senescência. Aqueles que adotam as teorias do erro argumentam que o envelhecimento é o resultado de processos de desgaste; esses teóricos sustentam que, em muitos mecanismos, partes importantes desgastam-se e não podem ser substituídas ou reparadas. Incluída entre as teorias do erro está a "teoria da mutação somática", cujos proponentes argumentam que, com o aumento da idade, ocorrem mutações genéticas que se acumulam, fazendo com que as células deteriorem-se e apresentem problemas no funcionamento.

Em um exame das teorias biológicas do envelhecimento, Hart e Turturro (1985) categorizaram as teorias como sendo de base celular, orgânica e populacional; em abordagens integradoras e em meta-envelhecimento. As teorias de base celular são aquelas que salientam a importância da proliferação potencial limitada e inerente das células. Essas teorias são consistentes com o fato de que os animais têm celularidade diminuída em diversos órgãos à medida que avança a idade. Conseqüentemente, células envelhecidas do tronco cerebral exibem uma capacidade progressivamente limitada para repousar células-filhas diferenciadas. A capacidade para a proliferação limitada está ligada a alguns experimentos que demonstraram que a proliferação limitada das células é o resultado de alterações estocásticas. Outros experimentos têm estado envolvidos com a teoria da mutação somática do envelhecimento e com a "teoria do erro" estreitamente associada. Finalmente, o envelhecimento celular pode ser atribuído aos efeitos cumulativos de danos decorrentes da expressão "genes de morte celular" importantes para o desenvolvimento. Isso está relacionado à observação de que durante a embriogênese o número de células retidas para o desenvolvimento adicional é reduzido por algum mecanismo genético. Visto que o número de células é reduzido na velhice, seria importante compreender-se o mecanismo subjacente exigido no início da vida pelo organismo, mas que pode ser prejudicial mais tarde, na velhice. De um modo similar, o exame de Hart e Turturro identifica aquelas teorias do envelhecimento que estão relacionadas aos mecanismos de morte celular. A categoria final das teorias do envelhecimento mencionadas por Hart e Turturro é a do meta-envelhecimento. Essa abrange o que os autores chamam de "a teoria das teorias do envelhecimento". A complexidade dessa discussão é óbvia, e o desenvolvimento de uma teoria unificada do envelhecimento será extremamente difícil, porque tal teoria da biossenescência teria de levar em consideração todos os processos aos quais um indivíduo é submetido, bem como a seqüência de interações ambientais que ocorrem dentro do indivíduo ao longo de sua vida.

Teoria da corda do relógio. Uma das primeiras explicações biológicas para o envelhecimento repousava na suposição de que um organismo vivo continua um estoque fixo de energia, semelhante àquele contido dentro do mecanismo de um relógio de corda. Quando a corda (mola) do relógio era toda liberada, a vida terminava. Essa é uma espécie de teoria da exaustão.

Uma outra teoria simples relaciona-se ao acúmulo de materiais nocivos. Essa teoria em particular recebeu algum apoio pela observação de que pigmentos, como a lipofucsina, acumulam-se em diversas células durante a vida.

Embora essas duas teorias simples possam prestar alguma contribuição para o processo do envelhecimento, existem poucas evidências de que exercem qualquer papel substancial.

O "relógio do envelhecimento". Costuma-se dizer que o hipotálamo é o local do "relógio do envelhecimento". As alterações da idade dentro do hipotálamo exercem um papel particularmente importante nas perdas dos mecanismos homeostáticos no corpo. A perda celular, um evento comum na idade avançada, ocorre dentro de agrupamentos de células no hipotálamo. O desaparecimento de algumas células importantes no hipotálamo pode ter conseqüências de longo alcance. As células restantes, envelhecidas, podem tornar-se menos eficientes. Essas alterações no hipotálamo causam, indubitavelmente, alterações importantes dentro da pituitária, que por sua vez afetam outras glândulas e órgãos no organismo. Como conseqüência, o corpo que envelhece passa por muitas mudanças endócrinas. As alterações no hipotálamo também afetam numerosas conexões no cérebro e desempenham um papel relevante nas alterações da idade associadas com mensageiros químicos do cérebro.

Teorias estocásticas. Os processos de envelhecimento associados com alterações aleatórias, como perda ou mutação celular, são freqüentemente chamados de processos "estocásticos". *Estocástico* significa "um processo ou série de eventos para os quais a estimativa de probabilidade de certos resultados aproxima-se da possibilidade verdadeira à medida que o número de eventos aumenta" (Busse, 1977, p. 16).

O cientista atômico Leo Szilard enunciou uma teoria estocástica baseada no que ele chamou de "um choque". Um choque não era unicamente o resultado da radiação, mas, em vez disso, poderia ser considerado como qualquer evento que alterasse um cromossomo. Além disso, Szilard acreditava que todos os animais carregam em si uma carga do que ele chamou de "faltas". Uma falta é uma ausência ou prejuízo congênito de um dos genes essenciais ao funcionamento celular. Uma célula é capaz de operar na medida em que um dos pares de genes continue a funcionar; entretanto, quando ambos os membros de um par de genes essenciais são incapazes de funcionar, a célula degenera-se e morre. Portanto, uma célula deixará de funcionar efetivamente se um dos pares traz em si a falta e o outro é a vítima de um choque, ou se ambos os pares são vítimas de choques. Uma objeção, quanto à teoria de Szilard, é que ela é aplicável apenas a células insubstituíveis. A segunda objeção à abordagem de falta/choque é que os indivíduos que têm pares de genes semelhantes (homozigóticos) deveriam sobreviver aos choques muito mais facilmente que os indivíduos heterozigóticos, que têm muitos pares de genes diferentes. Ainda assim, os híbridos, isso é, indivíduos heterozigóticos com genes diferentes, vivem consistentemente mais que os indivíduos homozigóticos (Busse, 1977).

Holliday (1986) observou que os processos estocásticos também podem estar sob controle genético, porque a freqüência dos defeitos em macromoléculas ou a capacidade para remover defeitos é reconhecidamente determinada pelo genótipo do organismo.

Programação biológica deliberada. A teoria da programação biológica deliberada tem recebido uma atenção considerável. Essa teoria sustenta que dentro de uma célula normal estão armazenadas a memória e a capacidade de determinação de vida de uma célula. Essa teoria é consistente com as pesquisas e conclusões de Hayflick (1965). A memória e a capacidade para terminar a vida são encontradas em todas as células diplóides humanas normais. Em células mixoplóides ou cancerosas, essa memória ou capacidade aparentemente é destruída, e as células podem duplicar-se indefinidamente.

Cristafalo (1972) relatou que o número de replicações é o mesmo para células masculinas e femininas (as células femininas são facilmente identificadas pela presença de um Corpisado de Barr, o segundo cromossomo sexual). Essa observação sugere que a diferença na expectativa de vida entre homens e mulheres não pode ser atribuída a diferenças intracelulares (Weiss, 1974).

A teoria dos radicais livres. Um radical livre é uma molécula química ou composto que possui um número ímpar de elétrons (um elétron livre) e é altamente reativa, contrastando com a maior parte dos compostos químicos, que têm um número par de elétrons e são estáveis. Freqüentemente considerados como fragmentos moleculares, os radicais livres são altamente reativos e destrutivos, mas são produzidos pelos processos metabólicos normais e estão presentes em todas as substâncias vivas. Eles também podem ser produzidos pela radiação ionizante, ozônio e toxinas químicas, tais como inseticidas. O radical livre do oxigênio, o superóxido (O^{2-}), é um importante agente de toxicidade por oxigênio e do processo do envelhecimento. Dentro das células, existem também "exterminadores" de radicais livres do oxigênio. As defesas enzimáticas envolvem a superóxido-desmutase, catalases e perioxidases. Os radicais livres do oxigênio têm sido relacionados a danos no DNA, à ligação cruzada do colágeno ao acúmulo de pigmentos pelo envelhecimento e a cânceres (Busse, 1983). Antioxidantes de nutrientes incluem vitaminas C e E e betacaroteno (*National Institute on Aging*, 1993a).

Sistema imunológico. O sistema imunológico executa tarefas de vigilância e de proteção. Essa é uma função orgânica complexa e ampla, essencial para a preservação da vida (Suskind, 1980). A destruição do sistema imunológico é bem conhecida das pessoas, porque está associada com a síndrome de imunodeficiência adquirida (AIDS) (Laurence, 1985). Tradicionalmente, considera-se que o sistema imunológico possui dois componentes. Um é a resposta imunológica humoral, caracterizada pela produção de moléculas de anticorpos que ligam especificamente a substância estranha introduzida. O segundo é a resposta imunológica celular, pela qual são mobilizadas células que podem especificamente reagir e destruir o invasor. Evidências consideráveis acumulam-se no sentido de que uma diminuição na competência imunológica e alterações na regulagem do sistema imunológico estão associadas com o envelhecimento. Com o aumento da idade, a vigilância é prejudicada, e existe um declínio na eficiência dos mecanismos de proteção. Além disso, existe uma perda de controle, de modo que as funções imunológicas tornam-se tão distorcidas a ponto de serem autodestrutivas. O prejuízo do sistema imunológico resulta em uma maior incidência de certas doenças na população de idosos. Certos tumores dos idosos parecem estar relacionados ao fracasso do corpo para reconhecer e eliminar células anormais. Os auto-anticorpos aumentam com a passagem do tempo, e sua presença identifica subpopulações em risco de morte prematura. O corpo mais velho tem uma suscetibilidade aumentada para infecções e, em geral, a imunização efetiva não pode ser induzida em uma época tardia da vida (Finkelstein, 1984).

As células que não podem dividir-se (isto é, neurônios e células do músculo cardíaco) podem ser particularmente vulneráveis a alterações no sistema imunológico. A perda das células que não se dividem no corpo que envelhece já foi mencionada anteriormente. Pode ser que essa perda seja o resultado da incapacidade do sistema imunológico para proteger essas células insubstituíveis ou que a morte das células possa ser o resultado de processos auto-agressivos.

Eversão (ligação cruzada). A teoria da eversão do envelhecimento, ou ligação cruzada, está baseada na observação de que existem alterações na estrutura do colágeno associadas com o envelhecimento. O colágeno é provavelmente a proteína mais importante no corpo humano. Existem dois tipos de colágeno: da membrana intersticial e basal. Com a passagem do tempo, as ligações de éster de dentro da molécula do colágeno passam a unir moléculas individuais de colágeno. Essa cadeia de envelhecimento altera as características do tecido cognitivo. A ligação cruzada pode, além disso, ser causada por glicosilação.

Glicosilação (ligação cruzada da glicose). A glicose é o açúcar mais abundante do corpo e é importante para o metabolismo das células, particularmente dos neurônios. A glicosilação é uma reação não-enzimática entre a glicose e a proteína (Cerami *et al.*, 1987). Essa é conhecida como a reação do bronzeamento ou de Maillard. Os químicos de alimentos há muitos anos sabem que esse processo descolore e endurece os alimentos. Até a realização de estudos sobre o diabete, entretanto, não se sabia que a glicosilação também ocorre dentro do corpo humano.

Normalmente, quando as enzimas ligam a glicose à proteína, dentro do corpo, isso ocorre em um local específico sobre uma molécula específica e para uma finalidade específica. Em contraste, o processo não-enzimático acrescenta glicose de uma forma totalmente acidental a qualquer de vários locais ao longo de qualquer cadeia de peptídeo disponível. O processo não-enzimático aparentemente aumenta com o envelhecimento e culmina com a formação e o acúmulo de ligações cruzadas irreversíveis entre moléculas de proteína adjacentes. Cerami *et al.* (1987) propuseram que o acréscimo não-enzimático de glicose aos ácidos nucléicos pode prejudicar gradualmente o DNA.

Os produtos finais da glicosilação são marrom-amarelados e fluorescentes e têm propriedades espectrográficas específicas. O mais importante para o organismo é que muitos desses produtos finais podem ter uma ligação cruzada com proteínas adjacentes. A percepção de que a reação de bronzeamento poderia ocorrer e potencialmente danificar o corpo surgiu de estudos sobre o diabete. Atualmente, parece que alterações da glicose também poderiam exercer um papel nas alterações do tecido associadas com o envelhecimento normal. Embora pesquisas adicionais sejam necessárias para compreender-se a importância da glicosilação, essa é uma teoria promissora, porque parece que poderiam ser criados tratamentos para evitarem-se algumas das mudanças que ligam a glicosilação ao envelhecimento.

Genética do envelhecimento humano. Brown e Wisniewski (1983) afirmaram que a natureza genética do processo de envelhecimento é refletida pela ampla faixa de períodos máximos de vida que as espécies animais podem atingir. Entre os mamíferos, a faixa de período de vida é de um ano no musaranho esfumaçado a mais de 114 anos nos humanos. Essa ampla variação na duração da vida salienta que o processo de envelhecimento tende a ter uma base subjacente, codificada em parte em nossos genes. A base genética pode envolver dois tipos de diferenças herdadas específicas à espécie. A primeira relaciona-se ao desenvolvimento do organismo. Esse mecanismo governa as regulagens de programas nos estágios de desenvolvimento, bem como as taxas de amadurecimento. O segundo determinante genético relaciona-se à automanutenção. Esse mecanismo influencia a eficiência do sistema enzimático, bem como a proteção e o reparo dos ataques internos e externos ao mecanismo. Se o processo de DNA em si mesmo é danificado ou sua eficiência declina, a capacidade de funcionamento do organismo é severamente prejudicada. É óbvio que as numerosas alterações biológicas que ocorrem durante o período de vida são muito complicadas. É provável que muitos genes em interação estejam envolvidos. Entretanto, foram identificados defeitos genéticos específicos que são particularmente relevantes para certas condições que abreviam a vida. É possível que existam outros genes que contribuam para uma vida mais longa; entretanto, nesse estágio de nossos conhecimentos, apenas raramente foram identificados genes específicos da "longevidade", associados consistentemente a uma expectativa aumentada de vida. Exemplos disso são os genes que produzem em excesso a superóxido-desmutase e a catalase; esses genes são antioxidantes e parecem aumentar a expectativa de vida (*National Institute on Aging*, 1993b).

McKusick (1982) relacionou mais de 3.000 condições específicas do gene humano que resultam reconhecidamente em defeitos dentro do organismo humano. Essas condições reconhecidas do gene humano são consideradas como geneticamente autossômicas, dominantes ou recessivas e/ou ligadas ao cromossomo X. Parece que existem raras condições genéticas autossômicas dominantes que podem aumentar a expectativa média de vida. Uma dessas é a hipobetalipoproteinemia, uma condição caracterizada por níveis plasmáticos anormalmente baixos de beta-lipoproteínas e associada à diminuída suscetibilidade à aterosclerose e, presumivelmente, um risco reduzido de doença cardíaca.

No Capítulo 12, são discutidos os determinantes genéticos na demência. Em resumo, é evidente que a demência senil do tipo de Alzheimer (isto é, pelo menos certos subgrupos) realmente tem um componente genético. A doença de Creutzfeldt-Jakob parece estar relacionada a dois fatores importantes: tanto um vírus quanto uma tendência familiar. Pode ser que a hereditariedade produza uma suscetibilidade a infecções por vírus. Uma condição relativamente rara, a síndrome de Gerstmann-Sträussler, é uma demência acompanhada por ataxia espinocerebelar, que tem uma herança autossômica dominante. Interessantemente, sob uma perspectiva neuropatológica, essa síndrome está associada com placas neuríticas e amilóides, que naturalmente são muito comuns na demência senil do tipo Alzheimer e estão relacionadas a defeitos congênitos no cromossomo 21 (Barnes, 1987).

Martin (1977) revisou uma longa lista de condições genéticas humanas para descartar aquelas nas quais as manifestações físicas e fisiológicas estavam geralmente associadas com senescência. Ele identificou os 10 distúrbios genéticos que tinham o mais alto número de características senescentes e que, portanto, eram considerados como associados com o processo de envelhecimento: síndrome de Down, síndrome de Werner, síndrome de Cockayne, progeria, ataxia, telangiectasia, síndrome de Lawrence-Seip, lipodisplasia cervical, síndrome de Klinefelter, síndrome de Turner e distrofia miotônica.

Duração da Vida: o Diferencial por Sexo

Nos seres humanos e em muitas outras espécies animais, as fêmeas sobrevivem aos homens. É fácil presumir-se que as diferenças entre os dois sexos são geneticamente determinadas pela presença ou ausência do cromossomo Y masculino. Já foi sugerido que a maior deficiência constitucional dos machos pode ser devida a terem apenas um cromossomo X.

Antes de 1900, naquelas nações onde há disponibilidade de dados, parece que existia um pouco mais de homens idosos que mulheres idosas. Após a virada do século, essa situação mudou gradualmente, e por volta de 1940, inverteu-se. Daí por diante, a preponderância de mulheres mais velhas aumentou rapidamente. Em 1985, na população com mais de 65 anos de idade, a proporção entre os sexos era de 147 mulheres para cada 100 homens; essa discrepância está aumentando.

Contrariamente à expectativa razoável de equilíbrio entre homens e mulheres ao nascer, existem nos Estados Unidos aproximadamente 106-100 homens brancos nascidos para cada 100 mulheres brancas, e aproximadamente 104 homens negros nascidos para cada 100 mulheres negras. Existem relatos, sem confirmação, de que em populações negras de diversas ilhas nas Índias Ocidentais existem menos homens que mulheres ao nascer (*American Association of Retired Persons*, 1987).

Numerosos fatores ambientais têm sido investigados para determinar-se sua influência sobre a proporção entre os sexos ao nascer. Na Inglaterra e País de Gales existem relatos de que os grupos sócio-econômicos mais altos tendem a ter uma proporção mais alta de homens para mulheres que os grupos sócio-econômicos mais baixos. Durante a Segunda Guerra Mundial, muitos países europeus observaram que a razão de homens para mulheres era mais alta que durante tempos de paz. É possível que isso se devesse aos nascimentos ocorridos de pais mais jovens, opostamente a pais mais velhos durante tempos de paz.

Ao nascer, a mulher de nações mais desenvolvidas tem uma expectativa de vida de 8 ou mais anos além daquela dos homens. Em 1978, a França tinha as diferenças mais extremas entre homens e mulheres para a expectativa de vida ao nascer, 8,21 anos. O Canadá vinha em segundo com uma diferença de 7,59 anos. Em 1981, o Japão apresentava a melhor expectativa de vida ao nascer: 79,1 anos para mulheres e 73,8 anos para homens, uma diferença de 5,3 anos. No Japão, essa diferença entre homens e mulheres está aumentando, em vez de diminuir — em 1970 havia uma diferença de 4,4 anos e em 1952, uma diferença de 3,4 anos.

A psiquiatria geriátrica está particularmente envolvida com os anos restantes após os 65 anos de idade. Nos Estados Unidos em 1985, uma mulher de 65 anos poderia esperar viver mais 18,6 anos, mas um homem da mesma idade poderia esperar apenas mais 14 anos de vida (*American Association of Retired Persons*, 1987). Esse desequilíbrio entre os sexos na terceira idade tem importantes implicações sociais e médicas. A maioria dos homens é casada, enquanto a maior parte das mulheres mais velhas é viúva ou sozinha (divorciada ou jamais casada). O desequilíbrio entre os sexos é aumentado pela prática de os homens casarem com mulheres mais jovens, o que expande o grupo de mulheres mais velhas e não-casadas. O reconhecimento da preponderância de mulheres na sociedade moderna indubitavelmente afeta o planejamento sócio-econômico e os programas de cuidados com a saúde.

Waldron (1986) revisou a literatura relativa às causas das diferenças de sexo na mortalidade. Ela observou que nas sociedades industriais contemporâneas a causa isolada mais importante de maior mortalidade para homens tem sido um maior incidência de tabagismo entre esses. Outras diferenças ligadas ao sexo na mortalidade estão relacionadas a comportamentos que contribuem para a maior mortalidade entre os homens. Esses comportamentos incluem consumo mais pesado de álcool e emprego em ocupações mais perigosas. Em muitas sociedades não-industriais, onde, em muitos casos, as diferenças de sexo na mortalidade não são tão grandes quanto nas sociedades industriais, tais fatores exercem um papel menos importante.

Em sociedades não-industriais, as mulheres são mais vulneráveis a doenças infecciosas. Isso pode estar relacionado a uma nutrição e cuidados de saúde menos adequados para as mulheres. Waldron descreveu uma ampla variedade de fatores que influenciam diferenças de sexo na mortalidade. Em contraste com homens em nações não-desenvolvidas, os homens nos Estados Unidos tendem a ter uma taxa de mortalidade maior por doenças infecciosas e parasitárias do que as mulheres; os homens americanos eram mais vulneráveis em 1930 que em 1978. Entretanto, deve-se ter cautela ao interpretar essas informações porque, como Waldrom apontou, diferenças relativas ao sexo realmente variam um pouco para distintos tipos de infecções e doenças parasitárias.

Os sexos mostram diferenças em suas capacidades imunológicas; por exemplo, as mulheres têm níveis mais altos de uma das principais classes de imunoglobulinas (IgM). Na teoria, isso pode ser atribuído às diferenças nos cromossomos sexuais. Parece que o cromossomo X feminino carrega um ou mais genes que influenciam a produção de IgM. O par de cromossomos X nas mulheres poderia resultar em uma produção superior de IgM que no cromossomo X masculino único. Também é verdade que as diferenças de sexo podem ser o resultado de diferenças na exposição à doença infecciosa. Ambos os tipos de exposição, ocupacional e recreacional, podem levar os homens ao maior contato com organismos infecciosos.

Taxas de mortalidade por acidentes e outras causas violentas são muito mais altas para homens que para mulheres. Os acidentes com veículos motores respondem por uma porcentagem significativa dessas diferenças. Embora Waldron não tenha mencionado isso, as diferenças causadas por acidentes com motocicletas envolvendo homens jovens é um fator que aparece nas estatísticas norte-americanas. Os homens têm uma taxa de mortalidade muito mais alta que as mulheres por afogamentos acidentais e acidentes fatais com armas de fogo. O suicídio também é mais comum entre os homens, e a incidência aumenta com a idade. Como observado acima, a maior taxa de mortalidade entre os homens pode estar relacionada com fatores comportamentais, tais como o consumo mais pesado de álcool e outros tipos de comportamento de risco; esses comportamentos podem ou não ter um componente biológico, e influências culturais também podem ter um efeito.

A doença isquêmica cardíaca tem sido consistentemente mais comum para homens que para mulheres. Entretanto, a magnitude das diferenças de sexo para a doença isquêmica cardíaca tem variado consideravelmente em diferentes regiões, períodos históricos e grupos étnicos. A relação entre o tabagismo e a doença cardíaca não pode ser ignorada. É interessante notar que as mulheres que fumam não têm o mesmo risco que os homens. Isso é atribuível a diferentes hábitos ao fumar. Não apenas os homens fumam mais cigarros por dia, mas inalam mais profundamente. Quanto ao tabagismo, uma consideração freqüentemente negligenciada é que as mulheres "podem com freqüência sentir-se enfermas como um resultado de fumarem seu primeiro cigarro" (Waldron, 1986, p. 64) e isso pode evitar o desenvolvimento de um hábito. O comportamento que leva a doenças coronarianas também exerce um papel significativo. Existe uma maior prevalência de comportamento levando à doença coronariana entre homens que entre mulheres. O comportamento do tipo A é marcado por impaciência, impulso competitivo e hostilidade (Busse e Walker, 1986).

Quanto à influência da menopausa, existem evidências contraditórias envolvendo o risco de mulheres antes ou após a menopausa. Ainda existe um debate envolvendo o início precoce da menopausa. O início precoce da menopausa natural tem sido relatado como mais alto entre mulheres que fumam, e isso pode explicar, em parte, o risco aumentado de enfarte do miocárdio entre mulheres com menopausa natural precoce (Waldron, 1986).

A mortalidade devido a condições malignas é mais freqüente entre homens que entre mulheres durante a maior parte da vida. Em vista da grande variedade de cânceres, os padrões e as causas de diferenças do sexo variam para muitos tipos diferentes de neoplasmas malignos. Além disso, exposições ocupacionais contribuem para a maior taxa de câncer entre os homens.

Fatores comportamentais não podem ser ignorados para qualquer dos sexos. Claramente, a interação complexa de características culturais, anatômicas, fisiológicas e comportamentais deve ser levada em consideração, na discussão sobre diferenças de sexo no envelhecimento, longevidade e mortalidade.

Waldron (1987) discutiu a mortalidade de "idosos" – uma categoria que inclui todos os adultos com 40 anos ou mais. Em geral, a idade entre os 40 e os 64 anos seria considerada como constituindo a meia-idade, com a velhice começando aos 65. Nesse grupo etário mais velho, uma inversão de certas tendências começa a revelar-se – por exemplo, o declínio gradual de doença isquêmica cardíaca. Waldron apresentou algumas informações estatísticas adicionais envolvendo as causas do diferencial de sexo na longevidade. Cinqüenta por cento das mortes por doença isquêmica cardíaca são atribuíveis ao tabagismo. A doença isquêmica cardíaca é a principal causa de morte ligada à aterosclerose, mas a aterosclerose ligada à doença cerebrovascular responde por apenas 2% do diferencial de sexo na mortalidade total (*National Center for Health Statistics*, 1984). Waldron concluiu que os efeitos do tabagismo sobre os hormônios e sobre a aterosclerose são responsáveis por, no máximo, 25% do diferencial do sexo e da mortalidade total nos Estados Unidos. Ela notou que outras observações apontam para fatores comportamentais como causas mais importantes de diferenças do sexo na mortalidade. Tomando-se os comportamentos de alto risco como um grupo, as diferenças comportamentais parecem ser responsáveis por pelo menos 50% do diferencial de sexo na mortalidade total nos Estados Unidos. Uma questão que permanece sem resposta é: "Quais são os fatores importantes que influenciam essa diferença nos riscos comportamentais?"

Teorias Psicológicas do Envelhecimento

Birren e Renner (1977) expressaram a opinião de que não havia uma pressão na área da psicologia para formular-se uma teoria unificada do envelhecimento e para explicar-se como o comportamento é organizado ao longo do tempo. Eles chegaram a oferecer uma definição de envelhecimento para as ciências comportamentais que reconhece a possível existência de funções incrementais, bem como alterações decrementais que ocorrem durante o período de vida adulta. "O envelhecimento refere-se às mudanças regulares que ocorrem em organismos maduros e geneticamente representativos vivendo sob condições ambientais representativas" (Birren e Renner, 1977, p. 4). Depois, Birren e Cunningham (1985) disseram: "A psicologia do envelhecimento está envolvida com diferenças no comportamento, mudanças no comportamento com a idade e padrões de comportamento exibidos por pessoas de diferentes idades em diferentes períodos de tempo" (p. 18). Eles também notaram que grande parte da psicologia contemporânea do envelhecimento é uma coleção de segmentos de conhecimento" (p. 19). Ademais, isso implica que a maior parte das teorias da psicologia do envelhecimento são, na verdade, microteorias, porque não abrangem grandes quantidades de dados extraídos de várias esferas de comportamento.

Baltes e Willis (1977) chegaram a uma conclusão até certo ponto similar: "Todas as teorias existentes sobre o envelhecimento psicológico e desenvolvimento são de uma espécie protoeórica e são incompletas" (p. 148). As teorias psicológicas que têm aparecido são freqüentemente a extensão de teorias de personalidade e desenvolvimento para a meia-idade e terceira idade. As teorias da personalidade geralmente consideram as necessidades humanas inatas e forças que motivam o pensamento e o comportamento, além de uma modificação dessas energias biologicamente baseadas pela experiência de viver em um ambiente físico e social.

Balter estendeu e esclareceu, recentemente, seu conceito do processo da mente que envelhece (Baltes, 1993). Ele salienta que é importante conhecer-se a plena faixa de desempenho e o potencial mental humano. Baltes começa com duas principais agregações de processos mentais, isso é, inteligência fluida e inteligência cristalizada (Hebb, 1949). A *inteligência fluida* é descrita como a mecânica e a *inteligência cristalizada* como a pragmática. Os mecanismos fluidos são considerados como os processos básicos de informações e são chamados de *hardware*. Em contraste, a pragmática cristalizada é culturalmente baseada e adquirida; esse é o *software* da mente. Baltes interessa-se por alcançar uma melhor compreensão sobre a sabedoria ou bom-senso, que freqüentemente se supõe ser uma característica de muitas pessoas idosas. Baltes sustenta que a sabedoria é a capacidade para lidar com questões importantes e difíceis que estão associadas com a forma como as pessoas conduzem suas vidas e o significado da vida. A sabedoria reflete um conhecimento superior e inclui julgamento e conselhos sensatos. Esse é um dos poucos atributos da terceira idade reconhecido por um grande segmento da população.

Schaie (1977-78) enunciou o que chamou de uma "teoria do estágio do desenvolvimento cognitivo adulto" (p. 129). Seu esquema experimental envolvia quatro possíveis estágios cognitivos: aquisitivo (infância, adolescência), conquista (idade adulta jovem), responsável e executivo (meia-idade) e reintegrativo (terceira idade). Schaie postulou dois padrões cognitivos sobrepostos durante a meia-idade — um componente "responsável" e capacidades "executivas" —, nenhum dos quais pode ser julgado pelos testes psicométricos comuns. Ele sugeriu que durante o período de vida existe uma transição de "o que eu deveria saber", passando por "como eu deveria usar o que sei" até uma fase de "por que eu deveria saber" da vida. Schaie afirmou a crença de que numerosas estratégias e técnicas novas terão de ser desenvolvidas a fim de se testar plenamente uma teoria do estágio, bem como que alterações na teoria emergirão.

Kalish e Knudtson (1976) recomendaram a extensão do conceito (teoria) do apego, comum na psicologia do bebê e da criança, para um esquema conceitual do período de vida para entender-se os relacionamentos e envolvimentos de pessoas idosas. Eles afirmaram ainda sua crença de que o conceito (teoria) de separação não é funcional e que deveria ser eliminado. O apego é um relacionamento estabelecido e mantido por "vínculos sociais" e é distinto do contato social. As pessoas idosas perdem importantes objetos iniciais de apego. Novos vínculos são freqüentemente muito mais frágeis, freqüentemente não são mútuos e, portanto, são vulneráveis. Kalish e Knudtson argumentaram que uma apreciação e um entendimento dos apegos oferecerão uma melhor abordagem para explicar-se as alterações psicológicas nas pessoas idosas. Relevante para o conceito de apego é o achado de Lownthal e Haven (1968) de que, mais do que qualquer outro fator isolado, ter um confidente parecia discriminar entre pessoas idosas institucionalizadas e aquelas que conseguiam permanecer na comunidade.

Existem limitações óbvias nas teorias psicológicas do envelhecimento; essas são bastante realistas em vista da complexidade das pesquisas. Além disso, reorganizar a complexidade da experimentação psicológica e teoria é essencial para uma conscientização das investigações psicológicas potenciais que têm contribuído para uma melhor compreensão do envelhecimento humano. Conseqüentemente, o material escrito por Siegler e Poon, apresentado no Capítulo 7 ("Aspectos Psicológicos do Envelhecimento Normal") é essencial para obter-se um conhecimento adequado sobre o envelhecimento humano.

Teorias Sociais sobre o Envelhecimento

Palmore (1981) propôs cinco categorias de teorias sociais: 1) teorias de separação, ativa e contínua, 2) estratificação etária, 3) teoria do grupo minoritário, 4) teoria dos eventos de vida e estresse e 5) homogeneidade *versus* heterogeneidade.

A *teoria da separação* afirma que o envelhecimento causa invariavelmente separação física, psicológica e social (Cumming e Henry, 1961). A separação física é atribuível a um declínio na energia física, força e lentidão das respostas. A separação psicológica refere-se à retirada da preocupação de um interesse bastante difuso por muitas pessoas para um foco sobre aquelas diretamente relacionadas ao indivíduo. Alguns descrevem isso como um desvio da atenção do mundo exterior para o mundo interno dos próprios sentimentos e pensamentos. A separação social significa a redução de todos os tipos de interação social, incluindo atividades como aquelas relacionadas à família, amigos, ações na comunidade, participação na vida da igreja, etc. Essa teoria da separação originalmente sustentava que a separação para a pessoa idosa era realmente boa — tanto para essa quanto para a sociedade. Ela propunha que as pessoas idosas desobrigadas tendem a ser mais felizes e saudáveis do que aquelas que permanecem ativas.

Logo após o aparecimento da teoria da separação, a *teoria da atividade* foi publicada (Havighurst, 1963), sustentando que a atividade afeta positivamente a saúde, felicidade e longevidade e que permanecer ativo é bom para o indivíduo que envelhece e para a sociedade.

A *abordagem da continuidade* é algo como um meio-termo entre as teorias da separação e da atividade (Neugarten, 1964). Seus proponentes defendem que as pessoas idosas tendem a comportar-se de acordo com um padrão estabelecido antes da terceira idade. Ocasionalmente, a pessoa pode desobrigar-se e em outros períodos permanecer ativa. Também é aparente que algumas pessoas idosas abandonarão um tipo de atividade apenas para substituí-la por algo mais apropriado ao seu estado de saúde e ambiente.

A *estratificação etária* é, na verdade, um modelo do desenvolvimento no período de vida, mas obviamente inclui a terceira idade como uma parte da conceitualização. De acordo com Palmore (1981), a estratificação etária vê a sociedade como sendo composta de diferentes grupos etários com diferentes papéis e diferentes expectativas. Cada grupo etário deve avançar enquanto responde, ao mesmo tempo, às mudanças no ambiente. A estratificação etária focaliza-se na distinção entre idade, período e efeitos de *coorte*.

A *teoria do grupo minoritário* relaciona-se a diferenças tais como aquelas atribuídas à raça e aos grupos étnicos. De acordo com essa teoria, os idosos são um grupo de minoria e freqüentemente vivem a mesma espécie de discriminação que a sociedade inflige sobre outros grupos de minoria (Busse, 1970).

A *teoria dos eventos de vida e estresse* afirma que aqueles eventos importantes geralmente associados com o avanço da idade são particularmente importantes para a saúde e o bem-estar na terceira idade. Um estudo utilizando essa abordagem deve distinguir eventos que podem ser bem recebidos ou vistos com relutância e aqueles que não afetam todas as pessoas de uma forma similar. Algumas pessoas resistem à aposentadoria, enquanto outras a vêem como uma oportunidade para obterem satisfações na vida.

Algumas teorias sociais estão relacionadas à distribuição etária da população e influências econômicas. Uma dessas teorias sustenta que o *status* dos idosos é alto em sociedades estáticas e tende a declinar com a aceleração da mudança social (Ogburn e Nimkoff, 1940). Uma outra teoria é a de que o *status* dos idosos está inversamente relacionado à proporção de idosos na população. Em sua maioria, os idosos são altamente valorizados em sociedades nas quais são escassos, e seu valor e *status* diminuem à medida que se tornam mais numerosos. A teoria da modernização de Cowgill e Holmes (1972) sugere que as pessoas idosas são mais altamente respeitadas em sociedades agrícolas que em sociedades urbanizadas, e que o *status* dos idosos é inversamente proporcional à taxa de mudança social. Um estudo mais recente sugere que, em algumas sociedades em processo de modernização, o *status* da população idosa passa por fases. Durante uma fase do desenvolvimento para a modernização, existe um aumento no controle familiar de recursos, mas à medida que a modernização continua, o *status* das pessoas idosas tende a declinar (Gilleard e Gurkan, 1987).

A *homogeneidade* e a *heterogeneidade* estão envolvidas com o tema acerca de se os indivíduos tornam-se mais semelhantes uns aos outros ou cada vez mais diferentes uns dos outros à medida que envelhecem (Maddox e Douglass, 1974). Uma consideração interessante é a possibilidade de que aqueles que sobrevivem até uma idade avançada (isto é, aqueles com 85 anos ou mais) têm características identificáveis muito similares, enquanto esses indivíduos podem ser bastante diferentes de outras pessoas no mesmo grupo etário 10-15 anos antes. Uma outra consideração envolve as diferenças entre homens e mulheres. Será que homens e mulheres tornam-se cada vez mais diferentes, ou cada vez mais semelhantes, à medida que envelhecem?

Todas essas teorias têm variados graus de validade, como já foi demonstrado. Não existe uma teoria ampla que possa ser universalmente aplicada a todos os idosos.

Modelos de Envelhecimento Precoce

As progerias são síndromes ligadas ao envelhecimento prematuro. A presença desses transtornos, até certo ponto, realmente oferece uma oportunidade para estudar-se alterações corporais aceleradas que se assemelham àquelas atribuídas ao envelhecimento. Embora todas essas síndromes sejam bastante raras, duas receberam atenção particular: a síndrome de Hutchinson-Gilford (Hutchinson 1886; Hastings, 1904) e a síndrome de Werner.

A síndrome de Hitchinson-Gilford de início precoce é caracterizada por nanismo, imaturidade física e pseudo-senilidade. Os indivíduos com essa síndrome têm uma forma peculiar de hipermetabolismo e geralmente morrem durante os anos intermediários da adolescência de doença coronária cardíaca. A síndrome de Hitchinson-Gilford afeta ambos os sexos e tem sido descrita em brancos, negros e asiáticos. Os indivíduos afetados parecem-se muito com humanos muito idosos, enrugados e pequenos com traços distorcidos. Isso ocorre porque suas cabeças são grandes em comparação com a face, e as orelhas e o nariz são pequenos. Os cabelos, cílios e sobrancelhas são perdidos. Algumas das características geralmente associadas com o envelhecimento não são aumentadas na síndrome de Hitchinson-Gilford. Essas incluem tumores, cataratas e osteoporose.

A busca pelo modo de herança da síndrome de Hitchinson-Gilford continua. A síndrome tem sido considerada como uma condição autossômica recessiva rara, mas tem sido argumentado que ela é mais provavelmente uma mutação autossômica dominante esporádica, em virtude de várias observações, incluindo 1) uma freqüência menor de consangüinidade do que poderia ser esperado, 2) a baixa freqüência de recorrência nas famílias e 3) um possível efeito da idade dos pais. A vasta maioria dos casos ocorre sem irmãos afetados. Por esse motivo, todas as progerias — e particularmente a síndrome de Hitchinson-Gilford — podem ser mutações esporádicas do tipo dominante.

Embora o período de vida dos fibroblastos da progeria seja afetado, têm havido variações nos relatos envolvendo os períodos de vida de indivíduos com esses transtornos, fazendo com que haja dúvidas se a redução no período de vida é modesta ou severa. Além disso, a suspeita de que um defeito básico na fidelidade da síntese de proteína é um defeito básico na progéria não apresenta confirmação (Goldstein *et al.,* 1985). Similarmente, existe confusão com relação à existência ou não de anormalidades imunológicas definitivas. Quanto à capacidade de reparo do DNA, embora esse defeito não seja incomum, ele não é um marcador consistente para a progeria. Deve-se concluir que o defeito metabólico básico é, atualmente, desconhecido.

A síndrome de Werner é um tipo de progeria de início tardio. Werner (1904) descreveu, em sua dissertação doutoral para a pontuação na Clínica Oftalmológica de Kiel, um transtorno incomum, sob o título "Catarata em Relação à Esclerodermia". Werner relatou a condição em irmãos, dois irmãos e duas irmãs entre os 36 e os 40 anos de idade. Os pais, avós e uma irmã eram saudáveis.

Uma vez que a síndrome de Werner difere do envelhecimento normal em vários aspectos, Martin (1985) classificou essa condição como "uma síndrome progeróide segmentária". A aparência de um indivíduo afetado pela síndrome de Werner é de fato surpreendente, porque a impressão inicial é que a pessoa é muito idosa. À medida que a doença desenvolve-se, o indivíduo afetado parece ter 20-30 anos a mais que sua idade real, e a duração de sua vida é encurtada. Uma vez que a doença geralmente aparece antes de o crescimento completar-se, os pacientes com essa síndrome freqüentemente têm membros finos e tipicamente têm menor estatura e são menos desenvolvidos do que se poderia esperar. Sua aparência é impressionante no sentido de que a face desenvolve uma expressão extremamente repuxada e tensa. Pseudo-exoftalmo, nariz adunco, dentes protuberantes e um queixo retraído são aspectos característicos. As cataratas desenvolvem-se cedo, e além do hipogonadismo, os indivíduos tendem a ter diabete. Não raro, eles desenvolvem câncer, o que contribui para uma menor expectativa de vida. As células do tecido conjuntivo e fibroblastos extraídos desses indivíduos foram estudados. Por exemplo, Hayflick (1977) mencionou que as células fibroblásticas derivadas de tais indivíduos e cultivados *in vitro* passam por duplicações significativamente mais escassas do que as amostras de células de sujeitos de controle combinados para a idade.

A deterioração mental progressiva não está associada de uma forma comum com as progerias, e poucos estudos neuropatológicos pós-morte foram realizados em cérebros de pacientes com tais síndromes. O que realmente sabemos nesse ponto é que as alterações microscópicas comuns associadas com o envelhecimento — placas senis e emaranhados neurofibrilares — não são características da síndrome de Werner (Ishii *et al.*, 1985). Sumi (1985) relatou que Marinesco descobriu pequenas inclusões eosinofílicas redondas nos núcleos dos neurônios da substância negra. De acordo com uma outra revisão, estudos clínicos mostram que aproximadamente 25% dos pacientes com síndrome de Werner tem leves defeitos neurológicos, como perda de reflexos tendinosos profundos distais, mas nenhum estudo psicológico ou eletroencefalográfico sistemático foi relatado. É altamente provável, contudo, que os problemas psicológicos sejam comuns (Omenn, 1977).

Desde 1904, pelo menos 250 pacientes foram citados com achados clínicos similares e rotulados como tendo "síndrome de Werner". Goto *et al.* (1978) relataram sobre 15 pacientes com progeria — 12 homens e 3 mulheres — com idades variando de 17 a 59 anos. Todos os pacientes mostravam os seguintes sinais e sintomas: baixa estatura e leve peso corporal, extremidades delgadas com um tronco robusto, nariz adunco, voz aguda e fraca ou rouquidão, catarata bilateral juvenil, pés chatos e hiper-reflexia dos tendões patelar e de Aquiles. Treze dos 15 pacientes tinham pais consangüineamente casados, embora o artigo não contivesse informações adicionais envolvendo esses relacionamentos consangüíneos. Foi notado, entretanto, que os casamentos consangüíneos são comuns no Japão. Goto *et al.* conseguiram coletar um total de 100 casos no Japão e descobriram que a proporção entre os sexos era de um para um. Eles também perceberam que os pacientes eram tão semelhantes em suas características faciais que poderiam ser facilmente tomados como gêmeos idênticos. Em uma tentativa para determinarem a causa genética, eles não descobriram anormalidades cromossômicas.

Quanto aos dados imunológicos, apenas em um paciente Goto e seus colegas encontraram quaisquer diferenças nas titulações de IgG, IgA, IgM e IgE. O único desvio ocorreu em um paciente que apresentava um elevado IgE. Eles também notaram que a razão da subpopulação de células T diminuía com a idade, conforme relatos; isso é, ela declina em um grupo etário normal. Entretanto, utilizando o método de Nakai, eles descobriram que havia uma diminuição na subpopulação de células T entre os sujeitos com síndrome de Werner. Goto *et al.* (1978) não relataram a idade da morte de qualquer dos sujeitos estudados.

A síndrome de Werner parece ser um pouco diferente da síndrome de Hutchinson-Gilford no sentido de que 10% dos pacientes de Werner desenvolvem neoplasmas, com uma freqüência particularmente alta de sarcomas e meningiomas.

Referências

American Association of Retired Persons: A Profile of Older Americans, 1986. Washington, DC, American Association of Retired Persons, 1987.

Aslan A, Ionescu T, Bordea M *et al*. The influence of Gerovital H3 on the immune cell response in x-rayed Wistar rats. Texto apresentado no 13th International Congress of Gerontology, New York, July 1985.

Baltes PB. The aging mind: potential and limits. *Gerontologist* 33:580-594, 1993.

Baltes PB & Willis SL. Toward psychological theories of aging and development, in *Handbook of the Psychology of Aging*. Edited by Birren JE & Schaie KW. New York, Van Nostrand Reinhold, pp. 128-147, 1977.

Barnes DM. Defect in Alzheimer's is on chromosome 21. *Science* 235:846-847, 1987.

Barton WE. How it feels to grow old. *Integrative Psychiatry* 4:191-192, 1986.

Belkin BM & FA Neelon. The art of observation: William Osler and the method of Zadig. *Ann Intern Med* 116:863-866, 1992.

Berk SL. Sir William Osler, ageism and 'the fixed period": a secret revealed. *J Am Geriatr Soc* 37:263-266, 1989.

Birren JE & Cunningham WR. Research on the psychology of aging: principles, concepts and theory. *In Handbook of the Psychology of Aging*, 2. ed. Edited by Birren JE & Schaie KW. New York, Van Nostrand Reinhold, pp. 5-45, 1985.

Birren JE & Renner VJ. Research on the psychology of aging. *In Handbook of the Psychology of Aging*. Edited by Birren JE & Schaie KW. New York, Van Nostrand Reinbold, pp. 3-34, 1977.

Braceland FJ. Aging ourselves tomorrow. *In: The 18th Carrier Foundation Symposium*. Edited by Garber RS & Sugerman AA. Nutley, NJ, Roche Laboratories, pp. 7-13, 1978.

Brown TW & Wisniewski HM. Genetics of human aging. *Review of Biological Research in Aging* 1:81-99, 1983.

Busse EW. The aged: a deprived minority. *North Carolina Journal of Mental Health* 4:3-7, 1970.

―――――. Longevity and rejuvenators. *In: Psychiatry Update: Mental Illness in Later Life*. Edited by Busse EW & Pfeiffer E. Washington, DC, American Psychiatric Association, 1973.

———. Theories of aging. *In: Behavior and Adaptation in Late Life,* 2. ed. Edited by Busse EW & Pfeiffer E. Boston, MA, Little, Brown, pp. 11-32, 1977.

———. Biologic and psyhosocial bases of behavioral changes in aging. *In American Psychiatric Association Annual Review,* Vol 2. Washington, DC, American Psychiatric Press, pp. 96-106, 1983.

———. The political abuse of psychiatry. *Perspectives* 4:22-24, 1984.

———. Primary and secondary aging. *In: The Encyclopedia of Aging.* Edited by Maddox GL, Roth G, Atchley R *et al.* New York, Springer, p. 534, 1987.

———. A gerontologist looks at his own retirement and aging. *Generations* 15(1), Winter, 1991.

Busse EW & Maddox CL. Cognitive function and behavior. *In: The Duke Longitudinal Studies of Normal Aging.* Edited by Busse EW & Maddox CL. New York, Springer, pp. 77-96, 1985.

Busse EW & Walker JI. Heart and neuropsychiatric disorders. *In: The International Text of Cardiology.* Edited by Cheng TO. New York, Pergamon, pp. 976-987, 1986.

Cerami A, Vlassara H, Brownlee M. Glucose and aging. *Sci Am* 256:90-96, 1987.

Chebotarev DF (ed). *Longevity: Medical and Social Aspects.* Kiev, USSR, Institute of Gerontology AMS USSR and USSR Gerontological and Geriatric Society, 1984.

Cole TR. *The Journey of Life.* Cambridge, UK, Cambridge University Press, 1992.

Cowgill D & Holmes L (eds). *Aging and Modernization.* New York, Appleton-Century-Crofts, 1972.

Cristafalo VS. Animal cell cultures as a model for the study of aging. *In: Advances in Gerontological Research.* Edited by Strehler BL. New York, Academic Press, pp. 68-72, 1972.

Cumming E & Henry W. *Growing Old.* New York, Basic Books, 1961.

Erikson EH. *Ghandi's Truth on the Origin of Militant Nonviolence.* New York, WW Norton, 1969.

Finkelstein MS. Defenses against infection in the elderly: the compromises of aging. *Triangle* 23:5764, 1984.

Gilleard CJ & Gurkan AA. Socioeconomic development and the *status* of elderly men in Turkey: a test of modernization theory. *J Gerontol* 42:353-357, 1987.

Goldstein S, Wojtyk RI, Harley CB *et al.* Protein synthetic fidelity in aging human fibroblasts. *In Werner's Syndrome and Human Aging* (Advances in Experimental Medicine and Biology, Vol, 190). Edited by Salk D, Fujiwara Y, Martin GM. New York, Plenum, pp. 495-508, 1985.

Goto M, Horiuchi Y, Tanimoto K *et al.* Werner's syndrome: analysis of 15 cases with a review of the Japanese literature. *J Am Geriatr Soc* 26:341-347, 1978.

Gruman GJ. *A History of Ideas About the Prolongation of Life: The Evolution of Prolongevity Hypotheses to 1880.* Philadelphia, PA, American Philosophical Society, 1966.

Hart RW & Turturro A. Review of recent biological research theories of aging. *Review of Biological Research in Aging* 2:3-12, 1985.

Hastings G. Progeria: a form of senilism. *Practitioner* 73:188-217, 1904.

Havighurst R. Successful aging. *In: Processes of Aging.* Edited by Williams R, Tibbitts C, Donahue W. New York, Atherton Press, pp. 81-90, 1963.

Hayflick L. The limited in vitro lifetime of human diploid cell strains. *Exp Cell Res* 37:614-616, 1965.

———. Cellular basis for biological aging. *In: Handbook of Biology of Aging.* Edited by Finch CE & Hayflick L. New York, Van Nostrand Reinhold, pp. 73-86, 1977.

———. *How and Why We Age.* New York, Ballantine, 1994.

Hayflick L & Moorhead PS. The serial cultivation of human diploid cell strains. *Exp Cell Res* 25:585-621, 1961.

Hebb DO. *The Organization of Behavior.* New York, Wiley, 1949.

Holliday R. Testing molecular theories of cellular aging. *In: Dimensions of Aging.* Edited by Bergener M, Ermini M, Stahelin HB. New York, Academic, pp. 21-34, 1986.

Hutchinson J. Case of congenital absence of hair and mammary glands with atrophic condition of the skin and its appendages. *Lancet* 1: 473-477, 1886.

Ishii T, Hosoda Y, Hamada Y *et al.* Pathology of the Werner syndrome. *In: Werner's Syndrome and Human Aging* (Advances in Experimental Medicine and Biology, Vol, 190). Edited by Salk D, Fujiwara Y, Martin GM. New York, Plenum, pp. 187-214, 1985.

Kalish RA & Knudtson FW. Attachment *versus* disengagement: a life-span conceptualization. *Human Development* 19:171-181, 1976.

Kanin G. *Remembering Mr. Maugham.* New York Atheneum, 1966.

Laurence J. The immune system in AIDS. *Sci Am* 252:84-93, 1985.

Lind LR (trad.). *Gabriele Zerbi, Gerontocomia: On the Care of the Aged and Maximianus, Elegies on Old Age and Love, translated from the Latin.* Philadelphia, PA, American Philosophical Society, 1988.

Lowenthal MF & Haven C. Interaction and adaptation: intimacy as a critical variable. *In Middle Age and Aging.* Edited by Neugarten BL. Chicago, IL, University of Chicago Press, pp. 390-400, 1968.

McKusick VA. *Mendelian Inheritance in Man: Catalogs of Autosomal Dominant, Autosomal Recessive and X-Linked Phenotypes,* 6. ed. Baltimore, MD, Johns Hopkins University Press, 1982.

Maddox GL & Douglass EB. Aging and individual differences. *J Gerontol* 29:555-563, 1974.

Martin GM. Genetic syndromes in man with potential relevance to the pathobiology of aging: genetics of aging. *Birth Defects* 14:5-39, 1977.

———. Genetics and aging: the Werner syndrome as a segmental progeroid syndrome. *In Werner's Syndrome and Human Aging* (Advances in Experimental Medicine and Biology, Vol, 190). Edited by Salk D, Fujiwara Y, Martin GM. New York, Plenum, 1985.

National Center for Health Statistics. *Monthly Vital Statistics Report* 33(9), 1984.

Neugarten B. *Personality in Middle and Later Life.* New York, Atherton Press, 1964.

National Institute on Aging. Biochemistry and aging. *In: In Search of the Secrets of Aging.* Washington, DC, National Institute on Aging, Maio, 1993a.

———. The genetic connection. *In: In Search of the Secrets of Aging.* Washington, DC, National Institute on Aging, Setembro, 1993b.

Ogburn WF & Nimkoff MF. *Sociology.* Boston, MA, Houghton Mifflin, 1940.

Omenn GS. Behavior genetics. *In: Handbook of the Psychology of Aging.* Edited by Birren JE & Schaie KW. New York, Van Nostrand Reinhold, pp. 190-216, 1977.

Ostfeld A, Smith C, Stotsky B. The systematic use of procaine in the treatment of the elderly. *J Am Geriatr Soc* 25:1-19, 1977.

Palmore E. Advantages of aging. *Gerontologist* 19: 220-223, 1979.

———. *Social Patterns in Normal Aging: Findings from the Duke Longitudinal Study.* Durham, NC, Duke University Press, 1981.

Palmore EB. Longevity in Abkhasia: a reevaluation. *Gerontologist* 24:95-96, 1984.

Paul R. Alchemy altercation at Texas A & M. *Science* 262:1367, 1993.

Schaie KW. Toward a stage theory of adult cognitive development. *Journal of Aging and Human Development* 8:129-138, 1977-1978.

Pollock GH. *How Psychiatrists Look at Aging.* Madison, CT, International Universities Press, 1992.

Segerberg O Jr. *The Immortality Factor.* New York, EP Dutton, 1974.

Sumi SM. Neuropathology of Werner syndrome. *In: Werner's Syndrome and Human Aging* (Advances in Experimental Medicine and Biology, Vol, 190). Edited by Salk D, Fujiwara Y, Martin GM. New York, Plenum, pp. 52-61, 1985.

Suskind GW. Immunological aspects of aging: an overview. Trabalho apresentado no National Institute on Aging, Conference on Biological Mechanisms of Aging. Washington, DC, 1980.

Taeuber CM. *Sixty-Five Plus in America.* Malta, United Nations International Institute on Aging, 1993.

Thewlis MW. The history of geriatrics. *In: The Care of the Aged.* Edited by Thewlis XIW. St. Louis, MO, CV Mosby, 1924.

Tobin JD. Physiological indices of aging. *In: The Baltimore Longitudinal Study of Aging* (NIH Publ No 84-2450). Edited by Shock NW. Rockville, MD, National Institutes of Health, pp. 387-395, 1984.

Waldron I. What do we know about causes of sex differences in mortality: a review of the literature. *Population Bulletin of the United Nations* 18:59-76, 1986.

———. Causes of the sex differential in longevity. *J Am Geriatr Soc* 35:365-366, 1987.

Weiss AK. Biomedical gerontology: the Hayflick hypothesis. *Gerontologist* 14:491-493, 1974.

Werner O. *Uber Katarakt im Verbindung mit Sklerdermie.* Doctoral dissertation, Ophthalmological Clinic, Kiel, USSR, 1904.

Weisse AB. Osler, aging and the late twentieth century (editorial). *Journal of Chronic Diseases* 30:473-475, 1977.

Zeman FD. Some little-known classics of old-age medicine. *JAMA* 200:150-152, 1967.

2
Considerações Fisiológicas e Clínicas sobre o Paciente Geriátrico

John W. Rowe, M.D.
Cathryn A. J. Devons, M.D., M.P.H.

A Fisiologia do Envelhecimento

Nas últimas décadas, um crescente interesse pelo envelhecimento e pelos problemas médicos das pessoas idosas causou um aumento substancial nas pesquisas fisiológicas, psicológicas e sociológicas sobre o envelhecimento. Os investigadores envolvidos nesses estudos reconhecem a importância crítica de se separar as mudanças patológicas daquelas relacionadas à idade. Assim, para estudos fisiológicos, diretrizes cuidadosas são desenvolvidas para excluir os indivíduos cujos resultados poderiam não representar o envelhecimento "normal", mas seriam contaminados por alterações relacionadas a processos de doenças específicas (Rowe, 1985; Shock *et al.*, 1984). Resultados sobre a população restante representam, supostamente, o envelhecimento "normal", com uma segurança envolvendo a especificidade etária dos achados que repousa mais sobre estudos longitudinais de mudanças etárias do que em comparações cruzadas de diferenças etárias, as quais são sensíveis aos efeitos de *coortes*. Numerosos estudos cruzados e longitudinais cuidadosamente conduzidos com populações bem selecionadas e bem caracterizadas têm demonstrado importantes efeitos da idade em diversas variáveis clinicamente relevantes, incluindo audição, visão, função renal, tolerância à glicose, pressão sangüínea sistólica, densidade óssea, função pulmonar, função imunológica, atividade do sistema nervoso central simpático e uma variedade de medidas cognitivas e comportamentais. É importante compreendermos esses efeitos não-patológicos da idade não apenas como reflexos do processo de envelhecimento, mas também — porque servem como um substrato fisiológico para a influência da idade sobre a apresentação da doença — como reflexos da resposta ao tratamento e das complicações que ocorrem.

O declínio na maioria das variáveis que mudam com a idade é linear na oitava e nona décadas. Embora pessoas saudáveis de 80 anos tenham acumulado mais alterações secundárias à idade que seus colegas mais jovens, elas não estão perdendo suas funções em um ritmo mais acelerado.

Embora muitas variáveis fisiológicas importantes — incluindo as funções cardiovascular, imunológica, endócrina, renal e pulmonar — mostrem perdas razoavelmente relevantes com o avanço da idade, uma característica importante desses conjuntos de dados é a variabilidade substancial (Rowe, 1977, 1985; Shock *et al.*, 1984). A variabilidade freqüentemente aumenta com o avanço da idade, de modo que pessoas mais velhas tornam-se menos parecidas umas com as outras, e não o contrário. Em muitos conjuntos de dados, pode-se facilmente encontrar pessoas mais velhas com perda fisiológica mínima ou ausente quando comparadas com seus colegas mais jovens, embora a mudança média no grupo de idosos seja um decréscimo muito significativo, a partir dos resultados vistos nos jovens.

Alterações em um órgão, com a idade, não são necessariamente preditivas de alterações em outros órgãos. Se uma pessoa aparentemente saudável de 60 anos revela, em medições prospectivas seriadas, ter um rendimento cardíaco com uma certa taxa diminuída, essa informação não tem valor para predizer se a taxa na qual os rins, tireóide, sistema nervoso simpático ou qualquer outro órgão estarão se alterando com o tempo. Essa aparente falha de sincronização de vários órgãos em suas alterações relacionadas à idade exclui a presença de um relógio biológico básico. Atualmente, não podemos construir uma variável chamada de "idade funcional" que prediga o desempenho em um teste fisiológico ou psicológico melhor que a idade cronológica do indivíduo.

A variabilidade no envelhecimento humano de indivíduo para indivíduo também é substancial. Em estudos de funções que passam por mudanças importantes com a idade, a variância é freqüentemente ampla, e podemos facilmente identificar pessoas aparentemente saudáveis de 40 anos que têm o mesmo nível de desempenho que uma pessoa média de 80 anos. Da mesma forma, muitas pessoas de 80 anos podem ter um desempenho semelhante ao de uma pessoa comum de 40 anos de idade.

Envelhecimento Bem-Sucedido e Habitual como Subtipos do Envelhecimento Normal

O foco anterior das pesquisas sobre dicotomizar achados em categorias de doença ou envelhecimento "normal" tem importantes limitações. Essa abordagem tende a negligenciar a heterogeneidade substancial entre pessoas idosas com relação a muitas variáveis fisiológicas e cognitivas. Além disso, ela tende a sugerir que as alterações fisiológicas que ocorrem em indivíduos idosos na ausência de doença são inofensivas e não trazem um risco significativo. Finalmente, a identificação de certas alterações fisiológicas como "normais" sugere que essas mudanças são o estado natural das coisas e, portanto, não podem ou não deveriam ser modificadas.

As alterações fisiológicas que ocorrem com a idade "normal", na ausência de doença, são muito variáveis, e estão associadas, em vários casos, com risco atribuível a eventos adversos de saúde e são potencialmente modificáveis. A contribuição do processo intrínseco de envelhecimento para decréscimos observados na população idosa pode ser significativamente menor do que anteriormente reconhecido, com fatores como hábitos pessoais, dieta, exercícios, nutrição, exposições ambientais e composição corporal exercendo papéis mais importantes.

Em vez de focalizarem-se puramente na diferenciação entre os efeitos da doença *versus* envelhecimento "normal", os investigadores que conduzem estudos gerontológicos deveriam reconhecer que o grupo de envelhecimento "normal" inclui dois importantes subgrupos. Um subgrupo é composto daqueles indivíduos que demonstram mínimas perdas associadas com a idade em uma determinada função fisiológica (p. ex., função imunológica, densidade óssea, tolerância a carboidratos, função renal, funcionamento cognitivo). Esses indivíduos poderiam ser vistos como tendo um envelhecimento "bem-sucedido", com relação à variável particular sob estudo. Os indivíduos que demonstram o envelhecimento "bem-sucedido" em uma constelação de funções fisiológicas, em vez de em apenas uma, apresentam um estado de perda fisiológica mínima e função fisiológica robusta na idade avançada — uma síndrome de puro envelhecimento. Esse grupo de envelhecimento bem-sucedido representa uma porção pequena, mas potencialmente crescente, da população de envelhecimento "normal", cuja maior parte é representada pelo segundo subgrupo sob discussão, o que poderia ser chamado de grupo de envelhecimento "habitual". Para uma determinada variável fisiológica, os indivíduos no grupo de envelhecimento habitual têm prejuízos significativos comparados com seus colegas mais jovens, mas não se qualificam como tendo uma doença. Como notado anteriormente, as perdas fisiológicas no grupo de envelhecimento habitual são caracterizadas por grandes diferenças entre os indivíduos. Aqueles com o maior "efeito etário" estão em maior risco para a emergência de uma doença ou incapacitação específica.

Os trajetos da mudança fisiológica ou psicológica que os indivíduos tomam com o avanço da idade são influenciados pelo processo de envelhecimento intrínseco e por uma variedade de fatores extrínsecos, incluindo influências genéticas e ambientais, hábitos pessoais, dieta, fatores psicossociais e doença. Deveríamos também estar conscientes de que as pessoas idosas que exibem o "envelhecimento habitual" para determinada função podem ser capazes de melhorar seu funcionamento e, portanto, reduzir potencialmente o risco para resultados adversos. Portanto, o foco do estudo move-se gradualmente, da avaliação da emergência de doenças em uma população que envelhece, para a elucidação daqueles fatores que regulam a transição de indivíduos de um estado bem-sucedido para o estado habitual de envelhecimento e vice-versa.

Com essas considerações gerais em mente, as alterações fisiológicas específicas associadas com o envelhecimento serão revisadas sob duas perspectivas. Em primeiro lugar, os tipos de mudanças serão discutidos, porque representam um *continuum* na interação de envelhecimento intrínseco e patologia. Em segundo lugar, informações detalhadas serão apresentadas sobre alterações fisiológicas específicas clinicamente relevantes nos principais sistemas orgânicos.

O *Continuum* de Interação entre a Fisiologia e a Patologia nos Idosos

A interação entre idade e doença varia de uma ausência de interação, em uma extremidade do espectro, para o exemplo extremo no qual as mudanças que ocorrem com a idade são freqüentemente agravadas por fatores extrínsecos e na verdade representam a doença na medida em que têm seqüelas clínicas diretas, previsíveis e adversas. Diversos pontos específicos e clinicamente relevantes ao longo do *continuum* podem ser identificados.

Variáveis que não se Alteram com a Idade

Talvez a alteração fisiológica mais importante que ocorre com a idade, sob uma perspectiva clínica, seja absolutamente nenhuma mudança. Com demasiada freqüência, os médicos tendem a atribuir uma incapacitação ou achado físico ou laboratorial anormal à "idade avançada", quando a causa real é um processo específico de doença. Um exemplo dessa falta de mudança pode ser visto no hematócrito. Freqüentemente, indivíduos idosos terão baixos níveis de hematócritos, e o médico categorizará o paciente como tendo "anemia da velhice". O médico pode não buscar uma base subjacente da anemia, acreditando que o processo de envelhecimento normal induziu à anemia e que nenhuma investigação ou tratamento é indicado. Entretanto, dados de diversas fontes, incluindo o estudo de Framingham, indicam que em pessoas idosas saudáveis vivendo na comunidade não existe uma mudança no hematócrito com a idade (Gordon & Shurtleff, 1973). Portanto, um nível mais baixo de hematócritos em um indivíduo idoso não pode ser atribuído à "anemia da velhice", mas merece investigação e tratamento apropriados.

Alterações Fisiológicas pelas quais Doenças Específicas Tornam-se Menos Prováveis ou Severas com o Avanço da Idade

Embora o envelhecimento seja caracteristicamente considerado como associado com uma maior ocorrência ou severidade da doença, é bastante possível que as mudanças fisiológicas associadas com o envelhecimento normal resultem no fato de muitas doenças serem menos prováveis ou menos severas na idade avançada. Evidentemente, alguns problemas que parecem estar baseados, pelo menos em parte, na resposta alterada do sistema imunológico — tais como lúpus eritematoso sistêmico, *miastenia gravis* e esclerose múltipla — são vistos com muito maior freqüência em pessoas mais jovens que nos indivíduos mais velhos. É possível que as alterações que ocorrem com a idade no sistema imunológico possam resultar em uma resposta imunológica menos robusta ao agente ou evento que desencadeia esses problemas (Gillis *et al.*, 1981). Com relação a isso, achados recentes de maior produção de anticorpos auto-antiidiotípicos com a idade sugerem uma base para doença auto-imune diminuída em pessoas idosas.

Similarmente, algumas doenças que ocorrem na idade avançada e em adultos mais jovens claramente seguem uma história natural menos virulenta em pessoas idosas. Um exemplo pode ser o do carcinoma de mama. Muitos especialistas em câncer acham que o carcinoma de mama segue um curso mais virulento e mais agressivo em mulheres pré-menopáusicas que pós-menopáusicas. Além disso, a probabilidade de que o carcinoma de mama responda bem à terapia hormonal aumenta com o número de anos após a menopausa. Portanto, pode-se esperar que indivíduos idosos com essa doença desfrutem, em média, de um curso clínico mais favorável que seus colegas mais jovens.

Alterações Fisiológicas que Modificam a Apresentação de uma Doença

As alterações fisiológicas que modificam a apresentação de uma doença são, em geral, malcompreendidas, mas, ainda assim, essa área há muito é reconhecida como sendo da maior importância para a prática da medicina geriátrica. Muitas doenças que ocorrem em adultos, tanto jovens quanto mais velhos, têm claramente diferentes apresentações clínicas e histórias naturais nos dois grupos etários. Esses problemas não devem ser necessariamente vistos como mais ou menos severos em pessoas idosas, mas apenas como *diferentes*.

Um exemplo de um problema comum que se apresenta muito diferentemente nos idosos comparado com os jovens é o diabete melito não-controlado. Em crianças e adultos jovens, o diabete não-controlado é geralmente manifestado por cetoacidose diabética, com elevações da glicose sangüínea a níveis entre 300 e 500mg/dL, e com acidose metabólica severa concomitante, associada com níveis acentuadamente elevados de cetonas na circulação. Inversamente, as pessoas idosas com diabete não-controlado freqüentemente apresentarão coma hiperosmolar não-cetósito, consciência alterada, elevações notáveis da glicose sangüínea (freqüentemente a níveis que excedem 1.000mg/dL) e uma falta relativa ou absoluta de cetonas circulantes ou acidose.

Homeostase Prejudicada nos Idosos: Alterações Fisiológicas que Aumentam a Probabilidade ou a Gravidade de uma Doença

A categoria de alterações fisiológicas que aumentam a probabilidade ou a gravidade de uma doença abrange reduções relacionadas à idade na função de numerosos órgãos, que põem a pessoa idosa em risco especial para maior morbidade por doenças nesses órgãos.

Estudos cruzados e longitudinais em sujeitos cuidadosamente examinados entre a faixa etária adulta indicam que o aumento da idade é acompanhado por inevitáveis alterações fisiológicas que são distinguíveis dos efeitos de doenças. Não existe um platô favorável na meia-idade, durante o qual a função fisiológica é estável; ao invés disso, existe uma redução progressiva e relacionada à idade no funcionamento de muitos órgãos, incluindo perdas importantes nas funções renal, pulmonar e imunológica. Reduções lineares simultâneas nas capacidades homeostáticas em diversos órgãos resultam em uma redução geométrica na capacidade homeostática geral. Quando associada com prejuízos funcionais associados com estados de doença, essa homeostasia reduzida é responsável pela maior vulnerabilidade dos idosos à morbidade durante a doença aguda ou trauma (tais como queimaduras; ver Figura 2-1), cirurgia maior ou administração de medicamentos.

O envelhecimento normal está associado com uma acentuada redução na função pulmonar, como refletido na capacidade vital forçada e outras medidas de função pulmonar. Os indivíduos saudáveis na nona década de vida freqüentemente terão função pulmonar igual à, apenas, metade daquela de seus colegas de 30 anos. Portanto, uma doença pulmonar aguda, como uma pneumonia bacteriana, estará mais propensa a induzir uma manifestação clínica séria em uma pessoa idosa em razão da reserva funcional pulmonar acentuadamente diminuída. Na década passada, avanços muito significativos foram feitos em nossa compreensão sobre a redução acentuada na competência imunológica que ocorre com a idade. A imunossenescência tende a ser responsável, de certa maneira, pela maior gravidade de infecções na população de idosos. Portanto, um indivíduo idoso com pneumonia pode estar menos propenso a conter e controlar essa infecção no trato respiratório que um indivíduo jovem. O fracasso da função imunológica pode resultar em disseminação dessa infecção para muitos órgãos, e uma doença clínica mais séria, se não ameaçadora à vida, pode desenvolver-se.

Um exemplo adicional de um mecanismo pelo qual alterações funcionais relacionadas à idade aumentam a prevalência de uma doença relaciona-se ao desenvolvimento de hipotermia acidental no idoso debilitado. Esse problema está associado com uma alta taxa de mortalidade e pode ser visto não apenas em indivíduos expostos a aposentos sem aquecimento no inverno, mas também em indivíduos em salas adequadamente aquecidas que parecem desenvolver espontaneamente um acentuado rebaixamento da temperatura corporal, o que está fundamentalmente ausente em indivíduos jovens saudáveis e ocorre com uma freqüência crescente com o avanço da idade. Embora os mecanismos da hipotermia acidental sejam pouco compreendidos, as alterações na responsividade do sistema nervoso simpático parecem ser uma contribuição importante.

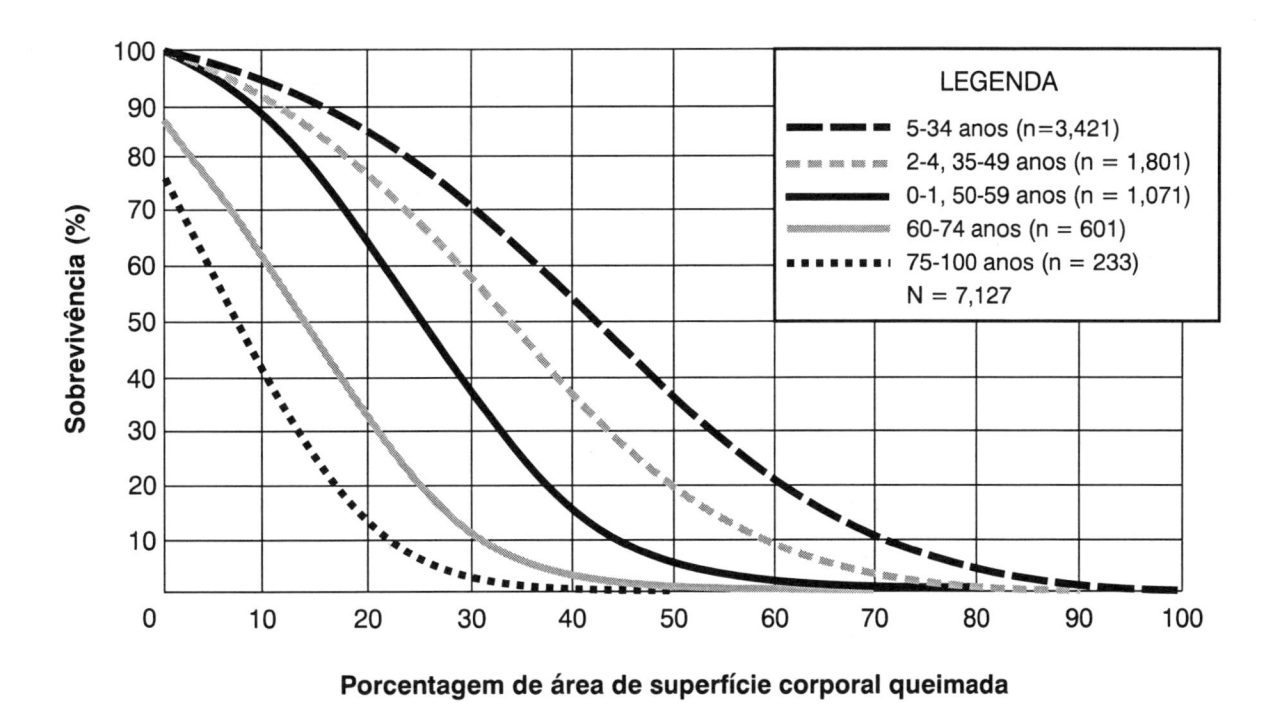

Figura 2-1. Sobrevivência de pacientes com queimaduras como uma função do percentual total de superfície corporal queimada e idade.
Fonte: Reproduzido com permissão de Feller I, Flora JD, Bawol R. Baseline results of therapy for burned patients. *JAMA* 236: 1945, 1976.

Alterações Fisiológicas que Imitam Doenças Específicas

Algumas mudanças que ocorrem com o envelhecimento podem imitar entidades clínicas específicas, desse modo causando confusão no que se refere ao diagnóstico de doenças específicas em pessoas idosas. Talvez o exemplo melhor e mais amplamente reconhecido disto seja a diminuição no metabolismo de carboidratos, refletida no menor desempenho em testes de tolerância à glicose oral ou intravenosa, que ocorre com o avanço da idade na ausência de diabete melito (Davidson, 1979). Isso é discutido em detalhes mais tarde, neste capítulo (ver subseção sobre metabolismo de carboidratos na seção "Alterações Relacionadas à Idade nos Principais Sistemas Orgânicos").

Alterações Fisiológicas que Produzem um Choque Clínico Direto

Por décadas, os gerontologistas e geriatras têm traçado uma linha clara entre as mudanças que ocorrem com a idade e aquelas que estão associadas com estados de doença específicos. Nós temos defendido firmemente a visão de que o envelhecimento não é uma doença, mas, em vez disso, um processo normal que deve ser bem entendido para diagnosticar-se e tratar-se adequadamente a crescente carga de doença que atingirá uma população em rápido crescimento. Dados substanciais sugerem que essa abordagem não é mais sustentável. Não existem dúvidas de que algumas alterações fisiológicas do envelhecimento têm seqüelas clínicas nitidamente adversas. Embora uma mudança possa representar "o envelhecimento normal" na medida em que está presente em toda a população e não pode ser evitada, devemos presumir que a mudança "normal" é necessariamente inócua.

Embora possamos argumentar sobre os critérios específicos para a definição de uma "doença", uma definição geralmente aceitável incluiria qualquer processo que resulte em seqüelas clínicas visivelmente adversas medidas em termos de morbidade ou mortalidade. Sob essa definição, existem claras mudanças que ocorrem com o avanço da idade que parecem ser características normais do processo de envelhecimento e que também se qualificam como doenças. Da lista potencialmente longa desses processos, três são brevemente revisados.

Mais do que qualquer outras alterações biológicas, a menopausa parece indiscutivelmente ser aceita como relacionada à idade. Embora a menopausa seja, assim, claramente "normal", tornou-se muito evidente que essa mudança normal está associada com maior risco para certas doenças, como osteoporose e aterosclerose, e para manifestações clínicas sintomáticas, como ondas de calor, que estão associadas com perturbações no sono e são tão freqüentes quanto severas, a ponto de serem incapacitantes para muitas mulheres (Hannon, 1927; McKinlay e Jefferys, 1974).

Uma segunda mudança que ocorre com o envelhecimento normal e que tem conseqüências clínicas adversas diretas é a opacificação do cristalino ou formação de catarata. Modificações pós-translacionais das proteínas do cristalino resultam, com o avanço da idade, em uma crescente opacidade, bem como uma menor flexibilidade do cristalino, que se manifesta por capacidade diminuída para acomodar a visão para perto (Weale, 1963). As razões para o desenvolvimento de catarata em alguns indivíduos e não em outros não são bem entendidas. A opacificação do cristalino é uma causa comum de cegueira em americanos mais velhos. Assim, essa mudança normal relacionada à idade, em sua forma mais extrema, pareceria representar uma doença.

Um terceiro tipo característico de mudança com o avanço da idade que parece ter conseqüências clínicas diretas é a arteriosclerose. Esse espessamento das paredes das principais artérias deve ser diferenciado da aterosclerose, que representa o desenvolvimento de placas nas paredes dos vasos, que invadem o lúmen. A arteriosclerose parece ser uma conseqüência normal de mudanças relacionadas à idade no material extracelular nas paredes das artérias e é refletida na complacência diminuída e maior enrijecimento dos vasos com o avanço da idade (O'Rouke, 1970). Isso é manifestado em aumento na pressão sangüínea sistólica, que é discutida em detalhes mais adiante neste capítulo (ver subseção sobre envelhecimento do coração na seção "Alterações Fisiológicas Relacionadas à Idade nos Principais Sistemas Orgânicos").

Alterações Fisiológicas Relacionadas à Idade nos Principais Sistemas Orgânicos

Sistema Endócrino

O interesse gerontológico pelo sistema endócrino tem sido baseado, em parte, no enfoque de que a senescência é uma incapacidade para regular o ambiente interno em resposta a mudanças no meio interno ou externo. O sistema endócrino exibe um largo espectro de efeitos durante o envelhecimento, os quais apresentam uma grande relevância clínica (Minaker et al., 1984). Essa rica variedade oferece a oportunidade para aumentar o entendimento de doenças comuns específicas e avaliar os mecanismos gerais subjacentes ao envelhecimento fisiológico.

A avaliação do sistema endócrino geralmente tem enfatizado estudos anatômicos e medições de níveis de hormônios circulantes sob condições basais e durante estresses fisiológicos relevantes. Alterações normativas similares ocorrem com a idade na anatomia da maior parte das glândulas endócrinas. Cada glândula parece diminuir em peso e desenvolver uma aparência atrófica, irregular acompanhada por alteração vascular e fibrose. A maior parte das glândulas tem uma tendência para formar adenomas.

Os níveis hormonais basais em animais e humanos geralmente não são influenciados pela idade. Diversos hormônios, entretanto, têm concentrações séricas de suas formas ativas claramente reduzidas, depois que mudanças nos hormônios de ligação são levadas em consideração. Esses incluem renina, aldosterona e diidroepiandrosterona. As taxas de secreção da maioria dos hormônios declinam com o avanço da idade, quer a massa corporal esteja ou não ajustada para isso. Declínios substanciais na secreção de testosterona, insulina, andrógenos adrenais e hormônio da tireóide estão bem estabelecidos. A manutenção de níveis próximos ao normal de hormônios circulantes em face de taxas diminuídas de secreção implica necessariamente que as taxas de *clearance* do hormônio são similarmente diminuídas com a idade. Embora atualmente não saibamos se o defeito primário está na secreção ou no *clearance* do hormônio, há nitidamente a implicação de que a capacidade para ajustar a secreção de hormônio ou de manter níveis estáveis de hormônios plasmáticos é mantida com a idade. A geração de metabólitos ativos, quando examinada, sugere que existe uma taxa diminuída de produção desses com o avanço da idade.

A ligação dos receptores parece não mostrar alterações sistemáticas durante o envelhecimento. Embora alguns receptores estejam claramente diminuídos, quer em afinidade ou em número, a maioria não apresenta alterações (Minaker et al., 1984). As respostas de pós-receptores à ação hormonal parecem diminuir com o avanço da idade. Isso ocorre com as somatomedinas, insulina (particularmente com relação ao metabolismo de glicose), catecolaminas e hormônios esteróides. A elucidação dos mecanismos pelos quais a idade diminui a ação do hormônio pós-receptor e as contribuições relativas para esses efeitos do envelhecimento em si mesmo e dos fatores extrínsecos representam a próxima fronteira importante das pesquisas endócrinas gerontológicas. A seção seguinte lida com as alterações específicas que ocorrem com a idade na fisiologia de diversos sistemas endócrinos clinicamente relevantes.

Metabolismo dos Carboidratos

Um prejuízo relacionado à idade na capacidade para manter a homeostase de carboidratos após a sobrecarga da glicose é reconhecido há mais de 60 anos. Nas duas últimas décadas, vários estudos têm-se focalizado sobre a elucidação dos mecanismos subjacentes, e começa a emergir um consenso geral. O aumento da idade em indivíduos sem evidências clínicas ou história familiar de diabete está associado com um declínio progressivo na tolerância a carboidratos, um aumento modesto (aproximadamente 1mg/dL/década) após a maturidade nos níveis de glicose sangüínea em jejum e um aumento bastante acentuado no açúcar sangüíneo após uma sobrecarga de glicose oral (8-10mg/dL/década em 1 hora) (Davidson, 1979). Estudos recentes indicam que pelo menos 22% dos americanos com 65-74 anos demonstram tolerância a carboidratos prejudicada que não é severa o suficiente para indicar um diagnóstico de diabete melito (Harris *et al.*, 1987). Os aumentos nos níveis de glicose pós-prandiais com o envelhecimento também são refletidos em níveis aumentados de hemoglobina A_{1C}.

Mecanismos patogênicos postulados como subjacentes a essas mudanças na tolerância a carboidratos incluem alterações relacionadas à idade na constituição física, dieta, atividade e secreção e ação da insulina. Em resposta a desafios com glicose oral ou intravenosa, idosos com altos consumos de carboidratos demonstram repetidamente níveis de insulina circulante equivalentes ou, em muitos casos, maiores que os níveis encontrados em seus companheiros mais jovens. Isso deve-se, em grande parte, ao fato de que o *clearance* de insulina é prejudicado nos idosos. A liberação de insulina não é influenciada ou é apenas levemente prejudicada com a idade. O principal efeito da idade sob essas condições é diminuir a efetividade da insulina para induzir o metabolismo da glicose nos tecidos periféricos. Em dietas de baixo conteúdo de carboidratos, as pessoas mais velhas demonstram liberação prejudicada de insulina, bem como resistência a ela.

Não existe um efeito da idade sobre a produção de glicose hepática basal ou regulação da produção de glicose hepática pela insulina. Também não existe um efeito da idade sobre o número ou afinidade dos receptores de insulina. Parece que a resistência à insulina na terceira idade deve-se a um defeito pós-receptor no transporte de glicose para as células.

A intolerância a carboidratos na idade avançada pode ser um exemplo do envelhecimento "habitual", ao invés de "bem-sucedido" e pode trazer um risco substancial. Um relato do *Honolulu Heart Study* avaliou um risco de acidente cerebrovascular durante 12 anos em 690 indivíduos diabéticos e 6.908 não-diabéticos livres de acidente cerebrovascular quando do ingresso no estudo (Abbott *et al.*, 1987). O diabete estava associado com um risco claramente maior de acidente cerebrovascular. Além disso, em sujeitos não-diabéticos, o risco de acidente cerebrovascular era moderadamente relacionado à idade e significativamente maior, em termos estatísticos, para aqueles no percentil de 80% de glicose sérica quando comparados com aqueles no percentil de 20%. Estudos focalizando-se sobre a hiperinsulinemia pós-prandial, um aspecto principal da resistência à insulina ligada ao envelhecimento, têm mostrado que aumentos nos níveis de insulina são uma contribuição independente significativa para a incidência de doença coronariana. Além desses efeitos, aumentos no nível de insulina estão associados com aumentos no nível de triglicérides e diminuições nos níveis de lipoproteínas de alta densidade, que são fatores de risco conhecidos para a doença cardíaca.

Muitos estudos têm tentado identificar as contribuições relativas do envelhecimento em si mesmo e de vários fatores extrínsecos para a intolerância percebida aos carboidratos associada com o aumento na idade. Zavaroni *et al.*, (1986), estudando operários com 22-73 anos de idade, examinaram as contribuições da obesidade, atividade física, história familiar de diabete e uso de drogas diabetogênicas para aumentos relacionados à idade nos níveis de glicose e insulina após um teste de tolerância à glicose oral. As fortes correlações iniciais entre idade, glicose pós-prandial e aumentos no nível de insulina tornaram-se muito mais fracas quando os efeitos desses outros fatores foram levados em consideração, de modo que a correlação entre a glicose e a idade estava limitada a uma importância estatística marginal, e não mais havia um efeito da idade sobre os níveis de insulina. Além disso, outros estudos têm demonstrado uma relação direta significativa entre a boa forma física, refletida no consumo máximo de oxigênio, e metabolismo de glicose estimulado pela insulina em homens mais velhos não-obesos. Outros estudos têm mostrado que a capacidade para metabolizar a glicose é acentuadamente melhor naquelas pessoas idosas fisicamente treinadas, comparadas com seus companheiros menos treinados.

Esses achados sugerem claramente que grande parte da intolerância à glicose e resistência à insulina de pessoas idosas pode ser causada por fatores outros que o envelhecimento biológico em si mesmo. Além disso, os dados disponíveis sugerem que a intolerância a carboidratos do envelhecimento pode não ser "normal" no sentido de que não é inócua. Abordagens mais agressivas à modificação de fatores extrínsecos associados com prejuízo do metabolismo de glicose viriam em benefício de muitos indivíduos idosos.

Função da Paratireóide

O consenso geral extraído de diversos estudos cuidadosos de homens e mulheres saudáveis em toda a faixa etária adulta é que o envelhecimento humano, na ausência de doença, está associado com o desenvolvimento de uma forma muito leve de hiperparatireoidismo. Existem claras evidências de um aumento gradual e muito variável nos níveis circulantes de hormônio paratireoideano com o avanço da idade. À medida que o hormônio paratireoideano é metabolizado, fragmentos acumulam-se no sangue, sendo geralmente excretados pelos rins. Não nos surpreende, em vista da acentuada diminuição na taxa de filtração glomerular (TFG) com a idade (discutida mais tarde nesta seção), que os radioimunoensaios que detectam o hormônio intacto, bem como esses fragmentos inativos, indiquem um aumento de 80% nos níveis circulantes de hormônio da paratireóide entre os 30 e os 80 anos de idade. Entretanto, quando ensaios sensíveis apenas ao hormônio intacto são usados, um aumento persistente de 30% ainda seja observado na faixa etária adulta. O aumento modesto nos níveis circulantes de hormônio paratireoideano não é acompanhado por alteração do cálcio sérico total, mas em vez disso, é acompanhado por uma leve redução no cálcio ionizado que provavelmente representa um estímulo decorrente da liberação da paratireóide. Esse aumento no hormônio da paratireóide é bastante relevante em termos fisiológicos, porque se reflete, nos idosos, em níveis aumentados de monofosfato de adenosina cíclica urinária (cAMP).

O principal mecanismo fisiológico que contribui para uma leve diminuição no cálcio ionizado com a idade e para os leves aumentos concomitantes no nível de hormônio paratireoideano é um declínio bem documentado na absorção de cálcio intestinal (Bullamore *et al.*, 1970). Esse declínio provavelmente deve-se, por sua vez, a diminuições nos níveis de 1,25-diidroxi-vitamina D_3, que têm sido bem documentados com a idade e que, por sua vez, provavelmente estão relacionados a diminuições na massa renal. Portanto, pareceria que a anormalidade primária com o avanço da idade é uma diminuição na massa renal.

Embora seja muito variável, como discutido mais tarde neste capítulo, naqueles indivíduos nos quais essa diminuição é fisiologicamente significativa, ela produz uma cascata progressiva de alterações nos sistemas endócrino e gastrintestinal, relevante para a integridade esquelética, que resulta no desenvolvimento de leve hiperparatireoidismo normocalcêmico. É importante notar que esse leve hiperparatireoidismo do envelhecimento "normal" provavelmente não é um fator de contribuição importante para o desenvolvimento de osteoporose, porque indivíduos com e sem fratura da bacia têm, comprovadamente, níveis circulantes similares de hormônio da paratireóide, com a exceção daqueles poucos indivíduos com hiperparatireoidismo significativo.

Funcionamento da Tireóide

O envelhecimento normal, na ausência de doença, não tem um efeito importante sobre a função da glândula tireóide e nenhuma influência clinicamente significativa sobre os resultados de estudos diagnósticos (Livingston *et al.*, 1987). Assim, níveis séricos de tiroxina (T4), tiroxina livre, testes de captação de 3,5,3'-triiodotironina (T3) resina e um índice de T4 livre não são influenciados de uma forma importante pela idade. O *clearance* de tiroxina diminui com a idade, mas isso é associado com uma diminuição na liberação de T4, não resultando em alteração global maior nos níveis séricos. Embora declínios menores relacionados à idade em T3 tenham sido identificados com a idade avançada, os valores permanecem dentro dos limites bastante amplos descritos como "normais" para populações jovens. Reconhece-se amplamente que o índice mais sensível de inadequação da tireóide é uma elevação modesta em níveis circulantes do hormônio estimulador da tireóide (TSH) e, portanto, tem havido um interesse substancial pelo choque da idade sobre a secreção de TSH. Diversos estudos têm mostrado que o TSH não sofre alteração ou é muito levemente aumentado com a idade, mas permanece dentro de limites normais. Enquanto os primeiros estudos indicavam que a estimulação de TSH por hormônio liberador de tireotropina (TRH) estava prejudicada em homens idosos, mas não em mulheres idosas, evidências mais recentes sugerem que não existe uma influência importante da idade sobre o teste de estimulação do TRH (Harman *et al.*, 1984). Embora os anticorpos da tireóide possam ser encontrados em maior prevalência em populações idosas, sua presença não constitui um teste de triagem sensível ou específico para a doença da tireóide; até 1/3 dos pacientes com hipotireoidismo não tem anticorpos antitireoideanos.

A disfunção da glândula tireóide é um dos transtornos endócrinos mais comuns nos idosos, mas ainda assim o diagnóstico freqüentemente é difícil. Relatos sobre a prevalência de hipotireoidismo nos idosos variam imensamente. Em um estudo por Bahemuka e Hodgkinson, 1975), 2,3% de um grupo de idosos internados eram hipotireóideos. A maioria dos casos ocorria em mulheres, e uma forte associação foi descoberta com outros transtornos auto-imunes. Os pacientes com hipotireoidismo freqüentemente têm queixas inespecíficas, tais como fraqueza, perda da memória e constipação. O hipotireoidismo pode freqüentemente ser acompanhado por sintomas depressivos. Tanto o paciente quanto o médico podem acreditar que os sintomas são parte do envelhecimento normal, e o diagnóstico pode ser perdido. A glândula tireóide localiza-se muito baixo no pescoço de pessoas idosas, podendo estar até mesmo no mediastino, tornando o exame físico ainda mais difícil. É particularmente importante observar a saliência da tireóide no pescoço, durante exames.

Uma vez que o hipotireoidismo é tão insidioso e relativamente comum nos idosos, a triagem é recomendada, em geral com a determinação de TSH. Savin *et al.* (1985) relataram que 14,4% dos indivíduos com mais de 60 anos de idade têm um TSH elevado com T4 normal, um achado que freqüentemente representa um estado pré-tireoideano. Rosenthal *et al.* (1987) conduziram um estudo longitudinal de pessoas idosas com um TSH elevado e T4 normal e descobriram que aquelas que também tinham anticorpos microssômicos elevados estavam muito mais propensas a desenvolver hipotireoidismo.

Os idosos representam 10-30% de todos os pacientes com hipertireoidismo. Os sintomas de hipertireoidismo em indivíduos idosos podem ser bastante diferentes daqueles observados em pessoas mais jovens. Os pacientes podem ser classicamente descritos como "apáticos", em virtude da escassez de sintomas de atividade simpática excessiva tal como nervosismo e taquicardia. Características dominantes da apresentação do hipertireoidismo nos idosos tendem a ser cardiovasculares. Angina, fibrilação atrial e insuficiência cardíaca congestiva podem ser os primeiros sinais de hipertireoidismo.

Sistema Reprodutor Masculino

A possível existência de um climatério masculino (andropausa), análogo à menopausa feminina, há muito tem atraído a atenção. Estudos iniciais sugeriam uma diminuição no nível de testosterona e diidrotestosterona com a idade. Estudos adicionais em homens saudáveis selecionados com muito cuidado para excluir doença subjacente, são mistos, mostrando ausência de efeito da idade sobre níveis de testosterona total, testosterona livre ou do principal metabólito, diidrotestosterona, ou ainda um modesto declínio nos níveis desses hormônios (Harman e Nankin, 1985; Harman e Tsitouras, 1980). Embora a maior parte dos estudos atuais mostre um declínio modesto nos níveis, está claro que esse é um achado variável e que muitos homens idosos, mesmo na casa dos 90 anos, ainda terão um nível de testosterona não muito diferente daquele do homem típico de meia-idade. Níveis sangüíneos normais relatados por alguns autores podem ainda refletir diminuições relacionadas à idade na secreção de andrógenos, porque o *clearance* de andrógenos cai com o avanço da idade.

Homens saudáveis têm demonstrado uma diminuição modesta nos níveis de hormônio luteinizante (LH), um aumento acentuado no hormônio folículo-estimulante (FSH) e diminuições na resposta do LH e FSH ao hormônio liberador de LH, sugerindo uma diminuição ou sensibilidade na reserva de gonadotropina pituitária. Níveis de prolactina não são alterados ou aumentam levemente com a idade. Em homens saudáveis, parece não haver mudanças no tamanho dos testículos ou no número ou morfologia do esperma.

O Estudo Longitudinal de Duke mostrou que 75% dos homens saudáveis com mais de 70 anos têm relações sexuais pelo menos uma vez ao mês e que 25% daqueles com mais de 78 anos ainda mantêm atividade sexual regular (Pearlman, 1972). Martin (1981) descobriu que a atividade sexual na terceira idade tende a correlacionar-se com o grau de atividade sexual em um período anterior da vida, bem como com a saúde geral. A resposta sexual é retardada e uma maior estimulação é necessária para que um homem obtenha a ereção, que tende a ser menos firme no idoso. O volume ejaculatório é diminuído, e os homens não parecem ter a necessidade de ejacular a cada intercurso. Após a ejaculação, existe uma rápida detumescência do pênis e um período refratário bastante prolongado antes de o homem poder ter outra ereção. Não existe uma correlação entre níveis de testosterona sérica e atividade sexual em homens idosos saudáveis.

Sistema Reprodutor Feminino

A menopausa é uma das alterações biológicas relacionadas à idade mais amplamente reconhecidas. Enquanto muitos dos efeitos fisiológicos do envelhecimento discutidos neste capítulo são fortemente modificados por fatores extrínsecos, tais como estilo de vida, dieta e hábitos, esse não parece ser o caso com a menopausa. A idade média de início da menopausa tem sido impressionantemente estável, aos 50-51 anos, por vários séculos, e não parece estar relacionada à idade da menarca, composição corporal, dieta ou situação sócio-econômica. A única possível exceção é o tabagismo, que parece apressar a menopausa. Embora considerada amplamente como representando parte do processo "normal" de envelhecimento, a menopausa claramente não deveria ser considerada como inócua; ela está associada com diversas mudanças potencialmente adversas, incluindo aceleração da perda óssea relacionada à idade; aumento no risco de doença cardíaca coronariana, mudanças no trato reprodutivo e urinário da mulher, particularmente afinamento e atrofia da vagina e uretra; e ondas de calor, que ocorrem em aproximadamente 50% das mulheres pós-menopáusicas e podem ser muito perturbadoras.

A principal mudança fisiológica subjacente à menopausa parece ser uma perda relacionada à idade no número de óvulos e seus folículos associados. A população de óvulos começa em vários milhões durante a gestação, cai para 400.000 na menarca e para menos de 100 na menopausa. Nos anos que precedem a menopausa, a redução no número de óvulos está associada com resistência ovariana à estimulação de FSH e a reduções nos níveis circulantes do principal estrógeno produzido pelo ovário, 17-beta-estradiol. No período pré-menopausa, à medida que o 17-beta-estradiol cai, os níveis de FSH aumentam, há um aumento variável e menos pronunciado também nos níveis de LH. Após os 45 anos, a duração do ciclo diminui, com a redução primária sendo na fase folicular, enquanto a fase lútea permanece estável. À medida que a menopausa aproxima-se, o intervalo entre as regras prolonga-se, e ciclos anovulatórios começam antes da cessação final do sangramento. Com as reduções prolongadas nos níveis circulantes de estradiol, os níveis de FSH e, em menor grau, de LH sobem. Curiosamente, a administração de hormônio liberador de gonadotropina resulta em aumentos ainda maiores no FSH e LH em mulheres pós-menopáusicas (Carr e MacDonald, 1985).

A menopausa é um estado de deficiência relativa, em vez de absoluta, de estrógeno. Na pós-menopausa, os níveis circulantes de estrógeno são mantidos em um nível muito mais baixo que antes da menopausa. A castração ou adrenalectomia não reduz adicionalmente os níveis de estrógeno em mulheres pós-menopáusicas; os estrógenos circulantes – primariamente estrona, um estrógeno fisiologicamente mais fraco que o estradiol – são produzidos em pontos extraglandulares a partir do metabolismo da androstenediona. Um dos locais extraglandulares mais importantes de produção do estrógeno é o tecido adiposo; portanto, mulheres pós-menopáusicas obesas podem ter níveis substanciais de estrona circulante.

Osteoporose

A perda óssea ocorre em todas as pessoas idosas como resultado de um desequilíbrio entre a reabsorção e a formação na remodelagem óssea. A osteoporose, doença metabólica óssea mais comum, ocorre quando existe perda óssea a tal ponto que o esqueleto não mais é adequado para o suporte mecânico, e existe uma maior suscetibilidade a fraturas, particularmente dos corpos vertebrais, rádio distal e fêmur proximal. Durante o curso de suas vidas, as mulheres perdem cerca de 50% da ossatura cancelosa e 30% da cortical, enquanto os homens perdem 30% da ossatura cancelosa e 20% da cortical (Riggs, 1986).

Diversos estudos relacionados à prevenção da osteoporose têm demonstrado que o hábito de realizar exercícios de levantamento de peso e o aumento de cálcio e vitamina D na dieta são úteis para o aumento da massa óssea. As mulheres com baixa densidade óssea podem diminuir a taxa de perda óssea subseqüente com terapia de reposição de estrógeno na época da menopausa. Os pacientes que sofreram fraturas por compressão como resultado de osteoporose podem beneficiar-se de tratamento adicional com novos agentes anti-reabsortivos, tais como calcitonina e bifosfonatos.

Envelhecimento do Coração

Alterações fisiológicas relacionadas à idade que ocorrem no coração têm uma importância clínica óbvia, como substrato para o desenvolvimento de doença cardíaca e como um fator predisponente significativo no desenvolvimento de complicações cardíacas de doenças não-cardíacas, traumatismos ou cirurgia. Talvez mais que outras áreas fisiológicas, a elucidação das contribuições relativas ao envelhecimento intrínseco em si mesmo e daquelas de fatores extrínsecos tem sido muito difícil nos estudos do coração. Isso ocorre em razão da alta prevalência de doença da artéria coronariana assintomática na população idosa e da importância da boa forma física na influência do desempenho cardiovascular. Diversos estudos têm demonstrado que até 50% dos indivíduos idosos terão doença oclusiva séria em pelo menos uma artéria coronária, embora possam não ter quaisquer sintomas ou mostrar qualquer anormalidade em um eletrocardiograma em repouso (White *et al.*, 1950). Os investigadores, atualmente, usam o teste de tolerância a exercícios e explorações com tálio em um esforço para identificar e excluir os indivíduos com doença cardíaca subjacente do grupo de idosos "normais". Os resultados desses estudos complexos mostram um declínio muito menor na função cardíaca na terceira idade que os estudos anteriores, que eram indubitavelmente contaminados pela inclusão de indivíduos com doença cardíaca subjacente.

O segundo fator importante, a boa forma física, é difícil de ser quantificado em populações que vivem na comunidade. Deve-se ter o cuidado de não excluir todos os indivíduos, exceto aqueles com um condicionamento muito bom, porque isso produziria um grupo superseleto cujos resultados nos diriam pouco sobre o envelhecimento normal e teriam pouca relevância clínica generalizável. Uma abordagem sensata é estudar homens e mulheres cuidadosamente selecionados em toda a faixa etária adulta, tentando tenazmente excluir aqueles com doença cardíaca subjacente e buscando indivíduos que não são fisicamente treinados, mas que participam plenamente nas atividades da vida diária. Na discussão a seguir, os estudos citados geralmente reúnem esses critérios. A literatura revisada lida com o efeito da idade sobre a função cardíaca sob repouso e em resposta ao estresse, a fim de oferecer uma perspectiva ampla sobre as possíveis implicações clínicas das mudanças fisiológicas no coração humano que envelhece.

Função cardíaca em repouso. Os resultados do exame físico do coração não são necessariamente alterados com a idade, embora sons de ejeção sistólica não-irradiado, geralmente atribuíveis à esclerose da aorta, sejam comuns em indivíduos com mais de 75 anos. O eletrocardiograma também não se acha alterado de um modo importante com a idade, na ausência de doença.

Estudos de indivíduos cuidadosamente selecionados na faixa etária adulta não identificam um efeito do avanço da idade sobre o rendimento cardíaco na posição sentada, mas mostram um declínio modesto no rendimento cardíaco na posição supina. Isso sugere que as pessoas mais velhas não aumentam seu rendimento cardíaco em resposta à pré-carga aumentada associada com a posição supina tanto quanto seus colegas mais jovens (Rodeheffer *et al.*, 1984).

Importantes variáveis cardiovasculares em repouso, que não são influenciadas pela idade, incluem diâmetro ventricular esquerdo, área e volume, além de fração de ejeção. Existe um declínio muito modesto na taxa cardíaca basal com a idade, que é compensado por um leve aumento no volume de batimento para manter o rendimento cardíaco. Não existe mudança na resistência periférica com a idade, apesar de um leve aumento na pressão sangüínea sistólica — que é discutida extensamente em outro ponto deste capítulo (Lakata, 1979).

Existe claramente um aumento na espessura da parede ventricular esquerda com a idade. Essa modesta hipertrofia cardíaca provavelmente é secundária ao aumento na pressão sangüínea sistólica. Portanto, o ritmo cardíaco, o produto do volume por batimentos e a pressão sangüínea sistólica aumentam com a idade. Não existe um efeito da idade sobre a produção de força miocárdica ou sobre a extensão da contração sob condições basais.

O enchimento diastólico inicial cai com o avanço da idade. Isso deve-se provavelmente ao prolongamento relacionado à idade do tempo de relaxamento isométrico e diminuições na complacência cardíaca, que são secundários ao acúmulo de colágeno no ventrículo. Portanto, à medida que o ventrículo se enrijece com a idade, o relaxamento é prejudicado e o enchimento torna-se mais lento. Isso pode tornar-se importante quando a taxa cardíaca é aumentada e a diastólica diminui, levando a enchimento inadequado, congestão venosa pulmonar e dispnéia.

Considerados juntos, esses estudos fisiológicos sugerem que não existem alterações inevitáveis com a idade no desempenho cardíaco, embora algumas modificações modestas relacionadas primariamente a diminuições na complacência do ventrículo esquerdo e prejuízo subseqüente da função diastólica sejam provavelmente secundários à resposta hipertrófica a aumentos na pressão sangüínea sistólica.

Desempenho cardíaco sob estresse. Em variados níveis de exercício, o rendimento cardíaco aumenta em indivíduos mais velhos a níveis similares aos vistos em seus colegas mais jovens. Entretanto, a taxa cardíaca máxima durante o exercício declina com a idade, e o rendimento cardíaco é mantido por meio de um aumento no volume por batimentos e volume diastólico final do ventrículo esquerdo. Embora a fração de ejeção ventricular esquerda decline com a idade, a quantidade absoluta de sangue ejetado com cada contração é maior em pessoas idosas, porque o volume diastólico final do ventrículo esquerdo é claramente aumentado e, portanto, um volume por batimentos adequados pode ser mantido a uma fração de ejeção mais baixa (Lakatta, 1979).

Essas mudanças na resposta cardíaca ao estresse parecem estar relacionadas ao enfraquecimento — confinadamente relacionado à idade — da resposta cronotrópica e inotrópica do miocárdio senescente à estimulação adrenérgica. Uma vez que níveis circulantes de norepinefrina são mais elevados nos idosos, tanto sob circunstâncias basais quanto em resposta a exercícios graduais, uma resposta de taxa cardíaca inadequada certamente não pode ser atribuída à deficiência de catecolamina. Estudos dos mecanismos fisiológicos subjacentes a esses achados sugerem que eles não estão relacionados a um declínio nos receptores miocárdicos adrenérgicos, mas a eventos pós-receptores.

Em resumo, o coração humano senescente é plenamente capaz de manter um funcionamento geral adequado — isso é, um rendimento cardíaco — tanto sob circunstâncias basais quanto em resposta ao estresse. Efeitos fisiológicos específicos do envelhecimento, relacionados primariamente à complacência diminuída do ventrículo esquerdo e função diastólica prejudicada, bem como prejuízo na resposta cronotrópica ao estresse levam a adaptações específicas. Portanto, o rendimento cardíaco adequado é mantido durante o exercício por meio de aumento no volume diastólico final do ventrículo esquerdo e volume por batimentos para compensar a falta de aumento no rendimento cardíaco. Essas mudanças fisiológicas são importantes, clinicamente, porque podem explicar a tendência de indivíduos mais velhos para desenvolverem congestão venosa pulmonar durante fibrilação atrial não-controlada ou outras formas de taquicardia supraventricular; elas também podem ajudar a explicar a resposta enfraquecida dos idosos à estimulação com agonista e antagonista beta-adrenérgicos.

Hipertensão em idosos. Recentemente, têm ocorrido muitos avanços no conhecimento sobre a hipertensão nos idosos. As opiniões comumente mantidas de que a hipertensão acompanha o envelhecimento "normal", inofensiva e que a terapia com anti-hipertensivos é fracamente tolerada por pessoas mais velhas começaram a receber críticas. Os dados mais recentes de ensaios clínicos forneceram evidências em apoio aos efeitos benéficos do tratamento da hipertensão em pessoas mais velhas, e a multiplicidade de novos agentes farmacológicos no mercado tornou o tratamento muito mais fácil do que era antes.

Existem dois tipos de hipertensão em pessoas idosas. O primeiro deles, hipertensão sistólica-diastólica, é definido como pressão sangüínea sistólica maior que 140mmHg com uma pressão diastólica maior que 90-95mmHg. O segundo tipo é a hipertensão sistólica isolada, que tem sido considerada de particular importância nos idosos. A hipertensão sistólica isolada ocorre quando a pressão sangüínea sistólica é maior que 160mmHg com uma pressão sangüínea diastólica concomitante menor que 90mmHg.

O *Framingham Study* é um estudo longitudinal iniciado em 1948 para explorar a epidemiologia das doenças cerebrovascular e cardiovascular. Os dados do *Framingham* demonstraram um aumento desproporcional na pressão sistólica com a idade, enquanto a pressão diastólica parecia nivelar-se aos 55 anos (Kannel e Gordan, 1978). Isso resulta em uma incidência aumentada de hipertensão sistólica isolada associada com o envelhecimento. Estimativas da prevalência de hipertensão entre idosos variam de um para outro estudo e geralmente são consideradas excessivas. Os números dependem da idade e da raça da população estudada, dos valores de limite da pressão sangüínea usados e do número de vezes em que a pressão sangüínea é medida. Os dados desse estudo mostraram uma incidência acumulada de hipertensão sistólica isolada de 418 por 1.000 em homens e 533 por 1.000 em mulheres.

Existe um consenso geral de que o principal fator fisiopatológico subjacente à hipertensão sistólica isolada é a diminuição relacionada à idade na complacência arterial (Rowe, 1983). Embora algumas alterações sistêmicas nas catecolaminas circulantes e sistema de renina-angiotensina ocorram com a idade, até o momento não foi demonstrado que essas contribuem significativamente para o desenvolvimento de hipertensão sistólica isolada.

O risco de hipertensão sistólica isolada. As primeiras evidências de um aumento na morbidade e mortalidade associadas com hipertensão sistólica isolada baseiam-se em de vários estudos longitudinais. Colandrea *et al.* (1970) relataram os achados de 72 pacientes idosos com hipertensão sistólica isolada. Durante um estudo controlado de quatro anos, 10 pacientes hipertensos tiveram eventos cardiovasculares fatais comparados com um membro do grupo-controle combinando idade, sexo e pressão diastólica semelhantes. O Estudo de Acidente Cerebrovascular de Chicago

(Shekelle et al., 1974) foi uma pesquisa longitudinal de três anos de 2.100 homens e mulheres com idade entre 64 e 74 anos. No grupo com pressão sangüínea diastólica menor que 95mmHg e pressão sangüínea sistólica maior que 180mmHg, a incidência de acidente cerebrovascular foi 2,5 vezes maior e a mortalidade foi 59% maior comparados com sujeitos com pressão sangüínea sistólica normal. Dados de 30 anos de seguimento do *coorte* do Estudo original de Framingham (Stokes *et al.*, 1989), de 5.070 homens e mulheres entre 30 e 62 anos de idade que estavam livres de doença cardiovascular quando o estudo teve início, mostram que a pressão sangüínea é um forte preditor para o desenvolvimento de doença cardíaca coronariana e acidente cerebrovascular. Em outro estudo longitudinal, investigadores que conduziam o Ensaio de Intervenção de Múltiplos Fatores de Risco (MRFIT; Stamler *et al.*, 1989) examinaram 356.222 homens com idades entre 35-57 anos no ingresso. Durante seis anos de seguimento, ocorreram mais de 2.000 mortes coronárias. Com esse grande conjunto de dados, foi descoberta uma correlação clara entre a pressão sangüínea elevada e o risco de doença cardíaca coronariana. A pressão sangüínea sistólica elevada estava ainda mais fortemente associada com a morte por doença cardíaca coronariana que a pressão sangüínea diastólica elevada.

O Estudo de Saúde Cardiovascular (Psaty *et al.*, 1992) ofereceu evidências de que a hipertensão sistólica isolada não apenas está associada com um risco aumentado de doença cardíaca clinicamente aparente, mas também traz um risco aumentado de doença subclínica. Em uma amostra de 2.189 pessoas que viviam na comunidade com mais de 65 anos e que estavam sendo tratadas para hipertensão e não tinham história conhecida de doença coronariana clínica, 195 (9%) tinham hipertensão sistólica isolada. A elevação da pressão sangüínea sistólica estava associada com evidências eletrocardiográficas de infarto do miocárdio, massa ventricular esquerda aumentada, disfunção diastólica e aumento na espessura da *intima-media* da artéria carótida.

Os benefícios do tratamento da hipertensão. O Estudo Cooperativo da Veterans Administration original provou o benefício de se tratar a hipertensão mista, sistólica e diastólica. A Força de Trabalho Européia para a Hipertensão (Amery *et al.*, 1985) foi um ensaio duplo-cego, controlado com placebos e randomizado de tratamento de 840 pessoas com mais de 60 anos com pressão sangüínea sistólica e diastólica elevada. O grupo de tratamento recebeu hidroclorotiazida e triamterene como o tratamento de primeira linha, e depois metildopa. Depois de sete anos de seguimento, o grupo de tratamento apresentava uma redução de 38% na mortalidade cardíaca e 32% menos eventos cerebrovasculares, comparados com o grupo-placebo. Na análise do subgrupo, não foi possível demonstrar qualquer benefício para o tratamento da hipertensão naquelas pessoas com 80 anos ou mais.

O Ensaio Sueco em Pacientes Idosos com Hipertensão (*STOP-Hypertension;* Dahlof *et al.*, 1991) foi o primeiro estudo elaborado para examinar o choque do tratamento da hipertensão sistólica e diastólica em pessoas com 70-84 anos. Os pacientes foram tratados com hidroclorotiazida e amiloride como primeira linha e um beta-bloqueador como terapia de segunda linha, tendo sido seguidos longitudinalmente por até 65 meses. Os resultados demonstraram reduções notáveis de 45% na morbidade e mortalidade cardiovascular, 46% em acidentes cerebrovasculares fatais e não-fatais e 43% na mortalidade total.

Os benefícios de tratar a hipertensão sistólica isolada. O Projeto de Hipertensão Sistólica nos Idosos (*SHEP Cooperative Research Group,* 1991) foi o primeiro estudo a mostrar claramente o benefício da diminuição da pressão sangüínea sistólica nos idosos (ver Figura 2-2). O ensaio SHEP foi um estudo de cinco anos, em múltiplos centros, duplo-cego e controlado com placebo, elaborado para avaliar a capacidade de redução da incidência de episódios cardiovasculares e acidentes cerebrovasculares fatais e não-fatais pelo tratamento com drogas anti-hipertensivas. Um total de 447.921 pessoas com mais de 60 anos de idade foram examinadas e selecionadas 4.736 com hipertensão sistólica isolada. No começo do estudo, a pressão sangüínea sistólica média entre os participantes era de 170mmHg, com uma pressão sangüínea diastólica média de 77mmHg. O tratamento inicial foi com clortalidona (12,5-25mg); se necessário, atenolol (25-50mg) ou reserpina (0,05-0,1mg) eram acrescidos. Após uma média de quatro anos e meio de seguimento, o grupo de tratamento tinha uma pressão sangüínea sistólica média de 143mmHg, e o grupo-placebo tinha uma pressão sangüínea sistólica média de 155mmHg. A incidência total de acidente cerebrovascular foi de 5,2 por 100 participantes no grupo de tratamento e 8,2 por 100 no grupo-controle, uma redução de 36% da incidência de acidentes cerebrovasculares. A incidência combinada de infarto do miocárdio fatal e não-fatal, com morte por problemas coronários, foi 27% mais baixa no grupo com tratamento. O benefício do

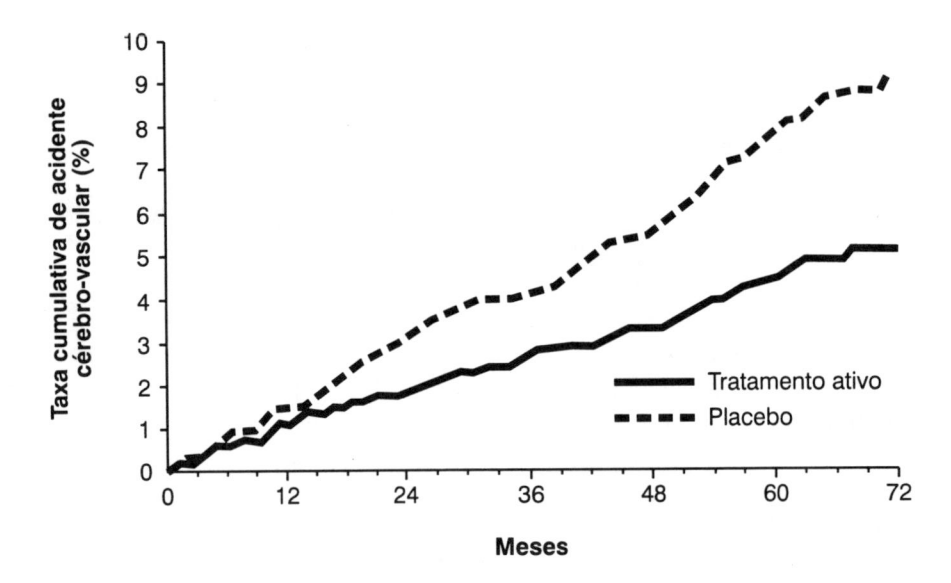

Figura 2-2. Taxa de acidente cerebrovascular cumulativa, fatal e não-fatal, para cada 100 participantes por grupo de tratamento no Projeto de Hipertensão Sistólica nos Idosos (SHEP). *Fonte:* SHEP Cooperative Research Group, 1991.

tratamento da hipertensão sistólica isolada foi descoberto para os participantes de todas as idades, incluindo aqueles com mais de 80 anos, sem se considerar raça ou sexo.

Esses estudos demonstram claramente as reduções benéficas nas doenças cerebrovascular e cardiovascular associada com o tratamento da hipertensão em pessoas idosas, particularmente aquelas com pressão sangüínea sistólica elevada. O tratamento deve ser iniciado se a pressão sangüínea sistólica média em duas consultas é maior que 160mmHg ou a pressão sangüínea diastólica é maior que 90mmHg. Evidências do ensaio *SHEP* sugeriram que o tratamento da pressão sangüínea sistólica na faixa de 140-160mmHg pode ser benéfico, mas nenhum estudo foi realizado ainda para a confirmação de tais achados. Diuréticos de tiazida em baixas doses são seguros e efetivos nos idosos, como terapia de primeira linha.

Sistema Renal

O avanço da idade está associado com perda progressiva da massa renal nos humanos, com o peso renal diminuindo de 250-270g na idade adulta jovem para 180-200g por volta da oitava década de vida. A perda de massa renal é primariamente cortical, com relativa preservação da medula renal. O número total de diminuições dos glomérulos identificáveis diminui com a idade, mais ou menos de acordo com as alterações no peso renal.

É de consenso geral, com base em estudos histológicos, que o envelhecimento normal, independente de hipertensão ou doença renal, está associado com mudanças escleróticas variáveis nas paredes dos vasos renais mais importantes. Essas alterações escleróticas não invadem o lúmen e são aumentadas na presença de hipertensão. Estudos radiográficos em pacientes normotensos demonstram uma maior prevalência após a sétima década de anormalidades similares àquelas vistas em pacientes com hipertensão, incluindo adelgaçamento anormal das artérias interlobares, artérias arqueadas anormais, maior tortuosidade de artérias intralobulares e uma incidência maior de anormalidades vasculares relacionadas à idade na região polar. Os vasos menores parecem ser poupados com apenas 15% de rins senescentes de pacientes não-hipertensos exibindo mudanças arteriolares.

Estudos microangiográficos e histológicos combinados identificaram dois padrões muito distintos de mudança nas unidades arteriolares-glomerulares com a senescência. Em um tipo, a hialinização e o colapso do tufo glomerular estão associados com obliteração do lúmen da arteríola pré-glomerular, o que resulta em perda do fluxo sangüíneo. Esse tipo de alteração é visto primariamente na área cortical. O segundo padrão, visto primariamente na área justamedular, é caracterizado pelo desenvolvimento de continuidade anatômica entre as arteríolas aferentes e eferentes durante a esclerose glomerular. O ponto final, portanto, é a perda do glomérulo e desvio do fluxo sangüíneo das arteríolas aferentes para as arteríolas eferentes.

Fluxo sangüíneo renal. O fluxo plasmático renal declina progressivamente de 600mL/minuto em adultos jovens a 300mg/minuto por volta dos 80 anos. O fator primário que contribui para essa diminuição parece ser uma redução no leito renovascular já discutida acima. Estudos em potenciais doadores renais saudáveis com idades variando de 17 a 76 anos indicam que a diminuição relacionada à idade no fluxo não é puramente um reflexo da massa renal diminuída, mas, em vez disso, que o fluxo por grama de tecido cai progressivamente após a quarta década. Existe uma diminuição altamente significativa com o avanço da idade no componente cortical do fluxo sangüíneo, com preservação do fluxo medular — um achado consistente com estudos histológicos revisados acima (Hollenberg *et al.*, 1974). Essas alterações vasculares corticais provavelmente respondem pelos defeitos corticais difusos geralmente vistos em esquadrinhamentos renais em adultos idosos saudáveis. Estudos usando a administração intravenosa de vasodilatadores, incluindo acetilcolina ou pirógeno, mostram aumentos similares no fluxo sangüíneo renal em todos os grupos etários, indicando que a mudança relacionada à idade no fluxo sangüíneo renal não está relacionada a "espasmo funcional", mas parece ocorrer em uma base fixa ou estrutural. Consistente com esses achados, a resposta vasoconstritora à angiotensina não é influenciada pela idade.

Taxa de filtração glomerular. O defeito funcional mais importante clinicamente, decorrente de mudanças histológicas e fisiológicas com o envelhecimento nos rins, é um declínio na TFG. Parâmetros normais ajustados à idade para o *clearance* de creatinina foram estabelecidos (Rowe *et al.*, 1976). O *clearance* de creatinina é estável até a metade da quarta década, quando uma diminuição linear de cerca de 8,0mL/minuto/1,73m/década começa. Estudos longitudinais de longo prazo indicam uma variabilidade substancial no efeito da idade sobre o *clearance* de creatinina, com quase 1/3 dos indivíduos não demonstrando declínio na TFG com a idade. Essa variabilidade sugere que fatores outros que não o envelhecimento em si mesmo podem ser responsáveis pelo aparente efeito da idade sobre a função renal. Um importante fator "extrínseco" pode ser a pressão sangüínea, pois estudos longitudinais mostram que aumentos nos níveis da pressão sangüínea dentro da faixa normotensa estão associados com perda acelerada da função renal.

Creatinina sérica. A massa muscular, da qual a creatinina é derivada, diminui com a idade mais ou menos na mesma razão que a TFG, de modo que a perda bastante drástica da TFG relacionada à idade não se reflete em uma elevação da creatinina sérica. Portanto, a creatinina sérica superestima a TFG nos idosos. Um homem saudável de 80 anos com um *clearance* de creatinina 32mL/minuto menor que seu colega de 30 anos de idade da mesma estatura e peso terá a mesma creatinina sérica. Depressões da TFG tão severas a ponto de resultarem em elevação da creatinina sérica acima de 1,5mg/dL raramente devem-se ao envelhecimento normal e, assim, indicam a presença de um estado patológico.

Deve-se considerar não apenas os efeitos da idade, mas também da massa muscular, ao determinar-se a utilidade da creatinina sérica como uma estimativa da função renal. Os indivíduos idosos debilitados podem ter uma massa muscular acentuadamente limitada e taxas de filtragem glomerular de apenas 20-30mL por minuto com níveis de creatinina sérica menores que 2,0mg/dL. Nesses casos, o prejuízo renal freqüentemente é ignorado ou, na melhor das hipóteses, é subestimado, e esses pacientes correm o risco de desenvolver complicações iatrogênicas.

Na prática clínica, as doses de muitas drogas excretadas primariamente pelos rins são rotineiramente ajustadas para compensarem as alterações na função renal. Isso é particularmente verdadeiro para as preparações de digoxina e antibióticos de aminoglicosídeo. Infelizmente, esses ajustes geralmente são baseados em valores da creatinina sérica, com a resultante superdosagem previsível nos pacientes idosos. O ajuste da dose deve, idealmente, basear-se nos *clearances* de creatinina, mesmo se uma amostra de urina de apenas algumas horas está disponível. Se não pode ser obtida uma amostra de urina com controle do tempo e apenas a creatinina sérica está disponível, a influência da idade deve ser considerada. Isso pode ser conseguido pelo uso da seguinte fórmula (Cockcroft e Gault, 1976):

$$\textit{Clearance de creatinina (mL/minuto)} = \frac{(140 - \text{idade}) \times \text{peso (kg)}}{72 \times \text{creatinina sérica (mg/dL)}}$$

(15% menos em mulheres)

Sistema Pulmonar

Um tema central nesta discussão relativo às alterações fisiológicas com a idade tem sido a importância de fatores extrínsecos, incluindo hábitos pessoais, dieta, etc., como modificadores do processo de envelhecimento na ausência de doença. Assim como níveis crescentes de pressão sangüínea na faixa normotensa influenciam a função renal e a aptidão física afeta a capacidade cardiovascular, o tabagismo e a exposição a condições ambientais desfavoráveis claramente aceleram as mudanças progressivas que ocorrem na função pulmonar na ausência de doença. Nesta seção, discutimos as mudanças que ocorrem nos pulmões na ausência de fatores extrínsecos óbvios, tais como tabagismo ou evidências de doença pulmonar. Nós mantemos nosso foco sobre quatro áreas principais: mecânica pulmonar, troca de gases, controle da respiração e mecanismos de defesa pulmonares.

Mecânica pulmonar. Alterações com a idade na complacência (elasticidade) tanto dos pulmões quanto da parede torácica com a idade respondem por muitas das alterações observadas nos volumes pulmonares. Sob condições normais, a tendência natural da parede torácica para expandir-se é combinada à tendência natural dos pulmões para contraírem-se, de modo que, sob condições estáticas, o volume pulmonar é constante. Com o avanço da idade, a parede torácica torna-se mais rígida, desenvolvendo uma maior tendência para expandir-se. Simultaneamente, o pulmão torna-se mais rígido e, portanto, tem uma menor tendência para contrair-se. Essas alterações, combinadas juntas, explicam o achado de que a capacidade residual funcional — o volume no qual a tendência dos pulmões para contraírem-se é equilibrada pela tendência da parede torácica a expandir-se — aumenta progressivamente com o avanço da idade. Esse aumento na capacidade residual funcional é acompanhado de uma diminuição na capacidade vital — ou quantidade de ar exalado após uma inalação máxima — e um aumento no volume residual. A capacidade pulmonar total permanece constante ou declina levemente com a idade (Weiss, 1980).

Numerosos estudos têm demonstrado que as principais taxas de fluxo usadas em medições clínicas da função pulmonar (isto é, a capacidade vital forçada e o volume expiratório forçado em 1 segundo) diminuem com a idade. Contudo, essas mudanças são variáveis e muitos indivíduos demonstram declínios muito pequenos.

Trocas gasosas. O principal determinante das trocas gasosas é o equilíbrio entre a distribuição de fluxo sangüíneo e a ventilação nos pulmões. As diminuições na elasticidade com o envelhecimento resultam em fechamento das vias aéreas nas porções inferiores dos pulmões durante grande parte do ciclo respiratório e em uma falta de ajuste entre ventilação e perfusão. Tais alterações, juntamente com aumentos no espaço fisiológico morto, resultam em declínios progressivos na concentração de oxigênio arterial após a idade adulta. O PO_2 arterial normal para os idosos pode ser estimado pela seguinte fórmula:

$$PO_2 = 100 - 0{,}34 \times \text{idade}.$$

Apesar do declínio no PO_2 com a idade, não existe uma alteração no conteúdo de CO_2 arterial ou pH com a idade.

Controle da respiração. O avanço da idade está associado com um embotamento progressivo dos componentes tanto centrais quanto periféricos do sistema que controla a respiração. Não se sabe se esse impulso respiratório diminuído é o resultado de resposta diminuída a reduções no PO_2 ou aumentos no PCO_2, ou se ele é causado por rendimento diminuído do centro respiratório central. O impulso ventilatório, medido pela resposta ventilatória à hipoxia e hipercapnia, apresenta-se enfraquecido com o envelhecimento normal. Contudo, a magnitude desse efeito é leve e geralmente não tem importância clínica (Kronenberg e Drage, 1973).

Mecanismos de defesa pulmonares. Os mecanismos de defesa pulmonares exercem um papel relevante na prevenção de infecções do trato respiratório. O reconhecimento do importante aumento na prevalência e gravidade da pneumonia nos idosos tem levado a um estudo substancial da influência do envelhecimento normal sobre os mecanismos de defesa pulmonares. Além das alterações substanciais relacionadas à idade na função imunológica sistêmica — particularmente a imunidade mediada pelas células —, foram identificados prejuízos relacionados à idade nos mecanismos de defesa não-imunológicos locais, incluindo o reflexo da tosse, bem como reflexos laríngeos e na taxa na qual o muco é transportado pelos cílios até a traquéia, de modo a poder ser expectorado. Essas mudanças, quando combinadas com alterações no sistema imunológico, põem os idosos em risco aumentado para infecção respiratória. Entretanto, deve ser salientado, como ocorre com muitas outras variáveis, que as mudanças fisiológicas com a idade são muito variáveis e que muitas pessoas idosas saudáveis têm mecanismos de defesa do trato respiratório dentro da faixa normal para populações adultas mais jovens.

Em resumo, existem reduções bastante substanciais na função respiratória com o avanço da idade. Diminuições nos mecanismos de defesa tornam mais provável a infecção respiratória. Diminuições na elasticidade dos pulmões e da parede torácica levam a alterações na troca de gases, o que dá aos indivíduos mais velhos uma menor reserva respiratória. Essa reserva diminuída freqüentemente torna-se extremamente importante na presença de infecção respiratória. Com relação a isso, é de particular interesse notar que estudos longitudinais indicam que a capacidade vital forçada é um preditor estatisticamente significativo de mortalidade futura em estudos de populações baseados na comunidade. Assim, essa medida da função respiratória pode via a constituir-se em um "biomarcador do envelhecimento" valioso, que oferece um índice, além da data de nascimento, da taxa de alteração fisiológica em pelo menos um sistema orgânico clinicamente importante.

Sistema Gastrintestinal

Esôfago. A função do esôfago não é influenciada de forma importante pelo envelhecimento normal na ausência de doença. Embora uma diminuição modesta tenha sido encontrada na amplitude do peristaltismo no esôfago, e pessoas mais velhas estejam mais propensas a ter outras perturbações não específicas da motilidade, essas mudanças geralmente não têm relevância clínica. Até o momento, não foram identificadas mudanças fisiológicas claras subjacentes à prevalência inquestionavelmente aumentada de hérnia de hiato com a idade avançada.

Estômago e duodeno. A capacidade ácido-secretora prejudicada do estômago do idoso é bem documentada. Com o avanço da idade, o ácido gástrico máximo estimulado diminui em 10mEq/hora/década em homens e ligeiramente menos em mulheres. O termo *atrofia gástrica* geralmente é reservado para indivíduos com secreção ácida muito baixa ou ausente, enquanto *gastrite atrófica* refere-se à faixa de valores de produção ácida diminuída vista em pessoas mais velhas. Um índice indireto de secreção de ácido gástrico pode ser encontrado na proporção de pepsinogênio I circulatório (PI) (que é secretado pela mucosa e células principais no fundo gástrico) para pepsinogênio II (PII) (secretado pelas células no fundo gástrico, cardia e *antrum*). Quando uma razão PI/PII menor que 2,9 é considerada indicativa de atrofia gástrica, a prevalência desse problema aumenta de 24% entre os 60 e 69 anos para 37% após os 80 anos (Krasinski *et al.*, 1986). A produção prejudicada de ácido gástrico apresenta diversas conseqüências clinicamente relevantes, incluindo diminuição no esvaziamento gástrico, níveis de fator intrínseco reduzidos, maior propensão para crescimento excessivo de bactérias e pH intestinal proximal elevado, o que influencia a absorção de nutrientes e drogas. Estudos a longo prazo mostram que a gastrite atrófica tende a persistir e que a gastrite superficial progride lentamente para gastrite atrófica.

Outros estudos da fisiologia gástrica com o avanço da idade apresentam mudanças menores. Não existem efeitos importantes da idade sobre a motilidade gástrica, esvaziamento ou absorção de açúcares simples.

Intestino delgado. À medida que a secreção de ácido gástrico diminui com a idade, a esterilidade do trato gastrintestinal é ameaçada. Os indivíduos idosos têm maiores contagens de bactérias coliformes no intestino delgado que os mais jovens. O suprimento sangüíneo para o intestino não é alterado com a idade.

A absorção de nutrientes para o intestino delgado geralmente está bem preservada nos idosos. Embora prejuízos ocasionais possam existir, tais como na absorção de gorduras, esses são menores e têm uma importância clínica limitada, se chegam a ter.

Com relação às vitaminas e minerais, existe, como mencionado anteriormente, uma redução progressiva na absorção de cálcio com o avanço da idade. Isso está relacionado, mais provavelmente, a diminuições nos níveis circulantes de 1,25-diidroxi-vitamina D_3, e não a alterações estruturais ou fisiológicas primárias no intestino. Existe um ligeiro declínio nos níveis circulantes de B_{12} com a idade, que pode estar relacionado à má absorção de B_{12} secundária a crescimento bacteriano excessivo, mas os declínios geralmente não são significativos o suficiente para resultarem em evidências clínicas de deficiência de B_{12}. A absorção de ácido fólico é adequada na maioria dos idosos. Isso pode dever-se ao fato de que a tendência para a absorção diminuída induzida por maior pH intestinal é compensada pela produção de folato por flora bacteriana aumentada (Russell *et al.*, 1986). A absorção de vitamina A aumenta com a idade, muito provavelmente secundariamente a reduções relacionadas à idade na barreira da camada de água não-revolvida e aumentos no pH, desse modo colocando as pessoas idosas que ingerem grandes doses de suplementos de vitamina A sob o risco de toxicidade pela mesma.

Fígado, trato biliar e pâncreas. Não existem alterações, com a idade, no tamanho ou peso do fígado. Os testes-padrão da função hepática, que têm ampla aplicação clínica, não são influenciados pela idade, o que também não ocorre com o teste de retenção de bromossulfoftaleína. Existem, contudo, importantes reduções relacionadas à idade no fluxo sangüíneo hepático e sistemas oxidantes. O choque clínico primário dessas mudanças é farmacológico, porque elas prejudicam o metabolismo e aumentam a meia-vida de muitos agentes que são modificados primariamente por mecanismos hepáticos. Essas mudanças farmacológicas são discutidas em detalhes no Capítulo 20. A função pancreática exócrina não é consideravelmente influenciada pela idade.

Cólon. A alta prevalência de constipação ou outros sintomas de disfunção do cólon tem levado à ampla crença de que existem importantes alterações com a idade na fisiologia do cólon. Por outro lado, diversos estudos têm demonstrado que a fisiologia do intestino grosso está intacta com a idade na ausência de doença. O reflexo responsável pela defecação mostra-se intacto com o aumento da idade. Tornou-se claro que prejuízos relacionados à idade na função do intestino grosso, que se tornaram tão comuns a ponto de serem considerados parte do envelhecimento normal, não estão relacionados com alterações fisiológicas inevitáveis com o avanço da idade, pelo menos não tanto quanto estão relacionados com fibras insuficientes na dieta, uso de medicamentos, consumo alimentar inadequado, abuso de laxantes e exercícios inadequados nos idosos.

Termorregulação

O avanço da idade está associado à restrição progressiva na capacidade de regular a temperatura corporal. Embora as pessoas mais velhas sejam capazes de manter sua temperatura corporal dentro de limites normais estreitos sob condições normais, elas estão muito mais propensas a exibir regulagem térmica alterada sob estresse. Na maioria das pessoas idosas com regulação alterada da temperatura, as alterações fisiológicas com a idade são agravadas por estados de doença concomitantes ou pela administração de medicamentos que prejudicam a função termorregulação.

Hipotermia. As pessoas mais velhas sofrem grande risco de hipotermia acidental, que ocorre quando a temperatura básica do corpo é reduzida não intencionalmente para menos de 35°C (95°F). Tipicamente, a pessoa mais velha com hipotermia não é uma vítima de exposição à temperatura severamente fria. Com freqüência, o que mais se vê é uma pessoa frágil, bastante enfraquecida, que pode ter adormecido próximo a um aparelho de ar condicionado ou desenvolvido intoxicação com hipotermia paradoxal. As alterações fisiológicas que ocorrem com o envelhecimento e que predispõem os idosos à hipotermia acidental incluem diminuições na sensibilidade à temperatura, massa corporal, tremores e resposta às catecolaminas. Fatores de risco adicionais importantes vistos nos idosos incluem doenças como diabete, desnutrição, hipotireoidismo, acidente cerebrovascular, doença de Parkinson, atividade física reduzida, consumo de álcool e administração de medicamentos, tais como tranqüilizantes, sedativos e antidepressivos. Os maiores impedimentos ao reconhecimento de hipotermia acidental são os subdiagnósticos e o uso de termômetros de baixa leitura. Os pacientes com hipotermia geralmente estão letárgicos, com disartria e atáxicos. O abdômen apresenta-se frio ao toque e tremores freqüentemente estão ausentes. Bradicardia sinusal, arritmias e insuficiência cardíaca congestiva podem ser complicações potencialmente ameaçadoras à vida. O tratamento de escolha é o lento reaquecimento, com muita atenção à freqüência cardíaca, pressão e glicose sangüíneas.

Hipertermia. A hipertermia também é uma ameaça importante à saúde da pessoa idosa: 2/3 de todas as vítimas de acidente cerebrovascular por calor têm mais de 60 anos de idade. Tipicamente, a hipertermia nos idosos não é o resultado de esforço no calor intenso. Ela é mais provavelmente a conseqüência da incapacidade de uma pessoa debilitada para reconhecer um aumento gradual na temperatura do ambiente e na temperatura corporal. Além da redução na sensibilidade para a temperatura, os idosos têm uma resposta de transpiração retardada e mais fraca aos estímulos térmicos, bem como vasodilatação retardada, que interfere com a perda do calor. Como na hipotermia acidental, o uso de tranqüilizantes e outros medicamentos psicoativos pode prejudicar a termorregulação e aumentar o risco de acidente cerebrovascular por calor nos idosos. O tratamento imediato e enérgico deve ser instituído para baixar a temperatura corporal.

Infecção apirética. Muitas pessoas idosas saudáveis são capazes de desenvolver febre na presença de infecções significativas, embora a faixa da curva de temperatura seja menos dramática que em pessoas mais jovens similarmente infectadas. Além disso, um subconjunto significativo de pessoas idosas não tem febre na presença de infecções bastante sérias, especialmente bacteremia e pneumonia. Nesses casos, os pacientes são freqüentemente muito idosos e têm outras condições que interferem com o desenvolvimento da febre, tais como hipotireoidismo, insuficiência renal, condições malignas, ou receberam salicilatos ou esteróides. Embora o mecanismo preciso da ausência de febre em alguns idosos ainda necessite ser completamente elucidado, existem evidências sugerindo a existência de uma produção reduzida de interleucina-1 associada com o envelhecimento. Portanto, é prudente não confiar demasiadamente na presença de febre como um indicador de infecção, especialmente em pacientes muito idosos e debilitados.

Comportamento dos Idosos Frente a Doenças

Doença Não-Relatada

Um importante fator subjacente ao desequilíbrio funcional nos idosos é o fracasso de muitas pessoas para a busca de auxílio. Estudos realizados em diversos países com vários sistemas de saúde indicam que sintomas de doenças sérias e tratáveis freqüentemente não são relatados (Anderson, 1966; Rowe, 1977). Os problemas de saúde relatados por pessoas idosas debilitadas, portanto, freqüentemente são apenas a ponta do *iceberg* da doença tratável.

Este comportamento aparentemente autodestrutivo deriva-se da noção, por parte dessa população, de que a idade avançada é necessariamente acompanhada por doença e declínio funcional e que muitos sintomas, pois, devem ser esperados, ao invés de tratados. Outros fatores contributivos incluem prejuízo cognitivo, medo sobre a natureza da doença subjacente e preocupação acerca dos custos e outros aspectos negativos da hospitalização, avaliação diagnóstica ou tratamento desagradável.

Conforme salientou Besdine (1982), a falta de relato dos sintomas de doença subjacente em idosos é um fenômeno especialmente perigoso quando associado com a estrutura organizacional passiva do sistema de saúde norte-americano, que carece de esforços preventivos e/ou detecção precoce. Ele notou que não se pode esperar que essas pessoas, atingidas pelas visões preconceituosas da sociedade e de si mesmas com relação à perda funcional com o envelhecimento, iniciem cuidados por conta própria, especialmente no início do curso de uma doença.

Doenças Múltiplas

A coexistência de diversas doenças tem uma influência profundamente negativa sobre a saúde e independência funcional nos idosos. O número de condições patológicas em uma pessoa está fortemente relacionado com a idade. Os indivíduos idosos que vivem na comunidade têm 3,5 importantes enfermidades por pessoa (Anderson, 1966), e os idosos hospitalizados têm evidências de seis condições patológicas por pessoa (Wilson *et al.*, 1962). A gama completa de doenças presentes em um paciente individual deve ser considerada, enquanto são desenvolvidos planos de tratamento.

Apresentação Atípica ou Alterada da Doença nos Idosos

Um princípio fundamental da Medicina geriátrica é que muitas doenças são manifestadas por sinais ou sintomas nos idosos que diferem daqueles dos mais jovens. Essas alterações podem assumir duas formas principais. Em primeiro lugar, sintomas característicos específicos de um doença na meia-idade podem ser substituídos por outros sintomas na terceira idade. Por exemplo, no infarto agudo do miocárdio alguns estudos têm sugerido que os idosos estão menos propensos que os adultos mais jovens a apresentar dor torácica (Pathy, 1967). Por outro lado, o infarto agudo do miocárdio não é "silencioso" em mais velhos; ao contrário, eles têm uma variedade de outros sinais e sintomas agudos, incluindo síncope, e o início súbito de insuficiência ventricular esquerda (Besdine, 1980). A segunda diferença é que as pessoas idosas podem apresentar sinais e sintomas não-específicos (Besdine, 1980), tais como confusão, fraqueza, perda de peso ou problemas no desempenho, em vez de sintomas específicos indicando o órgão ou o sistema orgânico afetado.

Importância da Alteração Funcional com o Avanço da Idade

O funcionamento, a capacidade para lidar com rotinas diárias, é de grande interesse para idosos. A ênfase sobre a provisão de cuidados de saúde para essa população deveria estar na manutenção da capacidade funcional. A maior parte das pessoas idosas que vivem na comunidade está cognitivamente intacta e plenamente independentes em suas atividades da vida diária. Infelizmente, importantes limitações nas atividades, devido a condições crônicas, tornam-se cada vez mais comuns com o avanço da idade. Um prejuízo funcional importante é visto em apenas 5% daquelas pessoas com 65-74 anos, enquanto aos 85 anos esse número sobe para 35-40%. Mesmo se a pessoa mantém uma independência funcional até a terceira idade, o risco de se tornar debilitado por um longo período ainda é alto. Para pessoas independentes entre os 65 e os 70 anos, a "expectativa de vida ativa", aquela porção dos anos restantes caracterizada pela independência, representa cerca de 60%, uma porção que cai para 40% aos 85 anos.

A avaliação do paciente idoso deve focalizar-se sobre o que o paciente pode fazer, relativamente àquilo que ele deveria ser capaz ou desejaria fazer e sobre a identificação de prejuízos funcionais recentes que podem ser reversíveis. Embora um diagnóstico completo e preciso seja essencial, o choque funcional de cada diagnóstico deve ser avaliado. Diagnósticos específicos freqüentemente têm pouca relação com o *status* funcional, e a extensão da lista de diagnósticos oferece pouco *insight* para as necessidades específicas e capacidades de determinado idoso. Uma longa lista de diagnósticos pode dar ao médico a falsa impressão de que um paciente apresenta desequilíbrio ou está fragilizado quando pode não ser absolutamente o caso. Portanto, os próprios diagnósticos são freqüentemente um critério fraco para avaliar-se o estado de saúde e as necessidades de um idoso.

Enfoque na Avaliação Funcional Abrangente dos Idosos

A avaliação funcional é mais útil quando um enfoque sistemático e padronizado é usado. O Subcomitê sobre o Envelhecimento do *American College of Physicians* desenvolveu um enfoque útil e simples para a avaliação rotineira do estado funcional de pessoas idosas (Lachs *et al.*, 1990). A abordagem focaliza-se sobre áreas-alvo específicas que representam uma fonte comum de deficiência funcional, mas que freqüentemente são ignoradas quando história e técnicas convencionais de exame físico são usadas. Essas áreas são discutidas abaixo:

Prejuízos sensoriais tornam-se cada vez mais comuns com o envelhecimento e podem ser devastadores para a pessoa idosa. A visão fraca pode contribuir para o isolamento e aumentar o risco de quedas A perda visual, particularmente por catarata, pode ser evitada pelo exame e encaminhamentos apropriados. A perda auditiva também está associada ao isolamento, estado confusional e depressão. Aparelhos auditivos podem melhorar substancialmente a qualidade de vida de um idoso.

As escalas de *atividades da vida diária* são úteis para determinar-se a capacidade da pessoa idosa para atuar independentemente. Algumas dessas incluem a capacidade para banhar-se, vestir-se, fazer a higiene, mover-se e pentear-se independentemente. Os instrumentos de atividades da vida diária são usados para avaliar medidas tais como capacidade para usar o telefone, fazer compras, cozinhar, lidar com finanças e usar meios de transporte com independência.

Quedas e prejuízo na mobilidade são freqüentes nos idosos e podem ser avaliados pela simples observação enquanto um paciente levanta-se de uma cadeira, caminha e senta-se novamente. A casa do paciente deve ser examinada sempre que possível para a verificação de obstáculos como tapetes, capazes de se enrolarem sob os pés, e adaptações ambientais (tais como barras nos banheiros) devem ser providenciadas sempre que necessárias. A terapia física e o uso adequado de bengalas e andadores pode prevenir ferimentos.

A *incontinência urinária* é um problema comum nos idosos, podendo haver relutância para a discussão disso, por essas pessoas. A menos que o médico indague do paciente sobre a perda involuntária de urina, um problema existente pode permanecer sem detecção. Existem muitas causas reversíveis de incontinência, como infecções, retenção de fezes, condições médicas como diabete melito e medicamentos como diuréticos, sedativos e anticolinérgicos. A consulta urológica pode ser útil no tratamento de causas mecânicas de incontinência.

A *deficiência nutricional* nos idosos pode ser multifatorial e refletir fatores como doença, depressão ou incapacidade para fazer compras ou cozinhar. O monitoramento do peso em cada consulta é uma ferramenta apropriada de triagem.

O *prejuízo cognitivo* é um problema comum nos idosos, podendo ser ignorado, a menos que especificamente testado. Testes confiáveis, facilmente administrados e breves do estado mental, tais como o Miniexame do Estado Mental (Folstein *et al.*, 1975), oferecem dados importantes sobre o estado mental de pessoas idosas cujo prejuízo cognitivo aparentemente leve pode ser incorretamente rotulado como "normal" para sua idade (Kane e Kane, 1981). Se o estado mental é considerado prejudicado, causas reversíveis como medicamentos, doença da tireóide, deficiência de B_{12} ou folato, ou depressão devem ser buscadas e tratadas.

A idade avançada pode ser um período de muitas *perdas* para as pessoas idosas — perda de um cônjuge, amigos, emprego e saúde. A depressão é comum nos idosos; ela pode ser devastadora para muitos pacientes e pode ter sérias conseqüências. Perguntar simplesmente aos pacientes se já se sentiram tristes ou deprimidos pode ser o primeiro passo para uma conversa. As escalas de avaliação do humor, como a desenvolvida por Yesavage e Brink (1983), são úteis para uma investigação mais aprofundada.

Uma outra dimensão importante da avaliação funcional é a determinação do *estado social e econômico* do paciente. Os cuidados de saúde de pessoas idosas, talvez mais do que qualquer outro grupo, são influenciados pelo sistema de apoio social que lhes está disponível. A rede de apoios atuais e informais, tais como família e amigos, tem um importante papel na modulação do choque clínico da doença subjacente e é freqüentemente o principal determinante nas decisões para a institucionalização de idosos. Para cada pessoa idosa debilitada em um asilo com cuidados de enfermagem, existem aproximadamente duas pessoas idosas igualmente debilitadas vivendo na comunidade, que freqüentemente permanecem ali em virtude do papel crítico de sistemas de apoio informais, que oferecem aproximadamente 80% de seus cuidados de longo prazo.

Promoção da Saúde e Prevenção da Doença em Idosos

Não muitos anos atrás, seria paradoxal discutir a promoção da saúde e a prevenção da doença em idosos. Recentemente, entretanto, esse se tornou um tema importante na geriatria, em virtude tanto do notável aumento na longevidade quanto da consciência de que as mudanças fisiológicas e fisiopatofisiológicas associadas com o avanço da idade podem ser mais reversíveis do que as observadas anteriormente.

A prevenção primária consiste em identificar e reverter fatores de risco que podem predispor uma pessoa idosa sem doença ao desenvolvimento da doença no futuro. Isso inclui o uso criterioso das principais vacinas que todas as pessoas idosas devem receber: toxóide do tétano-difteria, vacina do vírus da *influenza* e vacina pneumocócica. Não se deve presumir que os fatores de risco tenham necessariamente efeitos cumulativos ou que pouco será conquistado pela alteração de hábitos há muito existentes. Essa plasticidade dos sistemas orgânicos no envelhecimento é refletida em achados de que exercícios moderados (30 minutos, três vezes por semana) retardam a perda de conteúdo mineral ósseo relacionada à idade em mulheres idosas, incluindo indivíduos em sua nona década de vida que vivem em instituições de cuidados a longo prazo. Similarmente, embora os fumantes mais velhos tenham um risco muito maior de mortalidade cardíaca que os não-fumantes, o abandono do hábito na terceira idade está associado com uma redução rápida e consistente na mortalidade por doença coronariana.

A prevenção secundária consiste da detecção precoce da doença antes de os sintomas serem evidentes. O câncer é a segunda principal causa de morte nos idosos, e 50% de todos os cânceres ocorrem nos idosos (Boring *et al.*, 1991). A detecção precoce de doenças como câncer por meio da triagem é claramente uma proposta atraente. Não é possível, nem seria necessariamente desejável, examinar-se o paciente para todos os tipos de câncer. Portanto, existem diversos critérios para o que torna a doença suscetível à triagem: a doença deve ser prevalente, deve ter um choque sobre a qualidade de vida e deve existir um tratamento que prolongue a vida se instituído no período assintomático da doença. Os testes devem ser sensíveis, específicos, aceitáveis para o paciente e disponíveis a um custo razoável.

Há várias estratégias recomendadas para a triagem de câncer em idosos. A *American Cancer Society* (1980) sugere triagem para câncer de mama com auto-exame mensal, e exame físico e mamografia anuais. O câncer cervical deve ser avaliado anualmente com esfregaços de Papanicolau até que três ou mais sejam negativos após os 65 anos. A triagem para câncer do cólon é defendida com exames digitais anuais do reto, teste para sangue oculto nas fezes, e retrossigmoidoscopia a cada três-cinco anos. O exame físico anual da pele e da cavidade oral, bem como palpação da próstata devem ser realizados.

Um outro aspecto da prevenção secundária no cuidado dos idosos é o reconhecimento de que alterações fisiológicas ou patológicas tão comuns na idade avançada, a ponto de serem consideradas parte do "envelhecimento normal", não devem ser consideradas como algo sem risco e são mais bem avaliadas como reflexos do envelhecimento "habitual". Portanto, embora a pressão sangüínea sistólica aumente com o avanço da idade, também está claro que esse aumento está associado com um maior risco de acidente cerebrovascular e doença cardíaca coronariana. Elevações no açúcar sangüíneo representam uma outra alteração do envelhecimento potencialmente perigosa, embora geralmente sejam consideradas inofensivas.

A Figura 2-3 exibe o risco associado com o envelhecimento habitual. A curva mais distante à direita, intitulada "Óbito", representa a taxa de mortalidade atual específica à idade nos Estados Unidos. Essa curva algo retangular é típica de nações desenvolvidas. A curva seguinte, chamada de "Deficiência", exibe a proporção da população, em qualquer idade, que está sem deficiências. Com o avanço da idade, a proporção de indivíduos com deficiências na população aumenta bastante. A próxima curva, chamada de "Doença", representa uma estimativa teórica da emergência crescente de processos de doença específicos com o aumento da idade, tais como doença cardíaca, demência, osteoporose e hipertensão.

Como pode ser visto em qualquer idade, a proporção de indivíduos que ainda estão vivos pode ser dividida entre aqueles que ainda não desenvolveram doença, aqueles que estão doentes, mas ainda não desenvolveram uma deficiência por sua doença, e aqueles que desenvolveram deficiências por sua doença. O principal objetivo dos esforços iniciais de promoção da saúde voltados ao envelhecimento patológico é conter a emergência da doença. Os esforços de prevenção terciária tentam identificar a doença existente em um ponto em que a intervenção reabilitadora ainda pode diminuir a deficiência. Portanto, o objetivo da prevenção em idosos é mudar as curvas de doença e deficiência para a direita, de modo que elas possam aproximar-se da curva de mortalidade.

A curva final na Figura 2-3, chamada de "Risco", oferece uma estimativa teórica da proporção da população sem doença, em qualquer idade, que desenvolveu mudanças fisiológicas relacionadas à idade, que trazem um risco considerável e que, portanto, poderia ser considerada como tendo o que chamamos de envelhecimento "habitual". A população abaixo da curva de doença, portanto, pode ser dividida em uma população muito abaixo da curva de risco (aquelas pessoas

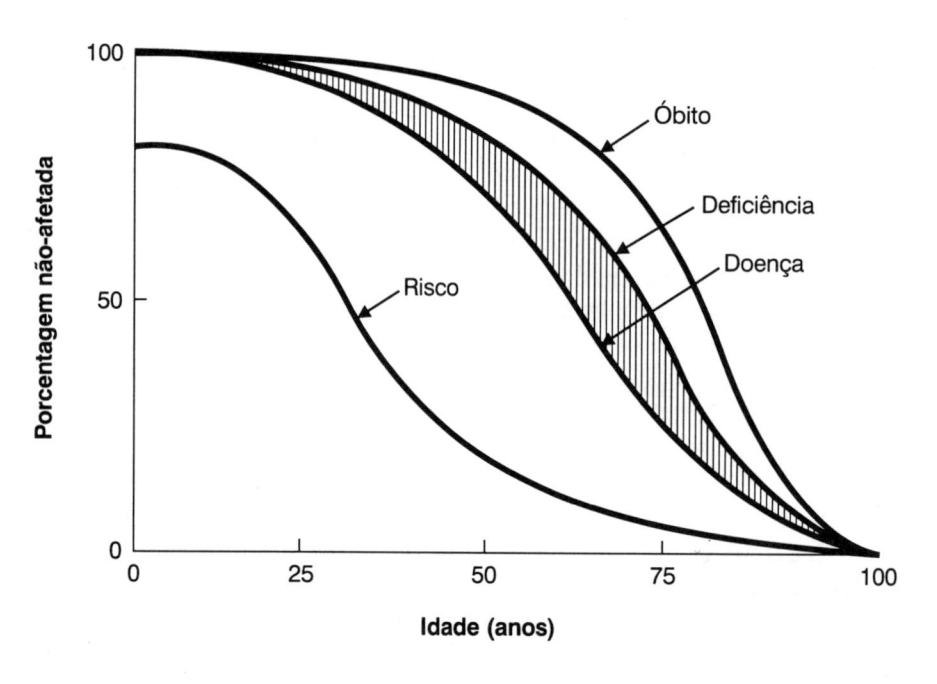

Figura 2-3. A relação da idade com a sobrevivência, deficiência, doença e risco de doença na população dos Estados Unidos.
Fonte: Adaptado da World Health Organization. *The Uses of Epidemiology in the Study of the Elderly* (Technical Report Series 706). Geneva, Switzerland, World Health Organization, 1980. Usada com permissão.

que estão envelhecendo "com sucesso") e uma população maior de indivíduos que estão entre as curvas de risco e doença, das quais se poderia dizer que demonstram o envelhecimento habitual. O objetivo dos esforços de promoção à saúde geriátrica seria mudar essa curva de risco para a direita. As estratégias para efetivar com facilidade a transição do envelhecimento habitual para o envelhecimento bem-sucedido incluem intervenções sociais, comportamentais, biomédicas e farmacológicas.

Neste capítulo, tentamos apresentar uma revisão ampla do conhecimento atual envolvendo as mudanças fisiológicas associadas com o envelhecimento e os princípios que governam a avaliação completa dos pacientes idosos. Embora esses fatores sejam críticos para o cuidado apropriado de todos os pacientes idosos, eles podem exercer um papel especialmente importante e papéis freqüentemente negligenciados naqueles indivíduos para os quais a idade avançada é complicada pela doença psiquiátrica. A base de dados emergente sobre a fisiologia geral do envelhecimento oferece um fundo adequado para a discussão detalhada de alterações relacionadas à idade e às doenças no sistema nervoso central.

Referências

Abbott RD, Donahue RP, MacMahon SW et al. Diabetes and the risk of stroke: the Honolulu heart program. *JAMA* 257:949-952, 1987.

American Cancer Society. Guidelines for the cancer related checkup. *Cancer* 30:194, 1980.

Amery A, Brixko P, Clement D et al. Mortality and morbidity results from the European working party on high blood pressure in the elderly trial. *Lancet* 1: 1349-1354, 1985.

Anderson WF. The prevention of illness in the elderly: the Rutherglen experiment in medicine in old age: proceedings of a conference held at the Royal College of Physicians. London, Pitinan Medical, 1966.

Bahemuka M & Hodkinson HM. Screening for hypothyroidism in elderly inpatients. *BMJ* 2:601-603, 1975.

Besdine RW. Geriatric medicine: an overview. *In: Annual Review of Gerontology and Geriatrics*. Edited by Eisdorfer C. New York, Springer, pp. 135-153, 1980.

———. The data base of geriatric medicine. *In: Health and Disease in Old Age*. Edited by Rowe JW & Besdine RW. Boston, MA, Little, Brown, pp. 1-14, 1982.

Boring CC, Squires TS, Tong T. Cancer statistics, 1991. *CA Cancer J Clin* 41:19-36, 1991.

Bullamore JR, Wilkinson R, Callagher JC et al. Effect of age on calcium absorption. *Lancet* 2:535-537, 1970.

Carr BR & MacDonald PC. The menopause and beyond. *In: Principles of Geriatric Medicine*. Edited by Andrus R, Bierman EL, Hazzard WR. New York, McGraw-Hill, pp. 325-336, 1985.

Cockcroft DW & Gault MH. Prediction of creatinine clearance from serum creatinine. *Nephron* 16:3141, 1976.

Colandrea MA, Freedman GD, Nichaman MZ et al. Systolic hypertension in the elderly: an epidemiologic assessment. *Circulation* 41:239-245, 1970.

Dahlof B, Lindholm LH, Hanson L et al. Morbidity and mortality in the Swedish Trial in Old Patients With Hypertension (STOP-Hypertension). *Lancet* 338:1281-1285, 1991.

Davidson MB. The effect of aging on carbohydrate metabolism: a review of the English literature and a practical approach to the diagnosis of diabetes mellitus in the elderly. *Metabolism* 28:1095-1101, 1979.

Feller I, Flora JD, Bawol R. Baseline results of therapy for burned patients. *JAMA* 236:1943-1947, 1976.

Folstein MF, Folstein SE, McHugh PR. Mini-Mental State: a practical method for grading the cognitive state of patients for the clinician. *J Psychiatr Res* 12:189-198, 1975.

Gillis S, Kozak R, Durante M et al. Immunological studies of aging: decreased production of and response to T cell growth factor by lymphocytes from aged humans. *J Clin Invest* 67: 937-942, 1981.

Gordon T & Shurtleff D. Means at each examination and inter-examination variation of specific characteristics: Framingham study-exams 1-10. *In: The Framingham Study: An Epidemiological Investigation of Cardiovascular Disease*. Edited by Kannel WB. Washington, DC, National Institutes of Health, pp. 1-53, 1973.

Hannon JH. *The Flushings of the Menopause*. London, Balliere, Tindall & Cox, 1927.

Harman SM & Nankin HR. Alterations in reproductive and sexual function: male. *In: Principles of Geriatric Medicine*. Edite by Andrus R, Bierman EL, Hazzard WR. New York, McGraw-Hill, pp. 337-353, 1985.

Harman SM & Tsitouras PD. Reproductive hormones in aging men, I: measurement of sex steroids, basal luteinizing hormone and Leydig cell response to human chorionic gonadotropin. *J Clin Endocrinol Metab* 51:35-40, 1980.

Harman SM, Wehmann RE, Blackman MR. Pituitary thyroid hormone economy in healthy aging men: basal indices of thyroid function and responses to constant infusions of thilrotropin-releasing hormone. *J Clin Endocrinol Metab* 58:320-326, 1984.

Harris MI, Hadden WC, Knowler WC et al. Prevalence of diabetes and impaired glucose tolerance and plasma glucose levels in the U.S. population aged 20-74 years. *Diabetes* 36:523-534, 1987.

Hollenberg NK, Adams DF, Solomon HS et al. Senescence and the renal vasculature of normal man. *Circ Res* 34:309-316, 1974.

Kane RA & Kane RL. *Assessing the Elderly: A Practical Guide to Measurement*. Lexington, MA, Lexington Books, 1981.

Kannel WB & Gordan T. Evaluation of cardiovascular risk in the elderly: the Framingham study. *Bull NY Acad Med* 54:573-591, 1978.

Krasinski SD, Russell RM, Samloff IM et al. Fundic atrophic gastritis in an elderly population: effect on hemoglobin and several serum nutritional indicators. *J Am Geriatr Soc* 34:800-806, 1986.

Kronenberg RC & Drage CW. Attenuation of the ventilatory and heart rate responses to hypoxia and hypercapnea with aging in normal men. *J Clin Invest* 52:1812-1819, 1973.

Lachs MS, Feinstein AR, Cooney LM et al. A simple procedure for general screening for functional disability in elderly patients. *Ann Intern Med* 112:699-706, 1990.

Lakatta EG. Alterations in the cardiovascular system that occur in advanced age. *Fed Proc* 38:163-167, 1979.

Livingston EH, Hershman JM, Sawin CT et al. Prevalence of thyroid disease and abnormal thyroid tests in older hospitalized and ambulatory persons. *J Am Geriatr Soc* 35:109-114, 1987.

McKinlay S & Jefferys M. The menopause syndrome. *British Journal of Preventive and Social Medicine* 28:108-115, 1974.

Martin CE. Factor affecting sexual functioning in 60- to 79-year-old married males. *Arch Sex Behav* 10:399-420, 1981.

Minaker KL, Meneilly CS, Rowe JW. Endocrinology of aging. *In: Handbook of the Biology of Aging.* Edited by Finch E & Schneider EL. New York, Van Nostrand Reinhold, pp. 433-456, 1984.

O'Rourke MF. Arterial hemodynamics in hypertension. *Circ Res* 27 (suppl 2):123-124, 1970.

Pathy MS. Clinical presentation of myocardial infarction in the elderly. *Br Heart J* 29:190-199, 1967.

Pearlman CK. Frequency of intercourse in males at different ages. *Medical Aspects of Human Sexuality* 6:92, 1972.

Psaty BM, Furberg CD, Kuller LH et al. Isolated systolic hypertension and subclinical cardiovascular disease in the elderly: initial findings from the cardiovascular health study. *JAMA* 268:1287-1291, 1992.

Riggs BL & Melton LJ III. Involutional osteoporosis. *N Engl J Med* 314:1676-1686, 1986.

Rodeheffer RJ, Gerstenblith G, Becker LC et al. Exercise cardiac output is maintained with advancing age in healthy human subjects: cardiac dilatation and increased stroke volume compensate for a diminished heart rate. *Circulation* 69:203-213, 1984.

Rosenthal MJ, Hunt WC, Garry PJ et al. Thyroid failure in the elderly: microsomal antibodies as a discriminant for therapy. *JAMA* 258:209-213, 1987.

Rowe JW. Clinical research in aging: strategies and directions. *N Engl J Med* 297:1332-1336, 1977.

———. Systolic hypertension in the elderly (editorial). *N Engl J Med* 309:1246-1247, 1983.

———. Health care of the elderly. *N Engl J Med* 312:827-835, 1985.

Rowe JW andres R, Tobin JD et al. The effect of age on creatinine clearance in men: a cross-sectional and longitudinal study. *J Gerontol* 31:155-163, 1976.

Russell RM, Krasinski SD, Samloff IM et al. Folic acid malabsorption in atrophic gastritis: possible compensation by bacterial folate synthesis. *Gastroenterology* 91:1476-1482, 1986.

Savin CT, Casteli WP, Hershman JM et al. The aging thyroid: thyroid deficiency in the Framingham study. *Arch Intern Med* 14 D:1386-1388, 1985.

Shekelle RB, Ostfeld AM, Klawans HL Jr. Hypertension and risk of stroke in an elderly population. *Stroke* 5:71-75, 1974.

SHEP Cooperative Research Group. Prevention of stroke by antihypertensive drug treatment in older persons with isolated systolic hypertension: final results of the Systolic Hypertension in the Elderly Program (SHEP). *JAMA* 265:3255-3266, 1991.

Shock NW, Greulich RC, Anores RA et al. *Normal Human Aging: The Baltimore Longitudinal Study of Aging.* Washington, DC, U.S. Department of Health and Human Services, 1984.

Stamler J, Neaton JD, Wentworth DN. Blood pressure (systolic and diastolic) and risk of fatal coronary disease. *Hypertension* 13 (suppl):I2-112, 1989.

Stokes J, Kannel WB, Wolf PA et al. Blood pressure as a risk factor for cardiovascular disease: the Framingham study-30 years of follow-up. *Hypertension* 13 (suppl):113-118, 1989.

Weale RA. *The Aging Eye.* New York, Harper & Row, 1963.

Weiss ST. Pulmonary system. *In: Health and Disease in Old Age.* Edited by Rowe JW, Besdine RL. Boston, MA, Little, Brown, pp. 369-379, 1980.

White NK, Edwards JE, Dry TJ. Relationship of the degree of coronary atherosclerosis with age in men. *Circulation* 1 (pt 2):645-654, 1950.

Wilson LA, Lawson IR, Brass W. Multiple disorders in the elderly: a clinical and statistical study. *Lancet* 2:841-843, 1962.

World Health Organization. The uses of epidemiology in the study of the elderly (Technical Report Series 706). Geneva, Switzerland, World Health Organization, 1980.

Yesavage J & Brink TL. Development and validation of a geriatric depression scale: a preliminary report. *J Psychiatr Res* 17:37-49, 1983.

Zavaroni I, Dall'Aglio E, Bruschi F et al. Effect of age and environmental factors on glucose tolerance and insulin secretion in a worker population. *J Am Geriatr Soc* 34:271-275, 1986.

3

Alterações da Percepção com o Envelhecimento

Gail R. Marsh, Ph.D.

Alterações na anatomia e na fisiologia do sistema sensorial ocorrem com o avanço da idade. Algumas dessas alterações foram identificadas e podem estar correlacionadas com as mudanças na percepção que também têm sido relatadas em idosos. Entretanto, com os múltiplos sistemas de alimentação e retroalimentação (*feedback*) que caracterizam todo o nosso sistema sensorial, nem sempre é possível saber como as alterações perceptivas específicas estão relacionadas com as mudanças subjacentes na anatomia e na fisiologia. A ênfase, aqui, estará sobre a descrição das mudanças na percepção, relacionando-as às mudanças que ocorrem com o envelhecimento na anatomia e na fisiologia, quando possível.

Muito do que sentimos, degustamos, vemos, ouvimos e cheiramos é alterado e de algum modo controlado pelo contexto no qual os estímulos ocorrem. Esses aspectos "automáticos" de nossos sistemas sensoriais são influenciados pela idade, tanto por alterações nesses sistemas quanto pela perda progressiva da capacidade sensorial específica que priva cada sistema sensorial de seu limiar sensorial básico. Em alguns casos, o "ruído" — isto é, estímulo sensorial estranho, autogerado — também é acrescido ao sistema. Avanços recentes e sofisticados nos procedimentos experimentais tornaram possível levar esses efeitos em consideração e nos permitem compreender melhor algumas das causas subjacentes às alterações perceptivas que ocorrem com a idade.

Visão

Quatro alterações principais ocorrem nos olhos e sistema visual com a idade: 1) achatamento da superfície da córnea, o que reduz seu poder de refração; 2) alterações no cristalino, que fazem com que disperse os raios luminosos e absorva algumas das ondas mais curtas do espectro; 3) perda da capacidade do cristalino para acomodar mudanças no foco visual; 4) perda dos elementos da retina e sistema de processamento neuronal necessários para processar e interpretar as imagens que chegam à retina. Com o avanço da idade, os problemas visuais mais comuns incluem catarata, glaucoma e degeneração da mácula. Nas seções seguintes desta discussão sobre a visão, examina-se como a percepção é alterada ao longo das dimensões costumeiras medidas na visão e explora-se brevemente as mudanças correlacionais atualmente conhecidas na anatomia e na fisiologia.

Acuidade

A capacidade para perceber uma imagem clara pela resolução de pequenos detalhes espaciais quando se olha diretamente para um objeto, quer esteja próximo ao observador ou muito distante, é avaliada medindo-se a acuidade do observador. A acuidade para objetos distintos (freqüentemente testada pelo gráfico de Snellen) é chamada de *visão para longe*. A acuidade para estímulos próximos ao observador, ou *visão para perto*, começa a diminuir perceptivelmente para a maioria das pessoas entre os 40 e os 55 anos. Isso se deve amplamente ao fato de que a lente do cristalino, que cresce continuamente, torna-se muito grande e começa a impedir a acomodação para objetos próximos — ela pode não ser mais trazida suficientemente de volta a uma forma esférica.

Entretanto, até mesmo a visão para longe apresenta deterioração na acuidade após os 40 anos. Essa perda da acuidade visual pode não ser tão perceptível ao observador, porque raramente contamos com nossa visão para longe para obtermos informações do mesmo modo como desafiamos nosso sistema visual em uma faixa próxima — como com um texto em letras pequenas. A diminuição na acuidade visual com a idade parece ser aproximadamente linear, e tem sido relatada por vários pesquisadores em estudos usando grandes populações (Pitts, 1982). Em um estudo (Gittings e Fozard, 1986), os investigadores acompanharam os sujeitos longitudinalmente por cerca de 15 anos e descobriram que a acuidade para longe diminuía constantemente durante a vida adulta, mas o decréscimo não se tornava perceptível até por volta dos 65 anos de idade. Gittings e Fozard também descobriram diminuições na acuidade da visão para perto, que caía de uma forma abrupta por volta dos 40-45 anos e se nivelava entre os 55 e 60 anos. A medição da acuidade provavelmente teria diminuído ainda mais, se a escala de medição pudesse ser mais precisa. Em medições da visão para perto corrigida, a queda não era tão abrupta, mas persistia de um modo muito semelhante àquele da visão para longe.

A mudança física que provavelmente explicaria as mudanças na acuidade da visão para perto nos primeiros anos, como demonstrado nesses estudos longitudinais, é o controle diminuído da lente do cristalino. Uma vez que nenhuma acomodação pela lente era necessária nos testes de visão para longe, a explicação para a perda da acuidade visual para longe tende mais a envolver dificuldades no envio de uma imagem clara para a retina e alterações nos sistemas neurais que interpretam a imagem. Perdas dos receptores da retina (Marshall *et al.*, 1980) e um número diminuído de fibras neuronais deixando a retina (Dolman *et al.*, 1980) ocorrem com a idade. Além disso, por volta dos 60 anos, a perda de neurônios na área da mácula no córtex visual primário é de cerca de 25% e por volta dos 80 anos, essa perda é muito substancial – cerca de 50% (Devaney e Johnson, 1980). Os neurônios no córtex visual que representam a área da mácula são os mais importantes para a maioria das atividades visuais de nosso tempo, e é especificamente essa porção da retina que está envolvida nas medições do gráfico de Snellen para a acuidade.

Diversos outros fatores, mais periféricos, também degradam a imagem sobre a retina e afetam os testes de acuidade da visão para longe. Um desses fatores é a ofuscação. A ofuscação nada mais é que a luz desviada alcançando a retina. Essa luz desviada é gerada por uma deflexão aleatória da luz para longe da imagem focalizada na lente cristalina e no humor vítreo. Essa luz desviada sobre a retina é "interferência" acrescida à imagem, que reduz a capacidade do sistema visual para gerar uma clara percepção do estímulo. A perda de elementos da retina devido a ferimentos ou falta de suprimento sangüíneo suficiente também torna-se um fator importante na idade avançada. Pode haver uma perda significativa nos cones entre os 40 e 60 anos, e após os 70 anos pode haver uma crescente deterioração no suprimento sangüíneo. Com vasos sangüíneos esclerosados e deterioração do epitélio pigmentado (que sustenta os elementos da retina), pode haver uma formação maior de novos vasos sangüíneos, que tendem a apresentar vazamentos. Isso pode levar a uma deterioração difusa da retina na área onde ocorre o vazamento.

Um outro problema importante que ocorre com o envelhecimento é uma redução na quantidade de iluminação que alcança a retina. No adulto mais jovem e mais saudável, a íris retrai-se para admitir mais luz, quando a luz disponível no ambiente é diminuída. Entretanto, com o aumento da idade, a íris reage com menor vigor à medida que a iluminação é diminuída, e, portanto, menos luz chega à retina. Em ambientes bem iluminados, existe pouca diferença entre jovens e idosos, mas em uma iluminação gradativamente menor, as pessoas idosas estão em uma desvantagem maior, porque a íris não continua abrindo-se uma vez que níveis crepusculares sejam alcançados. Weale

(1961) mostrou que sob condições de um crepúsculo mais luminoso, apenas cerca de 1/3 da iluminação disponível alcançava a retina de uma pessoa de 70 anos comparada com um adulto mais jovem; ao fazer esse cálculo, Weale levou em consideração todos os fatores observados acima.

Dadas as informações acima, não seria surpreendente descobrir que as pessoas mais velhas têm mais dificuldade para executarem adequadamente tarefas visuais sob condições de baixa iluminação. Na verdade, Sivak e Olson (1982) descobriram que, comparados com adultos mais jovens, os idosos precisavam reduzir a distância até os sinais rodoviários em cerca de 1/3, antes de poderem ler esses sinais. Somando-se a essas dificuldades para ver à noite em uma auto-estrada, estão aquelas dificuldades associadas com a ofuscação e a recuperação dessa (essencialmente o mesmo que uma curva de recuperação fotópica). A ofuscação, naturalmente, pode ocorrer durante o dia, ao dirigir-se contra o sol, mas talvez seja encontrada com maior freqüência quando se dirige à noite, como o resultado de se confrontar faróis vindo da direção oposta. A ofuscação atinge todos os motoristas, mas parece ter maiores efeitos em pessoas com mais de 45 anos (Wolf, 1960). A quantidade de tempo necessária para recuperar-se da ofuscação quase dobra, entre os 25 e os 75 anos. Muitas pessoas mais velhas estão conscientes de suas dificuldades para dirigir à noite e se abstêm disso voluntariamente. Entretanto, deve ser notado que nenhum dos métodos de medição da acuidade visual de motoristas padronizados e usados atualmente pode identificar essas dificuldades de percepção à noite.

Sensibilidade para o Contraste

As medições de acuidade continuam dominando a avaliação clínica da visão, porque essas medições captam muitas informações sobre um aspecto crítico da visão com um teste relativamente simples. Entretanto, um outro método de avaliação da visão, o *teste de sensibilidade para o contraste*, tornou-se popular nas pesquisas sobre a visão. O teste de acuidade salienta vigorosamente a capacidade do sistema visual para resolver detalhes finos no centro do campo visual, quando frente a alvos que têm um alto contraste com seu fundo. O teste da acuidade deixa sem medição aspectos da visão periférica, bem como a capacidade para ver alterações graduais na textura visual e objetos maiores no campo visual. Com o uso de ferramentas de medição da sensibilidade para o contraste, é possível avaliar esses outros aspectos da visão, bem como a acuidade visual.

O estímulo usado na avaliação da sensibilidade para o contraste é a *grade de onda senoidal*. Em suma, uma grade de curva senoidal é um conjunto de áreas claras e escuras verticais e alternadas, semelhante a uma série de listras claras e escuras, exceto que, em vez de mudanças bruscas, as áreas claras e escuras mudam gradualmente, governadas pela função de onda senoidal. A velocidade com a qual elas mudam é chamada de *freqüência espacial*, e a quantidade de mudança entre claro e escuro é o *contraste*. Tipicamente, uma série dessas grades — progredindo de baixas para altas freqüências espaciais — é apresentada, com cada freqüência começando como um campo branco; a extensão de contraste é lentamente aumentada até que o observador possa detectar pela primeira vez a grade.

As grades de baixa freqüência são igualmente bem detectadas por adultos tanto idosos quanto jovens. Entretanto, para grades de freqüência espacial intermediárias e altas, adultos com 70 anos de idade ou mais têm uma sensibilidade significativamente mais fraca, comparados com pessoas mais jovens (Kline *et al.*, 1983; Owsley *et al.*, 1983). As perdas nas altas freqüências espaciais predizem as perdas encontradas com o gráfico de Snellen, o qual se baseia apenas em alvos de alto contraste e alta freqüência. Entretanto, a perda da freqüência intermediária implica perdas para tarefas como ver sinais de trânsito ou outros alvos de ângulo visual médio. O fato de essas perdas realmente estarem presentes foi comprovado pelos achados de Owsley e Sloan (1987), que descobriram que pessoas mais velhas eram menos capazes de detectar ou identificar rostos em baixo contraste. Novamente, essas perdas parecem estar ligadas àquelas ocorridas no sistema nervoso, mas parecem não ser decorrentes de dificuldades na lente do cristalino ou outros meios transparentes do olho; em experimentos com adultos jovens forçados a trabalhar usando dispositivos que distorciam a imagem visual com o propósito de simular as alterações que ocorrem com o envelhecimento não demonstraram as perdas observadas em adultos idosos (Owsley *et al.*, 1983).

Percepção de Profundidade

A quantidade de disparidade nos graus de ângulo visual entre as imagens do olho esquerdo e do direito pode ser aumentada até que o observador detecte a sensação de profundidade. Em adultos entre os 30 e 40 anos de idade, cerca de 100 graus de disparidade são necessários, mas isso aumenta gradualmente para cerca de 200 graus aos 60 anos, e para 300 graus aos 80 anos (Greene e Madden, 1987). A percepção de profundidade pode ser severamente prejudicada em pessoas com uma catarata em um dos olhos (Schor e Heckmann, 1989), que a deve à perda da capacidade para comparar os dois campos visuais no nível necessário de detalhes.

Visão Periférica

Wolf (1967) e Burg (1968) estabeleceram que a extensão do campo visual permanece razoavelmente constante até os 55 anos de idade. Nesse ponto, eles notaram o início de alguma redução da amplitude do campo periférico, especialmente no campo temporal. A visão periférica caía para cerca de 2/3 daquela de adultos jovens por volta dos 75 anos de idade, e para cerca de metade daquela de adultos jovens aos 90 anos de idade. Em estudos mais recentes, os investigadores que testavam a capacidade dos sujeitos para localizarem alvos dentro de 30 graus da visão central enquanto eram distraídos por outros alvos nas áreas periféricas da visão, descobriram reduções significativas na capacidade, com o avanço da idade (Ball *et al.*, 1988; Sekuler e Ball, 1986). Resultados de testes de localização de alvos são claramente mais preditivos do desempenho em tarefas como dirigir, e tendem a ser mais preditivos dos tipos de prejuízos que os idosos demonstrarão sob a maior parte das circunstâncias de vida, que os testes puramente estatísticos para os limites do campo visual. O uso desses testes tem salientado a natureza complexa da percepção – isso é, da percepção sensorial como uma mescla da percepção de estímulos sensoriais e do processamento cognitivo desses estímulos pelo indivíduo.

A perda da visão periférica tipicamente não propicia o mesmo tipo de queixas que estão geralmente associadas com a perda de função na área da fóvea. Isso pode dever-se ao fato de que algumas das funções das áreas periféricas são mais automáticas e, portanto, estão menos disponíveis à atenção consciente. Por exemplo, a detecção de movimento na periferia geralmente propicia um movimento ocular sacádico automático para levar o estímulo eliciador à fóvea para um exame adicional. Quando esse movimento simplesmente não é visto, nenhum movimento ocular é gerado, mas a pessoa não perceberá uma perda de função.

Fatores Temporais

O sistema visual que envelhece mantém uma imagem por mais tempo que o sistema visual de um adulto jovem. Isso é visto mais facilmente no limiar para a *fusão do piscar* (fotoestimulação intermitente). Esse teste envolve uma luz piscando em uma taxa que aumenta até que o observador relata que está percebendo uma luz contínua – isso é, a fotoestimulação. Esse limiar de fotoestimulação é mais baixo em pessoas mais velhas e, embora esse achado deva-se parcialmente a uma quantidade menor de luz que chega à retina, os limiares permanecem significativamente diferentes quando são feitas correlações para esse fator, especialmente após os 60 anos (McFarland *et al.*, 1958; Wolf e Shraffa, 1964). O limiar de fotoestimulação mais baixo para pessoas mais velhas implica a existência de uma alteração no sistema nervoso central, uma hipótese que também é apoiada pelo fato de que os fotorreceptores podem seguir o piscar até freqüências muito mais altas que os limiares de piscar em qualquer idade.

Um outro método para mostrar-se que o envelhecimento aumenta a retenção de um estímulo visual foi demonstrado por Kline *et al.* (1982). Esses investigadores apresentaram a sujeitos idosos e jovens *flashes* seqüenciais de luz vermelha e verde (que se mesclam para formarem a cor amarela) e demonstraram que, em idosos, as luzes vermelha e verde podiam ser mostradas com separações muito mais longas e ainda assim serem percebidas como uma ofuscação amarelada no lugar de dois *flashes* separados de vermelho e verde. Eriksen *et al.* (1970) demonstraram uma integração similar de dois *flashes* de luz para adquirir-se a percepção de maior brilho. Nesses experimentos, a percepção de brilho ocorria durante uma separação mais longa dos *flashes* entre os idosos que participavam nos experimentos, comparados com os sujeitos mais jovens.

O *mascaramento invertido* é um outro modo de se mostrar quanto tempo um indivíduo leva para analisar um estímulo nos primeiros estágios do processamento no sistema visual. O mascaramento é obtido seguindo-se um estímulo-alvo com outro estímulo que tem mais características visuais ou é uma imagem mais intensa que o primeiro, de modo que o segundo age como um estímulo mascarador. Esse mascaramento pode ser obtido enviando-se ambos os estímulos para o mesmo olho ou enviando-se o estímulo-alvo para um olho e o estímulo de mascaramento para o outro olho. O mascaramento é conseguido de uma forma muito mais fácil em pessoas idosas, e em intervalos muito mais prolongados entre o alvo e o estímulo de mascaramento (Walsh, 1976).

Acuidade Visual Dinâmica

A acuidade visual dinâmica é a capacidade para identificar um alvo finamente detalhado em movimento. Burg (1966) descobriu que essa medição de acuidade caía mais rapidamente com a idade que a acuidade estática. Henderson e Burg (1974) descobriram que fracos escores nesta medição correlacionavam-se com números aumentados de acidentes de trânsito, um achado que não se sustentava quando escores de acuidade estática eram considerados. A conclusão natural é que o movimento ocular sob o controle do sistema de rastreamento de busca lenta deve deteriorar-se em pessoas idosas. Isso é confirmado por achados de estudos mais recentes. Long e Crambert (1990) notaram que a acuidade dinâmica, testada entre grupos etários, piora à medida que a velocidade do alvo é aumentada. Eles também determinaram que a acuidade estática e dinâmica não estão correlacionadas, e que se os alvos em movimento são apresentados brevemente de modo que nenhum movimento ocular possa ser iniciado enquanto o alvo está presente (e com iluminação da retina igualada entre os grupos), não existe diferença entre sujeitos jovens e idosos.

Além de terem dificuldade para identificar alvos em movimento, as pessoas idosas são menos capazes de detectar o movimento em um alvo. A avaliação com estímulos simples — tais como linhas e pontos (Whitaker e Elliott, 1989) — e estímulos mais complicados — tais como grades em ondas senoidais oscilantes ou aleatórias (Buckingham *et al.*, 1987) — produziu essencialmente a mesma conclusão: leves decréscimos ocorrem na detecção do movimento durante a meia-idade, mas um declínio mais substancial ocorre após os 60 anos.

Kline e Schieber (1985) propuseram que um modo conveniente de refletir sobre as mudanças na visão que ocorrem com o avanço da idade é pensar em uma mudança transitória prolongada. Essa teoria estava baseada no conceito de que o sistema visual tem dois modos diferentes (ou canais) que emergem de dois tipos diferentes de neurônios encontrados em diferentes pontos da retina. O canal prolongado está apoiado amplamente na fóvea, mantém uma resposta prolongada ao estímulo, é capaz de alta resolução espacial e pode integrar a estimulação durante um longo período de tempo. O canal transitório está perifericamente localizado, responde principalmente a estímulos em movimento ou piscantes, tem fraca resolução espacial e funciona para chamar nossa atenção para estímulos em movimento — geralmente com um movimento ocular automático. Kline e Schieber salientaram que o sistema transitório deteriora-se mais rapidamente com o envelhecimento que o sistema prolongado, dessa forma criando muitas das alterações observadas acima com o avanço da idade.

Distorção das Cores

A capacidade para distinguir matizes diminui com a idade, especialmente após os 70 anos (Dalderup e Fredericks, 1969). A dificuldade para distinguir matizes é maior com ondas mais curtas (o extremo azul-verde do espectro) do que com comprimentos mais longos de onda (o extremo vermelho do espectro). Esse efeito é aumentado nos idosos, conforme ficou comprovado (Knoblauch *et al.*, 1987), freqüentemente sendo atribuído ao efeito de filtragem da lente cristalina que se torna cada vez mais amarelada com a idade (Weale, 1986). Entretanto, até mesmo as primeiras evidências mostravam que isso não explica inteiramente a distorção das cores em pessoas mais velhas, porque observadores idosos que passaram por remoção cirúrgica do cristalino tinham as mesmas dificuldades para distinguir cores no extremo de azul do espectro que os sujeitos com cristalinos intactos (Lakowski, 1962). Estudos mais recentes confirmaram que a perda da sensibilidade na percepção de cores azul-esverdeadas é dependente de alterações nos fotorreceptores e do sistema nervoso central (Owsley e Sloane, 1990).

Envelhecimento e Patologia da Visão

No olho de pessoas idosas existe um maior risco de rompimento de pequenos vasos sangüíneos devido à deterioração das paredes vasculares. Esse vazamento de sangue tanto obstrui os fotorreceptores quanto inicia um colapso do humor vítreo durante a eliminação do vazamento vascular. Isso leva à formação de bolsas de fluido próximas à retina que, naturalmente, não a sustentam, permitindo que ela ceda para a frente e levando a uma deterioração adicional devido ao rompimento e sangramento. Essa patologia vascular leva à perda da percepção, inicialmente devido ao desenvolvimento de pequenos vacúolos no campo visual; esses vacúolos geralmente aumentam em número com a idade, e alguns tornam-se maiores. Esse problema é exacerbado pela hipertensão e pelo diabete. A deterioração do epitélio pigmentado, um tecido muito ativo que sustenta os bastonetes e cones, tende a ocorrer mais em áreas maculares. Além disso, a deterioração epitelial é autoperpetuadora, porque essa deterioração tende a iniciar a invasão da retina pelos vasos sangüíneos do coróide, que são frágeis e muito propensos a romper ou a vazar.

A perda de elementos da retina no campo periférico é mais bem tolerada que a perda de elementos da mesma na área macular, por duas razões. Em primeiro lugar, a estimulação para as células ganglionares da retina no campo periférico vem de muitos bastonetes, enquanto a estimulação para células ganglionares na mácula vem de cones em – ou muito próximo a – uma taxa de um para um. Em segundo lugar, é provável que muito mais do que a área periférica do olho seja cedido a funções mais automáticas que não são conscientemente registradas, diferentemente do que ocorre na área maculada. Entretanto, mesmo na região da mácula, uma área que é destruída será perceptualmente preenchida pelo sistema visual, a menos que a pessoa esteja usando sua visão de tal maneira – como na leitura – que a ausência de estimulação de uma área específica seja freqüentemente remetida à atenção consciente.

O diabete representa um fator de risco para a perda visual, porque a condição está associada com a formação de novos – e frágeis – vasos sangüíneos no olho, que têm uma tendência para romperem-se ou vazar. O glaucoma, uma doença caracterizada por aumento na pressão intra-ocular, tende a destruir a visão periférica primeiro e, portanto, freqüentemente não é percebido até que as funções da mácula sejam afetadas. O glaucoma causa dano neural direto e irreversível, devido à pressão sobre o nervo óptico no ponto em que esse deixa o olho.

Todas essas patologias – degeneração da mácula, diabete e glaucoma, bem como patologia vascular e outras patologias secundárias à alteração física – tendem para a baixa incidência antes dos 60 anos; a incidência começa a aumentar rapidamente após os 70 anos.

Audição

As dificuldades com a audição freqüentemente são encontradas com a idade avançada. Cerca de 25% dos indivíduos com mais de 65 anos cita alguma dificuldade com sua audição, que se torna mais intensa e mais comum entre aqueles nos grupos etários mais velhos. A perda auditiva de leve a moderada parece não produzir dificuldades psicológicas, mas pessoas com perdas de mais de 40 decibéis nas freqüências necessárias para a compreensão da fala estão em maior risco de dificuldades emocionais e reduções significativas na satisfação com a vida (Gilhome-Herbst, 1983). Infelizmente, muitas pessoas idosas com perda auditiva significativa negam sua dificuldade e não aceitam uma terapia apropriada. Além disso, muitos idosos não participam de programas terapêuticos adequados em razão da consciência profissional e pública limitadas sobre a existência desses programas (Shadden e Raiford, 1984).

Limiar Auditivo

A alteração mais notável na audição com o avanço da idade é uma perda da sensibilidade para sons, especialmente nas freqüências mais altas. A faixa para a audição humana é de aproximadamente 20-2.000Hz, mas o teste clínico de audição mais usado avalia a audição na faixa de 250-8.000Hz. Como um resultado, as estatísticas para grandes populações de idosos geralmente não estão disponíveis, exceto para essa faixa mais restrita.

A capacidade para perceber o som dentro da faixa de 50-1.000Hz permanece relativamente inalterada até os anos avançados da terceira idade. Entretanto, acima de 1.000Hz, existe uma deterioração distinta na sensibilidade, começando por volta dos 45 anos de idade e piorando com freqüências mais altas e avanço da idade (Lebo e Reddell, 1972; Spoor, 1967). Em todos os casos, os homens mostram esse efeito em um grau maior que as mulheres. Estudos longitudinais demonstraram praticamente os mesmos tipos de mudanças que são vistas em estudos de cruzamentos (Brandt e Fozard, 1990; Moller, 1981).

A diminuição na capacidade individual para perceber o som é, principalmente, o resultado da crescente insensibilidade da cóclea à estimulação que, por sua vez, deve-se a quatro alterações fisiológicas principais: 1) perda da elasticidade da membrana basilar; 2) perda dos receptores sensoriais na membrana basilar. 3) perda de neurônios (oitavo nervo); e 4) atrofia da *stria vascularis*. O enrijecimento da membrana basilar restringe a amplitude da resposta da membrana e, uma vez que a membrana não pode mais curvar-se tão intensamente quanto antes, a estimulação é difundida sobre muitos receptores sensoriais, em vez de estimularem apenas aqueles na freqüência precisa do estímulo. Isto, além da crescente falta de receptores e neurônios, resulta em um sinal inicial menos preciso para o sistema auditivo. A atrofia da *stria vascularis* diminui a capacidade da cóclea para gerar uma resposta em qualquer freqüência (Schuknecht, 1974). Infelizmente, isso também precipita um fenômeno conhecido como *recrutamento do volume* – em níveis de estimulações que estão exatamente acima dos níveis de conversa, o som passa rapidamente através de uma faixa de audição confortável e se torna dolorosamente alto.

O modelo mais discutido para a perda da sensibilidade auditiva com o avanço da idade é a exposição ao ruído, especialmente ruídos altos por períodos prolongados. A suposição, por alguns, é que essa exposição pode levar a uma perda de receptores. Contudo, esse modelo tem apenas um apoio moderado e é contrariado por dados coletados de pessoas que vivem em ambientes silenciosos (Hinchcliffe, 1959). Os autores do estudo mais freqüentemente citado no qual uma população que vivia em um ambiente tranqüilo foi comparada com outra que vivia em um ambiente ruidoso sugerem fortemente uma interpretação alternativa: uma diferença significativa, genética e dietética, levando a perfis de saúde bastante diferentes entre as duas populações (Rosen *et al.*, 1964). Os medicamentos têm sido examinados apenas esporadicamente como possíveis mediadores ou agentes causais nos prejuízos de audição. Foi estabelecido que uma propensão para danos induzidos por ruídos pode ser aumentada por algumas drogas tais como kanamicina (Prazma, 1981). Além disso, algumas drogas – sendo a aspirina a mais popular – têm sido citadas em termos de aumentarem temporariamente a capacidade de ruído para degradar a percepção (McFadden e Plattsmier, 1983).

Percepção da Fala

Com o envelhecimento, a capacidade para perceber a fala declina mais rapidamente do que se poderia prever a partir de resultados de testes de sensibilidade de tom puro. Entretanto, esses declínios na percepção da fala são relativamente menores sob condições de escuta em silêncio. Prejuízos muito maiores são encontrados quando o ouvinte deve trabalhar sob condições mais difíceis de escuta, como ruído de fundo ou quando existem distorções no sinal apresentado. A fala é um sinal complexo que envolve muitas freqüências, mas, na presença de indicadores suficientes que permitem um contexto lingüístico, ela possui suficiente redundância para permitir a análise complexa pelo sistema nervoso central para a recuperação de palavras mal-interpretadas. Portanto, as diferenças etárias foram significativamente reduzidas em um experimento, quando indicadores lingüísticos foram dados para que os sujeitos compreendessem melhor as palavras apresentadas contra um som de fundo de um coquetel (Dubno *et al.*, 1984). Entretanto, sob condições de ruído de fundo de um coquetel, os indicadores de som em estéreo podem ajudar indivíduos mais jovens a localizarem um ponto no espaço na direção do qual podem virar-se para ouvir como um auxílio para a percepção de palavras-chave, mas indivíduos mais velhos não são beneficiados por esses mesmos indicadores sonoros em estéreo (Warren *et al.*, 1978).

A alteração da fala, por uma breve interrupção a cada 62,5 milésimos de segundo (8Hz), produz um declínio linear na percepção da fala de 100% de percepção em pessoas de 20 anos de idade, para apenas 30% em pessoas de 80 anos (Bergman *et al.*, 1976). Esse efeito parece dever-se às perdas do sistema nervoso central, porque um aumento na razão de tempo preenchido por fala para percepção aumentada de tempo em silêncio nos jovens ajudou os ouvintes mais velhos (Bergman, 1980).

Gustação

A percepção do paladar é dividida em quatro aspectos – salgado, doce, amargo e azedo. Esses aspectos geralmente são estudados independentemente, porque não existe um modelo geral para a forma como os humanos os mesclam quando provam uma substância. Além disso, os humanos quase sempre usam o sentido do olfato juntamente com os quatro aspectos do paladar, mas aqui abordaremos o paladar separadamente do olfato.

A intensidade do estímulo do paladar supostamente depende do número de receptores gustativos estimulados (Arvidson e Freiberg, 1980; Smith, 1971), e, antes de 1970, os investigadores que estudavam o número e a localização dos receptores relataram grandes perdas nesses receptores durante os anos da idade adulta. Entretanto, estudos mais recentes (Arvidson, 1979; Miller, 1988) demonstraram uma grande variabilidade entre os indivíduos que não pode ser explicada pela variável da idade. Portanto, outros fatores – saúde, hormônios, variabilidade genética, ou higiene da boca, por exemplo – podem ser mais importantes que a idade na determinação da densidade e do padrão dos receptores gustativos. Alterações na quantidade e composição da saliva – crescente viscosidade e uma mudança no pH – ocorrem com o avanço da idade. Tudo isso pode funcionar no sentido de tornar as substâncias provadas menos acessíveis ou excitáveis aos receptores. Além disso, a presença de próteses dentárias pode alterar o acesso das substâncias provadas a partes da cavidade oral, bem como alterar o ambiente bucal de outras maneiras.

Conforme relatado, medições do limiar dos quatro aspectos do paladar geralmente deterioram-se com a idade, mas as evidências mais recentes disponíveis sugerem que perdas pela idade, relatadas em estudos anteriores, podem ter sido exageradas. Em estudos mais recentes (Weiffenbach *et al.*, 1982), que envolviam pessoas idosas vivendo em comunidades em vez de populações de asilos com cuidados de enfermagem, os investigadores relataram apenas leves mudanças associadas com a idade, e quando a perda da percepção do paladar era identificada em um sujeito isolado, a perda era freqüentemente em apenas um dos quatro aspectos do paladar. Essa perda de uma única dimensão do paladar, poderia, obviamente, distorcer a percepção geral de paladar do indivíduo, mas isso não foi especificamente abordado na literatura de pesquisas. Se existe uma diferença de alguma magnitude na percepção do paladar a ser descoberta, essa tende a ser atribuível a dois outros fatores que o avanço da idade: uma história de tabagismo ou uso de medicamentos.

Quando os testes são realizados em níveis acima dos limiares, especialmente níveis bem acima do limiar, não existe diferença entre pessoas jovens e idosas em sua percepção da intensidade da substância provada (Bartoshuk *et al.*, 1986). Exatamente acima do limiar de detecção do paladar, parece haver um leve paladar que perdura na boca e que mascara as substâncias provadas, para os idosos. Isso pode dever-se a problemas com a higiene oral, doença peridontal ou efeitos de próteses. Tipicamente, o uso de próteses dentárias e outros possíveis fatores que causam interferência, tais como doença peridontal, não têm sido controlados em estudos sobre o paladar.

Olfato

O sentido do olfato declina com a idade, como tem sido consistentemente relatado; os investigadores geralmente concordam que a causa provável é uma perda crescente de receptores no epitélio nasal em pessoas mais velhas, embora uma outra causa para essa deterioração, diferente de infecção ou inflamação, não tenha sido especificada. Os primeiros estudos sobre o olfato envolviam o uso de odorizadores que eram prejudiciais ou eram usados para proteger o público (tais como o odorizador acrescido ao suprimento residencial de gás natural). Em estudos mais recentes, os investigadores têm usado uma faixa mais abrangente de estímulos e métodos psicofísicos mais extensos.

Usando um total de 18 odorizadores, Venstrom e Amoore (1968) descobriram que para quase todos os odorizadores os idosos eram substancialmente menos capazes de detectar os estímulos, até que as concentrações dos odorizadores alcançassem níveis muito mais altos que aqueles necessários para a detecção por adultos mais jovens. Quando os estímulos são apresentados em níveis claramente acima do limiar, os idosos mostram algum achatamento em sua curva de resposta à intensidade comparados com jovens (Stevens e Lain, 1987). Esse efeito não é evidenciado em estudos do paladar, que descobriram relativamente pouca diferença entre sujeitos mais jovens e mais velhos. A capacidade para identificar — isso é, dar nome — odorizadores em níveis acima do limiar também mostrou um forte declínio entre pessoas com mais de 60 anos (Doty *et al.*, 1984; Wysocki e Gilbert, 1989). Tais experimentos foram realizados usando-se populações muito grandes. Os dados derivados desses estudos não são confundidos por variáveis como a má saúde geral dos sujeitos de teste, nem as conclusões são suspeitas em virtude de tendências da população (por exemplo, uso de populações dos asilos de enfermagem). Atualmente, não foi proposta qualquer teoria capaz de modelar como a percepção de classes específicas de odorizadores deveria declinar ou declinará com a idade (Murphy, 1986).

A identificação de alimentos e o prazer derivado de seu consumo diminuem com a idade, e o tom hedonista da descrição de um alimento é muito mais negativo entre as pessoas idosas que entre as mais jovens (Schiffman, 1977). Como pode ser visto pela discussão acima, muito da dificuldade com o prazer em alimentar-se e identificação do alimento vem de perdas no sentido do olfato, em vez de perdas na percepção do paladar. Portanto, um aumento no odor dos alimentos pode melhorar significativamente a aceitação de alimentos por indivíduos idosos (Schiffman e Warwick, 1988).

Somestesia

A capacidade para detectar o toque sobre a pele diminui com a idade. Existe uma correlação razoavelmente boa entre a perda da sensibilidade na pele sem pêlos com o envelhecimento e a perda dos corpúsculos de Meissner (Kenshalo, 1986). Entretanto, é razoável presumir que deve haver alguma perda também de terminais nervosos, porque a córnea também mostra sensibilidade diminuída com o envelhecimento, e terminais nervosos livres são a única fonte de inervação da córnea (Millodot, 1977). A pele também torna-se menos deformável com o envelhecimento, evitando a estimulação adequada de todos os receptores na pele. A perda de terminais nervosos especializados e a pele menos elástica também poderiam levar à detecção mais fraca de um limiar em dois pontos (isto é, a capacidade para discriminar se um ou dois pontos estão sendo tocados na pele), o que também foi relatado para os idosos (Axelrod e Cohe, 1961; Stevens, 1992). A perda da discriminação em dois pontos, com o avanço da idade, mostrou o maior declínio no dedo e bem menos no braço. Nos idosos, a perda era aumentada pela perda do calor no dedo e podia ser parcialmente invertida pelo aquecimento.

A perda de sensibilidade ao estímulo vibratório é vista principalmente em freqüências superiores de estimulação — acima de cerca de 50-80Hz (Verrillo, 1980). Essas freqüências mais altas supostamente são seletivamente estimulantes dos corpúsculos pacinianos nos ligamentos e tendões, assim indicando perdas nesse sistema com a idade. Uma perda similar não é vista em freqüências mais baixas de estimulação; freqüências abaixo de 50Hz tendem a estimular apenas os tecidos moles — pele e músculos. Entretanto, Kenshalo (1986) notou um decréscimo na resposta nos pés de pessoas idosas à estimulação tanto de alta quanto de baixa freqüência, comparadas com indivíduos mais jovens. Um decréscimo similar não foi visto nas mãos. A maior parte das extremidades inferiores das pessoas idosas foi relatada antes; entretanto, nesse caso, ela supostamente refletia um efeito geral do envelhecimento em vez de um dano ou neuropatia, já que era visto na maioria dos sujeitos e todos haviam sido examinados quanto à presença de neuropatias.

A dor é uma sensação que deve ser medida em pelo menos duas dimensões: sensorial e afetiva. Infelizmente, atualmente não estão disponíveis métodos que possam distinguir claramente entre as várias interpretações de resultados como devendo-se a mudanças nas vias da resposta, à rotulagem afetiva e/ou a níveis alterados de sensibilidade. A maioria dos estudos tem envolvido o uso de calor radiante como a fonte de estímulos dolorosos e tem oferecido relatos de alguma diminuição na sensibilidade à dor, com a idade. Entretanto, alguns investigadores relataram os resultados de estudos que não mostraram diferenças entre sujeitos jovens e idosos (Kenshalo, 1986). Também foram mostradas discrepâncias nos resultados de estudos usando outras fontes de dor (p. ex., estimulação elétrica da gengiva). Em estudos de sensibilidade acima do limiar à dor, os investigadores têm relatado alguma indicação de um efeito de *recrutamento da intensidade* em pessoas idosas (Harkins et al., 1986). O recrutamento da intensidade é um fenômeno similar ao recrutamento do volume (descrito na seção sobre Audição). O recrutamento da intensidade em estudos sobre a dor é definido como um súbito aumento na intensidade após um padrão mais linear de incrementos de resposta em níveis mais baixos de estimulação. Harkins *et al.* interpretaram os resultados como sendo de origem sensorial em vez de afetiva.

Conclusões

Alterações sensoriais devem ser esperadas com o avanço da idade e geralmente podem ser acomodadas como uma parte normal do envelhecimento. As patologias dos sentidos podem exacerbar imensamente essas mudanças e, ocasionalmente, podem ser tomadas como envelhecimento normal, a menos que cuidadosamente examinadas. Os tratamentos para muitas das patologias têm sido ou estão sendo desenvolvidos. Com demasiada freqüência, os tratamentos não são amplamente usados porque não são amplamente discutidos entre os profissionais ou entre o público em geral. Uma melhor comunicação envolvendo esses avanços clínicos será uma ponte bem-vinda sobre a atual lacuna de informações.

Os aspectos práticos de alguns dos declínios sensoriais associados com a idade não foram sempre abordados no passado, embora tenham recebido mais atenção recentemente. Por exemplo, os efeitos das mudanças sensoriais e cognitivas sobre a capacidade para dirigir um veículo motorizado receberam atenção especial em um estudo recente (Barr, 1991). Esse estudo também priorizou aquilo que também pode ser um adjunto necessário a testes de função sensorial, isto é, uma avaliação da extensão em que os sujeitos podem estar sofrendo declínio cognitivo que afeta a eficiência com a qual os sinais sensoriais podem ser processados. Em estudos futuros, os investigadores podem ser capazes de abordar a forma como as áreas cognitiva e sensorial podem sobrepor-se de formas importantes, e também como as mudanças sensoriais podem ser manejadas para melhorar-se a qualidade e a satisfação de vida.

Referências

Arvidson K. Location and variation in number of taste buds in human fungiform papillae. *J Dent Res* 87:435-442, 1979.

Arvidson K & Freiberg U. Human taste: response and taste bud number in fungiform papillae. *Science* 209:807-808, 1980.

Axelrod S & Cohen LD. Senescence and embedded figure performance in vision and touch. *Percept Mot Skills* 12:283-288, 1961.

Ball K, Beard BL, Roenker DL et al. Age and visual search: expanding the useful field of view. *J Opt Soc Am* [A] 5:2210-2219, 1988.

Barr RA. Recent changes in driving among older adults. *Hum Factors* 33:597-600, 1991.

Bartoshuk LM, Rifkin B, Marks LE, Bars P. Taste and aging. *J Gerontol* 41:51-57, 1986.

Bergman M. *Aging and the Perception of Speech*. Baltimore, MD, University Park Press, 1980.

Bergman M, Blumenfeld VG, Cascardo D et al. Age related decrement in hearing for speech: sampling and longitudinal studies. *J Gerontol* 31:533-538, 1976.

Brandt LJ & Fozard JL. Age changes in pure-tone hearing thresholds in a longitudinal study of normal human aging. *J Acoust Soc Am* 88:813-820, 1990.

Buckingham T, Whitaker D, Banford D. Movement in decline? Oscillatory movement displacement thresholds increase with age. *Ophthalmic Physiol Opt* 7:411-413, 1987.

Burg A. Visual acuity as measured by dynamic and static tests: a comparative evaluation. *J Appl Psychol* 50:460-466, 1966.

———. Lateral visual field as related to age and sex. *J Appl Psychol* 52:10-15, 1968.

Dalderup LM & Fredericks MLC. Color sensitivity in old age. *J Am Geriatr Soc* 17:388-390, 1969.

Devaney KO & Johnson HA. Neuron loss in the aging visual cortex of man. *J Gerontol* 35:836-841, 1980.

Dolman CL, McCormick AQ, Drance SM. Aging of the optic nerve. *Arch Ophthalmol* 98:2053-2058, 1980.

Dobr RL, Shaman P, Appelbaum SL et al. Smell identification ability: changes with age. *Science* 226:1441-1443, 1984.

Dubno JR, Dirks DD, Morgan DE. Effects of age and mild hearing loss on speech recognition in noise. *J Acoust Soc Am* 76:87-96, 1984.

Eriksen CW, Hamlin PM, Breitmeyer BG. Temporal factors in perception as related to aging. *Perception and Psychophysics* 7:354-356, 1970.

Gilhome-Herbst K. Psychological consequences of disorders of hearing in the elderly. *In: Hearing and Balance in the Elderly*. Edited by Hinchcliffe R. London, Churchill Livingstone, pp. 174-200, 1983.

Gittings NS & Fozard JL. Age-related changes in visual acuity. *Exp Gerontol* 21:423-433, 1986.

Greene HA & Madden DJ. Adult age differences in visual acuity, stereopsis and contrast sensitivity. *American Journal of Optometry and Physiological Optics* 64:749-753, 1987.

Harkins SW, Price DD, Martelli M. Effects of age on pain perception: thermonociception. *J Gerontol* 41:58-63, 1986.

Henderson RL & Burg A. Vision and audition in driving (report TML-5297). Washington, DC, U.S. Department of Transportation, 1974.

Hinchcliffe R. The threshold of hearing as a function of age. *Acoustica* 9:303-308, 1959.

Kenshalo DR. Somesthetic sensitivity in young and elderly humans. *J Gerontol* 41:732-742, 1986.

Kline DW & Schieber F. Vision and aging. *In: Handbook of the Psychology of Aging*, 2. ed. Edited by Birren JE & Schaie KW. New York, Van Nostrand Reinhold, pp. 296-331, 1985.

Kline DW, Ikeda D, Schieber F. Age and tempora resolution in color vision: when do red and green make yellow? *J Gerontol* 37:705-709, 1982.

Kline DW, Schieber F, Abusaura LC et al. Age and the visual channels: contrast sensitivity and response speed. *J Gerontol* 38:211-216, 1983.

Knoblauch K, Saunders F, Kusuda M et al. Age and illuminance effects in Farnsworth-Munsell 100-hue test. *Applied Optics* 26:1441-1448, 1987.

Lakowski R. Is the deterioration of colour discrimination with age due to lens or retinal changes? *Farbe* 11:69-86, 1962.

Lebo CP & Reddell RC. The presbycusis component in occupational noise-induced hearing loss. *Laryngoscope* 82:1399-1409, 1972.

Long GM & Crambert RF. The nature and basis of agerelated changes in dynamic visual acuity. *Psychol Aging* 5:138-143, 1990.

Marshall J, Grindle J, Ansel PL et al. Convolution in human rods: an aging process. *Br J Ophthalmol* 63:181-187, 1980.

McFadden D & Plattsmier HS. Aspirin can potentiate the temporary hearing loss induced by noise. *Hear Res* 9:295-316, 1983.

McFarland RA, Warren B, Karis C. Alterations in critical flicker frequency as a function of age and light: dark ratio. *J Exp Psychol* 56:529-538, 1958.

Miller IJ Jr. Human taste-bud density across adult age groups. *J Gerontol* 43:B26-B30, 1988.

Millodot M. The influence of age on the sensitivity of the cornea. *Invest Ophthalmol Vis Sci* 16: 240-242, 1977.

Moller MB. Hearing in 70- to 75-year-old people: Results from a cross-sectional and longitudinal population study. *Am J Otolaryngol* 2:22-29, 1981.

Murphy C. Taste and smell in the elderly. *In: Clinical Measures of Taste and Smell*. Edited by Meiselman HL & Rivlin RS. New York, Macmillan, pp. 343-371, 1986.

Owsley C & Sloan ME. Contrast sensitivity, acuity and the perception of real-world targets. *Br J Ophthalmol* 71:791-796, 1987.

———. Vision and aging. *In: Handbook of Neuropsychology,* Vol 4. Edited by Boller F & Grafman J. Amsterdam, Elsevier, pp. 229-249, 1990.

Owsley C, Sekuler R, Siemsen D. Contrast sensitivity throughout adulthood. *Vision Res* 23:689-699, 1983.

Pitts DC. The effects of aging on selected visual functions: dark adaptation, visual acuity, stereopsis and brightness contrast. *In: Aging and Human Visual Function.* Edited by Sekular R, Kline D, Dismukes K. New York, Alan R. Liss, pp. 131-159, 1982.

Prazma J. Otoxicity of aminoglycoside antibiotics. *In: Pharmacology of Hearing.* Edited by Brown RD & Daigneault EA. New York, Wiley, pp. 131-159, 1981.

Rosen S, Plester D, El-Mofty A *et al.* Relation of hearing loss to cardiovascular disease. *Transactions of the American Academy of Ophthalmology and Otology* 68:433-444, 1964.

Schiffman S. Food recognition by the elderly. *J Gerontol* 32:586-592, 1977.

Schiffman S & Warwick ZS. Flavor enhancement of foods for the elderly can reverse anorexia. *Neurobiol Aging* 9:24-26, 1988.

Schor D & Heckmann T. Interocular differences in contrast and spatial frequency: effects on stereopsis and fusion. *Vision Res* 29:837-847, 1989.

Schuknecht H. *Pathology of the Ear.* Cambridge, MA, Harvard University Press, 1974.

Sekuler R & Ball K. Visual localization: age and practice. *J Opt Soc Am* [A] 3:864-867, 1986.

Shadden BB & Raiford CA. Factors influencing service utilization by older individuals. *J Commun Disord* 17:209-224, 1984.

Sivak M & Olson PL. Nighttime legibility of traffic signs: conditions eliminating the effects of driver age and disability glare. *Accident Analysis and Prevention* 14:87-93, 1982.

Smith DV. Taste intensity as a function of areas and concentration: differentiation between compounds. *J Exp Psychol* 87:163-171, 1971.

Spoor A. Presbycusis values in relationship to noise induced hearing loss. *International Audiology* 6: 48-57, 1967.

Stevens JC. Aging and spatial acuity of touch. *J Gerontol* 47: P35-P40, 1992.

Stevens JC & Cain WS. Old-age deficits in the sense of smell as gauged by thresholds, magnitude matching and odor identification. *Psychol Aging* 2:36-42f, 1987.

Venstrom D & Amoore JE. Olfactory threshold in relation to age, sex, or smoking. *Journal of Food Science* 33:290-298, 1968.

Verrillo RT. Age-related changes in the sensitivity to vibration. *J Gerontol* 35:185-93, 1980.

Walsh DA. Age differences in central perceptual processin: a dichoptic backward-masking investigation. *J Gerontol* 31:178-185, 1976.

Warren LR, Wagener JW, Herman GE. Binaural analysis in the aging auditory system. *J Gerontol* 33:731-736, 1978.

Weale RA. Retinal illumination and age. *Transactions of the Illuminating Engineering Society* 26:95-100, 1961.

———. Aging and vision. *Vision Res* 26:1507-1512, 1986.

Weiffenbach JM, Baum BJ, Burghauser R. Taste thresholds: quality-specific variation with human aging. *J Gerontol* 37:372-377, 1982.

Whitaker D & Elliott D. Toward establishing a clinical displacement threshold technique to evaluate visual function behind cataract. *Clinical Vision Science* 4:61-69, 1989.

Wolf E. Glare and age. *Arch Ophthalmol* 64:502-514, 1960.

———. Studies on the shrinkage of the visual field with age. *Highway Research Record* 167:1-7, 1967.

Wolf E & Shraffa AM. Relationship between critical flicker frequency and age in flicker perimetry. *Arch Ophthalmol* 72:832-843, 1964.

Wysocki CJ & Gilbert AN. National Geographic Smell Survey: effects of age are heterogeneous. *In: Nutrition and the Chemical Senses in Aging: Recent Advances and Current Research Needs. Ann N Y Acad Sci* 561:12-28, 1989.

4

Neuroanatomia e Neuropatologia do Envelhecimento

F. Stephen Vogel, M.D.

À medida que o reino animal evoluía filogeneticamente, características estruturais do sistema nervoso eram compartilhadas e modificadas progressivamente, ao longo de incontáveis milênios. Posteriormente, nesse curso de eventos, o cérebro humano adquiriu a facilidade da cognição. Infelizmente, esse atributo adquirido é instável. Ele é transitório em cada cérebro individual e sua perda é indicativa de senescência.

Sem dúvida, a cognição exige propriedades anatômicas e moleculares altamente especializadas. Neste capítulo, apresentam-se inicialmente tais atributos estruturais e, assim, são utilizados como uma base de informações para avaliar a patogênese do declínio intelectual que acompanha a idade cronológica.

Considerações Neuroanatômicas

O cérebro humano adulto pesa aproximadamente 1.350g. Esse peso representa glia (astrócitos, oligodendroglia e epêndima), mielina, vasos sangüíneos e um número astronômico de neurônios. A estimativa aproximada quanto ao número desses últimos é de 20 bilhões. Um importante conceito é o de que cada neurônio é essencialmente uma unidade de estrutura individual, cuja função está integrada a um consórcio com uma rede de células nervosas coligadas. A capacidade funcional de um neurônio torna-se imutável com o desenvolvimento anatômico e o amadurecimento celular; contudo, os neuroblastos embriônicos têm a capacidade para desenvolver funções de acordo com as necessidades do hospedeiro, quando essas necessidades são expressadas cedo, no desenvolvimento embrionário. Portanto, um único hemisfério cerebral assume as funções bilaterais motoras e sensoriais na presença da anormalidade congênita de hemiatrofia do cérebro.

O caráter estrutural de um neurônio é estabelecido durante o desenvolvimento embrionário e no início do desenvolvimento pós-natal. Tanto as células nervosas quanto a glia originam-se do manto germinal, uma zona marginal na área subependimal imediata que é densamente povoada com células neuroectodermais primitivas. Aqui — e apenas aqui, com raríssima exceção — os neurônios sofrem divisão mitótica, um evento do primeiro trimestre do desenvolvimento embrionário. A progênie desses neurônios divididos migra para o córtex cerebral, sendo auxiliada direcionalmente em sua migração por delgados filamentos gliais que servem como "fios condutores" que se estendem do manto germinal ao córtex. Tendo obtido uma posição cortical permanente, os neurônios diferenciam-se e abandonam sua capacidade de reprodução. Essa incapacidade imposta para dividir-se não está isenta de compensações. Apenas abandonando a capacidade para replicarem-se, os neurônios atingem a estabilidade de estrutura, um atributo que é um pré-requisito para a cognição. A estabilidade anatômica permite o acúmulo de informações no presente, permite sua recordação do passado e facilita a formulação de conceitos para o futuro. Não obstante, ela também define uma inevitabilidade do envelhecimento, porque erros e deficiências metabólicas agora tornam-se cumulativos. As deficiências metabólicas não podem ser eliminadas pela divisão celular, de uma forma que caracteriza as células somáticas. Em resumo, a estabilidade estrutural do sistema nervoso humano é simultaneamente o pré-requisito para a cognição e o atributo fundamental para o envelhecimento.

Cada célula nervosa é totalmente envolvida por uma membrana plasmática de três camadas (*membranas de unidade*) que é regionalmente diferenciada em sua estrutura para formar axônios, dendritos e sinapses. Como ocorre com todas as células, a membrana plasmática das células nervosas controla o fluxo de metabólitos entre os neurônios e seu ambiente, especificamente a vasculatura e a neurópila. Áreas selecionadas da membrana plasmática servem como sítios de atividade elétrica, notavelmente nas sinapses, onde a transferência de sinais de neurônio para neurônio é facilitada. O núcleo neuronal está situado no pericário, isto é, corpo celular ou *soma*. O núcleo geralmente varia proporcionalmente em tamanho ao da célula nervosa, variando de 5 a 100mm. De forma análoga a todas as outras células, seu DNA regula a síntese de proteína. Entretanto, nos neurônios, a produção de proteína deve manter não apenas o soma, mas também os dendritos e axônios. A vulnerabilidade imposta por essa relação física é salientada no "fenômeno de dessecamento", uma característica da esclerose amiotrófica lateral. Nesta, os segmentos distais dos axônios motores são o sítio inicial da degeneração estrutural, presumivelmente como uma manifestação de uma inadequação metabólica dentro do pericário.

O pericário contém os ribossomos que sintetizam as proteínas. Os ribossomos são livres, sendo isolados ou agrupados como polirribossomos, ou vinculados ao retículo endoplásmico, uma relação estrutural chamada de *substância de Nissl*. Um neurônio pode mostrar cromatólise, caracterizada estruturalmente como uma expansão do compartimento citoplasmático, uma fragmentação da substância de Nissl, e um deslocamento do núcleo para a membrana plasmática. Essas alterações morfológicas significam dano à célula e são acompanhadas por comprometimentos funcionais.

As mitocôndrias estão amplamente restritas ao pericário. Como na maior parte das células, os mitocôndrios do sistema nervoso funcionam como uma fonte de energia através da glicólise, uma reação em cadeia que usa a glicose para produzir trifosfato de adenosina, com seus vínculos de alta energia. Entretanto, as células nervosas são diferentes em suas necessidades obrigatórias por glicose e também por sua incapacidade para armazenar glicogênio. Essas características aumentam a dependência da glicose e do oxigênio circulantes para um metabolismo aeróbico ininterrupto. Portanto, a hipoxia e a hipoglicemia iniciam prontamente entidades patológicas como a esclerose insular, a necrose laminar e uma perda de células de Purkinje, entre outras. Os lisossomas também localizam-se no pericário e servem como reservatórios de enzimas hidrolíticas. Distúrbios em suas quantidades e presumivelmente em sua capacidade funcional para executar autofagocitose fazem com que eles se expandam ou intumeçam com material residual lipoprotéico. Esses *grânulos de lipofucsina* são evidência de desgaste metabólico. Eles acumulam-se com a idade, mas não em um padrão uniforme ou previsível em termos de tempo. Os neurônios motores dos cornos espinais anteriores são particularmente vulneráveis. Sua taxa de acúmulo é acelerada por distúrbios metabólicos, tais como hipoxia. A longa distância entre o pericário e a sinapse exige uma diferenciação de lisossomas. A transmissão nervosa através da sinapse inicia a produção de vesículas; essas são lisossomas modificados que conduzem atividades autofágicas como vesículas pinocitóticas ou exocitóticas.

Microtúbulos, neurofilamentos e microfilamentos são estruturas especializadas nos neurônios. Os microtúbulos medem de 20-30nm; os neurofilamentos, 10nm; e os microfilamentos, 5nm. Os microtúbulos são cilindros longos e sem ramificações. Eles são formados principalmente da proteína tubulina. Nas células nervosa, os microtúbulos residem predominantemente no pericário, onde podem aparecer individualmente ou em pequenos agrupamentos. Eles estão presentes em números menores nos axônios. Compostos como a colchicina ligam-se aos microtúbulos e prejudicam sua participação funcional no transporte axoplasmático. Os neurofilamentos são únicos às células nervosas. Eles são abundantes nos grandes axônios, onde superam em número os microtúbulos. Nos axônios pequenos e dendritos, os microtúbulos predominam. A proporção de neurofilamentos para microtúbulos é alterada moderadamente como uma característica da idade. Entretanto, em pacientes com doença de Alzheimer ela é modificada ao extremo, como o resultado da formação de placas neurofibrilares.

Os microfilamentos são abundantes em processos de crescimento nervoso. Eles também estão presentes na neuroglia. Compostos como a citocalasina B interferem imensamente com o papel dos microfilamentos na motilidade celular e presumivelmente também no transporte axoplásmico neuronal.

A *sinapse* (termo extraído do grego, significando conectar ou unir) é uma região de anatomia diferenciada, que permite o fluxo direcional de "informações" de neurônio para neurônio. Sua direcionalidade é mais bem apreciada na constância do circuito que define o fluxo dos neurônios sensoriais para os neurônios motores, jamais o contrário. Uma sinapse é uma aproximação das membranas de dois neurônios, sempre fisicamente separadas por um espaço com largura de aproximadamente 20nm. O contato entre um axônio com um corpo celular é chamado de uma sinapse axossomática. Entre um axônio e um dendrito, uma sinapse axodendrítica; entre dois axônios, uma sinapse axoaxônica; e entre dois dendritos, uma sinapse dendrodendrítica. Nesses locais de justaposição, os neurônios liberam substâncias que se difundem pelas fendas intracelulares e servem como neurotransmissores ou neuromodulares. O movimento dos neurotransmissores, íons ou metabólitos de um neurônio para a fenda sináptica, pode iniciar ou modificar uma função de diversas células contíguas, até mesmo da glia. Além disso, a proximidade anatômica de membranas justapostas permite a interação elétrica direta entre células nervosas adjacentes. A polaridade de uma sinapse é definida pela estrutura. Assim, o terminal pré-sináptico é distinguido pela presença de vesículas sinápticas, enquanto os processos pós-sinápticos são marcados anatomicamente por uma densidade aumentada da membrana plasmática. A especialização funcional das sinapses é refletida em sua forma e tamanho e também no número e configuração das vesículas sinápticas. Por exemplo, vesículas pequenas (20-40nm em diâmetro), por seu tamanho, indicam um conteúdo de acetilcolina e caracterizam a sinapse como colinérgica; vesículas de tamanho médio (50-90nm) denotam a presença de transmissores de monoamina. Vesículas grandes (120-150nm) caracterizam células neurossecretoras, tais como aquelas do hipotálamo, que fornecem hormônios polipeptídicos para a pituitária. A segurança de informações sobre os neurotransmissores mais precisamente caracterizados, como a acetilcolina, o ácido gama-aminobutírico e a dopamina, tem cedido uma falsa convicção ao nosso conhecimento fragmentado sobre os numerosos e ainda supostos polipeptídeos neuroativos, tais como a somatostatina, a vasopressina, as endorfinas e similares. O conhecimento limitado envolvendo os papéis funcionais normais desses compostos oferece uma incerteza considerável para hipóteses que sugerem seus papéis específicos na causação de processos de doença, tais como a de Alzheimer. Portanto, uma concentração diminuída de acetilcolina no estado terminal da doença de Alzheimer exige uma clara distinção entre causação e um epifenômeno, antes de sua importância presumir um significado.

Nesta breve discussão, abordou-se o neurônio individual e as características estruturais que evoluem através da diferenciação celular. Até certo ponto, também foi examinado o processo de amadurecimento, isto é, a evolução da topografia do sistema nervoso. Eventos auxiliares tais como a mielinização não devem passar despercebidos; entretanto, a integridade da mielina parece não ser crucial para o fenômeno do envelhecimento. Sua perda aparentemente não é um evento primário no sistema nervoso humano que envelhece, e, portanto, aqui o interesse principal permanecerá com a unidade funcional, o neurônio.

Os eventos embrionários da angiogênese também são importantes para a funcionalidade dos tecidos nervosos. A angiogênese anormal pode ser responsável por anomalias congênitas do sistema nervoso. Mais importante, a desobstrução continuada dos vasos sangüíneos cerebrais é claramente crucial no envelhecimento, já que é freqüentemente comprometida pela aterosclerose e pela hiperplasia fibromuscular hipertensiva.

Deve ser notado que os eventos complexos do desenvolvimento embrionário são acompanhados pela morte celular neuronal programada, chamada de *apoptose*. A palavra *programada* merece uma ênfase, pois reflete a transitoriedade proposital das unidades biológicas dentro de um organismo. Portanto, neurônios defeituosos e supérfluos são perdidos mesmo durante esse intervalo precoce da vida. Poderia ser feita uma analogia ao "escasseamento" de um milharal durante sua fase de crescimento mais ativa. No ponto de divisão neuronal completa, portanto, será apropriado caracterizar o sistema nervoso humano como uma entidade "esculpida", moldada em pedra e incapaz de novo desenvolvimento ou reparações, sujeita apenas ao "envelhecimento", à doença e à degeneração? Ostensivamente, esse conceito tem validade, já que os neurônios não podem reproduzir-se, as células oligodendríticas não podem remielinizar-se e os vasos sangüíneos cerebrais são limitados em sua capacidade para a reparação estrutural. Contudo, mesmo no sistema nervoso humano, existe um processo de reparação chamado de *plasticidade*, que sugere que neurônios maduros têm pelo menos uma capacidade limitada para formarem brotos axônicos e, talvez, novas sinapses. De modo otimista, tem sido sugerido que a formação de novos circuitos sinápticos confere uma capacidade adicional para aprender, uma capacidade adquirida para lembrar novos fatos e uma facilidade para desenvolver novas habilidades. Como indicado, durante o desenvolvimento embrionário, a migração de neurônios e particularmente o desenvolvimento de processos dendríticos e a formação de sinapses são ditados amplamente pelas necessidades funcionais da população. Se a plasticidade serve a uma necessidade premeditada no sistema nervoso humano adulto como uma reação a danos aos tecidos ou como uma resposta a um prejuízo neurológico, isso permanece, contudo, além do conhecimento atual.

Já foi demonstrado que o tecido neural pode ser enxertado em um sistema nervoso alheio. Entretanto, novamente, a capacidade dessas células para realizar reparação útil de prejuízos neurológicos permanece incerta. Com relação a isso, as informações não podem ser transpostas diretamente de animais de laboratório para o homem. O "enxerto" para o cérebro humano de células embrionárias ou adultas selecionadas por sua capacidade para elaborar o substrato (tal como dopamina) apenas fornece esse composto regionalmente e o torna disponível para células metabolicamente comprometidas. Como ocorre com o L-dopa exogenamente administrado, esse substrato restaura temporariamente um grau de funcionalidade à substância *nigra*, mas não corrige o defeito metabólico progressivo que, ao final, leva à morte de células neuronais. Nesse ponto, a terapia de substituição cessa.

O que, então, é específico no sistema nervoso humano que lhe permite cumprir a funcionalidade da cognição? Podemos notar diferenças quantitativas na massa relativa do neocórtex em humanos *versus* aquele de animais inferiores, mas essas variáveis quantitativas são menores, quando comparadas à grandeza da função intelectual nos humanos, contrastada com sua ausência — ou pelo menos quase ausência — em animais inferiores. Obrigamo-nos a admitir, contudo, que nossas próprias capacidades intelectuais não nos oferecem um *insight* significativo para a origem ou modo de operação da cognição. Sendo obrigados a reconhecer esse grande prejuízo no conhecimento, nós indagamos: por que a idade, ou a passagem do tempo, modifica quantitativamente as capacidades cognitivas do sistema nervoso humano?

Patologia dos Distúrbios Mentais Orgânicos

Infelizmente, os conceitos de envelhecimento e demência têm sido associados. Portanto, a passagem inevitável dos anos no calendário tem encorajado uma aceitação de um declínio cognitivo relacionado à idade. Nesse contexto, a demência é vista como um marco inevitável da "velhice". Por exemplo, em 1906, Alois Alzheimer descreveu a ocorrência de placas neuríticas, filamentos intraneuronais excessivos e degeneração granulovacuolar no cérebro severamente atrófico de uma mulher de 51 anos cujo quadro era caracterizado pela demência. Embora alterações morfológicas idênticas tivessem sido observadas anteriormente — geralmente em graus menores — em indivíduos de maior idade cronológica, Alzheimer insistiu que esse distúrbio era distinto, pela relação estabelecida com uma década anterior da vida. A entidade foi chamada de "demência pré-senil" para distingui-la de um distúrbio que ocorria com morfologia idêntica após os 65 anos de idade, uma doença chamada de "demência senil". Infelizmente, a raridade dos exames pós-morte em pacientes de instituições mentais atrasou a percepção de que placas neuríticas, emaranhados neurofibrilares e degeneração granulovacuolar são aparentemente a expressão morfológica de um único processo de doença, não importando a idade. Portanto, os termos "pré-senil" e "demência senil" foram substituídos pela designação de *doença de Alzheimer*. Claramente, estados de doença (notavelmente, doença de Alzheimer, doença cerebrovascular e doença de Pick) ocorrem com maior incidência no sistema nervoso humano com o avanço da idade cronológica. Por essa razão, é importante examinarmos essas entidades enquanto buscamos maiores informações para a questão: "Será que alterações anatômicas e funcionais ocorrem no cérebro como um resultado apenas da idade, isoladamente de um processo de doença?"

Uma lista de causas conhecidas de demência também incluiria doença de Creutzfeldt-Jakob. Entretanto, a transmissão da doença de Creutzfeldt-Jakob para animais de laboratório — e também sua lamentável transmissão de humanos para humanos por transplantes de córnea, por extratos da glândula pituitária e por instrumentos cirúrgicos contaminados — caracteriza-a claramente como um processo infeccioso. Essa caracterização remove a doença de Creutzfeldt-Jakob da categoria "degenerativa" ou de "envelhecimento" e, portanto, de nossa consideração imediata.

Doença de Alzheimer

Os neurônios e processos neuríticos são perdidos durante o curso da doença de Alzheimer. Os giros estreitam-se, os sulcos alargam-se e a atrofia cortical torna-se aparente tanto por tomografia computadorizada quanto no exame pós-morte. O cérebro atrófico da doença de Alzheimer geralmente tem diminuição no peso em aproximadamente 200g. É importante notar, contudo, que as características histológicas da doença de Alzheimer podem estar presentes em um sistema nervoso inalterado em peso ou aparência geral (Terry et al., 1991). Quando a atrofia está presente, e ela geralmente está, tipicamente é bilateral e simétrica, e sua distribuição é predominantemente frontal e temporal (Hooper e Vogel, 1975; Terry et al., 1981). O grau de atrofia nos lobos parietais e occipitais é regularmente mínimo. O cerebelo não está envolvido, e isso distingue, de forma importante, os atributos clínicos da doença de Alzheimer daqueles da doença de Creutzfeldt-Jakob. As meninges não são espessas. Essa característica separa a doença de Alzheimer da paresia geral ou demência paralítica, com as quais compartilha as características de bilateralidade e atrofia simétrica do lobo frontal (Khachaturian, 1985; Probst et al., 1991a) (Figura 4-1).

Três alterações morfológicas servem para individualizar a doença de Alzheimer: formação de placa neurítica, degeneração neurofibrilar e alterações granulovacuolares (Gibson, 1985). Em vista da cronicidade do processo de doença, é notável que os astrócitos geralmente se mantenham tão inativos durante todo o curso desse prolongado processo de doença. A extensão mínima da astrogliose distingue a doença de Alzheimer da doença de Pick e da doença de Creutzfeldt-Jakob; nessas duas últimas doenças, a proliferação astrocítica acrescenta firmeza aos tecidos corticais e oferece um critério diagnóstico durante o exame histológico. Não obstante a coexistência ocasional de angiopatia congofílica, os vasos sangüíneos cerebrais ostensivamente não respondem nem em estrutura nem em permeabilidade à presença da doença de Alzheimer. Curiosamente, não existe uma variação quantitativa na formação de placas senis ou emaranhados neurofibrilares na margem de um infarto cortical que pudesse incidentalmente estar presente no cérebro de um paciente com doença de Alzheimer.

Como mencionado acima, as principais lesões da doença de Alzheimer estão na placa neurítica ou de Alzheimer, emaranhado neurofibrilar e degeneração granulovacuolar. Os dois últimos são processos intraneuronais, enquanto a placa neurítica é uma área focal e grosseiramente esferóide de transformação na neurópila. Embora placas senis e emaranhados neurofibrilares sejam individuais e totalmente distintos em morfologia, eles assemelham-se estreitamente em suas distribuições geográficas. Em geral, ambos predominam nos córtices frontais e temporais e são particularmente proeminentes no hipocampo. A degeneração neurofibrilar em si mesma não está restrita a pacientes com doença de Alzheimer, mas pode ser observada, por exemplo, nos neurônios pigmentados da substância *nigra* em pacientes com parkinsonismo pós-encefalítico.

A placa senil ou neurítica é uma área focal, aparentando pouca anormalidade, em formato globóide,

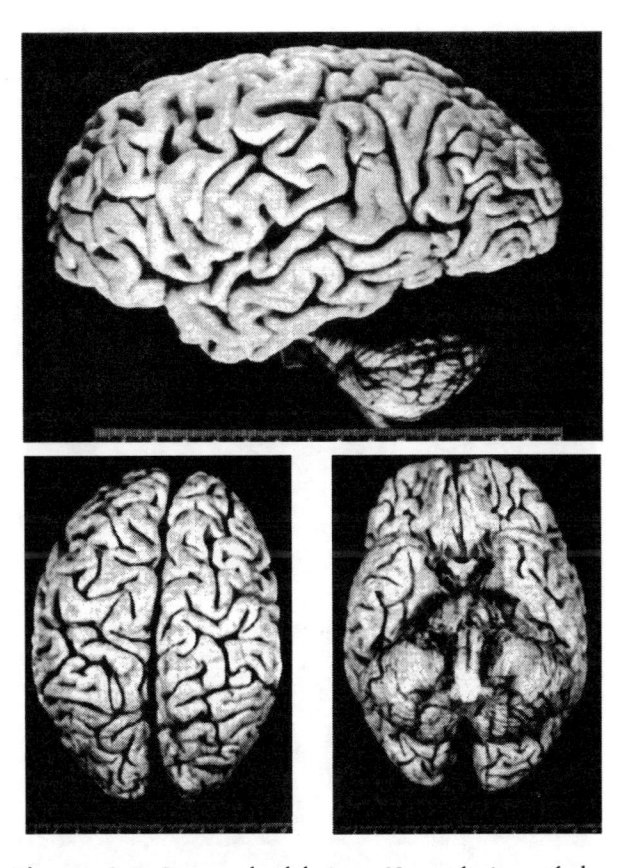

Figura 4-1. Doença de Alzheimer. Na autópsia, o cérebro de um homem de 72 anos com uma história de cinco anos de demência pesava 1.225g e mostrava atrofia cortical moderada, mais marcante nos lobos frontais e temporais.

com diversas centenas de mícrons de diâmetro, e regularmente situada na massa cinzenta. A ampliação por microscopia eletrônica revela a alteração inicial como caracterizada por aumento segmental, ou dilatação aneurística, de cada processo neurítico que cruza o território da placa. Essas neurites segmentalmente aumentados e em formato de salsicha tornam-se inchadas com mitocôndrios e lisossomas degenerados, presumivelmente em virtude da estagnação do fluxo axoplasmático. A lesão globóide curiosamente permanece individual. Ela atinge e retém uniformidade em tamanho, sem aumento adicional. Ela pode agrupar-se com outras placas, mas evita a união. As primeiras lesões têm uma leve argentofilia e, portanto, parecem-se com finas áreas delicadas de material argentofílico e filamentoso. À medida que envelhece, a placa senil ganha densidade. Essa composição resulta de um depósito de compostos nativos tais como ácido mucopolissacarídeo e glicoproteínas e, proeminentemente, do acréscimo de substâncias estranhas, notavelmente amilóides. Como um resultado desses acúmulos, as placas podem ser coradas por uma variedade de agentes, como vermelho congo e azul alciano, entre outros (Figuras 4-2 e 4-3).

A placa senil, como uma criação arquitetônica, é totalmente estranha à composição celular e molecular do cérebro. Entretanto, esse não é o caso da formação do emaranhado neurofibrilar, uma entidade que toma emprestado seu mapa estrutural, bem como sua composição molecular, dos neurofilamentos de 10mm que estão normalmente presentes dentro dos neurônios e que são esparsamente distribuídos no pericário e axônio com o objetivo de impulsionar o fluxo axoplasmático. Os filamentos que constituem o emaranhado fibrilar desviam-se significativamente do normal, tanto em número quanto em sua estrutura emparelhada, entrelaçada e helicoidal. Resta ainda um grau de ordem, contudo, já que cada filamento individual mantém um diâmetro aproximado de 10mm; além disso, a torção circunferencial dos dois filamentos ocorre em intervalos previsíveis de 80nm. Infelizmente, existe uma escassez de conhecimentos envolvendo a natureza do estímulo e os eventos moleculares que iniciam e conduzem a produção excessiva de neurofilamentos e que também os fazem unir-se em formações helicoidais. Embora a natureza do estímulo seja obscura, o estímulo em si não está aparentemente restrito à doença de Alzheimer. Como já foi mencionado, os emaranhados neurofibrilares desenvolvem-se nos neurônios pigmentados da substância *nigra* em pacientes com parkinsonismo pós-encefalítico, bem como nos neurônios cerebrais de pugilistas (Wisniewski *et al.*, 1979).

A configuração helicoidal é única aos neurônios do sistema nervoso central humano e não é uma característica advinda do reino animal inferior. Neurônios de macacos idosos e cães acumulam filamentos excessivos, mas essas fibras não se tornam de configuração emparelhada ou helicoidal. O fenômeno da formação helicoidal não está necessariamente relacionado à superprodução. Na paralisia supranuclear progressiva (síndrome de Steele-Richardson-Olszewski), os filamentos intraneuronais atingem um excesso quantitativo sem formação helicoidal (Tellez-Nagel e Wisniewski, 1973). Os neurônios alterados pela degeneração neurofibrilar são geralmente numerosos no córtex entorrinal, entre as células piramidais do hipocampo e na amígdala. Eles são também prontamente evidentes

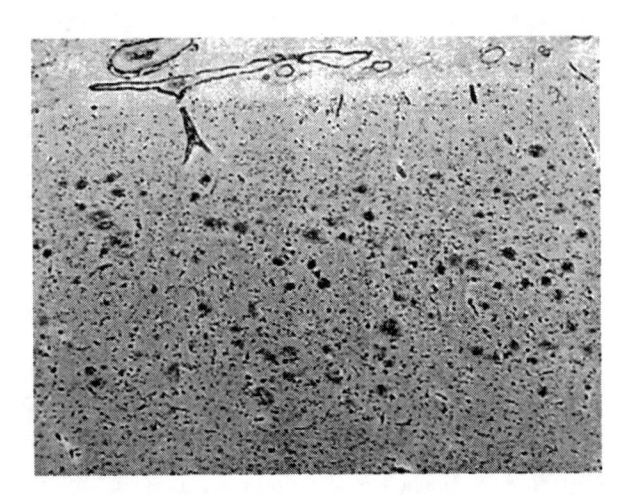

Figura 4-2. Doença de Alzheimer. O córtex entorrinal do cérebro na Figura 4-1 contém numerosas placas neuríticas. Corante de King, 52X.

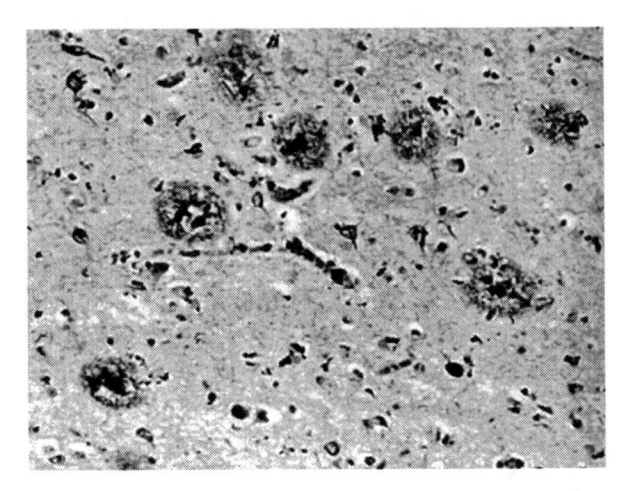

Figura 4-3. Doença de Alzheimer. As placas neuríticas são notavelmente definidas, esféricas e de tamanho uniforme. Seu núcleo denso é amilóide. Corante de King, 250X.

no córtex dos lobos frontal e temporal e são geralmente menos numerosos nas áreas parietal e occipital, com apenas um exemplo ocasional no tronco cerebral. É interessante notar que os neurônios que normalmente acumulam pigmento de lipofucsina não são propensos a desenvolver formação de emaranhado neurofibrilar, embora a lipofucsina, chamada de "pigmento do desgaste", seja vista como uma expressão do "envelhecimento". Também é interessante observar que os neurônios envolvidos pela degeneração granulovacuolar, geralmente as células piramidais do hipocampo, não sofrem a degeneração neurofibrilar, embora neurônios contíguos possam ser severamente alterados pelo acúmulo de neurofilamentos (Figuras 4-4 e 4-5).

A degeneração granulovacuolar é o item menos proeminente na tríade de transformações citológicas na doença de Alzheimer (Woodard, 1962). Os neurônios envolvidos exibem uma fina vacuolização do citoplasma, e cada vacúolo abriga um ou vários grânulos hipercromáticos. A importância da degeneração granulovacuolar escapa ao entendimento atual, mas é específica à doença de Alzheimer e não coexiste no mesmo neurônio com a formação de pigmento de lipofucsina ou degeneração neurofibrilar.

Várias hipóteses têm sido formuladas no que se refere à patogênese da doença de Alzheimer. Todas, exceto as mais recentes, perderam alguma credibilidade, e as mais recentes são demasiado atuais para terem passado pelo exame científico rigoroso. Com o advento da microscopia eletrônica, a ampliação das placas iniciais revelou que os processos neuríticos — axônios e dendritos — são dilatados e inchados como aneurismas com detritos citoplasmáticos particulados. Essa morfologia foi interpretada como indicativa de menor integridade da membrana plasmática, possivelmente o resultado de prejuízo na peroxidação. A administração de vitamina E não forneceu evidências de benefício terapêutico. Logo depois, a intoxicação com alumínio foi implicada (Crapper *et al.,* 1976, 1980; Perl e Brody, 1980). Entretanto, o ceticismo sobre o possível papel da intoxicação com alumínio persistiu, porque análises quantitativas do tecido excederam marginalmente o nível de precisão instrumental, foram equivocadamente elevadas em todos os casos e não eram elevadas em pacientes jovens com síndrome de Down antes do início da formação da placa. Além disso, a exposição ambiental ao alumínio entre trabalhadores que lidam com bauxita não estava associada com um aumento na doença de Alzheimer. O depósito de alumínio no tecido neural é visto, geralmente, como um epifenômeno de quelação. A atenção foi dirigida, então, para o núcleo de Meynert, e por analogia com o parkinsonismo, esse núcleo foi visto como a contraparte da substância negra, onde a deficiência da substância neurotransmissora envolvia os compostos colinérgicos, em vez daqueles do sistema dopaminérgico (Braak e Braak, 1991; Coyle *et al.,* 1983; Davies e Maloney, 1976; Johnston *et al.,* 1979; Rogers *et al.,* 1985. Whitehouse *et al.,* 1982). Mais recentemente, o papel do depósito de beta-amilóide começou a ser investigado ativamente. Não existem dúvidas de que a beta-amilóide é depositada nas placas neuríticas e muito freqüentemente nos vasos sangüíneos cerebrais (este último processo é conhecido como angiopatia congofílica) (Citron *et al.,* 1992; Glenner e Wong, 1984; Haass *et al.,* 1992 Hendriks *et al.,* 1992; Probst *et al.,* 1991b; Quon *et al.,*

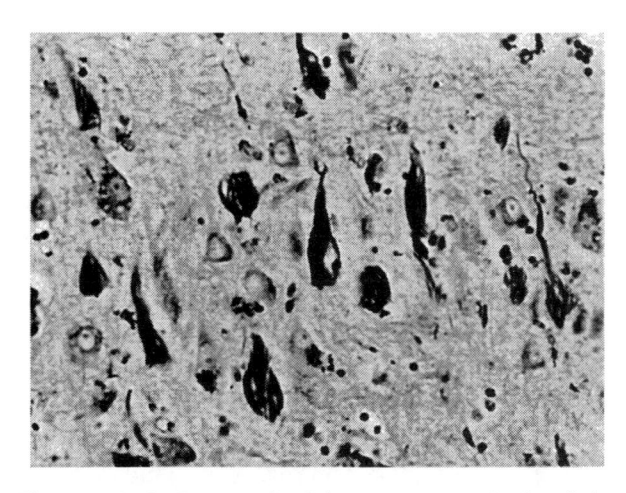

Figura 4-4. Doença de Alzheimer. A camada de células piramidais do córtex do hipocampo do cérebro na Figura 4-1 mostra numerosos neurônios com a degeneração neurofibrilar avançada. Corante de King, 325X.

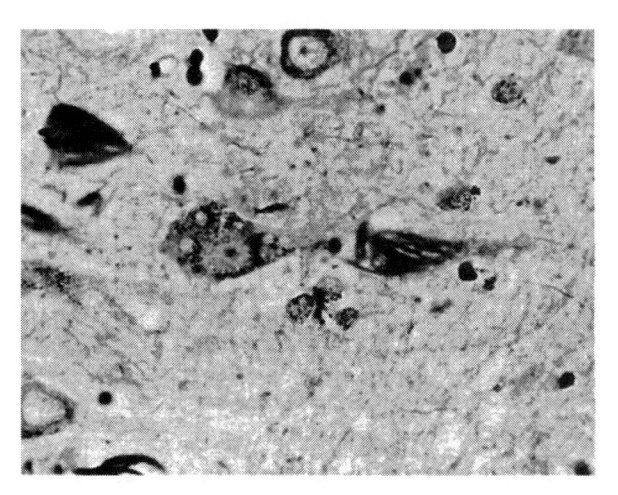

Figura 4-5. Doença de Alzheimer. A degeneração neurofibrilar poupa neurônios com degeneração granulovacuolar. Corante de King, 680X.

1991; Rumble *et al.,* 1989; Sandhu *et al.,* 1991; Wasco *et al.,* 1992; Wirak *et al.,* 1992). Entretanto, o relacionamento patogênico da beta-amilóide com a doença de Alzheimer é aqui considerada por sua ausência, evidenciada por microscopia eletrônica, nas placas em início de evolução (Wisniewski *et al.,* 1989). Uma observação fortuita recebe atenção atualmente na imprensa leiga (Strittmatter *et al.,* 1993). Esses achados sugerem que indivíduos nascidos com uma concentração desproporcionalmente alta de proteína sangüínea hematógena, apolipoproteína E_4, carregam um risco aumentado para o desenvolvimento da doença de Alzheimer. O membro predominante dessa família de proteínas sangüíneas é a apolipoproteína E_3 (ou apo-E_3), um transportador normal de colesterol no tráfego transcelular. Ostensivamente, a apo-E_3 também cumpre um papel fisiológico normal, por suas propriedades de ligação com a tau, uma proteína microtubular dos neurônios, assim compartilhando uma estabilidade de estrutura. É sugerido, ainda, que a molécula E_4 cumpre inadequadamente esta última função, e, portanto, o defeito genético que causa uma superprodução de apo-E_4 acima daquela de E_3 cria instabilidade estrutural nos microtúbulos neuronais; essa instabilidade, por sua vez, se expressa morfologicamente como degeneração neurofibrilar. Infelizmente, existem apenas modelos incompletos de doença de Alzheimer entre animais de laboratório (Martin *et al.,* 1991). Todavia, estão sendo feitos esforços para desenvolver essa importante fonte de informações em animais transgênicos (Quon *et al.,* 1991). A ocorrência regular e precoce de doença de Alzheimer em indivíduos com síndrome de Down permanece uma fonte infeliz, mas preciosa, de informações contra a qual a validade de teorias atuais e subseqüentes deve provar ser verdadeira (Burger e Vogel, 1973; Masters *et al.,* 1985).

Doença de Pick

Classicamente, o termo "doença de Pick" ou *esclerose lobar* significa envolvimento assimétrico de um único lobo, notavelmente o lobo frontal ou temporal. A atrofia pode atingir proporções extremas. Ocasionalmente, um caso de doença de Pick pode mostrar envolvimento mais generalizado e pode ser bilateral e simétrico. Alternativamente, áreas que constituem os gânglios da base podem ser acentuadamente envolvidas. Histologicamente, o córtex envolvido é severamente depletado de neurônios e densamente povoado com um supercrescimento de astrócitos. O marco dessa doença é evidenciado nos neurônios residuais, muitos dos quais são "inchados" e contêm uma ou várias inclusões eosinofílicas, argentofílicas tênues, chamadas de *corpos de Pick*. Os corpos de Pick são formados por neurofilamentos densamente agregados (Muñoz-Garcia e Ludwin, 1984) (Figuras 4-6, 4-7 e 4-8).

Assim, a produção excessiva de neurofilamentos caracteriza muitos estados de doença — notavelmente doença de Pick, pela formação de corpos de Pick; doença de Alzheimer, com a expressão de degeneração neurofibrilar; parkinsonismo, pela formação de corpos de Lewy; e paralisia supranuclear progressiva. Será que a produção excessiva de neurofilamentos é uma manifestação da idade? Pensar-se-ia que não, mas se atribuiria a produção excessiva de neurofilamentos a um distúrbio metabólico específico e não a um evento universal de envelhecimento. Nem mesmo os cérebros de centenários refletem sempre alterações quantitativas na produção neurofibrilar, e quando presentes — como na doença de Alzheimer ou doença de Pick — as alterações

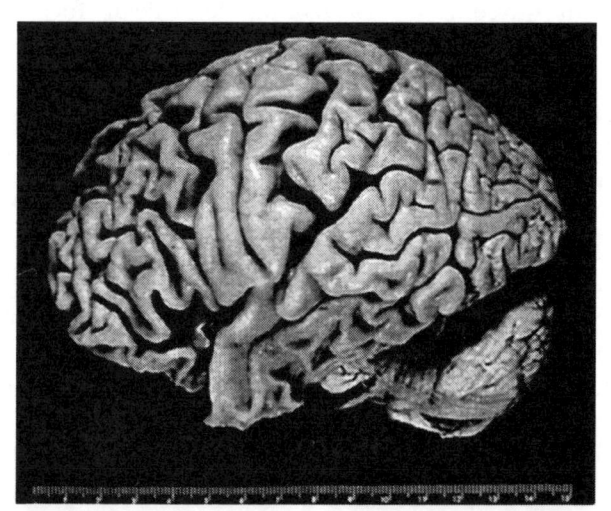

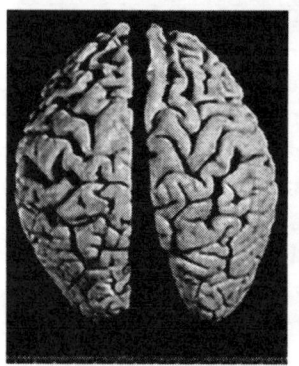

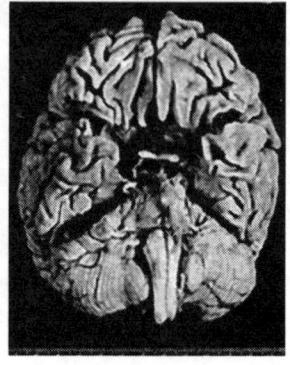

Figura 4-6. Doença de Pick. Na autópsia, o cérebro de um homem de 73 anos que esteve hospitalizado por cinco anos com demência pesava 1.075g. Existe severa atrofia cortical nos lobos frontal e temporal.

são tipicamente restritas a regiões ou sistemas nucleares selecionados. Em resumo, tanto a doença de Pick quanto a doença de Alzheimer são chamadas, mais sensatamente, de "estados de doença" em vez de fenômenos do envelhecimento.

Demência por Múltiplos Infartos

A estenose ou oclusão dos pequenos vasos leva a pequenos infartos, chamados de *lacunas*. Quando o quadro clínico evidencia demência, o termo *demência por múltiplos infartos* é, então, apropriado. Aproximadamente 15% dos indivíduos hospitalizados em virtude de demência severa exibirão, na autópsia, múltiplos e pequenos infartos cerebrais (Tomlinson *et al.*, 1968, 1970). Essas lacunas medem, individualmente, menos de 1cm transversalmente e, embora aleatoriamente distribuídas, são geralmente mais numerosas nos gânglios da base, tálamo e *corona radiata*. Uma perda de cognição via de regra denota um dano global ao funcionamento cerebral. Em caso de demência por múltiplos infartos, o prejuízo na atividade neuronal integrada provavelmente reflete uma interferência nas vias associadas na substância branca. O termo *doença de Binswanger* tem sido aplicado à constelação morfológica de arteriosclerose cerebral, múltiplos microinfartos e uma palidez difusa da mielina (Figura 4-9).

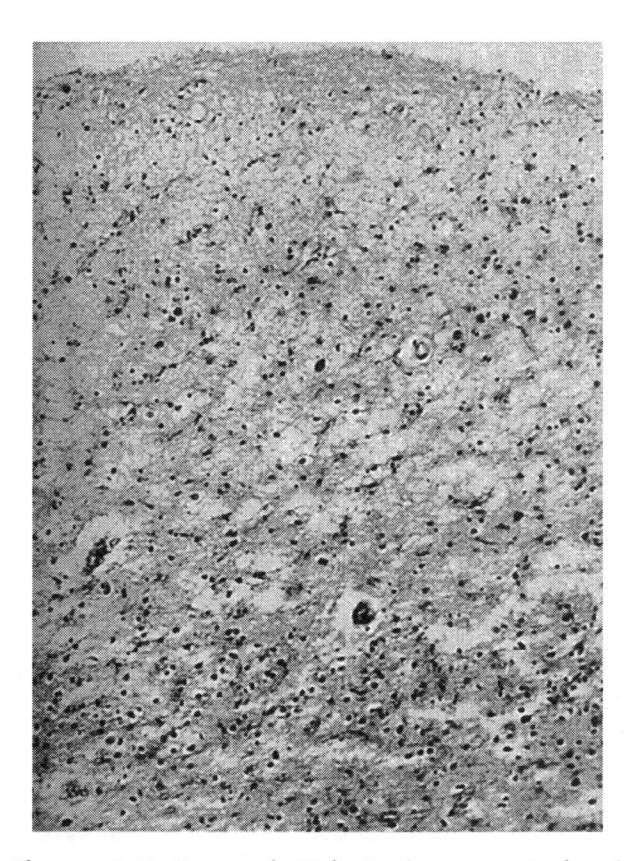

Figura 4-7. Doença de Pick. O córtex entorrinal está quase totalmente despovoado de neurônios e mostra astrogliose fibrilar acentuada. Azul luxol, 100X.

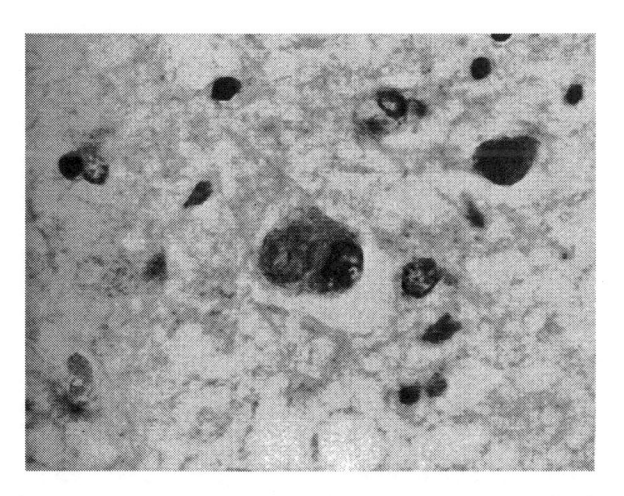

Figura 4-8. Doença de Pick. Um neurônio residual é inchado; o núcleo está deslocado excentricamente e o citoplasma contém um corpo de Pick. Azul luxol, 1.000X.

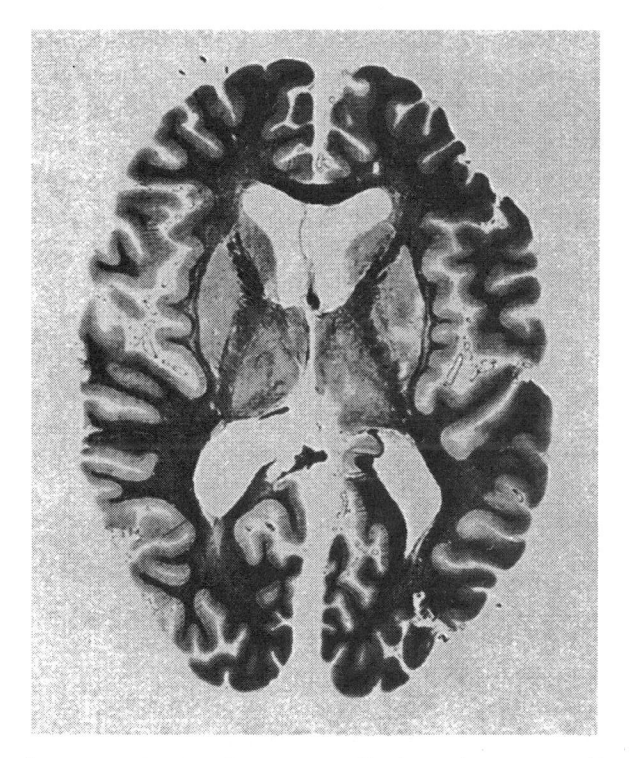

Figura 4-9. Demência por múltiplos infartos. Uma lâmina inteira de uma secção horizontal mostra rarefação e múltiplas lacunas, particularmente nos gânglios da base direitos e tálamo. Azul luxol.

O Cérebro e o Tempo

O foco, nesta seção, está sobre aquela entidade nebulosa, o cérebro idoso não atingido pela doença. É por si só evidente que, com o passar do tempo, o acúmulo de erros metabólicos intraneuronais diminui a capacidade dos neurônios de funcionarem e, em algum período, daí por diante, de sobreviver. Esses eventos dizem respeito a cada célula nervosa individualmente, já que cada uma é uma unidade estrutural e incapaz de reprodução. Como evidenciado pela taxa de despovoamento neuronal, o ponto final de erros metabólicos letais é atingido em uma idade cronológica anterior nos neurônios corticais que naqueles do tronco cerebral ou coluna espinhal.

Está claro que as exigências biológicas ou metabólicas de neurônios individuais são ainda mais desafiadas por eventos sistêmicos e toxinas exógenas. Inquestionavelmente, o despovoamento de neurônios é acelerado pela má circulação. Substratos como oxigênio e glicose são diminuídos, e materiais residuais tóxico celulares, tais como o ácido láctico, tendem a acumular-se, sendo os neurônios funcionalmente danificados e estruturalmente perdidos.

Como mencionado no começo deste capítulo, a própria essência da cognição exige estabilidade estrutural, mas os sistemas biológicos (quer sejam bactérias, amebas ou células hepáticas) perpetuam a atividade biológica apenas por meio de uma capacidade para a reprodução. Portanto, a estabilidade e a longevidade são atributos incongruentes. A cognição não pode ser nada mais que transitória, na presença do tempo (Terry, 1991; Terry *et al.*, 1981).

Referências

Braak H & Braak E. Alzheimer's disease affects limbic nuclei of the thalamus. *Acta Neuropathol* 81: 261-268, 1991.

Burger PC & Vogel FS. The development f the pathologic changes of Alzheimer's disease and senile dementia in patients with Down's syndrome. *Am J Pathol* 73:457-476, 1973.

Citron M, Olterscorf T, Haass C *et al.* Mutation of the beta-amyloid precursor protein in familial Alzheimer's disease increases beta-protein production. *Nature* 360:672-674, 1992.

Coyle JT, Price DL, Des Long MR. Alzheimer's disease: a disorder of cortical cholinergic innervation. *Science* 219:1184-1190, 1983.

Crapper DR, Krishman SS, Quitkat S. Aluminum neurofibrillary degeneration and Alzheimer's disease. *Brain* 99:67-80, 1976.

Crapper DR, Quitkat S, Krishman SS *et al.* Intranuclear aluminum content in Alzheimer's disease, dialysis encephalopathy and experimental aluminum encephalopathy. *Acta Neuropathol* 50:19-24, 1980.

Davies P & Maloney AJ. Selective loss of central cholinergic neurons in Alzheimer's disease. *Lancet* 2:1403, 1976.

Gibson PH. Relationship between numbers of cortical argentophilic and congophilic senile plaques in the brain of elderly people with and without senile dementia of the Alzheimer type. *Gerontology* 31:321-324, 1985.

Glenner GG & Wong CW. Alzheimer's disease: initial report of the purification and characterization of a novel cerebrovascular amyloid protein. *Biochem Biophys Res Commun* 120:885-890, 1984.

Haass C, Koo EH, Mellon A *et al.* Targeting of cell surface beta-amyloid precursor protein to lysosomes: alternative processing into amyloid-bearing fragments. *Nature* 357:500-503, 1992.

Hendriks L, van Duijn CM, Cras P *et al.* Presenile dementia and cerebral haemorrhage linked to a mutation at codon 692 of the beta-amyloid precursor protein gene. *Nature Genetics* 1:218-221, 1992.

Hooper MW & Vogel FS. The limbic system in Alzheimer's disease: a neuropathologic investigation. *Am J Pathol* 85:1-13, 1975.

Johnston MV, McKinney M, Coyle JT. Evidence for a cholinergic projection to neocortex from neurons in basal forebrain. *Proc Natl Acad Sci USA* 76: 5392-5396, 1979.

Khachaturian ZS. Diagnosis of Alzheimer's disease. *Arch Neurol* 42:1097-1105, 1985.

Martin LJ, Sisodia SS, Koo EH *et al.* Amyloid precursor protein in aged nonhuman primates. *Proc Natl Acad Sci USA* 88:1461-1465, 1991.

Masters CL, Simms G, Weinman NA *et al.* Amyloid plaque core protein in Alzheimer's disease and Down syndrome. *Proc Natl Acad Sci USA* 82:4245-4249, 1985.

Muñoz-Garcia D & Ludwin SK. Classic and generalized variants of Pick's disease: a clinicopathological, ultrastructural and immunocytochemical comparative study. *Ann Neurol* 16:467-480, 1984.

Perl DP & Brody AR: Alzheimer's disease: x-ray spectrometric evidence of aluminum accumulation in neurofibrillary tangle-bearing neurons. *Science* 208:297-298, 1980.

Probst A, Langui D, Ulrich J. Alzheimer's disease: a description of the structural lesions. *Brain Pathology* 1:229-239, 1991a.

Probst A, Langui D, Ipsen S *et al.* Deposition of B/ A4 protein along neuronal plasma membranes in diffuse senile plaques. *Acta Neuropathol* 83:21-29, 1991b.

Quon D, Wang Y, Catalano R *et al.* Formation of betaamyloid protein deposits in brains of transgenic mice. *Nature* 352:239-241, 1991.

Rogers JD, Brogan D, Mirra SS. The nucleus basalis of Meynert in neurological disease: a quantitative morphological study. *Ann Neurol* 17:163-170, 1985.

Rumble B, Retallack R, Hilbich C *et al.* Amyloid A4 protein and its precursor in Down's syndrome and Alzheimer's disease. *N Engl J Med* 320:1446-1452, 1989.

Sandhu FA, Salim M, Zain SB. Expression of the human beta-amyloid protein of Alzheimer's disease specifically in the brains of transgenic mice. *J Biol Chem* 266:21331-21334, 1991.

Strittmatter WJ, Saunders AM, Schmechel D *et al.* Apolipoprotein E: high-avidity binding to betaamyloid and increased frequency of type 4 allele in late-onset familial Alzheimer's disease. *Proc Natl Acad Sci USA* 90:1977-1981, 1993.

Tellez-Nagel I & Wisniewski HM. Ultrastructure of neurofibrillary tangles in Steele-Richardson-Olszewski syndrome. *Arch Neurol* 29:324-327, 1973.

Terry RD, Masliah E, Salmon DP *et al.* Physical basis of cognitive alterations in Alzheimer's disease: synapse loss is the major correlate of cognitive impairent. *Ann Neurol* 30:572-580, 1991.

Terry RD, Peck A, De Teresa R *et al.* Some morphometric aspects of the brain in senile dementia of the Alzheimer type. *Ann Neurol* 10: 184-192, 1981.

Tomlinson BE, Blessed G, Roth M. Observations on the brains of non-demented old people. *J Neurol Sci* 7: 331-356, 1968.

——————. Observations on the brains of demented old people. *J Neurol Sci* 11: 205-242, 1970.

Wasco W, Bupp. K, Magendantz M *et al.* Identification of a mouse brain CDNA that encodes a protein related to the Alzheimer's disease-associated amyloid-beta protein precursor. *Proc Natl Acad Sci USA* 89:10758-10762, 1992.

Whitehouse PJ, Price DL, Struble RC *et al.* Alzheimer's disease and senile dementia: loss of neurons in the basal forebrain. *Science* 215:1207-1239, 1982.

Wirak DO, Bayney R, Ramabhadran TV *et al.* Deposits of amyloid beta protein in the central nervous system of transgenic mice. *Science* 255:1443-1445, 1992.

Wisniewski K, Jervis CA, Moretz RC *et al.* Alzheimer neurofibrillary tangles in diseases other than senile and presenile dementia. *Ann Neurol* 5:288-294, 1979.

Wisniewski HM, Wegiel J, Wang KC *et al.* Ultrastructural studies of the cells forming amyloid fibers in classical Plaques. *Canadian Journal of Neurological Sciences* 16:535-542, 1989.

Woodard JS. Clinicopathologic significance of granulovacuolar degeneration in Alzheimer's disease. *J Neuropathol Exp Neurol* 21:85-91, 1962.

5

Mensageiros Químicos

Garth Bissette, Ph.D.

O conceito de substâncias bioquímicas que controlam a comunicação entre células nervosas (ou neurônios) tem suas origens no final do século XIX, quando a famosa discussão entre os anatomistas clássicos Ramón y Cajal e Camillo Golgi foi finalmente resolvida, em favor do primeiro. Cajal e Sherrington haviam descrito lacunas muito pequenas entre os processos de células nervosas adjacentes, que chamaram de "sinapses", de acordo com a palavra grega que significava "tocar". Com base em sua técnica de contraste com prata, Golgi sustentara que as células nervosas na verdade conectavam-se em uma rede neural.

Atualmente, sabemos que Golgi poderia ter proclamado uma vitória parcial, no sentido de que foi comprovada a existência dessas redes em certos invertebrados; entretanto, a vasta maioria das espécies examinadas realmente possui fendas sinápticas entre neurônios que estão em comunicação uns com os outros. Essas áreas são compostas de espessamentos da membrana especializada entre os quais substâncias bioquímicas são liberadas do neurônio pré-sináptico para o espaço intracelular. Essas substâncias então difundem-se entre essa lacuna para seus sítios receptores correspondentes em neurônios pós-sinápticos adjacentes ou células gliais ou para auto-receptores pré-sinápticos.

Esses receptores também são áreas especializadas da membrana celular onde proteínas que cobrem a membrana da célula receptiva são capazes de reconhecer e ligar suas moléculas bioquímicas específicas (ou *ligantes*). O resultado habitual dessa ligação é uma alteração de conformação na proteína receptora que pode abrir um canal através da membrana, seletivo para um elemento iônico em particular, como cálcio, potássio ou sódio. Alternativamente, a união do *ligante* ao receptor pode iniciar uma cascata de alterações sobre as moléculas que estão associadas com o receptor, as assim chamadas espécies segundo-mensageiras como adensina ou trifosfato de guanosina (ATP ou GTP) ou inosina 3'-trifosfato (IP3) e diacilglicerol (DAG). Essas, por sua vez, alteram outras membranas e proteínas intracelulares por uma série de reações bioquímicas, freqüentemente envolvendo o acréscimo ou desaparecimento de um grupo de fosfato sobre a molécula-alvo. Atualmente, está bem estabelecido que muitos receptores diferentes podem ligar-se ao mesmo tipo de molécula neurotransmissora com efeitos pós-sinápticos muito diferentes. Esses eventos geralmente têm um entre dois efeitos sobre o neurônio receptor: uma diminuição em sua taxa de ativação, chamada de *inibição*, ou um aumento em sua atividade, chamado de *excitação*. As biomoléculas que são liberadas na sinapse e se ligam a um receptor produzindo uma alteração fisiológica distinta são denominadas *neurotransmissores químicos*, e apresentam-se em uma ampla variabilidade de classes e estruturas moleculares individuais dentro de cada classe (vide Figura 5-1).

A primeira substância identificada como um neurotransmissor químico foi a acetilcolina, na década de 20. Otto Loewi e Sir Henry Dale demonstraram, independentemente, que essa substância era secretada a partir dos terminais das células nervosas do sistema nervoso periférico, quando suas fibras eram estimuladas, e que possuía efeitos previsíveis e passíveis de reprodução sobre o ritmo cardíaco e a pressão sangüínea. A identificação subseqüente da epinefrina e norepinefrina no sistema nervoso periférico, na década de 40, preparou o terreno para o trabalho que finalmente permitiria avanços nas técnicas para o contraste de componentes específicos dos trajetos bioquímicos sintéticos e degradantes no sistema nervoso central (SNC). Entre 1950 e 1970, esses e outros procedimentos relacionados levaram à identificação do que atualmente são considerados como os neurotransmissores "clássicos" SNC: acetilcolina; as aminas biogênicas, que incluem as catecolaminas, norepinefrina, epinefrina e dopamina; e a serotonina indolamina (5-hidroxitriptamina). Esse trabalho também levou ao reconhecimento de que o ácido gama-aminobutírico (GABA) era um neurotransmissor inibidor. Esses neurotransmissores clássicos são derivados dos precursores aminoácidos pelos passos bioquímicos seqüenciais que estão sob o controle de enzimas específicas. A presença dessas enzimas indica que o neurônio é capaz de produzir o neurotransmissor particular sob investigação, e sua presença, quando associada com procedimentos seletivos de contraste, permite o mapeamento da localização das células nervosas que estão produzindo o neurotransmissor. Foi essa técnica que permitiu a primeira aplicação prática desse conhecimento em evolução para o tratamento de uma doença neurodegenerativa. A identificação das células de dopamina da substância *nigra* como o alvo primário do processo degenerativo na doença de Parkinson conduziu a uma terapia efetiva que ainda hoje é usada, embora a causa da degeneração neuronal e uma cura ainda não tenham sido descobertas. Esse sucesso reforçou o interesse pela descoberta de patologias neuroquímicas em outras doenças neurodegenerativas, tais como doença de Alzheimer e coréia de Huntington, além de haver oferecido esperança para terapias efetivas para a doença mental, baseadas em um desenho racional de drogas.

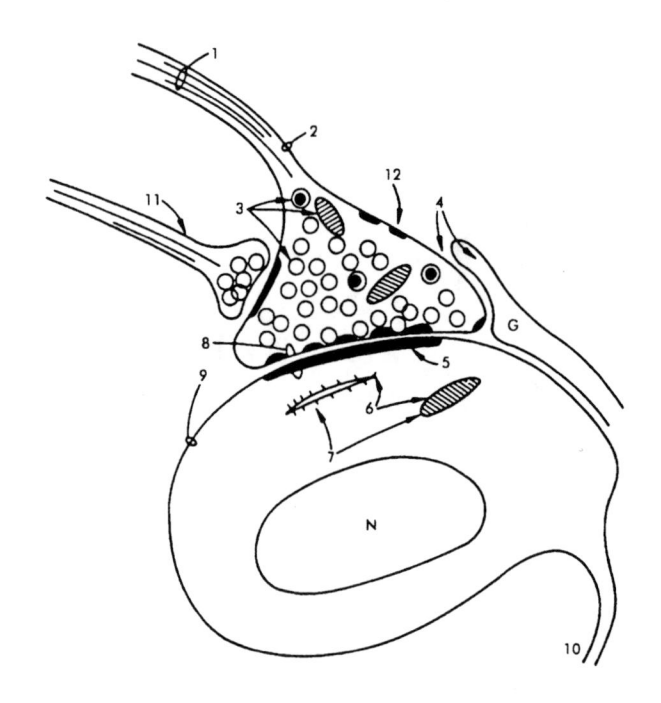

Figura 5-1. Doze etapas no processo de transmissão sináptica, em uma conexão sináptica idealizada: **1.** Transporte pelo axônio. **2.** Membrana eletricamente excitável do axônio. **3.** As organelas e enzimas presentes na terminação nervosa para síntese, armazenagem e liberação do neurotransmissor, bem como para o processo de recaptação ativa. **4.** Enzimas presentes no espaço extracelular e dentro da glia para catabolização da liberação excessiva de neurotransmissores das terminações nervosos. **5.** O receptor pós-sináptico que desencadeia a resposta da célula pós-sináptica para o transmissor. **6.** As organelas dentro das células pós-sinápticas que respondem ao desencadeador do receptor. **7.** Interação entre expressão genética da célula nervosa pós-sináptica e suas influências sobre as organelas citoplasmáticas que respondem à ação do transmissor. **8.** As possíveis etapas "plásticas" modificáveis por eventos na zona de contato sináptico especializado. **9.** A porção elétrica da membrana celular nervosa que, em resposta aos vários transmissores, é capaz de integrar os potenciais pós-sinápticos e produzir um potencial de ação. **10.** Continuação da transmissão de informações pela qual a célula pós-sináptica envia um potencial de ação por seu axônio. **11.** Liberação do transmissor, sujeita à modificação por uma sinapse pré-sináptica (axoaxônica); em alguns casos, um controle análogo pode ser alcançado entre elementos dendríticos. **12.** Liberação do transmissor de uma terminação nervosa ou sítio dendrítico secretor pode estar ainda sujeita à modulação através de auto-receptores que respondem ao transmissor que a mesma estrutura secretora liberou. G = glia; N = núcleo.
Fonte: Reproduzido com permissão de Cooper JR, Bloom FE, Roth RH. (eds.) *The Biochemical Basis of Neuropharmacology*. New York, Oxford University Press, p. 44, 1991.

Desde os anos 70, tem sido relatada uma ampla variedade de substâncias neurotransmissoras recém-descobertas. A descoberta dos aminoácidos excitatórios glutamato e aspartato, bem como a identificação de outros aminoácidos inibidores — incluindo glicina, serina e diversos outros — expandiu imensamente a lista nessa classe de substâncias neurotransmissoras. Recentemente foi descoberto que os nucleotídeos adenosina e guanosina são neurotransmissores e também componentes do código genético e, quando fosforilados, tornam-se segundos mensageiros. Cadeias de 3 a mais de 40 aminoácidos, chamados de *neuropeptídeos*, agem como moléculas mensageiras e representam uma nova classe de neurotransmissores cuja contagem final pode incluir mais de 200 espécies distintas. Apenas recentemente, a produção neuronal e o estado de neurotransmissor do gás óxido nítrico capaz de difusão foi reconhecida.

Para qualificar-se como um neurotransmissor, a maior parte dos critérios discutidos abaixo devem ser satisfeitos, embora, em muitos casos, problemas técnicos ou recursos insuficientes para a pesquisa apropriada tenham evitado o acúmulo de evidências suficientes para que todos os critérios sejam satisfeitos. Em primeiro lugar, a substância deve ser encontrada dentro dos neurônios em um compartimento subcelular (geralmente vesículas sinápticas) que permite sua liberação na fenda sináptica. Em segundo lugar, o mecanismo bioquímico necessário para a produção da substância deve estar localizado dentro do mesmo neurônio. Em terceiro lugar, a substância deve ser liberada do neurônio por mecanismos fisiológicos. Em quarto lugar, formas sintéticas da molécula devem evocar a mesma resposta que o candidato endógeno, quando aplicadas diretamente aos neurônios receptores. Em quinto lugar, receptores específicos ligados a uma resposta fisiológica devem estar presentes nas células em comunicação com o neurônio contendo o candidato neurotransmissor. Em sexto, os mecanismos devem estar presentes para terminarem o efeito do suposto neurotransmissor secretado (esses mecanismos usualmente envolvem degregação do neurotransmissor na fenda sináptica por enzimas degradantes e específicas ou recaptação pelo neurônio pré-sináptico). Em sétimo lugar, e finalmente, deve ser possível bloquear-se a ação da substância neurotransmissora por agentes farmacológicos que evitem a ligação ou ativação do receptor para o neurotransmissor.

Na revisão a seguir, são focalizados os neurotransmissores que preencheram todo ou quase todos esses critérios. Para que possa ocorrer uma discussão adequada sobre esses neurotransmissores no espaço disponível, entretanto, é necessário omitir da consideração muitas outras substâncias interessantes que até aqui mostraram reunir apenas um ou mais desses critérios, mas que podem, eventualmente, atingir o *status* de verdadeiros neurotransmissores. Para um exame mais abrangente dos vários neurotransmissores e de sua bioquímica associada, aconselha-se os leitores a consultarem a excelente sexta edição de *Biochemical Basis of Neuropharmacology* (Cooper *et al.*, 1991).

Acetilcolina

A acetilcolina (ACh) foi o primeiro componente bioquímico reconhecido como uma substância neurotransmissora. Ela produz o início da contração muscular esquelética e é a mediadora dos efeitos parassimpáticos e da neurotransmissão autonômica pré-ganglionar no sistema nervoso periférico. É uma molécula simples, composta pela união de um grupo acetil da molécula doadora, acetilcoenzima A (acetil-CoA), com uma molécula de colina derivada de uma variedade de fontes metabólicas. A enzima que junta essas duas moléculas em uma molécula de acetilcolina é chamada de colina acetiltransferase (CAT), e sua presença nos neurônios indica que o neurônio usa ACh como um neurotransmissor. A taxa de síntese de acetilcolina está diretamente associada à taxa de ativação do neurônio colinérgico. Entretanto, não é a taxa de atividade da CAT que controla a quantidade de síntese de ACh quando a demanda aumenta. Ao contrário, é a taxa na qual a colina pode ser transportada através da membrana celular neuronal a partir de seu *pool* extraneuronal que medeia a disponibilidade de colina do CAT para síntese. Esse processo de transporte é executado pelo transportador de alta afinidade de colina, que reside na membrana celular dos neurônios colinérgicos. A caracterização de alta afinidade serve para distinguir esse mecanismo do mecanismo alternativo de transporte de colina de baixa afinidade, que virtualmente todas as células possuem para manter a integridade da membrana através da síntese de fosofolípides contendo colina. A molécula transportadora de alta afinidade ainda não foi clonada (Kniper *et al.*, 1991), mas precisa de energia do metabolismo neuronal para funcionar. Uma vez que essa atividade rapidamente degrada-se na morte, poucos estudos do transportador de alta afinidade em humanos têm sido efetuados. As pesquisas usando animais de laboratório têm demonstrado que, na morte, a concentração de colina no tecido cerebral aumenta múltiplas vezes. Isso supostamente é devido à rápida hidrólise de ACh por sua enzima degradante, a acetilcolinesterase (AChE). Uma molécula de AChE pode hidrolisar 5.000 moléculas de ACh por segundo, e o bloqueio de AChE é o mecanismo de ação de muitos inseticidas e de gases nervosos desenvolvidos para uso em tempos de guerra. Essa enzima é encontrada na superfície das membranas celulares e em forma solúvel no fluido extracelular, mas não está confinada a células colinérgicas. Uma vez que está presente em grandes quantidades em tecidos como o órgão elétrico de enguias elétricas de água doce, ela foi purificada para obter-se homogeneidade antes de qualquer outra enzima relacionada à neurotransmissão química no cérebro; isso permitiu o mapeamento imuno-histoquímico de sua distribuição no cérebro relativamente cedo na história dessa pesquisa. O trabalho mais recente usando o marcador colinérgico específico CAT confirmou que muito das evidências do mapeamento anterior de AChE não delineia realmente os principais trajetos colinérgicos do SNC. Muitas regiões cerebrais, tais como o estriado, contêm curtos interneurônios que usam ACh como um neurotransmissor; entretanto, os neurônios de longa projeção que contêm ACh são encontrados em apenas algumas regiões separadas, ou seja, nos núcleos tegumentais dorsais do mesencéfalo, onde tanto projeções descendentes para o tronco cerebral quanto projeções ascendentes para o prosencéfalo límbico surgem, e neurônios magnocelulares do septo e da região da banda diagonal/núcleo basal. Os neurônios septais dão surgimento a projeções colinérgicas para o hipocampo, e o núcleo basal projeta-se topograficamente para todo o córtex (ver Figura 5-2).

Os neurônios colinérgicos nesta última região mostraram ser um dos principais alvos de degeneração na doença de Alzheimer; a demência associada com a doença de Alzheimer tem sido postulada como resultando da disponibilidade sináptica diminuída de ACh nessas projeções corticais a partir do núcleo basal. Os neurônios de ACh do núcleo basal freqüentemente contêm o neuropeptídeo galanina (GAL) e os terminais GAL que inervam os neurônios ACh nesta região tornam-se hipertrofiados em pessoas com doença de Alzheimer. Em uma tentativa para obterem um efeito terapêutico nesses pacientes, similar àquele que obteve sucesso em pacientes com doença de Parkinson, alguns investigadores têm tentado usar o enriquecimento do precursor na forma de colina acrescida à dieta. Lamentavelmente, poucos benefícios práticos têm sido extraídos em termos de diminuição da demência já presente ou na lentificação de seu progresso inexorável. Recentemente, uma droga que bloqueia a ACh, hidrocloreto de tacrina (tetra-hidroaminoacridina ou THA), foi aprovada pelo FDA para uso no tratamento de pacientes com doença de Alzheimer. Entretanto. Nem todos os pacientes respondem e aqueles que respondem não apresentaram o alívio sintomático que seria esperado de uma terapia realmente efetiva (Lamy, 1994).

Pesquisas recentes no *Joseph and Kathleen Bryan Alzheimer Disease Research Center* no *Duke University Medical Center* têm sido dirigidas ao entendimento dos motivos pelos quais as terapias têm apresentado um benefício tão limitado, já que essas estratégias estão concebivelmente abordando a disponibilidade sináptica reduzida do ACh na doença de Alzheimer. Usando um rápido protocolo de autópsia que permite o acesso ao tecido pós-morte no período de duas horas após o óbito, esse grupo de pesquisadores foi capaz de medir a atividade e quantidade de captação de trans-

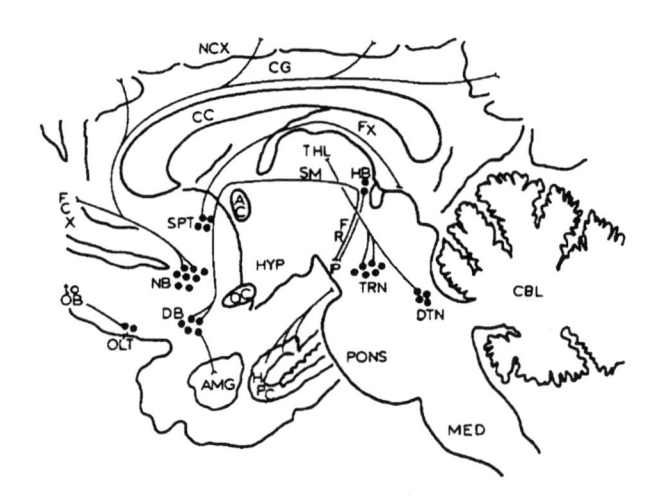

Figura 5-2. Sistemas colinérgicos. Visão parassagital esquematizada de um cérebro de primata mostrando a distribuição de corpos celulares colinérgicos (*círculos sólidos*) e suas projeções. Observe que, embora alguns desses sistemas também tenham sido confirmados no cérebro humano, a maior parte de nosso conhecimento atual sobre o sistema colinérgico deriva-se de estudos do cérebro de roedores. AC = comissura anterior; AMG = amígdala; CBL = cerebelo; CC = corpo caloso; CG = giro do cíngulo; DB = banda diagonal; DTN = núcleo tegmental dorsal; FCX = córtex frontal; FR = fímbria; FX = fórnice; HB = habênula; HPC = hipocampo; HYP = hipotálamo. MED = medula; NB = núcleo basal; NCX = neocórtex; OB = bulbo olfativo; OLT = tubérculo olfativo; P = pineal; PONS = ponte; SM = *stria terminalis*; SPT = septo; THL = tálamo; TRN = núcleo talâmico vermelho.
Fonte: Reproduzido com permissão de Watson SJ, Khachaturian H, Lewis ME *et al.* Chemical neuroanatomy as a basis for biological psychiatry. *In: American Handbook of Psychiatry.* Editado por Berger PA & Brodie HKH. New York: Basic Books, p. 17, 1986.

portador de colina de alta afinidade (HACU), enquanto esse permanecia bioquimicamente disponível. A quantidade de transportador de HACU é regulada por sua síntese relativa à sua degradação, embora sua atividade supostamente seja regulada pela taxa de ativação do neurônio que o usa. Grandes aumentos (400%) na atividade e no número dos sítios de transportador HACU foram observados no tecido cortical de pacientes com doença de Alzheimer comparados com sujeitos de controle sem demência e naqueles com outros tipos de que não a doença de Alzheimer (Slotkin et al., 1990, 1994). Portanto, em indivíduos com doença de Alzheimer comparados com sujeitos de controle, o mecanismo para envio de colina para os neurônios colinérgicos sobreviventes parece não ser regulado, e a terapia de reposição do precursor deveria aumentar efetivamente os níveis de colina intraneuronal. Ainda não sabemos se esse grande aumento na atividade de HACU está relacionado a um aumento nas taxas de ativação neuronal ou se representa um aumento patológico; entretanto, parece que as tentativas de aumentar a síntese de ACh em pacientes com essa doença não tendem a ter sucesso, em face dessa captação já ser acelerada ao máximo,

A flexibilidade da porção de colina na molécula de ACh permite que esse neurotransmissor interaja em sítios de ligação muito diferentes; isso é representado, fisiologicamente, pela presença de duas classes gerais de receptores para ACh, isso é, receptores nicotínicos e muscarínicos. Nomeadas de acordo com os agentes farmacológicos respectivos que estimulam especificamente esses receptores, essas duas classes representam tanto receptores do canal iônico (nicotínico) ativados pelo ligando, de tipo I, quanto receptores do tipo II de proteína da membrana ligada ao segundo mensageiro (muscarínicos). Os receptores do tipo I geralmente têm quatro segmentos que cobrem a membrana e mediam respostas rápidas (milésimos de segundo), enquanto os receptores do tipo II têm sete domínios de cobertura da membrana e na maioria dos casos está ligado aos segundos mensageiros. Os receptores nicotínicos estão presentes no sítio de inervação do músculo esquelético, bem como em regiões distintas do SNC, incluindo áreas límbicas que supostamente mediam a emoção e a gratificação. Os receptores muscarínicos são os receptores predominantes de ACh no SNC e agem diretamente sobre canais de íon para potássio, cálcio ou cloro ou através de segundos-mensageiros ligados aos receptores por proteínas-G (compostos de guanina fosforilada usados como uma fonte de energia). Os sistemas efetores ativados pelas proteínas-G podem abrir ou fechar canais ou podem estimular ou inibir outros componentes da cascata de transdução de sinais (tais como adenilato ou guanilato-ciclase, fosfolipases e fosfodiesterases). As ferramentas da Biologia molecular têm sido usadas para identificar quatro formas molecularmente distintas do receptor nicotínico e cinco formas do receptor muscarínico. Anteriormente, poucos desses subtipos de receptores haviam sido caracterizados farmacologicamente, e, portanto, a existência de diferentes fenótipos moleculares não garante diferenças na afinidade de associação ao ligando. Um princípio neurológico bem reconhecido é que, como a disponibilidade do ligando endógeno é alterada ao longo de um extenso período de tempo, a população de receptor correspondente geralmente tentará compensar um sinal reduzido, freqüentemente pelo aumento no número de receptores ou — mais raramente — por um aumento na afinidade para o ligando. Uma vez que alguns relatos têm indicado que alguns desses subtipos de populações de receptor muscarínico M_2 ACh podem estar diminuídas em pacientes com doença de Alzheimer, têm sido feito esforços, atualmente, para desenvolver-se agonistas específicos para subtipos de receptor muscarínico e nicotínico que possam ser administrados perifericamente. Embora esses objetivos tenham mérito, a expectativa gerada por sua eventual conquista deve ser abrandada com a percepção de que, a menos que a causa da degeneração possa ser identificada e seu progresso cessado, pouco mais que um alívio temporário pode ser oferecido por essas farmacoterapias.

Alterações específicas em vários aspectos do sistema neuronal do ACh no cérebro em envelhecimento dos humanos e em animais de laboratório foram relatadas recentemente. A concentração de CAT no córtex occipital, mas não no cingulado, de macacos idosos de grade porte estava diminuída, comparada com aquela de animais de controle mais jovens, assim como as concentrações occipitais de neuropeptídeo Y, somatostatina, serotonina e norepinefrina (Beal et al., 1991). Outros investigadores têm relatado prejuízos no número de neurônios colinérgicos e na síntese e liberação de ACh em humanos idosos, bem como prejuízos no número e na plasticidade dos receptores muscarínicos em humanos idosos e animais de laboratório (Muller et al., 1991). A liberação de ACh do tecido cerebral obtida na cirurgia de pacientes sem demência demonstrou declinar, de acordo com a idade do paciente (Feuerstein et al., 1992), e lâminas cerebrais de uma linhagem de cobaias com senescência acelerada apresentavam liberação diminuída de ACh comparadas com controles de uma linhagem de cobaias com envelhecimento normal (Zhao et al., 1992). Meyer et al., (1994) relataram prejuízos na liberação de ACh por cérebros envelhecidos de cobaias (com 24 meses) comparados com tecido de controles com 2 meses de idade, um achado similar aos prejuízos vistos após o dano de peroxidação da membrana. Diminuições nos receptores tanto nicotínico (Schroder et al., 1991) quanto muscarínicos M_2 (Nordberg et al., 1992) no córtex de pacientes com doença de Alzheimer foram relatadas, enquanto os receptores M_2 de ACh no tálamo estavam aumentados (Nordberg et al., 1992). A diminuição nos receptores ACh muscarínicos em cérebros de cobaias envelhecidas não é acompanhada por reduções no ácido ribonucléico do mensageiro receptor ACh muscarínico (mRNA) e, portanto, a síntese do receptor não é o mecanismo-alvo para essas alterações relacionadas à idade (Blake et al., 1991). Em um outro estudo envolvendo cérebros idosos de cobaias *versus* cérebros de controles mais jovens, os investigadores notaram uma duplicação dos receptores de ACh muscarínico nos astrócitos juntamente com uma diminuição nos receptores de ACh neuronais (Van Der Zee et al., 1993). Esses relatos demonstram que a função colinérgica geral declina durante o envelhecimento normal e que sua regulagem é séria e adversamente afetada na doença de Alzheimer. Contudo, a suposição de que todas ou quase todas as alterações relacionadas à idade no aprendizado e na memória devem-se à deficiência colinérgica, não deve ser feita sem uma consideração sobre os muitos outros sistemas neurotransmissores que são alterados no envelhecimento (ver Decker e McGaugh, 1991 e Palmer e Dekosky, 1993, para uma revisão).

Ácido Gama-Aminobutírico

Os aminoácidos são parte do conjunto metabólico geral, e esse fato tem impedido o reconhecimento de seu papel na transmissão sináptica. Isso também apresenta problemas em tentativas para separar-se os componentes metabólicos do componente neurotransmissor em ensaios usando homogenados celulares. Os aminoácidos também são componentes de moléculas neurotransmissoras maiores, neuropeptídeos e hormônios endócrinos, cuja clivagem também produz, em última análise, aminoácidos livres. Sabe-se também que diversos aminoácidos preenchem a maior parte dos critérios para moléculas neurotransmissoras, e eles podem ser classificados como produzindo efeitos predominantemente excitatórios ou inibidores em seus neurônios-alvo pré-sinápticos.

O principal neurotransmissor inibidor no cérebro de mamíferos é o aminoácido GABA. Encontrado quase que exclusivamente no SNC, o GABA é produzido pela descarboxilação do ácido glutâmico pela enzima ácido glutâmico descarboxilase (GAD), que é a etapa limitadora da taxa na formação do GABA. O sinal do GABA é finalizado pela transaminação para ceder glutamato e semi-aldeído sucínico. A enzima responsável por essa etapa é a GABA-transaminase, que geralmente é encontrada em associação com a semi-aldeído sulcínica desidrogenase, a enzima que metaboliza o produto derivado da transaminação do GABA. Essas enzimas degradantes são encontradas em muitos tecidos, mas GABA e GAD são quase que limitados ao SNC. Um mecanismo de recaptação para o resgate de GABA sináptico para reutilização pelo neurônio pré-sináptico é mediado pela proteína transportadora de GABA, que exige sódio para a atividade (Lam et al., 1993). Concentrações relativamente altas (micromolares) de GABA são encontradas em certas áreas do cérebro, tais como hipotálamo e estriado. Os neurônios contendo GAB são geralmente interneurônios do circuito local, mas alguns neurônios de projeção — tais como a projeção do globo pálido para substância *nigra* — também usam esse neurotransmissor inibidor (ver Figura 5-3). Outros neurotransmissores, colocalizados dentro de certos neurônios GABA-érgicos, são ACh, serotonina, dopamina, glicina, histamina, neuropeptídeo Y, peptídeo intestinal vasoativo, substância P e somatostatina. O efeito inibidor do GABA é mediado por dois subtipos distintos de receptor: GABA-A e GABA-B. Os receptores GABA-A produzem inibição pela hiperpolarização do neurônio pós-sináptico por meio de um aumento na permeabilidade dos canais iônicos de cloro, enquanto os receptores GABA-B estão ligados aos segundos mensageiros e agem pela diminuição da condução do canal iônico de cálcio ou aumento da condução do canal iônico de potássio. Semelhantes aos receptores nicotínicos ACh, os receptores GABA-A são compostos de cinco subunidades, enquanto os receptores GABA-B assemelham-se mais ao receptor de ACh muscarínico com sua ligação ao segundo mensageiro. As drogas ansiolíticas benzodiazepínicas, os barbitúricos e o etanol interagem com o receptor GABA-A e essa interação é a base fisiológica para a capacidade farmacológica dessas substâncias para potenciarem os efeitos umas das outras quando são administradas concomitantemente. Muitas drogas anticonvulsivantes agem pela estimulação dos receptores GABA, e o bloqueio de receptores GABA ou de glicina provoca convulsões.

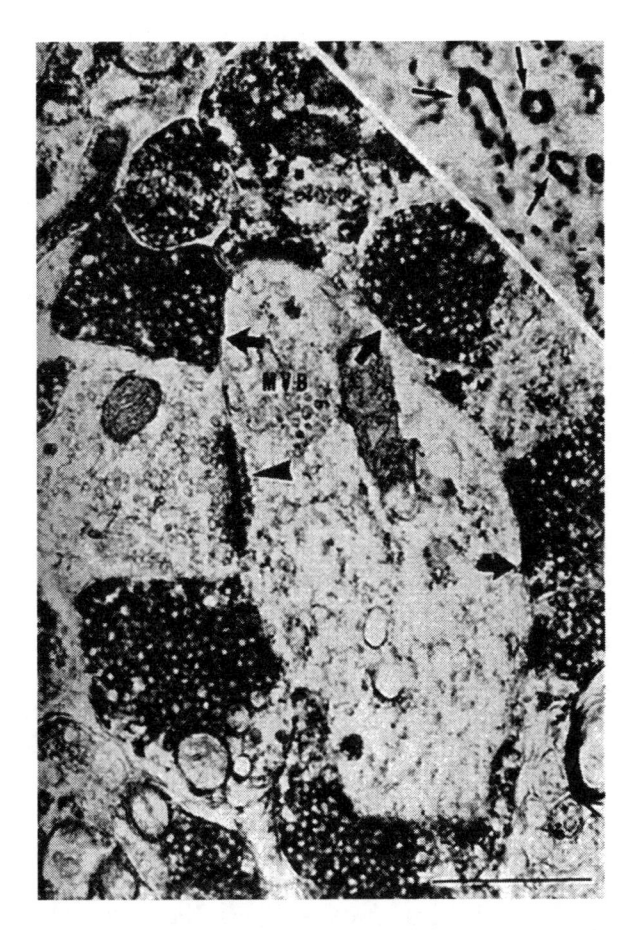

Figura 5-3. Terminais contendo ácido glutâmico descarboxilase (GAD) na substância *nigra* de espécimes incubados para soro antiGAD. *Figura:* secção (1μm) da pars reticulada com dendritos oblíqua e transversalmente seccionados que são envolvidos por estruturas punctiformes contendo produto de reação GAD-positiva (→). Escala: 1μm. A micrografia eletrônica que acompanha a figura mostra um dendrito obliquamente seccionado na substância *nigra*, cercado por muitos terminais axônicos cheios de produto de reação GAD-positiva que são equivalentes aos pontos vistos nesta figura. Alguns dos terminais formam sinapses simétricas (←), enquanto o terminal não-corado contém vesículas sinápticas redondas e forma uma sinapse assimétrica (➤) com esse corpo multivesicular (MVB), eixo dendrítico. Escala = 1μm.
Fonte. Reproduzido com permissão de Ribak CE, Vaughn JE, Saito K *et al*. Immunocytochemical localization of glutamate decarboxylase in rat substantia nigra. *Brain Res* 116: 288, 1977.

Alterações relacionadas à idade no sistema neuronal de GABA têm sido relatadas em animais de laboratório e no tecido cerebral humano. Alterações no conteúdo e na taxa de síntese do GABA parecem mostrar especificidade regional e de linhagem. Alguns pesquisadores que estudam cobaias wistar mais velhas (com 24 meses de idade) não descreveram alterações no conteúdo de GABA no estriado ou córtex cerebral, com taxas diminuídas de síntese de GABA no córtex, mas não no estriado (Carfagna e Moretti, 1990). Outros relataram elevações estriatais do GABA em cobaias idosas (20 meses de idade) de Fisher 344 (Donzanti e Ung, 1990). O número e a densidade de neurônios GABA na amígdala (Lolova e Davidoff, 1991) e regiões cerebelares de cobaias wistar idosas (26 meses de idade) estavam diminuídos comparados com o número e a densidade desses neurônios em cobaias de 3 meses. Os receptores GABA-A no hipocampo de cobaias de wistar idosas (24 meses de idade) estavam presentes em número normal, conforme relatos, e demonstravam funções farmacológicas normais (Ruano *et al.*, 1993), enquanto cobaias idosas (24 meses de idade) de Fischer 344 mostravam ligação diminuída de agentes farmacológicos seletivos para o receptor GABA-A no córtex cerebral e cerebelo, o que aparentemente estava associado com uma diminuição de 70% no mRNA para o receptor GABA-A no córtex, mas não no cerebelo (Mhatre e Ticku, 1992). Levantamentos recentes de concentrações de aminoácido inibidor em 52 regiões distintas do tecido cerebral humano idoso salientaram a heterogeneidade de alterações regionais, e os investigadores descobriram menos mudanças do que têm sido relatadas para cobaias idosas (Banay-Schwartz *et al.*, 1993). O quadro que emerge dessa pesquisa indica que, embora esteja claro que os sistemas GABA são alterados durante o processo de envelhecimento, um grande cuidado deve ser tomado ao extrapolarem-se resultados de uma ou duas regiões cerebrais ou de uma espécie para outras áreas e espécies.

Dopamina

A dopamina (DA) é um dos três neurotransmissores de catecolamina, sendo os outros a norepinefrina (NE) e epinefrina (EPI). As catecolaminas compartilham uma estrutura molecular similar, baseada no aminoácido tirosina, com acréscimos ou apagamentos de certos grupos alternativos bioquímicos que distinguem um de outros. A DA é formada pela descarboxilação de uma porção de tirosina previamente hidroxilada sob o controle das enzimas tirosina-hidroxilase e dopa-descarboxilase. Quando da liberação para a sinapse, a DA é recapturada por uma proteína transportadora específica de DA (ver Hitri *et al.*, 1994, para uma revisão) na membrana pré-sináptica; a DA não ligada é metabolizada pelas enzimas monoaminoxidase (MAO) e catecol-O-metil-transferase (COMT) para os produtos metabólicos ácido homovanílico (HVA) e ácido diidroxifenilacético (DOPAC). Em contraste com a síntese de ACh, a síntese de DA é limitadora da taxa na etapa de tirosina hidroxilase, e a atividade dessa enzima é regulada pelo estímulo. A DA é heterogeneamente distribuída no SNC, com a maior parte do neurotransmissor sendo encontrada em neurônios de projeção do hipotálamo e mesencéfalo. Os neurônios de DA da substância *nigra* e as áreas tegmentais ventrais do mesencéfalo projetam-se topograficamente para o estriado e regiões límbicas do prosencéfalo, onde parecem mediar o movimento voluntário e aspectos emocionais de prazer e gratificação, respectivamente. Os neurônios que contêm DA incluem outros neurotransmissores, conforme observado, tais como neuropeptídeos metencefalina, colecistocinina e neurotensina (Figura 5-4).

Os receptores de DA são farmacologicamente divididos em duas classes, isso é, subtipos de receptores D_1 e D_2; técnicas moleculares também permitiam identificação de formas D_3, D_4 e D_5 das classes basais D_1 e D_2, bem como a existência de uma forma longa e uma forma curta do receptor D_2. O receptor D_1 é predominantemente pós-sináptico e geralmente estimula a atividade de adenilciclase e *turnover* de fosfoinositídeo. O receptor D_2 é encontrado tanto nos receptores pós-sinápticos quanto nos axônios, dendritos e corpo dos neurônios pré-sinápticos produtores de DA (auto-receptores). O receptor D_2 em geral inibe, supostamente, a atividade de adenilciclase, mas também pode exercer efeitos pela inibição da passagem do canal de cálcio e condução do potássio, bem como por meio de mudanças no *turnover* de fosfoinositídeo. Os auto-receptores podem exercer efeitos sobre a liberação de DA, síntese e armazenagem, por mecanismos distintos, permitindo a regulagem altamente integrada da disponibilidade sináptica de DA. As drogas que alteram a disponibilidade sináptica de DA podem exercer efeitos diretamente no receptor ou podem alterar a recaptação, a síntese ou a degradação. As drogas estimulantes cocaína, anfetamina e metilfenidato inibem a recaptação de DA na fenda sináptica pelo transportador de DA, enquanto as drogas antipsicóticas clássicas bloqueiam receptores D_2 de dopamina ligando-se ao sítio de reconhecimento da DA. Em pacientes com doença de Parkinson, a degeneração dos neurônios da DA da substância *nigra* produz tremor e bradicinesia e esses sintomas são temporariamente revertidos pelo enriquecimento do precursor na forma de administração de L-dopa. Os neurônios restantes de DA aumentam sua taxa de síntese de DA para compensarem a disponibilidade sináptica reduzida nos sítios terminais de inervação e quantidades aumentadas do precursor ajudam esse processo. Entretanto, à medida que os neurônios de DA restantes degeneram-se, a aceleração sintética desses neurônios eventualmente não consegue compensar a disponibilidade sináptica reduzida, e o tratamento torna-se ineficaz. Em pacientes com esquizofrenia, o bloqueio de receptores D_2 de dopamina por drogas antipsicóticas oferece alívio significativo dos pensamentos intrusivos e alucinações auditivas que freqüentemente acompanham essa doença. O uso a longo prazo dessas drogas apresenta o risco de eventual desenvolvimento de discinesia tardia e de seu transtorno associado do movimento. Portanto, embora esses tratamentos dirigidos ao sistema de DA sejam inegavelmente efetivos no tratamento de certos sintomas em pacientes com essas doenças, eles não curam a doença, estão associados com limitações significativas e o risco de efeitos colaterais complica seu uso crônico.

As pesquisas envolvendo possíveis efeitos dopaminérgicos sobre alterações relacionadas à idade têm se focalizado sobre várias partes do cérebro, mas as alterações têm sido encontradas principalmente no estriado. Diversas equipes de pesquisas observaram diminuições nos receptores de DA no estriado de pacientes humanos idosos pelo uso de técnicas de imagem e ligandos do receptor dopamina D_2 que cruzam a barreira

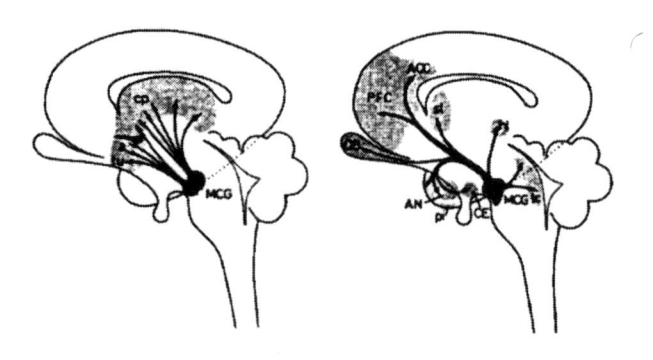

Figura 5-4. Neurônios dopaminérgicos e seus trajetos no cérebro humano. a = *nucleus accumbens*; ACC = córtex cingulado anterior; AN = núcleos amigdalóides; CE = córtex entorrinal; cp = núcleo caudado-putâmen; hl = núcleo habenular lateral; lc = *locus ceruleus*; MCG = grupos celulares mesencefálicos de dopamina; OB = bulbo olfativo; PFC = córtex pré-frontal; pi = córtex piriforme; sl = núcleo septal lateral; tu = tubérculo olfativo.
Fonte: Reproduzida com permissão de Lindvall O & Bjorklund A. Neuroanatomical localization of dopamine in the brain and spinal cord. *In: Handbook of Schizophrenia*, Vol. 2. Editado por Henn FA & DeLisi LE. Amsterdam, Elsevier, p. 63, 1987.

hemato-encefálica (Antonini *et al.*, 1993; Iyo e Yamasaki, 1993; Rinne *et al.*, 1993), enquanto estudos pós-morte de tecido de cérebros humanos normais mostraram diminuição relacionada à idade no conteúdo de DA relativamente a concentrações do metabólito HVA nessa região (Kish *et al.*, 1992). Um declínio abrupto no conteúdo da proteína transportadora de DA-mRNA na substância *nigra* do tecido cerebral humano foi observado em amostras pós-morte de sujeitos com mais de 57 anos de idade (Bannon *et al.*, 1992). Estudos de animais idosos de laboratório confirmaram e estenderam esses achados de patologia da DA em humanos idosos; foram publicados relatos descrevendo receptores estriatais D_2, conteúdo de DA e atividade de tirosina hidroxilase diminuídos em cobaias idosas (24 meses de idade) (Fernandez-Ruiz *et al.*, 1992) e liberação diminuída de DA do estriado, medida *in vivo* em cobaias de Fischer 344 idosas (24 e 30 meses de idade) (Friedemann e Gerhardt, 1992). Em contraste, o conteúdo e o *turnover* de DA hipocampal, bem como atividade da tirosina hidroxilase, estavam inalterados em cobaias idosas (26 meses de idade) (Venero *et al.*, 1993). Diversos grupos relataram diminuições relacionadas à idade no receptor D_2 de mRNA no estriado de cobaias idosas (24 meses de idade) comparadas com animais de controle mais jovens (Mesco *et al.*, 1991; Merchant *et al.*, 1993), mas uma outra equipe não encontrou essas alterações no receptor de D_2 mRNA em cobaias de 18 meses (Sakata *et al.*, 1992). Em contraste com os achados relatados a partir do trabalho com tecido cerebral humano, a densidade do transportador de DA não mostrou diminuições com a idade em cobaias de Fischer 344 com até 24 meses de idade (Inglefield e Richfield, 1992); entretanto, essa linhagem de cobaias na verdade mostra estimulação reduzida, induzida por DA, de todos os isoformes de fosfato inositol no estriado, hipocampo e córtex cerebral de cobaias idosas comparadas com controles mais jovens (Undie e Friedman, 1992). Portanto, diferenças entre linhagens e espécies aparecem na literatura de pesquisas sobe a DA e o envelhecimento, embora exista um consenso geral quanto à patologia do mecanismo de DA estriatal no envelhecimento.

Serotonina

A serotonina, ou 5-hidroxitriptamina (5-HT), é uma indolamina produzida pela alteração enzimática do aminoácido triptofano; seu nome deve-se a seus potentes efeitos sobre o músculo liso dos vasos sangüíneos. Uma vez que apenas uma pequena porcentagem da 5-HT total do corpo está contida no SNC, o *status* de neurotransmissor dessa molécula não foi estabelecido senão muitos anos após sua descoberta. A etapa limitadora da taxa da síntese de 5-HT é a hidroxilação do triptofano disponível no neurônio pela triptofano hidroxilase, o qual é subseqüentemente descarboxilado pela 5-hidroxitriptofano descarboxilase, fornecendo a molécula neurotransmissora funcional. A MAO remove um grupo amino e a oxidação adicional cede o principal metabólito da 5-HT, ácido 5-hidroxiindolacético (5-HIAA).

A serotonina na fenda sináptica pode ser recaptur ada pelo neurônio pré-sináptico via proteína transportadora específica de 5-HT. Essa proteína transportadora, clonada recentemente (Blakely e Berson, 1991), é o alvo de uma ampla variedade de drogas úteis na redução dos sintomas de transtorno depressivo maior, embora esse resultado terapêutico seja obtido apenas após duas a três semanas de tratamento; uma resposta similar pode também ser obtida, na mesma etapa de tempo, por drogas que bloqueiam o transportador de norepinefrina (NE). Três classes de receptores de 5-HT no SNC foram caracterizadas farmacologicamente: 5-HT_1, 5-HT_2 e 5-HT_3. O uso de técnicas moleculares também permitiu a identificação de subtipos de alguns desses receptores. A categoria de receptores de 5-HT_1 agora inclui subtipos 5-HT_{1A}, 5-HT_{1B}, 5-HT_{1C} e 5-HT_{1D}, os receptores de 5-HT_2 incluem 5-HT_{2A} e 5-HT_{2B}. Na última contagem, 13 subtipos moleculares de receptores de 5-HT haviam sido identificados (Teitler e Herrick-Davis, 1994). Esses subtipos parecem estar ligados aos segundos mensageiros via proteínas-G, mas, ainda assim, o segundo mensageiro real e o efeito — estimulador ou inibidor — do receptor nesse segundo mensageiro podem ser bastante diferentes dos vários subtipos de receptores de 5-HT. A similaridade na forma da molécula de 5-HT e na forma química de várias drogas psicoativas tem originado muitas pesquisas sobre os mecanismos dos efeitos desses compostos. As drogas alucinógenas ácido lisérgico dietilamida (LSD), mescalina e psilocina têm efeitos profundos sobre a atividade de sistemas neuronais contendo 5-HT. Ainda não é conhecido se esses efeitos devem-se a um efeito de agonista ou antagonista em vários sítios receptores de 5-HT; entretanto, os dados atuais indicam que uma diminuição nas taxas de ativação neuronal da 5-HT da rafe mediana correlaciona-se com os efeitos dessas drogas. A distribuição de neurônios de 5-HT no SNC assemelha-se àquela das catecolaminas, com as maiores concentrações de corpos celulares neuronais no núcleo da rafe dorsal do mesencéfalo e grupos menores de células na rafe mediana do tronco cerebral. As projeções da rafe dorsal percorrem o feixe mediano do prosencéfalo no hipotálamo lateral para inervarem todo o córtex e sistema límbico, podendo mediar certos estados emocionais (ver Figura 5-5).

As alterações relacionadas à idade no sistema neuronal de 5-HT têm sido relatadas tanto em humanos quanto em animais de laboratório, incluindo os números diminuídos de receptores 5-HT$_2$ com um avanço da idade, verificados em amostras pós-morte do córtex frontal humano (Arranz *et al.*, 1993) e visualizados por tomografia por emissão de pósitrons em pacientes vivos (Iyo e Yamasaki, 1993). Os primatas não-humanos, conforme relatos, têm concentrações diminuídas de 5-HT em diversos outros candidatos neurotransmissores no córtex occipital, mas não no córtex cingulado, quando macacos *rhesus* com 30 ou mais anos foram comparados com animais de 4 a 6 anos de idade (Beal *et al.*, 1991). A síntese e o *turnover* hipocampal de 5-HT estão aumentados com a idade, em cobaias; isso contrasta com a falta demonstrada de alterações com a idade no *turnover* de catecolamina e atividade da tirosina hidroxilase (Venero *et al.*, 1993), embora um número diminuído de redes de fibras neuronais contendo 5-HT e um aumento em fibras inchadas e dobradas de 5-HT tenham sido observados em diversos núcleos hipotalâmicos e do prosencéfalo cortical de cobaias de 28 meses, comparadas com cobaias de controle com 3 meses de idade (Davidoff e Lolova, 1991). Números reduzidos de neurônios de 5-HT no núcleo da rafe dorsal de cobaias idosas também foram relatados (Lolova e Davidoff, 1992). Concentrações de 5-HT estavam reduzidas e o *turnover* de 5-HT aparentemente estava aumentado em cobaias idosas relativamente a controles mais jovens, enquanto receptores 5HT-$_{1B}$ e 5-HT$_2$ estavam diminuídos em sua densidade no hipotálamo, estriado, hipocampo e córtex cerebral (Gozlan *et al.*, 1990). Concentrações aumentadas do metabólito da 5-HT cinurenina foram observadas no líquido cefalorraquidiano (LCR) em cobaias de Wistar de 8 a 32 meses comparadas com controles de 4 a 6 meses de idade (Wada *et al.*, 1994). A liberação de 5-HT pelo agente específico de liberação e inibição de recaptação de 5-HT, fenfluramina, tende a ser menos efetiva na indução de maior atividade exploratória em cobaias idosas (22 meses) de Fischer 344 comparadas com controles de 4 meses de idade (Handa *et al.*, 1993). Essa concatenação de resultados sugere que sistemas neuronais específicos de 5-HT são afetados pelo envelhecimento, mas as regiões envolvidas freqüentemente são afetadas em diferentes graus e possivelmente por diferentes mecanismos.

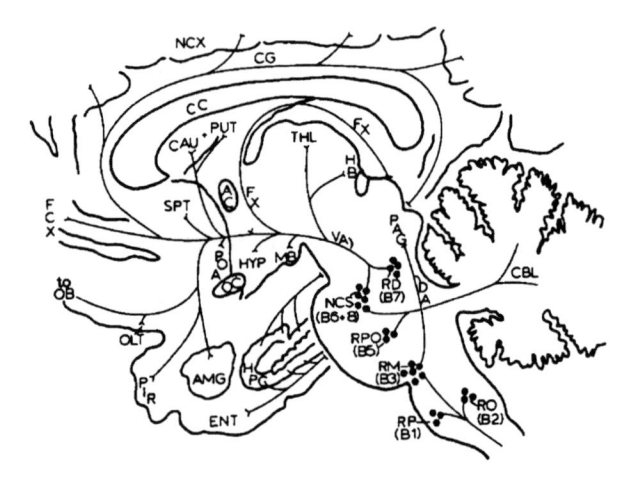

Figura 5-5. Sistemas serotonérgicos. Essa visão parassagital esquematizada do cérebro de um primata mostra os grupos celulares de serotonina (*círculos sólidos*) e suas principais projeções. Esses grupos foram chamados de B$_1$ a B$_9$ por Dahlstrom e Fuxe (1964). AC = comissura anterior; AMG = amígdala; CAU = núcleo caudado; CBL = cerebelo; CC = corpo caloso; CG = giro cingulado; DA = trajeto ascendente dorsal; ENT = córtex entorrinal; FCX = córtex frontal; FX = fórnice; HB = habênula; HPC = hipocampo; HYP = hipotálamo; MB = corpos mamilares; NCS = núcleo central superior; NCX = neocórtex; OB = bulbo olfativo; OC = quiasma óptico; OLT = tubérculo olfativo; PAG = substância cinza periaquedutal; PIR = córtex piriforme; POA = hipotálamo pré-óptico anterior; PUT = putâmen; RD = *rafe dorsalis*; RM = *rafe magnus*; RO = *rafe obscurus*; RP = rafe pálida; RM = *rafe magnus*; RO = rafe obscura; RP = rafe pálida; RPO = *rafe pontis*; SPT = septo; THL = tálamo; VA = trajeto ascendente ventral.
Fonte. Reproduzida com permissão de Nieuwenhuys R, Voogd J, van Hijzen C. *The Human Central Nervous System*. New York, Springer-Verlag, p. 230, 1981.

Norepinefrina

A catecolamina NE foi demonstrada como um neurotransmissor pela primeira vez no sistema nervoso periférico; posteriormente, demonstrou-se que ela era um componente do SNC. O desenvolvimento de técnicas de coloração para a visualização das catecolaminas em seccionamentos do cérebro facilitou imensamente as pesquisas sobre o papel de neurotransmissor da NE tanto no SNC quanto no sistema nervoso periférico. Como o neurotransmissor dos nervos periféricos simpáticos pós-ganglionares, os efeitos da NE sobre uma variedade de sistemas orgânicos são bem conhecidos, embora seu papel no SNC não tenha sido bem delineado. Como a DA, a NE é sintetizada por modificações seqüenciais de um substrato do aminoácido tirosina. A DA é adicionalmente hidroxilada pela dopamina-beta-hidroxilase para ceder NE após modificações da tirosina induzidas por tirosina hidroxilase e dopa-descarboxilase. Após a liberação para a sinapse, a NE é metabolizada por MAO e COMT para formar o principal produto de degradação 3-metoxi-4-hidroxifenilglicol (MHPG). Similar ao que ocorre com a 5-HT e a DA, a NE liberada é recapturada pelo neurônio pré-sináptico por meio de uma proteína transportadora de NE. Essa proteína já foi clonada, e sua seqüência é altamente homóloga àquela da proteína transportadora de GABA (Melikian *et al.*, 1994). (Consulte a Figura 5-6).

O bloqueio da proteína transportadora de NE por duas a três semanas por drogas inibidoras específicas da captação de NE resulta em alívio dos sintomas depressivos em pacientes com transtorno depressivo maior. Entretanto, uma vez que esse efeito terapêutico também é obtido por inibidores específicos do transportador de 5-HT, ele provavelmente também é mediado por alguma resposta regulatória adaptativa às seqüelas da inibição do transportador, e não pela própria inibição. Os subtipos de receptores que servem como medidores nas ações da NE no sítio pós-sináptico foram divididos, originalmente, em duas classes — adrenorreceptores alfa e beta — com base na localização e farmacologia, com uma subdivisão adicional em alfa 1 e alfa 2 e beta 1 e beta 2. O uso de técnicas moleculares permitiu a expansão dessa classificação para sete subtipos específicos para acomodar os efeitos muito diferentes sobre sistemas de segundos mensageiros mediados por esses sete receptores no domínio da membrana ligados à proteína-G. Os neurônios da NE no SNC residem predominantemente em duas regiões distintas do mesencéfalo: o *locus ceruleus* e o núcleo tegmental dorsal. O *locus ceruleus* fornece a principal projeção para o prosencéfalo e hipotálamo, onde a NE medeia uma variedade de efeitos comportamentais e endócrinos associados com respostas a desafios fisiológicos; essa região freqüentemente mostra degeneração de neurônios contendo NE em pacientes com a doença de Alzheimer. Os neuropeptídeos GAL e neuropeptídeo Y foram identificados dentro dos neurônios de NE, mas a importância dessa co-localização ainda não é conhecida. Existe uma relação estreita entre a NE e o sistema neuronal do fator de liberação de corticotropina (CRF); o CRF é liberado a partir dos terminais nervosos no *locus ceruleus* para permitir aumentos nas taxas de ativação neuronal no *locus ceruleus*. Por meio de projeções da NE para o hipotálamo, essa atividade noradrenérgica no *locus ceruleus* subseqüentemente induz produção de mRNA no CRF no núcleo paraventricular do hipotálamo, onde o CRF está disponível ao transporte para a eminência mediana e liberação eventual para a pituitária. Portanto, o neurotransmissor que exerce esse papel essencial na resposta do sistema nervoso simpático ao estresse aparentemente está bem colocado, para mediar as respostas do sistema nervoso central aos estímulos estressantes. Drogas ansiolíticas, tais como as benzodiazepinas, reduzem a taxa de ativação dos neurônios de NE do *locus ceruleus*, um fato que reforça ainda mais a hipótese de que esse circuito medeia estados de excitação em mamíferos.

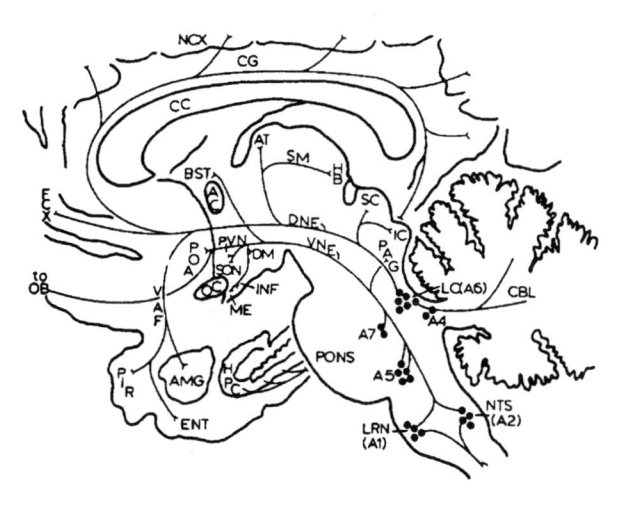

Figura 5-6. Sistemas noradrenérgicos. Essa visão parassagital esquematizada do cérebro de um primata mostra a localização dos principais corpos celulares produtores de norepinefrina (*círculos sólidos*) e suas principais projeções. Esses grupos celulares foram chamados de A_1 a A_7 por Dahlstrom e Fuxe (1964). AC = comissura anterior; AMG = amígdala.; AT = tálamo anterior; BST = núcleo basal da *stria terminalis*; CBL = cerebelo; CC = corpo caloso; CG = giro cingulado; DB = banda diagonal;. DM = hipotálamo dorsomedial; DNE = eferentes noradrenérgicos dorsais; ENT = córtex entorrinal; FCX = córtex frontal; HB = habenula; HPC = hipocampo; IC = colículo inferior; INF = infundíbulo; LC = *locus ceruleus*; LRN = núcleo reticular lateral; ME = eminência mediana; NCX = neocórtex; NTS = *nucleus tractus solitarius*; OB = bulbo olfativo; OC = quiasma ótico; PAG = substância cinzenta periaquedutal; PIR = córtex piriforme; POA = hipotálamo anterior pré-óptico; PONS = ponte; PVN = núcleo paraventricular do hipotálamo; SC = colículo superior; SM = *stria medullaris*; SCN = núcleo supraquiásmico; VAF = fibras ascendentes ventrais; VNE = eferentes noradrenérgicos ventrais.
Fonte. Reproduzida com permissão de Nieuwenhuys R, Voogd J, van Huijzen C. *The Human Central Nervous System*. Nova Iorque, Springer-Verlag, p. 228, 1981.

Evidências de alterações na NE em humanos idosos e animais de laboratório geralmente apóiam o ponto de vista de que os humanos realmente não exibem alterações no receptor beta-adrenérgico no cérebro com a idade, enquanto a maior parte das regiões cerebrais de cobaias idosas realmente demonstra números diminuídos de receptores de NE (ver Scarpace *et al.*, 1991, para uma revisão). Em cobaias, esse achado pode dever-se a concentrações aumentadas de NE no córtex cerebral de animais idosos *versus* animais mais jovens (Godefroy *et al.*, 1991), embora concentrações diminuídas de NE no hipotálamo e núcleos do mesencéfalo também tenham sido relatadas (Ida *et al.*, 1982). A capacidade dos agonistas do receptor alfa$_1$ de NE para estimularem a hidrólise do segundo mensageiro fosfoinositídeo é diminuída no tálamo e córtex cerebral de cobaias idosas de Fischer 344 (28 meses de idade) comparadas com controles mais jovens (Burnett *et al.*, 1990), embora Harik *et al.*, (1991) relatassem ausência de diminuição nos números desses receptores em cobaias dessa linhagem e a capacidade do estresse para diminuir concentrações de NE no córtex frontal também fosse atenuada em cobaias idosas (22 meses de idade) dessa linhagem, em relação a controles com 7 meses de idade (Lorens *et al.*, 1990). Esses achados indicam que o sistema de NE realmente exibe alterações relacionadas à idade, mas a distribuição e a complexidade dessas alterações não são tão grandes quanto aquelas relatadas para alguns dos outros neurotransmissores clássicos.

Ácido Glutâmico

O ácido glutâmico (GLU) ou glutamato é o neurotransmissor aminoácido excitatório prototípico, embora as evidências para seu papel na neurotransmissão em vertebrados tenham-se acumulado com relativa lentidão como um resultado dos muitos papéis que o glutamato exerce no metabolismo celular. Uma vez que o glutamato é tanto o precursor para o GABA quanto um transmissor, sua presença nos terminais nervosos não pode revelar se o GLU está sendo usado como um transmissor, e a presença adicional da proteína transportadora de glutamato (Kanner *et al.*, 1993; Kawakami *et al.*, 1994) não revela como um neurônio está usando o GLU. O problema adicional de falta de especificidade regional na excitação neuronal após a aplicação de aminoácidos excitatórios tem sido atribuído ao fato de que quase todos os neurônios têm receptores para os aminoácidos excitatórios. A capacidade desses transmissores aminoácidos excitatórios (incluindo o aspartato) para excitar virtualmente todos os neurônios aos quais são aplicados tem sido explorada pelo uso de excitotóxicos análogos do GLU: ácido caínico, ácido quisquálico e ácido inotênico. Esses agentes aparentemente estimulam os neurônios aos quais foram aplicados, até que esses neurônios morrem de exaustão, assim permitindo a formação de uma lesão relativamente discreta e localizada dos corpos celulares sem uma interrupção dos axônios vizinhos ou terminais adjacentes.

A melhor evidência para o papel de neurotransmissor do GLU deriva-se dos vários subtipos de receptores que reconhecem esse agente. Originalmente classificados com base em se o receptor se ligaria ou não ao análogo *N*-metil-D-aspartato (NMDA), esses receptores de GLU atualmente foram divididos em cinco grupos distintos. O receptor NMDA reconhece o aspartato, bem como o GLU, e contém pelo menos quatro outros subcomponentes funcionais, tornando-o similar ao complexo receptor de benzodiazepina/GABA. O receptor de NMDA forma um canal na membrana que é permeável aos íons de cálcio e sódio quando abertos e contém um sítio modulador que reconhece a glicina. A droga alucinógena fenciclidina (PCP ou *angel dust*) e a droga sob investigação MK801 ligam-se ao complexo receptor de NMDA e evitam a passagem do íon pelo canal. O subtipo de receptor de GLU, cainato (que liga preferencialmente o ácido caínico) e o subtipo de receptor AMPA com preferência pelo quisqualato (que recebeu seu nome por sua capacidade para ligar especificamente o ácido 3-hidróxi-5-metil-ioxiazol-4-propiônico ou AMPA) são ambos canais iônicos ativados pelo ligando que passam íons de sódio e potássio quando abertos. O quarto subtipo de receptor de GLU também é um receptor do canal de íon e se chama AP-4, por sua especificidade para o composto 1-2-amino-4-fosfonobutirato. O quinto subtipo de receptor de GLU, o receptor metabotrópico ou APCD (que recebeu esse nome por sua especificidade na ligação de ácido trans-1-aminociclopentano-1-3-dicarboxílico), é ligado ao trajeto de transdução do sinal do segundo mensageiro IP3/DAG e, portanto, representa um receptor da membrana, mais como o receptor de ACh muscarínico que receptor (canal) nicotínico. Os neurônios contendo esses vários subtipos de receptores de GLU são distribuídos entre várias regiões cerebrais e são particularmente enriquecidos no hipocampo, onde formam longos neurônios de projeção entre os diferentes subcampos hipocampais. O envolvimento patológico dos neurônios de GLU nas seqüelas devastadoras do infarto cerebral (acidente cerebrovascular) e nos focos epilépticos, bem como nos transtornos de aprendizagem e de memória – e o potencial para a manipulação específica de vários subtipos de receptores – torna esse sistema neurotransmissor onipresente um alvo atraente para uma ampla variedade de agentes farmacológicos.

Dados tanto sobre seres humanos quanto de animais de laboratório detalhando alterações no sistema neuronal contendo GLU nos processos de envelhecimento têm sido relatados. A ligação do antagonista do receptor NMDA, MK801, no córtex frontal humano pós-morte, declina com a idade, devido a números aumentados desses subtipos de receptores de GLU (Piggot et al., 1992); contudo, não foram vistas quaisquer dessas mudanças com a idade no exame do tecido do hipocampo ou córtex entorrinal (Court et al., 1993). Concentrações de GLU em amostras do putâmen humano não mudavam com a idade (Kornhuber et al., 1993); entretanto, elevações na concentração de GLU do estriado anterior de cobaias idosas (20 meses de idade) de Fischer 344 comparadas com controles com 6 meses de idade foram relatadas (Najlerahim et al., 1990), assim como elevações relacionadas à idade nas concentrações de GLU no estriado lateral dessa linhagem particular de cobaias (Donzanti et al., 1993). Em diversos estudos, os investigadores demonstraram alterações relacionadas à idade em subtipos de receptores de GLU em roedores, incluindo um achado de uma diminuição de 30% na ligação de AMPA telencefálico tanto por ligação com radioatividade quanto por medições de imunorreatividade em cobaias de 24 meses comparadas com animais de controle com 3 meses de idade (Bahr et al., 1992) e uma diminuição de 35% na densidade do receptor de NMDA no prosencéfalo de cobaias de 20 meses de idade comparadas com controles de 3 meses de idade. Duas diferentes linhagens de cobaias idosas (30 meses de idade) mostraram ter ligação diminuída de subtipos de receptores de NMDA, cainato e AMPA no córtex parietal e hipocampo, comparadas com controles de 3 meses de idade (Magnusson e Cotman, 1993). Uma linhagem de cobaias com senescência acelerada exibia maiores concentrações de GLU no hipocampo e córtex cerebral que uma linhagem com envelhecimento normal; quando as linhagens foram comparadas aos 3 e aos 14 meses de idade, os pesquisadores descobriram ligação diminuída do receptor de NMDA no córtex cerebral das cobaias idosas na linhagem com idade acelerada (Kitamura et al., 1992). Os receptores de NMDA que ligam GLU radiomarcado no hipocampo e córtex cerebral exibiam densidades diminuídas em cobaias idosas (29 meses de idade) quando comparadas com cobaias de 3 ou 7 meses de idade, quando a droga MK801 era usada como o ligando de deslocamento (Tamaru et al., 1991), mas mostraram diminuições nos receptores de NMDA nos septos do caudado/putâmen e *nucleus accumbens* – não no córtex cerebral – de cobaias idosas quando ácido 3-[(+)-2-carboxipiperazina-4-il] propil-1-fosfônico era usado como o ligando radiomarcado (Miyoshi et al., 1991). A liberação eletricamente estimulada do GLU do córtex pré-frontal medial em cobaias idosas (27 a 30 meses de idade) era atenuada, em comparação com aquela de cobaias mais jovens (3 a 4 meses de idade) (Cobo et al., 1993), embora concentrações de GLU estivessem inalteradas, conforme relatos, nesta e em três outras regiões corticais em cobaias idosas (24 26 meses de idade) comparadas com controles de 3 a 4 meses (Cobo et al., 1992). Existem poucas dúvidas de que os sistemas de GLU estão alterados no envelhecimento normal e em pacientes com doença de Alzheimer (Francis et al., 1993), como indicam esses dados de humanos e animais. O que ainda precisa ser examinado é se essas alterações resultam de alterações primárias em outros sistemas neurotransmissores ou ocorrem independentemente, bem como se mudanças no GLU poderiam contribuir para uma perda adicional de outros neuro- transmissores durante o processo de envelhecimento.

Histamina

Uma vez que a histamina é encontrada em células mastóides do sistema ativador reticular e porque é difícil separar o componente de histamina do componente do tecido do SNC, os pesquisadores têm grande dificuldade para estabelecer o papel da histamina na neurotransmissão do SNC. Atualmente está confirmado que a histamina é formada em neurônios específicos pela descarboxilação do aminoácido histidina. Tanto a dopa descarboxilase quanto uma descarboxilase específica da histidina podem executar essa etapa. Embora a histamina possa ser oxidada ou metilada, a etapa predominante de desativação no cérebro de mamíferos é a metilação pela histamina metiltransferase. Usando anticorpos para a histidina descarboxilase, os pesquisadores mapearam a distribuição de neurônios contendo histamina e identificaram dois grupos celulares distintos. O principal grupo é encontrado na região do corpo mamilar do hipotálamo posterior; o outro é encontrado na formação reticular mesencefálica.

Essas duas regiões enviam projeções para o córtex e o sistema límbico por meio de feixes de fibras no hipotálamo lateral (feixe mediano do prosencéfalo).

Três formas de receptores de histamina podem ser identificadas farmacologicamente: H_1, H_2 e H_3. O receptor H_1 parece mediar efeitos excitatórios da histamina, enquanto o H_2 é inibitório e ligado à adenilciclase como um segundo mensageiro. O receptor H_3 pode ser um auto-receptor para os neurônios pré-sinápticos de histamina, e sua ativação inibe a síntese e a liberação de histamina. Têm havido surpreendentemente poucos relatos de mudanças associadas com a idade no sistema neuronal de histamina, tanto em humanos quanto em animais de laboratório.

Peptídeos Neuroativos (Neuropeptídeos)

Os neuropeptídeos compreendem uma das classes mais recentemente descobertas de substâncias neurotransmissoras. Eles foram originalmente purificados para obtenção de apenas uns poucos miligramas de centenas de milhares de hipotálamos de ovelhas e porcos. Nessa parte do cérebro diversos neuropeptídeos que funcionam como reguladores dos hormônios da pituitária são encontrados em concentrações relativamente grandes (ver Bissette e Nemeroff [em produção] para uma revisão da biologia dos peptídeos). Enquanto os neurotransmissores de aminoácidos como o GABA e GLU são encontrados em concentrações micromolares em regiões cerebrais enriquecidas, e as aminas biogênicas (DA, NE, 5-HT) e ACh são encontradas em concentrações nanomolares em suas regiões terminais neuronais, os neuropeptídeos são encontrados em concentrações picomolares e fentomolares por grama de tecido cerebral.

Variando em tamanho de 2 a mais de 40 aminoácidos de extensão, essas pequenas proteínas são construídas de acordo com o mesmo mecanismo de transcrição/translação que fornece as enzimas sintéticas e degradantes que são responsáveis pelo metabolismo de neurotransmissores clássicos. A cadeia de DNA que codifica o precursor de neuropeptídeo — uma proteína maior chamada de *pró-hormônio* — é transcrita em seqüências de mRNA no núcleo celular. A seqüência resultante de mRNA de pró-hormônio é traduzida em uma proteína no ribossoma e armazenada em vesículas no aparato de Golgi. As vesículas são transportadas para a região pré-sináptica do terminal nervoso; durante esse procedimento, o peptídeo ativo é clivado da seqüência de pró-hormônio em pares de resíduos dibásicos por enzimas de clivagem específicas. O neuropeptídeo ativo é então liberado para a fenda sináptica por fusão vesicular com a membrana terminal nervosa e cruza o espaço extracelular na fenda sináptica para ligar-se aos receptores apropriados. Uma vez que apenas uns poucos aminoácidos em qualquer peptídeo formam o sítio de reconhecimento no sítio de ligação ao receptor, é possível que fragmentos do peptídeo ativo retenham toda ou parte da atividade da forma ativa intacta. Também é possível que os peptídeos com seqüências similares, ou com seqüências que se ajustam no sítio ativo de determinado receptor, exibam reatividade cruzada em um receptor. Similarmente, as enzimas de peptidase degradante, que removem o peptídeo ativo da sinapse, são designadas para clivar o peptídeo em certos aminoácidos ou em um extremo da cadeia de peptídeos e, portanto, podem degradar-se mais que um substrato de neuropeptídeo. Além disso, diversas cópias do peptídeo ativo podem estar contidas na seqüência de pró-hormônio, permitindo a rápida ampliação do sinal do neuropeptídeo sob demanda.

Os vários neuropeptídeos que residem no SNC são agrupados em famílias, de acordo com similaridades na seqüência, atividade do receptor e similaridade de efeitos fisiológicos. Esses incluem as taquicininas (substância P, cassinina, eledoisina, bradicinina), que medeiam as respostas da pressão sangüínea; os opióides endógenos (endorfinas, encefalinas e dinorfina), que produzem analgesia nos sistemas neuronais associados com a sensação de dor; os hormônios da pituitária posterior vasopressina e oxitocina, que estão envolvidos na manutenção do equilíbrio hídrico e produção de leite, respectivamente; os peptídeos relacionados ao glucagon (peptídeo intestinal vasoativo, peptídeo leucina-histidina e peptídeo metionina-histidina); e os peptídeos relacionados aos polipeptídeos pancreáticos (neuropeptídeo Y, peptídeo YY, polipeptídeo pancreático aviário e polipeptídeo pancreático humano). Muitos desses neuropeptídeos relacionados são derivados de diferentes regiões da mesma proteína precursora do pró-hormônio.

Outros neuropeptídeos interessantes aparentemente não estão relacionados a famílias maiores, como é o caso da neurotensina e da neuromedina N. Esses dois neuropeptídeos são codificados no mesmo pró-hormônio, e suas respectivas seqüências de codificação são separadas por um único par de aminoácidos dibásicos. A neurotensina produz hipotermia, potencia os efeitos dos barbitúricos e induz analgesia após envio direto ao SNC. Esse neuropeptídeo fascinante também bloqueia os efeitos da DA em várias regiões cerebrais. A síntese da neurotensina é induzida pela administração de droga antipsicótica em animais de laboratório. Uma vez que concentrações de neurotensina média agrupada no LCR freqüentemente estão diminuídas em pacientes esquizofrênicos, comparados com sujeitos de controle não-psiquiatricamente enfermos, a hipótese de que a neurotensina pode agir como um neuroléptico ou agente antipsicótico endógeno já foi proposta (para um exame detalhado da neurobiologia da neurotensina, ver Kitabgi e Nemeroff, 1992). A lista atual de neuropeptídeos do SNC chega próximo a 100 entidades distintas; três neuropeptídeos representativos serão discutidos aqui: hormônio liberador de tirotropina, fator de liberação de corticotropina e somatostatina.

Hormônio Liberador de Tirotropina

O primeiro fator de liberação hipotalâmica a ser purificado foi o hormônio liberador de tirotropina (TRH). O isolamento do TRH foi o resultado de uma intensa competição entre duas equipes de pesquisas, cujos líderes finalmente dividiram o Prêmio Nobel de Medicina por esse esforço (para uma revisão da neurobiologia do TRH, ver Metcalf e Jackson, 1989). A liberação da tirotropina (hormônio estimulador da tirotropina, ou TSH) da pituitária anterior é induzida pela liberação de uma molécula de TRH dos terminais nervosos na eminência mediana para o sistema portal da pituitária; a molécula de TRH eventualmente liga-se a um receptor de TRH nos tirotrópicos da pituitária.

A molécula de TRH é composta de três aminoácidos (pGLU-HIS-PRO-NH$_2$), que se juntam no *terminus* amida de um aminoácido e no *terminus* carboxila do próximo aminoácido em um vínculo de "peptídeo". A molécula de TRH é adicionalmente modificada por um *terminus* aminociclado (pGLU) e por um *terminus* carboxila-amidada (NH$_2$) para protegê-la de degradação pelas enzimas específicas de peptidase que degradam neuropeptídeos em aminoácidos constituintes. A molécula de TRH é pequena o bastante para cruzar a barreira hematoencefálica após a administração periférica, o que não é o caso para neuropeptídeos maiores e biomoléculas, embora a meia-vida sérica do TRH seja de apenas alguns minutos.

O principal metabólito do TRH é o dipeptídeo HIS-PRO ciclado, que exibe atividade biológica própria dentro do cérebro (Banks *et al.*, 1993). O receptor de TRH é ligado à membrana e está associado primariamente ao sistema de transdução de sinal do segundo mensageiro IP3/DAG; a síntese do mRNA-receptor de TRH é regulada por concentrações locais de TRH. Os neurônios contendo TRH são encontrados em maiores concentrações no hipotálamo, mas o TRH também é encontrado nos neurônios do hipotálamo pré-óptico anterior e núcleos septais. O hormônio liberador de tirotropina é encontrado dentro de neurônios de 5-HT dos núcleos da rafe medular, e terminais nervosos de TRH impingem-se sobre neurônios de 5-HT dos núcleos do mesencéfalo da rafe dorsal que se projetam para todo o córtex. A capacidade do TRH para reverter os efeitos sedativos dos barbitúricos e do etanol supostamente reside na região septal, enquanto o TRH aplicado a neurônios termossensíveis do hipotálamo anterior pré-óptico aumenta a ativação de neurônios sensíveis ao frio e diminui a taxa de ativação de neurônios sensíveis ao calor. Em animais de laboratório, foi demonstrado que o hormônio liberador de tirotropina é liberado do hipotálamo após a exposição ao frio, após uma hemorragia ou em associação com contenções. Os pacientes com um transtorno depressivo maior freqüentemente exibem atividade reduzida (enfraquecimento) dos receptores pituitários de TRH, e uma incidência aumentada de anticorpos antitireóide foi identificada no sangue desses pacientes. Grupos de pacientes deprimidos mostraram concentrações médias aumentadas de TRH no LCR, comparados com sujeitos-controle psiquiatricamente saudáveis (Banki *et al.*, 1988). Esses achados sugerem que a hipersecreção de TRH pode estar associada com transtorno depressivo (Bissette, 1991b).

As alterações relacionadas à idade no eixo hipotálamo-pituitário-tireóideo foram observadas em cobaias idosas (de 22 a 24 meses de idade) de Wistar em comparação com controles de 3 a 5 meses de idade. As cobaias mais velhas tinham menos TRH na eminência mediana, com níveis normais de receptores de TRH no hipotálamo médio basal e números maiores na pituitária anterior do que as cobaias mais jovens (Donda *et al.*, 1989). O aumento nos receptores de TRH nas cobaias mais velhas estava associado com um aumento aparente no acúmulo de TRH na pituitária e com níveis sangüíneos normais de TSH e liberação de TSH da pituitária. Portanto, a atividade endócrina do sistema de TRH parece ser afetada pela idade, embora existam poucas evidências para tais mudanças em sistemas de TRH extra-endócrinos.

Fator de Liberação de Corticotropina

O fator de liberação de corticotropina foi finalmente isolado e purificado por Vale *et al.*, (1981) no início da década de 80, após ser intensamente investigado por várias equipes de pesquisas por mais de 20 anos. A molécula de CRF tem 41 aminoácidos, e a seqüência de CRF em cobaias e humanos é idêntica (para uma revisão da neurobiologia do CRF, ver DeSouza e Nemeroff, 1990). A proteína de ligação do CRF, uma proteína transportadora específica presente no sangue e no cérebro, de algum modo seqüestra CRF ligado pela ação de peptidases e evita o acesso ao receptor de CRF na configuração ligada. A liberação de CRF da eminência mediana — onde processos dos corpos celulares no núcleo paraventricular do hipotálamo terminam — para o sistema portal pituitário evoca a liberação de diversos peptídeos relacionados derivados da proteína do precursor do pró-hormônio pró-opiomelanocortina (POMC), incluindo beta-endorfina e hormônio adrenocorticotrófico (ACTH). O sítio ativo do receptor de CRF é dirigido para o *terminus* de carboxila do CRF; o receptor é ligado ao sistema de transdução de sinal do segundo mensageiro adenilciclase e estimula a ação dessa enzima quando o receptor está ativado. Fora do hipotálamo, os neurônios do CRF projetam-se do núcleo central da amígdala para os núcleos límbicos e do tronco cerebral, e o CRF é encontrado nos interneurônios do córtex e hipocampo. Essa distribuição salienta o suposto papel do CRF na mediação de respostas superiores do SNC ao estresse e prenuncia um papel para o CRF em respostas emocionais a estímulos adversos (ver Bissette, 1989 e 1991a para revisões). A liberação de CRF hipotalâmico é induzida por uma variedade de estímulos estressantes em animais de laboratório (Chappell *et al.*, 1986) e o CRF exógeno administrado diretamente no SNC desses animais revela comportamentos de medo e ansiedade.

Os pacientes com transtorno depressivo maior freqüentemente exibem uma resposta enfraquecida do ACTH após o desafio com CRF exógeno; mostram escape precoce da inibição de secreção de ACTH e cortisol após a administração do glucocorticóide sintético dexametasona; têm concentrações médias grupais superiores de CRF no líquido cefalorraquidiano àquelas dos sujeitos de controle não-psiquiatricamente enfermos (Banki *et al.*, 1987; Nemeroff *et al.*, 1984); e têm números reduzidos de receptores de CRF no córtex frontal, como demonstrado por Nemeroff *et al.*, no exame pós-morte de tecido cerebral de pacientes deprimidos que cometeram suicídio (Nemroff *et al.*, 1988). Esses achados são consistentes com a interpretação de uma hipersecreção desregulada de CRF em pacientes com transtornos afetivos. Em pacientes com doença de Alzheimer, os interneurônios de CRF no córtex são alvos de degeneração (Bissette *et al.*, 1985). Os neurônios de CRF hipotalâmicos e do núcleo da base aparentemente são menos afetados. A população correspondente de receptores de CRF no córtex de pacientes com doença de Alzheimer demonstra aumentos proporcionais (regulagem para cima) no número de receptores de CRF por região sem mudanças na afinidade do receptor (ver Nemeroff *et al.*, 1989, para uma revisão de alterações de neuropeptídeos em pacientes com doença de Alzheimer). Portanto, existe uma necessidade clínica tanto por antagonistas (para o bloqueio de aparentes aumentos do CRF em disponibilidade sináptica no transtorno depressivo maior) quanto por agonistas (para o alívio do prejuízo na disponibilidade sináptica de CRF na doença de Alzheimer) no receptor de CRF. (Consulte a Figura 5-7.)

Evidências para uma flexibilidade diminuída com o avanço da idade em quase todos os níveis de resposta do eixo hipotalâmico-pituitário-adrenal ao estresse existem tanto em estudos com animais de laboratório quanto com humanos (ver Seeman e Robbins [1994] para uma revisão dos dados sobre seres humanos e Sadow e Rubin [1992] para uma revisão dos dados sobre animais). Essa menor flexibilidade aparentemente resulta em maiores concentrações hipotalâmicas de CRF em cobaias idosas (com 25 meses de idade) de Spreague-Dawley comparadas com controles de 3 meses de idade (Scaccianoce *et al.*, 1990). Concentrações diminuídas de CRF no córtex frontal de cobaias idosas (26 meses de idade) de Wistar comparadas com cobaias de controle adultas com 18 meses de idade — sem alterações relacionada à idade no CRF hipotalâmico — também foram relatadas (Kowalski *et al.*, 1992), indicando que diferenças na linhagem podem estar presentes nesses achados.

Somatostatina

A somatostatina (fator de inibição da liberação de somatotropina ou SRIF) foi isolada por Brazeau e seus colegas (1973) logo depois que o TRH foi isolado. A somatostatina foi descrita originalmente como consistindo de 14 moléculas de aminoácidos com uma ponte de bissulfeto entre dois resíduos de cisteína na forma de ocorrência natural (ver Reichlin, 1987, para uma revisão). Posteriormente, mostrou-se que uma forma maior, com 28 aminoácidos, de SRIF, também era produzida quando o pró-hormônio de SRIF era clivado e que a distribuição dessas duas formas de somatostatina (SRIF-14 e SRIF-28) era diferente em várias regiões cerebrais. A versão maior, o SRIF-28, é a forma predominante nos eixos endócrinos (onde a SRIF inibe a liberação do hormônio do crescimento, TSH e ACTH como parte de um mecanismo duplo de controle que regula a secreção hormonal da pituitária anterior) e

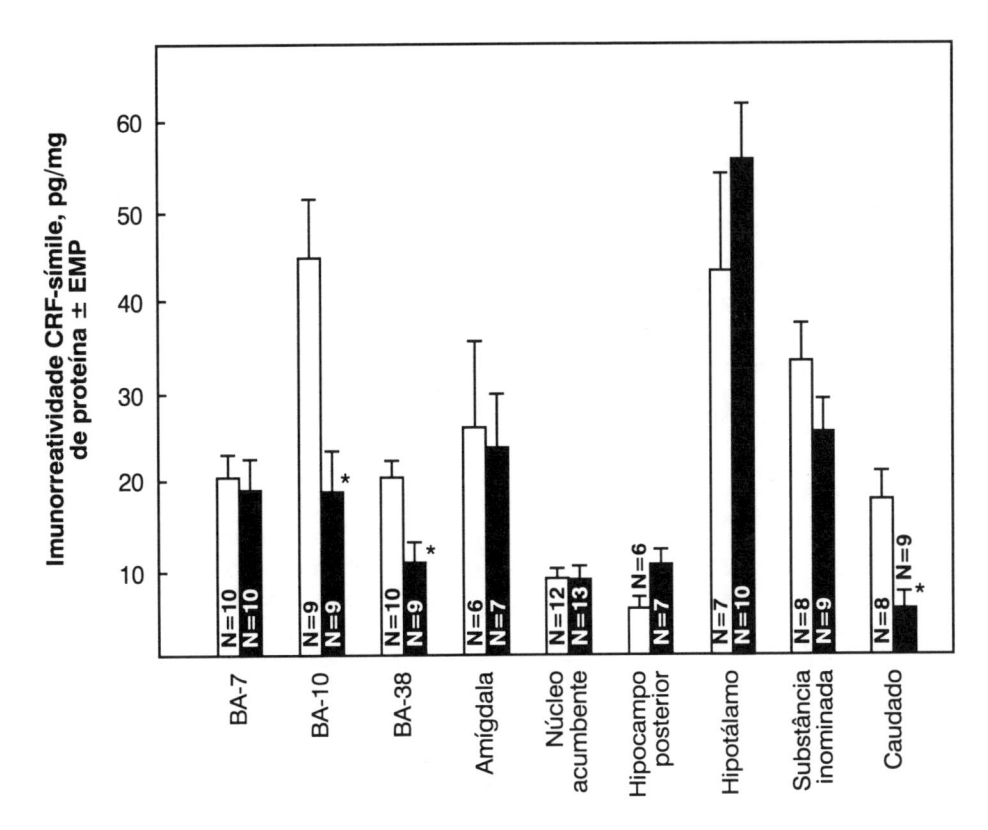

Figura 5-7. Concentração cerebral regional da imunorreatividade fator liberador de corticotropina-símile (CRF-SI) em pacientes com demência senil do tipo de Alzheimer e em sujeitos-controle. Os gráficos representam concentrações de CRF-SI em regiões cerebrais de pacientes portadores de demência senil do tipo de Alzheimer (*barras sólidas*) e sujeitos-controle (*barras vazias*). O número de amostras de cada região cerebral é mostrado dentro das barras respectivas. A concentração de CRF-SI é mostrada como média ±EMP e é relatada como picogramas por miligrama (pg/mg) de proteína. A significância estatística foi medida pelo teste t de Student e é representada por um asterisco, que indica $P < 0,01$. BA = área de Brodman; EMP = Erro Médio-Padrão.
Fonte. Reproduzida com permissão de Bissette G, Reynolds GP, Kilts CD *et al*. Corticotropin-releasing factor-like immunoreactivity in senile dementia of the Alzheimer type: reduced cortical and striatal concentrations. *JAMA* 254: 3068, 1985.

nos intestinos (onde o SRIF inibe a liberação de muitos hormônios digestivos). A versão menor, SRIF-14, embora originalmente isolada do hipotálamo, é a forma principal de SRIF nas regiões extra-hipotalâmicas do SNC, onde o SRIF funciona como um transmissor-inibidor; além disso, considera-se que ele está freqüentemente localizado nos neurônios contendo o aminoácido inibidor GABA.

Os interneurônios em todo o córtex cerebral contêm SRIF, e neurônios SRIF difusos também são vistos na amígdala, hipocampo e regiões límbicas do prosencéfalo. Os receptores para o SRIF são seletivos em sua preferência por qualquer forma da molécula de SRIF. Usando técnicas moleculares, os investigadores descreveram recentemente cinco subtipos de receptores de SRIF. O octreotídeo, um agonista do receptor de SRIF, é usado para o controle da secreção de hormônios intestinais de tumores que produzem hormônio excessivo; entretanto, nenhum agonista ou antagonista de receptor de SRIF de ação central é aprovado para uso clínico. Uma vez que o SRIF é reduzido em concentração no líquido cefalorraquidiano de pacientes com uma ampla variedade de doenças que afeta a função cognitiva – incluindo doença de Alzheimer, doença de Parkinson com demência, coréia de Huntington, esclerose múltipla, transtorno depressivo maior e esquizofrenia – e durante estados de *delirium,* um agonista do receptor dirigido aos receptores do SNC para SRIF pode ser útil para a reversão de alguns sintomas da demência (ver Bissette e Myers, 1992, para uma revisão). Entretanto, diferente do que ocorre com receptores de CRF, a degeneração dos interneurônios corticais de SRIF em pacientes com doença de Alzheimer não é acompanhada por regulagem para cima do número ou afinidade de receptores de SRIF.

As concentrações de somatostatina diminuíam no estriado e aumentavam no hipocampo de cobaias de 14 meses de Wistar, comparadas com cobaias de 3 meses, mas não mudavam adicionalmente nesta ou em outras regiões em cobaias de 14 a 26 meses de idade (Kowalski et al., 1992). Portanto, as evidências disponíveis indicam um envolvimento mais patológico do sistema neuronal de SRIF em patologias como a doença de Alzheimer, em vez de alterações amplas no sistema de SRIF como uma conseqüência apenas do envelhecimento.

Conclusões

Mensageiros químicos adicionais certamente serão descobertos no futuro, à medida que métodos bioquímicos difíceis e entediantes de purificação da proteína forem substituídos pelas técnicas elegantes de Biologia molecular e que se tornar possível, cada vez mais, ampliar idealmente uma molécula e determinar sua estrutura. Entretanto, como discutido neste capítulo, esse é apenas o ponto de partida para demonstrar-se o estado do neurotransmissor. A união bem-sucedida das técnicas bioquímicas, fisiológicas e clássicas com o manejo extremamente preciso da genética molecular promete revelar uma complexidade e interdependência sempre crescentes entre as várias moléculas transmissoras e os sistemas neuronais que as utilizam. Já estão sendo desenvolvidas drogas não de acordo com uma atividade básica descoberta ao acaso, mas de acordo com um projeto que visa a criar uma interação específica com um ou mais subtipos de receptores no SNC. Os resultados do uso dessas drogas racionalmente criadas para o tratamento de pacientes com doenças com mecanismos patológicos desconhecidos logo serão conhecidos. Entretanto, o impulso que guia a indústria farmacêutica na área diz respeito às excitantes possibilidades inerentes em ser capaz de afetar especificamente o alvo patológico preciso em doenças para as quais não existe atualmente um tratamento efetivo. Contudo, sem fundos para pesquisas, para a descoberta dos alvos patológicos e para o patrocínio do desenvolvimento de modelos animais laboratoriais válidos, para o teste de terapias incipientes, esse sonho ainda não será realizado por muitos anos. Infelizmente, dado o sofrimento e morte inerentes que acompanham a doença severa, as prioridades atuais para fundos de pesquisas biomédicas não justificam uma perspectiva otimista para o futuro próximo.

Referências

Antonini A, Leenders KL, Reist H et al. Effect of age on D_2 dopamine receptors in normal human brain measured by positron emission tomography and ^{11}C-raclopride. *Arch Neurol* 50:474-480, 1993.

Arranz B, Eriksson A, Mellerup E et al. Effect of aging in human cortical pre- and postsynaptic serotonin binding sites. *Brain Res* 620:163-166, 1993.

Bahr BA, Godshall AC, Hall RA et al. Mouse telencephalon exhibits an age-related decrease in glutamate (AMPA) receptors but no change in nerve terminal markers. *Brain Res* 589:320-326, 1992.

Banay-Schwartz M, Palkovits M, Lajtha A. Heterogeneous distribution of functionally important amino acids in brain areas of adult and aging humans. *Neurochem Res* 18:417-423, 1993.

Banki CM, Bissette G, Arato M et al. Cerebrospinal fluid corticotropin-releasing factor-like immunoreactivity in depression and schizophrenia. *Am J Psychiatry* 144:873-877, 1987.

―――――. Elevation of immunoreactive CSF TRH in depressed patients. *Am J Psychiatry* 145:1526-1531, 1988.

Banks WA, Kastin AJ, Akerstrom V et al. Radioactively iodinated cyclo(His-Pro) crosses the bloodbrain barrier and reverses ethanol-induced narcosis. *Am J Physiol* 164:E723-E729, 1993.

Bannon MF, Poosch MS, Xia Y et al. Dopamine transporter MRNA content in human substantia nigra decreases precipitously with age. *Proc Natl Acad Sci USA* 89:7095-7099, 1992.

Beal MF, Walker LC, Storey E et al. Neurotransmitters in neocortex of aged rhesus monkeys. *Neurobiol Aging* 12:407-412, 1991.

Bissette G. CNS CRF in stress: radioimmunoassay studies. *In: Corticotropin-Releasing Factor: Basic and Clinical Studies of a Neuropeptide.* Edited by DeSouza EB, Nemeroff CB. Boca Raton, FL, CRC Press, pp. 21-28, 1989.

―――――. Neuropeptides involved in stress and their distribution in the mammalian central nervous system. *In: Stress, Neuropeptides and Systemic Disease.* Edited by Kaufman PC, McCubbin JA, Nemeroff CB. San Diego, CA, Academic Press, pp. 55-72, 1991a.

―――――. The role of thyrotropin-releasing hormone in depression. *Biol Psychiatry* 2:556-558, 1991b.

Bissette G & Myers B. Mini review: somatostatin in Alzheimer's disease and depression. *Life Sci* 51:1389-1410, 1992.

Bissette G & Emeroff CB. Neuropeptides: biology and regulation. *In: Comprehensive Textbook of Psychiatry,* 6. ed. Edited by Kaplan HJ & Sadock BJ. Baltimore, MD, Williams & Wilkins (em produção).

Bissette G, Reynolds GP, Kilts CD et al. Corticotropin-releasing factor-like immunoreactivity in senile dementia of the Alzheimer type: reduced cortical and striatal concentrations. *JAMA* 254: 3067-3069-1985.

Blake MJ, Appel NM, Joseph JA et al. Muscarinic acetylcholine receptor subtype MRNA expression and ligand binding in the aged rat forebrain. *Neurobiol Aging* 12:193-199, 1991.

Blakely RD & Berson HE. Cloning and expression of a functional serotonin transporter from rat brain. *Nature* 354:66-70, 1991.

Brazeau P, Vale W, Burgus R et al. Hypothalamic peptide that inhibits the secretion of immunoreactive pituitary growth hormone. *Science* 179: 77-79, 1973.

Burnett DM, Bowyer JF, Masserano JM et al. Effect of aging on alpha$_1$-adrenergic stimulation of phosphoinositide hydrolysis in various regions of rat brain. *J Pharmacol Exp Ther* 255:1265-1270, 1990.

Carfagna N & Moretti A. GABA content and synthesis in the aging rat brain. *Exp Gerontol* 25:545-552, 1990.

Chappell PB, Smith MA, Kilts CD et al. Alterations in corticotropin-releasing factor-like immunoreactivity in discrete rat brain regions after acute and chronic stress. *J Neurosci* 6:2908-2914, 1986.

Cobo M, Exposito I, Porras A et al. Release of amino acid neurotransmitters in different cortical areas of conscious adult and aged rats. *Neurobiol Aging* 13:705-709, 1992.

Cobo M, Exposito I, Mora F. Aging, prefrontal cortex and amino acid neurotransmitters: differential effects produced by electrical stimulation. *Neurobiol Aging* 14:187-190, 1993.

Cohen SA & Muller WE. Age-related alterations of NMDA-receptor properties in the mouse forebrain: partial restoration by chronic phosphatidylserine treatment. *Brain Res* 584:174-180, 1992.

Cooper JR, Bloom FE, Roth RH. (eds.) *The Biochemical Basis of Neuropharmacology.* New York, Oxford University Press, 1991.

Court JA, Perry EK, Johnson M et al. Regional patterns of cholinergic and glutamate activity in the developing and aging human brain. *Brain Res Dev Brain Res* 74:73-81, 1993.

Dahlstrom A & Fuxe K. Evidence for the existence of monoamine-containing neurons in the central nervous system. *Acta Physiological Scandinavica* 62:1-55, 1964.

Davidoff MS & Lolova IS. Age-related changes in serotonin-immunoreactivity in the telencephalon and diencephalon of rats. *J Hirnforsch* 32:745-753, 1991.

Decker MW & McCaugh TL. The role of interactions between the cholinergic system and other neuromodulatory systems in learning and memory. *Synapse* 7:151-168, 1991.

De Souza EB & Nemeroff CB. *Corticotropin-Releasing Factor: Basic and Clinical Studies of a Neuropeptide.* Boca Raton, FL, CRC Press, 1990.

Donda A, Reymond MJ, Lemarchan-Beraud. Transtorno: Influence of age on the control of thyrotropin secretion by thyrotropin-releasing hormone in the male rat. *Neuroendocrinology* 49:389-394, 1989.

Donzanti BA & Ung AK. Alterations in neurotransmitter amino acid content in the aging rat striatum are subregion dependent. *Neurobiol Aging* 11:159-162, 1990.

Donzanti BA, Hite JF, Yamamota BK. Extracellular glutamate levels increase with age in the lateral striatum: potential involvement of presynaptic D2 receptors. *Synapse* 13:376-382, 1993.

Fernandez-Ruiz J, De Miguel R, Hernandez ML et al. Comparisons between brain dopaminergic neurons of juvenile and aged rats: sex-related differences. *Mech Ageing Dev* 63:45-55, 1992.

Feuerstein TJ, Lehmann J, Sauermann W et al. The autoinhibitory feedback control of acetylcholine release in human neocortex tissue. *Brain Res* 572: 64-71, 1992.

Francis PT, Webster M-T, Chessell IP et al. Neurotransmitters and second messengers in aging and Alzheimer's disease. *Ann N Y Acad Sci* 695:19-26, 1993.

Friedemann MN & Gerhardt GA. Regional effects of aging on dopaminergic function in the Fischer 344 rat. *Neurobiol Aging* 13:325-332, 1992.

Godefroy F, Bassant MH, Lamour Y et al. Effect of aging on dopamine metabolism in te rat cerebral cortex: a regional analysis. *J Neural Transm Gen Sect* 83:13-24, 1991.

Gozlan H, Daval G, Verge D et al. Aging associated changes in serotoninergic and dopaminergic preand postsynaptic neurochemical markers in the rat brain. *Neurobiol Aging* 11: 437-449, 1990.

Handa RJ, Cross MK, George M et al. Neuroendocrine and neurochemical responses to novelty stress in young and old male F344 rats: effects of H-fenfluramine treatment. *Pharmacol Biochem Behav* 46:101-109, 1993.

Harik SI, Sromek SM, Kalaria RN. Alpha- and betaadrenergic receptors of the rat cerebral cortex and cerebral microvessels in aging and their response to denervation. *Neurobiol Aging* 12: 567-573, 1991.

Hitri A, Hurd YL, Wyatt RJ et al. Molecular, functional and biochemical characteristics of the dopamine transporter: regional differences and clinical relevance. *Clin Neuropharmacol* 17:1-221, 1994.

Ida Y, Tanaka M, Kohno Y et al. Effects of age and stress on regional noradrenaline metabolism in the rat brain. *Neurobiol Aging* 3:233-236, 1982.

Inglefield JR & Richfield EK. Preservation of the density of the dopamine uptake complex in aginc, Fischer 344 rat brain. *Neurobiol Aging* 13: 383-391, 1992.

Ivo M & Yamasaki T. The detection of age-related decrease of dopamine D_1, D_2 and serotonin 5-HT receptors in living human brain. *Prog Neuropsychopharmacol Biol Psychiatry* 17:415-421, 1993.

Kanner BI, Danbolt N, Pines G et al. Structure and function of the sodium and potassium-coupled glutamate transporter from rat brain. *Biochem Soc Trans* 21:59-61, 1993.

Kawakami H, Tanaka K, Nakayama T et al. Cloning and expression of a human glutamate transporter. *Biochem Biophys Res Commun* 199:171-11-6, 1994.

Kish SJ, Shannak K, Rajput A *et al*. Aging produces a specific pattern of striatal dopamine loss: implications for the etiology of idiopathic Parkinson's disease. *J Neurochem* 58:642-648, 1992.

Kitabgi P & Nemeroff CB (eds.). *The Neurobiology of Neurotensin* (Annals of the New York Academy of Science, Vol 668). New York, New York Academy of Science, 1992.

Kitamura Y, Zhao XH, Ohnuki T *et al*. Age-related changes in transmitter glutamate and NMDA receptor/channels in the brain of senescence-accelerated mouse. *Neurosci Lett* 137:169-172, 1992.

Knipper M, Kahle C, Breer H. Purification and reconstitution of the high-affinity choline transporter. *Biochim Biophys Acta* 1065:107-113, 1991.

Kornhuber ME, Kornhuber J, Retz W *et al*. L-glutamate and L-aspartate concentrations in the developing and aging human putamen tissue. *J Neural Transm Gen Sect* 93:145-150, 1993.

Kowalski C, Micheau J, Corder R *et al*. Age-related changes in corticotropin-releasing factor, somatostatin, neuropeptide Y, methionine enkephalin and beta-endorphin in specific rat brain areas. *Brain Res* 582: 38-46, 1992.

Lam DM, Fei J, Zhang XY *et al*. Molecular cloning and structure of the human (GABATHG) CABA transporter gene. *Brain Res Mol Brain Res* 19: 227-232, 1993.

Lamy PP. The role of cholinesterase inhibitors in Alzheimer's disease. *CNS Drugs* 1:146-165, 1994.

Lindvall O & Bjorklund A. Neuroanatomical localization of dopamine in the brain and spinal cord. *In: Handbook of Schizophrenia,* Vol 2: Neurochemistry and Neuropharmacology of Schizophrenia. Edited by Henn FA, DeLisi LE. Amsterdam, Elsevier, pp. 49-99, 1987.

Lolova I & Davidoff M. Immuno- and histochemical data on changed GABA transmission in aged rat cerebellum. *J Hirnforsch* 31:423-428, 1990.

———. Changes in GABA-immunoreactivity and GABA-transaminase activity in rat amygdaloid complex in aging. *J Hirnforsch* 32: 231-238, 1991.

———. Age-related changes in serotonin immunoreactive neurons in the rat nucleus raphe dorsalis and nucleus centralis superior: a light microscope study. *Mech Ageing Dev* 62:279-289, 1992.

Lorens SA, Hata N, Handa RJ *et al*. Neurochemical, endocrine and immunological responses to stress in young and old Fischer 344 male rats. *Neurobiol Aging* 11:139-150, 1990.

Magnusson KR & Cotman CW. Age-related changes in excitatory amino acid receptors in two mouse strains. *Neurobiol Aging* 14:197-206, 1993.

Melikian HE, McDonald JK, Gu H *et al*. Human norepinephrine transporter: biosynthetic studies using a site-directed polyclonal antibody. *J Biol Chem* 269: 12290-12297, 1994.

Merchant KM, Dobie DJ, Dorsa DM. Differential loss of dopamine D_2 receptor MRNA isoforms during aging in Fischer 344 rats. *Neurosci Lett* 154:163-167, 1993.

Mesco ER, Joseph JA, Blake MJ *et al*. Loss of D_2 receptors during aging is partially due to decreased levels of MRNA. *Brain Res* 545:355-357, 1991.

Metcalf G & Jackson I (eds.). *Thyrotropin-Releasing Hormone: Biomedical Significance* (Annals of the New York Academy of Science, Vol 553). New York, New York Academy of Science, 1989.

Meyer EM, Judkins JH, Momol AE *et al*. Effects of peroxidation and aging on rat neocortical ACh-release and protein kinase C. *Neurobiol Aging* 15:63-67, 1994.

Mhatre MC & Ticku MK. Aging related alterations in CABA-A receptor subunit MRNA levels in Fischer rats. *Brain Res Mol Brain Res* 14:71-78, 1992.

Miyoshi R, Kito S, Doudou N *et al*. Influence of age on N-methyl-D-aspartate antagonist binding sites in the rat brain studied by in vitro autoradiography. *Synapse* 8:212-217, 1991.

Mufson EJ, Cochran E, Benzing W *et al*. Galaninergic innervation of the cholinergic vertical limb of the diagonal band (Ch2) and bed nucleus of the stria terminalis in aging, Alzheimer's disease and Down's syndrome. *Dementia* 4:237-250, 1993.

Muller WE, Stoll L, Schubert T *et al*. Central cholinergic functioning and aging. *Acta Psychiatr Scand Suppl* 366:34-39, 1991.

Najlerahim A, Francis PT, Bowen DM. Age-related alteration in excitatory amino acid neurotransmission in rat brain. *Neurobiol Aging* 11: 155-158, 1990.

Nemeroff CB, Widerlov E, Bissette G *et al*. Elevated concentrations of CSF corticotropin-releasing factor-like immunoreactivity in depressed patients. *Science* 226: 1342-1344, 1984.

Nemeroff CB, Owens MJ, Bissette G *et al*. Reduced corticotropin-releasing factor (CRF) binding sites in the frontal cortex of suicides. *Arch Gen Psychiatry* 45: 577-579, 1988.

Nemeroff CB, Kizer JS, Reynolds GP *et al*. Neuropeptides in Alzheimer's disease: a postmortem study. *Regul Pept* 25:123-130, 1989.

Nieuwenhuys R, Voogd J, van Huijzen C. *The Human Central Nervous System*. New York, Springer-Verlag, 1981.

Nordberg A, Alavuzoff I, Winblad B. Nicotinic and muscarinic subtypes in the human brain: changes with aging and dementia. *J Neurosci Res* 31:103-111, 1992.

Palmer AM & DeKosky S-T. Monoamine neurons in aging and Alzheimer's disease. *J Neural Transm Gen Sect* 91:135-159, 1993.

Piggott MA, Perry EK, Perry RH *et al*. [^{3}H]MK-801 binding to the NMDA receptor complex and its modulation in human frontal cortex during development and aging. *Brain Res* 588:277-286, 1992.

Reichlin S. *Somatostatin: Basic and Clinical Status*. New York, Plenum, 1987.

Ribak CE, Vaughn JE, Saito K *et al*. Immunocytochemical localization of glutamate decarboxylase in rat substantia nigra. *Brain Res* 116:287-298, 1977.

Rinne JO, Heitala J, Ruotsalainen U et al. Decrease in human striatal dopamine D$_2$ receptor density with age: a PET study with [^{11}C] raclopride. *J Cereb Blood Flow Metab* 13:310-314, 1993.

Ruano D, Machado A, Vitorica J. Absence of modifications of the pharmacological properties of the GABA-A receptor complex during aging, as assessed in 3- and 24-month-old rat cerebral cortex. *Eur J Pharmacol* 246:81-87, 1993.

Sadow TF & Rubin RT. Effects of hypothalamic peptides on the aging brain (revisão). *Psychoneuroendocrinology* 17:293-314, 1992.

Sakata M, Farooqui SM, Prasad C. Post-transcriptional regulation of loss of rat striatal D2 dopamine receptor during aging. *Brain Res* 575:309-314, 1992.

Scaccianoce S, Di Sciullo A, Angelucci L. Age-related changes in hypothalamo-pituitary-adrenocortical axis activity in the rat. *Neuroendocrinology* 52:150-155, 1990.

Scarpace PJ, Tumer N, Mader SL. Beta-adrenergic function in aging: basic mechanisms and clinical implications (revisão). *Drugs and Aging* 1:116-0129, 1991.

Schroder H, Giacobini E, Struble RG et al. Cellular distribution and expression of cortical acetylcholine receptors in aging and Alzheimer's disease. *Ann N Y Acad Sci* 640:189-192, 1991.

Seeman TE & Robbins RJ. Aging and hypothalamic-pituitary-adrenal response to challenge in humans. *Endocr Rev* 15:233-260, 1994.

Slotkin TA, Seidler FJ, Crain BJ et al. Regulatory changes in presynaptic cholinergic function assessed in rapid autopsy material from patients with Alzheimer's disease: implications for etiology and therapy. *Proc Natl Acad Sci USA* 87: 2452-2455, 1990.

Slotkin TA, Nemeroff CB, Bissette G et al. Overexpression of the high affinity choline transporter in cortical regions affected by Alzheimer's disease: evidence from rapid autopsy studies. *J Clin Invest* 94:696-702, 1994.

Tamaru M, Yoneda Y, Ogita K et al. Age-related decreases of the *N*-methyl-D-aspartate receptor complex in the rat cerebral cortex and hippocampus. *Brain Res* 542:83-90, 1991.

Teitler M & Herrick-Davis K. Multiple serotonin receptor subtypes: molecular cloning and functional expression. *Crit Rev Neurobiol* 8:175-188, 1994.

Undie AS & Friedman E. Aging-induced decrease in dopaminergic-stimulated phosphoinositide metabolism in rat brain. *Neurobiol Aging* 13:505-511, 1992.

Vale W, Spiess J, Rivier C et al. Characterization of a 41-residue ovine hypothalamic peptide that stimulates secretion of corticotropin and beta-endorphin. *Science* 213:1394, 1981.

Van Der Zee EA, De Jong GI, Strosberg AD et al. Muscarinic acetylcholine receptor-expression in astrocytes in the cortex of young and aged rats. *Glia* 8:42-50, 1993.

Venero JL, de la Roza C, Machado A et al. Age-related changes on monoamine turnover in hippocampus of rats. *Brain Res* 631:89-96, 1993.

Wada H, Ito H, Orimo H et al. Kynurenine specifically increases in the cerebrospinal fluid of the aged rats. *Biogenic Amines* 10:221-225, 1994.

Watson SJ, Khachaturian H, Lewis ME et al. Chemical neuroanatomy as a basis for biological psychiatry. In: *American Handbook of Psychiatry*. Edited by Berger PA & Brodie HKH. New York, Basic Books, pp. 3-33, 1986.

Zhao XH, Kitamura Y, Nomura Y et al. Age-related changes in NMDA-induced [^{3}H] lacetylcholine release from brain slices of senescence-accelerated mouse. *Int J Dev Neurosci* 10: 121-129, 1992.

6

Genética e Psiquiatria Geriátrica

Ewald W. Busse, M.D.
Dan G. Blazer, M.D., Ph.D.

Avanços impressionantes na genética humana estão afetando a prática da psiquiatria geriátrica. Esses avanços são destacados pela explosão de conhecimentos envolvendo a genética molecular da doença de Alzheimer e salientados — embora de uma forma mais branda — por novos conhecimentos envolvendo muitas outras condições que afetam os pacientes geriátricos. Os psiquiatras geriátricos serão chamados a responder às muitas questões envolvendo a genética humana, na medida em que essa se relaciona com a fisiopatologia de doenças como a de Alzheimer, depressão maior e transtornos esquizofrênicos de início tardio. Neste capítulo, revisamos a bagagem da genética humana como essa se aplica à psiquiatria geriátrica. A história da genética, a associação entre genética e longevidade, genética populacional e genética molecular são exploradas. Uma ênfase particular é colocada sobre achados de estudos feitos na população e genética molecular acerca da doença de Alzheimer e transtornos de humor.

A Base Genética do Envelhecimento

As primeiras contribuições para a genética derivam-se de estudos de plantas e animais por hibridizadores de plantas, especialmente aqueles efetivados pelo botânico austríaco Gregor Mendel (1822-1884). Embora Mendel publicasse seus resultados em 1866, suas descobertas, em grande parte, permaneceram desconhecidas até 1900. A existência de cromossomos e genes era desconhecida à época em que Mendel estudou a fertilização cruzada de plantas, mas, ainda assim, três conceitos fundamentais emergiram de seus estudos e foram confirmados por descobertas modernas acerca da reprodução celular. Em primeiro lugar, cada organismo é um mosaico de características individuais capazes de uma transmissão genética separada. Em segundo lugar, uma característica unitária pode mascarar uma outra característica unitária quando o potencial para o desenvolvimento de ambas está presente no mesmo organismo. Esse princípio é chamado de *dominância*, e as características mascaradas são chamadas de *recessivas*. Em terceiro lugar, as características unitárias podem ser segregadas durante a reprodução, não importando as combinações nas quais foram associadas.

Sir Francis Galton (1822-1911) estudou gêmeos para avaliar o papel da natureza (herança) e da criação (ambiente) no desenvolvimento de várias características humanas. Galton estava consciente de que existiam dois tipos diferentes de gêmeos: *monozigóticos*, gêmeos que se desenvolvem de um único óvulo fertilizado, e *dizigóticos* (heterozigóticos), gêmeos derivados de dois óvulos fertilizados separadamente. Em 1875, ele descreveu a história de vida de um grupo de gêmeos monozigóticos comparados com a história de vida de pares dizigóticos. A questão apresentada por Galton era "Até que ponto o ambiente torna gêmeos inicialmente similares, diferentes com o tempo, e torna gêmeos não similares, mas semelhantes?" Galton escreveu que "não há como escapar da conclusão de que a constituição prevalece imensamente sobre o meio ambiente" (Galton, 1876/1990).

Em meados do século XX, ocorreram rápidas e significativas descobertas na genética. Em 1944, Avery *et al.*, no Instituto Rockfeller, descobriram que os genes (aqueles componentes celulares responsáveis pela herança) eram formados de ácido desoxirribonucléico (DNA). Crick e Watson, em 1953, postularam uma estrutura de DNA, a dupla hélice, e subseqüentemente ganharam o Prêmio Nobel por essa descoberta (Watson, 1968). Em 1970, Caspersson e seus colegas descobriram que a coloração de DNA com compostos fluorescentes afetava preferencialmente regiões específicas de diferentes cromossomos, o que tornava possível identificar cromossomos individuais por padrões fluorescentes. O entendimento da transmissão genética teve um forte paralelo com uma tecnologia emergente para a engenharia genética (Kalin, 1985). Foi desenvolvida uma técnica que permitia a manipulação de DNA de bactérias de tal modo que regiões selecionadas podiam ser mudadas, enquanto outras eram deixadas intactas. Essa manipulação resultou na produção de DNA recombinante, que tem sido um dos maiores avanços no entendimento do genoma humano na história e que abriu possibilidades para o desenvolvimento de terapias genéticas. Por meio de várias técnicas, os genes podem ser mapeados, atualmente – na verdade, os cientistas envolvidos no Projeto do Genoma Humano estão atualmente no processo de mapeamento todo o genoma humano. Por essas técnicas de mapeamento, avanços impressionantes emergiram na genética molecular, incluindo aqueles que discutimos neste capítulo.

O Papel dos Genes na Longevidade

É um engano afirmar que os genes apenas programam a duração da vida; entretanto, está claro que os genes podem modular taxas de envelhecimento, em parte efetuando variações na eficiência dos mecanismos biológicos do organismo que vão desde o metabolismo de alimentos até o reparo de danos celulares (Martin e Tucker, 1994). O bom-senso convencional dita que os seres humanos têm uma expectativa máxima de vida de aproximadamente 120 anos e, na verdade, o segmento de mais rápido crescimento da população é aquele que inclui indivíduos com mais de 85 anos (Curtsinger, 1992). Ainda não está claro até que ponto a longevidade é herdada. Os resultados de estudos com gêmeos, nos quais gêmeos monozigóticos e dizigóticos foram comparados, sugerem que a diferença entre pares, na idade da morte, é menor para monozigóticos que para dizigóticos, mas, ainda assim, a diferença média na morte para ambos é grande – 15 anos. Portanto, parece que fatores ambientais, tais como toxinas, hábitos de saúde e dieta, influenciam significativamente a longevidade (Jarvik *et al.*, 1960). Uma outra abordagem à avaliação da contribuição genética para a longevidade é estimar as propriedades do genoma humano que determinam as variações genéticas no envelhecimento humano. Dos 100.000 genes informativos estimados nos humanos, uma pressuposição razoável é que talvez apenas 70 genes podem ser caracterizados como "genes principais do envelhecimento" (Martin, 1978; Martin e Tucker, 1988).

Genes que Garantem a Longevidade

Alguns genes são reguladores e alguns são produtores, formando as proteínas que contribuem para a função e a estrutura. Alguns genes, não infreqüentemente chamados de "genes inteligentes", podem desligar e outros podem ligar atividades reguladoras e produtivas. Regulagens incorretas podem ser muito destrutivas para o organismo.

Os genes candidatos da longevidade executam diversas tarefas, incluindo a proteção das células (particularmente o DNA) de danos, regulação do metabolismo, manutenção da autoproliferação e produtividade e reparo de danos celulares. Excelentes candidatos a serem citados como genes da longevidade são aqueles que produzem removedores de radicais livres e aqueles que podem reparar danos nas células.

Talvez o achado empírico mais notável envolvendo a longevidade seja a diferença entre os sexos, em termos de longevidade. Embora não existam evidências de que o potencial de duração máxima da vida para mulheres seja maior que aquele dos homens, a expectativa de vida média para mulheres é significativamente maior que a dos homens. Essa vantagem feminina é generalizada no reino animal e não está limitada apenas aos humanos (Martin e Tucker, 1988). Uma vantagem de sobrevivência para mulheres tem sido atribuída ao fato de que o cromossomo sexual feminino é homogamético (dois cromossomos X), enquanto o cromossomo sexual masculino é heterogamético (um cromossomo X e outro Y). Portanto, o homem pode estar em desvantagem, já que alelos recessivos ligados ao sexo tendem mais a ser expressados (Martin e Tucker, 1994). Entretanto, o cromossomo feminino humano X contém um mínimo de 112 genes associados com doenças; o cromossomo masculino humano Y, muito menor, tem apenas um gene assim, claramente identificado (Rennie, 1994).

DNA Mitocondrial

Genes de DNA mitocôndrico existem em todos os humanos, transmitidos da mãe para todos os seus descendentes. O mtDNA humano é um círculo de dupla fita, complexo, formado de 16.569 pares de base. Ele contém apenas 37 genes, 13 dos quais codificam os polipeptídeos (Schon e DiMauro, 1994). As mitocôndrias, organelas celulares presentes em virtualmente todas as células com um núcleo (células eucarióticas), variam em tamanho e número e são a "central de força" da célula. Portanto, elas são importantes em muitos trajetos metabólicos. Os genes mitocôndricos são chamados de genes *mtDNA*; os genes trazidos no núcleo celular são genes *nDNA*. O mtDNA é herdado predominantemente da mãe, com menos de 0,1% desses genes sendo uma contribuição do esperma (Wallace, 1992). Centenas de mitocôndrios, bem como milhares de genes mitocôndricos, podem ser encontradas em cada célula. As células podem abrigar mistos de genes de mtDNA mutantes e normais. Quando uma célula divide-se, os genes tanto mutantes quanto normais de mtDNA são aleatoriamente espalhados entre as células-filhas. Conseqüentemente, alguma células terão mais genes mutantes, enquanto outras terão um número superior de genes mtDNA normais — portanto, algumas células funcionarão melhor que outras. Acredita-se que os genes mitocôndricos são vulneráveis a danos por radicais livres do oxigênio (ver Capítulo 1, "A Teoria dos Radicais Livres"). Em vista de sua importância no processo metabólico e sua vulnerabilidade a danos pelos radicais livres, é óbvio que os genes de mtDNA podem exercer um papel importante nos processos de envelhecimento, bem como na gênese de transtornos degenerativos (Wallace, 1992).

Para determinar-se o mecanismo pelo qual a ação do gene determina a longevidade, essas ações do gene que mantêm a integridade estrutural e funcional do organismo maduro devem ser investigadas (Martin e Tucker, 1994). Hayflick *et al.* descobriram que culturas de fibroblastos humanos sofrem uma perda gradual do potencial de crescimento até mesmo em ambientes ideais de crescimento (Hayflick e Moorhead, 1961) e, portanto, pode ser que a longevidade seja programada no desenvolvimento das células de um organismo. Entretanto, a maior parte das pesquisas nessa área tem se focalizado sobre a ação do gene que garante a manutenção da estrutura e do funcionamento ao longo do tempo. Por exemplo, foi descoberto que os genes que controlam a produção das enzimas necessárias, removedoras de toxinas produzidas durante o ciclo metabólico normal, pode declinar em seu funcionamento com o aumento da idade. Esse fato é ilustrado pelo superóxido, um radical livre do oxigênio produzido no ciclo de Krebs, que pode ser extremamente tóxico aos tecidos. O superóxido é metabolizado pela enzima superóxido desmutase. De acordo com a teoria dos radicais livres, do envelhecimento, a atividade e eficácia do superóxido desmutase diminuem com o aumento na idade (Harmon, 1971). (Ver "A Teoria dos Radicais Livres", no Capítulo 1, para uma discussão mais detalhada sobre essa teoria do envelhecimento).

Telômeros

Um telômero é a região terminal de um cromossomo. Embora os telômeros sejam compostos de DNA, eles não parecem conter informações genéticas. Eles são compostos de seqüências repetidas, e o mesmo padrão é repetido até que o extremo máximo do cromossomo seja alcançado. Em células humanas normais cultivadas, a seqüência repetida no telômero é reduzida em uma taxa fixa com cada divisão celular que ocorre. Portanto, um telômero comporta-se como um relógio do envelhecimento. Células anormais não passam pelo encurtamento do telômero, mas, em vez disso, contêm telemerase, uma enzima responsável pela produção de telômeros adicionais. Células normais não possuem essa enzima.

Uma oportunidade para a investigação da longevidade e dos fatores genéticos que contribuem para ela diz respeito ao estudo das síndromes pré-senis, raras, mas interessantes. A síndrome de Werner (ocasionalmente chamada de "progeria adulta" [Salk *et al.*, 1985]), um distúrbio herdado como um traço autossômico recessivo, é atribuída à deficiência de uma única enzima. O gene que causa a síndrome de Werner foi recentemente localizado no cromossomo 8 (Goto *et al.*, 1992). A expectativa de vida de um indivíduo com síndrome de Werner é significativamente encurtada: sinais de envelhecimento "precoce" — tais como cabelos grisalhos e mudanças atróficas na pele — emergem na adolescência. Mais tarde, catarata e outros problemas visuais ocorrem, e doenças associadas com a velhice, tais como diabete e osteoporose, desenvolvem-se. A morte geralmente ocorre durante a última parte da quinta década, sendo o resultado de problemas vasculares ou câncer.

Um outro tipo de progeria é a síndrome de Hutchinson-Gilford. Essa condição é caracterizada por um início mais precoce que a síndrome de Werner e é manifestada por nanismo, imaturidade física e pseudosenilidade. Os indivíduos afetados parecem humanos muito idosos, enrugados e pequenos, com traços distorcidos. Suas cabeças são comparativamente grandes, enquanto a face, as orelhas e o nariz são pequenos. Essa síndrome tem sido observada em brancos, negros e asiáticos, sendo supostamente causada por um defeito herdado como um traço autossômico recessivo.

Um terceiro problema no qual o envelhecimento precoce é encontrado é a síndrome de Down. Os indivíduos com síndrome de Down apresentam sinais externos de envelhecimento prematuro, tais como embranquecimento dos cabelos, mas também exibem alterações patológicas impressionantemente similares àquelas que ocorrem em pacientes com doença de Alzheimer, incluindo placas senis e emaranhados neurofibrilares. A expectativa de vida do paciente com síndrome de Down é severamente encurtada, raramente ultrapassando os 40 anos.

Existem muitas doenças relacionadas com expectativa diminuída de vida e que parecem estar associadas com alguma predisposição genética. A maior parte dessas doenças, contudo, exige uma interação genética/ambiental para que a doença manifeste-se. Por exemplo, um carcinógeno ambiental comum e potente é a afletoxina, que tem sido implicada particularmente no desenvolvimento de câncer hepático. Uma mutação genética foi detectada, associada com um tipo familiar desse câncer. Embora difícil de detectar, o gene com mutação é encontrado apenas em células de tumor, não em células hepáticas normais. Carcinógenos como a aflotoxina devem ser ativados pelas enzimas no organismo para estimularem os mecanismos produtores de câncer (as formas ativadoras dessas toxinas atacam o DNA, o que, por sua vez, leva ao desenvolvimento de malignidade). Portanto, não é razoável presumir-se que uma predisposição genética para uma expectativa encurtada de vida pode ser evitada, pelo menos em parte, pela redução da exposição a fatores ambientais de risco.

Genética Populacional

O estudo da genética da doença pode ser dividido convenientemente em genética populacional e em genética molecular. A genética populacional contribui para nosso entendimento de doenças na terceira idade, estabelecendo freqüências genotípicas na população e explorando as forças que mudam tais freqüências. As amostras usadas na genética populacional são registros de gêmeos e estudos familiares.

Muitos registros de gêmeos estão disponíveis no mundo inteiro, e esses provaram ter imenso valor para os cientistas em estudos das contribuições relativas da hereditariedade e ambiente para o desenvolvimento da doença. Entre os mais conhecidos estão os registros dos países nórdicos, especialmente a Suécia, e o registro de gêmeos da Academia Nacional de Ciências, nos Estados Unidos. Muitos sujeitos nesses registros estão atualmente entre os mais velhos e, portanto, os registros têm sido especialmente úteis para o estudo de doenças da terceira idade. Por exemplo, o registro de gêmeos da Suécia, que oferece a melhor oportunidade no mundo para explorarem-se as diferenças entre os gêmeos criados juntos e gêmeos criados separadamente, consiste de muitos pares com mais de 65 anos, criados separadamente. A Suécia era um país pobre, nas primeiras duas décadas deste século. Não raro, as famílias das quais nasciam gêmeos não podiam sustentar ambos (ou mesmo um deles) e, portanto, a adoção era um procedimento comum. Registros meticulosos eram mantidos e, assim, essa fonte preciosa de dados está disponível à investigação de doenças como a de Alzheimer e anormalidades físicas.

O registro de gêmeos da Academia Nacional de Ciências foi estabelecido durante a Segunda Guerra Mundial pela identificação de gêmeos recrutados nas forças armadas. Embora esse seja quase que exclusivamente um registro de gêmeos do sexo masculino, ele representa um reservatório extremamente grande de gêmeos para estudo. Uma desvantagem do registro da Academia Nacional de Ciências é que os gêmeos americanos freqüentemente vivem a uma grande distância um do outro, e não existe uma grande concentração de gêmeos em qualquer determinada área do país (este não é um problema com o registro de gêmeos da Suécia, simplesmente porque é um país muito menor).

Os estudos de famílias geralmente começam com um *probando* — isto é, uma pessoa que tem a doença e que está sob estudo. O probando freqüentemente é identificado por meio de um serviço clínico (tal como uma clínica de transtornos da memória) de um hospital ou centro médico. Os membros da família e a árvore familiar são listados; entrevistas, bem como estudos biológicos, são conduzidos para determinação da freqüência e da distribuição da doença, ou traços relacionados com a doença, dentro da família. Esses dados geralmente são apresentados como um genograma cruzando múltiplas gerações. Esse genograma pode ajudar o investigador a identificar se um traço é herdado como um traço autossômico dominante, autossômico recessivo, dominante ligado a X ou recessivo ligado a X. Infelizmente, a maior parte dos transtornos que se desenvolvem na terceira idade não é herdada por uma genética puramente mendeliana.

A doença de Huntington é causadora de demência prototípica, herdada como um traço autossômico dominante. O filho de um pai ou mãe afetado tem um risco de 50% de desenvolver a doença. Homens e mulheres apresentam um risco igual. Dado que a idade no início da demência (e problemas neurológicos e comportamentais concomitantes) é aproximadamente 43 anos, o indivíduo que carrega o gene tende a passar pelos anos da infância sem ser afetado, na maior parte. Nos últimos anos, o gene defectivo foi localizado no cromossomo 4p16.3, e diversos marcadores para a identificação da existência do gene defectivo estão disponíveis, atualmente. O gene defectivo associado com a doença de Huntington é um estiramento expandido do DNA com um padrão repetido de três bases de nucleotídeos, CAG. Quanto mais repetições ocorrem, mais cedo o início dos sintomas da doença. Entretanto, o número de repetições é instável, de uma geração para a próxima. Como esse defeito genético resulta na doença ou como o gene defectivo pode afetar genes vizinho é ignorado (Gusella e MacDonald, 1994). A capacidade para identificar esse gene antes do início da doença e durante os anos de procriação representa um dilema ético tanto para médicos quanto para pacientes, quando se sabe que a doença de Huntington está presente na família.

A maior parte dos transtornos psiquiátricos que afetam os idosos resulta de herança multifatorial. Isto é, a herança de um traço é governada por muitos genes. Um bom exemplo de um traço multifatorial é a altura, que é distribuída na população de acordo com a curva normal. Quanto mais genes contribuem para um traço (presumindo-se uma penetrância completa), mais provável será que um traço siga uma distribuição normal na população. Em transtornos como a doença de Alzheimer está claro que as dificuldades de memória não têm distribuição normal, porém tampouco se encaixam adequadamente na memória normal ou no quadro da verdadeira doença de Alzheimer, sem dúvida, portanto, múltiplos fatores contribuem tanto para a herança quanto para a expressão da doença, juntamente com a participação de fatores tanto genéticos quanto ambientais. Por esse motivo, a maior parte das investigações da genética populacional envolve genética quantitativa. Nesses estudos, o exame da variância de um fenótipo na população, ao invés de genótipos específicos, é o objetivo do estudo.

A variância geral de uma característica na população deve-se aos efeitos somados de variância genética e variância ambiental. A heredabilidade, portanto, é a variância genética dividida pela variância geral dentro da população. A variância ambiental pode ser dividida em influências ambientais partilhadas e não partilhadas — isto é, a contribuição ambiental compartilhada com um parente e aquelas influências independentes dos parentes. Por exemplo, em um estudo de gêmeos monozigóticos e dizigóticos, alguns dos quais foram criados juntos, os investigadores podem presumir que a diferença na variância dos gêmeos monozigóticos criados juntos *versus* aqueles criados separadamente deve-se ao ambiente partilhado em um grupo — ou seja, aqueles criados juntos. Os gêmeos criados em separado não teriam um ambiente partilhado. Para calcularem estimativas das contribuições relativas da hereditariedade, ambiente compartilhado e ambiente não compartilhado, os geneticistas populacionais começam com a suposição de que os gêmeos monozigóticos não têm uma variância herdada e, assim, quaisquer diferenças encontradas em uma característica, tal como sintomas depressivos, presumivelmente devem-se a influências ambientais. Os gêmeos dizigóticos, em contraste, partilham apenas metade de suas contribuições hereditárias para uma característica. Essas suposições são falhas, já que mesmo gêmeos criados separadamente partilham do mesmo ambiente intrauterino. Ademais, os genomas dos gêmeos idênticos não são cópias carbono exatas um do outro.

Exemplo desse tipo de estudo da população foi um no qual os investigadores exploraram as contribuições relativas das influências genéticas e ambientais sobre lipoproteínas em gêmeos mais velhos (Heller *et al.*, 1993). Usando o estudo de adoção/gêmeos feito na Suécia, sobre o envelhecimento, os autores descobriram uma hereditariedade substancial para níveis séricos de colesterol total, colesterol de lipoproteína de alta densidade, apolipoproteína A_1 e B, bem como triglicérides. Os pesquisadores descobriram que a criação ambiental era um choque substancial sobre o nível de colesterol total, mas afetava outras medições de lípides muito menos que fatores genéticos, mesmo nesses idosos. Parecia, contudo, que a hereditariedade para apolipoproteína B e níveis de triglicérides diminuía com o envelhecimento.

A maior parte dos relatos publicados sobre a hereditariedade da doença de Alzheimer tem vindo de estudos com famílias, mas estudos de gêmeos estão emergindo como um importante complemento para esses primeiros estudos de famílias. Em 1981, Heston *et al.* estudaram os parentes de 125 probandos com demência do tipo de Alzheimer, demonstrada na autópsia. Esses parentes estavam mais propensos a exibir uma história de doença com demência, consistente com transmissão genética. O risco para os parentes diminuía quando a severidade da doença demenciante diminuía, sugerindo que uma abordagem quantitativa ao estudo de influências hereditárias/ambientais na doença de Alzheimer pode ser própria. Além disso, quando comparados com um grupo de controle e com a população em geral, os parentes tinham uma incidência aumentada de síndrome de Down, problemas de tireóide e doenças do sistema imunológico.

Um problema persistente no estudo da hereditariedade da doença de Alzheimer, contudo, é que os indivíduos podem morrer antes de a doença expressar-se e, portanto, pessoas que carregam o gene para a expressão da doença em determinada idade perdem-se da amostra. Procedimentos estatísticos têm sido aplicados para levar esse fator em consideração em estudos de herança. Mohs *et al.* (1987) investigaram o risco mórbido de doença de Alzheimer em parentes em primeiro grau de 50 pacientes que reuniram os critérios para essa enfermidade, comparados com 45 sujeitos de controle combinados. Os parentes de pacientes com a doença mostravam uma incidência acumulada de 46% de Alzheimer aos 86 anos, quatro vezes aquela encontrada em sujeitos de controle. Os autores concluíram que a doença de Alzheimer é geralmente distribuída como uma desordem autossômica dominante, cuja expressão plena é retardada até que a pessoa esteja na faixa etária de "idosos velhos", mas amplamente completada por volta dos 90 anos.

Breitner *et al.* (1988) estenderam esses estudos e descobriram que a doença de Alzheimer de início precoce era distinta da de início tardio, postulando, assim, diferentes mecanismos causais, dependendo da idade de início. O grupo de Breitner descobriu que a idade de início varia como uma característica familiar, que apenas 1/3 dos indivíduos que poderiam ter doença de Alzheimer devido à hereditariedade manifestarão a doença durante sua vida. Dados esses achados, os investigadores sugeriram que um gene dominante com uma freqüência do alelo na população de 0,13 explicava a expressão da doença de Alzheimer.

Breitner *et al.* ainda avançaram nesses estudos para o estudo de gêmeos, e para uma abordagem mais quantitativa às contribuições relativas da herança e ambiente na doença de Alzheimer (Brandt *et al.*, 1993). Eles descobriram que a herança do *status* cognitivo era de 30%. O ambiente compartilhado respondia por 18% da variância, a maior parte da qual se relacionava aos anos de educação. Dos fatores cognitivos estudados, linguagem/atenção tinha a mais alta herança.

Portanto, os resultados dos estudos de genética populacional da doença de Alzheimer até o momento sugerem a transmissão autossômica dominante pelo menos em parte da população, embora seja altamente provável a ocorrência também de casos esporádicos. Apesar da propensão para a herança autossômica dominante, fatores ambientais exercem realmente um papel na expressão do transtorno. Todos esses estudos são afetados por pessoas que morrem antes de chegarem à idade em que o mal teria sido expressado.

Diversos estudos familiares também foram realizados explorando os transtornos de humor. Mendlewicz *et al.* (1972) descobriram que entre os pacientes com doença maníaco-depressiva, aqueles com um início precoce dos sintomas estavam mais propensos a demonstrar uma história familiar do transtorno. Esse achado é consistente com um entendimento geral extraído de estudos de famílias de transtornos de humor (Andreasen *et al.*, 1987). Esses estudos sugerem que o transtorno bipolar está mais propenso a ser herdado que os unipolares, e que a idade precoce de início tende mais a estar associada com uma história familiar que a idade mais tardia de início. Stone (1989) realizou um estudo prospectivo de pacientes com mais de 65 anos admitidos em hospitais em virtude de mania; 26% deles não tinham uma história prévia de transtorno de humor. Os pacientes com uma história familiar de transtorno de humor tinham uma idade significativamente mais precoce de início de sua doença, novamente sugerindo que a contribuição da hereditariedade para um transtorno de humor é mais significativa se os sintomas aparecem, pela primeira vez, cedo na vida, em vez de tarde. Deve ser lembrado, contudo, que os indivíduos em idade avançada que manifestam um transtorno de humor podem ter tido um transtorno pela primeira vez mais cedo na vida, o qual permaneceu sem diagnóstico.

Os sintomas psiquiátricos que, sozinhos, não permitem o diagnóstico de um transtorno específico, também foram examinados em estudos com famílias e gêmeos. Jatz *et al.* (1992) exploraram sintomas de depressão entre sujeitos no registro sueco de gêmeos. Usando a Escala de Depressão do *Center for Epidemiologic Studies* (CES-D; Radloff, 1977), eles descobriram que as influências genéticas explicavam 16% da variância nos escores de depressão total e 19% da variância na subescala fisiológica. A herança era mínima para o humor deprimido e subescalas de bem-estar subjetivo. A influência das práticas de criação da família exerce um papel substancial na explicação da similaridade entre os gêmeos, enquanto as experiências únicas explicavam a maior proporção da variância. A herança de retardo psicomotor era maior para gêmeos com 60 anos de idade ou mais que para gêmeos com menos de 60 anos, um achado que contrasta com os resultados de estudos de famílias com transtornos de humor. Esses achados substanciam as conclusões de outros estudos, de que fatores etiológicos contribuindo para transtornos de humor incluem fatores biológicos (herdados), experiências precoces de vida (ambiente compartilhado) e experiências únicas (eventos de vida não-compartilhados).

Genética Molecular

A ponte entre a genética populacional e a genética molecular diz respeito às técnicas da genética molecular que permitem o estudo de segmentos do genoma entre indivíduos dentro de uma família. Existem aproximadamente 200.000 genes no genoma humano, e dentro de cada gene a seqüência das bases (ou seja, a seqüência das quatro bases do DNA — adenina, timina, citosina e guanina) difere devido a mudanças ou mutações aleatórias. Tais mudanças têm sido usadas para a produção de marcadores genéticos, conhecidos como polimorfismos de extensão do fragmento com restrição (RFLPs). Esses marcadores de DNA podem ser usados para a "detecção" — isso é, os RFLPs marcam os genomas de dois indivíduos em locais onde a seqüência das bases varia, assim distinguindo os alelos do mesmo gene (Whatley e Anderton, 1990). Os primeiros estudos na genética molecular focalizavam-se sobre a ligação de um gene produzindo a doença de Alzheimer e marcadores para o antígeno do leucócito humano (HLA). Não existem evidências de ligação de marcadores de HLA com a doença de Alzheimer.

Dadas as similaridades histopatológicas e, na verdade, clínicas entre os pacientes com doença de Alzheimer e pessoas nos últimos estágios da síndrome de Down, estudos de ligação (cadeia) têm-se focalizado sobre o cromossomo 21. A maioria dos pacientes com síndrome de Down desenvolve mudanças neuropatológicas que são virtualmente idênticas àquelas que ocorrem em pacientes com doença de Alzheimer de início precoce (dos 35 ao 45 anos) e uma associação entre a síndrome de Down e a doença de Alzheimer foi observada em famílias (Heyman *et al.*, 1983; Oliver e Holland, 1985). A causa da síndrome de Down é a produção de um terceiro cromossomo 21 (trissomia). Uma triplicação de apenas uma parte — especificamente, essa parte distal — do terceiro cromossomo pode levar a todas as características patológicas da síndrome de Down. Esse sítio distal tornou-se um candidato ainda mais atraente para o estudo quando foi descoberto que o gene que codifica a proteína amilóide-A4 da placa senil estava localizado no cromossomo 21 (Goldgarber *et al.*, 1987). Esses dados sugeriam, portanto, que o depósito de proteína amilóide-A4 nas placas senis seria, talvez, a causa da doença de Alzheimer. Embora evidências mais recentes tenham emergido apoiando essa conclusão etiológica, na verdade é bastante improvável que o gene amilóide-A4 seja estabelecido como a causa da doença de Alzheimer. A duplicação do gene amilóide-A4 não é comum na doença de Alzheimer (Podlinsky *et al.*, 1987) e, portanto, a maior parte dos casos de Alzheimer não pode ser atribuída a essa anormalidade genética.

Uma atenção recente tem sido dirigida para uma outra proteína, a apolipoproteína E (apo-E), cujo gene está localizado no cromossomo 19. A apo-E é encontrada em grandes quantidades dentro do cérebro. Sua síntese reconhecidamente aumenta quando ocorre uma lesão no cérebro, e, portanto, a apo-E está associada tanto com crescimento quanto com reparação do sistema nervoso. Essa proteína está localizada nas placas senis (isto é, na amilóide dentro das placas senis), amilóide vascular e emaranhados neurofibrilares, sendo que todos os três são encontrados em pacientes com doença de Alzheimer. No laboratório, a apo-E liga-se à beta-amilóide sintética, que é o elemento primário da placa senil (Strittmatter *et al.*, 1993b). Parece existir um fator associado com a doença de Alzheimer de aparecimento tardio, bem como com alguns casos esporádicos (Strittmatter *et al.*, 1993a). Em um outro estudo, o alelo APOE4 estava ligado com a doença de Alzheimer (Corder *et al.*, 1993). Nessa pesquisa, a APOE4 parecia estar associada com cerca de metade dos casos de doença de Alzheimer.

Alguns estudos de ligação focalizando-se sobre o transtorno maníaco-depressivo também foram realizados, mas dois problemas surgem, com relação aos seus resultados: em primeiro lugar, esses estudos não se concentraram em sujeitos idosos; em segundo lugar, seus resultados têm sido questionados. Egeland *et al.* (1983) estudaram uma população *amish* e descobriram que um forte componente hereditário contribuía para a freqüência do transtorno. Esses pesquisadores também descobriram que o transtorno maníaco-depressivo estava ligado a um gene localizado no cromossomo 11. Esse achado não foi verificado em outras amostras.

Avaliação e Aconselhamento Genético

Desde o início de 1994, sabe-se que todos os cromossomos humanos contêm genes que estão associados com uma variedade de doenças. O cromossomo sexual X contém o número máximo de genes associados a doenças (112), enquanto apenas um desse genes foi identificado no cromossomo sexual Y. O cromossomo 1 é o líder na categoria autossômica, com 55 genes relacionados a doenças (Rennie, 1994). Entretanto, essa informação deve ser usada com uma cautela considerável, pois parece que apenas 3% de todas as doenças humanas são causadas por um único gene. A grande maioria de doenças genéticas resulta de interações entre mais de um gene. Com freqüência, a presença de um único gene defectivo confere meramente uma predisposição para uma doença. Além disso, a expressão de uma doença em uma pessoa que herdou um único gene para uma doença pode diferir em sintomas e severidade da manifestações de doença em uma pessoa que herda múltiplos genes para a doença. Além disso, uma vez que a maior parte das doenças é multifatorial, é óbvio que a avaliação genética apresenta sérias limitações.

Um outro tema importante que tem sido levantado pela identificação de genes associados com doenças específicas envolve psiquiatras e pacientes com transtornos psiquiátricos. Será que o tratamento para transtornos psiquiátricos que podem ser atribuíveis até certo ponto a defeitos genéticos serão cobertos pelos planos de saúde dos pacientes, ou será que esses transtornos serão considerados "condições preexistentes"? Algumas doenças que atualmente são cobertas por seguros de saúde apenas nos últimos anos revelaram estar relacionadas a fatores genéticos. Essas doenças incluem diabete melito (cujo gene está localizado no cromossomo 11) e hemofilia (cujo gene está localizado no cromossomo X). Parece altamente provável que muitos transtornos crônicos estejam relacionados a fatores genéticos, incluindo as doenças auto-imunes e o declínio na eficiência do sistema imunológicos que são vistos freqüentemente nas populações idosas.

Diversos alertas clinicamente relevantes envolvendo testes genéticos são apropriados aqui. Em primeiro lugar, o aconselhamento genético é uma especialidade muito complexa, e para melhores resultados o processo exige que o conselheiro seja profundamente esclarecido e que o indivíduo que está sendo testado seja bem informado. Em segundo lugar, a privacidade do indivíduo deve receber uma grande consideração; a discriminação injustificada — por companhias seguradoras ou empregadores, por exemplo — pode resultar da revelação inadvertida de resultados de testes genéticos. Em terceiro lugar, é importante lembrar que o conhecimento sobre a presença de um defeito genético é freqüentemente uma fonte considerável de ansiedade para um indivíduo afetado, e também para o cônjuge ou parceiro, irmãos, pais e outras pessoas interessadas.

Além das cautelas observadas acima, é importante lembrar que as informações obtidas de testes genéticos podem ser usadas construtivamente. Por exemplo, com alguns indivíduos, a técnica de avaliação genética pré-inseminação pode ser usada para a identificação de óvulos ou esperma que carregam genes defectivos. O óvulo e o esperma podem ser fertilizados *in vitro*, e aqueles livres de defeitos podem ser implantados na mãe em potencial. Essa técnica tem sido usada com sucesso e já resultou no nascimento de uma filha que estava seguramente livre da doença de Tay-Sachs (Rennie, 1994).

Referências

Andreasen NC, Rice J, Endicott J *et al.* Familial rates of defective disorders: a report from the National Institute of Mental Health Collaborative Study. *Arch Gen Psychiatry* 44:461-469, 1987.

Brandt J, Wealsh KA, Breitner JCS *et al.* Hereditary influences on cognitive functioning in older men: a study of 4.000 twin pairs. *Arch Neurol* 50:599-603, 1993.

Breitner JCS, Murphy EC, Silverman JM *et al.* Age-dependent expression of familiar risk in Alzheimer's disease. *Am J Epidemiol* 128:536-548, 1988.

Corder EH, Saunders AM, Strittmatter WJ *et al.* Gene dose of apolipoprotein E type 4 allele and the risk of Alzheimer's disease in late- onset families. *Science* 261:921-923, 1993.

Curtsinger JW. Demography of genotypes: failure of the limited life-span paradigm in *Drosophilia melanogasler*. *Science* 258:461-462, 1992.

Egeland D & Hofstetter AM. Amish Study 1: affective disorders among the Amish, 1976-1980. *Am J Psychiatry* 140:56-63, 1983.

Galton F. Twins and the nature-nurture problem (1876), reviewed. *In: Behavioral Genetics,* 2. ed. Edited by Plomin RR, DeFries R, McClearin G. New York, WH Freeman, pp. 25-29, 1990.

Goldgarber D, Lerman MI, McBride OW *et al.* Characterization and chromosomal localization of a cDNA encoding brain amyloid of Alzheimer's disease. *Science* 235:877-880, 1987.

Goto M, Rubenstein M, Wever J *et al.* Genetic linkage of Werner's syndrome to DNA markers on chromosome 8. *Nature* 355:735-738, 1992.

Gusella JF & MacDonald ME. Huntington's disease and repeating trinucleotides. *N Engl J Med* 330: 1450-1451, 1994.

Hayflick L & Moorhead PS. The serial cultivation of human diploid cell strains. *Exp Cell Res* 25:585-621, 1961.

Harmon DW. The free radical theory. *J Gerontol* 26: 451-457, 1971.

Heller DA, DeFaire U, Pedersen NL *et al.* Genetic and environmental influences on serum lipid levels in twins. *N Engl J Med* 328:1150-1156, 1993.

Heston LL, Mastri AR, Anderson E *et al.* Dementia of the Alzheimer's type: clinical genetics, natural history and associated conditions. *Arch Gen Psychiatry* 38:1085-1090, 1981.

Heyman A, Wilkinson WE, Hurwitz BJ *et al.* Alzheimer's disease: genetic aspects and associated clinical disorders. *Ann Neurol* 14:507-515, 1983.

Jarvik LF, Falek A, Kallman FJ. Survival trends in a senescent twin population. *Am J Hum Genet* 12:170-179, 1960.

Jatz M, Pedersen NL, Plomin R *et al.* Importance of shared genes in shared environments for symptoms of depression in older adults. *J Abnorm Psychol* 4701-708, 1992.

Kalin N. *Ethics and DNA*. Vertices (Spring): 20-23, 1985.

Martin GM. Genetics syndromes in man with potential relevance to the pathology of aging. *In: Genetic Effects of Aging* (Birth Defects: Original Article Series, Vol 14, No. 1). Edited by Bergsma D & Harrison DE. New York, Alan R Liss, p. 5, 1978.

Martin GM & Tucker MS. Model systems for the genetic analysis of mechanisms of aging. *J Gerontol* 43:B33, 1988.

——. Genetics of human disease, longevity and aging. *In: Principles of Geriatric Medicine and Gerontology*, 3. ed. Edited by Hazard WR, Bierman EL, Blass JP, *et al.*, New York, McGraw-Hill, pp. 19-33, 1994.

Mendlewicz J, Fieve RR, Reiner JD *et al.* Manic-depressive illness: a comparative study of patients with and without a family history. *Br J Psychiatry* 120:523-530, 1972.

Mohs RC, Breitner JCS, Silverman JM *et al.* Alzheimer's disease: morbid risk among first-degree relatives approximately 50% by 90 years of age. *Arch Gen Psychiatry* 44:405-408, 1987.

Oliver C & Holland AJ. Down's syndrome and Alzheimer's disease: a review. *Psychol Med* 14: 307-322, 1985.

Podlisny MB, Lee G, Selkoe DJ. Gene damage of the amyloid precursor protein in Alzheimer's disease. *Science* 238:666-669, 1987.

Radloff LS. The CES-D scale: a self-report depression scale for research in the general population. *Applied Psychological Measurement* 1:385-401, 1977.

Rennie J. Grading the gene tests. *Sci Am* 270:88-97, 1994.

Salk D, Fujiwara Y, Martin GM (eds.). *Werner's Syndrome and Human Aging* (Advances in Experimental Medicine and Biology, Vol, 190). New York, Plenum, 1985.

Schon EA & DiMauro S. *Mitochondrial Genome and its Mutations*. Karger Gazette No. 58, October, pp. 2-3, 1994.

Stone K. Mania in the elderly. *Br J Psychiatry* 155: 220-224, 1989.

Strittmatter WJ, Wisgarber KH, Huang DY *et al.* Binding of human apolipoprotein E to synthetic amyloid beta peptide: isoform-specific effects and implications for late-onset Alzheimer's disease. *Proc Natl Acad Sci USA* 90:8098-8102, 1993a.

Strittmatter WJ, Saunders AM, Schmechel D *et al.* Apolipoprotein E: high-avidity binding to beta-amyloid and increased frequency of type 4 allele in late-onset familial Alzheimer's disease. *Proc Natl Acad Sci USA* 90:1977-1981, 1993b.

Wallace DC. Mitochondriasis genetics: a paradigm for aging and degenerative diseases. *Science* 256:628-632, 1992.

Watson JD. *The Double Helix*. New York, Atheneum, 1968.

Whatley SA & Anderton BH. The genetics of Alzheimer's disease. *International Journal of Geriatric Psychiatry* 5:145-159, 1990.

7

Aspectos Psicológicos do Envelhecimento Normal

Ilene C. Siegler, Ph.D., M.P.H.
Leonard W. Poon, Ph.D.
David J. Madden, Ph.D.
Kathleen A. Welsh, Ph.D.

Neste capítulo, são examinados achados pertinentes nas cinco áreas envolvidas com a psicologia do envelhecimento: 1) psicologia experimental e cognitiva, 2) neuropsicologia, 3) psicologia social e da personalidade, 4) saúde e comportamento e 5) longevidade e envelhecimento bem-sucedido. Esses itens foram escolhidos por refletirem a natureza interativa de mudanças relacionadas com a idade e diferenças no comportamento. É importante que os profissionais tenham um modelo de avaliação com o qual possam medir um envelhecimento "anormal". Tem havido uma explosão de interesse na psicologia do envelhecimento, especialmente quando achados básicos passam a ser utilizados nas áreas aplicadas e clínicas (Poon *et al.*, 1986). Quando apenas pessoas idosas são estudadas, temos uma psicologia dos idosos em vez de uma psicologia do envelhecimento. Em contraste, a psicologia do envelhecimento – ou a visão do período de vida – salienta a continuidade de padrões de comportamento entre o ciclo vital e é consistente com a abordagem de história de casos na psiquiatria. Em áreas nas quais a variação da coorte (tendências sociais e históricas) não é importante, os melhores previsores do comportamento de um grupo de idosos podem bem ser seus próprios comportamentos avaliados em um ponto anterior do tempo. Na medida em que as futuras gerações de pessoas idosas são cada vez mais influenciadas pela mudança social, uma psicologia dos idosos tornar-se-á cada vez mais necessária; assim, achados de coortes de idosos devem ser interpretados com atenção para o tempo real da medição dos achados citados. Entretanto, ambos os aspectos – psicologia do envelhecimento e dos idosos – têm gerado dados importantes, e achados de ambas as áreas serão revisados.

O trabalho que constitui este capítulo foi apoiado por inúmeras subvenções financeiras destinadas a cada um dos co-autores: o trabalho da Dra. Siegler é apoiado pelas subvenções HL-36587 do *National Heart, Lung and Blood Institute* e AG-09276 do *National Institute on Aging*; o trabalho do Dr. Poon foi amparado pelas subvenções MH-43435 do *National Institute of Mental Health* e AG-09957 do *National Institute on Aging*; o trabalho do Dr. Madden pelas subvenções AG-02163 e AG-11622 do *National Institute on Aging*; e o trabalho da Dra. Welsh pelas subvenções AG-05128 e AG-09997 do *National Institute on Aging*.
Agradecemos a Deborah J. Welke, do Centro de Gerontologia da Universidade da Geórgia, e a Ron Nelson, da *Memory Disorders Clinic*, no *Duke University Medical Center*, por seu auxílio na preparação deste capítulo.

Além deste volume, existem obras afins sobre psicologia, desenvolvimento adulto e saúde mental que seriam de interesse para leitores deste capítulo: *Handbook of the Psychology of Aging* (Birren e Schaie, 1990), *Handbook for Clinical Memory Assessment of Older Adults* (Poon, 1986), *Handbook of Aging and Cognition* (Craik e Salthouse, 1992) e *The Handbook of Mental Health and Aging* (Birren et al., 1992). Ademais, enciclopédias sobre o envelhecimento (Maddox et al., 1987) e sobre o desenvolvimento adulto (Kastenbaum, 1993) são fontes excelentes de ensaios breves que examinam tópicos específicos, além da série *Annual Reviews in Gerontology and Geriatrics*, que oferece informações atualizadas sobre uma ampla gama de temas. Este capítulo baseia-se em revisões anteriores por Siegler (1980), Siegler e Poon (1989), Poon e Siegler (1991); tais publicações devem ser consultadas para maiores detalhes sobre trabalhos em psicologia do envelhecimento publicados antes de 1990.

Psicologia Experimental e Cognitiva

O termo *cognição* resume a faixa de funcionamento intelectual humano, incluindo percepção, atenção, memória, raciocínio, tomada de decisões, solução de problemas e formação de estruturas complexas do conhecimento. Investigações sobre mudanças cognitivas relacionadas com a idade têm usado paradigmas de pesquisas tanto cruzadas quanto longitudinais e têm cedido um mosaico complexo de resultados. O declínio relacionado à idade pode ser medido em muitas tarefas cognitivas, mas áreas de funcionamento preservado também são observadas.

Quando examinamos a literatura que compara o desempenho cognitivo entre grupos etários, devemos ter em mente que o nível de cognição pode ser afetado por diversas características individuais, ambientais e de atividades, não importando a idade cronológica (Hultsch e Dixon, 1990; Poon, 1985). Dependendo da tarefa e da situação algumas pessoas tendem a exceder em certos tipos de desempenho e não em outros. Por exemplo, em algumas tarefas cognitivas, alguns adultos com alta inteligência e mais instruídos mostrarão declínio mínimo em seu desempenho com o aumento da idade, enquanto adultos com menor inteligência e menor instrução mostrarão um declínio significativo (Bowles e Poon, 1982; Poon e Fozard, 1980). Para essas tarefas, a inteligência e a instrução, em vez de idade cronológica, são os determinantes importantes do desempenho. Em algumas tarefas cognitivas que são bem praticadas, a quantidade de declínio com a idade tende a ser pequena ou mesmo inexistente (Salthouse, 1982).

Funcionamento da Memória

Embora todos os processos cognitivos estejam estreitamente inter-relacionados, as alterações relacionadas à idade no funcionamento da memória — no envelhecimento tanto normal quanto anormal — têm recebido a menor parcela de pesquisas (para revisões abrangentes e recentes, ver Craik e Jennnings [1992], Hultsch e Dixon [1990], Light [1991; 1992], Poon et al., [1989] e Salthouse [1985a]. A maior porção da atenção sobre o desempenho da memória e envelhecimento pode ser o resultado de dois fatores. Em primeiro lugar, o declínio é uma das duas maiores preocupações articuladas pelos adultos idosos que vivem na comunidade (com a outra sendo a perda da energia) (Lowenthal et al., 1967). Em segundo lugar, a disfunção da memória é um marco comportamental crucial na neuropsicopatologia, tal como demência do tipo de Alzheimer (Kasniak et al., 1986).

Poon (1985) listou 20 revisões focalizadas sobre a memória e o envelhecimento normal publicadas desde 1980 e demonstrou a prevalência do modelo de processamento de informações no exame de diferenças relacionadas à idade em componentes, estágios e processos da memória. O modelo de processamento de informações postula que a informação flui do *input* para o *output* por meio de uma série de estágios, isto é, registro, memória primária, memória secundária e memória terciária. O registro é a memória sensorial, um sistema pré-atenção e altamente instável. A memória primária (de curto prazo) e a memória secundária (Waugh e Norman, 1965) são responsáveis pela aquisição e retenção de novas informações. A memória primária é definida como uma armazenagem de capacidade limitada na qual a informação ainda está "na mente" enquanto está sendo usada. Se não é ensaiada instantaneamente, de modo a poder ser armazenada na memória secundária, a informação é perdida. A memória secundária é um repositório de informações recentemente adquiridas. A memória terciária é o repositório de informações pessoais e bem aprendidas.

É importante notar que esse modelo "linear" é apenas um de diversos modelos teóricos de funcionamento da memória. Outros incluem, por exemplo, o modelo de memória episódica/semântica (Tulving,

1972), o modelo de memória explícita/implícita (Schacter, 1987), o modelo de nível de processamento (Craik e Lockhart, 1972) e o modelo de distribuição paralela (McClelland e Rumulhart, 1986). Entretanto, o modelo de processamento de informações tem sido usado extensamente no domínio clínico, e a maior quantidade de dados no estudo do envelhecimento normal e no funcionamento anormal da memória tem sido coletada usando esse modelo (ver Kasz niak *et al.*, 1986 para uma revisão). Achados sobre diferenças relacionadas à idade na memória têm sido numerosos, e apenas uma breve revisão será tentada aqui.

Um tema geral das pesquisas sobre o envelhecimento da memória é que os declínios relacionados à idade tendem a aumentar à medida que o apoio ambiental oferecido pela tarefa diminui (Craik e Jennings, 1992). Tarefas de memória tais como recordação livre (por exemplo, "Recorde as 10 palavras apresentadas antes") oferecem pouco apoio para os processos de resgate exigidos para a execução da tarefa. Medições da memória de reconhecimento ("Será que *cadeira* é uma das palavras apresentadas antes?") oferecem mais apoio. Declínios relacionados à idade nos desempenhos da memória são mais evidentes em tarefas de recordação, e envolvem recuperação autodirigida, que em tarefas de reconhecimento, embora um declínio seja freqüentemente observado também no reconhecimento. O envelhecimento está associado com uma lentidão generalizada de virtualmente todas as formas de processamento de informações (Cerella, 1990; Myerson *et al.*, 1990; Salthouse, 1985b), e essa lentidão afeta também o desempenho da memória. Uma lentidão significativa relacionada à idade é evidente no registro inicial de *input* sensorial (Di Lollo *et al.*, 1982) e na recuperação de informações da memória primária, secundária e terciária (Anders e Fozard, 1973; Madden, 1985). A capacidade da memória primária (por exemplo, memória para dígitos) é relativamente constante como uma função da idade, enquanto um declínio significativo relacionado à idade ocorre na capacidade da memória secundária (ver tabelas 7-1 e 7-2). Conseqüentemente, o envelhecimento parece exercer um efeito profundo na aquisição e recuperação de novas informações na memória secundária.

Atenção

Mudanças na atenção relacionadas à idade são importantes para teorias do envelhecimento cognitivo, porque a explicação de tantas formas de desempenho cognitivo – indo da memória (Craik e Lockhart, 1972; Hasher e Zacks, 1979) à aquisição de habilidades (Shiffrin e Schneider, 1977) – envolve, de alguma forma, o conceito de atenção. Como ocorre com a memória, a investigação dos processos da atenção tem sido uma área ativa de pesquisas sobre o envelhecimento cognitivo (para revisões, ver A. S. Harthley, 1992; Madden, 1990; Madden e Plude, 1993). Uma distinção fundamental nesta pesquisa é entre a atenção seletiva e a atenção dividida. Na primeira, as fontes relevantes e irrelevantes de informações são definidas durante o desempenho na tarefa, permitindo que a atenção seja focalizada seletivamente nas informações relevantes. Na última, as fontes de informações são relevantes, e devem receber atenção simultaneamente. Diversos pesquisadores têm relatado que o uso da atenção seletiva (tal como o uso de informações prévias, envolvendo a localização de um item-alvo) é tão eficiente em idosos quanto em adultos jovens (A. A. Hartley *et al.*, 1990; Madden, 1983, 1984; Plude e Hoyer, 1986). Declínios em algumas formas de atenção seletiva relacionados à idade têm sido relatados (Connelly e Hasher, 1993; Hasher e Zacks, 1988). Em contraste, em tarefas de atenção dividida, diminuições relacionadas à idade no desempenho são mais consistentemente evidentes (Guttentag, 1989; McDowd e Craik, 1988). Uma questões não resolvida é o mecanismo de processamento de informações responsável por diferenças etárias no desempenho da atenção dividida. As diferenças de desempenho podem representar uma lentificação de todos os aspectos do desempenho na tarefa (Salthouse *et al.*, 1984) ou podem estar relacionadas a uma redução na disponibilidade de recursos cognitivos, independente da velocidade do processamento (Madden, 1986a; Tun *et al.*, 1992). As pesquisas atuais usando procedimentos de neuroimagem, tais como tomografia por emissão de pósitrons, sugerem que o desempenho em tarefas de atenção seletiva e dividida é mediado por sistemas neurais distintos (Corbetta *et al.*, 1990; LaBerge, 1990) e que o envelhecimento pode afetar esses sistemas neurais diferentemente.

Funcionamento Intelectual

As pesquisas sobre o funcionamento intelectual apresentam um dos registros mais longos e produtivos na psicologia do envelhecimento (Schaie, 1990; Siegler, 1980). Três padrões gerais de achados podem ser descritos. Em primeiro lugar, os achados sobre o funcionamento intelectual durante os anos da idade adulta têm sido altamente consistentes. Hertzog e Schaie (1986), por exemplo, relataram os resultados de uma nova análise de dados dos Estudos Longitudinais de Seattle nos quais os dados mostram um alto grau de

Tabela 7-1. Evidências experimentais cruzadas para o retardamento de processos de memória relacionados à idade

Componente Afetado	Armazenamento de Memória				
	Sensorial	Primário	Secundário	Funcional	Terciário
Perceptivo-motor	Positivas	Positivas	Positivas	—	Positivas
Tomada de decisões	—	Positivas	Positivas	Positivas	Negativas

Fonte: Reproduzida com permissão de Fozard JL. The time for remembering. *In: Aging in the 1980s: Psychological Issues.* Editado por Poon LW. Washington, DC, American Psychological Association, p. 275, 1980.

Tabela 7-2. Evidências para declínios relacionados à idade na capacidade da memória

Tipo de estudo/Tipos de evidências	Armazenamento de Memória				
	Sensorial	Primária	Secundária	Funcional	Terciária
Estudos cruzados					
Empíricas	—	Positivas	Positivas	Positivas	Positivas
Psicométricas	—	Negativas	Positivas	—	Negativas
Experimentais	Positivas	Negativas	Positivas	Positivas	Negativas
Estudos longitudinais					
Empíricas	—	—	—	—	—
Psicométricas	—	Negativas	Positivas	—	Negativas
Experimentais	—	—	Positivas	—	—

Fonte: Reproduzida com permissão de Fozard JL. The time for remembering. *In: Aging in the 1980s: Psychological Issues.* Editado por Poon LW. Washington DC, American Psychological Association, p. 274, 1980.

regularidade no funcionamento intelectual ao longo dos anos da idade adulta. Em segundo lugar, existem dois padrões repetidos de desempenho intelectual durante o período de vida humana. As capacidades cristalizadas ou conhecimento adquirido no curso do processo de socialização tendem a permanecer estáveis durante a vida adulta. As capacidades fluidas ou capacidades envolvidas na solução de problemas novos tendem a declinar gradualmente, da juventude até a terceira idade (Schaie, 1990). Por exemplo, McCrae e colaboradores (1987) relataram declínios consistentes no pensamento divergente (um componente da criatividade) em análises cruzadas, longitudinais e transequenciais (uma forma de métodos com atraso de tempo). Em terceiro lugar, a doença e a patologia exercem efeitos profundos sobre o funcionamento intelectual. Manton e colaboradores (1986) avaliaram o desempenho cognitivo e intelectual na população do Estudo Longitudinal de Duke. Os dados indicaram claras associações entre a saúde física mais frágil (por doença cardíaca ou demência) e o desempenho cognitivo em declínio, mas não saúde mental em declínio, como medida por avaliações de depressão. Os achados que relacionam fatores da saúde com medições de funcionamento intelectual parecem depender da sensibilidade das medições da saúde (Anstey *et al.*, 1993).

Os investigadores que mantêm opiniões mais novas sobre a inteligência tentam entender o significado do comportamento inteligente durante o ciclo de vida pela definição de protótipos aos 30, 50 e 70 anos de idade (Berg e Sternberg, 1992). Embora existam similaridades globais nos protótipos — especialmente entre os 30 e os 70 anos —, existem também diferenças importantes que emergem quando a pessoa de 30 anos é comparada com a de 70 anos. Cunningham e Haman (1992) oferecem uma revisão excelente e breve do trabalho nesta área, incluindo o choque da depressão (que pode ser considerável).

Saúde e Funcionamento Cognitivo

Siegler e colaboradores (1980) revisaram as razões teóricas pelas quais mudanças na saúde física poderiam explicar o que é considerado como envelhecimento "normal". Atualmente, temos os resultados de uma série de estudos nos quais essas mudanças na saúde foram testadas diretamente.

Hulsch e colaboradores (1993) testaram uma amostra de adultos que viviam na comunidade com 55 a 86 anos de idade, empregando medições do funcionamento cognitivo em oito domínios. Desse grupo, 37% classificavam sua saúde como excelente, 44% como boa, 16% como razoável e 2% como fraca. Esses pesquisadores manifestaram-se sobre a presença e a severidade de 26 doenças crônicas, episódios de doenças e grau de prejuízo devido à má saúde, uso de tabaco, drogas e álcool, bem como padrões de atividade do estilo de vida. Seus achados sobre a saúde e o desempenho cognitivo auto-relatados apóiam aqueles de Perlmutter e Nyquist (1990), que apresentaram associações de saúde auto-avaliada com medições de inteligência fluida e alcance da memória. Entretanto, essas diferenças individuais na saúde auto-avaliada não explicava a maior parte das diferenças etárias observadas. Salthouse e colaboradores (1990) mediram a saúde auto-avaliada, tratamento para problemas cardíacos e de pressão sangüínea, além de uso de medicamentos e não descobriram evidências de que variações nas medições de saúde explicavam as diferenças etárias cruzadas observadas no funcionamento cognitivo.

Rodin e McAvay (1992) avaliaram mudanças na saúde auto-avaliada em um estudo longitudinal de curto prazo, com duração de três anos de 251 homens e mulheres com mais de 62 anos. A saúde auto-avaliada tendia a ser estável: para todas as comparações entre pares, 75% dos sujeitos não mostravam alterações, 11% melhoravam e 14% declinavam. Para aqueles com uma mudança negativa na saúde auto-avaliada, existiam diferenças basais nos novos medicamentos e auto-estima diminuída, mas nenhuma mudança nas doenças propriamente ditas. As mudanças na saúde real estavam fortemente relacionadas a mudanças na própria percepção da saúde, assim como fatores psicossociais de declínios na capacidade pessoal e maior afeto depressivo, sugerindo que esses declínios refletem mudanças tanto na saúde mental quanto na saúde física (ver também Hooker e Siegler, 1992).

Sands e Meredith (1992) determinaram o choque da pressão sangüínea sobre mudanças no funcionamento intelectual e descobriram que cerca de 10% do declínio no desempenho podia ser explicado por alterações na pressão sangüínea. Esses achados essencialmente replicam aqueles de Elias e colaboradores (1990b) em seu programa de pesquisas sobre os efeitos da hipertensão no desempenho cognitivo. Análises recentes do Estudo de Framingham (Elias *et al.*, 1993) confirmam esses achados, e uma discussão ampla dos componentes metodológicos desse trabalho podem ser encontrados em Elias e colaboradores (1995).

Metter e colaboradores (1992), tendo em vista os dados do Estudo Longitudinal do Envelhecimento de Baltimore (BLSA), exploraram a relação entre saúde e cognição baseados na seguinte questão: quando selecionamos homens de 60 a 80 anos como "saudáveis" pelos mesmos critérios, será que são iguais? Esses investigadores compararam grupos saudáveis (nenhuma incidência de doença cardíaca, câncer, acidente cerebrovascular) e grupos não-saudáveis sexagenários aos 60 anos e novamente aos 80, bem com um novo grupo de pessoas saudáveis com 80 anos de idade. Como esperado, aqueles no grupo mais saudável tinham uma experiência de mortalidade significativamente melhor. Quando os idosos saudáveis de 60 anos foram seguidos até os 80 anos, apenas 44% teriam se qualificado como saudáveis aos 80 anos. Na idade de 60 anos a pressão sangüínea sistólica e o colesterol sérico estavam associados com boa saúde aos 80 anos de idade. É importante ter em mente que a carga da doença não é distribuída igualmente de acordo com a classe social. House *et al.* (1992) mostraram que pessoas de 75 anos de melhor nível sócio-econômico (NSE) têm cerca de 1,5 condição crônica por pessoa, o nível que é alcançado em faixas de mais baixa situação sócio-econômica aos 42-43 anos. Portanto, o tema das diferenças individuais no estado de saúde começa a ser reconhecido na psicologia do envelhecimento (Siegler, 1989, 1990).

Entendimento e Recordação de Informações Escritas

Estudos anteriores da memória verbal e envelhecimento, usando procedimentos de aprendizagem em série ou de pares associados, revelaram prejuízos substanciais relacionados à idade (para revisões, ver Hultsch e Dixon, 1990; Poon, 1985; Siegler, 1980). Diversos investigadores indagaram se tais achados também predizem acuradamente o processamento de informações escritas ou faladas na vida diária. Essas questões iniciaram diversos programas recentes de pesquisas focalizando a investigação de diferenças etárias no processamento de "discurso", "texto" ou "prosa" — a aquisição da comunicação escrita ou falada.

A primeira geração de pesquisas sobre o processamento de textos apresentou resultados contraditórios e até mesmo conflitantes. Alguns investigadores descobriram prejuízos claramente relacionados à idade (Cohen, 1979; Gordon e Clark, 1974; Zelinski *et al.*, 1980), embora outros não tenham encontrado qualquer diferença (Harker *et al.*, 1982; Meyer e Rice, 1981; Taub, 1979). Para abordar esses resultados conflitantes, a segunda geração de pesquisas examinou em detalhes as possíveis contribuições das diferença individuais, as propriedades do texto a ser processado e a demanda da tarefa no desempenho observado no processamento (para revisões em detalhes, ver Meyer e Rice, 1989; J. T. Hartley, 1989). Por exemplo, taxas de apresentação mais rápidas comprometem a compreensão e o desempenho na recordação de pessoas idosas mais do que de adultos jovens (J. T. Hartley, 1989). Esse conjunto de resultados parece apoiar o achado de lentidão cognitiva com o aumento da idade, de modo que a dificuldade de uma tarefa afetaria o desempenho da recordação mais em idosos que em jovens.

O nível de instrução e a inteligência verbal poderia explicar alguma porção dos efeitos etários observados no desempenho da recordação do texto (Meyer e Rice, 1989). Prejuízos etários na recordação da prosa eram significativos para adultos com capacidade verbal média e baixa. Adultos idosos com alta capacidade verbal (classificados como tal de acordo com seus escores de vocabulário na Escala Wechsler de Inteligência adulta — revisada [WAIS-R; Wechsler, 1981] parecem utilizar a estrutura do texto tão efetivamente quanto adultos mais jovens (Meyer e Rice, 1989) e usar ao máximo as estruturas organizadas para facilitarem seu processamento. Por outro lado, adultos com baixa capacidade verbal mostram menor sensibilidade a estruturas de texto que poderiam ajudá-los na tarefa de processamento. O objetivo importante da pesquisa para a apreciação cotidiana é a identificação de fatores para subtipos de informações que poderiam 1) facilitar o processamento e 2) garantir a retenção e a manutenção a longo prazo do desempenho facilitado.

Madden (1986b) descobriu que a memória de reconhecimento para palavras era significativamente influenciada pela idade e pela capacidade verbal. O desempenho da memória diminuía como uma função do aumento na idade e menor escore de vocabulário na WAIS-R. Tais efeitos eram independentes uns dos outros. Contudo e na verdade, o declínio relacionado à idade mais pronunciado era encontrado nos sujeitos com maior capacidade verbal.

Compreensão da Fala

O material escrito pode ser examinado e revisado enquanto está sendo processado, mas a linguagem falada pode ser processada apenas de forma seqüencial. Os idosos sofrem de prejuízos no processamento auditivo (ver Olsho *et al.*, 1985, para um revisão) e na velocidade de processamento (Poon, 1985); entretanto, os idosos não parecem ter problemas desproporcionais no processamento de conversas cotidianas ou *input* falado pela televisão ou rádio.

Diversos investigadores descobriram claros prejuízos na capacidade de idosos para processarem a linguagem falada (Cohen, 1979; Cohen e Faulkner, 1982); para revisões, ver Stine *et al.*, (1989) e Tun e Wingfield (1993). Uma das principais contribuições para o declínio auditivo periférico relacionado à idade é a presbicusia, que inclui a perda da sensibilidade para freqüências auditivas mais altas, maior tendência para o restabelecimento e maior probabilidade de regressão fonêmica ou inteligibilidade diminuída da fala. Uma questão importante para os programas atuais de pesquisas é como os prejuízos de audição periférica interagem com os recursos cognitivos disponíveis e experiências das pessoas mais velhas. A resposta a essa questão é crucial tanto para o entendimento do desempenho na compreensão da fala por indivíduos mais velhos quanto para a criação de métodos para compensar os prejuízos observados.

Em um experimento relatado por Wingfield e colaboradores (1985), sujeitos jovens e idosos processaram listas de palavras com variada redundância lingüística, apresentadas em várias velocidades. Embora o desempenho de todos os sujeitos fosse afetado pela taxa de fala e grau de redundância, o desempenho daqueles no grupo de idosos era diferencialmente prejudicado pelo aumento da taxa de fala e pelas menores limitações lingüísticas. Em outras palavras, os resultados sugeriam que os ouvintes mais velhos confiavam tanto na redundância da linguagem quanto nas limitações lingüísticas para manterem um nível aceitável de desempenho. Tomados juntos, esses achados preliminares sugerem que os ouvintes mais velhos podem compensar o declínio auditivo periférico e que procedimentos terapêuticos devem levar em consideração os recursos e experiências cognitivas dos indivíduos.

Solução de Problemas

Uma série de estudos (por exemplo, Denney, 1989; J. T. Hartley, 1989) foi realizada, na qual diferenças relacionadas à idade na solução de problemas foram examinadas com testes psicométricos padronizados e testes que imitavam os problemas encontrados em situações cotidianas. Três conjuntos de observações gerais podem ser depreendidos a partir desses estudos. Em primeiro lugar, testes do desempenho em tarefas cotidianas de solução de problemas mostram que os adultos de meia-idade podem, em algumas situações, ter melhor desempenho que adultos jovens, mas o declínio no desempenho ainda é evidente para idosos (Denney, 1989). Em segundo lugar, tarefas tradicionais e baseadas em laboratório de solução de problemas parecem ser preditivas de desempenho na solução cotidiana de problemas para idosos. Em terceiro lugar, uma quantidade significativa de pesquisas ainda precisa ser realizada para explorar mudanças nos estilos e estratégias para a solução de problemas em vista do declínio nas capacidades físicas e cognitivas de pessoas mais velhas.

Neuropsicologia

A literatura psicométrica e neuropsicológica (Albert e Kaplan, 1980; Klisz, 1978) apóia a noção de um maior declínio nas funções do hemisfério direito, comparadas com aquelas do hemisfério esquerdo. Entretanto, experimentos laboratoriais controlados (tais como aqueles conduzidos por Borod e Goodglass, 1980; Nebes *et al.*, 1983; Park *et al.*, 1983) revelaram poucas ou nenhuma diferença etária. Portanto, permanece a questões acerca de se existe um declínio diferencial no processamento espacial com o aumento da idade. Se existe, então uma segunda questão deve ser indagada, com relação à origem desse declínio: será que o prejuízo observado é um resultado de declínio diferencial biologicamente determinado no hemisfério direito ou será que o declínio no hemisfério direito é devido a um problema de uso diferencial das função do hemisfério direito, comparado com o hemisfério esquerdo, ao longo do período de vida? Embora as duas questões pareçam circulares, os modos para a sua solução serão diferentes, dependendo das respostas.

Sob uma perspectiva de avaliação clínica, testes do funcionamento do hemisfério direito nem sempre predizem problemas do cotidiano espacialmente relacionados. Em um estudo examinando a eficiência de trajetos para as compras dentro de supermercados, Kirasic (1989) relatou que, não importando o grupo etário, as capacidades espaciais psicométricas de um indivíduo pareciam ser previsoras mais pobres da eficiência nas compras. Seria útil investigar como as capacidades espaciais e outras de ordem cognitiva interagem em várias demandas situacionais para afetarem a adaptação bem-sucedida entre pessoas idosas vivendo na comunidade.

As pesquisas na neuropsicologia têm também contribuído para a compreensão do envelhecimento normal, por meio de estudos neurocomportamentais com largas bases sobre indivíduos idosos normais e pacientes com síndromes cognitivas (tais como doença de Alzheimer) cujos sintomas são freqüentemente confundidos com processos do envelhecimento normal. Para separarem entre as mudanças normais da idade e os efeitos da doença, os investigadores freqüentemente usam a avaliação longitudinal para confirmarem a colocação em um diagnóstico (Flicker *et al.*, 1993; Katzman *et al.*, 1989), incluindo, quando possível, a verificação neuropatológica (Hof *et al.*, 1992; Morris *et al.*, 1991). Os pesquisadores nesta área também têm usado os avanços na neuroimagem para melhorarem a acuidade diagnóstica (Rapoport, 1991). Excelentes revisões da neuropsicologia geriátrica podem ser encontradas em Albert e Moss (1988), Huppert (1994), Poon (1986) e Van Gorp e Mahler (1990). Atualizações recentes sobre a imagem estrutural do cérebro (imagem por ressonância magnética, ou IRM) e imagem funcional do cérebro em indivíduos idosos (tomografia computadorizada por emissão de fótons ou SPECT e tomografia por emissão de pósitron ou PET), podem ser encontradas em Coffey e colaboradores (1992), Hoffman e colaboradores (1989) Parashos e Coffey (1994) e Welsh e Hoffman (em produção). As alterações relacionadas à idade na morfologia cerebral são resumidas no Capítulo 4 deste livro e não serão reiteradas aqui.

A maior parte dos estudos envolvendo o exame das alterações cognitivas associadas com o envelhecimento tem-se focalizado sobre um domínio funcional isoladamente — memória, intelecto ou atenção, por exemplo. Estudos que se concentram em múltiplos domínios simultaneamente, como é possível com pesquisas neuropsicológicas de ampla base, têm oferecido alguma idéia de como essas diferentes áreas de funções de processamento de informações interagem e mudam com o envelhecimento do sistema nervoso (Van Gorp e Mahler, 1990). Em um importante estudo (Benton *et al.*, 1981), uma grande amostra de adultos idosos normais participou de uma bateria de testes neuropsicológicos. Os resultados mostraram poucas evidências de declínio generalizado na função cognitiva antes dos 80 anos. Declínios significativos eram vistos na memória visual de curto prazo, aprendizagem de dígitos em série e reconhecimento facial. Estudos subseqüentes apoiaram os achados de que essas funções particulares (construção, velocidade do processamento de informações e processamento perceptual não-verbal) são vulneráveis ao envelhecimento (Koss *et al.*, 1991). Similarmente, em estudos usando as Escalas Wechsler de Inteligência Adulta (WAIS, WAIS-R), o declínio seletivo no desempenho não-verbal e a estabilidade relativa nas capacidades verbais tem sido demonstrado com o avanço da idade (Botwinick, 1977).

Diversas interpretações têm sido propostas, envolvendo a importância funcional e anatômica desses achados. Uma interpretação para as observações envolvendo as mudanças cognitivas com o envelhecimento é que as mudanças degenerativas associadas com a idade são lateralizadas para o hemisfério direito (Goldstein e Shelly, 1981; Klisz, 1978; Schaie e Schaie, 1977). Essa hipótese está baseada primariamente na observação de que lesões cerebrais no hemisfério direito freqüentemente produzem uma discrepância entre o desempenho verbal e não-verbal similar àquela vista em indivíduos que envelhecem (Benton, 1994; Lezak, 1983). Aqueles que argumentam contra essa explicação observam que os estudos neuroanatômicos e de neuroimagem de adultos idosos normais não demonstram uma deterioração preferencial das estruturas do hemisfério direito (Brody, 1978; Coffey *et al.*, 1992; Gur *et al.*, 1987; Parashos e Coffey, 1994; Welsh e Hoffman, em produção). Além disso, muitos investigadores têm apontado que os subtestes não-verbais da WAIS/WAIS-R, usados como evidência de função do hemisfério direito, são confundidos por seu uso da velocidade de respostas, dessa forma tornando-os menos que ideais para comparações de integridade entre hemisfério direito e esquerdo (Mittenberg *et al.*, 1989).

Uma proposta alternativa está baseada no conceito de inteligência "fluida" *versus* "cristalizada" de Cattell (Cattell, 1963). De acordo com esse modelo, supostamente as capacidades intelectuais fluidas (tais como capacidade para a solução efetiva de novos problemas) são afetadas pelo envelhecimento, enquanto a inteligência cristalizada (informações superaprendidas, há muito mantidas, geralmente de natureza verbal) é estável durante o período de vida (Horn, 1982). Embora seja uma idéia instigante, essa hipótese não parece ser completamente adequada quando sujeita a testes. Os resultados de pelo menos dois estudos baseados na análise fatorial de uma avaliação neuropsicológica amplamente baseada sugerem que outros fatores, tais como a velocidade do processamento de informações, podem explicar melhor as mudanças relacionadas à idade no desempenho (Koss *et al.*, 1991; Van Gorp *et al.*, 1990). Essa interpretação de "velocidade do processamento" é consistente com a noção popular elucidada na literatura sobre a psicologia cognitiva (Salthouse, 1985b). Nenhuma lateralização hemisférica é prevista pelos modelos de prejuízo na inteligência fluida ou de velocidade do processamento de informações. Entretanto, os processos cognitivos que cada um dos modelos abrange (tais como solução de novos problemas, atenção e integração perceptual-motora) têm sido todos atribuídos, na literatura neuropsicológica, à função do lobo frontal (Benton, 1994; Lezak, 1983).

Uma hipótese atual, apoiada por evidências convergentes da neuropsicologia e da psicologia cognitiva, é que o envelhecimento normal envolve declínios específicos no neocórtex do lobo frontal e estruturas cerebrais subcorticais interconectadas (Albert e Kaplan, 1980; Braun e Lalonde, 1990; Daigneault *et al.*, 1992; Daigneault e Braun, 1993; Mittenberg *et al.*, 1989; Parkin e Walter, 1991; Van Gorp e Mahler, 1990). Em harmonia com essa noção, as mudanças neuropsicológicas relatadas no dano ao lobo frontal têm sido observadas no envelhecimento normal (Huppert, 1994; Van Gorp *et al.*, 1990; Whelihan e Lesher, 1985). Em contraste, outras alterações cognitivas — tais como esquecimento rápido — tipicamente associadas com doença de Alzheimer e disfunção do lobo temporal medial (Welsh *et al.*, 1991) não são típicas do envelhecimento normal (Ivnik *et al.*, 1991; Peterson *et al.*, 1992; Welsh *et al.*, 1994). Estudos de imagens cerebrais e investigações neuropatológicas em populações idosas normais oferecem apoio adicional para essa hipótese. Enquanto a atrofia cerebral generalizada e as diminuições no fluxo sangüíneo cerebral com o avanço da idade têm sido notadas com freqüência (Parashos e Coffey, 1994; Welsh e Hoffman, em produção), alguns investigadores relatam reduções particularmente pronunciadas no fluxo sangüíneo e no volume do lobo frontal em populações idosas (Gur *et al.*, 1987 e Coffey *et al.*, 1992, respectivamente). A desmielinização das estruturas cerebrais subcorticais periventriculares também é comum no envelhecimento e está associada com sinais de prejuízos no lobo frontal no exame neuropsicológico (Boone *et al.*, 1992; Coffey *et al.*, 1992; Schmidt *et al.*, 1993). Finalmente, estudos histopatológicos mostram declínio seletivo do lobo frontal no cérebro que envelhece, com a perda celular mais significativa sendo identificada nos giros temporais frontal superior, pré-central e superior (Creasey e Rapoport, 1985; Haug *et al.*, 1983).

A verificação da vulnerabilidade seletiva do lobo frontal ao envelhecimento exige uma investigação empírica adicional. Pesquisas longitudinais envolvendo estudos de neuroimagem repetidos (IRM volumétrica) podem permitir a determinação das mudanças cerebrais estruturais associadas com o envelhecimento. Os desenhos experimentais que usam a imagem cerebral funcional (PET ou SPECT) sob condições de ativação comportamental também podem ser úteis na identificação da contribuição relativa das várias áreas cerebrais para mudanças cognitivas do envelhecimento (para uma revisão, ver Gur *et al.,* 1992; Haxby *et al.,* 1991; Parks *et al.,* 1998).

Aplicações

Os dados de pesquisas envolvendo a psicologia cognitiva do envelhecimento ajudam a responder a questão relativa ao nível de desempenho de adultos de meia-idade ou idosos no local de trabalho e em outras situações nas quais a aprendizagem de novas informações é exigida (Charness e Bosman, 1992; Cross, 1981; Park, 1992; Stagner, 1985). Como um resultado da investigação nesta área, não mais perguntamos se as pessoas idosas podem aprender, mas, em vez disso, indagamos: "Qual é o meio mais efetivo de ensinar às pessoas idosas as coisas que desejamos que aprendam?" Willis (1985) revisou a literatura e concluiu que as capacidades de aprendizagem das pessoas mais velhas são maiores e mais plásticas do que se pensava anteriormente, e mais tarde estendeu essa discussão para incluir a competência dos idosos, com uma atenção particular associações entre a competência cotidiana (avaliada como independência em atividades da vida diária) e saúde tanto física quanto mental (Willis, 1991).

Morrell e colaboradores (1990) examinaram como as diferenças relacionadas à idade na memória podiam afetar a retenção do nome de drogas prescritas. Uma vez que o *input* pictorial tende a facilitar a organização das informações, eles avaliaram se o *input* verbal, pictorial ou misto poderia facilitar a compreensão e a recordação de informações envolvendo prescrições. Eles confirmaram o achado de que os idosos eram menos capazes de compreender as informações sobre a prescrição. Os adultos mais jovens eram capazes de melhorar sua compreensão e retenção sobre informações da prescrição quando as instruções incluíam um formato misto de informações escritas e pictorial. Entretanto, o mesmo tipo de informações causava confusão em idosos. Os adultos mais jovens eram também capazes de recordar mais informações sobre a prescrição apresentadas em formatos tanto escritos quanto mistos. Essa pesquisa demonstrou que existem diferenças relacionadas à idade nos métodos de facilitação do entendimento e retenção de informações sobre a prescrição. Métodos que podem funcionar para um grupo etário podem não ser aplicáveis a um outro grupo.

Willis e Schaie (1986) examinaram os efeitos do treinamento cognitivo entre membros do painel envolvidos no Estudo Longitudinal de Seattle, de Schaie. Um grupo de sujeitos com uma idade média de 72,8 anos (faixa de 64-95 anos) foi classificado como "estável" ou como "em declínio" ao longo de um período de 14 anos, em medições de raciocínio indutivo e orientação espacial. Dos 107 sujeitos, 46,7% estavam estáveis, 31% haviam declinado em uma medição e 21,8% declinaram em ambas as medições. Foi criado um programa para oferecer treinamento na capacidade que havia apresentado declínio. Tanto o grupo estável quanto aquele em declínio beneficiaram-se igual e significativamente do treinamento. O grupo de indivíduos em declínio retornou aos seus níveis originais, enquanto o estável melhorou além de seus níveis originais de desempenho. Esses resultados indicam convincentemente que o treinamento voltado para tarefas complexas pode ser efetivo até mesmo para pessoas muito idosas. A implicação desses achados é que um indivíduo idoso, muito além da idade da aposentadoria, pode ter a opção de permanecer na força de trabalho, se desejar fazer isso, e pode obter um treinamento apropriado.

Questões de produtividade e idade ainda são importantes. Sterns e Alexander (1987) apresentaram um exame abrangente da gerontologia industrial e apontaram que fechamentos de indústrias, reduções na força de trabalho e a introdução de novas tecnologias continuarão desafiando o papel do empregado mais idoso no local de trabalho. O Ato para a Discriminação Etária no Emprego (ADEA) oferece aos indivíduos a proteção contra serem forçados a sair precocemente da força de trabalho (ver Edelman e Siegler, 1978 para uma história do ato). Entretanto, à medida que a idade preferível para a aposentadoria nos Estados Unidos diminui e a longevidade aumenta, é concebível que mais e mais indivíduos passarão até 40 anos aposentados — digamos, dos 55 aos 95 anos de idade. Isso pode exigir mudanças consideráveis tanto no conceito de aposentadoria quanto nos fundos para seu pagamento.

Psicologia da Personalidade e Psicologia Social

Padrões de Desenvolvimento da Personalidade

Os achados de pesquisas envolvendo padrões de desenvolvimento da personalidade adulta sugerem que 1) uma maior estabilidade na personalidade durante o ciclo de vida adulta é vista quando é medida com testes objetivos da personalidade (tais como auto-relatos com papel e caneta) em vez de testes subjetivos [tais como avaliações (entrevistas psiquiátricas)]; 2) a auto-estima é mantida em níveis correspondentes aos da idade adulta nos anos mais tardios da vida; 3) diferentes tipologias da personalidade adaptam-se ou respondem diferentemente a eventos de vida; e 4) diferenças entre os sexos são típicas. Nem todos os padrões de personalidade estão associados com as mesmas conseqüências. Os padrões caracterizados por melhor ajuste mais cedo na vida podem bem levar a resultados mais positivos em uma época mais tardia da vida. Embora revisões mais recentes da personalidade não tenham levado a mudanças nas conclusões apresentadas acima, elas indicam realmente um maior interesse pelas estruturas teóricas envolvendo o desenvolvimento e a manutenção da personalidade na meia-idade ou terceira idade (Caspi e Bem 1990; Kogan, 1990; McCrae e Costa, 1990; Whitbourne, 1987).

Levinson (1986) vê o ciclo de vida como uma estrutura com períodos alternados de construção e reconstrução. Roberts e Newton (1987) descobriram que as faixas etárias e temas eram similares para as mulheres, embora o conteúdo da estrutura de vida fosse diferente. O sistema de Levinson ainda precisará ser aplicado à vida dos idosos, mas deve oferecer um paradigma útil para pesquisas futuras.

Costa e colaboradores (1986), com dados do Estudo de Seguimento do *National Health and Nutrition Examination Survey* (NHANES I) mencionaram uma estabilidade na personalidade normal, reproduzindo outros achados longitudinais (McCrae e Costa, 1984; Costa e McCrae, 1986, 1989). Eles indicaram a capacidade de generalização dos achados que são tipicamente relatados sobre sujeitos envolvidos em estudos longitudinais. As pessoas que participam em estudos longitudinais tendem a ter melhores resultados que aquelas de amostras dos EUA (Fozard *et al.*, 1990). Também é interessante notar que em uma análise criada para determinar se a revisão do Inventário Multifásico de Personalidade de Minnesota (MMPI; Hathaway e McKinley, 1989) exige diferentes normas para os idosos, uma análise dos dados do Estudo de Envelhecimento Normativo indicou que diferentes normas não eram apropriadas (Butcher *et al.*, 1991).

Frazier e colaboradores (1993) publicaram recentemente uma revisão dos principais estudos longitudinais sobre o envelhecimento com conteúdo social e psicológico. Field (1991) editou um número especial do *Journal of Gerontology* focalizando a personalidade, incluindo um adequado ensaio introdutório. Field e Millsap (1991) relataram sobre achados do Estudo de Berkeley Sobre a Geração Mais Velha, de 420 homens e mulheres avaliados inicialmente em 1928-1929 quando adultos jovens, que eram pais de crianças envolvidas no Estudo do Crescimento e Orientação de Berkeley. O seguimento com os pais continuou por 55 anos. As características de personalidade foram avaliadas para 21 traços observados durante entrevistas intensivas em dois momentos de medição — 1969 e 1988. As classificações foram analisadas fatorialmente em cinco categorias: intelecto, sociabilidade, satisfação, "energética" e extroversão. Todos os componentes de personalidade eram vistos como estáveis, exceto o componente "energético"; as mudanças nos níveis médios para esse componente eram maiores do que as correlações indicariam, mostrando tanto estabilidade quando mudança no funcionamento da personalidade, dependendo do traço estudado.

Schaie e Willis (1991) apresentaram dados do Estudo Longitudinal de Seattle para coortes de nascimento (1889-1959) que variavam dos 22 aos 84 anos de idade à época do ingresso no estudo; o estudo foi conduzido por um período de 35 anos, com os sujeitos sendo testados em 1956, 1963, 1970, 1977 e 1984. Esse relatório atualizou os achados anteriores de Schaie e Parham (1976) com dados de personalidade e psicomotores extraídos do Teste de Rigidez Comportamental. Schaie e Willis encontraram diferenças significativas em coortes sucessivas, exceto na flexibilidade do conjunto de instrução, com um declínio modesto, mas estatisticamente significativo na resposta social. Os achados desse clássico estudo sugerem uma variação substancial de coorte para alguns domínios de personalidade, similar à variação bem conhecida encontrada para o desenvolvimento intelectual: as gerações recentes são mais flexíveis.

Hagberg e colaboradores (1991) encontraram evidências de estabilidade na independência em um estudo longitudinal dos idosos suecos. Além disso, a estabilidade na independência estava relacionada à maior sobrevivência no período de seguimento de 16 anos.

Nos últimos anos, resultados de estudos de alteração na personalidade na terceira idade tornaram-se disponíveis (Chaterjee *et al.*, 1992; Siegler *et al.*, 1991, 1994; Strauss *et al.*, 1993; R. B. Williams *et al.*, 1995). Esse conjunto de estudos avaliou o choque da doença de Alzheimer sobre a alteração da personalidade avaliada. Os pesquisadores encontraram aumentos consistentes no domínio da neurose, e diminuições nos domínios de extroversão, receptividade e conscientização, com estabilidade na sociabilidade. Esses achados não são inconsistentes com os padrões definidos por Costa e McCrae (1989), uma vez que McCrae (1993) sustenta que quando um indivíduo tem uma doença na qual a mudança da personalidade é um sintoma, não se pode esperar ver a estabilidade. A literatura sobre a emoção durante o período de uma vida apóia tanto a estabilidade quanto a mudança na personalidade (Lawton *et al.*, 1992). Thomae (1992) oferece uma excelente revisão dos achados sobre a emoção e personalidade, extraídos do Estudo Longitudinal de Bonn sobre o Envelhecimento.

Enfrentamento

A literatura sobre o enfrentamento (por exemplo, Palmore *et al.*, 1979) tem focalizado freqüentemente sobre eventos previsíveis da vida, e os investigadores geralmente têm descoberto que, embora as pessoas mais velhas tenham menos eventos estressantes de vida, 1) sua capacidade de enfrentamento é excelente e 2) sua capacidade de enfrentamento difere por sexo, porque a distribuição dos eventos de vida tende a variar de acordo com o sexo (George e Siegler, 1982; Siegler e George, 1983). Aldwin (1992) observou o estresse e o enfrentamento durante a vida e concluiu que a idade avançada não é impedimento para comportamentos de enfrentamento. O exame da literatura sobre o estresse extremo e suas implicações para adaptação na terceira idade, por Kahana (1992), ilustra o choque desse estresse sobre o processo de enfrentamento e a flexibilidade extraordinária de pessoas mais velhas.

Interações e Atribuições Sociais

As pesquisas sobre a natureza social da terceira idade reemergiram com a publicação da visão da teoria da seletividade como uma substituição para a controvérsia entre desengajamento/atividade dos idosos, por Carstensen (1991). O termo *seletividade* refere-se ao fato de que as interações sociais são escolhidas por razões e funções específicas da terceira idade. Fredrickson e Carstensen (1990) descobriram que pessoas mais velhas têm diferentes preferências para as interações que os indivíduos mais jovens, pendendo para interações com pessoas mais familiares, em vez de estranhas. Entretanto, quando jovens eram colocados em situações relacionadas com uma sensação de limite de tempo (como um modo de modelar o envelhecimento), elas também preferiam pessoas conhecidas. Rapkin e Fisher (1992a, 1992b) relataram os resultados de seu estudo dos objetivos dos idosos e interações com níveis de satisfação com a vida. Quando comparados com os achados de Hooker e Siegler (1993), os resultados de Rapkin e Fisher sugerem que a motivação e a conquista de objetivos têm diferentes associações na meia-idade e na terceira idade.

As informações de pesquisas sobre o paradigma de estresse/doença, eventos de vida e modelos de enfrentamento continuam contribuindo de formas significativas para nosso entendimento sobre os padrões de desenvolvimento na meia-idade e terceira idade. Uma excelente revisão e abordagem ao entendimento de fatores sociais na saúde e envelhecimento pode ser encontrada em Felon e Revenson (1990) e no volume editado por Wykle e colaboradores (1992).

Hooker e Kaus (1992) estudaram os possíveis "eus" relacionados à saúde. Os participantes eram solicitados a descrever o que esperavam e o que temiam ser, possivelmente, no futuro. Esses indivíduos também eram avaliados em seus comportamentos ligados à saúde e em termos do valor que colocavam sobre a saúde. Os comportamentos ligados à saúde, em vez de valores relacionados a esta, eram previstos por possíveis "eus" relacionados à saúde. Os "eus" esperados eram previstos primariamente por expectativas quanto ao resultado; o sexo era o mais forte previsor dos "eus" temidos. Esses achados sugerem que as pessoas mais velhas respondem a mensagens de promoção da saúde e fazem o possível para mantê-la, enquanto permanecem suficientemente realistas para reconhecerem que, em geral, os eventos temidos para a saúde não podem ser evitados.

Tem havido um crescente interesse pelo papel do apoio social como uma variável moderadora na vida de pessoas de meia-idade e terceira idade. Carstensen (1991) aponta que contato social não é o mesmo que apoio social, e existem evidências de que o equilíbrio entre familiares e amizades como fontes de apoio social pode mudar durante o ciclo de vida, com uma maior continuidade para a família (Levitt *et al.*, 1993). Os estudos mostram um forte relacionamento entre a presença de apoio social e saúde, principalmente em termos de sobrevivência (House *et al.*, 1988). Berkman e colaboradores (1993) examinaram as interações entre apoio social e doença cardiovascular e mortalidade. Eles descobriram que existiam padrões similares de apoio social para homens e mulheres, e observaram conseqüências iguais para o menor apoio social para ambos os sexos. Diversos estudos confirmaram nossa expectativa de que um forte apoio social está relacionado positivamente com a saúde física e mental e com a sobrevivência entre pessoas idosas (R. B. Williams *et al.*, 1992). Jackson e Antonnucci (1992) oferecem uma excelente discussão sobe o papel do apoio social na vida de pessoas idosas, e apontam a importância de se entender os mecanismos de apoio social, de modo que intervenções apropriadas possam ser desenvolvidas.

Saúde e Comportamento

À medida que a expectativa de vida aumenta, torna-se claro que existem muitos subgrupos diferentes entre os idosos (Siegler, 1989, 1992). Variações na saúde, em vez de idade, podem ser responsáveis por uma grande porção das diferenças observadas com a idade (Siegler e Costa, 1985) e essas interações entre idade/saúde podem ser mediadas pela classe social (House *et al.*, 1992). Indivíduos idosos frágeis e com prejuízos parecem ter muito pouco em comum com seus companheiros mais robustos da mesma idade. Similarmente, os dados começam a mostrar que, mesmo na meia-idade, a incidência de morbidade e mortalidade prematuras pode ser reduzida pela modificação de fatores de risco (Kaplan, 1992; Schoenback, 1985). Portanto, a atenção a fatores comportamentais e sua relação com a saúde é importante por razões tanto práticas quanto teóricas (Elias *et al.*, 1990a; Fozard *et al.*, 1990; Siegler, 1990). Clipp e colaboradores (1992) oferecem um bom sistema para a classificação de trajetórias de saúde física e emocional na amostra de Terman, que espelha o entendimento que o médico deveria ter quanto a um determinado paciente.

Medicina Comportamental

A medicina comportamental é o estudo do papel que fatores comportamentais podem exercer em nosso entendimento sobre as causas e conseqüências de uma doença (Rodin, 1987). A medicina comportamental, derivada da tradição na medicina psicossomática, é particularmente útil no estudo do envelhecimento, porque muitas doenças dos idosos têm componentes comportamentais e porque essas pessoas em geral respondem a abordagens comportamentais de tratamento.

Ao longo dessas linhas, tem havido um aumento da atenção a populações idosas como alvos de intervenções da saúde pública (Phillips e Gaylord, 1985). Fatores comportamentais demonstraram ser importantes previsores de doença cardíaca coronariana (DCC) (Friedman e Booth-Kewley, 1987; R. B. Williams *et al.*, 1980, 1985), e a aplicação de estratégias comportamentais tem resultado em um tratamento mais bem-sucedido de pacientes com artrite (Verbrugge, 1987) e diabete (Surwit *et al.*, 1982). Pouco sabemos sobre o papel dos fatores comportamentais na etiologia do acidente vascular cerebral, demência (Mortimer e Schumann, 1981) ou câncer (Fox, 1978); entretanto, tratamentos comportamentais têm provado ser úteis no manejo de pacientes com essas condições (M. M. Baltes, 1987). Por exemplo, Benfante *et al.* (1991) relataram dados do Programa Cardíaco de Honolulu que indicavam que o tabagismo continua sendo um fator de risco para a DCC em homens idosos. Kaplan (1992) indica que a modificação no fator de risco, mesmo nos anos mais tardios, melhora a saúde e a sobrevivência. No programa de Populações Estabelecidas de New Haven para Estudos Epidemiológicos dos Idosos (EPESE), que começou em 1982, os investigadores exploraram o risco de DCC entre os idosos (Seeman *et al.*, 1993), usando variáveis basais para predizerem resultados de DCC ao longo de um período de seis anos. A população de estudo compreendia um total de 2.812 homens e mulheres com 65 anos ou mais. Os achados demonstram importantes diferenças entre os sexos nos perfis de risco e reconfirmam a contínua importância do peso relativo, tabagismo, medicamentos para hipertensão e diabete na determinação do risco de DCC.

Existem também evidências da existência de uma relação curvilínea entre idade e características de personalidade "propensas a problemas coronarianos" tais como hostilidade (R. B. Williams, 1989); essa relação alcança um pico na adolescência e novamente na terceira idade (Barefoot *et al.*, 1991, 1993; Siegler, 1994; Zonderman *et al.*, 1993). Esses achados podem ser comparados com aqueles de Lawton e colaboradores (1993), que examinaram a estrutura do afeto e descobriram poucas diferenças na hostilidade entre grupos mais jovens (18-30 anos) e de meia-idade (31-59 anos), mas aumentos em sujeitos na terceira idade (dos 60 anos em diante). As diferenças podem dever-se à faixa etária no grupo mais jovem.

Swan e colaboradores (1991) relataram sobre o seguimento de 27 anos do Estudo Cooperativo de Grupo de Western, o estudo que indicou que o padrão de comportamento do Tipo A era um fator de risco independente para a DCC. Esses pesquisadores notaram que homens classificados como Tipo A na medição básica e na avaliação de seguimento em 27 anos estavam mais propensos a ser involuntariamente aposentados do trabalho. Embora a aposentadoria involuntária estivesse associada com saúde física e mental mais fraca, esses efeitos negativos não podiam ser atribuídos à distribuição diferencial do padrão de comportamento do Tipo A pelo tipo de aposentadoria (isto é, voluntária ou involuntária).

Servir como responsável pelos cuidados de alguém tem sido reconhecido como um estresse normativo ou esperado da terceira idade. Vitaliano e colaboradores (1994) sugerem um modelo indicando que o estresse de cuidar de alguém pode levar a uma incidência maior de doença cardiovascular nos responsáveis pelos cuidados, refletindo um colapso na capacidade de enfrentamento sob condições de estresse incessante (Vitaliano *et al.*, 1991). Além disso, Hooker e colaboradores (1992) mostraram que fatores de personalidade no responsável pelos cuidados estão relacionados a comportamentos de enfrentamento e percepção de estresse.

Felton e Revenson (1987) estudaram pessoas de meia-idade e idosas com hipertensão, artrite reumatóide, diabete e câncer. O enfrentamento foi medido por seis escalas fatoriais analiticamente derivadas da Escala de Modos de Enfrentamento de Lazarus. As interações resultantes de idade, estratégia de enfrentamento e extensão da doença testada salientam a complexidade inerente na determinação de relações com a idade nesta área. Keefe e D A. Williams (1990) estudaram as estratégias de enfrentamento de pacientes com dor crônica e descobriram poucas diferenças em termos de idade, quando a tarefa de enfrentamento era similar.

Emery e colaboradores (1991) revisaram os efeitos dos exercícios físicos sobre personalidade, humor, funcionamento cognitivo e adaptação comportamental. Em geral, os indivíduos relatam efeitos mais positivos da intervenção de exercícios do que pode ser mostrado a partir de dados objetivos. Embora estudos epidemiológicos prospectivos tenham mostrado que a atividade física está relacionada com melhora na sobrevivência, ensaios randomizados de intervenções de exercícios ainda não mostraram reduções na mortalidade. Portanto, embora existam muitas razões para esperar-se que os exercícios sejam benéficos para pessoas idosas, isso ainda não foi plenamente documentado.

Longevidade e Envelhecimento Bem-Sucedido/Malsucedido

A longevidade e o envelhecimento bem-sucedido são dois conceitos distintos, embora o envelhecimento bem-sucedido freqüentemente seja equacionado com longevidade. Uma excelente discussão sobre o entendimento psicológico de longevidade pode ser encontrada em Woodruff-Pak e Winn (1990).

A maior parte de nosso conhecimento sobre a longevidade deriva-se de estudos longitudinais com durações suficientes de repetições do estudo e tamanho da amostra para examinar-se o poder preditivo de variáveis específicas (por exemplo, Thomae, 1976) e de estudos daqueles que vivem muito (p. ex., Beard, 1991). A tentativa para o entendimento dos mecanismos da longevidade e do envelhecimento bem-sucedidos comparando àqueles que vivem muito com coortes mais jovens em estudos cruzados pode ser perigosa, em razão de fortes diferenças entre as coortes em termos educacionais, práticas de cuidados com a saúde, padrões alimentares, experiências durante a vida toda e estilos de enfrentamento (para citarmos apenas alguns poucos fatores que aumentam a complexidade do tema).

No Estudo dos Centenários da Geórgia, Poon e colaboradores (1992a) estão investigando diferenças cruzadas e mudanças longitudinais em três painéis de centenários residentes na comunidade e cognitivamente intactos, octogenários e sexagenários. Incluído no estudo está um exame de influências e interações entre fatores que têm sido usados nos estudos do envelhecimento bem-sucedido: longevidade familiar, apoio do ambiente, características individuais, habilidades de adaptação, saúde funcional e mental, nutrição e satisfação com a vida (P. B. Baltes e M. M. Baltes, 1990). Também estão incluídas no estudo do centenário, atividades, personalidade, estilos de enfrentamento, inteligência, cognição, religiosidade e reminiscência. Embora o estudo ainda esteja em seus primórdios, os pesquisadores descobriram algumas características interessantes relacionadas aos indivíduos de vida longa:

1. Os centenários tinham maior pontuação em domínio, suspeita e imaginação, e menor pontuação no enfrentamento comportamental ativo (Martin *et al.*, 1992). Fatores de personalidade influenciavam, supostamente, as capacidades funcionais e saúde dos centenários (Martin *et al.*, 1993).

2. Embora os recursos cognitivos sejam mais baixos nos centenários sem demência que nos sujeitos mais jovens, a capacidade de solução de problemas dos centenários tende a permanecer intacta. A saúde tanto funcional quanto mental influencia a cognição nos muito idosos, e os indivíduos com maiores funções cognitivas tendem a manter melhor suas atividades instrumentais da vida diária (Poon *et al.*, 1992b).
3. A religiosidade não parece mudar de coortes mais jovens para aqueles mais velhos, e parece relacionar-se fortemente com a saúde física, mas não com a saúde mental (Courtenay *et al.*, 1992).
4. Os centenários tendem a tomar desjejum mais regularmente, evitar dietas de perda de peso e grandes flutuações no peso corporal, bem como a consumir uma quantidade levemente maior de vegetais. Por outro lado, os centenários estavam menos propensos a consumir dietas baixas em gordura e a obedecer a diretrizes nutricionais projetadas para a redução do risco de uma doença crônica (Johnson *et al.*, 1992).
5. Entre recursos econômicos, sociais, de saúde mental e cognitivos, é evidente que os cognitivos tornam-se previsores mais importantes do nível de desempenho de atividades instrumentais da vida diária, à medida que os indivíduos envelhecem; isso tem sido observado entre os octogenários e é especialmente verdadeiro para os centenários do estudo (Poon *et al.*, 1993).

Dentre os achados iniciais derivados desse estudo, um conjunto de questões destaca-se. Como esperado, os recursos gerais tendem a ser significativamente diminuídos para centenários cognitivamente intactos que residem na comunidade (Martin *et al.*, em produção); assim, por que eles tendem a perceber a si mesmos como saindo-se tão bem quanto seus colegas mais jovens (Goeting *et al.*, em produção)? Será que os centenários estão usando técnicas especiais de compensação que desenvolveram a partir de suas experiências durante toda a vida, que deveríamos aprender se esperamos viver ao ponto de sermos centenários?

Os achados dos estudos de centenários da Hungria, França, Japão, Suécia, México e Estados Unidos implicam que existem diferentes caminhos para a longevidade (Poon *et al.*, 1993). Para alguns subtipos ou grupos de centenários, fortes tendências genéticas ou história familiar de longevidade podem ser mais importantes. Para outros, a chave para a longevidade pode ser sua eficiente capacidade de adaptação às circunstâncias durante toda a vida, em virtude de alta inteligência e capacidades de solução de problemas ou de tipos adaptativos de personalidade. O debate acerca da natureza *versus* criação continuará existindo ainda por algum tempo.

Embora um cuidado especial deva ser tomado no estudo dessas populações de idosos velhos, é consenso geral que essas pesquisas poderiam resultar na descoberta de novos princípios sobre o processo de envelhecimento ou na validação da sensatez de princípios já existentes. Os pesquisadores apenas começaram a compreender os mecanismos subjacentes à longevidade e adaptação bem-sucedida dos idosos mais velhos. Um esforço apenas limitado tem sido dedicado à resolução de pontos comuns e diferenças nesses mecanismos subjacentes entre raças, sexos, etnias e domínios culturais.

Siegler e O'Keefe (1992) discutiram o envelhecimento e a saúde como parte de um foro político apresentado pela Associação Americana de Psicologia. Sua revisão do papel dos fatores comportamentais na saúde mostra claramente — como grande parte dos dados apresentados antes neste capítulo mostra — que para muitos indivíduos a idade avançada é realmente apenas uma fase prolongada da meia-idade, com alterações apenas modestas na mente e corpo. Além disso, a adaptação a essas mudanças bem como dentro da faixa de capacidade de um indivíduo, além do uso de certas estratégias comportamentais, podem ajudar a manter esse padrão ótimo de envelhecimento bem-sucedido.

Entretanto, existe um outro lado nesta estória — o que poderia ser chamado de "o lado menos brilhante da gerontologia". Cassel e colaboradores (1992), em um artigo intitulado *"The Price of Success"*, discutiram as implicações da sobrevivência de pessoas idosas frágeis. Por exemplo, existe um custo para a sociedade para maiores cuidados médicos para os idosos frágeis e para cuidados a longo prazo para pessoas que dependem de outros para ajudá-las com atividades da vida diária. Os resultados de pesquisas na psicologia do envelhecimento (por exemplo, ver Parmelee *et al.*, 1991) e estudos de indivíduos frágeis mentalmente enfermos institucionalizados (por exemplo, Strahan e Burns, 1991) sugerem as grandes necessidades dos idosos frágeis por cuidados apropriados.

A longevidade está aumentando entre as populações tanto de idosos bem-sucedidos quanto malsucedidos, e a definição de envelhecimento "normal" — isto é, envelhecimento sem doença — torna-se mais difícil de manter. Os clínicos devem abordar os pacientes com um pleno conhecimento sobre a variedade de condições médicas e psiquiátricas que podem ser uma parte do quadro do envelhecimento normal e então estabelecer expectativas para um envelhecimento bem ou malsucedido continuado para cada paciente, individualmente.

Referências

Albert MS & Kaplan E. Organic implications of neuropsychological deficits in the elderly. *In: New Directions in Memory and Aging: Proceedings of the George Talland Memorial Conference.* Edited by Poon LW, Fozard JL, Cermak LS, *et al.,* Hillsdale, NJ, Lawrence Erlbaum, pp. 403-432, 1980.

Albert MS & Moss M. *Geriatric Neuropsychology.* New York, Guilford, 1988.

Aldwin CM. Aging, coping and efficacy: theoretical framework for examining coping in life-span developmental context. *In: Stress and Health Among the Elderly.* Edited by Wykle ML, Khana E, Kowal J. New York, Springer, pp. 96-113, 1992.

Anders TR & Fozard JL. Effects of age upon retrieval from primary and secondary memory. *Developmental Psychology* 9:411-415, 1973.

Anstey K, Stankov L, Lord S. Primary aging, secondary aging and intelligence. *Psychol Aging* 8:562-570, 1993.

Baltes MM. Behavioral modification. *In: Encyclopedia of Aging.* Edited by Maddox CL. New York, Springer, pp. 56-57, 1987.

Baltes PB & Baltes MM. *Successful Aging: Perspectives From the Behavioral Sciences.* New York, Cambridge University Press, 1990.

Barefoot JC, Peterson BL, Dahlstrom WG *et al.* Hostility patterns and Health implications: correlates of Cook-Medley scores in a national survey. *Health Psychol* 10:18-24, 1991.

Barefoot JC, Beckham JC, Haney TL *et al.* Age differences in hostility among middle-aged and older adults. *Psychol Aging* 8:3-9, 1993.

Beard BB. *Centenarians: The New Generation.* Westport, CT, Greenwood Press, 1991.

Benfante R, Reed D, Frank J. Does cigarette smoking have an independent effect on coronary heart disease incidence in the elderly? *Am J Public Health* 81:897-899, 1991.

Benton AL. Neuropsychological assessment. *Annu Rev Psychol* 45:1-23, 1994.

Benton AL, Eslinger RJ, Damasio AR. Normative observations on neuropsychological test performances in old age. *Journal of Clinical Neuropsychology* 3:33-42, 1981.

Berg CA & Sternberg RJ. Adults' conceptions of intelligence cross the adult life span. *Psychol Aging* 7:221-231, 1992.

Berkman LF, Vaccarion V, Seeman T. Gender differences in cardiovascular morbidity and mortality: the contribution of social networks and social support. *Annals of Behavioral Medicine* 15:112-117, 1993.

Birren JE & Schaie KW (eds.). *Handbook of the Psychology of Aging,* 3. ed. New York, Academic Press, 1990.

Birren JE, Sloane RB, Cohen CD (eds.). *Handbook of Mental Health and Aging.* New York, Academic Press, 1992.

Boone KB, Miller BL, Lesser IM *et al.* Neuropsychological correlates of white-matter lesions in healthy elderly subjects: a threshold effect. *Arch Neurol* 49:549-554, 1992.

Borod JC & Goodglass H. Lateralization of linguistic and melodic processing with age. *Neuropsychologia* 18:79-83, 1980.

Botwinick J. Intellectual abilities. *In: The Handbook of the Psychology of Aging.* Edited by Birren JE, Schaie KW. New York, Van Nostrand Reinhold, pp. 580-605, 1977.

Bowles NL & Poon LW. An analysis of the effect of aging on recognition memory. *J Gerontol* 37:212-219, 1982.

Braun CMJ & Lalonde R. Les declins des fonctions cognitives chez la personne agée: une perspective neuropsychologique. *Canadian Journal of Aging* 9:135-158, 1990.

Brody H. Cell counts in cerebral cortex and brainstem. *In: Alzheimer's Disease: Senile Dementia and Related Disorders.* Edited by Katzman R, Terry RD, Bick KL. New York, Raven, pp. 345-351, 1978.

Butcher JN, Aldwin CM, Levenson MR *et al.* Personality and aging: a study of the MMPI-2 among older men. *Psychol Aging* 6:361-370, 1991.

Carstensen LL. Selectivity theory: social activity in a life-span contet. *In: Annual Review of Gerontology and Geriatrics,* Vol 11. Edited by Schaie KW & Lawton MP, New York, Springer, pp. 195-217, 1991.

Caspi A & Bem D. Personality continuity and change across the life course. *In: Handbook of Personality: Theory and Research.* Edited by Pervin LA. New York, Guilford, pp. 549-575, 1990.

Cassel CK, Rudberg MA, Olshansky SJ. The price of success: health care in an aging society. *Health Aff* (Millwood) (Summer):87-99, 1992.

Cattell RB. Theory of fluid and crystallized intelligence: a critical experiment. *Journal of Educational Psychology* 45:1-22, 1963.

Cerella J. Aging and information-processing rate. *In: Handbook of the Psychology of Aging,* 3. ed. Edited by Birren JE & Schaie KW. San Diego, Academic Press, pp. 201-221, 1990.

Charness N & Bosman EA. Human factors and aging. *In: The Handbook of Aging and Cognition.* Edited by Craik FIM, Salthouse TA. Hillsdale, NJ, Lawrence Erlbaum, pp. 495-551, 1992.

Chatterjee A, Strauss ME, Smyth KA *et al.* Personality change in Alzheimer's disease. *Arch Neurol* 49:486-491, 1992.

Clipp. EC, Pavalko EK, Elder GH Jr. Trajectories of Health: concept and empirical pattern. *Behavior, Health and Aging* 2:159-179, 1991-1992.

Coffey CE, Wilkinson WE, Parashos IA *et al*. Quantitative cerebral anatomy of the aging human brain: a cross-sectional study using magnetic resonance imaging. *Neurology* 42:527-536, 1992.

Cohen G. Language comprehension in old age. *Cognitive Psychology* 11:412-429, 1979.

Cohen G & Faulkner D. Memory for discourse in old age. *Discourse Processes* 4:253-265, 1982.

Connelly SL & Hasher L. Aging and the inhibition of spatial location. *J Exp Psychol* [Hum Percept] 19:1238-1250, 1993.

Corbetta M, Miezin FM, Dobmeyer S *et al*. Attentional modulation of neural processing of shape, color and velocity in humans. *Science* 248:1556-1559, 1990.

Costa PT Jr & McCrae RR. Cross-sectional studies of personality in a national sample, I: development and validation of survey measures. *Psychol Aging* 1:140-143, 1986.

———. Personality, continuity and the changes of adult life. *In: The Adult Years: Continuity and Change*. Edited by Storandt MK & VandenBos GR. Washington, DC, American Psychological Association, 1989.

Costa PR Jr, McCrae RR, Zonderman AB. Cross-sectional studies of personality in a national sample, II: stability in neuroticism, extraversion and openness. *Psychol Aging* 1:144-149, 1986.

Courtenay BC, Poon LW, Martin P *et al*. Religiosity and adaptation in the oldest-old. *Int J Aging Hum Dev* 34:47-56, 1992.

Craik FIM & Jennings JM. Human memory. *In: The Handbook of Aging and Cognition*. Edited by Craik FIM & Salthouse TA. Hillsdale, NJ, Lawrence Erlbaum, pp. 51-110, 1992.

Craik FIM & Lockhart RS. Levels of processing: a framework for memory research. *Journal of Verbal Learning and Verbal Behavior* 11:671, 1972.

Craik FIM & Salthouse TA (eds.). *The Handbook of Aging and Cognition*. Hillsdale, NJ, Lawrence Erlbaum, 1992.

Creasey H & Rapoport SI. The aging human brain. *Ann Neurol* 17:2-10, 1985.

Cross KP. *Adults as Learners*. San Francisco, CA, Jossey-Bass, 1981.

Cunningham WR & Haman KL. Intellectual functioning in relation to mental health. *In: Handbook of Mental Health and Aging*, 2.ed. Edited by Birren JE, Sloan RB, Cohen GD. New York, Academic Press, pp. 339-354, 1992.

Daigneault S & Braun CMJ. Working memory and the self-ordered pointing task: further evidence of early prefrontal decline in normal aging. *J Clin Exp Neuropsychol* 15:881-895, 1993.

Daigneault S, Braun CMJ, Whitaker HA. Early effects of normal aging on perseverative and nonperseverative prefrontal measures. *Developmental Neuropsychology* 8:99-114, 1992.

Denney NW. Everyday problem solving: methodological issues, research findings and a model. *In: Everyday Cognition in Adulthood and Later Life*. Edited by Poon LW, Rubin DC, Wilson BA. New York, Cambridge University Press, pp. 330-351, 1989.

Di Lollo V, Arnett JL, Kruk RV. Age-related changes in rate of visual information processing. *J Exp Psyhol* [Hum Percept] 8:225-237, 1982.

Edelman CD & Siegler IC. *Federal Age Discrimination in Employment Law: Slowing Down the Gold Watch*. Charlottesville, VA, The Mitchie Company, 1978.

Elias MF, Elias JW, Elias PK. Biological health influences on behavior. *In: Handbook of the Psychology of Aging*, 3. ed. Edited by Birren JE & Schaie KW. San Diego, CA, Academic Press, pp. 79-102, 1990a.

Elias MF, Robbins MA, Schultz NR Jr *et al*. Is blood pressure an important variable in research on aging and neuropsychological test performance? *J Gerontol* 45:P128-P135, 1990b.

Elias MF, Wolf PA, D'Agostino RB *et al*. Untreated blood pressure level is inversely related to cognitive functioning: the Framingham Study. *Am J Epidemiol* 138:353-364, 1993.

Elias MF, Elias PK, Cobb J *et al*. Blood pressures affects cognitive functioning: the Framingham Studies revisited. *In: Quality of Life in Behavioral Medicine Research*. Edited by Dimsdale J & Baum A. Hillsdale NJ, Lawrence Erlbaum, pp. 121-143, 1995.

Emery CF, Burker EJ, Blumenthal JA. Psychological and physiological effects of exercise among older adults. *In: Annual Review of Gerontology and Geriatrics*, Vol 11. Edited by Schaie KW, Lawton MP New York, Springer, pp. 218-238, 1991.

Felton BJ & Revenson TA. Age differences in coping with chronic illness. *Psychol Aging* 2:164-170, 1987.

———. The psychology of health: issues in the field with special focus on the older person. *In: Aging Curriculum Content for Education in the Social-Behavioral Sciences*. Edited by Parham IA, Poon LW, Siegler IC. New York, Springer, pp. 4-1-4-54, 1990.

Field D. Continuity and change in personality in old age-evidence from five longitudinal studies: introduction to a special issue. *J Gerontol* 46:P271-P274, 1991.

Field D & Millsap RE. Personality in advanced old age: continuity or change? *J Gerontol* 46:P299-P308, 1991.

Flicker C, Ferris SH, Reisbert B. A two-year longitudinal study of cognitive function in normal aging and Alzheimer's disease. *J Geriatr Psychiatry Neurol* 6:84-96, 1993.

Fox BH. Premorbid psychological factors related to cancer incidence. *J Behav Med* 1:45-133, 1978.

Fozard JL. The time for remembering. *In: Aging in the, 1980s: Psychological Issues*. Edited by Poon LW. Washington, DC, American Psychological Association, pp. 273-287, 1980.

Fozard JL, Metter J, Brant LJ. Next steps in describing aging and disease in longitudinal studies. *J Gerontol* 45:P116-PI27, 1990.

Frazier L, Hooker K, Siegler IC. Longitudinal studies of aging in social and psychological gerontology. *Rev Clin Gerontol* 3:415-426, 1993.

Frederickson BL & Carstensen LL. Choosing social partners: how old age and anticipated endings make people more selective. *Psychol Aging* 5:335-347, 1990.

Friedman HS & Booth-Kewley S. The "disease-prone personality": a meta-analytic view of the construct. *Am Psychol* 42:539-555, 1987.

George LK & Siegler IC. Stress and coping in later life. *Educational Horizons* 60:147-196, 1982.

Goetting M, Martin P, Poon LW et al. The economic wellbeing of centenarians. *Journal of Aging* (em produção).

Goldstein G & Shelly CH. Does the right hemisphere age more rapidly than the left? *Journal of Clinical Neuropsychology* 3:65-78, 1981.

Gordon SK & Clark WC. Application of signal detection theory to prose recall and recognition in elderly and young adults. *J Gerontol* 29:64-72, 1974.

Gur RC, Gur RE, Obrist WD et al. Age and regional cerebral blood flow at rest and during cognitive activity. *Arch Gen Psychiatry* 44:617-621, 1987.

Gur RC, Erwin RJ, Gur RE. Neurobehavioral probes for physiologic neuroimaging studies. *Arch Gen Pschiatry* 49:409-414, 1992.

Guttentag R. Age differences in dual-task performance: procedures, assumptions and results. *Developmental Review* 9:146-170, 1989.

Hagberg B, Samuelsson G, Lindberg B et al. Stability and change of personality in old age and its relation to survival. *J Gerontol* 46:P285-P291, 1991.

Harker JO, Hartley JT, Walsh DA. Understanding discourse-a life-span approach. *In: Advances in Reading/Language Research,* Vol 1. Edited by Hutson BA & Greenwich, CT, JAI Press, pp. 155-202, 1982.

Hartley AA. Attention. *In: The Handbook of Aging and Cognition.* Edited by Craik FIM & Salthouse TA. Hillsdale, NJ, Lawrence Erlbaum, pp. 3-49, 1992.

Hartley AA, Kieley JM, Slabach EH. Age differences and similarities in the effects of cues and prompts. *J Exp Psychol* [Hum Percept] 16:523-537, 1990.

Hartley JT. Memory for prose: perspectives on the reader. *In: Everyday Cognition in Adulthood and Later Life.* Edited by Poon LW, Rubin DC, Wilson BA. New York, Cambridge University Press, pp. 135-156, 1989.

Hasher L & Zacks RT. Automatic and effortful processes in memory. *J Exp Psychol* [Gen] 108: 356-388, 1979.

———. Working memory, comprehension and aging: a review and a new review. *In: The Psychology of Learning and Motivation,* Vol 22. Edited by Bower GH & Orlando, FL, Academic Press, pp. 193-225, 1988.

Hathaway SR & McKinley JC. *Minnesota Multiphasic Personality Inventory-2.* Minneapolis, MN, University of Minnesota, 1989.

Haug H, Barmwater U, Eggers R et al. Anatomical changes in aging brain: morphometric analysis of the human proscencephalon. *In: Neuropharmacology* (Vol 21: Aging). Edited by CervosNavarro J & Sarkander HI. New York, Raven, pp. 1-12, 1983.

Haxby JV, Grady CL, Ungerleider LG et al. Mapping the functional neuroanatomy of the intact human brain with brain work imaging. *Neuropsychologia* 29:539-555, 1991.

Hertzog C & Schaie KW. Stability and change in adult intelligence, 1: analysis of longitudinal covariance structures. *Psychol Aging* 1:159-171, 1986.

Hof PR, Bierer LM, Perl DP et al. Evidence for early vulnerability of the médial and inferior aspects of the temporal lobe in an 82-year-old patient with preclinical signs of dementia: regional and laminar distribution of neurofibrillary tangles and senile plaques. *Arch Neurol* 49:946-953, 1992.

Hoffman JM, Guze BH, Baxter LR et al. [^{18}SF]-fluorodeoxyglucose (FDG) and positron emission tomography (PET) in aging and dementia. *Eur Neurol* 29 (suppl):16-24, 1989.

Hooker K & Kaus CR. Possible selves and health behaviors in later life. *Journal of Aging and Health* 4:390-411, 1992.

Hooker K & Siegler IC. Separating apples from oranges in health ratings: perceived health includes psychological well-being. *Behavior, Health and Aging* 2:81-92, 1992.

———. Life goals, satisfaction and self-rated health: preliminary findings. *Exp Aging Res* 19:97-110, 1993.

Hooker K, Monahan D, Shifren K et al. Mental and physical health of spouse caregivers: the role of personality. *Psychol Aging* 7:367-375, 1992 Horn JL: The aging of human abilities, in Handbook of Developmental Psychology. Edited by Wolman BB. Englewood Cliffs, NJ, Prentice-Hall, 1982, pp. 847-870.

House JS, Landis K, Umberson D. Social relationships and health. *Science* 241:540-544, 1988S.

House JS, Kessler RC, Herzog AR et al. Social stratification, age and health. *In: Aging, Health Behaviors and Health Outcomes.* Edited by Schaie KW, Blazer D, House JS. Hillsdale, NJ, Lawrence Erlbaum, pp. 1-32, 1992.

Hultsch DF & Dixon RA. Learning and memory in aging. *In: Handbook of the Psychology of Aging.* Edited by Birren JE & Schaie KW. New York, Academic Press, pp. 258-274, 1990.

Hultsch DF, Hammer M, Small BJ. Age differences in cognitive performance in later life: relationships to self-reported health and activity lifestyle. *J Gerontol* 48:1-11, 1993.

Huppert FA. Memory function in dementia and normal aging: dimension or dichotomy. *In: Dementia and Normal Aging.* Edited by Huppert FA, Brayne C, Connor DO. New York, Cambridge University Press, pp. 291-330, 1994.

Ivnik RJ, Smith GE, Tanalos EG et al. Wechsler Memory Scale: IQ-dependent norms for persons ages 65 to 97 years. *Psychological Assessment* 3:156-161, 1991.

Jackson JS & Antonucci TC. Social support processes in health and effective functioning of the elderly. *In: Stress and Health Among the Elderly.* Edited by Wykle ML, Kahana E, Kowal J. New York, Springer, pp. 72-95, 1992.

Johnson MA, Brown MA, Poon LW *et al*. Nutritional patterns of centenarians. *Int J Aging Hum Dev* 34:57-76, 1992.

Kahana B. Late-life adaptation in the aftermath of extreme stress. *In: Stress and Health Among the Elderly*. Edited by Wykle ML, Kahana E, Kowal J. New York, Springer, pp. 151-171, 1992.

Kaplan GA. Health and aging in the Alameda County Study. *In: Aging, Health Behaviors and Health Outcomes*. Edited by Schaie KW, Blazer D, House JS. Hillsdale, NJ, Lawrence Erlbaum, pp. 69-88, 1992.

Kastenbaum R (ed). *Encyclopedia of Adult Development*. Phoenix, AZ, Oryx Press, 1993.

Kaszniak AW, Poon LW, Riege W. Assessing memory deficits: an information-processing approach. *In: Handbook for Clinical Memory Assessment of Older Adults*. Edited by Poon LW. Washington, DC, American Psychological Association, pp. 168-188, 1986.

Katzman R, Aronson M, Fuld P *et al*. Development of dementing illnesses in an 80-year-old volunteer cohort. *Ann Neurol* 25:317-324, 1989.

Keefe FJ & Williams DA. A comparison of coping strategies in chronic pain patients in different age groups. *J Gerontol* 45:P161-P165, 1990.

Kirasic KC. Acquisition and utilization of spatial information by elderly adults: implications for dayto-day situations. *In: Everyday Cognition in Adulthood and Later Life*. Edited by Poon LW, Rubin DC, Wilson BA. New York, Cambridge University Press, pp. 265-283, 1989.

Klisz D. Neuropsychological evaluation in older persons. *In: The Clinical Psychology of Aging*. Edited by Storandt M, Siegler IC, Elias ME New York, Plenum, pp. 71-95, 1978.

Kogan N. Personality and aging. *In: Handbook of the Psychology of Aging*, 3. ed. Edited by Birren JE, Schaie KW. New York, Van Nostrand Reinhold, pp. 330-346, 1990.

Koss E, Haxby JV, DeCarli C *et al*. Patterns of performance preservation and loss in healthy aging. *Developmental Neuropsychology* 7:99-113, 1991.

LaBerge D. Thalamic and cortical mechanisms of attention suggested by recent positron-emission tomographic experiments. *Journal of Cognitive Neuroscience* 2:358-372, 1990.

Lawton MP, Kleban MH, Rajagopal D *et al*. Dimensions of affective experience in three age groups. *Psychol Aging* 7:171-184, 1992.

———. Affect and age: cross-sectional comparisons of structure and prevalence. *Psychol Aging* 8:165-175, 1993.

Levinson DJ. A conception of adult development. *Am Psychol* 41:3-13, 1986.

Levitt MJ, Weber RA, Guacci N. Convoys of social support: an intergenerational analysis. *Psychol Aging* 8:323-326, 1993.

Lezak MD. *Neuropsychological Assessment*, 2.ed. New York, Oxford University Press, 1983.

Light LL. Memory and aging: four hypotheses in search of data. *Annu Rev Psychol* 42:333-376, 1991.

———. The organization of memory in old age. *In: The Handbook of Aging and Cognition*. Edited by Craik FIM & Salthouse TA. Hillsdale, NJ, Lawrence Erlbaum, pp. 111-166, 1992.

Lowenthal MF, Berkman PL, Beuler JA *et al*. *Aging and Mental Disorder in San Francisco*. San Francisco, CA, Jossey-Bass, 1967.

Madden DJ. Aging and distraction by highly familiar stimuli during visual search. *Developmental Psychology* 19:499-507, 1983.

———. Data-driven and memory-driven selective attention in visual search. *J Gerontol* 39:72-78, 1984.

———. Age-related slowing in the retrieval of information from long-term memory. *J Gerontol* 40:208-210, 1985.

———. Adult age differences in the attentional capacity demands of visual search. *Cognitive Development* 1:335-363, 1986a.

———. Adult age differences in visual word recognition: semantic encoding and episodic retention. *Exp Aging Res* 12:71-78, 1986b.

———. Adult age differences in attentional selectivity and capacity. *European Journal of Cognitive Psychology* 2:229-252, 1990.

Madden DJ & Plude DJ. Selective preservation of selective attention. *In: Adult Information Processing: Limits on Loss*. Edited by Cerella J, Rybash J, Hoyer W, *et al.*, San Diego, CA, Academic Press, pp. 273-300, 1993.

Maddox GL, Atchley RC, Poon LW *et al*. (eds.). *Encyclopedia of Aging*. New York, Springer, 1987.

Manton KG, Siegler IC, Woodbury MA. Patterns of intellectual development in later life. *J Gerontol* 41:486-489, 1986.

Martin P, Poon LW, Clayton C *et al*. Personality, life events and coping in the oldest-old. *Int J Aging Hum Dev* 34:19-30, 1992.

Martin P, Schuette L, Poon LW *et al*. Compensating for physical decline: the role of personality. *Gerontologist* 33:148, 1993.

Martin P, Poon LW, Kim E, Johnson MA. Social and psychological resources in the oldest old. *Exp Aging Res* (em produção).

McClelland JL, Rumelhart DE, the PDP Research Group. *Parallel Distributed Processing: Explorations in the Microstructure of Cognition* (Vol 2 of Psychological and Biological Models series). Cambridge, MA, MIT Press, 1986.

McCrae RR. Moderated analyses of longitudinal personahty stability. *J Pers Soc Psychol* 65:577-585, 1993.

McCrae RR & Costa PT. *Emerging Lives, Enduring Dispositions*. Boston, MA, Little, Brown, 1984.

———. *Personality in Adulthood*. New York, Guilford, 1990.

McCrae RR, Arenberg D, Costa PT Jr. Declines in divergent thinking with age: cross-sectional, longitudinal and cross-seqüential analyses. *Psychol Aging* 2:130-137, 1987.

McDowd JM & Craik FIM. Effects of aging and task difficulty on divided attention performance. *J Exp Psychol* [Hum Percept] 14:267-280, 1988.

Metter EJ, Walega D, Metter EL *et al*. How comparable are healthy 60- and 80-year-old men? *J Gerontol* 47:M73-M78, 1992.

Meyer BJF & Rice CE. Information recalled from prose by young, middle and old adults. *Exp Aging Res* 7:253-268, 1981.

———. Prose processing in adulthood: the text, the learner and the task. *In: Everyday Cognition in Adulthood and Later Life.* Edited by Poon LW, Rubin DC, Wilson BA. New York, Cambridge University Press, pp. 157-194, 1989.

Mittenberg W, Seidenberg M, O'Leary DS *et al*. Changes in cerebral functioning associated with normal aging. *J Clin Exp Neuropsychol* 11:918-933, 1989.

Morrell RW, Park DC, Poon LW. Effects of labeling techniques on memory and comprehension of prescription information in young and old adults. *J Gerontol* 45:166-172, 1990.

Morris JC, McKeel DW, Storandt M *et al*. Very mild Alzheimer's disease: informant-based clinical, psychometric and pathological distinction from normal aging. *Neurology* 41:469-478, 1991.

Mortimer JA & Schumann LM (eds.). *The Epidemiology Of Dementia.* New York, Oxford University Press, 1981.

Myerson J, Hale S, Wagstaff D *et al*. The information loss model: a mathematical theory of age-related cognitive slowing. *Psychol Rev* 97:475-487, 1990.

Nebes RD, Madden DJ, Berg WD. The effect of age on hemispheric asymmetry in visual and auditory identification. *Exp Aging Res* 9:87-91, 1983.

Olsho LW, Harkins SW, Lenhardt ML. Aging and the auditory system. *In: Handbook of the Psychology of Aging,* 2.ed. Edited by Birren JE & Schaie KW. New York, Van Nostrand Reinhold, pp. 332-377, 1985.

Palmore E, Cleveland WP, Nowlin JB *et al*. Stress and adaptation in later life. *J Gerontol* 34:841-851, 1979.

Parashos IA & Coffey CE. Anatomy of the aging brain. *In: Principles and Practice of Geriatric Psychiatry.* Edited by Copeland JRM, Abou-Saleh MT Blazer DC. New York, Wiley, pp. 35-50, 1994.

Park DC. Applied cognitive aging research. *In: The Handbook of Aging and Cognition.* Edited by Craik FIM & Salthouse TA. Hillsdale, NJ, Lawrence Erlbaum, pp. 449-494, 1992.

Park DC, Puglisi JT, Sovacool M. Memory for pictures and spatial location in older adults: evidence for pictorial superiority. *J Gerontol* 38:582-588, 1983.

Parkin AJ & Walter BM. Aging, short-term memory and fronta dysfunction. *Psychobiology* 19:175-179, 1991.

Parks RW, Loewenstein DA, Chang JY. Brain imaging: positron emission tomography and cognitive functioning. *In: Cognitive Approaches to Neuropsychology.* Edited by Williams JM & Long CJ. New York, Plenum, pp. 189-210, 1988.

Parmelee PA, Kleban MH, Lawton MP *et al*. Depression and cognitive change among institutionalized aged. *Psychol Aging* 6:504-511, 1991.

Perlmutter M & Nyquist L. Relationships between self-reported physical and mental health and intelligence performance across adulthood. *J Gerontol* 45:P145-P155, 1990.

Petersen RC, Smith G, Kokmen E *et al*. Memory function in normal aging. *Neurology* 42:396-401, 1992.

Phillips HT & Gaylord SA (eds.). *Aging and Public Health.* New York, Springer, 1985.

Plude DJ & Hoyer WJ. Age and the selectivity of visual information processing. *Psychol Aging* 1:4-10, 1986.

Poon LW. Differences in human memory with aging: nature, causes and clinical implications. *In: Handbook of the Psychology of Aging.* Edited by Birren JE & Schaie KW. New York, Van Nostrand Reinhold, pp. 427-462, 1985.

———. (ed). *Handbook for Clinical Memory Assessment of Older Adults.* Washington, DC, American Psychological Association, 1986.

Poon LW & Fozard JL. Age and word frequency effects in continuous recognition memory. *J Gerontol* 35:77-86, 1980.

Poon LW & Siegler IC. Psychological aspects of normal aging. *In: Comprehensive Review of Geriatric Psychiatry.* Edited by Sadavoy J, Lazarus LW, Jarvik LE Washington, DC, American Psychiatric Press, pp. 117-145, 1991.

Poon LW, Gurland BJ, Eisdorfer C *et al*. Integration of experimental and clinical precepts in memory assessment: a tribute to George Talland. *In: Handbook for Clinical Memory Assessment of Older Adults.* Edited by Poon LW. Washington, DC, American Psychological Association, pp. 3-10, 1986.

Poon LW, Rubin DC, Wilson BA (eds.). *Everyday Cognition in Adulthood and Later Life.* New York, Cambridge University Press, 1989.

Poon LW, Clayton GM, Martin P *et al*. The Georgia Centenarian Study. *Int J Aging Hum Dev* 34:117, 1992a.

Poon LW, Martin P, Clayton GM *et al*. The influences of cognitive resources on adaptation and old age. *Int J Aging Hum Dev* 34:31-46, 1992b.

Poon LW, Rousseau G, Noble CA *et al*. Compensating for instrumental activity of daily living decline in old age: the role of cognitive abilities. *Gerontologist* 33:48, 1993.

Rapkin BD & Fischer K. Personal goals of older adults: issues in assessment and prediction. *Psychol Aging* 7:127-137, 1992a.

———. Framing the construct of life satisfaction in terms of older adults' personal goals. *Psychol Aging* 7:138-149, 1992b.

Rapoport SI. Positron emission tomography in Alzheimer's disease in relation to disease pathogenesis: a critical review. *Cerebrovasc Brain Metab Rev* 3:297-335, 1991.

Roberts P & Newton PM. Levinsonian studies of women's adult development. *Psychol Aging* 2:154-163, 1987.

Rodin J. Behavioral medicine. *In: Encyclopedia of Aging.* Edited by Maddox CL. New York, Springer, pp. 51-58, 1987.

Rodin J & McAvay G. Determinants of change in perceived health in a longitudinal study of older adults. *J Gerontol* 47:P373-P384, 1992.

Salthouse TA. *Adult Cognition: An Experimental Psychology of Human Aging.* New York, Springer-Verlag, 1982.

———. *A Theory of Cognitive Aging.* Amsterdam, North-Holland, 1985a.

———. Speed of behavior and its implications for cognition. *In: Handbook of the Psychology of Aging,* 2.ed. Edited by Birren JE & Schaie KW. New York, Van Nostrand Reinhold, pp. 400-426, 1985b.

———. Reasoning and spatial abilities. *In: The Handbook of Aging and Cognition.* Edited by Craik FIM & Salthouse TA. Hillsdale, NJ, Lawrence Erlbaum, pp. 167-212, 1992.

Salthouse TA, Rogan JD, Prill KA. Division of attention: age differences on a visually presented memory task. *Memory and Cognition* 12:613-620, 1984.

Salthouse TA, Kausler WH, Saluts JS. Age, self-assessed health status and cognition. *J Gerontol* 45:156-160, 1990.

Sands LP & Meredith W. Blood pressure and intellectual functioning in late midlife. *J Gerontol* 47: P81-P84, 1992.

Schacter D. Implicit memory: history and current *status. J Exp Psychol* [Learn Mem Cogn] 13:501, 1987.

Schaie KW. Intellectual development in adulthood. *In: Handbook of the Psychology of Aging,* 3.ed. Edited by Birren JE & Schaie KW. New York, Academic Press, pp. 291-309, 1990.

Schaie KW & Parham IA. Stability of adult personality traits: fact or fable? *J Pers Soc Psychol* 34:146-158, 1976.

Schaie KW & Schaie JP. Clinical assessment and aging. *In: The Handbook of the Psychology of Aging.* Edited by Birren JE & Schaie KW. New York, Van Nostrand Reinhold, pp. 692-723, 1977.

Schaie KW & Willis SL. Adult personality and psychomotor performance: cross-sectional and longitudinal analyses. *J Gerontol* 46:P275-P284, 1991.

Schmidt R, Fazekas F, Offenbacher H *et al.* Neuropsychological correlates of MRI white-matter hyperintensities: a study of 150 normal volunteers. *Neurology* 43:2490-2494, 1993.

Schoenbach VJ. Behavior and life style as determinants of health and well-being in the elderly. *In: Aging and Public Health.* Edited by Phillips HT & Gaylord SA. New York, Springer, pp. 181-216, 1985.

Seeman T, de Leon CM, Berkman L *et al.* Risk factors for coronary heart disease among older men and women: a prospective study of community dwelling elderly. *Am J Epidemiol* 138:1037-1049, 1993.

Shiffrin RM & Schneider W. Controlled and automatic human information processing, II: perceptual learning, automatic attending and a general theory. *Psychol Rev* 84:127-190, 1977.

Siegler IC. The psychology of adult development and aging. *In: Handbook of Geriatric Psychiatry.* Edited by Busse EW & Blazer DG. New York, Van Nostrand Reinhold, pp. 169-221, 1980.

———. Developmental health psychology. *In: The Adult Years: Continuity and Change.* Edited by Storandt MK & VandenBos GR. Washington, DC, American Psychological Association, pp. 119-142, 1989.

———. Research paradigms in developmental health psychology-from theory to application: introduction to a special issue. *J Gerontol* 45: P113-P1151, 1990.

———. Aging and the public health: reflections on Kaplan's report of health and aging in the Alameda County Study. *In: Aging, Health Behaviors and Health Outcomes.* Edited by Schaie KW, House J, Blazer DG. Hillsdale, NJ, Lawrence Erlbaum, pp. 89-95, 1992.

———. Hostility and risk: demographic and lifestyle variables. *In: Anger, Hostility and the Heart.* Edited by Siegman AW & Smith TW Hillsdale, NJ, Lawrence Erlbaum, pp. 199-214, 1994.

Siegler IC & Costa PT Jr. Health behavior relationships. *In: Handbook of the Psychology of Aging,* 2.ed. Edited by Birren JE & Schaie KW. New York, Van Nostrand Reinhold, pp. 144-166, 1985.

Siegler IC & George LK. Sex differences in coping and perceptions of life events. *Journal of Geriatric Psychiatry* 16:197-209, 1983.

Siegler IC & O'Keefe J. *Aging and Health: An Overview.* Invited Address, Sponsored Legislative Forum at the meeting of the American Psychological Association. Washington, DC, Agosto, 1992.

Siegler IC & Poon LW. The psychology of aging. *In: Geriatric Psychiatry.* Edited by Busse EW & Blazer DG. Washington, DC, American Psychiatric Press, pp. 163-201, 1989.

Siegler IC, Nowlin JB, Blumenthal JA. Health and behavior: methodological considerations for adult development and aging. *In: Aging in the, 1980s: Psychological Issues.* Edited by Poon LW. Washington, DC, American Psychological Association, pp. 559-612, 1980.

Siegler IC, Welsh KA, Dawson DV *et al.* Perceptions of personality change in patients evaluated for memory disorders. *Alzheimer Dis Assoc Disord* 5:240-250, 1991.

Siegler IC, Dawson DV, Welsh KA. Caregiver ratings of personality change in Alzheimer's disease patients: a replication. *Psychol Aging* 9:464-466, 1994.

Stagner R. Aging and industry. *In: Handbook of the Psychology of Aging,* 2.ed. Edited by Birren JE & Schaie KW. New York, Van Nostrand Reinhold, pp. 789-817, 1985.

Stephens MAP, Kinney JM, Norris VK *et al.* Social networks as assets and liabilities in recovering from stroke in geriatric patients. *Psychol Aging* 2:125-129, 1987.

Sterns HL & Alexander RA. Industrial gerontology. *In: Annual Review of Gerontoogy and Geriatrics,* Vol 7. Edited by Schaie KW & Eisdorfer C. New York, Springer, pp. 243-264, 1987.

Stine EL, Wingfield A, Poon LW. Speech comprehension and memory through adulthood: the role of time and strategy. *In: Everyday Cognition in Adulthood and Later Life.* Edited by Poon LW, Rubin DC, Wilson BA. New York, Cambridge University Press, pp., 195-221, 1989.

Strahan G & Burns BJ. Mental illness in nursing homes: United States, 1985. *Vital Health Stat* [13], No. 105 (PHS 91-1766), 1991.

Strauss ME, Pasupathi M, Chatterjee A. Concordance between observers in descriptions of personality change in Alzheimer's disease. *Psychol Aging* 8: 475-480, 1993.

Surwit RS, Scovern AW, Feinglos MN. The role of behavior in diabetes care. *Diabetes Care* 5:337, 1982.

Swan CE, Dame A, Carmelli D. Involuntary retirement, type A behavior and current functioning in elderly men: 27-year follow-up of the Western Collaborative Group Study. *Psychol Aging* 6:384-391, 1991.

Taub HA. Comprehension and memory of prose materials by young and old adults. *Exp Aging Res* 5:3-13, 1979.

Thomae H. *Patterns of Aging: Findings from the Bonn Longitudinal Study of Aging.* Basel, Switzerland, S. Karger, 1976.

——————. Emotion and personality. *In: Handbook of Mental Health and Aging,* 2.ed. Edited by Birren JE, Sloane RB, Cohen GD. New York, Academic Press, pp. 355-75, 1992.

Tulving E. Episodic and semantic memory. *In: Organization of Memory.* Edited by Tulving E & Donaldson W New York, Academic Press, pp. 382-404, 1972.

Tun PA & Wingfield A. Is speech special? perception and recall of spoken language in complex environments. *In: Adult Information Processing: Limits on Loss.* Edited by Cerella J, Rybash J, Hoyer W, *et al.,* San Diego, CA, Academic Press, pp. 426-457, 1993.

Tun PA, Wingfield A, Stine EAL *et al.* Rapid speech processing and divided attention: processing rate *versus* processing resources as an explanation of age effects. *Psychol Aging* 7:546-550, 1992.

Van Gorp WG & Mahler M. Subcortical features of normal aging. *In: Subcortical Dementia.* Edited by Cummings JL. New York, Oxford University Press, pp. 231-250, 1990.

Van Corp WG, Satz P, Mitrushina M. Neuropsychological processes associated with normal aging. *Developmental Neuropsychology* 6:279-290, 1990.

Verbrugge LM. Sex differences in health. *In: Encyclopedia of Aging.* Edited by Maddox GL, Atchley RC, Poon LW, *et al.,* New York, Springer, pp. 601-604, 1987.

Vitaliano PP, Russo J, Young HM *et al.* Predictors of burden in spouse caregivers of individuals with Alzheimer's disease. *Psychol Aging* 6:392-402, 1991.

Vitaliano PP, Dougherty CM, Siegler IC. Biopsychosocial factors and impaired quality of life as risk factors for and outcomes of CVD in caregivers of people with Alzheimer's disease. *In: Aging and the Quality of Life.* Edited by Abeles RP, Gift HC, Ory MG. New York, Springer, pp. 145-160, 1994.

Waugh NC & Norman DA. Primary memory. *Psychol Rev* 72:89-104, 1965.

Wechsler D. *Wechsler Adult Intelligence Scale-Revised Manual.* New York, Psychological Corporation, 1981.

Welsh KA & Hoffman JM. Positron emission tomography neuroimaging in dementia. *In: Handbook of Human Brain Function.* Edited by Bigler E. New York, Plenum, em produção.

Welsh KA, Butters N, Hughes J *et al.* Detection of abnormal memory in mild cases of Alzheimer's disease using CERAD neuropsychological measures. *Arch Neurol* 48:278-281, 1991.

Welsh KA, Butters N, Mohs RC *et al.* The Consortium to Establish a Registry of Alzheimer's Disease (CERAD), V: a normative study of the neuropsychological battery. *Neurology* 44:609-614, 1994.

Whelihan WM & Lesher EL. Neuropsychological changes in frontal functions with aging. *Developmental Neuropsychology* 1:371-380, 1985.

Whitbourne SK. Personality development in adulthood and old age: relationships among identity style, health and well-being. *In: Annual Review of Gerontology and Geriatrics,* Vol 7. Edited by Schaie KW, Lawton MP New York, Springer, pp. 189-216, 1987.

Williams RB. *The Trusting Heart.* New York, Times Books, 1989.

Williams RB, Haney TL, Lee KL *et al.* Type A behavior, hostility and coronary atherosclerosis. *Psychosom Med* 42:539-549, 1980.

Williams RB, Barefoot JC, Shekelle RB. The health consequences of hostility. *In: Anger, Hostility and Behavioral Medicine.* Edited by Chesney NIA & Rosenman RH. New York, Hemisphere/McGraw-Hill, pp. 173-185, 1985.

Wilhams RB, Barefoot JC, Califf RM *et al.* Prognostic importance of social and economic resources among medically treated patients with angiographically documented coronary artery disease. *JAMA* 267:520-524, 1992.

Williams RB, Briggs R, Coleman P: Carer-rated personality change associated with senile dementia. *International Journal of Geriatric Psychiatry* 10: 231-236, 1995.

Willis SL. Towards an educational psychology of the older adult learner: intellectual and cognitive bases. *In: Handbook of the Psychology of Aging,* 2.ed. Edited by Birren JE & Schaie KW. New York, Van Nostrand Reinhold, pp. 818-847, 1985.

——————. Cognition and everyday competence. *In: Annual Review of Gerontology and Geriatrics,* Vol 11. Edited by Schaie KW, Lawton MP New York, Springer, pp. 80-109, 1991.

Willis SL & Schaie KW. Training the elderly on ability factors of spatial orientation and inductive reasoning. *Psychol Aging* 1:239-247, 1986.

Wingfield A, Poon LW, Lombardi L *et al.* Speed of processing in normal aging: effects of speech rate, linguistic structure and processing time. *J Gerontol* 40:579-585, 1985.

Woodruff-Pak DS & Winn M. Longevity. *In: Aging Curriculum Content for Education in the Social-Behavioral Sciences.* Edited by Parham I, Poon L, Siegler I. New York, Springer, pp. 3-1-3-33, 1990.

Wykle ML, Kahana E, Kowal J (eds.). *Stress and Health Among the Elderly.* New York, Springer, 1992.

Zelinski EM, Gilewski MJ, Thompson LW. Do laboratory tests relate to self-assessment of memory ability in the young and old? *In: New Directions in Memory and Aging: Proceedings of the George Talland Memorial Conference.* Edited by Poon LW, Fozard JL, Cermak LS, *et al.,* Hillsdale, NJ, Lawrence Erlbaum, pp. 519-544, 1980.

Zonderman AB, Siegler IC, Barefoot JC *et al.* Age and gender differences in MMPI Content scales. *Exp Aging Res* 19:241-257, 1993.

8
Fatores Sociais e Econômicos Relacionados aos Transtornos Psiquiátricos do Idoso

Linda K. George, Ph.D.

Um exame detalhado da psiquiatria geriátrica deve incluir perspectivas multidisciplinares. Os autores de capítulos anteriores abordaram as mudanças fisiológicas, neurológicas, sensoriais e psicológicas que acompanham o processo de envelhecimento. Nesse capítulo, são examinadas as condições sociais e econômicas da terceira idade (pelo bem da conveniência, daqui por diante o termo *fatores sociais* será usado, embora fatores econômicos também sejam abordados). Uma atenção particular é dada às formas como as condições sociais constituem-se tanto em fatores de risco para os transtornos psicológicos, como contingências que afetam o curso e o resultado da doença mental, quanto em determinantes da utilização dos serviços de saúde mental.

Uma descrição adequada dos transtornos psiquiátricos deve incluir uma perspectiva dinâmica. A experiência dos transtornos psiquiátricos varia ao longo do tempo, à medida que os pacientes passam pelo início e remissão dos sintomas. A busca de ajuda e o curso dos cuidados também são fenômenos longitudinais. Os aspectos distintivos da psiquiatria geriátrica são afetados por processos dinâmicos adicionais. O próprio processo de envelhecimento leva a mudanças intra-individuais que podem afetar o risco de desenvolvimento de transtornos psiquiátricos e/ou o uso de serviços de saúde mental. Além disso, os efeitos da mudança social — gerando diferenças na coorte — também devem ser examinados. Podemos documentar que nas últimas décadas, fatores sociais e econômicos mudaram substancialmente entre as coortes que entravam e passavam pela terceira idade. Essas diferenças na coorte têm importantes implicações para a generalização dos resultados entre coortes e para o uso do conhecimento atual no planejamento do futuro.

Dada a importância das mudanças com a idade *versus* diferenças da coorte, para extraírem-se conclusões sobre o papel dos fatores sociais na psiquiatria geriátrica, esses termos merecem um exame mais atento. *Alterações com a idade* são aquelas mudanças nos organismos que ocorrem simplesmente em função da idade. Verdadeiras mudanças com a idade serão observadas com uma regularidade considerável ao longo do tempo e do lugar, porque são relacionadas ao desen-

Este trabalho foi realizado com fundos provenientes da Concessão P50 MH40159 do *National Institute of Mental Health*.

volvimento. A maior parte dos fenômenos biológicos (bem como algumas características psicológicas e sociais) que mudam com a idade parece ser guiada por essa espécie de agenda desenvolvimental interna, específica à espécie. Outras diferenças observadas entre grupos etários representam os efeitos das mudanças sociais externas ao indivíduo. O termo *coorte* é usado para referir-se a grupos de pessoas nascidas em períodos específicos — por exemplo, a coorte de 1920 consiste de todas as pessoas nascidas em 1920. As coortes que passam por diferentes condições históricas e ambientais freqüentemente diferem de formas que refletem essas condições externas, em vez de alterações desenvolvimentais. Sem dados longitudinais de múltiplas coortes, é difícil distinguir empiricamente entre mudanças etárias e diferenças de coortes. Além disso, alguns fenômenos são afetados tanto por alterações etárias quanto por diferenças nos coortes (ver, por exemplo, George *et al.*, 1981).

Embora seja difícil separar as mudanças etárias de diferenças nas coortes, essa distinção é importante por três razões. Em primeiro lugar, a distinção é crítica para atribuições de etiologia ou causalidade. Em suas formas puras, as mudanças etárias refletem fenômenos desenvolvimentais, enquanto diferenças de coorte refletem condições sociais ou ambientais. Em segundo lugar, a distinção é relevante para a capacidade de generalização dos achados de pesquisas. Se um fator de risco para transtornos psiquiátricos muda com a idade, o padrão observado será amplamente aplicável entre as coortes. Se um fator de risco difere entre grupos etários em virtude de diferenças na exposição ambiental, os efeitos desse fator de risco (ou sua distribuição na população mais velha) podem ser específicos à coorte. Em terceiro lugar, a distinção entre mudanças com a idade e diferenças de coorte é importante para projetar intervenções. Se níveis de um fator de risco diferem substancialmente entre coortes, as intervenções podem ser voltadas para as condições ambientais que colocam certas coortes em maior risco. Se, ao invés disso, um fator de risco muda com a idade, intervenções devem ser voltadas para a alteração de uma trajetória desenvolvimental.

Neste capítulo, portanto, examinam-se dois fenômenos dinâmicos simultaneamente. Em primeiro lugar, os processos subjacentes à ocorrência de transtornos psiquiátricos e a utilização dos serviços de saúde mental são abordados sob uma perspectiva social. Em segundo lugar, o grau em que os fatores sociais associados com transtornos psiquiátricos e/ou utilização de serviços de saúde mental mudam com a idade ou diferem entre coortes é considerado.

Este capítulo é organizado em cinco seções. A primeira focaliza-se sobre características sociais como fatores de risco para transtornos psiquiátricos na terceira idade. Os fatores sociais examinados incluem variáveis demográficas (tais como raça e sexo), indicadores de integração social (tais como papéis sociais e a disponibilidade de apoio social), situação sócio-econômica e experiência de estresse agudo e crônico. A segunda seção examina o grau em que a exposição a fatores de risco sociais para transtornos psiquiátricos muda com a idade e varia entre coortes. Uma questão central aqui é se as coortes atuais de adultos mais jovens e de meia-idade experienciaram ou se confrontarão com condições ambientais que os colocam em maior ou menor risco para transtornos psiquiátricos que os atuais coortes de idosos. A terceira seção focaliza-se sobre o choque dos fatores sociais sobre o curso e o resultado de transtornos psiquiátricos na terceira idade. A questão central de interesse é se os fatores sociais alteram a probabilidade ou o tempo para a recuperação. A quarta seção aborda fatores sociais como determinantes do uso do serviço de saúde mental entre idosos. Uma distinção importante é feita entre a busca por ajuda (que reflete a decisão e comportamentos dos indivíduos que precisam de serviços de saúde mental) e o comportamento do fornecedor dos serviços (isto é, como os médicos respondem às pessoas mais velhas que se apresentam com problemas psiquiátricos). A seção final do capítulo examina o choque das políticas sociais e econômicas sobre os idosos. Essas políticas e programas têm tanto um choque direto — afetando a probabilidade de busca por ajuda para problemas psiquiá- tricos — quanto indireto — afetando alguns fatores sociais de risco para a doença mental e, assim, influenciando a condição psicológica da população mais velha.

Fatores Sociais de Risco para Transtornos Psiquiátricos

Modelo Teórico

Um modelo consensual dos precursores dos transtornos psiquiátricos emergiu na literatura das ciências sociais, epidemiologia e disciplinas da psiquiatria social. O modelo permanece vago em termos de operacionalizações específicas e estimativas estatísticas; ainda assim, foi forjada uma orientação teórica geral. A Tabela 8-1 apresenta o modelo conceitual geral que emer-

Tabela 8-1. Modelo de estágios dos precursores sociais de transtornos psiquiátricos		
Estágio	Nome	Indicadores ilustrativos
I	Variáveis demográficas	Idade, sexo, raça/etnia
II	Eventos e conquistas precoces	Grau de instrução, traumas na infância
III	Eventos e conquistas mais tardios	Ocupação, rendimentos, estado civil, fertilidade
IV	Integração social	Vínculos pessoais com a estrutura social (por exemplo, participação religiosa, papéis na comunidade), contexto ambiental (p. ex., estabilidade do bairro onde reside, clima econômico)
IV	Integração social	Vínculos pessoais com a estrutura social (por exemplo, participação religiosa, papéis na comunidade), contexto ambiental (p. ex., estabilidade do bairro onde reside, clima econômico)
V	Vulnerabilidade e fatores de proteção	Assistência social *versus* isolamento, estressores crônicos
VI	Agentes provocadores e espaços de enfrentamento	Eventos da vida, estratégias de enfrentamento

ge de pesquisas anteriores. Esse é um modelo de estágios, no qual o estágio mais alto representa o que hipoteticamente são antecedentes gradativamente mais próximos dos transtornos psiquiátricos.

O primeiro estágio consiste de variáveis demográficas associadas com o risco de transtornos psiquiátricos. Virtualmente todos os estudos de fatores sociais e transtornos psiquiátricos incluem fatores demográficos, especialmente idade, raça e sexo. Contudo, os mecanismos causais subjacentes a essas relações não estão claros. Uma explicação sugerida é que fatores demográficos servem como substitutos para fatores sociais mais mecanicistas. Por exemplo, a maior prevalência de sintomas depressivos relatada por mulheres comparadas com homens pode dever-se a diferenças entre os sexos em outros fatores de risco, tais como: situação conjugal, rendimentos e exposição ao estresse. Alternativamente, variáveis demográficas podem servir como substitutos para mecanismos biológicos. Nesta revisão, destacam-se os significados sociais das variáveis demográficas. Entretanto, possíveis mecanismos biológicos não devem ser ignorados. Na verdade, a maior parte das pesquisas salienta os múltiplos tipos de fatores de risco implicados na etiologia da morbidade psiquiátrica.

Os estágios II e III do modelo representam eventos e conquistas relevantes para os resultados da saúde mental que são distinguidos primariamente pelo momento de sua ocorrência e se são recentes ou não. O estágio II consiste de experiências relativamente precoces, que hipoteticamente têm efeitos persistentes sobre a vulnerabilidade de um indivíduo a transtornos psiquiátricos. Exemplos dessas experiências incluem traumas na infância (a morte precoce ou separação dos pais, por exemplo) e grau de instrução. O estágio III consiste de eventos e experiências mais tardios, incluindo relacionamentos familiares e conquistas econômicas. Na maioria dos estudos, os indicadores do estágio III estão baseados na situação atual dos indivíduos, reforçando a distinção temporal entre os estágios II e III. Deve ser notado que os fatores de risco do estágio II não precisam ser experiências que ocorreram durante a infância ou início da idade adulta; em vez disso, quaisquer experiências que ocorreram antes da medição podem ser relevantes. Novamente, a interpretação causal dos relacionamentos entre fatores de risco e resultados psiquiátricos é problemática. Por exemplo, alguns investigadores vêem níveis mais altos de instrução e rendimentos primariamente como recursos que facilitam o enfrentamento efetivo; outros os vêem como reveladores de exposição a ambientes (p. ex., contextos ocupacionais e residenciais) que afetam diretamente o estado psiquiátrico. Futuras pesquisas precisarão abordar tais mecanismos específicos pelos quais esses fatores afetam a saúde mental.

O estágio IV consiste de fatores de risco que representam dimensões de integração social. O termo *integração social* foi usado de duas maneiras nas pesquisas anteriores. Alguns investigadores definem a integração social no nível individual, referindo-se a vínculos pessoais com aspectos formais da estrutura social (afiliação religiosa e participação em organizações são dois exemplos). Outros definem a integração social no nível agregado, referindo-se a níveis de estabilidade e organização nos ambientes mais amplos dentro dos quais os indivíduos interagem. Neste capítulo, é abordada a integração social no nível tanto individual quanto agregado, embora as informações sejam menos abundantes para os últimos. Os fundamentos lógicos para o exame da integração social como um fator de risco para transtornos psiquiátricos repousa nas suposições de que a falta de integração social é psicologicamente estressante, impede o enfrentamento efetivo ou ambos.

Finalmente, os estágios V e VI representam as classes de fatores sociais de risco que têm recebido a maior atenção empírica. Fatores de vulnerabilidade e de proteção referem-se a conquistas e fragilidades pessoais que alteram as probabilidades de problemas psiquiátricos. Os estressores crônicos são exemplos primários de fatores de vulnerabilidade, e o apoio social é uma importante ilustração de um suposto fator de proteção. Os agentes provocadores e os esforços de enfrentamento são mais específicos e próximos do que a vulnerabilidade e os fatores de proteção. Eventos de vida têm sido os agentes provocadores primários examinados nas pesquisas anteriores e são vistos como fontes súbitas de estresse que podem ser suficientemente severas para ativarem o início de morbidade psiquiátrica, especialmente na presença de outros fatores de risco. Os esforços de enfrentamento referem-se às ações específicas tomadas para confrontar uma fonte particular de estresse. O enfrentamento efetivo pode evitar que os estressores gerem resultados negativos para a saúde mental ou minimizar seus efeitos. Os estágios V e VI distinguem-se primariamente com base na especificidade e no imediatismo. Por exemplo, embora eventos de vida e estressores crônicos sejam importantes, em virtude do estresse que geram, os eventos de vida são mais discretos e delimitados. Similarmente, o apoio social é visto como um recurso generalizado para o alívio do estresse, enquanto esforços de enfrentamento são específicos a determinados estressores.

O modelo na Tabela 8-1 deve ser visto como uma abstração heurística — isto é, como um modo útil de resumir tendências na literatura sobre os fatores sociais de risco para transtornos psiquiátricos, em vez de como um modelo que conquistou o consenso entre os pesquisadores. Indubitavelmente, alguns pesquisadores classificariam os precursores sociais da morbidade psiquiátrica em categorias um pouco diferentes. Além disso, a maioria dos estudos disponíveis não abrange todas as categorias de fatores de risco incluídas nesse modelo. Contudo, a maior parte dos estudos implícita ou explicitamente adota tanto as categorias basais de fatores de risco quanto sua ordem. Até aqui, a moldura conceitual exibida na Tabela 8-1 tem sido descrita em termos de efeitos diretos — isso é, os relacionamentos bi ou multivariados, entre fatores de risco e resultados psiquiátricos. Uma complexidade adicional é a possibilidade de efeitos interativos — que os efeitos de um fator de risco sejam contingentes da presença ou nível de um outro fator de risco.

Na teoria, qualquer combinação de fatores de risco pode interagir para alterar o risco dos transtornos psiquiátricos. Evidências dessas interações são incluídas neste capítulo. Será usada uma ilustração, nesse ponto, para descrever a importância potencial de interações entre fatores de risco. Em vista da atenção teórica e empírica que tem recebido, a interação entre eventos de vida e apoio social serve como ilustração. Alguns investigadores propõem que eventos de vida e apoio social exercem efeitos independentes sobre os resultados da saúde mental, com os eventos de vida aumentando o risco de transtornos psiquiátricos e o apoio social reduzindo o risco. Essa é uma hipótese de efeitos diretos. Outros investigadores sugerem que o apoio social "abafa" os efeitos dos eventos de vida sobre resultados psiquiátricos, argumentando que os eventos de vida aumentam o risco de transtornos psiquiátricos apenas (ou primariamente) entre pessoas que não possuem apoio social adequado. Essa é uma hipótese interativa. Os efeitos interativos diretos *versus* indiretos não são mutuamente exclusivos. É possível, por exemplo, que eventos de vida e apoio social afetem diretamente a saúde mental e que os eventos de vida sejam especialmente prejudiciais na ausência de apoio social. Portanto, o exame dos precursores sociais de transtornos psiquiátricos inclui não apenas a consideração de múltiplos fatores de risco, mas também de seus inter-relacionamentos.

Uma limitação do modelo apresentado na Tabela 8-1 deve ser notada. Esse modelo é baseado nas pesquisas que examinam os precursores sociais de transtornos mentais *não-orgânicos*. Por esse motivo, e porque existem poucos estudos sobre os fatores sociais de risco para a doença mental orgânica, a discussão está restrita à exploração dos fatores sociais de risco para transtornos psiquiátricos funcionais.

Como apresentado aqui, não existe qualquer elemento distintamente relacionado à idade, envolvendo a moldura conceitual na Tabela 8-1, e essa é uma decisão proposital. Esse modelo conceitual geral pode ser usado para examinarem-se diferenças de idade/coorte nos relacionamentos entre fatores sociais de risco e transtornos psiquiátricos, mudanças com a idade nesses relacionamentos e variabilidade dentro da população mais velha com relação a tais relacionamentos. Dessa forma, a singularidade dos transtornos psiquiátricos na terceira idade pode ser empiricamente revelada.

Questões Metodológicas

Medição de transtornos psiquiátricos. Os transtornos psiquiátricos têm sido operacionalizados de variadas maneiras. Duas formas subjazem à maior parte dessa variabilidade: 1) o uso de medições (avaliações) diagnósticas *versus* sintomas e 2) o grau em que as medições revelam a psicopatologia geral *versus* categorias diagnósticas específicas. Com relação à primeira forma, alguns instrumentos são criados para medir os transtornos psiquiátricos usando critérios diagnósticos formais, tipicamente um dos seguintes sistemas nosológicos: DSM-III-R (Associação Americana de Psiquiatria, 1987), critérios de diagnóstico de Feighner (Feighner *et al.*, 1972) ou Critérios Diagnósticos para Pesquisas (RDC; Spitzer *et al.*, 1978). Outras medições são escalas de sintomas nas quais números mais altos de sintomas supostamente representam uma morbidade mais severa. Avaliações diagnósticas e sintomáticas podem aceitar diferentes conclusões. Por exemplo, diversos estudos sugerem que pessoas mais velhas relatam mais sintomas depressivos, em média, que adultos de meia-idade ou jovens, mas que a prevalência de depressão maior como um diagnóstico é mais baixa entre os idosos *versus* mais jovens (Blazer *et al.*, 1987a; Henderson *et al.*, 1993).

A segunda forma aplica-se primariamente a avaliações de sintomas. Algumas escalas incluem sintomas a partir de um espectro de transtornos e geram medições da psicopatologia global. Outras medem sintomas dentro de uma única categoria diagnóstica, tal como depressão ou ansiedade. O uso de medições globais de psicopatologia é problemático, porque alguns fatores de risco podem ser importantes para certos transtornos e irrelevantes para outros. Por exemplo, existem diferenças substanciais de sexo na prevalência de abuso/dependência de álcool e depressão, enquanto diferenças de sexo são mínimas para muitos outros transtornos (p. ex., Robins *et al.*, 1991).

Diferenças nas estratégias de medição e nas ferramentas específicas de avaliação usadas complicam comparações entre estudos. Quando as pesquisas chegam a conclusões inconsistentes sobre os efeitos de determinado fator de risco, parte da variabilidade nos achados pode dever-se a diferenças na medição. Por outro lado, quando estudos chegam a conclusões similares apesar do uso de diferentes estratégias de medição, a confiança nessas conclusões é aumentada.

Composição da amostra. A variabilidade na amostra também é responsável por parte das inconsistências observadas entre os estudos. Não nos surpreende que as amostras variem amplamente em tamanho e composição. Pequenas amostras freqüentemente resultam em análises estatísticas que têm um poder menor e, portanto, os relacionamentos significativos permanecem sem detecção. Diferenças de composição entre as amostras afetam as distribuições tanto de transtornos psiquiátricos quanto de fatores sociais de risco. Conseqüentemente, o tamanho e a composição da amostra devem ser levados em consideração, quando se sintetizam achados de pesquisas entre estudos.

As composições etárias das amostras usadas nas pesquisas anteriores são especialmente relevantes para a discussão neste capítulo. Alguns estudos anteriores sobre a relação entre fatores sociais de risco e resultados psiquiátricos baseavam-se exclusivamente em dados de idosos. Com maior freqüência, contudo, estudos anteriores usavam dados de amostras cobrindo faixas etárias muito mais amplas — tipicamente, todos os adultos com 18 anos ou mais. Esses dois tipos de amostras geram informações diferentes, mas muito úteis. Estudos baseados em amostras de idosos oferecem visões aprofundadas de como os fatores sociais operam na terceira idade. Contudo, os investigadores que usam esses desenhos não podem identificar efeitos de fatores de risco específicos à terceira idade. Em contraste, dados de amostras heterogêneas quanto à idade podem ser usados para determinar 1) o papel da própria idade como um fator de risco para transtornos psiquiátricos e 2) se outros fatores de risco variam em direção ou magnitude entre grupos etários.

Complexidade das análises. Diferenças nos tipos e complexidade das técnicas estatísticas usadas entre estudos também complicam a tarefa de sintetizar achados de pesquisas anteriores. Alguns estudos oferecem estimativas apenas bivariadas do relacionamento entre fatores de risco e transtornos psiquiátricos. Embora exaustivos, esses estudos, em uma análise aprofundada, não são satisfatórios, porque não está claro se as relações observadas são significativas ou não — isto é, se desaparecerão em face de controles estatísticos. Os investigadores, cada vez mais, reconhecem a importância de análises multivariadas nas quais as relações entre fatores de risco e resultados psiquiátricos são examinados com o controle estatístico de fatores de risco potencialmente confusos e/ou inter-relacionados. Portanto, emprestamos uma atenção primária nesse capítulo aos achados de análises multivariadas.

Estudos cruzados *versus* longitudinais. Como notado anteriormente, o início e o curso dos transtornos psiquiátricos, bem como os comportamentos relacionados de busca de ajuda, são dinâmicos. Embora o número e a qualidade de estudos longitudinais tenham aumentado nos últimos anos, uma grande porção dos estudos de fatores sociais e transtornos psiquiátricos são cruzados. Os estudos cruzados podem ser usados para documentar a existência de associações hipotéticas, mas não podem oferecer evidências de ordem temporal. Além disso, dados cruzados não podem oferecer informações sobre a lacuna entre a exposição a um fator de risco e o início da doença mental. Evidências de ordem temporal e efeitos retardados podem ser obtidos apenas de dados longitudinais.

Para as finalidades de discussão neste capítulo, outros tipos de dados longitudinais também são necessários. Especificamente, são necessárias informações sobre a extensão em que a exposição a fatores sociais de risco para transtornos psiquiátricos muda com a idade e varia entre as coortes. Felizmente, dados longitudinais envolvendo essas mudanças são bastante abundantes. Neste capítulo, é dedicada maior atenção aos resultados de estudos longitudinais.

Evidências a Favor do Modelo Teórico

Evidências a favor do modelo apresentado na Tabela 8-1 podem ser extraídas, agora, das pesquisas anteriores. No geral, o modelo recebe um apoio considerável, embora a quantidade e a qualidade das evidências variem amplamente entre fatores de risco específicos.

Variáveis demográficas. A idade está relacionada ao risco de transtornos psiquiátricos, mas as associações são complexas e freqüentemente inconsistentes entre os estudos. Usando escalas de sintomas que medem sintomas psiquiátricos globais, alguns estudos descobriram níveis mais altos de sintomas entre idosos (Warheit *et al.*, 1975), mas a maioria tem relatado ausência de diferenças significativas com a idade (Veroff *et al.*, 1981). Evidências são mais abundantes com relação aos sintomas depressivos. Em estudos baseados em amostras heterogêneas quanto à idade, os idosos geralmente têm relatado níveis de sintomas depressivos iguais ou maiores que aqueles citados por adultos mais jovens ou de meia-idade (Blazer *et al.*, 1987a; Mirowsky e Ross, 1992). Os resultados de estudos de diferenças etárias dentro da população mais velha são inconclusivos. A maior parte dos investigadores tem relatado dados mostrando que os sintomas depressivos são mais altos entre os idosos mais velhos (Blazer *et al.*, 1991; Mitchell *et al.*, 1993), mas pelo menos uma pesquisa recente mostrou um nível mais alto de sintomas entre os idosos mais jovens (La Gory e Fitzpatrick, 1992). Em contraste, estudos de transtornos psiquiátricos (opostamente a níveis de sintomas) demonstram uma prevalência menor entre idosos *versus* adultos mais jovens para todos os transtornos psiquiátricos não orgânicos (ver Robins e Regier, 1991, para uma revisão). Essas diferenças na idade são observadas para a prevalência tanto atual quanto durante a vida. O grau em que essas diferenças etárias refletem diferenças na coorte ainda não está claro e representa uma questão prioritária para pesquisas futuras.

As evidências também são mistas no que se refere a diferenças de sexo na morbidade psiquiátrica. As mulheres relatam níveis mais altos de sintomas psiquiátricos, especialmente sintomas depressivos, que os homens (Blazer *et al.*, 1991; Jones-Webb e Snowden, 1993; Kessler, 1979). Os resultados dos estudos baseados em diagnósticos, entretanto, sugerem que as escalas de sintomas mascaram uma variação considerável entre transtornos específicos. Transtornos afetivos e somáticos são mais comuns entre mulheres, o abuso de álcool e substâncias psicoativas é mais comum entre homens; e a esquizofrenia e a maior parte dos transtornos de ansiedade não estão relacionados ao sexo (Robins *et al.*, 1991). Algumas evidências sugerem que diferenças relativas ao sexo na depressão podem reduzir-se substancialmente na terceira idade. Henderson *et al.* (1993) descobriram taxas mais altas de sintomas depressivos entre mulheres mais velhas do que entre homens mais velhos, mas nenhuma diferença de sexo em taxas de transtorno depressivo maior. Similarmente, o sexo não era um previsor significativo do início de depressão maior entre idosos em um estudo prospectivo recente (George, 1992). Em um estudo prospectivo na Grã-Bretanha, entretanto, Green e colaboradores (1992) descobriram uma incidência maior de doença mental entre mulheres mais velhas do que entre homens idosos.

Evidências envolvendo o relacionamento entre raça/etnia e morbidade psiquiátrica também são mistas. Muitos estudos baseados em escalas de sintomas e usando amostras de idade heterogênea, têm mostrado mais sintomas entre não-brancos, especialmente entre afro-americanos (Kessler e Neighbors, 1986; Warheit *et al.*, 1975). Diferenças de raça nos sintomas depressivos entre os idosos são menos definidas. Por exemplo, La Gory e Fitzpatrick (1992) relataram um nível maior de sintomas depressivos entre brancos do que entre afro-americanos. Em contraste, Blazer e colaboradores (1991) relatam ausência de diferenças nos sintomas entre negros e brancos. As diferenças de raça raramente são observadas em estudos baseados em medições diagnósticas, com a exceção de uma prevalência mais alta de abuso de álcool e drogas entre não-brancos (Robins et al., 1991). Essa questão é ainda mais complicada por diferenças substanciais envolvendo a raça, o grau de instrução e os rendimentos. Diversos autores relataram que relacionamentos bivariados entre raça e morbidade psiquiátrica desaparecem quando o estado sócio-econômico é estatisticamente controlado (Blazer et al., 1991; Warheit et al., 1975).

Eventos e conquistas precoces. Existem evidências consideráveis de que eventos e realizações precoces têm efeitos persistentes sobre o estado psiquiátrico durante toda a idade adulta. Entre os indicadores de nível sócio-econômico, o grau de instrução está mais fortemente relacionado com a morbidade psiquiátrica (uma vantagem de se examinar o grau de instrução em vez dos rendimentos é o fato de que o grau de instrução está menos propenso que os rendimentos a ser afetado pela doença mental; assim, mesmo em estudos cruzados, a direção causal pode ser presumida com alguma confiança). Em geral, altos níveis de sintomas psiquiátricos estão poderosamente relacionados com baixo grau de instrução. Esse padrão é observado em amostras heterogêneas quanto à idade (Kessler, 1979; Veroff et al., 1981; Warheit et al., 1975) e estudos de idosos (La Gory e Fizpatrick, 1992; Mitchell et al., 1993). Mesmo quando medições diagnósticas são usadas, o grau de instrução geralmente é reconhecido como um fator de risco para o transtorno psiquiátrico (Holzer et al., 1986; Robins et al., 1991). Evidências limitadas, entretanto, sugerem que o relacionamento entre grau de instrução e doença mental pode ser mais complexo. Por exemplo, Holzer e colaboradores (1986) relataram que o relacionamento entre grau de instrução e depressão maior é curvilíneo, com pessoas com grau de instrução muito baixo ou muito alto exibindo uma prevalência maior do transtorno.

Embora presumamos com freqüência que traumas na infância colocam os indivíduos em maior risco de morbidade psiquiátrica, apenas recentemente essa hipótese recebeu um apoio empírico substancial. Existem, atualmente, evidências de que o divórcio ou a separação dos pais, problemas alcoólicos nos pais, abuso físico e/ou sexual na infância e pobreza na infância são fatores de risco significativos para uma variedade de transtornos psiquiátricos durante a idade adulta (Brown e Harris, 1978; Greenfield et al., 1993; Kessler e Magee, 1993; Landerman et al., 1991; Tweed et al., 1989). Landerman e colaboradores (1991) relataram que traumas na infância também aumentam a vulnerabilidade para eventos estressantes na vida adulta; esse pode ser um dos mecanismos pelos quais problemas na infância exercem efeitos persistentes sobre a saúde mental adulta. Embora os estudos até o momento tenham focalizado sobre amostras de idades heterogêneas, os idosos estavam incluídos neles. Esses dados são complementados por achados de estudos clínicos, alguns dos quais têm-se focalizado especificamente sobre pessoas mais velhas (Kaminsky, 1978; McMordie e Blom, 1979).

Eventos e conquistas posteriores. Condições atuais e/ou recentes de vida também estão relacionadas ao risco de transtorno psiquiátrico. Os rendimentos e — em um menor grau — a ocupação estão relacionados a transtorno psiquiátrico, com os baixos rendimentos e prestígio ocupacional aumentando o risco (Warheit et al., 1975; Holzer et al., 1986; Robins et al., 1991). Essas relações são observadas tanto para escalas de sintomas quanto para medições diagnósticas. Embora a relação entre rendimentos e morbidade psiquiátrica esteja aumentada no nível bivariado, os efeitos dos rendimentos são substancialmente reduzidos quando a conquista educacional é estatisticamente controlada. A aposentadoria obviamente é uma transição comum da terceira idade — uma transição que remove os indivíduos da estrutura ocupacional e resulta em perda substancial de rendimentos. Embora a base de pesquisas seja pequena, não parece que a aposentadoria aumenta o risco de transtornos psiquiátricos (Atchley, 1976; Ekerdt et al., 1983). Essa conclusão também é compatível com a mais baixa prevalência de transtornos psiquiátricos nos anos avançados da vida. Assim, a bagagem sócio-econômica parece ser um previsor mais potente de morbidade psiquiátrica durante os anos tardios da vida do que as mudanças relacionadas à aposentadoria no estado econômico.

A relação entre estado conjugal e transtornos psiquiátricos permanece ambígua, apesar de pesquisas consideráveis. Em geral, a situação conjugal parece estar fracamente associada com morbidade psiquiátrica, não importando se as escalas de sintomas ou medições diagnósticas são usadas (Robins et al., 1991). Em dois estudos recentes de depressão entre idosos vivendo na comunidade, aqueles não-casados reativam significativamente mais sintomas de depressão do que os casados (Blazer et al., 1991; Jones-Webb e Snowden, 1993). Substancialmente, contudo, as diferenças nos níveis de sintomas são bastante pequenas. Dois alertas adicionais devem ser observados. Primeiro, mudanças indesejáveis no estado conjugal parecem ter efeitos negativos sobre a saúde mental, especialmente nos primeiros meses imediatamente após a união. Entretanto, mudanças no estado conjugal são tipicamente examinadas como eventos estressantes de vida, em vez de simples mudanças no estado conjugal. Em segundo lugar, os efeitos positivos do casamento são confundidos com medições do apoio social. Portanto, em níveis multivariados, os efeitos do estado conjugal são amplamente explicados por eventos estressan- tes de vida e apoio social.

Evidências ligando a geração de filhos com transtornos psiquiátricos são muito limitadas. Os poucos estudos disponíveis sugerem que os sintomas psiquiátricos podem ser ligeiramente mais altos entre mulheres que cuidam de crianças pequenas que entre as que não são responsáveis por crianças (Kandel *et al.*, 1985; Ross e Huber, 1985). Entretanto, não existem evidências de que a história de procriação esteja relacionada com o estado psiquiátrico durante os anos mais tardios da vida. Na verdade, as crianças são uma fonte importante de apoio social para a maior parte dos idosos.

Integração social. Embora a integração social esteja recebendo maior atenção, a base de pesquisas permanece pequena. As evidências disponíveis sugerem que a integração social pode proteger os indivíduos de transtornos psiquiátricos. Individualmente, a participação na religião tem recebido a maior atenção. Um corpo crescente de pesquisas sugere que o comparecimento à igreja e a participação em outras atividades religiosas está associado com um risco diminuído de morbidade psiquiátrica, incluindo abuso de álcool (Koenig *et al.*, 1994; Neff e Husaini, 1985), depressão (Meador *et al.*, 1992; Mitchell *et al.*, 1993) e transtornos de ansiedade (Koenig *et al.*, 1993a, 1993b). Além disso, estudos de transtornos de ansiedade sugerem que os efeitos da participação religiosa são um pouco mais potentes para idosos do que para adultos mais jovens. Benefícios similares, embora menos potentes, são relatados para a participação em organizações voluntárias (Grusky *et al.*, 1985; Veroff *et al.*, 1981). Infelizmente, todos os estudos anteriores nesta área estavam baseados em dados cruzados, de modo que a ordem causal permanece problemática.

No nível agregado, a maior parte dos estudos tem se focalizado em dimensões do ambiente tais como o grau de estabilidade da zona de residência, condições econômicas, especialmente níveis de desemprego, e idade dos vizinhos ou estrutura familiar. Geralmente, os resultados de pesquisas têm sido mistos, com alguns estudos mostrando relacionamentos significativos entre condições ambientais perturbadas e prevalência de transtornos psiquiátricos e outros estudos não mostrando isso absolutamente (Dooley *et al.*, 1981; Kasl e Harburg, 1975). Em um estudo recente de idosos vivendo na comunidade, os investigadores examinaram os relacionamentos entre condições ambientais selecionadas e sintomas depressivos (La Gory e Fitzptrick, 1992). Relacionamentos modestos, mas significativos, foram observados entre a depressão e dois parâmetros ambientais: densidade etária do bairro de residência e disponibilidade de transporte público. Os idosos que tinham menos companheiros da mesma faixa etária em suas vizinhanças e/ou não possuíam acesso aos transportes exibiam níveis mais altos de sintomas. Além disso, foi descoberta uma interação entre variáveis ambientais e deficiência funcional. Os efeitos da deficiência sobre a depressão eram mais fortes para pessoas com desvantagens em uma ou em ambas as variáveis ambientais. As variáveis ambientais foram examinadas com outros previsores estabelecidos de depressão (tais como apoio social) estatisticamente controlados.

Um outro indicador de integração social, que tem recebido atenção nas pesquisas anteriores, é a residência urbana *versus* rural. Estudos baseados em escalas de sintomas têm mostrado tipicamente um nível maior de sintomas entre residentes urbanos (Brown e Prudo, 1981; Comstock e Helsing, 1976; Mueller, 1981; Schwab *et al.*, 1974). Os resultados de estudos baseados em diagnósticos específicos sugerem um padrão mais complexo. Usando dados de residentes urbanos e rurais do sudeste dos Estados Unidos, Blazer e colaboradores (1985) descobriram que 1) o local de residência não estava relacionado com a prevalência da maior parte dos transtornos; 2) alguns transtornos, especialmente depressão maior, eram mais comuns entre residentes urbanos; e 3) um transtorno, abuso ou dependência de álcool, era mais comum entre residentes rurais. Análises adicionais desses dados indicaram que as diferenças observadas entre rural-urbana eram maiores entre adultos jovens e mínimas entre pessoas idosas (Crowell *et al.*, 1986).

Fatores de vulnerabilidade e proteção. O estresse crônico é o fator de vulnerabilidade mais freqüentemente examinado nos Estados Unidos até o momento. Diversas equipes de investigadores têm relatado uma grande relação entre pobreza e sintomas depressivos na idade avançada (Krause, 1987; La Gory e Fitzpatrick, 1992) — uma associação também observada entre todos os adultos (Robins *et al.*, 1991). A doença crônica, similarmente, é um fator de risco bem documentado para transtornos psiquiátricos na idade avançada, especialmente para depressão (Blazer *et al.*, 1991; Husaini *et al.*, 1991; Moldin *et al.*, 1993). Além de doenças físicas crônicas, um risco aumentado de depressão durante a terceira idade está associado com outros indicadores de saúde, incluindo prejuízo cognitivo (Blazer *et al.*, 1987a, 1991), percepção de má saúde (Blazer *et al.*, 1987a, Henderson *et al.*, 1992) e incapacitação (medida em termos de prejuízo ADL) (Blazer *et al.*, 1991; 1993, La Gory e Fitzpatrick, 1992; Mitchell *et al.*, 1993). Em estudos cruzados, a ordem causal é problemática para essas medições de saúde. A depressão pode ser tanto uma conseqüência quanto uma causa de má saúde. O prejuízo cognitivo pode ser uma parte do episódio depressivo em vez de ser um fenômeno interdependente. À primeira vista, pareceria que a doença crônica não está sujeita a essas questões. É improvável, por exemplo, que a depressão possa causar diabete ou doença cardiovascular. Embora a direção causal seja menos problemática, o papel etiológico de doenças crônicas no início da depressão na idade avançada permanece incerto. Um estudo sugeriu que altas taxas de doença física e mental comórbidas na idade avançada refletem apenas as taxas basais muito mais altas de doença física entre os idosos, em vez de uma relação causal (George *et al.*, 1988a). Além disso, Moldin e colaboradores (1993) relatam taxas de comorbidade igualmente altas de doença física comórbida e depressão entre adultos mais jovens e mais velhos.

Um corpo emergente de pesquisas indica que cuidar de um adulto idoso com doença mental ou física representa um estressor crônico que pode levar a problemas psiquiátricos. Grandes números de idosos têm responsabilidades pelos cuidados de um idoso – geralmente cônjuges, mas ocasionalmente pais ou irmãos muito idosos. Até o momento, a melhor pesquisa examinando os efeitos da carga dos cuidados sobre a morbidade psiquiátrica focalizou-se sobre familiares responsáveis pelos cuidados de adultos idosos com demência. Estudos recentes sugerem que 30 a 50% dos responsáveis pelos cuidados de pacientes com demência reúnem os critérios para um diagnóstico do DSM-III de depressão maior (Cohen e Eisdorfer, 1989; Tennstedt *et al.*, 1992). Até mesmo uma grande proporção de responsáveis por cuidados sofre de altos níveis de sintomas psiquiátricos, embora abaixo dos limiares para um diagnóstico.

O fator de proteção primário examinado na pesquisa anterior é o de apoio social. Existe um consenso de que o apoio social é um fenômeno multidimensional. A maior parte dos pesquisadores reconhece pelo menos três dimensões principais: 1) rede social – o tamanho e a estrutura da rede de pessoas disponíveis para o oferecimento de apoio; 2) apoio instrumental – os serviços tangíveis específicos oferecidos pelas famílias e amigos; e 3) percepções de apoio social – avaliações subjetivas de satisfação com o apoio disponível. Alguns investigadores examinam uma quarta dimensão: o apoio a informações, definido como o grau em que a família e amigos oferecem informações que podem ser usadas na avaliação de opções e confrontação do estresse. O nível de interação com amigos e familiares, bem como a presença ou ausência de um confidente, também tem sido abordados como indicadores de apoio social.

Há evidências consistentes de que o apoio social tem efeitos diretos e significativos que protegem indivíduos da morbidade psiquiátrica. Em vista do amplo corpo de pesquisas apoiando essa conclusão, esta revisão é restrita a estudos de idosos. Deve ser notado também que a vasta maioria desses estudos explora os efeitos do apoio social sobre sintomas e transtorno depressivos. O poder de proteção do apoio social tem sido relatado em numerosos estudos cruzados e por um número convincente de investigações longitudinais. As evidências disponíveis sugerem que dimensões específicas de apoio social podem ser diferencialmente importantes na proteção contra a depressão na idade avançada. Os relacionamentos entre as características da rede social e depressão têm recebido menor apoio. Blazer e colaboradores (1991) descobriram que idosos com menos parentes próximos relatavam mais sintomas depressivos; a falta de um confidente também tem sido associada a maiores níveis de sintomas (Blazer, 1983; Murphy, 1982). A maior parte dos estudos, entretanto, não demonstrou uma relação significativa entre o tamanho ou a estrutura da rede e o risco de depressão (Henderson e Moran, 1983; Oxman *et al.*, 1992). Níveis de interação social têm distinguido consistentemente entre idosos deprimidos e não-deprimidos (Arling, 1987; Blazer, 1983; Essex *et al.*, 1985; Henderson *et al.*, 1986; Smith-Ruiz, 1985), mas não predizem o início do transtorno. Alguns investigadores julgam que o apoio instrumental e de informações diminui o risco de depressão, mas tais efeitos parecem ser altamente específicos e dependentes do estressor particular sob exame (Krause, 1986a; Mitchell *et al.*, 1993). Existe um consenso geral de que as percepções de apoio social estão mais poderosamente relacionadas com a depressão – e, diferentemente de outras dimensões, essa conclusão tem forte apoio em estudos tanto cruzados (Blazer *et al.*, 1987a; Dimond *et al.*, 1987; Krause, 1986a) quanto longitudinais (George, 1992; Holahan e Holahan, 1987; Krause *et al.*, 1989; Oxman *et al.*, 1992).

Os fortes relacionamentos entre apoio percebido e depressão têm levantado questões interpretativas. Henderson (1984), por exemplo, preocupou-se com a possibilidade de que a disforia associada com a depressão pudesse "contaminar" percepções de apoio social entre pessoas deprimidas. Diversos estudos recentes parecem, contudo, resolver essa preocupação. Em primeiro lugar, mesmo em estudos longitudinais, nos quais percepções de apoio social são medidas antes do início do transtorno depressivo, o apoio percebido tem recebido um efeito significativo de proteção (George, 1992; Krause *et al.*, 1989; Oxman *et al.*, 1992). Em segundo lugar, outros estudos longitudinais têm indicado que embora o apoio percebido prediga significativamente o início de depressão, níveis básicos de depressão não predizem níveis subseqüentes de apoio (Cronkite e Moos, 1984; Krause *et al.*, 1989). Portanto, a direção dominante da influência causal parece ser do apoio percebido para a depressão, e não o contrário.

Informações esclarecendo os relacionamentos entre o apoio social e outros transtornos psiquiátricos diferentes de depressão entre adultos idosos são muito escassas. Diversos estudos envolvendo grandes porções de idosos têm indicado que as redes sociais de pessoas com esquizofrenia são incomumente pequenas (Cohen e Sokolovsky, 1978; Crotty e Kulys, 1985; Sokolovsky *et al.*, 1978). Grusky *et al.* (1985) relataram que pessoas mais velhas com esquizofrenia na comunidade têm até mesmo redes menores que as mais jovens. Grusky e colaboradores também descobriram que a composição das redes de apoio de pessoas com esquizofrenia diferiam, dependendo da seriedade da doença. Pessoas com sintomas leves confiavam primariamente em membros da família para o apoio social. Os indivíduos com sintomas severos confiavam primariamente em pessoas fora da família para a obtenção de auxílio — geralmente provedores de serviços formais. Em um estudo, os pesquisadores compararam as redes sociais de idosos com e sem problemas de álcool de início tardio. Dupree e colaboradores (1984) descobriram que aqueles com problemas de álcool tinham redes muito menores que seus companheiros. Todos esses estudos estavam baseados em dados cruzados; portanto, a ordem causal não está clara. O exame do papel do apoio social em pessoas com transtornos outros que a depressão é uma questão de alta prioridade; estudos longitudinais poderiam ser particularmente úteis.

Agentes provocadores e esforços de enfrentamento (adaptativos). Os eventos de vida são os principais agentes provocadores implicados no início dos transtornos psiquiátricos. Duas estratégias principais têm sido usadas para o estudo dos efeitos dos eventos de vida: 1) estudos de eventos de vida agregados (isto é, o resumo do número de eventos que os indivíduos experienciam em um determinado período de tempo) e 2) estudos de eventos específicos de vida (p. ex., viuvez ou aposentadoria). Os resultados de pesquisas baseadas em ambas as estratégias sugerem que os eventos de vida — especialmente aqueles percebidos como negativos — estão fortemente relacionados com um risco aumentado de sintomas e transtornos psiquiátricos específicos, especialmente depressão, abuso de álcool e ansiedade generalizada (Blazer *et al.*, 1987a, 1987b; Cutrona *et al.*, 1986; Dupree *et al.*, 1984; George, 1992; Neff e Husaini, 1985 — Cutrona *et al.*, 1986 e George, 1992 são estudos longitudinais). Essas relações têm sido observadas tanto em amostras heterogêneas quanto à idade como em idosos. Com relação a eventos específicos, o luto tem sido particularmente um previsor altamente indicativo de depressão entre idosos (Green *et al.*, 1992; Krause, 1986b).

O bom-senso e a teoria das ciências sociais sugerem que o enfrentamento adequado determinará parcialmente se o estresse terá efeitos negativos sobre a saúde mental. Esforços científicos para delinear a natureza e os efeitos do enfrentamento têm se deparado em muitos problemas; métodos válidos para avaliação da efetividade do enfrentamento ainda não estão disponíveis. O estudo dos efeitos do enfrentamento é particularmente problemático, porque diferentes estressores dão margem, permitem e exigem diferentes estratégias de enfrentamento. Evidências limitadas sugerem que métodos de enfrentamento alteram a probabilidade de o estresse ter efeitos negativos sobre a saúde mental. Parte dessas evidências está baseada em amostras de idosos (Felton *et al.*, 980; Folkman e Lazarus, 1980). Nesse ponto, as investigações dos processos adaptativos parecem apresentar um impasse. É improvável que um progresso adicional seja feito, a menos e até que avanços na avaliação da efetividade do enfrentamento (adaptações) sejam realizados.

Efeitos Interativos

Até aqui, a discussão sobre evidências relacionadas ao modelo teórico na Tabela 8-1 tem sido amplamente restrita aos efeitos principais, tanto bivariados quanto multivariados. Três espécies de efeitos interativos também merecem comentário: a hipótese do amortecimento do estresse, interações relacionadas à idade e diversas interações não relacionadas à idade.

A hipótese do abafamento (amortecimento) do estresse. A maior parte dos estudos apóia a hipótese do amortecimento do estresse — isso é, que o estresse tem maiores efeitos negativos sobre o risco para o transtorno psiquiátrico na ausência de apoio social. Essa conclusão aplica-se tanto aos estudos de amostras com idade heterogênea quanto a pesquisas restritas a idosos. Virtualmente todos os estudos até o momento têm abordado a hipótese de amortecimento do estresse com relação a sintomas e transtornos depressivos. Diversos estudos, tanto cruzados quanto longitudinais, têm sugerido que eventos de vida são moderados pelos efeitos do apoio social (Cutrona et al., 1986; Krause, 1986a). O apoio social também encobre os efeitos da tensão financeira crônica (Krause, 1987) e incapacitação (Arling, 1987) durante a terceira idade. Uma considerável complexidade é subjacente aos efeitos moderadores do apoio social sobre o estresse. Por exemplo, Krause (1986a, 1987) mostrou que efeitos de abafamento do estresse são observados: 1) para algumas, mas não todas as dimensões, do apoio social, 2) para alguns, mas não todos os tipos de estressores específicos e 3) para algumas, mas não todas as dimensões de afeto depressivo.

Interações da idade. Determinar se a idade interage com outros precursores sociais de transtorno psiquiátrico é a melhor estratégia para identificarem-se diferenças etárias distintas no início da depressão. Infelizmente, poucos investigadores examinaram as interações da idade nos fatores de risco para transtornos psiquiátricos.

Uma área que tem recebido uma atenção limitada diz respeito a diferenças etárias nos efeitos de eventos específicos sobre o bem-estar pessoal. Chiriboga (1982) comparou pessoas mais jovens e mais velhas em termos de ajuste à separação conjugal. Seus resultados sugeriram que a dissolução do casamento tem mais efeitos negativos para idosos do que para os adultos mais jovens. Glick e colaboradores (1974) realizaram um estudo longitudinal sobre os efeitos da viuvez. Eles descobriram que as experiências de viúvos mais velhos e mais jovens diferiam significativamente, embora não possamos concluir que um grupo saía-se melhor, no geral, que o outro. Os viúvos mais jovens geralmente exibiam níveis mais altos de sintomas psiquiátricos que os viúvos mais velhos durante o primeiro ano de luto. Por outro lado, os viúvos mais velhos parecem enfrentar mais dificuldades e mudanças permanentes na identidade, porque poucos deles voltavam a casar-se, enquanto um novo casamento era a norma para viúvos mais jovens.

George (1992), no estudo talvez mais abrangente até o momento, explorou interações etárias dos previsores do início de depressão maior em um estudo longitudinal. Nove fatores sociais foram incluídos no estudo; seis deles exibiam interações significativas com a idade. Três grupos etários foram examinados: adultos jovens (18-39 anos de idade), adultos de meia-idade (40-64 anos) e adultos idosos (65 anos ou mais). O risco de início de depressão maior era mais alto para mulheres, afro-americanos e residentes urbanos, mas todos esses três relacionamentos eram significativos apenas entre adultos jovens. Um nível mais baixo de educação e a presença de doença crônica física também aumentavam o risco de depressão apenas entre adultos mais jovens. Uma interação entre o estado conjugal e a idade afetava o risco de início de depressão maior: ser casado era um fator significativo de proteção apenas para os sujeitos mais velhos. Três fatores de risco não interagiam com a idade. Com outros fatores de risco estatisticamente controlados, os rendimentos não estavam relacionados ao risco de depressão entre todos os três grupos etários. Em contraste, eventos de vida estressantes e apoio social percebido estavam fortemente relacionados com o risco de depressão entre todos os três grupos. Tomados juntos, tais achados sugerem que os efeitos dos fatores sociais sobre o risco de depressão tendem a ser mais fracos para idosos que para adultos mais jovens, embora os fortes efeitos do estresse e apoio social sobre pessoas de todas as idades não devam ser ignorados.

Outras interações. Alguns investigadores realizaram testes de interação entre sexo e raça, para compreenderem melhor o papel desses fatores sobre a morbidade psiquiátrica na idade avançada. Usando dados de uma amostra de afro-americanos mais velhos, Husaini e colaboradores (1991) descobriram que diversos fatores sociais estavam associados com depressão apenas entre mulheres: eventos de vida, nível de interação social e apoio social percebido. Moldin e colaboradores (1993) descobriram que os efeitos da doença física crônica sobre a depressão eram significativamente mais poderosos para mulheres mais velhas que para os homens idosos. Usando dados de uma amostra etária heterogênea, Jones-Webb e Snowden (1993) descobriram que diversos fatores de risco para a depressão eram diferencialmente importantes para brancos e afro-americanos. Uma situação sócio-econômica melhor era um fator significativo de proteção apenas para afro-americanos. Em contraste, uma idade menor aumentava o risco de depressão apenas entre afro-americanos. A viuvez e o desemprego aumentavam o risco de depressão apenas para brancos. Esses achados precisam ser validados antes de podermos extrair conclusões sólidas. Está claro, contudo, que uma maior atenção deve ser dada aos efeitos interativos nas pesquisas futuras. As interações fornecem um método rigoroso para a identificação da importância diferencial de fatores sociais de risco para subgrupos específicos da população mais velha.

Alterações com a Idade e Diferenças de Coorte em Termos de Fatores Sociais de Risco

Até aqui, consideramos um conjunto de dinâmicas que afeta o transtorno psiquiátrico na idade avançada — o choque dos fatores sociais sobre o risco de doença mental. Um segundo conjunto de dinâmicas também deve ser considerado: as alterações com a idade e diferenças do coorte que afetam a *exposição* a fatores sociais de risco para a morbidade psiquiátrica. Na medida em que a exposição a fatores de risco varia com a idade ou difere entre coortes, a proporção da população mais velha em risco para transtornos psiquiátricos também varia. Portanto, as seis categorias de fatores sociais de risco serão reexaminadas, com um foco sobre alterações etárias e diferenças no coorte que afetam sua prevalência e distribuição durante a terceira idade.

Variáveis demográficas. A idade e o sexo são amplamente irrelevantes nesse contexto, porque o sexo é uma característica fixa, e as mudanças com a idade são o foco da discussão. As diferenças no coorte em termos da estrutura etária da sociedade merecem, contudo, um comentário breve. Como já foi bem documentado, as sociedades industrializadas têm envelhecido durante todo este século, em razão da maior expectativa de vida e fertilidade em declínio — e, conforme previsões, essa tendência continuará no próximo século (Myers, 1990). Conseqüentemente, no futuro, uma maior proporção da população de indivíduos mentalmente enfermos consistirá de idosos. Isso não significa que uma porção maior da população geriátrica terá doença mental — apenas que o número de adultos idosos com doença mental aumentará.

A raça/etnia é uma característica fixa. Entretanto, existem diferenças de coorte nas composições étnicas das sociedades. Nos Estados Unidos, os coortes atuais de idosos incluem proporções substanciais de imigrantes da Europa e Rússia. Contudo, a emigração desses países declinou abruptamente após a Segunda Guerra Mundial e futuros coortes de pessoas idosas serão diferentes, nesse aspecto. Atualmente, existe uma migração legal relativamente pequena para os Estados Unidos, com a maior parte dos imigrantes vindo da América Central, América do Sul e Extremo Oriente. Não está claro como o tamanho e a composição da população de imigrantes afetarão a prevalência de transtornos psiquiátricos na terceira idade.

Eventos e conquistas precoces. A instrução hipoteticamente é completada nos anos iniciais da idade adulta, e não muda daí por diante. Contudo, existem substanciais diferenças de coorte nos níveis médios de instrução. Em comparação com seus companheiros de meia-idade e mais jovens, as coortes atuais de adultos idosos têm em média níveis relativamente baixos de instrução (O'Rand, 1990). Dada a evidência (notada acima) de que a instrução está negativamente relacionada com a prevalência de transtornos psiquiátricos, níveis superiores de instrução podem ser um bom indicador para a saúde mental de futuras coortes.

Traumas na infância tornaram-se experiências fixas para os indivíduos e não mudam com o tempo. Novamente, contudo, as diferenças na coorte são possíveis. Embora existam poucos dados sólidos sobre tendências históricas, as diferenças na coorte em termos de experiência de traumas específicos na infância são prováveis. Comparados com seus companheiros mais jovens, os coortes atuais de idosos estão mais propensos a ter experienciado morte familiar e severa pobreza (em virtude da Grande Depressão) durante a infância (George, 1993). Inversamente, as coortes atuais de adultos jovens estão significativamente mais propensas a ter passado por uma separação dos pais ou divórcio durante a infância (Watkins *et al.*, 1987). As crianças de coortes recentes também confrontaram taxas sem precedentes de uso de drogas pelos pais (Robins *et al.*, 1991). As implicações dessas diferenças na coorte para a saúde mental na terceira idade ainda não estão claras.

Eventos e conquistas mais tardios. Como ocorre com a instrução, a realização profissional e os níveis de rendimentos são maiores entre coortes mais jovens que nas coortes de idosos (Smeeding, 1990). Em vista dos benefícios documentados para a saúde mental do maior *status* sócio-econômico, as coortes futuras de idosos podem estar em menor risco para transtornos psiquiátricos que as coortes atuais. Fatores de formação da família também diferem substancialmente entre as coortes. Comparados com coortes atuais de idosos, os adultos mais jovens estão, atualmente, menos propensos a casar, mais propensos a casar pela primeira vez com uma idade maior, mais propensos ao divórcio, menos propensos a ter filhos e mais propensos a ter menos filhos (Watkins *et al.*, 1987). Esses padrões geram maiores diferenças no coorte em termos de tamanho e estrutura da família. Não está claro se, ou como, essas mudanças familiares afetarão os resultados psiquiátricos durante a terceira idade.

Integração social. Na sociedade americana, os vínculos pessoais com estruturas da comunidade tendem a mudar com a idade. A participação em organizações religiosas, cívicas e outras alcança um ápice durante a meia-idade e declina daí por diante, como um resultado de problemas de saúde e de mobilidade (Cutler e Hendricks, 1990). Conseqüentemente, os vínculos sociais formais tipicamente diminuem, embora modestamente, durante a meia-idade. Os dados envolvendo diferenças na coorte em termos de vínculos pessoais com a estrutura social são raros. Alguns autores sugerem que tem havido uma tendência para o afastamento da participação comunitária (Bellah *et al.*, 1985). Os dados apoiando essa conclusão, contudo, são escassos e têm uma qualidade questionável. Além disso, mesmo se tal tendência existe, seu significado é ambíguo. Pode ser, por exemplo, que coortes recentes invistam maior comprometimento pessoal em menos estruturas da comunidade. Contudo, há sólidos dados envolvendo uma faceta da integração social: as coortes atuais de adultos de meia-idade e jovens comparecem a serviços religiosos menos freqüentemente que as coortes anteriores (Roof e McKinney, 1987).

É difícil extrair conclusões sobre a exposição à desorganização social no nível agregado, em virtude da ausência de dados. Muitos argumentariam que maiores taxas de crime, mudanças tecnológicas e mobilidade residencial sinalizariam uma maior desorganização social, que afeta tanto os coortes atuais de idosos quanto as histórias de desenvolvimento de futuras coortes de idosos. Por outro lado, níveis de segurança financeira têm aumentado de forma constante neste século, resultando em uma população mais segura em termos materiais. Qualquer que seja o saldo dessas tendências, números substanciais de idosos estão expostos a fontes de desorganização social, incluindo deslocamentos econômicos, mobilidade residencial e até mesmo a "envelhecer sem sair do lugar" em vizinhanças decadentes.

Fatores de proteção e vulnerabilidade. Alguns estresses crônicos são relacionados à idade. Os recursos financeiros diminuem e as doenças crônicas aumentam durante a terceira idade. Diferenças na coorte também podem estar em operação. O clima econômico da sociedade como um todo e a disponibilidade de políticas de manutenção da renda diferem ao longo do tempo e podem tornar as tensões financeiras mais ou menos comuns durante a terceira idade para coortes específicos. Similarmente, avanços médicos atingem tanto o estado de saúde das coortes antes da idade avançada quanto a capacidade para curar ou lidar com doenças crônicas na velhice. Políticas que facilitam o acesso aos cuidados de saúde também alcançam a probabilidade de funcionamento físico prejudicado durante a terceira idade. A maior parte das evidências sugere que futuros coortes ingressarão na terceira idade com melhor saúde física e maiores recursos financeiros que seus predecessores. Essas tendências representam um bom sinal durante a terceira idade entre coortes futuras.

As redes sociais tendem tanto a aumentar em tamanho quanto a mudar em composição, durante os anos da terceira idade (Antonucci, 1990). Essas mudanças são, em grande parte, uma função da morte e prejuízo de companheiros etários. Apesar dessas mudanças, a vasta maioria dos idosos não está socialmente isolada e relata níveis adequados de assistência emocional e instrumental de familiares e amigos. Diferenças na coorte em termos de tamanho e estrutura das redes de apoio são prováveis. As tendências sociais na formação da família sugerem fortemente que as pessoas mais velhas no futuro estarão menos propensas a ter cônjuges, filhos, irmãos e outros familiares menos próximos (Watkins *et al.*, 1987). É possível, contudo, que relacionamentos não-familiares compensem tais mudanças.

Agentes provocadores e esforços de adaptação. Existem evidências consideráveis de que a idade está relacionada com a ocorrência de eventos de vida. Comparados com seus companheiros mais jovens, os idosos têm, em média, menos eventos de vida, mas estão mais propensos a ter tipos específicos de eventos de vida, especialmente viuvez, morte de outros membros da família e de amigos e início de doença (Hughes *et al.*, 1988). Sob uma perspectiva da saúde mental, esses padrões têm implicações mistas. Por um lado, menos eventos de vida deveriam diminuir o peso dos transtornos psiquiátricos. Por outro lado, alguns eventos que são mais comuns durante a terceira idade estão fortemente relacionados com morbidade psiquiátrica, especialmente depressão. Nem evidências empíricas nem especulação teórica sugerem maiores diferenças de coorte na freqüência de eventos de vida durante a terceira idade.

Informações sobre o relacionamento entre idade e esforços de enfrentamento (adaptativos) são escassas e ambíguas. Isso reflete tanto a base limitada de pesquisas quanto as dificuldades inerentes ao estudo do enfrentamento. Nesse ponto, inexistem evidências de declínios relacionados à idade ou diferenças na coorte na efetividade do enfrentamento. Essas conclusões, contudo, estão baseadas em uma ausência de dados, e não em evidências empíricas.

Fatores Sociais que Afetam a Recuperação de Transtornos Psiquiátricos

Dado que os fatores sociais estão substancialmente implicados no início e na prevalência dos transtornos psiquiátricos durante a terceira idade, é plausível esperar que tais fatores também possam influenciar o curso da doença e a ocorrência de recuperação. Para compreenderem-se os efeitos dos fatores sociais sobre a recuperação, dados longitudinais são necessários, preferivelmente com múltiplas medições para obter-se um quadro acurado da dinâmica da recuperação e recaída. Felizmente, o número de estudos sobre o curso e resultado dos transtornos psiquiátricos aumentou nos últimos anos. Entretanto, limitações continuam caracterizando essa base de pesquisas. Um problema é o alcance limitado de muitos estudos. Muitos estudos excluem idosos e/ou fatores sociais. O alcance dos transtornos estudados também é limitado. A maior parte dos estudos examina a depressão, e uns poucos focalizam-se sobre o transtorno bipolar ou o abuso de álcool; outros transtornos não foram estudados. Finalmente, a maior parte dos estudos ignora variáveis de tratamento, apesar da relevância óbvia da qualidade do tratamento para a probabilidade de recuperação.

Depressão Unipolar e Transtorno Bipolar

Os resultados da maior parte dos estudos sugerem que 40-50% dos pacientes deprimidos se recuperam de um episódio de depressão em um intervalo de seguimento de um a três anos, usado na maioria das investigações. Aproximadamente metade dos pacientes que se recupera permanece livre de sintomas ou abaixo do limiar diagnóstico para um episódio depressivo maior. O restante dos pacientes que se recupera experimenta pelo menos uma recaída durante o intervalo de seguimento; uma pequena parcela realizará ciclagem rápida, entrando e saindo dos episódios depressivos. Claramente, existe uma variabilidade considerável no prognóstico e resultado do transtorno depressivo, e a identificação dos fatores que facilitam ou impedem a recuperação é uma importante questão para as pesquisas.

Não há certeza se a probabilidade de recuperação está relacionada à idade. Diversos estudos que compararam pacientes deprimidos mais velhos e mais jovens não mostraram diferenças etárias na probabilidade de recuperação (Andrew *et al.*, 1993; George *et al.*, 1989; Hinrichsen e Hernandez, 1993). Outros estudos demonstraram que idosos estão menos propensos a se recuperar que adultos de meia-idade e adultos mais jovens (Cole, 1983; Hughes *et al.*, 1992); essas diferenças, embora estatisticamente significativas, são relativamente modestas. Um autor (Cole, 1983) sugeriu que além da idade cronológica, a idade no início precisa ser explorada. Ele especulou que a depressão de início tardio pode trazer um melhor prognóstico para a recuperação que o transtorno de início precoce.

O sexo tem sido estudado como um previsor em potencial da recuperação, por inúmeros investigadores. A maioria dos estudos mostrou que os homens estão mais propensos que as mulheres a se recuperarem de um episódio de depressão (George *et al.*, 1989; Hughes *et al.*, 1992; Winokur *et al.*, 1993). Novamente, contudo, os resultados têm sido inconsistentes. Alguns investigadores relataram que o sexo não está relacionado com a recuperação (Brugha *et al.*, 1990a. Hinrichsen e Hernandez, 1993) e um estudo mostrou taxas mais baixas de recuperação entre homens mais velhos que entre mulheres mais velhas (Baldwin e Jolley, 1986).

Poucos estudos têm sido relacionados para examinar-se o papel do nível sócio-econômico (NSE) na recuperação da depressão. Nos estudos disponíveis, o grau de instrução – e, mais amplamente, o NSE – não afetava a probabilidade de recuperação da depressão (Andrew *et al.*, 1993; George *et al.*, 1989; Hinrichsen e Hernandez, 1993). Apesar da consistência dos achados entre os estudos, esse tema requer uma atenção adicional. Todos os estudos citados aqui estavam baseados em amostras clínicas. Uma vez que os contextos de saúde mental freqüentemente servem a populações de pacientes que são relativamente homogêneos, em termos sociais, não está claro se essa relação estatística recebeu um teste rigoroso.

O papel do estresse na facilitação ou impedimento à recuperação da depressão tem recebido uma atenção considerável, embora os resultados, novamente, não sejam consistentes. Os efeitos de eventos de vida sobre o curso e resultado da depressão foram examinados em seis estudos anteriores. Em três deles, a ocorrência de eventos de vida estava associada com uma menor probabilidade de recuperação (Brugha *et al.*, 1990a; Holahan e Moos, 1991; Murphy, 1983). Em dois dos estudos, os eventos de vida não estavam relacionados à probabilidade de recuperação (George *et al.*, 1989; Hinrichsen e Hernandez, 1993). Baldwin e colaboradores (1993) sugeriram que a relação entre eventos de vida e a recuperação da depressão pode ser interativa, em vez de unidirecional. Em sua amostra, os eventos de vida reduziam a probabilidade de recuperação entre pacientes mais velhos sem doença cerebral, mas não entre aqueles com doença cerebral. Os investigadores de dois estudos examinaram os efeitos de eventos de vida sobre a recuperação e recaída entre pacientes com transtorno bipolar. Também os resultados foram inconsistentes. Em um estudo, a ocorrência de eventos aumentava a probabilidade de recaída (Hunt *et al.*, 1992); o outro estudo não mostrou qualquer relação entre eventos de vida e recuperação ou recaída (McPherson *et al.*, 1993). McPherson *et al.* (1993) sugeriram que os eventos de vida podem ser importantes nos primeiros episódios de doença bipolar, mas não são importantes nos episódios posteriores, quando então a doença é menos sensível a fatores externos. Essa hipótese aguarda a investigação empírica.

O estresse crônico tem sido explorado em relação à recuperação da depressão em alguns estudos. A doença física crônica tem sido examinada com maior freqüência. Novamente, os resultados são mistos. Hinrichsen e Hernandez (1993) não relataram qualquer relação entre doença crônica e recuperação da depressão. Em contraste, Baldwin e Jolley (1986) relataram que a doença crônica baixava a probabilidade de recuperação em sua amostra de idosos. Usando dados de uma amostra de pacientes de meia-idade e mais velhos, Hughes *et al.* (1993) relataram que a doença física reduzia a recuperação da depressão entre sujeitos de meia-idade, mas não entre participantes mais velhos. Usando uma avaliação mais abrangente, Vieil *et al.* (1992) estudaram a relação entre o número de estressores crônicos e a recuperação da depressão. Eles descobriram que os maiores níveis de estresse crônico estavam associados com menor probabilidade de recuperação.

O apoio social tem sido o fator social mais freqüentemente estudado em relação à recuperação da depressão na terceira idade. Entretanto, a multiplicidade de dados disponíveis não se traduz em conclusões bem definidas. Alguns dos achados inconsistentes indubitavelmente refletem diferenças na composição da amostra. Uma complexidade adicional resulta do fato de que os investigadores examinaram múltiplas facetas do apoio social. É útil começar com dimensões objetivas de apoio social e então prosseguir para percepções subjetivas de qualidade do apoio.

Os resultados são contraditórios quanto à relação entre tamanho da rede social e probabilidade de recuperação de um episódio depressivo. Henderson e Moran (1983) observaram a inexistência de uma relação entre o tamanho da rede e a recuperação da depressão em sua amostra de adultos residentes na comunidade. Em contraste, em sua amostra de pacientes deprimidos de meia-idade e mais velhos, George *et al.* (1989) descobriram que o maior tamanho da rede está associado com um prognóstico mais fraco. A direção dessa relação é contra-intuitiva e será brevemente abordada. A presença *versus* a ausência de um confidente também é uma propriedade estrutural da rede social. Até o momento, não existem evidências de que a presença de um confidente afeta a probabilidade de recuperação da depressão (Andrew *et al.*, 1993; Murphy, 1983). O estado conjugal é uma outra característica da rede social. Três estudos anteriores examinaram a relação entre situação conjugal e recuperação da depressão. Em dois desses estudos, a situação conjugal não apresentava efeito sobre a recuperação (Andrew *et al.*, 1993; Hinrichsen e Hernandez, 1993); em um outro estudo, os pacientes casados estavam menos propensos que os não-casados a recuperarem-se de um episódio de depressão (George *et al.*, 1989). Esse resultado também é contraprodutivo. Acreditamos que os efeitos surpreendentes do tamanho da rede social e da situação conjugal sobre a recuperação da depressão refletem fatores de seletividade. Na comunidade, indubitavelmente a maioria das redes sociais e relações conjugais é de alta qualidade; conseqüentemente, ter maiores redes sociais e ser casado tendem a produzir efeitos positivos sobre a saúde mental. Em amostras clínicas, contudo, é provável que os pacientes representem de uma forma desproporcional os indivíduos cujas redes sociais e casamentos são problemáticos ou de má qualidade. Se a qualidade desses relacionamentos é fraca, não nos surpreende que sua presença prediga uma probabilidade menor que a esperada de recuperação, em vez de maior. A importância de explorar a qualidade dos relacionamentos interpessoais de pacientes psiquiátricos foi notada por Pattison *et al.* (1979) em sua discussão dos relacionamentos "normais" *versus* "patológicos". Naturalmente, quando medições de qualidade são introduzidas, o foco é mudado de facetas objetivas do apoio social para subjetivas.

Apenas um estudo abordou os efeitos de níveis de interação social com membros da rede e recebimento de apoio instrumental sobre a recuperação da depressão (George *et al.,* 1989). Embora ambas as medições sejam significativas em análises bivariadas (com níveis mais altos de interação promovendo a recuperação e altos níveis de auxílio instrumental impedindo a recuperação), as relações estatísticas eram reduzidos à insignificância, uma vez que a percepção de apoio pelos pacientes era acrescentada em modelos multivariados.

Percepções de apoio receberam a maior atenção nos estudos anteriores sobre o curso e resultado do transtorno depressivo. Novamente, os resultados foram mistos. Algumas equipes de pesquisas relataram que percepções de apoio social não estão relacionadas à recuperação (Andrew *et al.,* 1993; Hinrichsen e Hernandez, 1993; Hirschfeld *et al.,* 1986). A maior parte dos estudos, contudo, demonstrou que em representações prospectivas, a percepção de apoio de alta qualidade aumenta significativamente a probabilidade de recuperação (Blazer *et al.,* 1992; Brugha *et al.,* 1990b; George *et al.,* 1989; Henderson e Moran, 1983; Holahan e Moos, 1991; Hughes *et al.,* 1993; Vieil *et al.,* 1992). De um modo similar, Pattison e colaboradores (1979) relataram que o apoio percebido aliviava a ansiedade que acompanhava os sintomas depressivos em sua amostra, mas não afetava os sintomas depressivos em si mesmos. Vieil (1990) também descobriu que o apoio social estava relacionado à recuperação da depressão de um modo complexo: as percepções de fraco apoio social prediziam as recaídas caracterizadas por sintomas relacionados ao humor, mas não recaídas envolvendo primariamente sintomas vegetativos.

Até aqui, essa discussão focalizou-se sobre os efeitos diretos dos fatores sociais sobre o curso e o resultado da depressão. Alguns investigadores também examinaram os efeitos interativos dos fatores sociais sobre a recuperação. Em primeiro lugar, a hipótese de abafamento (amortecimento) do estresse, que afirma que o apoio social é mais importante entre pessoas que passam por eventos estressantes de vida que entre aquelas sem tal estresse, foi avaliada em dois estudos. Os achados em um dos estudos apoiaram a hipótese de abafamento do estresse (Holahan e Moos, 1991), enquanto isso não ocorreu com dados do outro estudo (George *et al.,* 1989). Em segundo lugar, o apoio social interage com outros fatores para afetar a probabilidade de recuperação. George e colaboradores (1989) descobriram que o apoio social percebido interagia tanto com a idade quanto em relação ao sexo, de forma a ser mais importante para adultos de meia-idade que para idosos e mais importante para homens que para mulheres. A interação entre idade e apoio percebido foi estudada por Hughes e colaboradores (1993).

Vale lembrar aqui a discussão sobre os fatores sociais e o início da depressão, onde alguns investigadores expressaram preocupação com o fato de que relatos de apoio percebido por pessoas deprimidas podem ser "contaminados" pela disforia de sua doença. Esse tema também tem sido abordado em relação ao papel do apoio percebido na recuperação da depressão (Henderson, 1984). Os resultados até agora não apoiaram a hipótese de contaminação. Em primeiro lugar, como observado acima, o apoio percebido comprovadamente interagia significativamente, em um ou mais estudos, com eventos de vida, idade e sexo. Essas interações complexas argumentam contra a hipótese de "contaminação" — seria necessário explicar por que a "contaminação" afetava desproporcionalmente os homens, adultos de meia-idade e pessoas que haviam vivenciado circunstâncias estressantes recentemente. Em segundo lugar, em estudos nos quais correlações bivariadas eram relatadas, as relações entre o apoio percebido e a severidade dos sintomas depressivos eram bastante modestas (tipicamente $r = 0{,}2$-$0{,}3$), sugerindo pouca sobreposição entre os dois conceitos. Finalmente, dois estudos demonstraram que o apoio percebido é mais estável ao longo do tempo que a presença de sintomas depressivos (Blazer *et al.,* 1992; Brugha *et al.,* 1990a), argumentando, desse modo, contra a posição de que eles refletem o mesmo fenômeno subjacente.

Idealmente, gostaríamos de saber sobre a eficácia relativa dos fatores sociais, comparados com as características clínicas do episódio de doença na previsão da recuperação da depressão. Até o momento, pesquisadores já fizeram essas comparações em dois estudos (Andrew *et al.,* 1993; George *et al.,* 1989). Em ambos os estudos, os fatores sociais eram previsores mais poderosos de resultado do que as características clínicas do episódio-índice, embora uma grande proporção de variação permanecesse inexplicada. Exemplos das variáveis clínicas examinadas incluem episódios e hospitalizações anteriores, abuso co-mórbido de substâncias, transtorno de ansiedade co-mórbido, severidade dos sintomas no nível básico e subtipo depressivo (por exemplo, melancólico *versus* não-melancólico).

Embora as conclusões acerca do relacionamento entre os fatores sociais e a recuperação sejam, de modo geral, prematuras, devido às discrepâncias entre os estudos, está claro que os fatores sociais estão envolvidos no curso e resultado da depressão. As pesquisas sobre estes assuntos encontram-se em expansão, mas ainda existe muito por ser feito.

Recuperação de Abuso/Dependência de Álcool

Em comparação com o trabalho que tem sido feito em relação à depressão, o número de pesquisas sobre o curso e o resultado do abuso e da dependência de álcool tem sido muito limitado. As evidências disponíveis sugerem, contudo, que o alcoolismo está associado com uma história natural consideravelmente diferente daquela observada na depressão. Usando os dados longitudinais mais extensos disponíveis até o momento, Vaillant (1983) descreveu três padrões principais de transtornos relacionados ao álcool: 1) um padrão consistente de abuso ocasional que não leva à dependência, 2) um padrão atípico de mau uso precoce ou maciço de álcool que leva à dependência durante o início da idade adulta e 3) o padrão principal, no qual o "beber social" de forma regular leva ao hábito exagerado e descontrolado de beber persistentemente e à dependência eventual. A população de alcoólicos mais velhos contém dois grupos: 1) pessoas que desenvolveram o alcoolismo precocemente e que persistem no abuso ou na dependência de álcool na terceira idade e 2) alcoólicos de início tardio, para os quais o problema com a bebida emerge pela primeira vez durante a terceira idade (Helzer *et al.*, 1991; Warheit e Auth, 1985). Alguns investigadores sugerem que o alcoolismo de início tardio está mais fortemente relacionado com fatores de risco sociais que os problemas de álcool de início precoce (Dupree *et al.*, 1984; Wattis, 1983), mas evidências para essa asserção são escassas.

Uns poucos pesquisadores investigaram o possível papel dos fatores sociais no curso do alcoolismo, embora a maior parte dos estudos, infelizmente, esteja bastante defasada e/ou baseie-se em amostras muito pequenas. Vaillant (1983) relatou que o apoio social e a participação religiosa aumentavam a probabilidade de recuperação de alcoolismo agudo, embora esses fatores expliquem apenas uma pequena proporção da variação na duração da doença. Similarmente, Helzer e colaboradores (1984) relataram que o isolamento social — primariamente, a ausência de um cônjuge ou confidente — era um previsor de episódios agudos mais longos de alcoolismo e, interessantemente, que o isolamento social era mais fortemente preditivo de recuperação para pessoas mais velhas do que para as mais jovens. Esses autores também relataram que, entre os alcoólicos mais velhos, resultados mais favoráveis estavam associados com o sexo feminino, raça branca e situação sócio-econômica superior. Outros estudos têm apoiado a conclusão de que os eventos de vida estão relacionados com um prognóstico mais fraco durante a terceira idade (Finney *et al.*, 1980; Wells-Parker *et al.*, 1983) e que ser casado aumenta a probabilidade de recuperação, especialmente entre homens mais velhos (Bailey *et al.*, 1965). Diversos investigadores também sugeriram que esses fatores sociais são previsores mais potentes de resultado para o alcoolismo de início tardio que de início precoce (Abrahams e Patterson, 1978-1979; Rosin e Glatt, 1971; Schuckit *et al.*, 1980).

Busca de Auxílio para Transtornos Psiquiátricos

Os fatores sociais exercem comprovadamente um papel significativo — embora não completamente entendido — no início e curso dos transtornos psiquiátricos. Eles também estão relacionados tanto à probabilidade de os indivíduos buscarem ajuda para problemas psiquiátricos quanto com a fonte da qual o auxílio é buscado.

Uso de Serviços de Saúde Mental

A teoria primária, subjacente às pesquisas sobre o uso de serviços de saúde, foi desenvolvida por Ronald Andersen e colaboradores (Andersen, 1968 Andersen *et al.*, 1975). Essa teoria simples, mas ainda assim altamente útil, afirmava que o uso de serviços de saúde é uma função de três classes genéricas de antecedentes: variáveis de predisposição, fatores de facilitação (capacitadores) e fatores ligados à necessidade. As *características de predisposição* são variáveis sociais e de atitude (tais como sexo, idade, grau de instrução e atitudes para com os médicos) que predispõem certos indivíduos a buscarem ajuda de provedores de serviços médicos. Os *fatores de facilitação* (capacitadores) são recursos que facilitam o uso de serviços de saúde (por exemplo, nível de rendimentos e cobertura de serviços de saúde) Os *fatores ligados à necessidade* são os sinais e sintomas de doença e incapacitação que podem ativar a decisão de buscar cuidados de saúde. Andersen desenvolveu essa teoria para identificar previsores de acesso diferencial aos cuidados de saúde.

O modelo de Andersen tem sido usado primariamente em estudos de uso de serviços de saúde para doenças físicas, tanto agudas quanto crônicas. Entretanto, esse modelo também foi comprovado ser útil para o entendimento do papel de fatores econômicos e sociais na busca de auxílio para transtornos psiquiátricos. Esses estudos sugerem que os tratamentos de saúde mental, especialmente nos setores especializados, são vistos como mais discriminadores que os tratamentos para queixas físicas, tanto pelo público, quanto pelos administradores de programas de reembolso (por exemplo, a cobertura de seguros de saúde tende menos a existir e é mais limitada para tratamentos de saúde mental que para serviços procurados para a doença física). Como se esperaria em um sistema de saúde que luta pela igualdade, os fatores ligados à necessidade são os previsores maiores de uso de serviços para transtornos psiquiátricos (Kessler *et al.*, 1981; Kulka *et al.*, 1979; Leaf *et al.*, 1985). Contudo, os fatores de predisposição e de facilitação são previsores mais fortes de uso dos serviços para transtornos psiquiátricos que para doenças físicas. Níveis mais baixos de educação e rendimentos, ser um membro de uma minoria racial ou étnica, ser homem e ser idoso estão associados com menor probabilidade de receber tratamento para a saúde mental na presença de transtorno psiquiátrico (Kessler *et al.*, 1981; Kulka *et al.*, 1979; Leaf *et al.*, 1985).

A relação entre raça e utilização de serviços de saúde mental é especialmente problemática, porque a raça continua sendo um previsor significativo de uso do serviços, quando os fatores sócio-econômicos são levados em consideração. Pesquisas recentes reforçam esse fato. Padgett e colaboradores (1994, em produção) examinaram padrões de uso de serviços de saúde mental em uma população com seguro de saúde e não pobre — funcionários federais. Nenhuma diferença racial foi encontrada para cuidados psiquiátricos com internação. Entretanto, grandes diferenças no tratamento de pacientes ambulatoriais entre brancos e afro-americanos foram observadas para adultos de todas as idades, e para os idosos em particular.

É interessante destacar que as pesquisas sobre a busca de ajuda por idosos identificaram um fator de facilitação omitido no modelo original de Andersen — isto é, o apoio social. Acrescentar o apoio social ao modelo de Andersen exige que abordemos a interligação entre serviços formais oferecidos por médicos e outros provedores profissionais e serviços informais, oferecidos por familiares e amigos. Duas hipóteses opostas foram criadas para explicar a relação entre o uso de serviços formais e informais por idosos debilitados (Noelker e Bass, 1989). A primeira hipótese sugere que os serviços formais tipicamente são usados como substitutos para serviços informais. Portanto, a *hipótese da substituição* afirma que os serviços formais serão usados primariamente por pessoas sem fontes informais de auxílio. Em contraste, a *hipótese da suplementação* afirma que os serviços formais são usados mais freqüentemente para suplementar as contribuições de familiares e amigos. Na verdade, a hipótese da suplementação sugere que os profissionais da saúde e provedores informais se complementam e reforçam uns aos outros — por exemplo, trabalhando juntos para garantir a obediência máxima do adulto idoso debilitado aos planos de tratamento. Testes dessas hipóteses opostas não foram executados com relação ao uso de serviços de saúde mental. As evidências limitadas disponíveis das pesquisas focalizadas primariamente sobre a doença física apóiam a hipótese da suplementação (Edelman e Hughes, 1990; Murdock e Schwartz, 1978; Noelker e Bass, 1989; Smith, 1985; Wan, 1987), embora alguns estudos citem a hipótese da substituição (Krause, 1988; Soldo, 1985). Dadas as evidências de que 1) os cuidados de saúde mental são vistos como mais arbitrários que o tratamento para a doença física e 2) o papel do apoio social afeta fortemente o curso e o resultado dos transtornos psiquiátricos, a investigação dessas hipóteses no contexto de problemas de saúde mental é uma questão de alta prioridade para pesquisas futuras.

Uma outra questão precisa ser abordada com relação aos previsores do uso de serviços de saúde mental. Como aplicado à pesquisa anterior, o modelo de Andersen tem sido usado para predizer tanto o recebimento de qualquer cuidado médico quanto o volume de cuidados recebidos. Entretanto, evidências recentes sugerem que esses indicadores de uso dos serviços devem ser examinados separadamente, usando-se diferentes modelos. A decisão de buscar ou não buscar tratamento está amplamente sob o controle do indivíduo; portanto, o recebimento de qualquer cuidado *versus* nenhum cuidado mede a busca de ajuda. Em contraste, o volume de tratamento é determinado amplamente pelo médico ou provedor de serviços. Um estudo realizado por Leaf e colaboradores (1985) demonstrou claramente a importância dessa distinção. Embora fatores ligados à necessidade fossem o previsor mais forte de quaisquer cuidados, eles não eram previsores significativos de volume de cuidados recebidos. Similarmente, as mulheres estavam mais propensas a buscar cuidados para problemas psiquiátricos, mas o sexo não estava relacionado ao volume de cuidados recebidos. Interessantemente, apenas a idade era um previsor significativo tanto de recebimento quanto de volume de cuidados. Tanto idosos (com 65 anos ou mais) quanto mais jovens (dos 18 aos 24 anos) estavam menos propensos a buscar tratamento mental que aqueles dos 25 aos 64 anos e, quando o tratamento era recebido, os idosos e mais jovens obtinham menos cuidados.

Embora o modelo de Andersen tenha dominado as pesquisas sobre uso de serviços de saúde, existem outras teorias úteis. Duas alternativas principais são os *modelos de crença na saúde* (Kirscht, 1974; Rosenstock, 1974) e as *teorias de congruência* (Berkanovic e Telesky, 1982). Essas teorias focalizam-se nas crenças, atitudes e modos de reconhecimento de sintomas e atribuição que são subjacentes às decisões de buscar cuidados médicos. As pesquisas baseadas nessas teorias alternativas acrescentam uma dimensão psicológica e interpretativa útil ao determinismo social do modelo de Andersen. Geralmente, as pesquisas baseadas nesses modelos são compatíveis com achados gerados pelo uso do modelo de Andersen. De particular interesse é o fato de que os mesmos subgrupos considerados menos propensos a buscar ajuda nas pesquisas baseadas no modelo de Andersen (isto é, homens, idosos e minorias raciais e étnicas) são identificados em pesquisas baseadas nos modelos de crença na saúde e/ou congruência como menos propensos a reconhecer sintomas, fazer atribuições acuradas sobre sua causa e acreditar que os cuidados médicos podem ser benéficos (ver Krause, 1990 para uma revisão).

Escolha do Setor para o Tratamento de Transtornos Psiquiátricos

O fato de que o setor médico oferece a maior parte dos cuidados para pessoas que sofrem de transtornos psiquiátricos é amplamente conhecido (Regier *et al.*, 1978; Schurman *et al.*, 1985). Existe também uma preocupação considerável de que as pessoas com doenças mentais possam receber cuidados de qualidade inferior quando tratadas no setor de medicina geral. Essas preocupações são apoiadas por evidências de que os provedores do setor de medicina geral freqüentemente 1) deixam de identificar transtornos psiquiátricos, 2) deixam de tratar transtornos mentais, mesmo quando identificados e 3) não oferecem os tratamentos mais eficazes para os pacientes que tratam (German *et al.*, 1987; Regier *et al.*, 1978). O uso inapropriado de drogas psicotrópicas é de particular interesse, especialmente para pacientes mais velhos (Blazer, 1989; Vestal, 1982). Portanto, é importante entender os determinantes da escolha do setor para o tratamento de transtornos psiquiátricos.

A maioria dos idosos que busca cuidados ambulatoriais para problemas de saúde mental é diagnosticada e tratada no setor de medicina geral. Usando dados de três amostras da comunidade, George e colaboradores (1988b) descobriram que idosos estavam duas vezes mais propensos a receber tratamentos de saúde mental de provedores médicos gerais que de especialistas em saúde mental. Leaf e colaboradores (1989) relataram distribuições similares entre os setores de medicina geral e saúde mental. Usando dados do *National Ambulatory Medical Care Surveys* (NAMCS), Schurman e colaboradores (1985) relataram que 80% de todos os idosos com diagnósticos psiquiátricos primários ou secundários eram tratados por clínicos de atendimento primário. Dados mais recentes do NAMCS relativos a 1989 e 1990, indicaram que adultos tanto idosos quanto jovens estão bem menos propensos que os de meia-idade a receber tratamento de saúde mental de psiquiatras (Schappert, 1993).

Uma importante razão pela qual a maioria dos transtornos psiquiátricos é tratada no setor de medicina geral é que os médicos de atendimento primário tipicamente não encaminham pacientes com transtornos psiquiátricos a profissionais da saúde mental. Schurman e colaboradores (1985) relataram, por exemplo, que os médicos de atendimento primário encaminham apenas 5% dos pacientes idosos com problemas psiquiátricos a psiquiatras, embora aqueles mais seriamente enfermos sejam os mais propensos a ser encaminhados. As taxas de encaminhamento a especialistas da saúde mental eram mais baixas para pacientes mais velhos que para os de meia-idade ou mais jovens. Esse padrão também foi observado em um contexto de organização de manutenção da saúde (HMO), no qual os psiquiatras estavam localizados no mesmo prédio que os médicos de atendimento primário (Goldstrom *et al.*, 1987).

Como notado acima, a escolha do setor é importante, porque existem evidências de que os provedores médicos tratam os transtornos psiquiátricos diferentemente dos profissionais da saúde mental. Essa questão é sobremaneira importante porque os idosos estão mais propensos que seus companheiros mais jovens a obter tratamento de saúde mental no setor de medicina geral. Tanto a quantidade de tempo gasto com os pacientes quanto os tipos de tratamentos usados diferem entre os provedores de medicina geral e os de saúde mental. Schurman e colaboradores (1985) relataram que a consulta ambulatorial média para o tratamento de transtornos psiquiátricos era de 19,6 minutos para provedores da medicina geral comparados com 44,3 minutos para provedores de saúde mental. O principal fator explicativo dessa diferença é que os médicos da medicina geral tendem a não oferecer psicoterapia. A psicoterapia é oferecida em 96% das consultas em consultórios de profissionais da saúde mental, mas apenas em 25% das consultas a provedores da medicina geral (Schurman *et al.*, 1985). Em contraste, os provedores da medicina geral estão bem mais propensos a prescrever drogas psicotrópicas que os profissionais da saúde mental. Schurman e colaboradores relataram que 78% das consultas por problemas da saúde mental a médicos de atendimento primário incluem a prescrição de medicamentos psicotrópicos, comparados com 25% das consultas a provedores da saúde mental. Estudos restritos a amostras de idosos revelaram o mesmo padrão. Por exemplo, Burns e Taube (1990) estimaram que os idosos com transtornos psiquiátricos tratados no setor de medicina geral estão quatro vezes mais propensos a receber drogas psicotrópicas que a receber psicoterapia. Como Blazer (1989) notou, é interessante observar que idosos são os menos propensos a receber cuidados psiquiátricos por profissionais da saúde mental, mas são os mais propensos a receber medicamentos psicotrópicos.

Em resumo, fatores sociais e econômicos, incluindo a própria idade, exercem papéis importantes para determinar se idosos com transtornos psiquiátricos recebem tratamento e o tipo de provedor do qual o tratamento é obtido. As evidências indicam que o tratamento para problemas de saúde mental é mais fortemente afetado por fatores sociais que o tratamento para doenças físicas. Existem também razões bem documentadas para preocupações acerca da qualidade de cuidados recebidos para transtornos psiquiátricos tratados no setor médico geral. Além disso, todo esses padrões são evidenciados com maior freqüência para idosos.

Políticas e Programas Públicos

Este capítulo não estaria completo sem que examinássemos o papel das políticas e dos programas públicos os quais se constituem em intervenções. Nem todas as políticas públicas são destinadas ao controle do risco para transtornos psiquiátricos na terceira idade ou para a assistência a problemas. Na verdade, a maior parte das políticas e programas visa atingir objetivos muito diferentes. Ainda assim, uma vez que as políticas e programas públicos alteram distribuições de características sociais e econômicas dos idosos, eles freqüentemente afetam – direta ou indiretamente – a prevalência e a distribuição de transtornos psiquiátricos durante a terceira idade.

Nos Estados Unidos, programas federais para os idosos estão concentrados em duas áreas: manutenção de rendimentos e financiamento aos cuidados de saúde. Os benefícios de aposentadoria da seguridade social são a principal fonte de transferência de rendimentos para americanos idosos, mas tais rendimentos são aumentados por outros programas, como benefícios por invalidez e vales-alimentação. Outras políticas garantem que americanos idosos paguem menos impostos que os mais jovens, permitindo-lhes reter uma grande parte de seus rendimentos. Existe uma substancial heterogeneidade nos níveis de rendimentos e outras fontes de subsistência entre adultos idosos. Ainda assim, no todo, os americanos mais velhos estão menos propensos que os cidadãos mais jovens a viver na pobreza (Smeeding, 1990). Como verificado anteriormente, a situação sócio-econômica está relacionada tanto ao risco de transtornos psiquiátricos na terceira idade quanto com a probabilidade de obtenção de serviços psiquiátricos. Portanto, os programas federais de manutenção dos rendimentos indubitavelmente afetam a prevalência e a distribuição de transtornos psiquiátricos na terceira idade.

O *Medicare* e o *Medicaid*, os principais de fundos para a saúde pública nos Estados Unidos, foram criados para servirem os idosos e os pobres, respectivamente. A cobertura do *Medicare* é praticamente universal entre coortes atuais de idosos, e uma minoria considerável de americanos idosos é coberta pelo *Medicaid*. Há evidências indiscutíveis de que o *Medicare* e o *Medicaid* aumentaram o acesso aos serviços de saúde para os idosos e para os pobres. Apesar dos efeitos benéficos do *Medicare* e do *Medicaid*, os benefícios à saúde mental – especialmente para o *Medicare* – são muito menores que aqueles para doenças físicas. Na verdade, até mesmo uma mudança nos regulamentos desses programas pode alterar a disponibilidade e a qualidade dos cuidados de saúde. O *Medicare* foi mudado recentemente para um modelo de pagamento prospectivo. Embora fossem apontadas preocupações sobre o efeito dessa mudança sobre a qualidade dos cuidados para transtornos psiquiátricos, um estudo sugere que a qualidade dos cuidados para transtornos depressivos não declinou após a implementação do novo sistema de pagamento e, na verdade, pode ter melhorado (Wells *et al.*, 1993). Enquanto este livro estava sendo organizado, múltiplas propostas para a reforma na saúde eram debatidas no âmbito federal. Se grandes mudanças nos fundos públicos para os cuidados médicos forem implementadas, elas precisarão ser examinadas com relação às suas implicações para o tratamento de transtornos psiquiátricos na terceira idade.

Limitações de espaço evitam uma revisão de outras políticas e programas menos amplos voltados, no todo ou em parte, para idosos — programas que vão de benefícios a veteranos de guerra ou centros para idosos até moradias subsidiadas. Todos esses programas, além de muitos outros, contudo, têm o potencial para afetar favoravelmente os fatores de risco para transtornos psiquiátricos na terceira idade e/ou padrões de busca de ajuda para problemas de saúde mental.

Um tema salientado ao longo de todo este capítulo tem sido o grau em que os fatores de risco variam entre os coortes. A conscientização de diferenças no coorte é especialmente relevante para a generalização ao longo do tempo e para a antecipação de tendências para o futuro. A área da política pública, todavia, torna a especulação muito difícil, já que tais programas são freqüentemente alterados com rapidez, como um resultado do clima político e suas prioridades em constante mudança. A antecipação do futuro é ainda mais complexa pelo fato de que a condição psiquiátrica das futuras coortes será afetado pelas políticas e programas aos quais os adultos idosos são expostos durante estágios anteriores da vida. Portanto, podemos apenas notar que grandes mudanças na política têm o potencial para gerar diferenças de coorte na prevalência e na distribuição dos transtornos psiquiátricos e nos padrões de busca de auxílio para problemas de saúde mental na terceira idade.

Resumo

Fatores sociais e econômicos desempenham papéis complexos e substanciais nos transtornos psiquiátricos da terceira idade. Existem excelentes evidências de que alguns fatores, como o estresse e o apoio social, estão fortemente relacionados com o risco de transtornos psiquiátricos na terceira idade. Para outros fatores de risco potenciais, as ligações estão menos claramente documentadas, e pesquisas adicionais são necessárias. Acumulam-se evidências de que os fatores sociais também estão implicados tanto no curso quanto na probabilidade de recuperação de transtornos psiquiátricos, embora pesquisas adicionais sejam necessárias para resolver as inconsistências observadas nos estudos anteriores. Os fatores sociais também estão fortemente relacionados à probabilidade de que idosos com transtornos psiquiátricos busquem auxílio para si nas fontes das quais o tratamento pode ser obtido. Programas federais de manutenção e de financiamento de cuidados de saúde afetam diretamente a distribuição de fatores de risco sociais e econômicos e, portanto, afetam indiretamente a prevalência e os padrões de busca de auxílio para transtornos psiquiátricos na terceira idade. O desafio maior e mais interessante nesta área é monitorar os múltiplos processos dinâmicos que se intercruzam e interligam para afetarem o risco de ter transtornos psiquiátricos, a probabilidade de se recuperar dessas doenças e o recebimento de tratamento apropriado.

Referências

Abrahams R & Patterson P. Psychological distress among community elderly: prevalence, characteristics and implications for service. *Int J Aging Hum Dev* 9:1-19, 1978-1979.

American Psychiatric Association. *Diagnostic and Statistical Manual of Mental Disorders,* 3.ed., Revised. Washington, DC, American Psychiatric Association, 1987.

Andersen R. A *Behavioral Model of Families's Use of Health Services.* Chicago, IL, University of Chicago Center for Health Administration, 1968.

Andersen R, Kravits J anderson O. *Equity in Health Services.* Cambridge, MA, Ballinger, 1975.

Andrew B, Hawton K, Fagg J, Westbrook D. Do psychological factors influence outcome in severely depressed female psychiatric inpatients? *Br J Psychiatry* 163:747-754, 1993.

Antonucci TC. Social supports and social relationships. *In: Handbook of Aging and the Social Sciences,* 3.ed. Edited by Binstock RH & George LK. San Diego, CA, Academic Press, pp. 205-227, 1990.

Arling G. Strain, social support and distress in old age. *J Gerontol* 42:107-113, 1987.

Atchley RC. *The Sociology of Retirement.* Cambridge, MA, Schenkman, 1976.

Bailey M, Haberman P, Alksne H. The epidemiology of alcoholism in an urban residential area. *Quarterly Journal of Studies on Alcohol* 26:19-40, 1965.

Baldwin RC & Jolley DJ. The prognosis of depression in old age. *Br J Psychiatry* 149:574-583, 1986.

Baldwin RC, Benbow SM, Marriott A *et al.* Depression in old age-a reconsideration of cerebral disease in relation to outcome. *Br J Psychiatry* 163:82-90, 1993.

Bellah RN, Madsen R, Sullivan WM *et al. Habits of the Heart.* Berkeley, CA, University of California Press, 1985.

Berkanovic E & Telesky C. Social networks, beliefs and the decision to seek medical care: an analysis of congruent and incongruent patterns. *Med Care* 20:1018-1026, 1982.

Blazer DG. Impact of late-life depression on the social network. *Am J Psychiatry* 140:162-166, 1983.

———. The epidemiology of psychiatric disorders in late life. *In: Geriatric Psychiatry.* Edited by Busse EW & Blazer DG. Washington, DC, American Psychiatric Press, pp. 235-260, 1989.

Blazer DG, George LK, Landerman R *et al.* Psychiatric disorders: a rural/urban comparison. *Arch Gen Psychiatry* 42:651-656, 1985.

Blazer DG, Hughes DC, George LK. The epidemiology of depression in an elderly community population. *Gerontologist* 27:281-287, 1987a.

———. Stressful life events and the onset of a generalized anxiety syndrome. *Am J Psychiatry* 144:1178-1183, 1987b.

Blazer DC, Burchett B, Service C *et al.* The association of age and depression among the elderly: an epidemiologic exploration. *J Gerontol* 46:M210-M215, 1991.

Blazer DG, Hughes DC, George LK. Age and impaired subjective support: predictors of symptoms at one year follow-up. *J Nerv Ment Dis* 180:172-178, 1992.

Brown GW & Harris T. *Social Origins of Depression: A Study of Psychiatric Disorder in Women.* London, Tavistock, 1978.

Brown GW & Prudo R. Psychiatric disorder in a rural and an urban population, I: aetiology of depression. *Psychol Med* 11: 581-599, 1981.

Brugha TS, Bebbington PE, Sturt E *et al.* The relation between life events and social support networks in a clinically depressed cohort. *Soc Psychiatry Psychiatr Epidemiol* 25:308-312, 1990a.

Brugha TS, Bebbington PE, MacCarthy B *et al.* Gender, social support and recovery from depressive disorders: a prospective clinical study. *Psychol Med* 20:147-156, 1990b.

Burns B & Taube C. Mental health services in general medical care and in nursing homes. *In: Mental Health Policy for Older Americans: Protecting Minds at Risk.* Edited by Fogel BS, Furino A, Gottleib GL Washington, DC, American Psychiatric Press, pp. 63-84, 1990.

Chiriboga DA. Adaptation to marital separation in later and earlier life. *J Gerontol* 37:109-114, 1982.

Cohen CI & Sokolovsky J. Schizophrenia and social networks: expatients in the inner city. *Schizophr Bull* 4:546-560, 1978.

Cohen D & Eisdorfer C. Depression in family members caring for a relative with Alzheimer's disease. *J Am Geriatr Soc* 36:385-389, 1989.

Cole MG. Age, age of onset and course of primary depressive illness in the elderly. *Can J Psychiatry* 28:102-104, 1983.

Comstock G & Helsing K. Symptoms of depression in two communities. *Psychol Med* 6:551-563, 1976.

Cronkite RC & Moos RH. The role of predisposing and moderating factors in the stress-illness relationship. *J Health Soc Behav* 25:372-393, 1984.

Crotty P & Kulys R. Social networks: the views of schizophrenic clients and their significant others. *Soc Work* 27:301-309, 1985.

Crowell BA, George LK, Blazer DC *et al.* Psychosocial risk factors and urban/rural differences in the prevalence of major depression. *Br J Psychiatry* 149:307-314, 1986.

Cutler SJ & Hendricks J. Leisure and time use across the life course. *In: Handbook of Aging and the Social Sciences,* 3.ed. Edited by Binstock RH & George LK. San Diego, CA, Academic Press, pp. 169-185, 1990.

Cutrona C, Russell D, Rose T. Social support and adaptation to stress by the elderly. *Psychol Aging* 1:47-54, 1986.

Dimond M, Lund DA, Caserta MS. The role of social support in the first two-years of bereavement in an elderly sample. *Gerontologist* 27:599-604, 1987.

Dooley D, Catalano R, Jackson R *et al.* Economic, life and symptom changes in a nonmetropolitan community. *J Health Soc Behav* 22:144-154, 1981.

Dupree LW, Broskowski H, Schonfeld L. The gerontology alcohol project: a behavioral treatment program for elderly alcohol abusers. *Gerontologist* 24:510-516, 1984.

Edelman P & Hughes S. The impact of community care on provision of informal care to housebound elderly persons. *J Gerontol* 45:S74-S84, 1990.

Ekerdt DJ, Bosse R, Goldie C. The effects of retirement on somatic complaints. *J Psychosom Res* 27:61-67, 1983.

Essex MJ, Klein MH, Lohr MJ *et al.* Intimacy and depression in older women. *Psychiatry* 48:159178, 1985.

Feighner JP, Robins E, Guze SB *et al.* Diagnostic criteria for use in psychiatric research. *Arch Gen Psychiatry* 26:57-63, 1972.

Felton BJ, Brown P, Lehmann S *et al.* The coping function of sex-role attitudes during marital disruption. *J Health Soc Behav* 21:240-247, 1980.

Finney J, Moos R, Mewborn CR. Posttreatment experiences and treatment outcome of alcoholic patients six months and two years after hospitalization. *J Consult Clin Psychol* 48:17-29, 1980.

Folkman S & Lazarus RS. An analysis of coping in a middle-aged community sample. *J Health Soc Behav* 21:219-239, 1980.

George LK. Social factors and the onset and outcome of depression. *In: Aging, Health Behaviors and Health Outcomes.* Edited by Schaie KW, House JS, Blazer DG. Hillsdale, NJ, Lawrence Erlbaum, pp. 137-159, 1992.

———. Sociological perspectives on life transitions. *Annu Rev Soc* 19:353-373, 1993.

George LK, Siegler IC, Okun MA. Separating age, cohort and time of measurement: analysis of variance or multiple regression. *Exp Aging Res* 7:297-314, 1981.

George LK, Landerman R, Blazer D et al. Concurrent morbidity between physical and mental illness: an epidemiologic examination. *In: Mechanisms of Psychological Influences on Physical Health, With Special Attention to the Elderly.* Edited by Carstensen LL & Neale J. New York, Plenum, pp. 9-22, 1988a.

George LK, Blazer DG, Winfield-Laird I et al. Psychiatric disorders and mental health service use in later life: evidence from the Epidemiologic Catchment Area program. *In: Epidemiology and Aging.* Edited by Brody J, Maddox GL. New York, Springer, pp. 189-219, 1988b.

George LK, Blazer DG, Hughes DC et al. Social support and the outcome of major depression. *Br J Psychiatry* 154:478-485, 1989.

German PS, Shapiro S, Skinner EA et al. Detection and management of mental health problems of older patients by primary care providers. *JAMA* 257:489-493, 1987.

Glick IO, Weiss RD, Parkes CM. *The First Year of Bereavement.* New York, Wiley, 1974.

Goldstrom ID, Burns BJ, Kessker LG et al. Mental health services use by elderly adults in a primary care setting. *J Gerontol* 42:147-153, 1987.

Green BH, Copeland JRM, Dewey ME et al. Risk factors for depression in elderly people: a prospective study. *Acta Psychiatr Scand* 86:213-217, 1992.

Greenfied SF, Swartz MS, Landerman R et al. Long term psychosocial consequences of childhood exposure to parental problem drinking. *Am J Psychiatry* 150:608-613, 1993.

Grusky O, Tierney K, Manderscheid RW et al. Social bonding and community adjustment of chronically mentally ill adults. *J Health Soc Behav* 26:4963, 1985.

Helzer JE, Carey KE, Miller RH. Predictors and correlates of recovery in older *versus* younger alcoholics. *In: Nature and Extent of Alcohol Problems Among the Elderly.* Edited by Maddox G, Robins LN, Rosenberg N. Rockville, MD, National Institute on Alcohol Abuse and Alcoholism, pp. 83-99, 1984.

Helzer JE, Burnam A, McEvoy LT. Alcohol abuse and dependence. *In: Psychiatric Disorders in America.* Edited by Robins LN & Regier DA. New York, Free Press, pp. 81-115, 1991.

Henderson AS. Interpreting the evidence on social support. *Soc Psychiatry* 19:49-52, 1984.

Henderson AS & Moran PAP. Social relationships during the onset and remission of neurotic symptoms: a prospective community study. *Br J Psychiatry* 143:467-472, 1983.

Henderson AS, Grayson DA, Scott R et al. Social support, dementia and depression among the elderly in the Hobart community. *Psychol Med* 16:379-390, 1986.

Henderson AS, Jorm AF, MacKinnon A et al. The prevalence of depressive disorders and the distribution of depressive symptoms in later life: a survey using draft ICD-10 and DSM-III-R. *Psychol Med* 23:719-729, 1993.

Hinrichsen GA & Hernandez NA. Factors associated with recovery from and relapse into major depressive disorder in the elderly. *Am J Psychiatry* 150:1820-1825, 1993.

Hirschfeld RMA, Klerman GL andreasen N et al. Psychosocial predictors of chronicity in depressed patients. *Br J Psychiatry* 148:648-654, 1986.

Holahan CK & Holahan CT. Self-efficacy, social support and depression in aging: a longitudinal analysis. *J Gerontol* 42:65-68, 1987.

Holahan CJ & Moos RH. Life stressors, personal and social resources and depression: a 4-year structural model. *J Abnorm Psychol* 100:31-38, 1991.

Holzer CE, Sheal BM, Swanson JS et al. The increased risk for specific psychiatric disorders among persons of low socioeconomic *status. American Journal of Social Psychiatrs* 6:259-271, 1986.

Hughes DC, Blazer DC, George LK. Age differences in life events: a multivariate controlled analysis. *Int J Aging Hum Dev* 2:207-220, 1988.

Hughes DC, Turnbull JE, Blazer DG. Family history of psychiatric disorder and low self-confidence: predictors of depressive symptoms at 12-month follow-up. *J Affect Disord* 25:197-212, 1992.

Hughes DC, DeMallie D, Blazer DG. Does age make a difference in the effects of physical health and social support on the outcome of a major depressive episode? *Am J Psychiatry* 150:728-733, 1993.

Hunt N, Bruce-Jones W, Silverstone T. Life events and relapse in bipolar affective disorder. *J Affect Disord* 25:13-20, 1992.

Husaini BA, Moore ST, Castor RS et al. Social density, stressors and depression: gender differences. among the black elderly. *J Gerontol* 46:P236-P242, 1991.

Jones-Webb RJ & Snowden LR. Symptoms of depression among blacks and whites. *Am J Public Health* 83:240-244, 1993.

Kaminsky M. Pictures from the past: the uses of reminiscence in case work with the elderly. *J Gerontol* 1:19-31, 1978.

Kandel DB, Davies M, Rabers VH. The stressfulness of daily social roles for women: marital, occupational and household roles. *J Health Soc Behav* 26:64-78, 1985.

Kasl SV & Harburg E. Mental health and the urban environment: some doubts and second thoughts. *J Health Soc Behav* 16:268-282, 1975.

Kessler RC. Stress, social *status* and psychological distress. *J Health Soc Behav* 20:259-272, 1979.

Kessler RC & Magee WJ. Childhood adversities and adult depression: basic patterns of association in a US national survey. *Psychol Med* 23:679-690, 1993.

Kessler RC & Neighbors HW. A new perspective on the relationships among race, social class and psychological distress. *J Health Soc Behav* 27:107-115, 1986.

Kessler RC, Brow RL, Broman CL. Sex differences in psychiatric help-seeking: evidence from four large scale surveys. *J Health Soc Behav* 22:49-64, 1981.

Kirscht JP. The health belief model and illness behavior. *Health Education Monographs* 2:387-408, 1974.

Koenig HG, Ford SM, George LK et al. Religion and anxiety disorder: an examination and comparison of associations in young, middle-aged and elderly adults. *Journal of Anxiety Disorders* 7:321-342, 1993a.

Koenig HG, George LK, Blazer DG et al. The relationship between religion and anxiety in a sample of community-dwelling older adults. *J Geriatr Psychiatry* 26:65-93, 1993b.

Koenig HG, George LK, Meador KG et al. The relationship between religion and alcoholism in a sample of community-dwelling adults. *Hosp Community Psychiatry* 45:225-231, 1994.

Krause N. Social support, stress and well-being among older adults. *J Gerontol* 41:512-519, 1986a.

———. Stress and sex differences in depressive symptoms among older adults. *J Gerontol* 41:727-731, 1986b.

———. Chronic financial strain, locus of control and depressive symptoms among older adults. *Psychol Aging* 2:375-382, 1987.

———. Stressful life events and physician utilization. *J Gerontol* 43:S53-S61, 1988.

———. Illness behavior in late life. In: *Handbook of Aging and the Social Sciences*, 3.ed. Edited by Binstock RH & George LK. San Diego, CA, Academic Press, pp. 228-244, 1990.

Krause N, Liang J, Yatomi N. Satisfaction with social support and depressive symptoms: a panel analysis. *Psychol Aging* 4:88-97, 1989.

Kulka RA, Veroff J, Douvan E. Social class and the use of professional help for personal problems, 1957 and, 1976. *J Health Soc Behav* 20:2-16, 1979.

La Gory M & Fitzpatrick K. The effects of environmental context on elderly depression. *Journal of Aging and Health* 4:459-479, 1992.

Landerman R, George LK, Blazer DG. Adult vulnerability for psychiatric disorders: interactive effects of negative childhood experiences and recent stress. *J Nerv Ment Dis* 179:656-663, 1991.

Leaf PJ, Livingston MM, Tischler CL et al. Contact with health professional; for treatment of psychiatric and emotional problems. *Med Care* 23:1322-1337, 1985.

Leaf PJ, Bruce ML, Tischler CL et al. Factors affecting the utilization of specially and general medical mental health services. *Med Care* 26:9-26, 1989.

McMordie WR & Blom S. Life review therapy: psychotherapy for the elderly. *Perspect Psychiatr Care* 4:162-166, 1979.

McPherson H, Herbison P, Romans S. Life events and relapse in established bipolar affective disorder. *Br J Psychiatry* 163:381-385, 1993.

Meador KG, Koenig HG, Hughes DC et al. Religious affiliation and major depression. *Hosp Community Psychiatry* 43:1204-1208, 1992.

Mirowsky J & Ross CE. Age and depression. *J Health Soc Behav* 33:187-205, 1992.

Mitchell J, Mathews HF, Yesavage JA. A multidimensional examination of depression among the elderly. *Research on Aging* 15:198-219, 1993.

Moldin SO, Scheftner WA, Rice JP et al. Association between major depressive disorder and physical illness. *Psychol Med* 23:755-761, 1993.

Mueller D. The current *status* of urban-rural differences in psychological disorder: an emerging trend for depression. *J Nerv Ment Dis* 169:18-27, 1981.

Murdock SH & Schwartz DF. Family structure and the use of agency services: an examination of patterns among elderly native Americans. *Gerontologist* 18:475-481, 1978.

Murphy E. Social origins of depression in old age. *Br J Psychiatry* 141:135-142, 1982.

———. The prognosis of depression in old age. *Br J Psychiatry* 142:111-119, 1983.

Myers G. Demography of aging. In: *Handbook of Aging and the Social Sciences*, 3.ed. Edited by Binstock RH & George LK. San Diego, CA, Academic Press, pp. 19-44, 1990.

Neff JA & Husaini BA. Stress-buffer properties of alcohol consumption: the role of urbanicity and religious identification. *J Health Soc Behav* 26:207-221, 1985.

Noelker LS & Bass DM. Home care for elderly persons: linkages between formal and informal caregivers. *J Gerontol* 44:S63-S70, 1989.

O'Rand AM. Stratification and the life course. In: *Handbook of Aging and the Social Sciences*, 3.ed. Edited by Binstock RH & George LK. San Diego, CA, Academic Press, pp. 130-150, 1990.

Oxman TE, Berkman LF, Kasl S et al. Social support and depressive symptoms in the elderly. *Am T Epidemiol* 135:356-368, 1992.

Padgett DK, Patrick C, Burns BJ et al. Ethnicity and the use of outpatient mental health services in a national insured population. *Am J Public Health* 84:222-226, 1994.

———. Use of mental health services by black and white elderly. In: *Handbook on Ethnicity, Aging and Mental Health*. Westport, CT, Greenwood Press, em produção.

Pattison EM, Lleamas R, Hurd G. Social network médiation of anxiety. *Psychiatric Annals* 9:56-67, 1979.

Regier DA, Goldberg ID, Taube CA. The de facto US mental health services system: a public health perspective. *Arch Gen Psychiatry* 35:685-693, 1978.

Robins LN & Regier DA (eds.). *Psychiatric Disorders in America*. New York, Free Press, 1991.

Robins LN, Locke BZ, Regier DA. An overview of psychiatric disorders in America. In: *Psychiatric Disorders in America*. Edited by Robins LN & Regier DA. New York, Free Press, pp. 328-366, 1991.

Roof WC & McKinney WC. *American Mainline Religion*. New Brunswick, NJ, Rutgers University Press, 1987.

Rosenstock IM. Historical origins of the health belief model. In: *The Health-Belief Model and Personal Health Behavior*. Edited by Becker M. Thorofare, NI, Slack, pp. 9-27, 1974.

Rosin A & Glatt M. Alcohol excess in the elderly. *Quarterly Journal of Studies on Alcohol* 32:53-59, 1971.

Ross CE & Huber J. Hardship and depression. *J Health Soc Behav* 26:312-327, 1985.

Schappert SM. Office visits to psychiatrists: United States, 1989-1990. Advancedata 237. Hyattsville, MD, National Center for Health Statistics, 1993.

Schuckit MA, Atkinson JH, Miller PL *et al.* A three-year follow-up of elderly alcoholics. *J Clin Psychiatry* 41:412-416, 1980.

Schurman RA, Kramer PD, Mitchell JB. The hidden mental health network. *Arch Gen Psychiatry* 42: 89-94, 1985.

Schwab J, Warheit G, Holzer C. Mental health: rural-urban comparisons. *Mental Health and Society* 1:265-274, 1974.

Smeeding TM. Economic *status* of the elderly. *In: Handbook of Aging and the Social Sciences,* 3.ed. Edited by Binstock RH & George LK. San Diego, CA, Academic Press, pp. 362-382, 1990.

Smith K. Sex differences in benzodiazepine use among the elderly: effects of social support. Doctoral Dissertation, Duke University, Durham, NC, 1985.

Smith-Ruiz D. Relationship between depression, social support and physical illness among elderly blacks: research notes. *J Natl Med Assoc* 77:1017-1019, 1985.

Sokolovsky J, Cohen C, Berger D *et al.* Personal networks of ex-mental patients in a Manhattan SRO hotel. *Human Organization* 37:5-15, 1978.

Soldo B. In-home services for the dependent elderly. *Research on Aging* 7:281-304, 1985.

Spitzer RL, Endicott J, Robins E. *Research Diagnostic Criteria (RDC) for a Selected Group of Functional Disorders,* 3.ed. New York, New York State Psychiatric Institute, 1978.

Tennstedt S, Cafferata CL, Sullivan L. Depression among caregivers of impaired elders. *Journal of Aging and Health* 4:58-76, 1992.

Tweed JL, Schoenbach VJ, George LK *et al.* The effects of childhood parental death and divorce on six-month history of anxiety disorders. *Br J Psychiatry* 154:823-828, 1989.

Vaillant CE. *The Natural History of Alcoholism.* Cambridge, MA, Harvard University Press, 1983.

Veroff J, Douvan E, Kulka RA. *The Inner American.* New York, Basic Books, 1981.

Vestal RF. Pharmacology and aging. *J Am Geriatr Soc* 30:191-200, 1982.

Vieil HO. Depressed mood and major depressive episodes: differential responsiveness to psychosocial experiences. *European Archives of Psychiatry and Neurological Sciences* 240:62-65, 1990.

Vieil HO, Kuhner C, Brill G *et al.* Psychosocial correlates of clinical depression after psychiatric inpatient treatment: methodological issues and baseline differences between recovered and non-recovered patients. *Psychol Med* 22:415-427, 1992.

Wan TH. Functionally disabled elderly: health *status*, social support and use of health services. *Research on Aging* 9:61-78, 1987.

Warheit CL & Auth JB. Epidemiology of alcohol abuse in adulthood. *In: Psychiatry,* Vol 3. Edited by Cavenar JL. Philadelphia, PA, JB Lippincott, pp. 512-537, 1985.

Warheit CL, Holzer CE, Arey SA. Race and mental illness: an epidemiologic update. *J Health Soc Behav* 16:243-256, 1975.

Watkins SC, Menken JA, Bongaarts J. Demographic foundations of family change. *American Sociological Review* 52:346-358, 1987.

Wattis JP. Alcohol and old people. *Br J Psychiatry* 143:306-307, 1983.

Wells KB, Rogers WH, Davis LM *et al.* Quality of care for hospitalized depressed elderly patients before and after implementation of the Medicare Prospective Payment System. *Am J Psychiatry* 150:1799-1805, 1993.

Wells-Parker E, Miles S, Spencer B. Stress experiences and drinking histories of elderly drunken driving offenders. *J Stud Alcohol* 44:429-437, 1983.

Winokur G, Coryell W, Keller M *et al.* A prospective follow-up of patients with bipolar and primary unipolar affective disorder. *Arch Gen Psychiatry* 50:457-465, 1993.

9

Epidemiologia dos Transtornos Psiquiátricos no Idoso

Dan G. Blazer, M.D., Ph.D.

A epidemiologia dos transtornos psiquiátricos na velhice é o estudo da distribuição desses transtornos entre os idosos e dos fatores que influenciam tal distribuição (MacMahon e Pugh, 1970). Roberts (1977) lembrou que a epidemiologia não é apenas a ciência básica da medicina preventiva e comunitária, mas também que pode servir como a ciência básica da prática clínica. Neste capítulo, as metas e achados dos epidemiologistas psiquiátricos serão examinadas, na medida em que se relacionam com os cuidados do adulto idoso com transtornos psiquiátricos. Em contraste com as ciências substantivas, a epidemiologia é primariamente um modo de pensar sobre saúde e doença além da abordagem clínica tradicional (Morris, 1975). Platt (1952) assim descreveu o método epidemiológico:

> Onde está a necessidade para treinarem-se os médicos na ciência (...)?
> Em primeiro lugar (...) o treinamento é necessário porque a disciplina científica é o antídoto para o excesso da arte da medicina que, levada longe demais, degenera-se em existencialismo médico sobre a vida (...) O médico que conhece apenas a arte (...) pode terminar enganando não apenas seus pacientes, mas a si mesmo (...) A auto-ilusão é o pecado contra o qual a disciplina científica protege (p. 978).

A avaliação do idoso com problemas está plena de armadilhas que levam à incerteza na tomada de decisões clínicas (Weinstein e Feinberg, 1980). A incerteza pode surgir de erros na coleta dos dados clínicos — por exemplo, o paciente pode citar uma queixa, mas o médico registra outra. Problemas na identificação do caso são especialmente predominantes na terceira idade, já que o adulto idoso pode não expressar aqueles sintomas tradicionalmente associados com diagnósticos psiquiátricos derivados do DSM-III-R (Associação Americana de Psiquiatria, 1987). Outros dados podem ser ambíguos, já que os observadores podem diferir em sua capacidade para detectar sintomas e sinais de um transtorno — ansiedade, por exemplo. Uma incerteza ainda maior pode envolver a relação entre a normalidade e a doença. Como os médicos devem distinguir entre os problemas universais dos indivíduos sadios, porém preocupados, daqueles com transtornos psiquiátricos sérios e tratáveis? Finalmente, a incerteza sobre os efeitos do tratamento podem derivar-se de uma falta de dados sobre a história natural de um transtorno.

O primeiro passo no estudo epidemiológico dos transtornos psiquiátricos nos idosos é um entendimento da população em risco — especificamente, aquele grupo de indivíduos nos quais os transtornos psiquiátricos podem surgir. Os percentuais crescentes de adultos idosos nos países desenvolvidos, comparados com grupos etários mais jovens, servem como um testemunho pungente para a necessidade de um maior estudo dos transtornos psiquiátricos e para a mobilização de serviços para os idosos. Um perfil demográfico e uma projeção da população idosa norte-americana é apresentado na Tabela 9-1.

Embora o número e a porcentagem de idosos tenham aumentado progressivamente durante o século XX, um aumento dramático ocorrerá na primeira metade do século XXI, principalmente devido ao envelhecimento da geração do *baby boom*. Entre 1995 e 2030, o número de pessoas com 65 anos ou mais nos Estados Unidos duplicará (como duplicou entre 1950 e 1985). Se a idade média para a aposentadoria permanecer a mesma e se as pessoas mantiverem a tendência para ingressar na força de trabalho logo após os 20 anos de idade, o choque de uma população mais velha sobre a economia do país — sem mencionarmos a necessidade por cuidados com a saúde — será dramático. Isso pode ser visto pelo profundo aumento na razão de idade/dependência — isto é, a proporção de pessoas na força de trabalho comparada com crianças ou aposentados. A flexibilidade na aposentadoria e outras mudanças sociais e econômicas ajudarão a modificar o choque do "achatamento" da pirâmide populacional. Ainda assim, essa revolução demográfica afetará cada indivíduo e cada instituição em nossa sociedade (Pifer e Bronte, 1986).

Tabela 9-1. População real e projetada de idosos (65+) nos Estados Unidos por ano

Ano	População
1900	3.100.000
1920	4.900.000
1940	9.000.000
1960	16.700.000
1980	25.700.000
2000	34.900.000
2020	52.100.000

Fonte: Resumida de Fowles DG. "A profile of older americans: 1990" (DHHS Publication PF3029[1290]D996). Washington, DC, American Association of Retired Persons, Administration on Aging, pp. 1-2, 1990.

Embora alterações no número total e percentual de distribuição da população durante o período de vida sejam afetadas principalmente por alterações na fertilidade, mudanças na mortalidade dentro da população que envelhece têm afetado também a demografia da velhice. As expectativas de vida para homens e mulheres em 1990 era de 71 e 78 anos, respectivamente. Muito da diferença entre os sexos, em termos de expectativa de vida ao nascer, pode ser justificado por diferenças na mortalidade após os 65 anos de idade. Por exemplo, com base nos dados disponíveis em 1990, uma mulher que viveu até os 65 anos pode esperar viver ainda 19 anos, enquanto um homem pode esperar viver mais 15 anos. As contribuições relativas para essa diferença na longevidade, de fatores ambientais e genéticos, têm sido extensivamente debatidas. O tabagismo, mais comum entre os homens, tem contribuído para a diferença. As ocupações mais estressantes e fisicamente desgastantes nas quais os homens engajaram-se durante grande parte do século XX podem também explicar parcialmente essa diferença. Esses riscos potenciais de mortalidade são dinâmicos entre os sexos, já que mais mulheres ingressam na força de trabalho em todos os níveis e mais mulheres estão fumando. As mulheres podem ter uma vantagem genética na expectativa de vida.

Ainda que as mudanças gerais na demografia do grupo com 65 anos ou mais tenham comandado a atenção dos planejadores da área da saúde, uma revolução talvez mais dramática ainda ocorreu entre os idosos mais velhos. Atualmente, pessoas com 85 anos de idade ou mais constituem o grupo etário de mais rápido crescimento na população americana (Rosenwaike, 1985). Embora essa população estivesse em menos de um milhão em 1960, quase 5 milhões de pessoas terão 85 anos ou mais no ano 2000, e representarão aproximadamente 15% do grupo com 65 anos ou mais. Os idosos mais velhos precisarão de serviços médicos e psiquiátricos maiores, já que aos 85 anos eles ingressam em um período da vida caracterizado por uma alta prevalência e incidência de demência e sintomas psiquiátricos combinados com doença física (tal como depressão).

Qual pode ser a colaboração dos estudos epidemiológicos psiquiátricos para os serviços de saúde mental para idosos? Morris (1975) sugeriu os seguintes usos para a epidemiologia:

1. Identificar casos (por exemplo, será que o padrão de sintomas da depressão em pessoas idosas pode ser prontamente identificado em populações que vivem na comunidade, bem

como em populações clínicas [isto é, hospitalizadas] de idosos?).
2. Apresentar a distribuição de transtornos psiquiátricos na população (por exemplo, qual é a prevalência e/ou incidência de demência?).
3. Localizar tendências históricas da doença mental entre pessoas idosas (por exemplo, será que a incidência de suicídio aumentou entre essa população, nos últimos 10 anos?).
4. Determinar a etiologia de transtornos psiquiátricos na terceira idade (por exemplo, será que os fatores sociais contribuem mais para a etiologia dos transtornos psiquiátricos na terceira idade que esses transtornos na meia-idade, dado um potencial mais baixo para contribuições genéticas?).
5. Examinar o uso de serviços psiquiátricos e outros serviços de saúde mental para pessoas idosas (por exemplo, será que idosos com prejuízos psiquiátricos na comunidade subutilizam os serviços psiquiátricos?)

Cada uma dessas funções da epidemiologia será revisada neste capítulo.

Identificação de Casos

Os médicos vêem-se constantemente frente à tarefa de diferenciar a anormalidade da normalidade. Embora a maior parte dos epidemiologistas e médicos concorde sobre os sintomas básicos dos transtornos psiquiátricos durante todo o ciclo vital, a distinção absoluta entre um caso e um não-caso — isto é, pessoas que necessitam de atenção psiquiátrica *versus* aquelas que não necessitam de tais cuidados — não é facilmente estabelecida. Muitos dos sintomas e sinais de um transtorno psiquiátrico na terceira idade podem estar onipresentes no processo de envelhecimento, assim turvando a distinção entre casos e não-casos. Os epidemiologistas podem ajudar o médico a identificar agrupamentos significativos de sintomas e graus significativos de seriedade dos sintomas. A identificação de casos também é a base da epidemiologia descritiva: "casos" são o numerador da equação a partir da qual estimativas de prevalência e incidência são derivadas em amostras clínicas e da comunidade (o denominador).

O que é um caso? Copeland (1981) sugere que a questão seja invertida, pelos epidemiologistas, com vantagens, para: "Um caso para o quê?" A escolha de um conceito para um caso depende da investigação científica ou clínica particular do investigador. Se, a fim de determinar o valor de um novo agente sedativo-hipnótico de curta ação, o médico deseja identificar um grupo de idosos sofrendo de insônia inicial, a prevalência e a severidade de um sintoma-alvo — insônia inicial — definem o caso. A dificuldade com o sono pode resultar de diversos transtornos subjacentes diferentes, mas o diagnóstico seria irrelevante para as finalidades do estudo. Para a maior parte dos médicos, contudo, o objetivo da identificação do caso é identificar sujeitos que vivenciam uma psicopatologia subjacente uniforme (Blazer, 1982). De acordo com Goodwin e Guze (1979), o diagnóstico é prognóstico. As categorias diagnósticas que se aproximam de verdadeiros processos de doença têm diversas características, incluindo as seguintes (Weissman e Klerman, 1978):

1. Uma categoria deve ser distinguida com base em padrões de sintomatologia.
2. Uma categoria deve prever o resultado de um transtorno.
3. Uma categoria deve refletir a realidade biológica subjacente, confirmada por estudos familiares e genéticos.
4. Estudos laboratoriais devem eventualmente validar uma categoria diagnóstica (por exemplo, o uso de latência do movimento rápido dos olhos (REM) ou teste de supressão da dexametasona (DST) para delinear depressão melancólica).
5. O esquema de classificação deve identificar pessoas que podem responder a intervenções terapêuticas específicas, tais como uma forma particular de psicoterapia ou um grupo específico de medicamentos.

Outros autores definem um caso com base na gravidade dos sintomas ou no prejuízo físico, psicológico e social secundário aos sintomas. Essa abordagem à identificação de casos é menos popular entre os médicos, que estão mais inclinados a "tratar uma doença" do que "melhorar a função". A melhora da função deve derivar-se da remissão da doença. Ainda assim, a função tem especial relevância no cuidado de idosos. Ao manejarem-se transtornos psiquiátricos crônicos, tais como demência degenerativa primária do tipo de Alzheimer, a melhora ou a manutenção do funcionamento físico é um objetivo clínico primário. Os membros da família freqüentemente estão muito mais preocupados com um melhor funcionamento do que com o alívio dos sintomas. Um sono melhorado, maior apetite e declínio na ideação suicida em um idoso deprimido podem não se traduzir em uma recuperação percebida do episódio depressivo pela família. Em vez disso, a família pode focalizar-se sobre a qualidade das interações interpessoais e funcionamento social.

Independentemente da abordagem assumida para identificar os casos, a maior parte dos médicos e investigadores clínicos deseja atingir a perfeição na separação entre casos e não-casos. O método epidemiológico depende, em sua maior parte, de uma clara distinção entre casos e não-casos (Kleinebaum *et al.*, 1982), mas grande parte dos idosos não se ajusta idealmente aos diagnósticos psiquiátricos que recebem (Strauss *et al.*, 1979). À parte do sistema diagnóstico, existem casos incomuns ou limítrofes que não podem ser colocados manifestamente em uma categoria única. Isso levou alguns investigadores a considerar a possibilidade de "conjuntos não-delimitados" como um meio pelo qual os casos podem ser mais realisticamente diferenciados (Clive *et al.*, 1983; Swartz *et al.*, 1986). Com freqüência, os idosos manifestam mais de uma doença simultaneamente — por exemplo, depressão maior e demência degenerativa primária. Além disso, as categorias prescritas do DSM-III-R ou DSM-IV (Associação Americana de Psiquiatria, 1994) não se ajustam sempre aos sintomas que podem ser exibidos pelos indivíduos nessa população: ansiedade generalizada, por exemplo, não é tão facilmente diferenciada de um episódio depressivo maior em um adulto idoso agitado.

O agrupamento mais natural de adultos idosos em categorias é perceptualmente "não-delimitado" (Rosch, 1978), já que os processos naturais raramente exibem critérios necessários e suficientes para distinções perfeitas. Os limites entre categorias estreitamente relacionadas são maldefinidos. Alguns dos métodos de identificação de casos, tais como a lista de verificação de sintomas e abordagens padronizadas de entrevistas que arquivam sintomas, são adaptativas ao desenvolvimento de agrupamentos tanto de sintomas quanto de sujeitos com limites maldefinidos. Por exemplo, idosos deprimidos estão mais propensos a expressar disfunção cognitiva que pessoas deprimidas de meia-idade, mas, ainda assim, a disfunção cognitiva é parte da síndrome de depressão em todo o ciclo vital (Blaer *et al.*, 1986). Portanto, síndromes psiquiátricas — ao invés de transtornos distintos — são mais comuns como entidades diagnósticas na psiquiatria geriátrica. As mais comuns dessas síndromes são perda de memória, depressão, ansiedade, suspeitas e agitação, transtornos do sono e hipocondria (Blazer, 1994).

À parte da abordagem adotada para a identificação do caso, um diagnóstico deve ser confiável e válido para se constituir em um meio útil de comunicar informações clínicas. Para passar no teste de confiabilidade, um diagnóstico deve ter consistência e condições de ser repetido. Métodos padronizados ou operacionais para a identificação de sintomas psiquiátricos e a disponibilidade de critérios específicos para diagnósticos psiquiátricos melhoraram imensamente a confiabilidade da identificação de casos por psiquiatras. A confiabilidade, contudo, não garante a validade — isto é, o teste para avaliar se um caso identificado por determinado método reflete a realidade subjacente. Diferentemente de outras especialidades médicas, os médicos que trabalham com pacientes psiquiatricamente enfermos focalizam suas habilidades, na maior parte, sobre pensamentos, sentimentos e ações. Não existe um parâmetro (padrão) objetivo para testar a veracidade de determinada síndrome identificada por sintomas e comportamento.

Uma vez estabelecidos os critérios para a identificação de casos, várias abordagens têm sido usadas nos estudos epidemiológicos psiquiátricos de pessoas idosas. Embora cada abordagem contribua para nosso entendimento da psicopatologia na terceira idade, cada uma também apresenta seus próprios problemas. Historicamente, o método mais usado de identificação do caso em levantamentos epidemiológicos tem sido o método de revisão do prontuário ou estabelecimento de registros de casos (Farris e Dunham, 1939; *New York State Department of Mental Hygiene,* 1960; Pasamanick *et al.*, 1959). Nesses estudos, os diagnósticos repousam na avaliação do médico que atende o paciente. A variabilidade nos critérios usados pelos médicos, na situação sócio-econômica dos pacientes e nos critérios para transtornos em todo o ciclo vital, pode contribuir para uma parcialidade nesses estudos (Clausen e Kohn, 1959). Schoenberg e colaboradores (1987) usaram o método de revisão de prontuários para calcularem a incidência de doença de Alzheimer e outros transtornos caracterizados por demência entre a população em Rochester, Minnesota. Eles estimaram a incidência anual média de 187,5 casos novos por população de 100.000 a cada ano.

Uma segunda abordagem à identificação de casos é o uso de escalas de sintomas e inventários de personalidade auto-administrados. Escalas freqüentemente usadas nos levantamentos epidemiológicos incluem a Escala de Depressão do Centro de Estudos Epidemiológicos (CES-D), a qual procede a uma triagem para sintomas depressivos (Radloff, 1977). O Questionário

Abreviado sobre o Estado Mental (SPMSQ; Pfeiffer, 1975); e o Miniexame do Estado Mental (MMSE; Folstein *et al.,* 1975). A vantagem dessas escalas é que, diferentemente dos registros de casos, eles não distribuem subjetivamente os pacientes em uma categoria diagnóstica específica. Uma desvantagem é a falta de especificidade diagnóstica que pode ser obtida com seu uso. Por exemplo, a gravidade dos sintomas depressivos após a perda de um ente querido pode ser similar àquela associada com um episódio depressivo maior com melancolia. Uma lista de verificação de sintomas não pode ser usada para distinguir-se um do outro, embora o diagnóstico e a intervenção para esses dois transtornos pudessem ser muito diferentes. Blazer e colaboradores (1991) estimaram a prevalência de sintomas de depressão clinicamente significativa entre idosos vivendo na comunidade na Carolina do Norte como sendo de 9%, embora a maior parte desses indivíduos não recebesse o diagnóstico de depressão maior.

Nos últimos anos, um meio comumente usado de identificação de casos em estudos tanto clínicos quanto da comunidade tem sido o da entrevista padronizada. O Exame do Estado Atual (PSE; Wing *et al.,* 1974), o Roteiro para Transtornos Afetivos e Esquizofrenia, Versão/Tempo Vital (SADS-L; Spitzer e Endicott, 1978) e o Roteiro de Entrevista Diagnóstica (DIS; Robins *et al.,* 1981) são exemplos dos dois roteiros de entrevista mais usados. Esses instrumentos geralmente estão baseados em sistemas diagnósticos, tais como o DSM-III-R, que identificam critérios específicos para determinada categoria diagnóstica. Eles tendem a ser confiáveis e geralmente são válidos. Contudo, as entrevistas padronizadas derivam-se de sistemas diagnósticos particulares. Além disso, existem deficiências. Quanto mais o julgamento clínico contribui para a identificação de um caso, menos confiáveis os casos tendem a ser (embora os casos identificados por um roteiro menos estruturado possam refletir o julgamento clínico melhor que uma entrevista altamente estruturada que elimina o julgamento clínico). Por exemplo, o DIS foi usado no Estudo de Captação de Área Epidemiológica (ECA) (Regier *et al.,* 1988), do qual uma estimativa nacional para um mês para a prevalência de transtornos de humor em pessoas de 65 anos de idade ou mais foi de 3,3% (comparados com 8,29% para pessoas dos 25 aos 44 anos de idade [Regier *et al.,* 1988]).

Finalmente, um dos métodos epidemiológicos mais freqüentemente usados em estudos de comunidades baseia-se no julgamento de um médico para avaliar a probabilidade de que um transtorno psiquiátrico esteja presente com base nos dados de um questionário de levantamento. Os médicos são solicitados a estimar as chances de um determinado indivíduo na comunidade receber um diagnóstico psiquiátrico, se entrevistado clinicamente. Essa abordagem tende a maximizar o ajuste clínico na avaliação de um questionário de resposta forçada. O método é falho, entretanto, porque não pode ser usado para distinguir-se entre tipos diferentes de prejuízos psiquiátricos e, portanto, é menos clinicamente relevante. Por exemplo, a distinção entre depressão maior e demência pode ser turvada, apesar das abordagens relativamente distintas à terapia, implicadas nos diagnósticos específicos. No Estudo de Midtown Manhattan (Srole e Fischer, 1981), essa abordagem foi usada para demonstrar que o prejuízo à saúde mental estava muito mais propenso a ser associado com a coorte de nascimento que com a idade.

Distribuição dos Transtornos Psiquiátricos

Os autores de estudos descritivos da epidemiologia do prejuízo psiquiátrico têm se concentrado sobre o funcionamento geral da saúde mental ou distribuição de transtornos psiquiátricos específicos na população. Relatos desses estudos geralmente começam como observações gerais da relação do prejuízo ou transtornos específicos com características como idade, sexo, raça, ocupação e classe social. Essas tendências oferecem o modelo para estudos em maior profundidade sobre os contribuintes hereditários, biológicos e psicossociais para a etiologia dos transtornos e a epidemiologia da utilização dos cuidados com a saúde mental. As freqüências dos transtornos dentro da população são geralmente apresentadas em termos de uma proporção: a porcentagem de pessoas sofrendo de um prejuízo definido ou transtorno psiquiátrico específico dentro da população. Quase todos esses estudos oferecem estimativas baseadas em amostras comunitárias de populações maiores.

A prevalência de prejuízo cognitivo e demência em populações selecionadas da comunidade e de instituições, determinada em estudos selecionados, é apresentada nas Tabelas 9-2 e 9-3. A prevalência de prejuízo cognitivo de moderado a severo geralmente relatada dentro de populações da comunidade é de aproximadamente 4-6%, como ilustrado pelos dados apresentados. Uma vez que esses estudos medem nada mais do que a função cognitiva, essa prevalência de prejuízo

Tabela 9-2. Prevalência de prejuízo cognitivo em populações da comunidade e de instituições

Estudo	Amostra	N	Idade	Estratégia de avaliação	Prevalência (%)
ECA[1]	População norte-americana 1988	5.702	65+	MMSE	4,9
			65-74	MMSE	2,9
			75-84	MMSE	6,8
			85+	MMSE	15,8
EPESE					
New Haven[2]	Comunidade	2.811	65+	SPMSQ (9 itens)	5,3
Iowa[2]	Comunidade (população total em dois condados rurais)	3.673	65+	SPMSQ (9 itens)	1,3
Leste de Boston[2]	Comunidade	3.812	65+	SPMSQ (9 itens)	6,0
Condado de Durham[2,3]	Instituição	100	65+	SPMSQ	47
Minnesota[4]	Pacientes hospitalizados pelo *Medicaid*	74	96% ≥ 65	SPMSQ	59,4
Nacional[5]	Instituição	526	x = 83	Revisão de prontuários	39

Nota: ECA = Estudo de Captação de Área Epidemiológica; EPESE = Populações Estabelecidas para Estudos Epidemiológicos dos Idosos; MMSE = Miniexame do Estado Mental (Folstein *et al.*, 1975); MSQ = Questionário do Estado Mental (Kahn *et al.*, 1960); SPMSQ = Questionário Abreviado do Estado Mental (Pfeiffer, 1975).
Fonte: 1. Regier *et al.*, 1988; 2. Huntley *et al.*, 1986; 3. Blazer, 1978; Teeter *et al.*, 1976; 5. Burns *et al.*, 1988.

Tabela 9-3. Prevalência de demência em populações da comunidade e de instituições

Local	Amostra	N	Idade	Estratégia	Prevalência (%)
Europa					
Suécia (Essen-Moller *et al.*, 1956)	Comunidade rural	443	65+	Entrevistas psiquiátricas	10,8 síndrome cerebral orgânica leve e 5,0 severa
Inglaterra (Kay *et al.*, 1970)	Comunidade	758	65+	Entrevistas psiquiátricas	6,2 síndrome cerebral orgânica severa
Países Baixos (Heren *et al.*, 1991)	Comunidade	1.259	85+	Entrevistas padronizadas	23 demência (11% com depressão maior moderada ou severa)
Estados Unidos					
Baltimore (Folstein *et al.*, 1985)	Comunidade	923	65+	Entrevistas psiquiátricas e estudos laboratoriais	2,0 doença de Alzheimer; 2,8 demência por múltiplos infartos; 1,3 demência mista ou inespecífica
Maryland (Rovner *et al.*, 1986	Instituição	50	96% ≥ 66	Entrevistas padronizadas	56 demência degenerativa primária; 22 demência por múltiplos infartos; 4 depressão maior
Boston (Evans *et al.*, 1989)	Comunidade	467	65+	Entrevistas padronizadas e avaliação clínica	12,3 doença de Alzheimer

cognitivo não deve ser presumida como sendo a prevalência da doença de Alzheimer ou de prejuízo cerebral real. Por exemplo, a prevalência de "prejuízo" cognitivo pode ser apresentada de uma forma tendenciosa, em razão do nível de instrução da população que está sendo estudada, bem como por outros fatores socioculturais que podem afetar o desempenho em tarefas cognitivas. A maior parte dos estudos de populações institucionalizadas mostra uma faixa de prejuízo cognitivo severo que se agrupa em torno de 50%. Embora a prevalência de demência em populações institucionalizadas seja indubitavelmente muito mais alta que nas populações que vivem na comunidade, esses números relativos à prevalência não devem ser tomados como representando a prevalência de demência em instituições.

Mesmo em estudos da comunidade realizados por médicos, a prevalência de subtipos de demência, tais como demência por múltiplos infartos ou demência degenerativa primária de início senil, não é habitualmente relatada. Em vez disso, os investigadores tipicamente relatam o nível de gravidade das síndromes cerebrais orgânicas generalizadas (ver Tabela 9-3). Dentro de populações da comunidade, essas prevalências variam, mas a maior parte dos relatos giram em torno de 5%. Exceções têm aparecido em estudos mais recentes. Por exemplo, uma abordagem de dois estágios para identificação da demência foi relatada por Folstein *et al.* (1985). Em primeiro lugar, os investigadores examinaram a população usando o MMSE. A seguir, avaliaram em detalhes aquelas pessoas que demonstravam prejuízo no MMSE. Os resultado dessa avaliação foram surpreendentes. Embora a prevalência geral de demência fosse de 6,1%, a distribuição relativa entre demência por múltiplos infartos e doença de Alzheimer (demência degenerativa primária) era diferente da proporção de 3 para 1 geralmente citada: 2,8% demência multiinfarto *versus* 2,0 doença de Alzheimer. Uma explicação para esses achados é a proporção relativamente alta de negros na amostra da comunidade estudada (ao contrário da maioria das amostras clínicas de demência). Em um estudo similar realizado em Boston (Evans *et al.*, 1989), a prevalência da doença de Alzheimer era avaliada em mais de 12%, com uma estimativa de mais de 40% para pessoas com 85 anos ou mais. Pode parecer pouco intuitivo, inicialmente, que a prevalência da doença de Alzheimer esteja estimada como sendo de duas vezes aquela do prejuízo de moderado a severo. Contudo, uma avaliação diagnóstica cuidadosa pode confirmar a doença de Alzheimer mesmo quando o prejuízo cognitivo geral não é tão sério.

Nas Tabelas 9-4 e 9-5 é apresentada a prevalência de sintomas psiquiátricos e transtornos selecionados das populações da comunidade. Se todo o ciclo de vida adulto fosse incluído, muitos dos sintomas relatados en-

Tabela 9-4. Prevalência dos sintomas psiquiátricos em populações de adultos idosos da comunitárias

Local	N	Idade	Estratégia	Transtorno	Prevalência (%)
New Haven (Huntley *et al.*, 1986)	2.811	65+	CES-D (+ ou = a 16)	Depressão	15
Condado de Durham (Blazer e Houpt, 1979)	997	65+	Questionários	Hipocondria	14
San Francisco (Lowenthal e Berkman	589	60+	Questionários	Suspeitas	17
Condado de Durham (Christenson e Blazer, 1984)	997	65+	MMPI	Ideação persecutória	4
Iowa (Huntley *et al.*, 1986)	3.217	65+	Questionários	Problemas para conciliar o sono	14
				Despertares durante a noite	34
				Sonolência durante o dia	31
Carolina do Norte (Blazer *et al.*, 1991)	784	65+	DIS	Ansiedade generalizada	1,9

Nota: CES-D = Escala de Depressão, Center for Epidemiologic Studies (Radloff, 1977); DIS = Roteiro de Entrevista Diagnóstica (Robins *et al.*, 1981); MMPI – Inventário Multifásico de Personalidade de Minnesota (Hathaway e McKinley, 1970).

Tabela 9-5. Prevalência de transtornos psiquiátricos selecionados em populações comunitárias de idosos

Local	N	Idade	Estratégia	Transtorno	Prevalência (%)
ECA (Regier et al., 1988)	5.702	65+	DIS	Depressão maior	M = 0,4; F = 0,9
				Distimia	M = 1,0; F = 2,3
				Abuso de álcool	M = 1,8; F = 0,3
				Esquizofrenia/transtorno esquizofreniforme	M = 0,1; F = 0,1
Inglaterra (Kay et al., 1964)	297	65+	Entrevistas psiquiátricas	Ansiedade e transtorno distímico	5-10
Liverpool (Copeland, 1990)	1.070	5+	Comunidade geriátrica	Neurose depressiva	8,5
				Psicose depressiva	3,0

Nota: DIS = Roteiro de Entrevista Diagnóstica (Robins et al., 1981); ECA = Área de Captação Epidemiológica.

contrariam sua freqüência mais alta entre pessoas idosas, especialmente sintomas de hipocondria e dificuldades com o sono. A maior parte dos estudos de sintomas depressivos ao longo do ciclo vital no passado documentava uma prevalência maior na terceira idade (Warheit et al., 1973). Contudo, uma freqüência relativamente maior de certos sintomas na população de idosos não significa necessariamente uma freqüência maior de transtornos psiquiátricos específicos. O paradoxo de relatos relativamente elevados de sintomas depressivos e relatos relativamente baixos de prevalência de episódios depressivos maiores ilustra esse ponto (Blazer, 1982). Categorias diagnósticas, tais como aquelas encontradas no DSM-III-R, são agrupamentos de sinais e sintomas que têm sua validade derivada não do peso geral da sintomatologia, mas, em vez disso, de regularidades no conjunto da história, da persistência dos sintomas ao longo do tempo, de um resultado previsível, de uma fisiopatologia comum e possivelmente de distúrbios bioquímicos comuns. À medida que os marcadores biológicos dos transtornos psiquiátricos forem identificados, técnicas diagnósticas laboratoriais oferecerão informações complementares aos sintomas relatados. À medida que nosso conhecimento progride na área da nomenclatura, novas categorias de sintomas podem ser agrupadas para definir uma síndrome específica. Como Morris (1975) notou, cada geração sucessiva dividirá e reunirá grupos de sinais e sintomas para adequar-se aos seus próprios propósitos, dado o entendimento biomédico e clínico atual das doenças.

Os sintomas, os indicadores clínicos mais objetivos de psicopatologia, podem refletir mais que uma entidade diagnóstica. Por outro lado, os sintomas podem não estar associados com qualquer transtorno de interesse para o médico. Por exemplo, a diminuição no apetite pode ter várias causas. Em um determinado momento, reações de luto, mais freqüentes na terceira idade que em outros estágios do ciclo vital, podem ser virtualmente indiferenciáveis de episódios depressivos maiores se apenas o apetite é considerado. A perda do apetite também acompanha ajustes importantes de vida, tais como uma mudança forçada de residência ou um declínio nos recursos econômicos. Com maior freqüência, a perda de apetite na terceira idade é um resultado de saúde física debilitada.

Outros transtornos psiquiátricos, além da depressão, também são encontrados em uma menor prevalência entre os idosos que em outros estágios do ciclo de vida (Tabela 9-5). A prevalência relativamente menor de abuso de álcool entre essa população tem sido bem documentada na literatura, assim como a menor prevalência de esquizofrenia e transtornos esquizofreniformes. A ausência virtual desses transtornos nos dados da ECA (Regier et al., 1988) pode refletir a mortalidade seletiva. Por outro lado, ela também pode refletir as técnicas de identificação de casos utilizadas (os investigadores não tentaram avaliar os sem-teto). Os dados da comunidade não incluem indivíduos institucionalizados, e muitas pessoas idosas com esquizofrenia crônica podem estar em instituições. Além disso, a esquizofrenia de início precoce pode estar associada com um quadro sintomático de "esgotamento"; esse fato, juntamente com o relato deficiente, pode significar que a apresentação clínica de um indivíduo não reúne critérios para um diagnóstico de esquizofrenia.

Uma outra questão deriva-se desses dados: será que apresentações sintomáticas singulares da velhice tornam os Critérios Diagnósticos para Pesquisas (RDC; Spitzer et al., 1978) e o DSM-IV inadequados como um sistema de nomenclatura? O DSM-IV oferece categori-

Tabela 9-6. Prevalência de transtornos psiquiátricos entre adultos idosos em serviços de tratamento selecionados

Local	N	Idade	Estratégia	Transtorno	Prevalência (%)
Unidade de avaliação geriátrica (internação) (Cheah e Beard, 1980)	262	45+ mas na maior parte 55+	Entrevistas psiquiátricas	Disforia/Depressão	31,1
Instituição de cuidados intermediários (Rovner *et al.*, 1986)	50	96% < 66	Entrevistas psiquiátricas	Depressão maior Parafrenia	6,0 2,0
Cuidados a longo prazo (Parmelee *et al.*, 1989)	708	65+ 65+	Lista de verificação de sintomas do DSM-III-R[1]	Depressão maior Depressão menor	12,4 30,5
Instituição de cuidados agudos (Koenig *et al.*, 1988)	171	65+	Triagem e DIS[2] modificado	Depressão maior Depressão menor	11,5 23,0

Nota: 1. *American Psychiatric Association,* 1987; 2. Roteiro de Entrevista Diagnóstica (Robins *et al.*, 1981).

as específicas à idade para crianças, mas não para pessoas idosas. Os médicos que trabalham com idosos, entretanto, freqüentemente comentam que a depressão pode ser mascarada na terceira idade por sintomas de saúde física debilitada ou pseudodemência. Ainda assim, não existem evidências suficientes para o desenvolvimento de uma nova classificação diagnóstica específica para idosos. Embora o DSM-IV possa não identificar todas as pessoas idosas com sintomas psiquiátricos significativos, aquelas que se qualificam para um diagnóstico do DSM-IV não são diferentes daquelas em outros estágios do ciclo vital (Blazer, 1980a; Blazer *et al.,* 1987). A deficiência inerente no DSM-IV é que esse diferencia mal os sintomas psiquiátricos daqueles que significam a presença de doença física e cognição prejudicada — uma situação que também pode ocorrer em indivíduos mais jovens, embora seja bem mais comum como um problema diagnóstico na terceira idade que na meia-idade.

A prevalência de transtornos psiquiátricos — outros que não demência — nas instituições de tratamento é apresentada na Tabela 9-6. Como é evidente, a prevalência de depressão menor e depressão maior nos serviços de tratamento é muito superior do que encontrada em populações da comunidade. Muitos idosos deprimidos podem ser seletivamente admitidos em unidades médicas de internação ou em instituições de cuidados a longo prazo (porque os idosos estão menos propensos a usar os serviços psiquiátricos especializados). A prevalência mais baixa desses transtornos na comunidade, portanto, não deve iludir os médicos, fazendo-os crer que os problemas psiquiátricos têm pouca conseqüência para idosos.

Estudos Históricos

Os psiquiatras tipicamente seguem os pacientes por períodos relativamente curtos, durante o curso de suas doenças. Ademais, eles geralmente interagem com cada paciente dentro de um ciclo de tempo histórico relativamente breve. Estudos epidemiológicos acrescentam uma perspectiva histórica aos achados cruzados atuais em levantamentos clínicos e da população. Algumas doenças, tais como tuberculose, são conhecidas pelos seus períodos de crescimento e declínio; novas doenças, tais como a demência provocada pela síndrome de imunodeficiência adquirida (AIDS), podem emergir; e velhas doenças, como varíola, foram erradicadas ou desaparecem naturalmente (Morris, 1975). Estudos históricos na epidemiologia psiquiátrica são raros, especialmente dos idosos. Diferentemente das mudanças observadas com doenças infecciosas, contudo, mudanças temporais que ocorrem com a maioria dos comportamentos de interesse psiquiátrico devem ser determinadas ao longo de anos, e não de meses; exceções são o conjunto de emergências psiquiátricas após as comemorações do Natal e o aumento do suicídio durante a primavera, todos os anos (Hilliard *et al.,* 1981; Lester, 1979). Os constructos de identificação de casos têm mudado ao longo dos anos, sendo, então, raro encontrar-se um estudo no qual métodos similares de identificação de casos foram aplicados em dois pontos suficientemente distantes no tempo para o estabelecimento de tendências históricas. Estudos longitudinais também estão plenos de problemas metodológicos, especialmente aqueles relacionados ao acompanhamento.

O estudo de mudanças na freqüência de suicídio entre adultos idosos durante o século XX ilustra o valor dos estudos longitudinais, apesar dos problemas metodológicos associados com esses perfis. Em 1980, as taxas de suicídio estavam positivamente correlacionadas com a idade, embora a correlação não fosse tão dramática quanto nos anos 70. Como mostrado na Figura 9-1, a correlação é quase que totalmente explicada pelo aumento dramático na freqüência do suicídio por homens brancos com mais de 60 anos de idade. Entretanto, alcoolismo-padrão mudou desde 1980, com um aumento de 25% no suicídio entre pessoas idosas entre 1980 e 1985 (Meehan *et al.*, 1991).

A tendência, ao longo deste século, para o aumento das taxas de suicídio com a idade, parece ter alcançado um platô. Por que isso ocorreu? A taxa de suicídio em qualquer ponto do tempo é determinada por pelo menos três fatores: idade, efeitos da geração ou coorte e estressores singulares a determinado grupo etário em determinado ponto do tempo (isto é, efeitos de período). Efeitos tanto da idade quanto da geração foram notados como previsores de suicídio nos Estados Unidos, desde 1900, em um estudo realizado por Murphy e Wetzel (1980). O efeito de geração foi ilustrado em um estudo por Haas e Hendin (1983). Os grupos etários foram estudados em quatro pontos do tempo, de 1980 a 1970. Coortes ingressando no grupo etário dos 15 aos 24 anos mostravam taxas de suicídio significativamente diferentes. As pessoas de 15 a 24 anos de idade, em 1908, mostravam uma taxa de suicídio de 13,5/100.000; em contraste, a taxa do mesmo grupo etário em 1923 era de 6,3/100.000. A coorte de 1908 continuou mostrando taxas mais altas de suicídio que a de 1923 em cada idade, durante a vida, embora ambos as coortes mostrassem aumentos nas taxas de suicídio com a idade. Em outras palavras, uma coorte passa atualmente pela faixa etária dos 55 aos 74 anos que sempre mostrou taxas mais baixas de suicídio que a coorte que está passando atualmente pela faixa dos 75 anos ou mais. Quando examinada transversalmente, a curva é achatada (Figura 9-1). As coortes mais jovens (tais como o coorte de 1946 — ou do *baby boom* pós-guerra — mostram taxas aumentadas de suicídio.

Em um estudo de suicídios na Inglaterra e País de Gales, Murphy e colaboradores (1986) conseguiram demonstrar um efeito de período marcado. Em uma análise de coorte de suicídios registrados de 1921 a 1980, foi identificada uma queda nas taxas de suicídio de coortes sucessivamente mais velhos (este achado contrasta com números nos Estados Unidos). Murphy postulou o choque dos eventos no período, especificamente Segunda Guerra Mundial e o fato de o gás de cozinha ter deixado de ser tóxico. A última hipótese é especialmente intrigante. Antes da década de 60, o gás doméstico na Inglaterra e País de Gales continha grandes quantidades de monóxido de carbono. Um dos meios mais populares de suicídio, particularmente entre indivíduos de meia-idade e idosos, era colocar a cabeça dentro do forno do fogão a gás. À medida que o gás foi sendo trocado por um produto à base de metano, nos anos 60, a taxa de envenenamento por gás nos grupos mais idosos diminuía sensivelmente. Esse decréscimo não foi compensado por taxas crescentes de suicídio por outros meios, sugerindo que a retirada de um método de suicídio poderia resultar em uma preservação da vida, em termos brutos.

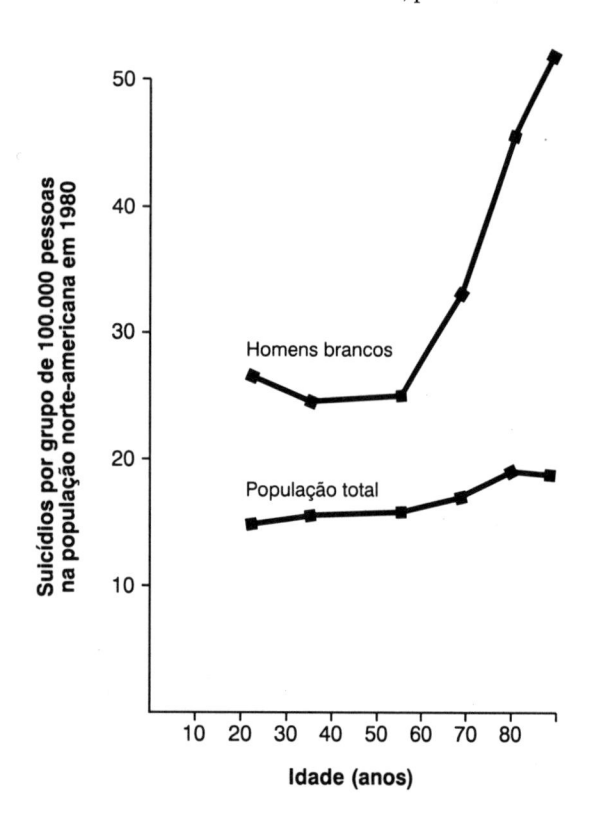

Figura 9-1. Taxas de suicídio nos Estados Unidos em 1980.
Fonte: Reproduzida com permissão de Blazer DG, Bachar JR, Manton KG. Suicide in late life: review and commentary. *J Am Geriatr Soc* 34: 521, 1986.

Está claro, a partir desses estudos históricos, que muitos fatores contribuem para diferentes taxas em pelo menos um indicador de transtorno psiquiátrico — isto é, o suicídio. Mudanças concomitantes em outros fatores são menos compreendidas, mas podem ser especialmente relevantes para o estudo de transtornos psiquiátricos em pessoas idosas. Klerman e colaboradores (1985) sugerem que a prevalência relativamente baixa de depressão nos anos 80 entre coortes de terceira idade pode ser o resultado de um efeito de coorte. Coortes atuais de idosos parecem surpreendentemente protegidos contra transtornos depressivos severos ou clinicamente diagnosticados. As coortes mais jovens, em comparação, têm exibido taxas superiores de depressão maior durante todo o ciclo de vida. Uma vez que não existem razões para esperar-se que as taxas para coortes mais jovens diminuam à medida que eles ingressam na terceira idade — isto é, não existem evidências de um efeito do período —, a prevalência de depressão maior na terceira idade provavelmente aumentará nos anos futuros.

Uma consideração histórica adicional no estudo dos transtornos psiquiátricos é o estudo da incidência e duração desses transtornos. A incidência cumulativa — a probabilidade de desenvolver um transtorno durante um período específico de tempo (geralmente um ano) — é menos importante para o profissional de saúde em determinado ponto do tempo, mas é muito relevante para o planejamento de serviços no futuro. A duração de um transtorno psiquiátrico na terceira idade, tal como demência senil, interage tanto com a incidência quanto com a prevalência. Por exemplo, a incidência de demência degenerativa primária ou senil do tipo Alzheimer parece ter permanecido relativamente inalterada nos últimos 15-20 anos (embora estudos acurados ainda faltem). Contudo, pacientes com demência atualmente recebem melhores cuidados de saúde e parecem seguir a tendência geral da população que envelhece — uma maior expectativa de vida. Portanto, além de um número superior de casos, porque existem mais adultos idosos em risco, a prevalência do transtorno ao longo do tempo está aumentando, levando a uma maior carga de demência dentro da comunidade (Gruenberg, 1978).

Estudos Etiológicos

Uma das tarefas mais importantes na epidemiologia é identificar fatores que podem predispor os indivíduos ao desenvolvimento de transtornos psiquiátricos ou precipitá-los (Blazer e Jordan, 1985). Agentes causais tanto genéticos quanto ambientais podem ser identificados em estudos da população, mas, ainda assim, a importância dessas pesquisas apenas recentemente adquiriu algum *status* na psiquiatria, e raramente tem sido aplicada especificamente à psiquiatria geriátrica.

A contribuição da epidemiologia para a revelação de tendências hereditárias nos transtornos mentais é mais bem ilustrada pelo trabalho com a demência senil. Heston e colaboradores (1981) estudaram os familiares de 125 probandos que sofriam de demência do tipo Alzheimer (identificada na autópsia). O risco de demência nos parentes em primeiro grau variava com a idade da pessoa no início da demência. Aquelas pessoas que eram parentes em primeiro grau de alguém com doença de Alzheimer estavam mais propensas a desenvolver a doença precocemente na vida, sugerindo que a forma herdada desse mal está associada com um início acelerado. Em um estudo mais recente realizado por Barclay *et al.* (1986), uma história familiar para demência era positiva em 35,9% dos pacientes com doença de Alzheimer, comparados com 5,6% dos indivíduos cognitivamente intactos.

Outros investigadores sugeriram uma associação entre a doença de Alzheimer de início precoce e a síndrome de Down. Heyman e colaboradores (1983) estudaram 68 pacientes com doença de Alzheimer que haviam demonstrado início clínico antes dos 70 anos de idade. Casos secundários de demência foram descobertos em 17 membros das famílias (25%), afetando 22 dos irmãos e pais dos indivíduos com a doença. Uma freqüência aumentada de síndrome de Down foi observada entre familiares dos sujeitos de estudo, uma taxa de 3,6/1.000 comparada com a taxa esperada de 1,3/1.000. Heston e colaboradores (1981) não apenas encontraram um excesso de síndrome de Down em famílias de pacientes com doença de Alzheimer, mas também identificaram uma freqüência aumentada de linfoma e diáteses de transtorno do sistema imunológico entre membros da família, sugerindo uma associação entre transtornos do sistema imunológico e um risco aumentado para doença de Alzheimer. Um outro achado, que mostrou ser cada vez mais freqüente entre pacientes com doença de Alzheimer, é uma história de trauma craniano (Heyman *et al.*, 1983).

Entre os estudos genéticos mais intrigantes, entretanto, estão aqueles de Folstein e Breitner (1981). Esses investigadores sugerem que um subtipo de doença de Alzheimer pode ser transmitido como um traço autossômico dominante com penetrância completa (Folstein e Breitner, 1981; Chase *et al.*, 1983). Em sua investigação original, Folstein e Breitner descobriram que a presença de afasia e apraxia distinguia pacientes que sofriam de demência degenerativa primária e que tinham história familiar de doença daqueles que não tinham tal história. Em um estudo de 39 casos de doença de Alzheimer, os pacientes com familiares que sofriam da doença estavam menos propensos a completarem uma sentença gramatical no MMSE que aqueles que não tinham familiares afetados ($P < 0,05$). Entre aqueles indivíduos que eram incapazes de escrever uma sentença, os investigadores descobriram um risco quatro vezes maior de demência, comparados com a população geral. Em um estudo de seguimento, Folstein e colaboradores (1985) descobriram que entre 54 pacientes de asilos geriátricos diagnosticados com doença de Alzheimer, 40 eram considerados afásicos e ágrafos e 14 não. Entre os parentes em primeiro grau de pacientes afásicos/ágrafos com transtorno degenerativo primário, havia um risco de 44% de demência senil aos 90 anos, aproximando-se da taxa de 50% para um transtorno genético autossômico dominante com penetrância completa.

A exposição a agentes físicos no ambiente, tais como certas substâncias químicas ou espiroqueta que causa a sífilis, há muito é reconhecida como uma causa de problemas cognitivos. A exposição a alguns desses agentes pode também levar a outros sintomas psiquiátricos. Dois estudos ilustrativos demonstram o efeito desses agentes sobre o cérebro.

Goodwin e colaboradores (1983) estudaram 260 homens e mulheres não-institucionalizados entre 60 e 94 anos de idade. No exame clínico, esses indivíduos não tinham doenças sérias, desnutrição clínica ou carência de vitaminas. O consumo nutricional desses sujeitos foi calculado. Os nutrientes medidos incluíam proteínas, vitamina C, vitamina B_{12}, ácido fólico, riboflavina, tiamina, niacina e piridoxina. Amostras sangüíneas foram obtidas para determinação dos níveis sangüíneos desses nutrientes específicos. Os investigadores descobriram uma relação significativa entre escores em testes de memória e níveis sangüíneos de vitamina C e ácido fólico nesses adultos com um bom funcionamento geral. Henderson e colaboradores (1992) descobriram uma relação entre doença de Alzheimer e inanição/desnutrição em um estudo de caso-controle. Esses resultados sugerem que podem haver variáveis, tais como níveis de nutrientes, que fornecem uma oportunidade para a intervenção na relação entre funcionamento cognitivo e mudanças primárias (inatas) e secundárias (ambientalmente induzidas) com o envelhecimento. Os gerontologistas há muito têm buscado essas variáveis intervenientes que possam permitir a intervenção clínica com o objetivo de prevenir ou diminuir prejuízos que anteriormente eram atribuídos ao envelhecimento primário.

Parker *et al.* (1983) investigaram a relação entre uso de álcool e função cognitivo. Eles estudaram 1.937 homens e mulheres empregados, os quais foram questionados sobre seu consumo de álcool no mês anterior. Além disso, suas habilidades de vocabulário e capacidades de abstração foram examinadas. Os resultados do estudo sugeriram uma relação linear entre a quantidade de consumo de álcool no mês anterior e o prejuízo cognitivo. A relação sustentava-se tanto para os homens quanto para aquelas mulheres cujos padrões de consumo de álcool assemelhavam-se aos dos homens. Esse modelo sugere que o desempenho cognitivo pode ser diminuído pelo consumo de álcool antes do período de pós-intoxicação, e, uma vez que essa relação é linear, até mesmo o consumo moderado de álcool pode levar a um prejuízo no funcionamento cognitivo. As implicações desses achados para os idosos são evidentes.

De longe, os fatores ambientais mais freqüentemente investigados associados com transtornos psiquiátricos são os fatores sociais. Os papéis e as circunstâncias variáveis de adultos idosos são considerados por muitos investigadores como a causa de estresse para os idosos e, portanto, como uma contribuição para o início de transtornos psiquiátricos e dificuldades cognitivas. Blazer (1980b), em um estudo de 986 adultos idosos residentes na comunidade, descobriu que a estimativa bruta de risco relativo para prejuízo à saúde mental — dado um escore de evento de vida maior ou igual a 150 no Roteiro de Eventos Recentes (Holmes e Rahe, 1967), era de 2,14. Um risco relativo de 1,73 ($P < 0,01$) era estimado quando um procedimento de regressão binária era usado, controlando saúde física, situação econômica, apoio social e idade. Em um estudo de indivíduos com 55 anos ou mais de idade feito por Murrell e colaboradores (1983), os fatores sociais, incluindo a viuvez, divórcio, separação e rendimentos diminuídos, estavam relacionados com sintomatologia depressiva na comunidade.

Ainda assim, o estudo de fatores sociais em relação a transtornos psiquiátricos não deve ser visto de uma forma simplista. O efeito mitigador do apoio social, a percepção do evento (e a sua ocorrência real), a expectativa do evento, bem como a importância percebida do evento podem contribuir para o choque do estresse ambiental sobre o idoso. Em um estudo anterior, Blazer (1993) sugeriu diversas hipóteses possíveis pelas quais o estresse ambiental e o apoio social podem interagir com transtornos psiquiátricos:

1. Os estressores ambientais, incluindo eventos estressantes de vida, podem causar ou contribuir para o desenvolvimento de um transtorno psiquiátrico. A maior parte da literatura sobre eventos estressantes de vida como precipitadores de transtornos depressivos está baseada nesta hipótese.
2. Os estressores ambientais podem diminuir o estado da saúde física, e o idoso reage ao declínio na saúde física desenvolvendo um transtorno psiquiátrico reativo (um transtorno de ajustamento com humor deprimido, por exemplo).
3. Estressores ambientais experienciados no passado remoto podem contribuir para as mudanças físicas e psicológicas que predispõem o idoso ao desenvolvimento de um transtorno psiquiátrico na terceira idade. Estudos de privação precoce (tal como a morte de um dos pais na infância) exemplificam essa hipótese.
4. O isolamento social pode contribuir para o início de um transtorno psiquiátrico. Por exemplo, a falta de estímulos sociais pode contribuir para aumentar a ideação paranóide em um idoso.
5. Estressores ambientais podem ser mitigados pelo apoio social percebido ou real. Em outras palavras, quando o apoio social real ou percebido é diminuído, a relação causal entre estresse ambiental e transtorno psiquiátrico é aumentada.
6. A falta de relações sociais específicas importantes, tal como a ausência de um cônjuge ou confidente, predispõe um indivíduo ao desenvolvimento de um transtorno psiquiátrico. Estudos do risco aumentado para depressão no ano posterior à perda de um cônjuge ou confidente derivam-se não apenas do estresse da perda, mas também da ausência da relação no ano seguinte.
7. A ausência de uma rede social satisfatória pode levar a uma menor freqüência de interação social, o que, por sua vez, leva a uma maior probabilidade de desenvolvimento de certos transtornos psiquiátricos. Por exemplo, a falta de relações sociais pode aumentar a prevalência de sintomas hipocondríacos e uso de serviços de saúde (desta forma oferecendo um aumento no contato social).

Utilização dos Serviços de Saúde

Os estudos epidemiológicos oferecem um perfil inquietante do uso de serviços de saúde mental por pessoas idosas. Embora os idosos estejam menos propensos que aqueles em qualquer outro grupo etário a utilizar os serviços psiquiátricos comunitários, eles estão mais propensos ao uso de medicamentos psicotrópicos. Em um estudo de três comunidades (New Haven, Baltimore e St. Louis), Shapiro e colaboradores (1984) descobriram que 6 a 7% dos idosos haviam feito uma consulta a um profissional de saúde por razões de saúde mental durante os seis meses antecedentes à avaliação. Aqueles no grupo de 65 anos ou mais raramente recebiam cuidados de especialistas da saúde mental, mesmo se eram identificados na comunidade como sofrendo de um transtorno psiquiátrico do DSM-III (Associação Americana de Psiquiatria, 1980) ou severo prejuízo cognitivo. German e colaboradores (1985) analisaram os dados de Baltimore em maiores detalhes. Daquelas pessoas com menos de 65 anos, 8,7% haviam feito uma consulta a um especialista ou clínico geral para o tratamento de saúde mental durante os seis meses anteriores à avaliação. Para aqueles com 65-74 anos, a taxa era de 4,2%; daqueles com 75 anos ou mais, apenas 1,4% recebiam tais cuidados. No grupo etário de 75 anos ou mais, nenhuma pessoa, entre 292 entrevistados, havia consultado um especialista em saúde mental. Os investigadores concluíram que a fonte mais provável de tratamento para indivíduos idosos que sofrem de problemas psiquiátricos ou emocionais é seu clínico ou hospital geral, dentro do contexto de uma consulta feita para problemas médicos físicos.

Em contraste, o uso de drogas psicotrópicas é alto entre idosos. Em um levantamento nacional, Mellinger e colaboradores (1978) descobriram que 40% dos homens e 44% das mulheres com mais de 60 anos que sofriam de algum problema psiquiátrico haviam usado uma droga psicotrópica durante o ano anterior, enquanto 17 e 20%, respectivamente, eram usuários regulares. Um estudo realizado por Rossiter (1983), a partir de um outro levantamento nacional, mostrou que 23,4% das pessoas com 65 anos ou mais estavam usando algum agente para o sistema nervoso central na época do levantamento, uma porcentagem superior àquela para qualquer outro grupo etário (por exemplo, apenas 14,4% do grupo etário dos 25 aos 54 anos usavam esses agentes). As taxas, contudo, podem estar caindo. Hanlon *et al.* (1992) descobriram que apenas

12,5% das pessoas residentes na comunidade com mais de 65 anos de idade em 1986 estavam tomando drogas para o sistema nervoso central. Em uma revisão das prescrições para pacientes do *Medicaid* internados por pelo menos um ano em clínicas de repouso para idosos no estado do Tennessee, Ray e colaboradores (1980) descobriram que 43% deles haviam recebido drogas antipsicóticas durante o ano anterior, mas 9% eram usuários crônicos. Essas taxas também podem estar caindo, dadas as regulamentações orçamentárias (*Omnibus Budget Reconciliation Act* [OBRA]) recentemente instituídas pelo governo federal norte-americano.

O valor dos levantamentos comunitários, porém, não termina com uma descrição do padrões de uso dos serviços de saúde. Essas investigações são especialmente úteis para determinar a necessidade de serviços para pessoas idosas hospitalizadas e não-hospitalizadas. Ao realizarem uma amostragem de populações de idosos residentes na comunidade, os pesquisadores podem coletar dados sobre taxas de prejuízo, necessidades de serviços, necessidades ou demandas percebidas de serviços e uso atual de serviços. Essas informações podem ser usadas por instituições governamentais e privadas para traçarem a avaliação, tratamento e programas de prevenção efetivos. Essa etapa é especialmente relevante para os cuidados de idosos, pois, já que tendem a isolar-se, seus prejuízos psiquiátricos podem estar mascarados e são defensores muito menos ativos para suas necessidades de saúde mental que os mais jovens.

Esta abordagem é ilustrada por um estudo realizado na Carolina do Norte (Blazer, 1978). Um levantamento estadual mostrou que apenas 8% dos idosos na comunidade que sofriam de prejuízo mental funcional estava recebendo serviços de saúde mental à época em que o trabalho foi conduzido. O problema era aumentado pelo fato de que para os idosos, os serviços de saúde mental não estavam integrados com outros serviços disponíveis. A sobreposição de prejuízo foi documentada também nesse estudo. Blazer e Maddox (1982) revisaram um modelo de sete etapas, modificado de Wing (1968), para usarem os dados do estudo de 1978 no desenvolvimento de um novo serviço para idosos. Em primeiro lugar, uma população-alvo foi identificada por meio de um levantamento epidemiológico do Condado de Durham. A seguir, os tipos específicos de serviços para essa população foram determinados, pela avaliação das necessidades da população. Uma vez que o prejuízo cognitivo estava altamente correlacionado com prejuízo em outras áreas, decidiu-se que um programa integrado de psicoterapia, manejo de medicamentos psicotrópicos, avaliação média e interação social seria o modo mais efetivo para o desenvolvimento dos serviços necessários. O terceiro passo foi avaliar a percepção da necessidade por serviços, já que isso afetaria o nível de utilização. Dez por cento da amostra expressavam alguma necessidade por aconselhamento, enquanto 31% daqueles com prejuízo cognitivo declaravam que sentiam essa necessidade. Em quarto lugar, o uso atual foi avaliado. Apenas 10 dos 997 sujeitos (1%) estavam recebendo qualquer espécie de aconselhamento ou psicoterapia, embora 20% estivessem tomando algum tipo de medicamento psicotrópico, quase sempre prescrito por um médico de atendimento primário. O quinto passo, estreitamente ligado ao quarto, foi avaliar o choque dos outros fatores sobre a utilização dos serviços. Um desses fatores dizia respeito aos recursos econômicos. A suposição de que aqueles com recursos financeiros adequados buscariam tratamentos particulares em vez de usarem uma clínica pública (como foi planejado) precisava ser considerada. Uma vez que 40% daqueles com prejuízo tinham recursos financeiros inadequados, esses foram identificados como pessoas que usariam potencialmente esse tipo de clínica. A sexta etapa referia-se à necessidade de pessoal para representar as exigências interdisciplinares descritas acima. Foi decidido que uma equipe em meio-turno, incluindo um psiquiatra, um assistente social, um médico com experiência em medicina geriátrica e um enfermeiro-padrão com experiência em enfermagem geriátrica, bem como uma recepcionista/secretária, preencheriam tais exigências. Ademais, foi decidido que a equipe faria esforços para integrar seus serviços já existentes, tais como clínicos gerais e órgãos de serviços sociais. A sétima e última etapa foi avaliar a precisão desses esforços de planejamento depois que a clínica foi estabelecida. Quatro anos após o início da clínica, a avaliação do seguimento revelou que o fluxo de pacientes era praticamente aquele previsto na estimativa do planejamento e que a equipe era apropriada para oferecer os cuidados concebidos inicialmente. Como previsto, também, a maior parte dos pacientes vistos era indivíduos com múltiplos prejuízos que não podiam pagar pelos cuidados médicos e psiquiátricos habituais.

Referências

American Psychiatric Association. *Diagnostic and Statistical Manual of Mental Disorders,* 3.ed, Revised. Washington, DC, American Psychiatric Association, 1987.

————. *Diagnostic and Statistical Manual of Mental Disorders,* 4.ed. Washington, DC, American Psychiatric Association, 1994.

Barclay LL, Kheyfets S, Zemcov A *et al.* Risk factors in Alzheimer's disease. In: *Alzheimer's Disease and Parkinson's Disease: Strategies for Research and Development.* Editado por Fisher A, Hanin I, Lachman C. New York, Plenum, pp. 141-146, 1986.

Blazer DG. The OARS Durham surveys: description and application. In: *Multidimensional Functional Assessment: The OARS Methodology — A Manual,* 2.ed. Durham, NC, Duke University Center for the Study of Aging and Human Development, pp. 75-88, 1978.

————. The diagnosis of depression in the elderly. *J Am Geriatr Soc* 28:52-58, 1980a.

————. Life events, mental health functioning and the use of health care services by the elderly. *Am J Public Health* 70:1174-1179, 1980b.

————. The epidemiology of late life depression. *J Am Geriatr Soc* 30:587-592, 1982.

————. *Depression in Late Life,* 2.ed. St. Louis, MO, CV Mosby, 1993.

————. Geriatric psychiatry. In: *The American Psychiatric Press Textbook of Psychiatry,* 2.ed. Edited by Hales RE, Yudofsky SC, Talbott JA. Washington, DC: American Psychiatric Press, pp. 1405-1421, 1994.

Blazer DG & Houpt JL. Perception of poor health in the healthy older adult. *J Am Geriatr Soc* 27:330-334, 1979.

Blazer DG & Jordan K. Epidemiology of psychiatric disorders and cognitive problems in the elderly. In: *Psychiatry,* Vol 3. Ed. by Michels R, Cavenar JO. Philadelphia, JB Lippincott, pp. 1-12, 1985.

Blazer DG & Maddox C. Using epidemiology survey data to plan geriatric mental health services. *Hosp Community Psychiatry* 33:42-45, 1982.

Blazer DG, Bachar JR, Manton KG. Suicide in late life: review and commentary. *J Am Geriatr Soc* 34:519-526, 1986.

Blazer DG, Bachar JR, Hughes DC. Major depression with melancholia: a comparison of middle-aged and elderly adults. *J Am Geriatr Soc* 35:927-932, 1987.

Blazer DG, Burchett B, Service C *et al.* The association of age and depression among the elderly: an epidemiologic exploration. *J Gerontol* 46:M210-M215, 1991.

Burns BJ, Larson DB, Goldstrom ID *et al.* Mental disorder among nursing home patients: preliminary findings from the National Nursing Home Survey Pretest. *International Journal of Geriatric Psychiatry* 3:27-35, 1988.

Chase CA, Folstein MF, Breitner JCS *et al.* The use of life tables and survival analyses in testing genetic hypotheses with an application to Alzheimer's disease. *Am J Epidemiol* 7:590-597, 1983.

Cheah KC & Beard OW. Psychiatric findings in the population of a geriatric evaluation unit: implications. *J Am Geriatr Soc* 28:153-156, 1980.

Christenson RM & Blazer DG. Epidemiology of persecutory ideation in an elderly population in the community. *Am J Psychiatry* 141:1088-1091, 1984.

Clausen JA & Kohn ML. Relation of schizophrenia to the social structure of a small city. In: *Epidemiology of Mental Disorder.* Edited by Pasamanick B. Washington, DC, American Association for the Advancement of Science, pp. 69-94, 1959.

Clive J, Woodbury MA, Siegler IC. Fuzzy and crisp set theoretic-based classification of health and disease: a qualitative and quantitative comparison. *J Med Syst* 7:317-332, 1983.

Copeland JRM. What is a 'case'? a case for what? In: *What Is a Case? The Problem of Definition in Psychiatric Community Surveys.* Edited by Wing JK, Bebbington P, Robins LN. London, Grant Mc-Intyre, 1981.

Essen-Möller E, Larsson H, Uddenberg CE *et al.* Individual traits and morbidity in a Swedish rural population. *Acta Psychiatrica et Neurologica Scandinavica Suplementum* 106:1-160, 1956.

Evans DL, Funkenstein H, Albert MS *et al.* Prevalence of Alzheimer's disease in a community population of older persons. *JAMA* 262:2551-2556, 1989.

Farris RE & Dunham HW. *Mental Disorders in Urban Areas.* Chicago, IL, University of Chicago Press, 1939.

Folstein MF & Breitner JCS. Language disorder predicts familial Alzheimer's disease. *Johns Hopkins Medical Journal* 149:145-147, 1981.

Folstein MF, Folstein SE, McHugh PR. Mini-Mental State: a practical method for grading the cognitive state of patients for the clinician. *J Psychiatr Res* 12:189-198, 1975.

Folstein MF, Anthony JC, Parhad I *et al.* The meaning of cognitive impairment in the elderly. *J Am Geriatr Soc* 33:228-235, 1985.

Fowles DG. *A Profile of Older Americans,* 1990 (DHHS Publ No. PF3029[1290] D996). Washington, DC, American Association of Retired Persons, Administration on Aging, pp. 1-2, 1990.

German PS, Shapiro S, Skinner EA. Mental health of the elderly: use of health and mental health services. *J Am Geriatr Soc* 33:246-252., 1985.

Goodwin DW & Guze SB. *Psychiatric Diagnosis,* 2.ed. New York, Oxford University Press, 1979.

Goodwin JS, Goodwin JM, Carry PJ. Association between nutritional *status* and cognitive functioning in a healthy elderly population. *JAMA* 249:2917-2921, 1983.

Gruenberg EM. Epidemiology of senile dementia. In: *Neurological Epidemiology.* Edited by Schoenberg BS. New York, Raven, pp. 437-457, 1978.

Haas AP & Hendin H. Suicide among older people: projections for the future. *Suicide Life Threat Behav* 13:147-154, 1983.

Hanlon JT, Fillenbaum GG, Burchett B et al. Drug use patterns among black and nonblack community-dwelling elderly. *Annals of Pharmacology* 26:679-685, 1992.

Hathaway SR & McKinley JC. *Minnesota Multiphasic Personality Inventory,* Revised. Minneapolis, University of Minnesota, 1970.

Henderson AS, Jorm AF, Konten AE et al. Environmental risk factors for Alzheimer's disease: the relationship to age of onset and to familial or sporadic types. *Psychol Med* 22:429-436, 1992.

Heren TJ, Lagaay AM, Hijmans W et al. Prevalence of dementia in the "oldest old" of a Dutch community. *J Am Geriatr Soc* 39:755-759, 1991.

Heston LL, Mastri AR anderson E et al. Dementia of the Alzheimer's type: clinical genetics, natural history and associated conditions. *Arch Gen Psychiatry* 38:1085-1090, 1981.

Heyman A, Wilkinson WE, Hurwitz BJ et al. Alzheimer's disease: genetic aspects and associated clinical disorders. *Ann Neurol* 14:507-515, 1983.

Hilliard JR, Holland JM, Ramm D. Christmas and psychopathology: data from a psychiatric emergency room population. *Arch Gen Psychiatry* 38:377-381, 1981.

Holmes TH & Rahe RH. The social readjustment rating scale. *Journal of Psychosometric Research* 11:213-218, 1967.

Huntley J, Brock DB, Ostfeld AM et al. *Established Populations for Epidemiologic Studies of the Elderly: Resource Data Book* (NIH Publ No 86-2443). Washington, DC, National Institute on Aging, 1986.

Kahn RL, Goldfarb AI, Pollack M et al. Brief objective measures for the determination of mental *status* in the aged. *Am J Psychiatry* 11 7:326-328, 1960.

Kay DWK, Beamish P, Roth M. Old age mental disorders in Newcastle-Upon-Tyne, I: a study of prevalence. *Br J Psychiatry* 110:146-158, 1964.

Kay DWK, Bergmann K, Foster EM et al. Mental illness and hospital usage in the elderly: a random sample followed up. *Compr Psychiatry* 11:26-35, 1970.

Kleinbaum DL, Fupper LL, Morgenstern H. *Epidemiologic Research.* Belmont, CA, Lifetime Learning Publications, 1982.

Klerman GL, Lavori PW, Rice J et al. Birth-cohort trends in rates of major depression among relatives of patients with affective disorder. *Arch Gen Psychiatry* 42:689-694, 1985.

Koenig HG, Meador KG, Cohen HJ et al. Depression in elderly hospitalized patients with medical illness. *Arch Intern Med* 148:1929-1936, 1988.

Lester D. Temporal variation in suicide and homicide. *Am J pidemiol* 109:517-520, 1979.

Lowenthal MF & Berkman PL. *Aging and Mental Disorders in San Francisco: A Social Psychiatric Study.* San Francisco, CA, Jossey-Bass, 1967.

MacMahon B & Pugh TF. *Epidemiology: Principles and Methods.* Boston, Little, Brown, 1970.

Meehan PJ, Saltzman LE, Sattin RW. Suicides among older United States Residents: epidemiologic characteristics and trends. *Am J Public Health* 81:1198-1200, 1991.

Mellinger GD, Balter MB, Manheimer DI et al. Psychic distress, life crisis and use of psychotherapeutic medications: national household survey data. *Arch Gen Psychiatry* 43:1045-1052, 1978.

Morris JN. *Uses of Epidemiology,* 3.ed. Edinburgh, Churchill Livingstone, 1975.

Murphy E, Lindesay J, Grundy E. Sixty years of suicide in England and Wales. *Arch Gen Psychiatry* 43:969-977, 1986.

Murphy GE & Wetzel RD. Suicide risk by birth cohort in the United States, 1949-1974. *Arch Gen Psychiatry* 37:519-523, 1980.

Murrell SA, Himmelfarb S, Wright K. Prevalence of depression and its correlates in older adults. *Am J Epidemiol* 117:173-185, 1983.

New York State Department of Mental Hygiene, Mental Health Research Unit: Mental Health Survey of Older People. Utica, NY, State Hospital Press, 1960.

Parker DA, Parker ES, Brody TA et al. Alcohol use and cognitive loss among employed men and women. *Am J Public Health* 73:521-526, 1983.

Parmelee PA, Katz IR, Lawton MP. Depression among institutionalized acted: assessment and prevalence estimation. *J Gerontol* 44:M22-M29, 1989.

Pasamanick B, Roberts DW, Lemkau PW et al. A survey of mental disease in an urban population: prevalence by race and income. *In: Epidemiology of Mental Disorder.* Editado por Pasamanick B. Washington, DC, American Association for the Advancement of Science, pp. 183-202, 1959.

Pfeiffer E. A Short Portable Mental *Status* Questionnaire for the assessment of organic brain deficit in elderly patients. *J Am Geriatr Soc* 23:433-441, 1975.

Pifer A & Bronte DL. Introduction: squaring the pyramid. *Daedalus* 115:1-12, 1986.

Platt R. Wisdom is not enough: reflections on the art and science of medicine. *Lancet* 2:977-980, 1952.

Radloff LS. The CES-D scale: a self-report depression scale for research in the general population. *Applied Psychological Measurement* 1:385-401, 1977.

Ray WA, Federspiel CF, Schaffner W. A study of antipsychotic drug use in nursing homes: epidemiologic evidence suggesting misuse. *Am J Public Health* 70:485-491, 1980.

Regier DA, Boyd JH, Burke JD et al. One-month prevalence of mental disorders in the United States. *Arch Gen Psychiatry* 45:977-986, 1988.

Roberts CJ. *Epidemiology for Clinicians.* London, Pitman Medical, 1977.

Robins LN, Helzer JE, Croughan J et al. National Institute of Mental Health Diagnostic Interview Schedule: its history, characteristics and validity. *Arch Gen Psychiatry* 38:381-389, 1981.

Rosch E. Principles of categorization. *In: Cognition and Categorization*. Edited by Rosch E & Lloyd BB. Hillsdale, NJ, Lawrence Erlbaum, pp. 3-27, 1978.

Rosenwaike I. A demographic portrait of the oldest old. *Milbank Memorial Fund Quarterly* 63:187-205, 1985.

Rossiter LF. Prescribed medicines: findings from the National Medical Care Expenditure Survey. *Am J Public Health* 73:1312-1315, 1983.

Rovner BW, Kafonek S, Fillipp. L *et al*. Prevalence of mental illness in a community nursing home. *Am J Psychiatry* 143:1446-1449, 1986.

Schoenberg DS, Kokmen E, Okozaki HS. Alzheimer's disease and other dementing illnesses in a defined United States population: incidence rates and clinical features. *Ann Neurol* 22:724-729, 1987.

Shapiro S, Skinner EA, Kessler LC *et al*. Utilization of health and mental health services. *Arch Gen Psychiatry* 41:971-982, 1984.

Spitzer RL & Endicott J. *Schedule for Affective Disorders and Schizophrenia* (Lifetime Version), 3.ed. New York, New York Stae Psychiatric Institute, 1978.

Spitzer RL, Endicott J, Robins E. Research Diagnostic Criteria: rationale and reliability. *Arch Gen Psychiatry* 35:773-782, 1978.

Srole L & Fischer AK. The Midtown Manhattan Longitudinal Study *vs*. 'The Mental Paradise Lost" doctrine. *Arch Gen Psychiatry* 37:209-221, 1981.

Strauss JS, Gabriel KR, Kokes R *et al*. Do psychiatric patients fit their diagnoses? patterns of symptomatology as described with a biplot. *J Nerv Ment Dis* 167:105-113, 1979.

Swartz M, Blazer D, Woodbury M *et al*. Somatization disorder in a US southern community: use of a new procedure for analysis of medical classification. *Psychol Med* 16:595-609, 1986.

Teeter RB, Garetz FK, Miller WR *et al*. Psychiatric disturbances of aged patients in skilled nursing homes. *Am J Psychiatry* 133:1430-1434., 1976.

Warheit GJ, Hodzer CE, Schwart JJ. An analysis of social class and racial differences in depressive symptomatology: a community study. *J Health Soc Behav* 14:291-299, 1973.

Weinstein MC & Feinberg HV. *Clinical Decision Analysis*. Philadelphia, P.A, WB Saunders, 1980.

Weissman MM & Klerman GL. Epidemiology of mental disorders. *Arch Gen Psychiatry* 25:705-715, 1978.

Wing JK. Patients with psychiatric disorders. *In: Community Mental Health: An International Perspective*. Editado por Williams RN & Ozarin LD. San Francisco, Jossey-Bass, 1968.

Wing JK, Cooper JE, Sartorius N. *The Description and Classification of Psychiatric Symptoms: An Instruction Manual for the PSE and CATEGO System*. London, Cambridge University Press, 1974.

AVALIAÇÃO DIAGNÓSTICA DO PACIENTE IDOSO

10

Entrevista Psiquiátrica do Paciente Geriátrico

Dan G. Blazer, M.D., Ph.D.

A base da avaliação diagnóstica do idoso que apresenta transtorno psiquiátrico é a entrevista diagnóstica. Infelizmente, a arte da entrevista clínica foi prejudicada nesta época de crescente tecnologia laboratorial e padronização de técnicas de entrevista. Neste capítulo é revisada a essência da entrevista psiquiátrica, incluindo anamnese, avaliação da família e exame do estado mental. Para suplementar a entrevista clínica também são descritos roteiros de entrevista estruturada e escalas de classificação importantes na avaliação de idosos. Finalmente são enfatizadas as técnicas para a comunicação eficaz com idosos.

História

Os elementos da avaliação diagnóstica do paciente idoso estão apresentados na Tabela 10-1. Para a obtenção de informações históricas, o clínico deve primeiro entrevistar o idoso, caso isso seja possível. Então, deve ser pedida permissão ao paciente para que sejam entrevistados membros da família. Se disponíveis, familiares de pelo menos duas gerações podem aumentar a perspectiva do prejuízo do idoso. Se o paciente tem dificuldade de fornecer uma história adequada e compreensível, o clínico deve se concentrar especialmente em esclarecer aqueles sintomas ou problemas percebidos pelo idoso como sendo os mais incapacitantes e preencher as lacunas da história com dados fornecidos pelos familiares.

O DSM-IV (Associação Americana de Psiquiatria, 1994) oferece ao clínico uma lista de sintomas e comportamentos útil e de interesse para os psiquiatras. Os sintomas são conjuntos de dados, a parte mais visível do quadro clínico e geralmente a parte com a qual os clínicos estão mais facilmente de acordo. Considerando-se que os clínicos com freqüência obtêm informações equivalentes, os sintomas devem ser definidos de forma que haja um mínimo de discordância em relação à presença ou ausência de um sintoma. A decisão sobre se esses sintomas formam uma síndrome ou têm origem numa etiologia em particular deve ser tomada independentemente da obtenção de dados.

Todavia, a interação clínica pode ser distorcida quando um clínico comunica-se com um idoso abordando os sintomas psiquiátricos. Como muitos clínicos com uma boa percepção reconheceram, conforme Eisenberg (1977), os médicos diagnosticam e tratam

Tabela 10-1. Entrevista Psiquiátrica do Paciente Geriátrico

História
    Sintomas
    Episódio presente, incluindo início, duração e mudança dos sintomas com o passar do tempo
    História pregressa de problemas médicos e de transtornos psiquiátricos
    História familiar de depressão, dependência/abuso de álcool, psicose e suicídio

Exame Físico
    Avaliação de prejuízos neurológicos, distúrbios endócrinos possíveis, malignidade oculta, disfunção cardíaca e infecções ocultas

Exame do Estado Mental
    Distúrbios da Consciência
    Distúrbios do humor e afeto
    Distúrbios do comportamento motor
    Distúrbios da percepção (alucinações, ilusões)
    Distúrbio da cognição (delírios)
    Distúrbios da auto-estima e culpa
    Ideação suicida
    Distúrbios da memória e inteligência (memória, abstração, cálculos, afasia e entendimento)

doenças — ou seja, anormalidades na estrutura e função dos órgãos e sistemas do corpo. Os pacientes sofrem de doenças, experiências de mudanças inconvenientes em sua pessoa e na função social. A doença e a enfermidade não mantêm uma relação de um-para-um. Fatores que determinam quem se torna e quem não se torna um paciente podem ser compreendidos apenas pela expansão de horizontes além dos sintomas. Em outras palavras, a *condição de paciente* é um estado social (Eisenberg e Kleinman, 1981). Durante o processo no qual a pessoa se torna um paciente, o idoso, geralmente com a recomendação de outros, autodiagnostica seu problema e faz um julgamento a respeito do grau da doença. Para alguns a doença é percebida quando é sentido um determinado desconforto. Para outros, a doença reflete uma percepção geral da alienação e desespero físico ou social. Considerando-se que existem poucas definições uniformes e satisfatórias de doença, não surpreende que as expressões que se referem ao bom estado de saúde também signifiquem coisas diferentes para pessoas diferentes. O fundamento histórico e os valores do idoso dentro de uma classe social e cultura contribuem para a formação de elaborações a respeito da natureza do problema, causa e possibilidade de recuperação.

Por essa razão, o clínico deve estar atento para evitar aceitar a explicação do paciente para um dado problema ou conjunto de problemas. Afirmações como "Eu acho que estou apenas envelhecendo e que não há nada para fazer a respeito disto" ou "A maioria das pessoas fica lenta quando chega a minha idade" podem aquietar o clínico frente a um transtorno possível de tratamento psiquiátrico. Por outro lado, o advento de novos e perturbadores sintomas num idoso entre uma consulta e outra pode deixar o clínico sem paciência, ao ponto em que a investigação adequada do problema é desvirtuada. Por exemplo, o idoso hipocondríaco que apresenta uma crescente dificuldade com despertares durante a noite pode insistir que esse sintoma seja tratado com um sedativo e solicitar ao clínico reiteradamente que interrompa o sofrimento. Entretanto, na visão do clínico, o sintoma é um acompanhamento normal da velhice e conseqüentemente deve ser aceito. O estresse em função de uma modificação no funcionamento, como mudanças no funcionamento sexual deve sobrecarregar o idoso, especialmente se o clínico for percebido como alguém despreocupado, podendo esse estresse estimular a automedicação ou mesmo uma tentativa de suicídio.

Para prevenir atitudes tendenciosas quando forem obtidos relatos dos idosos (e conseqüentemente faltando os sinais e sintomas de um transtorno psiquiátrico tratável), o clínico deve incluir na entrevista psiquiátrica inicial com o idoso uma revisão dos sintomas mais importantes num formato relativamente estruturado. Sintomas comuns que devem ser revisados incluem fraqueza excessiva ou letargia, humor deprimido ou tristeza (estado de melancolia), problemas de memória, dificuldade de concentração, desamparo, desesperança, sentimento de inutilidade, isolamento, desconfiança dos outros, ansiedade e agitação, problemas de sono e de apetite. Os sintomas críticos que devem ser revisados incluem a presença ou ausência de pensamentos suicidas, anedonia profunda, conduta impulsiva, delírios e alucinações, além de confusão.

A revisão dos sintomas é mais valiosa quando é considerada dentro do contexto dos sintomas. Quando os sintomas iniciaram? Quanto tempo eles duraram? A sua gravidade foi alterada com o tempo? Existem fatores físicos ou ambientais que desencadeiam os sintomas? Que meios foram tentados, se é que o foram, para eliminar os sintomas? Alguma destas intervenções foi bem-sucedida? Os sintomas variam durante o dia (variação diurna)? Eles variam durante a semana ou nas estações do ano? Os sintomas formam agrupamentos — ou seja, estão associados entre si? Quais sintomas parecem egossintônicos e quais parecem egodistônicos? À medida que os sintomas são revisados, uma estrutura específica de tempo facilita o foco sobre a doença atual. A presença de intervalos fixos de um ou seis meses possibilita que o paciente revise os sintomas e os eventos temporariamente, uma abordagem geralmente não assumida pelos idosos estressados, que tendem a se concentrarem em sofrimentos imediatos.

Em seguida o clínico deve revisar a história passada, sintomas e episódios. Deve ser perguntado ao paciente se apresentou episódios semelhantes no passado. Quando tempo durou o episódio? Quando ele ocorreu? Quantas vezes esse episódio ocorreu na vida do paciente? Infelizmente, o paciente idoso não consegue comparar estresses atuais com episódios passados sintomaticamente semelhantes, e assim a perspectiva da família é de especial valor na tentativa de associar episódios atuais e pregressos. Outros problemas psiquiátricos e médicos também devem ser revisados, especialmente doenças clínicas que levaram à hospitalização e ao uso de medicações. Não é raro o idoso ter sofrido uma doença maior ou trauma na infância ou quando adulto jovem, mas ele considera essa informação sem importância para o episódio atual, e conseqüentemente ela é descartada. Assim, são essenciais provas que evoquem esses dados. Os idosos não fazem uma interligação espontânea entre sua doença atual e problemas passados. Eles podem ignorar ou mesmo esquecer dificuldades psiquiátricas precedentes, especialmente se essas dificuldades tornaram-se aparentemente normais. Por exemplo, alterações de humor no início ou meio da vida podem ter sido mascaradas por períodos de atividade excessiva e produtiva, episódio de excessiva ingesta de álcool ou problemas físicos vagos não-diagnosticados. Períodos de clara incapacidade em atividades habituais podem chamar a atenção para aqueles episódios anteriores. Os idosos por vezes ficam com raiva ou irritados quando o clínico continua a investigar. A reafirmação quanto à importância da obtenção dessas informações geralmente será suficiente, exceto quando for o caso de um paciente que não consegue tolerar o desconforto e o estresse, mesmo por curtos períodos de tempo. Os idosos com ansiedade crônica ou moderadamente severa que apresentam um tipo histérico de personalidade, bem como pacientes estressados com Alzheimer toleram pouco seus sintomas.

A distribuição dos sintomas e doenças psiquiátricas na família deve depois ser investigada. O idoso com sintomas de doença senil ou demência degenerativa primária tem alta probabilidade de ter história familiar de demência. O genograma permanece sendo o melhor meio de avaliar a distribuição da doença mental e outros comportamentos relevantes por meio da árvore familiar. Esse genograma deve incluir ambos os pais, tios e tias consangüíneos, irmãos e irmãs, cônjuges, filhos, netos e bisnetos. Deve ser obtida uma história de hospitalizações, problemas de memória significativos em pessoas da família, hospitalização por crise nervosa ou transtornos depressivos, suicídio, abuso e dependência de álcool, terapia eletroconvulsiva, internação longa em serviços de saúde mental (com possível diagnóstico de esquizofrenia), além de serviços de saúde mental utilizados por membros da família (Blazer, 1984). É importante para o tratamento farmacológico de determinados transtornos de idosos (especialmente depressão) a tendência de indivíduos de uma família de responderem terapeuticamente ao mesmo agente farmacológico. Se o idoso apresenta um transtorno depressivo e os familiares biológicos foram tratados de forma eficaz para depressão, o clínico deve determinar qual o agente farmacológico que foi utilizado para o tratamento dessa depressão. Por exemplo, uma resposta positiva à nortriptilina num membro da família do idoso deprimido pode fazer da nortriptilina uma droga de escolha para o tratamento desse idoso deprimido, não estando em questão os efeitos colaterais dessa substância (Ayd, 1975).

Mendlewicz e colaboradores (1975) lembram-nos de que informações genéticas precisas podem ser melhor obtidas quando são entrevistados familiares de mais de uma geração. Muitos transtornos psiquiátricos são caracterizados por uma série de sintomas, de forma que seria insuficiente perguntar ao paciente ou a um membro da família a respeito de uma história de depressão. Pesquisas sobre a expressão genética de transtornos psiquiátricos em famílias exigem que o investigador entreviste diretamente o maior número de membros da família possível para poder obter uma verdadeira determinação da distribuição de casos ao longo da família. Essa avaliação familiar detalhada não é viável para os clínicos; contudo, um telefonema para mais de um familiar afetado pode se tornar um padrão de avaliação clínica à medida que for esclarecida a genética dos transtornos psiquiátricos.

Os transtornos psiquiátricos ocorrem num contexto biomédico e psicossocial. O clínico naturalmente irá determinar que problemas médicos o paciente teve, mas poderia negligenciar uma variação na contribuição desses transtornos médicos para a psicopatologia. A contribuição psicossocial para o início e a continuidade do problema apresenta igual probabilidade de ser negligenciada. O cônjuge do idoso passou por alguma modificação? Os filhos na meia-idade estão lidando com situações estressantes, como o cuidado de um pai incapacitado e simultâneo financiamento da universidade de seus filhos? Os netos estão provocando algum estresse emocional nos idoso e sua família por problema de ajustamento na adolescência e vida adulta jovem? A situação econômica do idoso deteriorou? Foi modificada a disponibilidade de cuidado médico? Apesar de muitos transtornos psiquiátricos terem uma determinação biológica, eles não ocorrem num vácuo psicológico. Os desencadeantes ambientais permanecem importantes na rede etiológica que leva ao início de um episódio de estresse emocional.

A seguir, é importante avaliar a história medicamentosa do idoso. A maior parte dos idosos toma uma série de medicações simultaneamente, e é alto o potencial de interação medicamentosa. Por exemplo, o uso concomitante de fluoxetina e warfarin foi associado ao aumento da meia-vida do warfarin, que pode levar a severos *rashes* cutâneos (embora esse achado não esteja bem documentado). Algumas medicações prescritas para idosos — como o beta-bloqueador propranolol e o anti-hipertensivo alfa-metildopa — podem exacerbar e provocar sintomas depressivos. Ansiolítico e hipnótico-sedativos podem desencadear episódios de confusão e depressão. Antidepressivos tricíclicos podem adversamente interagir com outras drogas, incluindo o anti-hipertensivo clonidina. A administração simultânea de tricíclico e clonidina pode levar a episódios malcontrolados de hipertensão, com episódios confusionais e possivelmente exacerbação de uma demência multiinfarto. O médico, uma enfermeira, uma assistente social ou um paramédico devem cuidadosamente investigar as medicações utilizadas no momento e no passado por meio de um inventário histórico e uma revisão da medicação do paciente trazida para o consultório.

Avaliação da Família

Os clínicos que trabalham com idosos devem estar equipados para avaliar a família disfuncional. Assim como uma elevada contagem de leucócitos não é patognomônica de um agente infeccioso específico importante para o diagnóstico, a queixa de que "minha família não me ama mais" não revela os problemas específicos da família, mas salienta a necessidade de avaliar o potencial dessa família de fornecer cuidado e apoio ao idoso (Blazer, 1984). A determinação da natureza da estrutura familiar em termos de interação, presença ou ausência de uma crise dentro da família, bem como o tipo e a quantidade de apoio disponível para o idoso são os objetivos básicos de uma ampla avaliação diagnóstica familiar.

O genograma detalhando a distribuição da doença ao longo de uma família já foi descrito. Uma revisão da árvore familiar quanto aos papéis dos indivíduos na família e a disponibilidade de membros que ofereçam cuidados aos idosos é igualmente importante. Com objetivos clínicos, a família consiste não apenas de pessoas com inter-relação genética, mas também daqueles que desenvolveram relacionamentos e estão vivendo juntos como se fossem parentes (Miller e Miller, 1979). Muitos idosos, especialmente os viúvos, têm relações próximas com amigos quase familiares. Garetz (1979) descreveu certos papéis preenchidos por membros da família quando o idoso apresenta uma doença física ou mental. Esses papéis ajudam na avaliação e no planejamento das intervenções individuais e familiares. De alguma forma modificados (Blazer e Kaplan, 1983), eles incluem o seguinte:

1. **Facilitador** — o indivíduo na família que resiste a tratamento médico ou psiquiátrico para manter a estabilidade alcançada numa família, secundária à disfunção do idoso. Os facilitadores podem apresentar obstáculos à intervenção terapêutica, embora possam acreditar que estejam ajudando. Por exemplo, os filhos que desejam obter o controle financeiro dos negócios de uma família no lugar de um pai podem facilitar a disfunção cerebral orgânica.
2. **Vítima** — o indivíduo numa família que percebe o transtorno do idoso como uma ameaça ao *self*. A vítima geralmente está em contato freqüente com o idoso incapacitado, e conseqüentemente em contato freqüente com o clínico. O clínico pode ser criticado pela vítima devido à carga da doença. Um irmão, forçado por razões econômicas a cuidar de um idoso incapacitado e exigente, pode assumir o papel de vítima e, por sua vez, irá com freqüência fazer solicitações ao clínico.
3. **Administrador** — aquele membro familiar que se encarrega de uma família durante uma crise. Ele é geralmente calmo, pode ser abertamente intelectual, e tende a organizar e dirigir as atividades familiares, com freqüência à distância. O administrador pode ajudar mais o clínico arranjando apoios tangíveis, mas é menos capaz de oferecer o apoio emocional ao idoso ou a pessoas da família que sofrem como resultado do transtorno psiquiátrico.

4. **Cuidador** – o membro da família que atende o idoso incapacitado. Essa pessoa pode oferecer ajuda incansável a um idoso severamente perturbado, por vezes mantendo um idoso em casa quando a institucionalização foi indicada há muito – como no caso de demência degenerativa primária avançada. Com freqüência evitando oportunidades de descanso, os cuidadores podem eles mesmos chegar à exaustão e ter poucas atividades significativas além do cuidado do idoso. Se o idoso morre, essa pessoa com freqüência sofre de um tremendo vazio que pode se manifestar numa severa e prolongada reação de luto.
5. **Evitador** – um membro da família que pode se isolar de interações usuais dentro da família e que é, conseqüentemente, acusado de não demonstrar carinho e preocupação pelo idoso. Um filho freqüentemente preenche o papel de evitador, em especial se tiver ido morar longe da família. O evitador pode se envolver em esforços altruístas, como atividades religiosas ou cívicas locais, ou pode se dedicar à sua própria família nuclear, conseqüentemente não tendo tempo ou energia para o idoso com problema. As famílias que têm a perspectiva de cuidar de um pai previamente independente são com freqüência envolvidas pelo conflito e utilizam o evitador para difundir as tensões. Por sua vez, o evitador pode funcionar bem fora da família, e como resultado pode resistir a ser trazido de volta para dentro dessa rede estressada e conflituada, apesar de ter um desejo de ajudar o idoso.
6. **Paciente-índice** – o idoso com o problema e que é sentido como a causa de uma crise familiar. O paciente-índice pode apresentar apenas problemas mínimos e pode estar satisfeito com seu estado atual; pode ainda permitir que toda a família busque ajuda com o clínico. As necessidades e os problemas do idoso podem rapidamente ser colocadas de lado à medida que os conflitos familiares surgem durante a entrevista diagnóstica.

Um primeiro objetivo do clínico, como defensor do idoso psiquiatricamente perturbado, é facilitar o apoio da família durante um período de incapacidade. Pelo menos quatro parâmetros de apoio são importantes para o clínico na avaliação, à medida que o plano de tratamento evolui. Esses incluem: 1) disponibilidade de membros da família para o idoso com o passar do tempo, 2) serviços definidos oferecidos pela família ao idoso perturbado, 3) percepção do apoio da família pelo idoso (e subseqüentemente desejo do idoso de cooperar e aceitar o apoio) e 4) tolerância por parte da família em relação aos comportamentos específicos que têm origem no transtorno psiquiátrico.

O clínico deve perguntar ao idoso: "Se você adoecer, existe uma pessoa da família que cuidará de você por um curto período de tempo?". Depois poderá ser determinada a disponibilidade de membros da família que possam cuidar do idoso por um período de tempo prolongado. Se uma pessoa em particular for designada como o cuidador primário, os planos para descanso devem ser discutidos. Considerando-se o crescente foco sobre permanências curtas em hospitais e níveis documentados de maior prejuízo no momento da alta, a disponibilidade de membros da família torna-se essencial para o cuidado eficaz do idoso depois da hospitalização devido a um transtornos psiquiátrico ou médico-psiquiátrico associado.

Quais serviços específicos e tangíveis podem ser oferecidos ao idoso pelos membros da família? Mesmo o cônjuge mais dedicado é limitado na oferta de certos serviços pelo fato de ela poder não saber dirigir (e conseqüentemente não poder oferecer transporte), ou não ser suficientemente forte fisicamente para que possa realizar certos tipos de cuidados de enfermagem. Os serviços genéricos de importância especial no apoio a idosos com problema psiquiátrico em casa incluem transporte; serviços de enfermagem (como a administração de medicação); fisioterapia; serviços de controle ou supervisão contínua; serviços domésticos; preparação de refeições; serviços administrativos, legais e protetores; assistência financeira; acomodação; e coordenação do oferecimento de serviços. Esses serviços foram chamados de *genéricos* por poderem ser definidos em termos de suas atividades, independentemente de quem oferece os serviços. A avaliação do âmbito e extensão do oferecimento de serviços pela família ao idoso com prejuízo funcional fornece um parâmetro conveniente da carga econômica, social e emocional do paciente psiquiátrico idoso na família.

Independentemente do nível de serviços oferecidos pela família à pessoa idosa, para que esses serviços sejam eficazes é bom para a pessoa idosa que ela perceba que vive num ambiente de apoio. Esse apoio de definição pouco clara inclui a percepção de uma rede confiável, a sensação de pertencer a uma rede, intimidade com os membros da rede e sensação de utilidade para a família (Blazer e Kaplan, 1983). A utilidade pode ter menos importância para alguns idosos no sentido de eles acreditarem que contribuíram para a família por muitos anos e, conseqüentemente, merecem uma dedicação recíproca nos seus últimos anos de vida. Infelizmente, com freqüência os membros da família, estressados ao longo das gerações, podem não reconhecer essa responsabilidade recíproca.

A tolerância familiar a comportamentos específicos pode não ter correlação com o apoio total. Todas as pessoas têm um nível de tolerância a comportamentos específicos que são sobremaneira difíceis. Stanford (1975) descobriu que os seguintes comportamentos foram tolerados em freqüência cada vez menor por famílias de idosos com prejuízo: incontinência urinária (81%), conflitos de personalidade (54%), quedas (52%), comportamento fisicamente agressivo (44%), incapacidade de caminhar sem ajuda (33%), perambulação diurna (33%) e distúrbios do sono (16%). Essa freqüência pode parecer contra-intuitiva, pelo fato de a incontinência urinária ser em geral considerada particularmente aversiva aos membros da família. Ainda a evolução da incontinência pode ser suficientemente corrigida e de forma fácil. Entretanto, poucas noites sem dormir pode facilmente levar os membros da família além de suas capacidades de servir a um familiar, irmão ou cônjuge.

Exame do Estado Mental

Os médicos e outros clínicos por vezes hesitam em fazer um exame estruturado do estado mental, temendo que o esforço irá insultar ou irritar o paciente. Talvez o exame também seja visto como uma perda de tempo desnecessária. Todavia, o exame do estado mental do paciente psiquiátrico na velhice é fundamental para a avaliação diagnóstica (Blazer, 1982). O afeto e o humor podem ser comumente avaliados pela observação do paciente durante a entrevista. O afeto é o tom do sentimento, prazeroso ou não, que acompanha a produção cognitiva do paciente (Linn, 1980). O afeto pode flutuar durante a entrevista; entretanto, o idoso tem maior probabilidade de demonstrar um embotamento do afeto. O humor, o estado subjacente ao afeto explícito, e que é mantido ao longo do tempo, permanece geralmente aparente até o final da entrevista. Por exemplo, o afeto de um idoso deprimido pode não chegar ao ponto de disforia vista no adulto jovem (como evidenciado por *crying spells* ou protestos de desespero descontrolado), e o humor depressivo é geralmente mantido e discernível do início ao fim.

O retardo psicomotor ou a hipoatividade são característicos da depressão maior e da sintomatologia esquizofreniforme severa, bem como algumas variações da demência degenerativa primária. Os idosos com perturbações psiquiátricas (exceto alguns com demência mais avançada) têm maior probabilidade de apresentar hiperatividade ou agitação. Os que são deprimidos parecerão inquietos, movimentando suas mãos com freqüência, e terão dificuldade em permanecer sentados durante a entrevista. Pacientes com demência leve à moderada, especialmente os que apresentam demência multiinfarto facilmente se distraem, levantam-se e caminham pelo quarto ou mesmo na casa. O caminhar de um lado para o outro é facilmente observado quando o idoso é admitido num hospital. A agitação pode ser facilmente diferenciada da ansiedade, pois o indivíduo agitado não se queixa de uma sensação de pessimismo ou pânico iminente. O movimento geralmente alivia o imediato desconforto — ainda que não corrija o distúrbio subjacente — em pacientes com disfunção psicomotora. Ocasionalmente o idoso com retardo psicomotor pode de fato estar sofrendo de um distúrbio na consciência, tendo quase chegado a um estado de estupor. Ele não pode ser facilmente estimulando, mas quando isso ocorre ele irá responder com caretas ou isolamento

A percepção é a consciência de objetos em relações que seguem o estímulo de órgãos dos sentidos periféricos (Linn, 1980). Os distúrbios da percepção incluem alucinações — ou seja, percepções sensoriais falsas não associadas a estímulos reais ou externos. Por exemplo, uma idosa paranóide pode perceber a invasão de sua casa à noite por indivíduos que desarrumam seus pertences e abusam dela sexualmente. As alucinações com freqüência assumem a forma de falsas percepções auditivas, falsas percepções de movimentos ou sensações corporais (como palpitações), além de falsas percepções de paladar, olfato e tato. O idoso severamente deprimido pode sofrer de francas alucinações auditivas que condenam ou encorajam comportamentos auto-destrutivos.

Os distúrbios do conteúdo de pensamento são os distúrbios mais comuns da cognição observados no idoso com transtorno psiquiátrico. O paciente deprimido com freqüência desenvolve crenças que são incoerentes com as informações objetivas obtidas de membros da família sobre as capacidades e recursos sociais do paciente. Numa série de estudos Meyers e colaboradores (Meyers e Greenberg, 1986; Meyers *et al.*, 1985) descobriram que a depressão delirante é mais prevalente entre pacientes idosos. Foi descoberto que

45% dos 161 pacientes com depressão endógena, como determinado pelo Critérios Diagnósticos de Pesquisa (RDC; Spitzer *et al.*, 1978a) eram delirantes. Esses delírios incluíam crenças como "Eu enlouqueci", "Meu corpo está se deteriorando", "Eu tenho uma doença incurável" ou "Eu provoquei algum grande dano". Mesmo após a recuperação de idosos da depressão, é possível que eles ainda apresentem períodos de recorrência de pensamentos delirantes que podem ser mais perturbadores para um idoso anteriormente racional. Os idosos parecem ter menos probabilidade de sofrerem de delírios de auto-remorso, culpa ou perseguição.

Mesmo que os delírios não sejam óbvios, a preocupação com um pensamento ou idéia em particular é comum entre os idosos deprimidos. Essas preocupações estão muito associadas ao pensamento obsessivo ou intromissão irresistível de pensamento na mente consciente. Embora o idoso raramente haja de forma compulsiva conforme esses pensamentos, os pensamentos que provocam culpa ou auto-acusações podem ocasionalmente tornarem-se tão difíceis de serem suportados que a pessoa pondera, tenta ou até mesmo comete o suicídio.

A avaliação do conteúdo e do processo de cognição pode revelar distúrbios como problemas com a estrutura das associações, velocidade das associações e conteúdo do pensamento. O pensamento é um fluxo de idéias, símbolos e associações em resposta ao estímulo ambiental, um problema percebido ou uma tarefa que exija progressão para uma conclusão lógica ou baseada na realidade (Linn, 1980). O idoso esquizofrênico ou compulsivo pode patologicamente repetir a mesma palavra ou idéia em resposta a uma variedade de perguntas, assim como da mesma forma o paciente que tem demência degenerativa primária. Alguns idosos com demência apresentam circunstancialidade — ou seja, a introdução de muitos detalhes aparentemente irrelevantes para encobrir problemas de confusão e falta de memória. Essas entrevistas podem ser muito frustrantes por ocorrerem de forma muito lenta. Em outras ocasiões, os idosos parecem incoerentes, sem conexão lógica de seu pensamento ou podem dar respostas irrelevantes. A intromissão de pensamento de conversas anteriores em conversas atuais é um primeiro exemplo do distúrbio na associação descoberto em pacientes com demência degenerativa primária (por exemplo, doença de Alzheimer). Esse sintoma não é típico de outras demências como a demência da doença de Huntington. Entretanto, na ausência de demência, mesmo idosos paranóides geralmente não apresentam um distúrbio significativo na estrutura de associações.

Embora sejam comuns os pensamentos de morte na velhice, as revelações espontâneas de pensamentos suicidas são raras. Uma investigação cautelosa é o melhor meio de avaliar a presença de ideação suicida (Blazer, 1982). Primeiro, o clínico deve perguntar ao paciente se ele alguma vez pensou que não valia a pena viver. Em caso afirmativo, se o paciente alguma vez pensou em agir conforme esse pensamento? Como o paciente se mataria? Quando os planos forem definitivamente revelados, o clínico deve investigar para determinar se os implementos para a tentativa de suicídio estão disponíveis. Por exemplo, caso o paciente tenha pensado em dar-se um tiro, o médico deve perguntar: "Você guarda uma arma carregada em casa?" A ideação suicida no idoso sempre preocupa, mas é necessário intervir quando o paciente for considerado seriamente suicida e dispuser dos meios para tal.

Embora os idosos possam não se queixar de disfunção da memória, apresentam maior probabilidade de sofrer de problemas de memória, concentração e intelecto. A avaliação formal das condições cognitivas como descrita abaixo está geralmente indicada. Existem ainda meios breves e informais de testar o funcionamento cognitivo que devem ser incluídos na avaliação diagnóstica. À medida que o clínico faz uma avaliação de memória e do intelecto, deve ser lembrado que o desempenho insatisfatório pode refletir um estresse psíquico, ou uma falta de escolaridade em oposição ao retardo mental ou demência. Para excluir a confusão potencial entre agitação e ansiedade, a avaliação pode ser feita em mais de uma ocasião.

A avaliação da memória é baseada em três processos essenciais: 1) registro (capacidade de registrar uma experiência no sistema nervoso central), 2) retenção (a persistência e permanência de uma experiência registrada), 3) *lembrança* (evocação) (capacidade de evocar conscientemente a experiência registrada e relatá-la) (Linn, 1980). O registro, diferentemente da *lembrança*, é difícil de ser avaliado de forma correta. Ocasionalmente os fatos ou informações de que o idoso nega lembrar-se irão aparecer espontaneamente durante outros momentos da entrevista. De outra forma, técnicas como hipnose, narco-análise e psicanálise são os meios comuns de determinar se o registro ocorreu. O registro geralmente não está prejudicado, exceto em pacientes com demências mais severas.

A retenção, por outro lado, pode ser bloqueada tanto por estresse psíquico quanto a disfunção cerebral. A ausência na retenção não é relevante, especialmente para dados sem importância com freqüência perguntados num exame do estado mental. Por exemplo, solicitar ao idoso que lembre de três objetos por cinco minutos irá com freqüência revelar um prejuízo se o idoso tem pouca motivação para tentar a tarefa. Os distúrbios da *lembrança* podem ser avaliados diretamente sob uma série de formas. As mais comuns são orientações no tempo, espaço, pessoa e situação. A maior parte das pessoas na maior parte das vezes orienta-se por rádio, televisão e material de leitura, bem como por meio de conversas com os outros. Alguns idosos podem ficar isolados por prejuízo sensorial ou isolamento social, e assim uma orientação deficiente nesses pacientes pode representar mais o ambiente físico e social do que disfunção cerebral. A memória imediata pode ser testada pedindo-se ao idoso para repetir uma palavra, frase ou série de números, mas pode também ser avaliada em conjunto com habilidades cognitivas, solicitando-se-lhe que uma palavra seja pronunciada de trás para a frente, ou que partes de uma história sejam recontadas.

Durante o exame do estado mental a inteligência pode ser avaliada apenas de forma superficial. Os testes de cálculo aritmético simples e a avaliação do conhecimento, suplementados por partes de testes psiquiátricos bem conhecidos são úteis. A capacidade para o pensamento abstrato é com freqüência avaliada pedindo-se ao paciente que interprete um provérbio bem conhecido, como "Pedra que rola não cria limo". Um teste mais acurado de abstração, entretanto, é feito pela solicitação de classificar objetos numa categoria comum. Por exemplo, é pedido ao idoso que diga a semelhança entre uma maçã e uma pêra. Enquanto os nomes de objetos de uma categoria (como frutas) são retidos apesar de declínios por vezes moderados ou marcados na cognição, o processo oposto de classificação de dois objetos diferentes numa categoria comum também não é mantido. O teste clássico de cálculos é pedir a um paciente que diminua 7 de 100, e que repita essa operação sucessivamente. Geralmente cinco cálculos são suficientes para determinar a capacidade do idoso de realizar essa tarefa. Se o idoso não consegue fazer a diminuição, o teste menos exato consiste em pedir ao paciente que subtraia 3 de 20 e que repita a operação até chegar a zero. Esses exames não devem ser feitos com pressa, pois os idosos não o fazem tão bem quando percebem que esperam que eles levem menos tempo.

Escalas de Avaliação e Entrevistas Padronizadas

As escalas de avaliação e entrevistas padronizadas ou estruturadas foram progressivamente incorporadas na avaliação diagnóstica do paciente psiquiátrico. Esses procedimentos de avaliação cresceram em popularidade à medida que aumentou a necessidade de diagnósticos reproduzíveis e sistemáticos para terceiros (parte do impulso de mudança dramática na nomenclatura evidenciada no DSM-IV) e de uma forma padronizada de avaliar a mudança das condições clínicas. Não é possível uma avaliação completa de todos os instrumentos utilizados. Conseqüentemente, instrumentos selecionados são apresentados e avaliados nesta seção, escolhidos tanto por terem relevância especial para o paciente geriátrico quanto por serem amplamente utilizados.

Disfunção Cognitiva e Roteiros para a Investigação de Demência

Dois testes cognitivos feitos pelo entrevistador têm sido populares tanto em estudos clínicos quanto da comunidade. O primeiro é o Questionário Breve do Estado Mental (SPM SQ; Pfeiffer, 1975), derivado do Questionário sobre o Estado Mental desenvolvido por Kahn e colaboradores, em 1960. O SPM SQ consiste em 10 perguntas determinadas a avaliar a orientação, memória, grau de conhecimento e cálculos. Para a maior parte dos idosos que residem na comunidade, dois erros ou menos indicam funcionamento intacto; três ou mais erros, um prejuízo moderado; e oito ou mais erros, um prejuízo severo. A facilidade de administração e os dados epidemiológicos que foram acumulados usando esse instrumento o tornam útil tanto para triagem clínicas quanto para investigações na comunidade. O Miniexame do Estado Mental (Folstein *et al.*, 1975) é um instrumento de 30 itens utilizado para a avaliação da orientação, registro, atenção e cálculo, lembrança (evocação) e linguagem. Ele requer 5 a 10 minutos para ser aplicado e inclui mais itens de significado clínico que o SPM SQ. De 7 a 12 erros, sugere prejuízo cognitivo de leve a moderado; 13 ou mais erros sugere prejuízo severo.

Uma série de procedimentos de avaliação clínica para demência surgiu nos últimos anos. O mais amplamente usado e um dos primeiros a aparecer é a escala sugerida por Blessed e colaboradores (1968), geralmente chamada de Escala de Demência de Blessed. Em contraste com o que pode ser obtido pelo uso de escalas de triagem, o julgamento clínico é necessário no uso desse procedimento para a avaliação de alterações no desempenho de tarefas diárias (como o manuseio de dinheiro, tarefas domésticas e compras); alterações nos hábitos alimentares e de vestuário; alterações na personalidade, interesses e impulsos; testes de informações (orientações e reconhecimento de pessoas); memória (de informações passadas como ocupação, local de nascimento e cidade onde o indivíduo trabalhou) e concentração (cálculos). É atribuída uma média a cada uma destas tarefas e um resumo das médias é tabulado. Foi mostrado que a média tem relação com as alterações cerebrais da demência degenerativa primária.

A escala de demência para a avaliação da probabilidade de que a demência seja secundária a infartos múltiplos é aquela sugerida por Hachinski e colaboradores (1975). Num estudo do fluxo sangüíneo cerebral em pacientes com demência degenerativa primária comparados com o de pacientes com demência multiinfarto, certos padrões clínicos foram determinados como sendo mais associados à demência multiinfarto, e a cada um desses foi atribuída uma média. Esses itens, junto com seus escores, são os seguintes: início agudo = 2, deterioração gradativa = 1, curso flutuante = 2, confusão noturna = 1, preservação relativa da personalidade = 1, depressão = 1, queixas somáticas = 1, incontinência emocional = 1, história de hipertensão = 1, história de acidentes vasculares cerebrais = 2, evidência de aterosclerose associada = 1, sintomas neurológicos focais = 2 e sinais neurológicos focais = 2. Um escore de 7 ou mais foi altamente sugestivo de demência multiinfarto. Considerando-se a freqüente sobreposição de pequenos infartos múltiplos e demência degenerativa primária, bem como a dificuldade de avaliarem-se esses itens de forma eficaz, a maior parte dos investigadores parou de confiar na escala de Hachinski para uso clínico.

Roteiros para a Depressão

Uma série de escalas de autoclassificação de depressão foi utilizada para a triagem da depressão em pacientes em todas as fases do ciclo vital, tendo a maior parte dessas escalas sido estudada em populações de idosos. A Escala de Depressão de Autoclassificação de Zung (Zung, 1965) foi a mais amplamente utilizada até os últimos anos. A popularidade inicial da escala de Zung foi provavelmente devido à disponibilidade de dados de pessoas ao longo do ciclo vital, especialmente idosos (Zung, 1967). Poucas populações de comunidade escolhidas ao acaso foram avaliadas com esse instrumento de Zung, existindo, assim, um prejuízo em padrões normativos da comunidade. Com essa escala de 20 itens cada um dos 20 sintomas é classificado de 0 ("nenhum") a 3 ("todos ou aproximadamente todo o tempo"), de acordo com a severidade. A maior parte dos idosos pode utilizar dessa escala, embora as quatro escolhas possam criar problemas para alguns idosos com prejuízo cognitivo moderado. Utilizando a escala de Zung, Freedman e colaboradores (1982) encontraram níveis máximos de sintomas em mulheres de 65 a 69 anos e homens de 70 a 74 anos.

Um dos instrumentos atuais mais amplamente utilizado é a Escala de Depressão do Centro para Estudos Epidemiológicos (CES-D; Radloff, 1977). Esse instrumento, devido aos dados normativos da população disponíveis, substituiu a escala Zung nos últimos anos como um instrumento comum para a avaliação da depressão. A escala CES-D é semelhante em formato à de Zung. Num estudo de fator analítico do CES-D na população de uma comunidade foram identificados três fatores: um de falta de energia, um de afeto positivo e um de relação interpessoal (Ross e Mirowsky, 1984). A desagregação desses fatores e a exploração de sua interação são um passo significativo para a compreensão dos resultados obtidos pelas escalas de sintomas como a CES-D na população de idosos. Por exemplo, os itens de *enervation* (por exemplo, perda de interesse, pouco apetite) estão verdadeiramente associados ao curso dos episódios depressivos semelhantes aos descritos para depressão maior com melancolia, enquanto os itens de afeto positivo estão mais associados a graves de satisfação na vida?

Uma escala que foi amplamente utilizada em estudos clínicos, mas menos estudada em populações de comunidades é o Inventário de Depressão de Beck (BDI; Beck *et al.*, 1961). Foi demonstrado que a confiabilidade do BDI é boa tanto nas mostras de idosos deprimidos quanto na de não-deprimidos (Gallangher *et al.*, 1982). O instrumento consiste em 21 sintomas e atitudes que são classificados em uma escala de 0 a 3 em termos de intensidade. Em outro estudo de Gallagher *et al.* (1983), o BDI classificou erroneamente apenas 16,7% das pessoas diagnosticadas com base no RDC como sofrendo de depressão maior.

A Escala de Depressão Geriátrica (GDS) foi desenvolvida devido a problemas que as escalas acima apresentam para pessoas idosas que têm dificuldade para selecionar um dos quatro itens de resposta forçada (Yesavage et al., 1983). A GDS é uma escala de 30 itens que permite que os pacientes classifiquem esses itens como presentes ou ausentes, além de incluir perguntas sobre sintomas como queixas cognitivas, auto-imagem e perdas. Os itens selecionados foram considerados como tendo relevância para a depressão na velhice. A GDS não foi utilizada em populações de comunidades e ainda não está bem padronizada.

Outro instrumento, semelhante à GDS, é a Escala de Avaliação de Carroll para Depressão (Carroll et al., 1981). O instrumento consiste de 52 itens classificados como "Sim" ou "Não" que acompanham aquelas áreas avaliadas pela Escala de Avaliação de Hamilton para Depressão (ver a seguir). Embora não tenha sido utilizada amplamente em populações de idosos, a Escala de Carroll tem a mesma vantagem que a GDS por ser do tipo resposta forçada com respostas de sim/não.

Dentre as avaliadas, a Escala de Avaliação de Hamilton para Depressão (Hamilton, 1960) é de longe a mais comumente utilizada. Embora não existam dados normativos formais, a vantagem de se possuir classificações baseadas em julgamentos clínicos fez dessa escala um instrumento popular para a avaliação de resultados em ensaios clínicos. Por exemplo, uma redução no escore de Hamilton para a metade do escore inicial ou para abaixo de um certo valor indicaria recuperação parcial ou completa de um episódio de depressão. Em um estudo dessa escala em idosos, Hodern e colaboradores (1963) descobriram que, entre mulheres deprimidas, a agitação, a insônia prolongada, a perda de peso e o humor depressivo eram mais severos nas idosas se comparados com grupos de pessoas jovens.

Uma escala mais recente que está recebendo uma considerável atenção clínica, mas que ainda está para ser padronizada tanto em populações clínicas como da comunidade, é a Escala de Avaliação de Montgomery-Asberg para Depressão (Montgomery e Asberg, 1979). Essa escala segue o padrão da de Hamilton e se concentra em 10 sintomas de depressão; cabe ao clínico classificar cada um desses sintomas numa escala de 0 a 6 (para uma média de graus entre 0 e 60). Os sintomas avaliados incluem tristeza aparente, tristeza referida, desatenção, sono reduzido, apetite reduzido, dificuldades de concentração, lassidão, incapacidade de sentir, pensamentos pessimistas e pensamentos suicidas. Essa escala teoricamente é um avanço em relação à escala de Hamilton na medida em que parece diferenciar melhor entre aqueles que respondem ou não à intervenção para depressão. O instrumento não inclui muitos sintomas somáticos que tendem a ser mais comuns em idosos, podendo, conseqüentemente, ser de grande valor na identificação dos sintomas de doença depressiva que podem mudar com a terapia.

Escalas de Avaliação Geral

Uma série de escalas de avaliação geral de condições psiquiátricas (ocasionalmente associadas a funcionamento em outras áreas) foi considerada útil tanto em populações de comunidades quanto institucionalizadas.

Uma das escalas mais freqüentemente usadas é a Escala de Avaliação Global do Funcionamento — AGF (GAS; Spitzer et al., 1978b). Utilizando essa escala, o avaliador faz uma única classificação, variando de 0 a 100, que melhor descreve — com base em seu julgamento clínico — o nível mais baixo de funcionamento da pessoa na semana anterior a avaliação. A escala não foi padronizada para idosos, mas seu uso freqüente em estudos de psiquiatria sugere a necessidade de padronização. A escala foi incorporada como Eixo V no DSM-IV para medir o funcionamento geral.

Uma escala semelhante é a Escala de Avaliação Psiquiátrica Breve (BPRS; Overall e Gorham, 1962). Com essa escala 16 áreas de sintomas relativamente independentes — incluindo preocupações somáticas, ansiedade, humor depressivo, conteúdo de pensamento incomum e desconfiança — são classificados de "ausentes" a "extremamente severos". Um escore resumido é obtido. O perfil de sintomas na BPRS se mostrou diferente em populações de idosos. Entre os idosos o humor depressivo ocorre com mais freqüência associado a retardo psicomotor, isolamento emocional e afeto embotado, enquanto o humor depressivo é geralmente acompanhado de ansiedade nos jovens (Beller e Overall, 1984). Em outro estudo Overall e Beller (1984) encontraram cinco tipos fenomenológicos distintos numa população geriátrica: demência agitada, demência hipoativa, depressão ansiosa, depressão com isolamento e psicose paranóide.

Shader e colaboradores (1974) desenvolveram a Avaliação Clínica Geriátrica de Sandoz (SCAG), uma escala de 18 sintomas com cada sintoma classificado em outra de 7 pontos. A SCAG identifica a existência de psicopatologia em pessoas idosas, mas a discriminação entre subgrupos de idosos psiquiatricamente perturbados ainda está por ser testada. Essa escala não foi utilizada com tanta freqüência quanto as demais nos últimos anos. O Roteiro do Estado Mental Geriátrico (Copeland et al., 1976) é uma adaptação do PSE — Exame do Estado Atual (Wing et al., 1974) e do Roteiro do Estado Psiquiátrico (Spitzer et al., 1968); o Roteiro do Estado Mental Geriátrico é um guia de entrevista semi-estruturada que permite ao entrevistador questionar a respeito de sintomas associados a transtornos psiquiátricos. Mais de 500 classificações são feitas com base em informações obtidas por entrevistador altamente treinado, que obtém informações sobre sintomas no mês anterior à avaliação. Os dados são computadorizados para que sejam feitos diagnósticos psiquiátricos (Copeland et al., 1986). O instrumento mede depressão, prejuízo de memória, sintomas neurológicos selecionados (como afasia) e desorientação.

O Exame Global e Avaliação do Encaminhamento (CARE; Gurland et al., 1977) é um procedimento de avaliação híbrido e desenvolvido para idosos. São obtidos escores dimensionais em memória-desorientação, depressão-ansiedade, imobilidade-incapacidade, isolamento, dificuldade físico-perceptiva e baixa renda. O objetivo do CARE é oferecer uma ampla avaliação dos idosos que reduza a distância entre as disciplinas profissionais. O instrumento não foi amplamente utilizado, embora tenha sido usado em estudos nacionais cruzados. Por exemplo, Herbst e Humphrey (1980) utilizaram o CARE em um estudo de prejuízo auditivo em relação ao estado mental. Os investigadores encontraram uma relação entre surdez e depressão, independente da idade e da condição sócio-econômica.

O Recursos e Serviços para Americanos Idosos (OARS) — Questionário de Avaliação Funcional Multidimensional (*Duke University Center for the Study of Aging and Human Development*, 1978) — é feito por um entrevistador leigo e utilizado para reunir dados para produzir médias de prejuízo funcional em cinco dimensões: saúde mental, saúde física, funcionamento social, funcionamento econômico e atividades da vida diária. Em um levantamento comunitário (Blazer, 1978a), 13% das pessoas na comunidade apresentavam prejuízo da saúde mental. O instrumento OARS foi desenvolvido para integrar medidas funcionais ao longo de uma série de parâmetros relevantes para os idosos; ele foi utilizado amplamente tanto em supervisões da comunidade quanto clínicas. Com a recente ênfase que foi dada aos transtornos psiquiátricos não-contínuos, entretanto, o instrumento não foi amplamente utilizado por profissionais de saúde mental como deveria ter sido.

Qualquer discussão sobre escalas de avaliação clínica não estaria completa sem a Escala de Movimentos Involuntários Anormais (AIMS; *National Institute of Mental Health*, 1975). Considerando-se o aumento da incidência de discinesia tardia em idosos, associada à necessidade de melhor documentação para esse temido resultado de uso prolongado de antipsicóticos, as avaliações regulares da AIMS pelos clínicos estão se tornando essenciais para a prática da psiquiatria geriátrica hospitalar e ambulatorial. A escala consiste de uma lista de sete transtornos do movimento, sendo a presença e a severidade de cada um dos itens classificada como "nenhum" ou "severo". Três itens são desenvolvidos para um julgamento global: severidade de movimentos anormais, incapacitação devido a movimentos anormais e consciência do paciente dos movimentos anormais. Os problemas atuais com dentes ou próteses dentárias também são avaliados. São descritos procedimentos para aumentar a confiabilidade da escala de avaliação.

Entrevistas Estruturadas

Uma série de programas de entrevistas estruturadas está agora disponível tanto para o diagnóstico clínico quanto na comunidade. Esses programas de entrevistas permitiram o aumento na confiabilidade da identificação de sintomas particulares e diagnósticos psiquiátricos. Infelizmente, a riqueza inerente às entrevistas não-estruturadas tende a ser perdida se a pessoa prender-se muito à entrevista estruturada. Os comentários feitos pelos pacientes durante a avaliação que poderiam ser utilizados para traçar associações relevantes devem ser ignorados para que o programa de entrevistas seja completado com rapidez. A maior parte dessas entrevistas requer mais tempo do que a primeira sessão tradicional não-estruturada com o paciente.

O roteiro de entrevistas utilizado mais antigo é o PSE (Wing et al., 1974). Como observado anteriormente, o Roteiro do Estado Mental Geriátrico é uma variante do PSE. O PSE, na realidade, não é uma entrevista, mas uma lista de definições de comportamentos ou sintomas de interesse psiquiátrico, variando de delírios específicos a alterações gerais no afeto. O clínico avalia se o sintoma está presente ou não, e um algoritmo de computador fornece um diagnóstico. Estão disponíveis perguntas sugeridas para a obtenção dos sintomas, mas não são obrigatórias. Apenas 54 perguntas são necessárias durante a entrevista, embora muitas provas adicionais sejam oferecidas para a busca de respostas positivas. O roteiro de entrevistas oferece um excelente aprendizado para muitos psiquiatras no que concerne ao significado de vários sintomas relevantes no trabalho com idosos. Todavia, o foco no mês anterior à avaliação e a associação dos sintomas com a *Classificação Internacional das Doenças* da Organização Mundial de Saúde (CID) — em vez do DSM da Associação Americana de Psiquiatria — tornou o PSE menos popular para os investigadores americanos.

O instrumento utilizado com mais freqüência nos Estados Unidos é a Entrevista Clínica Estruturada do DSM-III-R (SCID — Spitzer *et al.*, 1992). Esse instrumento é facilmente adaptável ao RDC e ao DSM-IV. Embora sejam sugeridas perguntas específicas para a investigação da maior parte das áreas de interesse, o entrevistador que utiliza o SCID tem a flexibilidade de fazer perguntas adicionais e pode utilizar quaisquer dados que estejam disponíveis para a determinação do diagnóstico. O entrevistador deve ter treinamento clínico, mas não precisa ser psiquiatra. Muitos dos sintomas podem não ser relevantes para os idosos (especialmente as extensas investigações de sintomas psicóticos), e a entrevista com freqüência leva de 2 1/2 a 3 horas. Todavia, a experiência obtida pelo clínico ao utilizar esse instrumento pode ser traduzida numa prática clínica mais eficaz.

O Roteiro de Entrevista Diagnóstica foi recentemente somado aos roteiros disponíveis (DIS; Robins *et al.*, 1981). Essa entrevista altamente estruturada e com escores por computador, que pode ser feita por um entrevistador leigo, permite que os diagnósticos psiquiátricos sejam feitos de acordo com os critérios do DSM-IV, critérios de Feighner (Feighner *et al.*, 1972) e do RDC. As perguntas do DIS investigam a presença ou ausência de sintomas ou comportamentos relevantes para uma série de transtornos psiquiátricos, a severidade desses sintomas e a causa provável dos sintomas. Os diagnósticos de prejuízo cognitivo, esquizofrenia ou transtorno esquizofreniforme, depressão maior, ansiedade generalizada, transtorno de pânico, agorafobia, transtorno obsessivo-compulsivo, transtorno distímico, transtorno de somatização, dependência e abuso de álcool e outros abusos e/ou dependência de substâncias psicoativas podem ser feitos no Eixo I do DSM-IV. Um diagnóstico de transtorno de personalidade anti-social no Eixo II pode também ser feito. O instrumento mostrou-se relativamente confiável em populações clínicas tanto para diagnósticos atuais quanto de toda a vida.

A média de transtornos investigados pelas perguntas do DIS, associada à forma relativamente fácil de sua aplicação (geralmente leva de 45 a 90 minutos para ser aplicado em um idoso), tornou-o popular em estudos clínicos. Além disso, dados comparativos baseados na comunidade estão disponíveis em uma grande amostra do Estudo de Captação de Área Epidemiológica (Regier *et al.*, 1984; Myers *et al.*, 1984). O DIS pode ser suplementado por perguntas adicionais para a investigação de sintomas específicos (tal como investigação de sintomas melancólicos e dados adicionais relativos a transtornos do sono para idosos depressivos). Não houve problemas quando o instrumento foi utilizado em idosos na comunidade. O declínio da memória, que ocorre no idoso, em geral não é mais problemático com esse instrumento do que com outros. Todavia, o DIS tem menos valor no estudo de populações hospitalizadas e reconstrução da história da vida independente do local, pelo fato de os problemas de memória não poderem ser captados por julgamento clínico. Dados suplementares podem ser adicionados ao instrumento para o desenvolvimento de um diagnóstico padronizado. Uma versão menor do DIS utilizada em supervisões epidemiológicas recentes é a Entrevista Diagnóstica Internacional Composta (CIDI; OMS, 1989).

Comunicando-se com o Idoso

O clínico que trabalha com idosos deve estar ciente dos fatores que têm relação tanto com o paciente quanto com o clínico e que podem produzir barreiras para a comunicação eficaz (Blazer, 1978b). Muitos idosos vivenciam um nível relativamente alto de ansiedade apesar de não se queixarem desse sintoma. O estresse originado em uma nova situação, como a ida ao consultório de um clínico ou a entrevista em um hospital, pode intensificar a ansiedade e subseqüentemente prejudicar a comunicação eficaz. Problemas perceptivos, como prejuízos auditivo e visual, podem exacerbar a desorientação e complicar a comunicação de problemas ao clínico. As pessoas idosas têm maior probabilidade de esconder informações do que dar respostas que possam ser incorretas. Em outras palavras, os idosos tendem a ser mais cuidadosos. Eles com freqüência levam mais tempo para responder a perguntas e resistem ao clínico que tenta obter com mais rapidez os dados na entrevista sobre a sua história.

O paciente idoso pode perceber o médico de forma irreal, com base em experiências de vida anteriores (ou seja, pode ocorrer a transferência). Embora o idoso por vezes aceite o papel de uma criança, vendo o médico como a um pai ou uma mãe, ele inicialmente tem maior probabilidade de ver o clínico como o filho idealizado que pode oferecer cuidado recíproco para o pai anteriormente capaz, mas agora incapacitado. Subseqüentemente, pode ocorrer uma dissociação entre o médico e os filhos do paciente. O clínico pode perceber o paciente idoso de forma incorreta devido a medos preconcebidos de envelhecer e morrer, ou devido a experiências negativas anteriores com seus próprios pais. Para que um clínico trabalhe bem com os idosos, esses sentimentos pessoais devem ser discutidos durante o treinamento (e posteriormente).

Uma vez que as atitudes do médico e do paciente tenham sido reconhecidas e aceitas, certas técnicas se mostraram de valor, em geral, na comunicação com esse. Tais técnicas devem ser implementadas discriminadamente, entretanto, pois a variação entre a população de idosos é significativa. Primeiro, deve-se aproximar da pessoa idosa com respeito. O clínico deve bater na porta antes de entrar no quarto e deve cumprimentar o paciente pelo sobrenome (Sr. Jones, Sra. Smith), em vez de pelo prenome, a não ser que o clínico também deseje ser chamado pelo prenome.

Depois de ficar perto da pessoa idosa — suficientemente perto para alcançar o paciente e poder tocá-lo —, o clínico deve falar claramente e devagar, utilizando frases simples no caso de pessoa com prejuízo auditivo. Devido a problemas de audição, os idosos podem compreender a conversa melhor ao telefone que pessoalmente. Colocando o gancho contra o osso mastóide, o paciente com otosclerose pode levar vantagem na condução do que através do osso normal.

A entrevista deve ser lenta de forma que o idoso tenha tempo suficiente para responder às perguntas. A maior parte dos idosos não se sente desconfortável com o silêncio, pois isso lhes dá a oportunidade de formular suas respostas a perguntas e elaborar certos pontos que querem enfatizar. A comunicação não-verbal é com freqüência uma chave para a comunicação eficaz com os idosos, pois esses podem ser reticentes para revelar o afeto verbalmente. As modificações na expressão facial, gestos, posturas e longos silêncios podem oferecer indicações para o clínico em relação a assuntos não-verbalizados.

Uma chave para a comunicação bem-sucedida com um idoso é a disposição de continuar a trabalhar com aquela pessoa como um profissional. Os idosos, na década de 1990 — possivelmente de forma diferente de seus filhos e netos —, dão muita importância à lealdade e à continuidade. A maior parte dos idosos não necessita de grande quantidade de tempo dos clínicos. Os que são mais solicitantes podem geralmente ser controlados por meio da estrutura na entrevista.

Referências

American Psychiatric Association. *Diagnostic and Statistical Manual of Mental Disorders,* 4.ed. Washington, DC, American Psychiatric Association, 1994.

Ayd FJ. Treatment-resistant patients: a moral, legal and therapeutic challenge. *In: Rational Psychopharmacotherapy and the Right to Treatment*. Edited by Ayd FJ. Baltimore, MD, Ayd Medical Communication, 1975.

Beck AT, Ward CH, Mendelson M *et al*. An inventory for measuring depression. *Arch Gen Psychiatry* 4:561-571, 1961.

Beller AS & Overall JE. The Brief Psychiatric Rating Scale in geropsychiatric research, II: representative profile patterns. *J Gerontol* 39:194-200, 1984.

Blazer DG. The OARS durham surveys: description and application. *In: Multidimensional Functional Assessment: The OARS Methodology — A Manual,* 2.ed. Durham, NC, Duke University Center for the Study of Aging and Human Development, pp. 75-88, 1978a.

―――――. Techniques for communicating with your elderly patient. *Geriatric* 33:79-80, 83-84, 1978b.

―――――. *Depression in Late Life*. St. Louis, MO, CV Mosby, 1982.

―――――. Evaluating he family of the elderly patient. *In: A Family Approach to Health Care in the Elderly*. Edited by Blazer D, Siegler IC. Menlo Park, CA, Addison-Wesley, pp. 13-32, 1984.

Blazer DG & Kaplan BH. The assessment of social support in an elderly community population. *American Journal of Social Psychiatry* 3:29-36, 1983.

Blessed G, Tomlinson BE, Roth M. The association Between quantitative measures of dementia and of senile change in the cerebral gray matter of elderly subjects. *Br J Psychiatry* 114:797-811, 1968.

Carroll BJ, Feinberg M, Smouse PE *et al*. The Carroll Rating Scale for Depression, I: development, reliability and validation. *Br J Psychiatry* 138:194-200, 1981.

Copeland JRM, Kelleher MJ, Kellet JM *et al*. A semi-structured clinical interview for the assessment and diagnosis of mental state in the elderly: the Geriatric Mental State Schedule. *Psychol Med* 6:439-449, 1976.

Copeland JRM, Dewey ME, Griffiths-Jones HM *et al*. A computerized psychiatric diagnostic system and case nomenclature for elderly subjects: GMS and AGECAT. *Psychol Med* 16:89-99, 1986.

Eisenberg L. Disease and illness: distinctions between professional and popular ideas of sickness. *Cult Med Psychiatry* 1:9-23, 1977.

Eisenberg L & Kleinman A. A clinical social science. In: *The Relevance of Social Science for Medicine.* Edited by Eisenberg L & Kleinman A Boston, M. A., D. Reidel, pp. 1-26, 1981.

Feichner JP, Robins E, Guze SB et al. Diagnostic criteria for use in psychiatric research. *Arch Gen Psychiatry* 26:57-63, 1972.

Folstein MF, Folstein SE, McHugh PR. Mini-Mental State: a practical method for grading the cognitive state of patients for the clinician. *J Psychiatr Res* 12:189-198, 1975.

Freedman N, Bucci W, Elkowitz E. Depression in a family practice elderly population. *J Am Geriatr Soc* 30:372-377, 1982.

Gallagher D, Nies G, Thompson LW. Reliability of the Beck Depression Inventory with older adults. *J Consult Clin Psychol* 50:152-153, 1982.

Gallagher D, Breckenridge J, Steinmetz J et al. The Beck Depression Inventory and Research Diagnostic Criteria: congruence in an older population. *J Consult Clin Psychol* 51:945-946, 1983.

Garetz FR. Responses of families to health problems in the elderly. Paper presented at the annual meeting of the American Geriatrics Society, New York, May, 1979.

Gurland B, Kuriansky J, Sharpe L et al. The Comprehensive Assessment and Referral Evaluation (CARE) — rationale, development and reliability. *Int J Aging Hum Dev* 8:9-42, 1977.

Hachinski VC, Iliff LD, Zilhka E et al. Cerebral blood flow in dementia. *Arch Neurol* 32:632-637, 1975.

Hamilton M. A rating scale for depression. *J Neurol Neurosurg Psychiatry* 23:56-62, 1960.

Herbst KG & Humphrey C. Hearing impairment and mental state in the elderly living at home. *BMJ* 281:903-905, 1980.

Hodern A, Holt NF, Burt CE et al. Amitriptyline in depressive states: phenomenology and prognostic considerations. *Br J Psychiatry* 109:815-825, 1963.

Kahn RL, Goldfarb AI, Pollack M et al. Brief objective measures for the determination of mental *status* in the aged. *Am J Psychiatry* 117:326-328, 1960.

Linn L. Clinical manifestations of psychiatric disorders. In: *Comprehensive Textbook of Psychiatry*, 3.ed, Vol 1. Edited by Kaplan HI, Freedman AM, Sadock BJ. Baltimore, MD, Williams & Wilkins, pp. 990-1034, 1980.

Mendlewicz J, Fleiss JL, Cataldo M et al. Accuracy of the family history method in affective illness: comparison with direct interviews in family studies. *Arch Gen Psychiatry* 32:309-314, 1975.

Meyers BS & Greenberg R. Late-life delusional depression. *J Affect Disord* 11:133-137, 1986.

Meyers BS, Greenberg R, Varda M. Delusional depression in the elderly. In: *Treatment of Affective Disorders in the Elderly*. Edited by Shamoian CA. Washington, DC, American Psychiatric Press, pp. 37-63, 1985.

Miller KT & Miller JL. The family as a system. Paper presented at the annual meeting of the American College of Psychiatrists, New York, February, 1979.

Montgomery SA & Asberg M. A new depression scale designed to be sensitive to change. *Br J Psychiatry* 134:382-389, 1979.

Myers JK, Weissman MM, Tischler GL et al. Sixmonth prevalence of psychiatric disorders in three communities:, 1980 to 1982. *Arch Gen Psychiatry* 41:959-967, 1984.

National Institute of Mental Health. *Development of a Dyskinetic Movement Scale* (Publ Nº 4). Rockville, MD, National Institute of Mental Health, Psychopharmacology Research Branch, 1975.

Older Americans Resources and Services. *Multidimensional Functional Assessment: The OARS Methodology — A Manual,* 2.ed. Durham, NC, Duke University Center for the Study of Aging and Human Development, 1978.

Overall JE & Beller SA. The Brief Psychiatric Rating Scale (BPRS) in geropsychiatric research, I: factor structure on an inpatient unit. *J Gerontol* 39:187-193, 1984.

Overall JE & Gorham DR. The Brief Psychiatric Rating Scale. *Psychol Rep* 10:799-812, 1962.

Pfeiffer E. A Short Portable Mental *Status* Questionnaire for the assessment of organic brain deficit in elderly patients. *J Am Geriatr Soc* 23:433-441, 1975.

Radloff LS. The CES-D Scale: a self-report depression scale for research in the general population. *Applied Psychological Measurement* 1:385-401, 1977.

Regier DA, Myers JK, Kramer M et al. The NIMH epidemiologic Catchment Area program: historical context, major objectives and study population characteristics. *Arch Gen Psychiatry* 41:934-941, 1984.

Robins LN, Helzer JE, Croughan J et al. National Institute of Mental Health Diagnostic Interview Schedule: its history, characteristics and validity. *Arch Gen Psychiatry* 38:381-389, 1981.

Ross CE & Mirowsky J. Components of depressed mood in married men and women: the CES-D. *Am J Epidemiol* 119:997-1004, 1984.

Sandord JRA. Tolerance of debility in elderly dependents by supporters at home: its significance for hospital practice. *BMJ* 3:471-473, 1975.

Shader RI, Harmatz JS, Salzman C. A new scale for clinical assessment in geriatric populations: Sandoz Clinical Assessment-Geriatric (SCAG). *J Am Geriatr Soc* 22:107-113, 1974.

Spitzer RL, Endicott J, Cohen GM. *Psychiatric Status Schedule,* 2.ed. New York, New York State Department of Mental Hygiene, Evaluation Unit, Biometrics Research, 1968.

Spitzer RL, Endicott J, Robins E. Research Diagnostic Criteria: rationale and reliability. *Arch Gen Psychiatry* 35:773-782, 1978[a].

Spitzer RL, Gibbon M, Endicott J. *The Global Assessment Scale (GAS).* New York, New York State Department of Mental Hygiene, Evaluation Unit, Biometrics Research, 1978[b].

Spitzer RL, Williams JB, Gibbon M *et al*. The structured clinical interview for DSM-III-R (SCID): history, rationale and description. *Arch Gen Psychiatry* 49:624-629, 1992.

Wing JK, Cooper JE, Sartorius N. *The Measurement and Classification of Psychiatric Symptoms.* London, Cambridge University Press, 1974.

World Health Organization. *Composite International Diagnostic Interview.* Geneva, Switzerland, World Health Organization, 1989.

Yesavage JA, Brink TL, Rose TL *et al*. Development and validation of a geriatric depression screening scale: a preliminary report. *J Psychiatr Res* 17:37-49, 1983.

Zung WWK. A self-rating depression scale. *Arch Gen Psychiatry* 12:63-70, 1965.

———. Depression in the normal aged. *Psychosomatics* 8:287-292, 1967.

11

Exames Laboratoriais na Avaliação Diagnóstica do Idoso

Dan G. Blazer, M.D., Ph.D
Ewald W. Busse, M.D.
W. Edward Craighead, Ph.D.
Donald D. Evans, Ph. D.

Neste capítulo consideramos a utilidade de uma série de testes laboratoriais biomédicos e psicológicos para o diagnóstico e a avaliação do tratamento dos transtornos psiquiátricos na velhice. (Outros procedimentos de avaliação, especialmente entrevistas diagnósticas e identificação de sintomas classificados pelo clínico e pelo paciente são discutidos no Capítulo 10 deste texto.) Os avanços tecnológicos virtualmente induzem rápidas mudanças em todos esses procedimentos laboratoriais diagnósticos. Conseqüentemente, o leitor deve estar alerta para o valor relativo desses testes na clínica, assim como de seus limites.

Alguns testes que eram principalmente utilizados em pesquisa, agora têm um papel quase uniforme na clínica geral. Por exemplo, a monitoração terapêutica de níveis plasmáticos de antidepressivos tricíclicos (ADT) é agora um teste diagnóstico-padrão disponível para virtualmente todos os clínicos de países desenvolvidos e em desenvolvimento. Outros testes, como a imagem de ressonância magnética (IRM), encontram-se na transição entre o uso em pesquisa e na clínica. As limitações do amplo uso desses testes incluem o custo e a falta de dados objetivos com respeito à sua utilidade. Todos esses testes passarão por uma maior pesquisa com o surgimento da reforma do atendimento à saúde. Em todos os casos, a "produção", em termos de dados que moldam a terapia, será equilibrada com relação ao custo.

Não existe ainda um teste patognomônico de doença psiquiátrica primária, embora muitos testes de laboratório forneçam as informações necessárias para o diagnóstico de uma doença física que se apresente primariamente com sintomas psiquiátricos. Por exemplo, um exame de tireóide anormal e um elevado hormônio estimulador da tireóide documentam hipotireoidismo como causa de letargia e depressão. Por essa razão, uma investigação laboratorial médico de rotina está indicada para todos os pacientes psiquiátricos idosos seriamente doentes. Os resultados dos testes, em sua grande parte, são "marcadores" indiretos de fisiopatologia, incluindo um teste anormal da supressão da dexametasona (DST), eletroencefalograma anormal (EEG), latência do movimento rápido dos olhos (REM) encurtada mostradas na polissonografia, fluxo sangüíneo cerebral diminuído e escore alto no *Minnesota Multiphasic Personality Inventory* (MMPI). Esses marcadores podem ser valiosos na clínica por oferecerem dados que complementam a história e o exame físico.

Os psiquiatras e outros profissionais que trabalham com saúde mental devem se tornar, no futuro, usuários informados do laboratório, se quiserem realizar diagnósticos adequados. Os resultados de testes laboratoriais estão sujeitos às mesmas tendências que os procedimentos clínicos diagnósticos — falta de confiabilidade e validade. Conseqüentemente, para a maior parte dos testes laboratoriais, como o DST, devem ser preenchidos alguns critérios metodológicos para que o teste prove ser um marcador útil de uma doença. Shelps e Schechter (1984) sugerem uma série de critérios metodológicos listados abaixo de forma levemente modificada:

1. Existe um padrão bem definido?
2. Existem resultados "positivos" e "negativos" claramente definidos para os testes diagnósticos?
3. O teste é um "teste independente"? Por exemplo, a interpretação do desempenho do teste diagnóstico é cega para outras informações clínicas?
4. Na apresentação da utilidade do teste, os dados são claramente apresentados em forma tabular?
5. A sensibilidade e a especificidade são definidas e utilizadas corretamente na apresentação?
6. As limitações para o uso do teste são claramente afirmadas?
7. São dadas orientações para o uso adequado?
8. A razão custo-benefício ou custo-efetividade do teste foi discutida?
9. Os procedimentos para a realização do teste foram descritos de forma suficientemente detalhada para que permita a reprodução?

As perguntas acima têm relação principalmente com a utilidade de um teste na definição de um diagnóstico de um transtorno psiquiátrico em um local onde a decisão clínica seja determinar o manejo clínico adequado de um determinado paciente. Com a publicação do DSM-III e do DSM-III-R (*American Psychiatric Association*, 1980, 1987) — e, subseqüentemente do DSM-IV (*American Psychiatric Association*, 1994) — estabelece-se a "presença ou ausência" de um transtorno psiquiátrico específico determinando, assim, o curso da terapia. Com o advento das orientações da prática clínica as terapias terão uma origem mais uniforme em dados clínicos objetivos contribuindo para o diagnóstico (*Agency for Health Care Policy and Research* [AHCPR], 1993). O valor de um teste dependerá basicamente da contribuição dos resultados para as decisões clínicas relacionadas à terapia por intermediário do diagnóstico.

Para avaliar a validade, um teste é comparado a um padrão (como um diagnóstico clínico) que salienta quatro características do teste. Três características são salientadas na Figura 11-1.

Sensibilidade é definida como uma série de pessoas que apresenta um transtorno ou um resultado de teste positivo, dividido pelo número total de indivíduos que apresentam o transtorno: a ÷ (a + c). *Especificidade* é definida como o número de indivíduos que não apresenta um transtorno e tem resultado negativo do teste, dividido pelo número total de indivíduos que não apresenta o transtorno: d ÷ (b + d). O *valor preditivo positivo* é a proporção de pacientes com resultado positivo no teste e que apresenta o transtorno: a ÷ (a + b). O valor preditivo negativo é a proporção de indivíduos que apresenta um resultado negativo no teste e que não apresenta o transtorno: d ÷ (c + d). Obviamente a porcentagem de indivíduos na população em estudo, que na realidade tem o transtorno, afetará esses valores. Por exemplo, à medida que a prevalência diminui na população em estudo, o valor preditivo positivo deve também diminuir e o valor preditivo negativo, aumentar.

Quando os testes diagnósticos são sensíveis, relativamente fáceis de aplicar e baratos, eles podem ser utilizados como procedimentos de investigação. Até o momento não existem avaliações biomédicas úteis para transtornos psiquiátricos primários. Todavia, as escalas de avaliação, como a Escala de Depressão do Centro de Estudos Epidemiológicos (CES-D), discutida em mais detalhes neste texto (veja Capítulo 13, "Transtor-

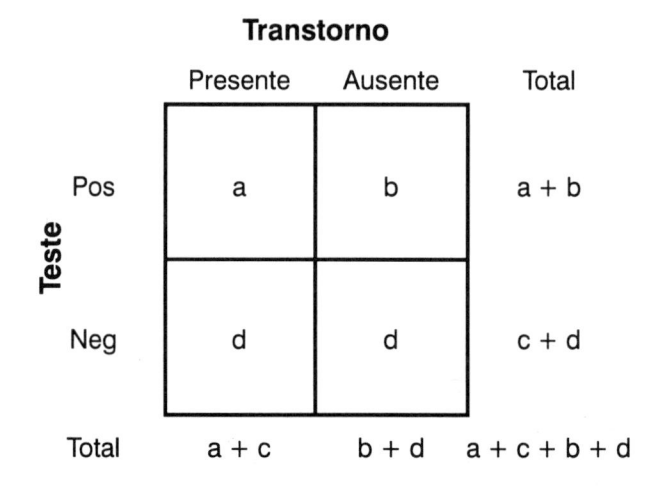

	Transtorno		
Teste	Presente	Ausente	Total
Pos	a	b	a + b
Neg	d	d	c + d
Total	a + c	b + d	a + c + b + d

Figura 11-1. Dados exigidos para se avaliar a utilidade de um teste diagnóstico.

nos de Humor") podem ser implementadas em populações como de pacientes em avaliação geriátrica e tratamento clínico. Se os resultados do teste aumentam a suspeita de presença de um transtorno, mas são necessárias informações posteriores para justificar uma terapia, deve ser indicado um teste laboratorial. Esses testes podem ser dispendiosos, de forma que resultados anormais em testes laboratoriais devem confirmar a presença da doença (por exemplo, confirmação da presença de demência multiinfarto em uma IRM). Entretanto, no futuro, a mera confirmação da presença de uma doença suspeitada pode não ser suficiente para justificar o uso de rotina desses testes dispendiosos; será necessário mostrar que o teste tem valor para a determinação do manejo clínico.

A avaliação clínica da utilidade de um teste é um processo complexo. Um fator a ser considerado é que os testes diagnósticos geralmente não são feitos isoladamente. Quando múltiplos testes são utilizados, o acúmulo de resultados anormais pode confirmar a presença de um transtorno ou pode oferecer dados relevantes para condições médicas comórbidas que podem alterar a terapia (por exemplo, depressão em ciclagem rápida na presença de hipotireoidismo pode tornar a terapia de reposição da tireóide a terapia de primeira escolha). Esses testes são menos úteis quando o resultado de um teste é positivo e os resultados de outros são normais. Os testes laboratoriais têm maior probabilidade de serem adequados se 1) sintomas e sinais incomuns surgem durante o exame, 2) o paciente é idoso, 3) o transtorno ocorreu pela primeira vez depois dos 40 ou 45 anos e 4) o transtorno não responde totalmente a tratamento de rotina (AHCPR, 1993).

Os testes biomédicos estão sujeitos a outra tendência: falta de confiabilidade que afeta diretamente a validade. O psiquiatra geriatra moderno tornou-se familiarizado com os procedimentos laboratoriais para a realização de ensaios de hormônios, metabólitos de neurotransmissores e concentrações de agentes farmacológicos. Testes laboratoriais adequados confiáveis devem estar disponíveis para o clínico caso sejam úteis. Além disso, a faixa entre normalidade e anormalidade pode variar de um laboratório para outro. Conseqüentemente, é essencial que os resultados sejam interpretados dentro da estrutura do laboratório no qual são realizados. No futuro, fontes adicionais de variabilidade devem ser exploradas, pois muitos desses testes de fisiopatologia são complexos. Por exemplo, a variação no metabolismo da dexametasona nas pessoas pode alterar de forma significativa os resultados do DST.

O uso dos testes laboratoriais não é limitado à investigação e à confirmação diagnóstica. Outros usos incluem a previsão da resposta de um paciente à terapia. Por exemplo, anormalidades nos testes da função tireoideana – mesmo na ausência de hipertireoidismo ou hipotireoidismo explícitos – podem indicar uma probabilidade aumentada de preparações tireoideanas suplementares como liotironina sódica como um adjunto da terapia com TCA no tratamento de adultos deprimidos resistentes a tratamento. Os testes podem também prever o curso clínico. Por exemplo, existe uma probabilidade aumentada de rápida recaída (Schweitzer *et al.*, 1987) se um DST anormal durante a fase inicial de um episódio não normaliza na presença de uma função clínica melhorada.

Considerando-se a variedade de testes laboratoriais disponíveis e as crescentes restrições no custo total de uma avaliação diagnóstica, os psiquiatras geriatras e os clínicos que trabalham com idosos com problemas psiquiátricos devem selecionar baterias adequadas de testes que possam oferecer informações complementares ótimas a um custo razoável. Quais testes são justificados na avaliação de rotina de um idoso depressivo ou demenciado? Quais são os custos relativos dos testes, tanto em termos de dinheiro quanto em termos de carga sobre os pacientes que já se submeteram a múltiplos procedimentos diagnósticos? Até que ponto os testes diagnósticos contribuem para a tomada de decisão clínica?

A discussão a seguir sobre testes diagnósticos específicos não é detalhada, pois uma extensa revisão está além do objetivo deste texto. Todavia, esperamos que essa discussão tenha valor ao ajudar o clínico a selecionar um conjunto adequado de testes na avaliação diagnóstica do idosos com perturbação psiquiátrica.

Polissonografia

O desenvolvimento da monitoração múltipla da função do sono e somática, associada à aumentada flexibilidade que hoje é possível no uso desses métodos, deu início uma nova era no diagnóstico dos transtornos do sono. As unidades diagnósticas para a investigação das queixas de sono estão agora disponíveis em quase todas as grandes áreas metropolitanas. A essência dos procedimentos diagnósticos utilizada nas unidades dos transtornos do sono é a polissonografia. Essa monitoração múltipla do sono e das funções somática e cerebral, durante a noite, mostrou-se tanto confiável quanto sensível para o registro de estágios do sono e funcionamento fisiológico concomitante. Três variáveis de registro básico estão incluídas na polissonografia: o EEG do sono, eletrooculograma (para medir o movimentos dos olhos durante o sono) e o eletromiograma submental (para medir a troca ventilatória e o esforço respiratório). Monitores adicionais podem ser utilizados para uma investigação mais especializada, como eletrocardiograma (ECG), eletrodos colocados sobre os músculos tibiais anteriores (para medir o movimento das pernas) e cateterização venosa para medir a saturação de oxigênio sangüíneo. Em laboratórios especializados também estão incluídos o registro em vídeo do comportamento e postura no sono, além da medida da tumescência peniana.

Durante anos a disponibilidade dos laboratórios do sono para o clínico foi limitada devido a dificuldades logísticas. No passado, era necessário um paciente dormir no laboratório por duas a três noites (com monitoração constante por um técnico do laboratório), de forma que pudessem ser coletados dados adequados. O desenvolvimento relativamente recente de unidades portáteis permitiu a obtenção de dados na casa do paciente ou no quarto de hospital. Essas novas unidades não são maiores que um gravador portátil e coletam dados por meio de eletrodos colocados na cabeça. O traçado do sono resultante é mais tarde avaliado por monitoração computadorizada.

Apesar dos recentes avanços tecnológicos, a polissonografia permanece de uso limitado na avaliação diagnóstica geral do idoso deprimido e/ou demenciado. Uma polissonografia adequada exige que o paciente não esteja tomando medicação por pelo menos 7 dias, e preferivelmente há 10-14 dias, antes que o estudo seja iniciado. Os idosos com depressão ou demência mais severas, especialmente aqueles difíceis de serem controlados em termos comportamentais, exigem medicação contínua. Embora a medicação nesses casos pudesse não ser administrada num ambiente hospitalar, o advento do pagamento/reembolso de cuidados hospitalares limitou o tempo disponível de hospitalização para idosos. Todavia, a polissonografia é e continuará a ser um procedimento diagnóstico valioso para o estudo do idoso com perturbação psiquiátrica e problemas de sono persistentes e inexplicados. O uso da polissonografia no diagnóstico dos transtornos afetivos e do sono é discutido nos Capítulos 13 e 18.

Eletrocardiograma

O ECG associado ao registro da pressão sangüínea é a investigação mais freqüentemente utilizada na doença cardiovascular. O ECG oferece uma descrição gráfica da atividade elétrica cardíaca, que é registrada da superfície do corpo pelos eletrodos posicionados para refletir a atividade a partir de diferentes perspectivas espaciais. A doença cardiovascular pode ter manifestações psiquiátricas no idoso. Por exemplo, confusão e agitação podem estar presentes em pacientes com insuficiência cardíaca congestiva ou edema pulmonar. A confusão aguda pode ser sinal de isquemias transitórias ou arritmias cardíacas. Entretanto, a eletrocardiografia é utilizada de forma mais valiosa na avaliação diagnóstica como um método de investigação para a identificação de doença cardiovascular que impediria o uso de certas terapias biológicas como medicações antidepressivas ou terapia eletroconvulsiva e, naquelas pessoas para as quais o uso destas terapias não é contra-indicado, para monitorar o efeito destas terapias sobre a função cardiovascular.

Os TCAs são conhecidos como cardiotóxicos quando superdosados, e seu uso não foi considerado seguro — mesmo em doses terapêuticas — em pacientes com doença cardiovascular. Glassman e Bigger (1981), entretanto, documentaram que a complicação cardiovascular mais comum associada aos tricíclicos é a hipotensão ortostática, e que os pacientes com arritmias ventriculares apresentam uma provável melhora de seus sintomas com a terapia com TCA. Veith e colaboradores (1982) descobriram que os tricíclicos não apresentavam efeito sobre as frações de ejeção do ventrículo esquerdo em repouso ou durante o esforço e que as contrações ventriculares prematuras foram reduzidas pela imipramina.

É comum a observação de que níveis plasmáticos próximos ou acima de níveis terapêuticos de tricíclicos são freqüentemente associados a um intervalo PR e complexo QRS prolongados. Embora esses achados do ECG não representem um risco cardíaco, os níveis dos tricíclicos devem ser monitorados por um ECG tanto antes do início da terapia com a droga quanto durante o seu uso, periodicamente. Pessoas com bloqueio de ramo preexistente têm risco de aumentar o bloqueio AV ou HV. Conseqüentemente, esses idosos devem ser monitorados com freqüência, preferencialmente no hospital, no início do uso de TCA.

A toxicidade cardiovascular é ocasionalmente um problema também com antipsicóticos. A hipertensão ortostática é a dificuldade mais comum e pode ser induzida pelas fenotiazinas menos potentes, como tioridazina. As drogas neurolépticas também produzem alterações inespecíficas de onda T no ECG, mas novamente essas alterações não parecem ter significado clínico. Todavia, geralmente é recomendado que os neurolépticos de baixa potência não sejam utilizados em pessoas cujos defeitos de condução sejam identificados inicialmente no ECG. Quando um paciente que está tomando TCA ou um neuroléptico é encaminhado para um ECG de rotina, a história medicamentosa deve ser comunicada de forma que o ECG possa ser interpretado corretamente.

Avaliação Químico-Clínica

Uma avaliação químico-clínica é rotina em virtualmente todas as admissões hospitalares e em muitas consultas ambulatoriais. O gasto com essas avaliações é geralmente baixo para a identificação da causa dos transtornos psiquiátricos, mas o baixo custo e potencial para corrigir uma doença clínica não detectada previamente podem tornar as investigações laboratoriais de rotina valiosos para o psiquiatra. Entretanto, com o sistema de pagamento/reembolso, tais investigações não serão mais rotina e os psiquiatras, conseqüentemente, serão forçados a escolher testes com custos mais altos.

A investigação químico-clínica pode ser de grande valor na avaliação diagnóstica do paciente com prejuízo cognitivo. O clínico deve investigar demências potencialmente reversíveis — ou seja, demências secundárias à disfunção tireoideana, prejuízo de vitamina B_{12}, abuso de substância e infecção. O Conselho da Associação Médica Americana sobre Assuntos Específicos (1986) publicou um relato de consenso a respeito desses testes laboratoriais que deveriam ser incluídos na avaliação diagnóstica do paciente com demência, recomendado uma contagem de células sangüíneas, eletrólitos, glicose, nitrogênio da uréia sangüínea, creatinina, testes de função hepática, testes de função da tireóide, sorologia para sífilis, investigação toxicológica, concentrações de B_{12} e folato, taxa de sedimentação e análise da urina. Quando não há uma investigação toxicológica com freqüência, é útil obter-se concentrações sangüíneas de todas as medicações que o paciente utiliza.

Os níveis anormais de sódio e cloreto podem levar à desidratação que pode progredir chegando ao *delirium*, letargia e convulsões. A hidratação excessiva também pode levar ao *delirium* e à letargia, bem como à fraqueza e contrações musculares. A acidose metabólica ou respiratória (nível aumentado de CO_2) pode levar à sonolência e à fraqueza, que pode ser confundida com depressão crônica ou demência. A alcalose respiratória secundária à hiperventilação pode levar a sintomas de tontura, sentimentos de irrealidade e parestesia.

Entre as anormalidades eletrolíticas, os distúrbios do potássio são os mais importantes e difíceis de identificação. Embora raramente se manifestem como sintomas psiquiátricos, a presença de uma paralisia flácida e parestesia ou cãibra muscular pode significar o início de uma severa arritmia e insuficiência cardíacas. O cálcio aumentado resultante de hiperparatireoidismo pode levar à ideação paranóide e a uma série de alterações mentais, bem como a hipocalcemia secundária ao hipoparatireoidismo. As alterações mentais associadas ao hipoparatireoidismo variam desde agitação até a franca psicose. O hiperinsulinismo, provocando hipoglicemia, pode inicialmente se manifestar por ansiedade, sudorese, fraqueza e respiração curta. Os sintomas de hiperglicemia (geralmente quadro diabético de início na vida adulta) incluem letargia, que pode levar ao coma diabético e à cetoacidose.

A monitoração da função da tireóide é especialmente importante. Três testes estão disponíveis na maior parte dos laboratórios e, para o paciente psiquiátrico, geralmente é sugerido um quarto teste. Os três componentes tradicionais do exame da tireóide são um teste direto de tiroxina (T4) por radioimunoensaio, captação de triiodotironina (T3) e cálculo do índice de tiroxina livre. O quarto teste que pode ser útil na avaliação do paciente psiquiátrico é o do hormônio estimulador da tireóide (TSH). Uma combinação dos resultados do exame da tireóide e TSH ajuda no diagnóstico do hipotireoidismo tanto clínico quanto subclínico. O hipotireoidismo subclínico não é uma causa incomum de sintomas depressivos no idoso, além de se constituir em uma condição que pode responder à reposição de suplemento da tireóide.

Teste de Hormônio Liberador da Tireotropina/Estimulador da Tireóide

O teste de estimulação do hormônio liberador da tireotropina (TRH) é o mais sensível dos testes clínicos para transtorno da tireóide. O teste avalia o estado funcional do mecanismo de secreção do TSH. A interpretação desse teste à medida que ele se relaciona com o diagnóstico de depressão está descrito no Capítulo 13. Os pacientes que fazem esse teste não devem ter tomado medicação nos 7 dias anteriores e devem estar em jejum desde a noite anterior. O teste inicia às 9 horas; com o paciente deitado, o clínico que realiza o teste administra 0,5mg de TRH e o TSH é medido em intervalos de 30 minutos por 3 horas. Além de seu valor na identificação de depressão, uma resposta embotada do TSH ao TRH é vista em pacientes funcionalmente eutireóideos com bócio tóxico e também é observada ocasionalmente em pacientes com hipotireoidismo pituitário. Davies e colaboradores (1985) encontraram uma resposta embotada do TSH ao TRH comum em pacientes idosos doentes, mas, contrário à hipótese inicial do grupo, não observaram que pacientes com arritmias cardíacas tivessem maior probabilidade de apresentar uma resposta embotada. Os fatores que podem influenciar a resposta do TSH em pessoas normais são considerados relativamente raros (Loosen e Prange, 1982), mas a baixa nutrição claramente contribui para uma resposta anormal. O cortisol sérico elevado também parece reduzir a resposta do TSH, tanto em paciente com distúrbios endócrinos quanto nos normais, embora não haja evidência de que as elevações do cortisol sérico sejam responsáveis pela resposta embotada do TSH em pacientes deprimidos. Entretanto, o teste tem pouca utilidade na avaliação clínica de rotina do idoso deprimido ou demenciado.

Teste de Supressão da Dexametasona

Por ter valor no diagnóstico de demência e depressão, o DST é discutido em detalhes nos Capítulos 12 e 13, respectivamente. Esse teste, que foi utilizado para o diagnóstico de síndrome de Cushing durante anos, apenas recentemente foi aplicado ao diagnóstico dos transtornos psiquiátricos, mais especificamente depressão.

O DST passou a ter mais valor em psiquiatria quando a dose de dexametasona foi diminuída da usualmente recomendada para o teste da síndrome de Cushing para a detecção de alterações mais sutis no eixo hipotálamo-pituitário-adrenal. O procedimento do teste é a administração de 1mg de dexametasona oralmente às 23 horas. Amostras de sangue venoso são obtidas para cortisol às 15 e às 22 horas no dia seguinte, embora também tenham sido utilizadas medidas únicas de cortisol às 8 ou 15 horas. Um resultado anormal do DST é definido como um nível plasmático de cortisol maior que 5μg/dL depois da administração de dexametasona.

O teste de laboratório é importante para a confiabilidade dos resultados dos testes. A boa precisão e a exatidão, particularmente na extremidade inferior dos níveis de cortisol plasmático, são essenciais pelo fato de as diferenças entre o normal/anormal serem encontradas no extremo mais inferior dos possíveis valores de cortisol. Uma série de fatores exógenos pode levar a um resultado falso-positivo. Esses incluem o uso de certas medicações como fenitoína, barbitúricos e carbamazepina; fatores endócrinos, como doença de Cushing ou gravidez; problemas médicos maiores, como infecções sérias ou câncer; problemas metabólicos (por exemplo, recente abstinência alcoólica, rápida perda de peso, desnutrição ou náusea e vômitos); problemas neurológicos, como demência multiinfarto; pressão intracraniana aumentada e outros fatores, incluindo o efeito questionável de um ritmo circadiano instável. Resultados falso-negativos podem ocorrer em pacientes tomando corticosteróides sintéticos e possivelmente naqueles tomando certas benzodiazepinas. De todos os testes laboratoriais o DST foi o mais cuidadosamente investigado pela sua sensibilidade e especificidade, bem como por sua importante utilidade em psiquiatria. Existe pouca evidência de que esse teste acrescente muito ao processo diagnóstico e às decisões terapêuticas iniciais. Todavia, o DST é útil na previsão de resultados.

Líquido Cerebroespinhal

As investigações do líquido cerebroespinhal (LCE) associadas aos transtornos mentais geriátricos tiveram como foco os componentes bioquímicos do LCE, incluindo neurotransmissores e neuropeptídeos, que podem ter relação com alterações dentro do cérebro. Essas investigações foram intensificadas por meio de métodos bioquímicos modernos que podem medir os constituintes utilizando pequenas quantidades de LCE. Esses estudos são complicados pelo fato de que o conteúdo do líquido espinhal lombar pode ser muito diferente do intracraniano; além disso, as alterações no LCE obtidas em nível lombar podem não refletir o que está ocorrendo no cérebro (Gottfries, 1983). As proteínas do LCE do sistema nervoso central (SNC) são de particular interesse no estudo das doenças degenerativas (Harrington *et al.*, 1986). Novamente, a variação no local de origem que está entre o sangue ou o cérebro complica a interpretação desses achados. Por exemplo, acredita-se que o alumínio se acumula no cérebro de pessoas com doença de Alzheimer, mas o alumínio aumentado não é encontrado no LCE desses pacientes.

O Conselho da Associação Médica Americana sobre Assuntos Científicos (1986) relata que, na avaliação de pacientes com demência, alguns clínicos fazem punção lombar de rotina, enquanto outros a fazem seletivamente. Recomendamos que a punção lombar seja feita caso o psiquiatra geriatra suspeite de infecção cerebral, trauma ou sangramento de um vaso sangüíneo intracraniano.

Imagens

As radiografias simples continuam a ser uma parte significativa da imagem diagnóstica feita hoje na prática psiquiátrica. Os clínicos com freqüência solicitam raio X simples de crânio por ser útil na identificação de presença de massas intracranianas, fraturas de crânio e alterações ósseas.

Durante a última década, uma série de novas técnicas de imagem melhorou a pesquisa e a capacidade diagnóstica dos psiquiatras geriátricos. Esses procedimentos oferecem "janelas para dentro do cérebro". A seguinte discussão se limitará a quatro procedimentos diagnósticos: tomografia computadorizada (TC), IRM, tomografia por emissão de pósitrons (TEP) e tomografia computadorizada por emissão de fóton isolado (SPECT). Pelo fato de as discussões a respeito das aplicações clínicas específicas desses procedimentos aparecerem ao longo deste livro, limitamos a discussão neste capítulo aos fundamentos históricos e às bases científicas desses procedimentos. Esperamos que essa apresentação ofereça aos clínicos uma apreciação e compreensão dos procedimentos que são não apenas úteis nas decisões diagnósticas e de tratamento, mas também úteis ao oferecer ao paciente informações suficientes para garantir o consentimento informado.

A arquitetura do cérebro desempenha um papel importante na imagem funcional desse órgão. O córtex cerebral tem aproximadamente quatro vezes o fluxo sangüíneo e o metabolismo da glicose da substância branca. Conseqüentemente, os rastreadores (marcadores) que medem o fluxo sangüíneo ou o metabolismo da glicose são todos absorvidos predominantemente pelo córtex cerebral. Pelo fato de o córtex ser tão fino (4-8mm) e devido às profundas invaginações que levam duas camadas de córtex para dentro do cérebro, as imagens obtidas com esses marcadores refletem tanto a arquitetura cerebral quanto as limitações da resolução espacial da instrumentação (Holman, 1985). Como resultado, o córtex cerebral parece mais espesso nas imagens do que na realidade o é. As profundas invaginações de substância cinzenta criam grandes "ilhas" de imagens que devem ser levadas em consideração quando se interpretam os exames.

Tomografia Computadorizada

A TC, originalmente chamada tomografia axial computadorizada (TAC), foi desenvolvida na Inglaterra em 1972 por Hounsfield (1973) e introduzida no uso clínico por Ambrose (1973). Esse procedimento de esquadrinhamento radiológico mostrou-se de grande valor por ver o corpo, inclusive o crânio e seus conteúdos. A TC é com freqüência chamada o "raio X definitivo". Na realidade, TC é um termo geral para diversas técnicas de raio X que resultam em imagens de determinadas camadas ou fatias de um órgão como o cérebro. A TC utiliza um pequeno feixe de raio X que gira em torno do crânio do paciente (ou outra parte do corpo) num plano fixo. Um computador converte a informação gerada pelo feixe em uma imagem do raio X transversal. A imagem resultante que se parece com uma fatia do cérebro permite que muitas partes do cérebro sejam facilmente identificadas.

A imagem da TC é essencialmente estrutural, enquanto outros tipos de imagem que serão discutidos acrescentam uma dimensão funcional. As imagens obtidas na TC permitem a avaliação da atrofia cerebral, tamanho ventricular e uma estimativa da quantidade de LCE, além de distinguir entre a substância cinzenta e a branca. As medidas baseadas nas imagens de TC foram utilizadas para determinar o efeito do envelhecimento normal e para contrastar esses efeitos com os encontrados em pacientes que apresentam patologias cerebrais. Os esquadrinhamentos de TC dos chamados idosos normais com freqüência indicam atrofia do córtex cerebral. Parece que essa perda de substância cinzenta é um aspecto integral do envelhecimento normal e é especialmente evidente nos muito idosos (Goldstein et al., 1985). Essa atrofia não apresenta uma relação consistente com o declínio intelectual; conseqüentemente, seu significado não está claro.

De forma semelhante, a dilatação ventricular de leve a moderada é comum no idoso. Somente quando esses dois achados excedem os níveis de leve a moderado eles podem ter relação com demência. A dilatação ventricular, o aumento no LCE e a redução do volume do tecido cerebral no idoso são bem-documentados pela TC. Essas alterações anatômicas maciças logicamente se refletiriam numa redução das taxas metabólicas cerebrais de glicose e oxigênio; entretanto, quando essas medidas são feitas por meio do TEP não é relatada nenhuma redução. Foi dada uma explicação para essa falta de efeito observado: de que algum tecido cerebral é, na realidade, redundante e essencialmente não-funcionante. Essa explicação pode também ser relevante para a pobre correlação dos resultados do TEP com as alterações intelectuais.

Imagem de Ressonância Magnética

A imagem de ressonância magnética foi originalmente chamada de ressonância magnética nuclear (RNM). O nome foi mudado pelo fato de o nome "nuclear" ter provocado apreensão em pacientes que erroneamente esperavam que o procedimento os exporia à radiação. Na realidade, o princípio subjacente ao IRM foi utilizado por químicos por três décadas. O núcleo de alguns átomos identificáveis (isótopos) comportavam-se como minúsculos ímãs giratórios. Isso permite a identificação desses átomos com o uso de uma IRM. O *scanner* planejado para uso clínico é um grande ímã, em forma de rosca, com um campo magnético que é 3.000-25.000 vezes a força de campo magnético natural da terra.

Os isótopos estáveis de hidrogênio e fósforos são comumente utilizados na IRM. Os isótopos são formas de um elemento único que diferem apenas em termos de peso devido a um número diferente de nêutrons nos núcleos. Esses isótopos têm propriedades químicas idênticas às do átomo comum. Por exemplo, o isótopo do hidrogênio reage com o oxigênio para formar a água, e o isótopo do fósforo é incorporado aos processos metabólicos que transpiram em vários tecidos. Quando esses isótopos, agindo como minúsculos ímãs giratórios, são colocados num campo magnético estático gerado pelo aparato da IRM, os núcleos se alinharão na direção daquele campo. Entretanto, os núcleos estão girando e consequentemente eles também vibram. Moléculas diferentes podem ser identificadas pelo fato de seus núcleos vibrarem em diferentes freqüências.

O segundo passo na ressonância magnética é o uso de um campo alternativo aplicado em ângulos retos ao primeiro campo. Isso move alguns núcleos para um novo alinhamento. Apenas os núcleos em ressonância com esse campo vibratório — ou seja, apenas os núcleos vibrando na mesma freqüência que o campo — serão realinhados. Quando o segundo campo é desligado, os núcleos realinhados retornam para suas posições originais, liberando sinais detectáveis que um computador pode processar ou apresentar tanto como dados numéricos quanto como uma imagem. Isso informa quanto uma substância está presente e também que tipo de ambiente químico e físico encontra-se em torno dela.

Para esclarecimento posterior, durante a primeira exposição a um forte campo magnético os núcleos se alinham paralelamente ao campo e seus eixos vibram ao acaso em torno dele. Quando o segundo campo magnético de ângulo reto é aplicado, esse é um campo vibratório que faz com que os núcleos no campo contínuo vibrem ou movimentem-se em uníssono. Quando o segundo campo vibratório é desligado, o movimento sincronizado introduz uma voltagem que pode ser captada e registrada. Gradualmente, na ordem de milésimos de segundos, a sincronia da rotação dos núcleos diminui e os núcleos novamente retomam suas vibrações aleatórias, mas continuam a ficar alinhados com o primeiro campo magnético continuo.

As medidas podem ser feitas em vários intervalos durante o procedimento da IRM (Bensen *et al.*, 1985). Por exemplo, uma medida pode ser obtida em t_1, o tempo de relaxamento longitudinal (ou seja, o tempo necessário para os prótons retomarem suas posições anteriores). t_1 é a constante de tempo para o componente longitudinal da magnetização alcançar seu equilíbrio; ele mede a diferença entre a substância cinzenta e a branca. Isso é possível pelo fato de os dois tipos de tecido terem diferentes densidades adiposas. Foi observado que há uma diferença significativa entre o t_1 de pacientes com doença de Alzheimer e o de controles normais. Além disso, o t_1 é alterado tanto pela demência multiinfarto quanto pela doença de Alzheimer. Ele permite o reconhecimento da patologia tanto na substância branca quanto na cinzenta. t_2 representa o tempo de relaxamento transversal *(spin-spin)*; t_2 é a constante de tempo para o componente transverso de magnetização alcançar seu equilíbrio.

A IRM tem diversas vantagens. Não envolve qualquer radiação e não é necessário o uso de contrastes. A

IRM produz imagens de alta resolução e distingue o tecido normal do anormal. Pode ser utilizada para a obtenção de imagens de partes do corpo que geralmente não são acessíveis pelo esquadrinhamento da TC. As desvantagens incluem o fato de o procedimento da IRM ser limitado pela condição do paciente, pelo fato de o paciente precisar permanecer totalmente imóvel por prolongados períodos de tempo e ficar dentro da estrutura semelhante a uma grande rosca anteriormente descrita (que produz respostas claustrofóbicas em alguns pacientes). Além disso, esse aparelho magnético maciço deve ser alojado num compartimento desprovido de ferro e revestido com cobre. A proteção de cobre é necessária para bloquear qualquer interferência externa. O intenso e grande campo magnético utilizado no procedimento exige que o pessoal, bem como os pacientes, não carreguem, vistam ou tenham algum metal fixado em seu corpo.

Tomografia por Emissão de Pósitrons

A TEP é uma interessante técnica de pesquisa e procedimento de avaliação clínica. Estudos *in vivo* de perfusão cerebral e metabolismo e identificação de sua distribuição anatômica são possíveis com a TEP. A técnica quantitativa da TEP exige a integração de três componentes:

1. **Componentes marcados com radioisótopos de emissão de pósitrons (isótopos instáveis)**. Os isótopos, injetados ou inalados pelo paciente, servem como rastreadores dos processos fisiológicos.
2. **Um tomógrafo de posição.** Esse é um radar para detectar a distribuição tecidual do rastreador; emissões produzidas pelos pósitrons são medidas por um arranjo circular de detectores de radiação e são registrados por um computador.
3. **Um rastreador cinético.** Esse é um modelo matemático que segue os componentes marcados por meio de vários "compartimentos", observando quando o rastreador está num determinado compartimento de uma seqüência metabólica. É uma forma de quantificar um processo fisiológico. Um exemplo de um modelo de compartimento é o do metabolismo do oxigênio. O primeiro compartimento é oxigênio no plasma; o segundo são os processos metabólicos de oxigênio que ocorrem no tecido.

Os pósitrons têm uma vida relativamente curta (isótopos instáveis). Freqüentemente usados são os radioisótopos de carbono (^{11}C, que têm meia-vida alta de 20 minutos), nitrogênio (^{13}N, com meia-vida de 10 minutos), oxigênio (^{15}O, com meia-vida de dois minutos) e fluoreto (^{18}F).

O flúor (^{18}F), um marcador emissor de pósitron que não ocorre naturalmente no corpo, é com freqüência preferido em relação a outros isótopos devido à sua meia-vida longa – 110 minutos. O marcador ^{18}F é primeiro produzido por um ciclotron e depois incorporado numa molécula. O composto do marcador com freqüência utilizado no estudo da taxa de utilização da glicose é ^{18}F-marcado-2-deoxi-2-fluoro-D-glicose. Outros componentes marcados são utilizados para medir processos específicos (Ferris *et al.*, 1981).

Para compreender como o TEP trabalha, deve-se primeiro entender o que é um pósitron. Com freqüência ele é considerado um dos fragmentos fundamentais que compõem núcleos atômicos. Um pósitron emitido é um antielétron e uma antimatéria quando ele se choca com o elétron, ocorre a aniquilação e são formados dois fótons. Os fótons (raios gama) chocam-se nos detectores e o evento é registrado (Phelps, 1983). Os dados coletados dessa maneira são utilizados para formar uma imagem tomográfica. Essas imagens são cruzadas e formam um quadro da distribuição da concentração dos tecidos. Os quadros são desenvolvidos de acordo com os princípios da TC (Phelps e Mazziotta, 1985). A TEP foi utilizada para observar os processos fisiológicos associados à percepção, ao aprendizado, à lembrança e assim por diante. A técnica tem sido empregada para o estudo de pacientes com epilepsia, doença de Parkinson, demência senil, esquizofrenia, transtornos afetivos e síndrome de Down entre outros.

No geral concorda-se que os pacientes com doença de Alzheimer apresentam uma diminuição na atividade metabólica nas regiões temporais e parietal (D. Sullivan, comunicação pessoal, June, 1987). Em alguns casos o hipometabolismo é disseminado. Alguma diminuição é observada no tálamo e no estriado, mas é uma diminuição menor que a que ocorre no córtex.

Phelps (1983) relatou uma série de outras observações com respeito à TEP. Uma é que, em 70% dos pacientes com convulsões parciais, o foco epileptogênico apresenta uma diminuição na utilização da glicose enquanto inativo, mas uma alta utilização da glicose durante as convulsões. Outra observação de estudos envolvendo pacientes com depressão é de que durante uma fase depressiva todo o cérebro apresenta uma redução no metabolismo da glicose. O estudo de pacientes durante episódios maníacos não poderia ser satisfatoriamente completado pelo fato de os pacientes não poderem ser suficientemente controlados (Phelps e Mazziotta, 1985). Esse mesmo grupo relatou que pacientes sintomáticos com doença de Huntington reduziram o metabolismo da glicose no núcleo caudado. É possível que essa redução possa ser detectada antes do início dos sintomas (Mazziotta *et al.*, 1987). Esse estudo precisa de mais atenção.

Rapaport (1986) relatou que não são encontradas diferenças relacionadas à idade para as taxas metabólicas cerebrais regionais mensuradas pela PET. Assimetrias direita-esquerda aparecem precocemente na doença de Alzheimer e provavelmente se correlacionam com alterações de funções cerebrais específicas.

Tomografia Computadorizada por Emissão de Fóton Isolado (SPECT)

A SPECT é semelhante à TEP no sentido de que fornece informações com respeito à função do cérebro e de outros órgãos do corpo. O procedimento usual é a injeção na veia de pequena quantidade de um composto radioativo (como o ^{123}I ou ^{133}Xe), que é utilizado para marcar uma série de compostos. O paciente deita em uma maca entre duas câmaras de SPECT que são semelhantes a contadores Geiger. As câmeras circundam o local-alvo por 10 a 20 minutos e registram a quantidade de radioatividade emitida. Um computador converte essa informação em imagens seccionais coloridas ou em branco e preto (Drayer, 1986).

Embora afirme-se que a informação produzida pela SPECT seja menos detalhada que a produzida pela TEP ou TC, o procedimento é consideravelmente menos dispendioso. Além disso, se seu valor clínico puder ser claramente demonstrado, seu uso pode ser ampliado a locais como hospitais comunitários e não restrito a centros médicos maiores (Drayer e Friedman, 1983).

No procedimento do SPECT, a substância emitida é um fóton. Um fóton é uma massa de energia, não uma partícula como um nêutron, próton ou elétron. Quando um fóton se decompõe, ele cria um pósitron e um elétron, bem como outros fragmentos. A noção da existência de um fóton que não é uma partícula foi primeiro dada por Max Planck (1858-1947), que primeiro descobriu que a radiação de calor é absorvida ou dissipada sob a forma de quantidades muito pequenas de energia chamadas de *quanta*. Essa é conhecida como a teoria quântica de Planck. Em 1905 Albert Einstein (1879-1955) expressou a convicção de que a luz deve se comportar da mesma forma, considerando-se que cada cor de luz é feita de porções contendo diferentes quantidades de energia. Mais tarde, depois de estudos posteriores, esses *quanta* de luz foram chamados de fótons.

Os radioisótopos comercialmente disponíveis com freqüência emitem apenas um fóton por desintegração. Também existem disponíveis isótopos emissores de fóton duplo. Esses isótopos do fóton duplo são emissores de pósitron. Eles têm vida curta, são tecnologicamente complexos e dispendiosos (Lassen, 1985).

Eletroencefalografia

Alterações nas ondas cerebrais estão associadas à alteração da função cerebral. Ocorrem anormalidades no EEG que apresenta implicações diagnósticas; algumas destas são descritas abaixo.

Eletroencefalografia do Sono na Depressão Psicótica

A depressão psicótica é considerada um subtipo distinto de transtorno afetivo maior, de acordo tanto com os Critérios Diagnósticos de Pesquisa (RDC; Spitzer *et al.*, 1978) quanto com o DSM-III. A depressão psicótica atinge pessoas na meia-idade ou na velhice, e as depressões severas desses indivíduos são acompanhadas por evidência de distúrbios psicomotores, bem como muitos outros sinais de depressão. Elas com freqüência apresentam uma resposta clínica insatisfatória ao tratamento com ADT. Um fator familiar não é raro. Thase e colaboradores (1986) compararam 27 pacientes com depressão psicótica com 79 pessoas não psicóticas. O sono naqueles com depressão psicótica foi caracterizado por vigília aumentada, menor percentagem de sono REM e menor atividade REM. Os pacientes com psicose apresentavam maior probabilidade de ter latência extremamente curtas de sono REM. Essas anormalidades do EEG tendiam a aumentar com a duração da doença. Os resultados dos testes de pacientes com depressões de início recente foram caracterizados por insônia inicial marcante, aumento da percentagem do estágio 1 do sono e longas latências do REM. Isso contrasta com pacientes com doenças de duração mais prolongada, que apresentavam latências de sono REM extremamente curtas.

Para resumir, foi descoberto que os pacientes com depressão psicótica apresentavam uma significativa diminuição de sono REM. É geralmente aceito que as depressões endógenas são acompanhadas por anormalidades características no EEG do sono, incluindo distúrbios na continuidade do sono, diminuição da onda lenta do sono, menor latência do REM e distribuição alterada da densidade e tempo do REM. Com base nesses estudos, acreditamos haver uma diferença entre a depressão psicótica e as reações depressivas não-psicóticas.

Achados Eletroencefalográficos na Depressão Mista e na Demência

Um diagnóstico e problema terapêutico freqüentes envolvem a pessoa idosa que manifesta sintomas mistos de depressão e demência. É estimado que 20% dos idosos com depressão também apresentam prejuízos sugerindo a presença de demência orgânica. Os sintomas depressivos não são raros em pacientes com doença de Alzheimer. Achados do EEG de rotina não parecem estabelecer uma diferença entre os que apresentarão melhora clínica e os que deteriorarão. Em sete de oito pacientes que apresentaram melhora clínica em um estudo (Reynolds *et al.*, 1986), viu-se que os EEGs eram normais ou apenas levemente anormais. Dos oito pacientes que deterioraram, viu-se que cinco apresentavam EEGs normais ou levemente anormais. Um paciente deprimido com um EEG marcadamente anormal apresentou um infarto no esquadrinhamento por TC. Os EEGs do sono não foram estudados.

Rae-Grant e colaboradores (1987) assinalaram que foram feitos muitos estudos para examinar as alterações eletroencefalográficas em pacientes com transtornos demenciais. Entretanto, esses estudos foram marcados por sérios problemas metodológicos, como a falta de classificações diagnósticas bem-definidas e a presença de variação patológica na autópsia. Além da resolução desses problemas, é importante estudar esses pacientes e sujeitos ao longo de alguns anos e estabelecer uma correlação entre os estudos eletroencefalográficos e as observações clínicas, psicológicas e laboratoriais. As correlações devem ser feitas a intervalos regulares ao longo do estudo.

Embora possamos esperar um alteração progressiva no EEG paralelamente à progressão da demência, isso nem sempre ocorre. Além disso, existem alguns pacientes que permanecem em um platô por longos períodos de tempo (Gordon, 1968). Rae-Grant e colaboradores (1987) estudaram 318 pacientes com demência e 159 indivíduos-controle. Os indivíduos foram agrupados de acordo com o sexo e a idade. A amostra daqueles com demência foi reduzida para 139 pacientes com doença do tipo Alzheimer. Sob essa ampla classificação, os pesquisadores incluíram pacientes com demência do tipo Alzheimer, demência senil do tipo Alzheimer e demência do tipo misto (a última sendo identificada por um escore isquêmico de 4-7). Em uma base qualitativa, os achados eletroencefalográficos nesse estudo não foram diferentes daqueles de relatos anteriores — ou seja, havia uma lentificação geral do ritmo alfa, com aparecimento de ondas lentas e a presença de anormalidades focais. Os resultados dos EEGs entre os pacientes foram significativamente mais anormais que os obtidos dos indivíduos-controle. As anormalidades focais de lobo temporal com freqüência associado ao envelhecimento não foram significativamente diferentes entre os pacientes e os indivíduos-controle. As anormalidades focais características das idades dos indivíduos apareceram nos primeiro EEGs de 13% dos pacientes e 14% dos indivíduos-controle. Em um intervalo de 4 anos, parece que os que sobreviveram no grupo com demência apresentavam uma crescente tendência de ter EEGs que permaneciam relativamente inalterados. De fato, uma pequena percentagem de EEG de pacientes com demência apresentavam melhora. A conclusão foi que os EEGs não apresentam uma progressão consistente para ritmos mais lentos e mais malignos, mas variam em progressão e padrão. Existia um paralelo entre a piora do EEG e deterioração mental à medida que era avaliada por testes psicológicos. Os EEGs não discriminavam entre aqueles com demência de início precoce (ou seja, demência do tipo Alzheimer) e aqueles com demência senil do tipo Alzheimer. Na autópsia, alterações graves do EEG apresentavam uma boa correlação com a presença de perdas neuronais mais graves no hipocampo e com o aumento na média grânulo-vacuolar.

Laboratório Psicodiagnóstico

O laboratório psicodiagnóstico pode ser utilizado para uma série de atividades clínicas de valor. Os serviços primários oferecidos por um laboratório de psicodiagnóstico incluem avaliações: neuropsicológica, da inteligência, da personalidade e da presença e nível da severidade de transtornos específicos. Esses serviços oferecem informações pertinentes aos diagnósticos dos Eixos I e II, bem como das condições do paciente em vários tipos de personalidade.

O uso mais efetivo do laboratório de psicodiagnóstico é alcançado quando a pergunta a ser feita na avaliação é formulada adequada e claramente. O clínico precisa saber o que ele quer da avaliação clínica e do relatório da avaliação. A pessoa que faz o diagnóstico deve receber a pergunta adequada com respeito ao paciente para saber que instrumento de avaliação utilizar e como melhor relatar as informações obtidas para o clínico. A formulação adequada das perguntas também ajuda a pessoa que faz o diagnóstico na determinação da possibilidade de o paciente ser testado. Uma afirmação clara do objetivo da avaliação diagnóstica permite ao avaliador determinar se o paciente é capaz de terminar o processo psicodiagnóstico necessário para a obtenção das informações de avaliação solicitadas. Por exemplo, um clínico que solicita uma avaliação de uma pessoa com prejuízo auditivo e visual ou extremamente confusa deve observar essas limitações.

O uso eficaz do laboratório de psicodiagnóstico pode também ser facilitado pelo desenvolvimento de uma relação de trabalho contínuo com um laboratório específico e/ou com a pessoa que realiza as avaliações e os relatos. Essa relação oferecerá uma comunicação eficiente e permitirá uma clara comunicação da pergunta a ser feita na avaliação e, com o tempo, oferecerá a conveniente transferência de informações, formatação de relatórios e listagem de pacientes.

O seguinte material oferece uma amostra e breve revisão de alguns dos instrumentos que se encontram geralmente disponíveis em um laboratório de psicodiagnóstico. Essa lista de nenhuma forma é exaustiva e está além do objetivo deste capítulo oferecer uma descrição detalhada dos instrumentos de avaliação ou uma completa avaliação de sua utilidade e propriedades psicométricas.

Avaliação Neuropsicológica e da Inteligência

As maiores contribuições de uma avaliação neuropsicológica encontram-se dentro de três amplas categorias (Golden, 1983, 1992). A primeira delas é a diagnóstica. Incluídos nesta categoria estão 1) identificação da presença de dano cerebral ou distúrbio relacionado, incluindo diferenciação entre problemas emocionais e disfunção cerebral; 2) especificação da natureza dos prejuízos causados por dano cerebral, incluindo localização do dano em áreas específicas do cérebro; e 3) ajuda para determinar da causa da disfunção cerebral.

A segunda contribuição importante é o rastreamento de alterações no funcionamento com o tempo. Por meio do estabelecimento de uma linha básica de funcionamento e reavaliações periódicas, os clínicos podem determinar de forma precisa a eficácia de um curso particular de tratamento ou monitorar o curso de uma doença progressiva.

A terceira área é a assistência no planejamento e avaliação de um programa de reabilitação. Essa área relativamente nova é consideravelmente promissora. Tanto o conhecimento da função cerebral quanto a capacidade de avaliá-la estão crescendo rapidamente. À medida que melhora a compreensão das relações cérebro-comportamento, também melhorarão os esforços para oferecer procedimentos específicos de reabilitação que beneficiem ao máximo o indivíduo.

Como salientado anteriormente, a avaliação neuropsicológica pode abordar uma série de questões. Uma amostra selecionada de tipos comuns de avaliação e instrumentos típicos utilizados são descritos abaixo. Além disso, são revisadas brevemente duas das matérias neuropsicológicas abrangentes mais amplamente utilizadas.

Investigação. O Miniexame do Estado Mental (MMSE; Folstein *et al.*, 1975) examina o estado mental abreviado no qual cada função a ser avaliada é representada apenas por poucas perguntas (Lezak, 1995). As funções avaliadas incluem orientação, recepção verbal, atenção e cálculo, linguagem e construção de figuras. Ele é muito breve e pode ser feito em 5 a 10 minutos. Devido à sua brevidade, o MMSE pode ser especialmente útil em triagens diagnósticas iniciais ou no acompanhamento do curso de uma condição. Tanto a administração quanto a pontuação são padronizadas, e seu uso é facilmente aprendido. Mais informações amplas do exame do estado mental — avaliando atenção, memória, linguagem, habilidades visoespaciais, habilidades de cálculo, apraxia, agnosia e assim por diante — podem ser obtidas por meio do uso de instrumentos como a Escala de Avaliação da Demência de Mattis (Mattis, 1976), Exame Neurocomportamental do Estado Cognitivo (Kiernan *et al.*, 1987), Escala de Avaliação Neurocomportamental (Levin *et al.*, 1987), Escala de Deterioração Global (Reisberg *et al.*, 1988) e a Escala de Avaliação da Doença de Alzheimer (Rosen *et al.*, 1984). Para breves revisões desses instrumentos veja Schmitt e Ranseen (1989).

Avaliação intelectual. Um dos testes de inteligência mais amplamente utilizados é a Escala Adulta de Wechsler - Revisada (WAIS-R; Wechsler, 1981), uma versão atualizada da publicação original de 1955 (Lezak, 1995). Outro teste freqüentemente utilizado é a Escala de Inteligência de Stanford-Binet (Thorndike *et al.*, 1986). Embora ambos os testes tenham se mostrado de valor para a avaliação intelectual, o WAIS-R é descrito aqui devido à sua inclusão na Bateria de Testes Neuropsicológicos de Halstead-Reitan (Reitan, 1979).

O WAIS foi inicialmente planejado como uma medida de inteligência "geral"; ele é, na realidade, um teste composto com uma série de subtarefas. Uma revisão do funcionamento intelectual no qual o WAIS e o WAIS-R servem como o maior instrumento é com freqüência suficiente para demonstrar o funcionamento intelectual adequado ou para oferecer uma indicação da natureza da função alterada. Para todos, com exceção dos adultos com prejuízo mais grave, o WAIS-R pode constituir uma porção substancial do exame neuropsicológico.

O WAIS-R é composto de 11 subtestes diferentes divididos em duas categorias, verbal e desempenho. Os seis testes verbais são Informação, Compreensão, Aritmética, Semelhanças, Repetição de Números e Vocabulário. Os cinco testes de desempenho incluem Busca de Símbolos, Completar Figuras, Disposição de Cubos (Blocos), Arranjo de Figuras e Reunião de Objetos. Depois de cada subteste ser aplicado e pontuado, ele é ajustado aos efeitos da idade com base nas normas estabelecidas. Embora as normas usuais se estendam aos 75 anos de idade, Ivnik e colaboradores (1992) publicaram normas até os 90 anos de idade. Os resultados dos testes consistem em 11 graus de subescalas corrigidos com a idade e os graus compostos corrigidos com a idade para QI verbal, QI de desempenho e QI global. Adicionalmente, os resultados podem ser utilizados para oferecer tanto uma estimativa de funcionamento pré-mórbido quanto informações úteis com respeito à possível natureza e localização de prejuízos observados.

O uso adequado do WAIS-R como uma ferramenta de avaliação neuropsicológica exige uma combinação de habilidades. Além de saber como os aspectos específicos do funcionamento cerebral afetam o teste de desempenho, o clínico deve levar em conta outras influências potenciais utilizando informações comportamentais, históricas e psicológicas disponíveis.

Avaliação da memória. A memória é essencial para o funcionamento adequado de um indivíduo. Um teste que avalia diversos aspectos importantes da memória é a Escala de Memória de Wechsler Memory – Revisada (WMS-R; Russell, 975; Wechsler, 1987). Ela consiste nos subtestes de Memória Lógica e Reprodução Visual do instrumento original, e uma tentativa de lembrança adicional após uma espera de meia hora. Juntos, os testes oferecem índices tanto da evocação imediata quanto da remota para material verbal e figurativo. Escores de gravidade do prejuízo são facilmente obtidos das normas disponíveis, e esses escores foram considerados úteis na discriminação entre indivíduos-controle normais e pacientes com prejuízo cognitivo orgânico (Lezak, 1995).

Baterias neuropsicológicas. Uma grande série de testes está disponível para a avaliação de funções cognitivas específicas. Em muitos casos, o uso seletivo de um pequeno número desses testes é adequado para responder a uma dada pergunta encaminhada. Entretanto, outra abordagem é o uso de baterias de testes neuropsicológicos gerais, que oferecem uma ampla avaliação do funcionamento cognitivo. A Bateria Neuropsicológica de Halstead-Reitan (Reitan, 1979), que consiste em uma série de testes independentes, continua a ser a bateria mais amplamente utilizada e mais extensamente validada (Meier, 1985). Existem muitas versões (Golden e Maruish, 1986); entretanto, a memória consiste no seguinte:

1. WAIS-R
2. WMS-R
3. Teste Categorial de Halstead
4. Teste de Percepção dos Sons da Fala
5. Teste do Ritmo das Ondas no Mar
6. Teste de Desempenho Tátil
7. Teste das Trilhas
8. Exame Sensorial-Perceptivo de Reitan-Klove
9. Exame de Afasia de Reitan-Indiana
10. Exame da Lateralização
11. Teste Digital de Halstead
12. Teste de Apreensão Motora
13. Teste de Reconhecimento Tátil (Formas)
14. MMPI

O MMPI (discutido a seguir em mais detalhes) é incluído para avaliar fatores emocionais que poderiam contribuir para prejuízos no teste de desempenho.

A Bateria Neuropsicológica de Luria-Nebraska difere da de Halstead-Reitan em diferentes formas (Anastasi, 1988). A bateria Luria-Nebraska geralmente requer menos tempo de aplicação – 2 horas, em oposição as 6 ou mais horas para a bateria de Halstead-Reitan. Entretanto, em pacientes idosos, o tempo de aplicação da bateria de Luria-Nebraska pode ser aumentado até aproximadamente 4 horas ou mais (Schmitt e Ranseen, 1989). Seus conteúdos, materiais, administração e pontuação são mais altamente especializados. Embora a Bateria de Luria-Nebraska seja menos estabelecida e não totalmente pesquisada até hoje, sua utilidade clínica se compara favoravelmente com a do Halstead-

Reitan (Lezak, 1995). Modificações posteriores irão sem dúvida acontecer para abordar problemas como uma fraqueza na avaliação da função da memória. Escores reduzidos primários são oferecidos nas seguintes áreas: funções motoras, ritmo, funções táteis, função visual, fala receptiva, fala expressiva, escrita, leitura, aritmética, memória e processos intelectuais. É também possível utilizar uma forma breve (aproximadamente 1 hora) do Luria-Nebraska, que pode ser útil de forma mais prática com os idosos (McCue et al., 1989).

Avaliação da Personalidade

As informações das avaliações da personalidade são geralmente obtidas do paciente por meio de um ou mais dos três seguintes formatos: instrumentos de lápis e papel, entrevistas e procedimentos projetivos. Nas seções abaixo, discutimos os instrumentos de avaliação de personalidade mais amplamente utilizados em cada um desses formatos, e então observamos procedimentos de avaliação que tenham se tornado disponíveis para a avaliação da condição de um paciente em um traço ou transtorno de personalidade específico.

Provas lápis-papel. O instrumento de avaliação de personalidade mais amplamente utilizado é o MMPI, desenvolvido por Hathaway e McKinley da Universidade de Minnesota na década de 1940 (Hathaway e McKinley, 1943). Ele é composto de 566 itens aos quais o paciente responde em um formato de verdadeiro-falso. Se uma afirmação não se aplica, o paciente simplesmente não responde.

O MMPI é um instrumento com critérios adequados, desenvolvido de forma empírica, originalmente designado para permitir a discriminação entre vários grupos clínicos (diagnósticos do Eixo I) e um grupo-controle de aproximadamente 700 "normais". Ele oferece escores em uma série de escalas clínicas que correspondem ao equivalente aos diagnósticos do Eixo I atuais no momento em que o instrumento foi desenvolvido. Ele também inclui várias escalas de correção para mentiras, falsificação, e respostas semelhantes enganosas ou iludidas. Ao longo dos muitos anos de seu uso na clínica, o MMPI gradualmente passou a ser considerado como tendo menos valor no auxílio em julgamentos clínicos específicos e mais valioso no fornecimento de informações com respeito a condição do paciente em escalas ou padrões de escalas de traços de personalidade. É provavelmente mais importante para o clínico quando a pessoa que faz o diagnóstico relata várias escalas ou traços de padrões de personalidade para os quais o indivíduo alcança um conjunto de escores desviantes. As grandes modificações do MMPI foram completadas e a revisão mais recente encontra-se disponível como o MMPI-2 (Hathaway e McKinley, 1989). Um extenso manual também encontra-se disponível (Butcher *et al.,* 1989) e já estão disponíveis as descrições e sugestões com respeito à sua utilidade clínica (Butcher, 1990; Graham, 1990; Greene, 1991).

O MMPI pode ter muitas funções úteis para o clínico. Ele é mais útil como um auxílio diagnóstico para o clínico treinado. O padrão de escalas clínicas anormais pode sugerir tanto a forma geral quanto o nível da gravidade da patologia, que pode ser avaliada posteriormente no trabalho clínico. Em alguns casos, o MMPI pode chamar a atenção à patologia que o clínico de outro modo poderia não notar, ou pelo menos não perceber no início do tratamento com um paciente específico. Logo, enquanto o clínico não obtém um relato clínico ou computadorizado de escalas de diagnóstico clínico representando dados válidos de classificação clínica, o MMPI pode continuar a ter utilidade clínica.

O outro inventário de personalidade lápis-papel que pode ser útil na prática clínica é o Inventário Multiaxial Clínico – II (MCMI-II; *National Computer Systems*, 1987). Esse é uma revisão de 1987 da escala de avaliação da personalidade que foi desenvolvida por Theodore Millon no meio da década de 1970 (Millon, 1982). O MCMI-II é designado para ser utilizado com indivíduos a partir dos 17 anos de idade, é escrito em um nível de leitura de oitava série e demora 30 minutos para ser feito. O MCMI-II é composto de 175 itens exigindo respostas num formato verdadeiro-falso. O instrumento oferece escores para nove síndromes clínicas (diagnósticos do Eixo I) e 13 transtornos da personalidade (diagnósticos do Eixo II). As confiabilidades das escalas individuais são geralmente adequadas, embora em alguns casos a confiabilidade seja marginal (*National Computer Systems*, 1987). Além das 22 escalas clínicas e de personalidade, o MMCI-II também tem escalas corretivas para respostas do tipo falsificadas e um índice de validade que é designado para detectar padrões de resposta aleatórios ou confusos. O distribuidor dos instrumentos, *National Computer Systems* – também disponibiliza relatórios computadorizados que simplesmente resumem os escores de escala individual ou oferecem um relatório clínico interpretativo mais completo.

O MCMI-II não é tão exaustivo quanto o MMPI com respeito aos diagnósticos do Eixo I. Ele provavelmente não vai muito além das informações obtidas em entrevistas clínicas-padrão e sessões de intervenção. O MCMI-I era de validade questionável com relação aos diagnósticos do Eixo I devido a uma sobreposição de itens, intercorrelações e a natureza multidimensional das escalas de síndromes clínicas (Choca *et al.*, 1986); por ser muito semelhante ao MCMI-I, o MCMI-II provavelmente apresenta os mesmos problemas com relação à validade. Por outro lado, ele pode ser consideravelmente útil para os diagnósticos do Eixo II. O MCMI-II provavelmente pode ser mais bem utilizado como um "primeiro passo" eficiente em diagnósticos psicopatológicos de personalidade. Ainda precisa ser adequadamente demonstrada sua validade final com relação ao diagnóstico clínico dos transtornos do Eixo II. Além disso, estudos de resultados clínicos ainda não foram publicados, demonstrando as capacidades prognósticas tanto do MCMI-I quanto do MCMI-II.

Entrevistas. Diversas entrevistas estruturadas foram desenvolvidas para avaliar os transtornos da personalidade. Um excelente exemplo desse tipo de instrumento é a Entrevista Estruturada dos Transtornos da Personalidade do DSM-III (SIDP; Pfohl *et al.*, 1982) e sua revisão de 1989 para refletir os critérios do DSM-III-R (Pfohl *et al.*, 1989).

A SIDP-R consiste de 159 perguntas agrupadas em torno de 17 temas (como auto-estima e habilidades de interação social), em oposição ao agrupamento em torno dos próprios transtornos da personalidade do DSM-III-R. O entrevistador faz cada pergunta da entrevista estruturada e registra a resposta. Quando a entrevista é terminada, o entrevistador avalia a presença ou ausência de cada um dos critérios dos transtornos da personalidade do DSM-III-R e utiliza essas avaliações para determinar se o paciente preenche os critérios necessários para qualquer dos transtornos da personalidade.

A entrevista demora de 60 a 90 minutos para ser feita. Zimmerman e colaboradores (1986) demonstraram que a confiabilidade e a validade do SIDP pode ser aumentada simplesmente entrevistando-se um informante com respeito ao paciente e ao seu comportamento. Stangl e colaboradores (1985) relatam capas (ou seja, resultados de testes de validade; κ) para muitos dos transtornos da personalidade incluídos no SIDP. A maior parte dos capas foram indicativos de confiabilidades específicas para as escalas. Entretanto, alguns deles estão abaixo de 0,70, indicando que eram apenas aceitáveis ou inaceitáveis — por exemplo, 0,45 para transtorno da personalidade evitativa. Logo, muitas das categorias específicas do Eixo II são de validade questionável, mesmo com pacientes mais jovens, e não se sabe quase nada sobre as propriedades psicométricas dos instrumentos utilizados para seu diagnóstico entre os idosos. Outras entrevistas estruturadas que têm uma abordagem semelhante incluem a Entrevista Clínica Estruturada do DSM-III (SCID; Spitzer *et al.*, 1992) e o Exame de Transtornos da Personalidade (Loranger *et al.*, 1987).

Existe uma série de outras entrevistas disponíveis para avaliação dos transtornos da personalidade. Talvez a mais promissora destas (mas menos desenvolvida que a SIDP) seja a Entrevista Tridimensional do Estilo de Personalidade (TIPS) desenvolvida por Cloninger (1987). Essa entrevista é elaborada em torno de seu recente modelo de personalidade e transtornos da personalidade, e provará ser de grande significado clínico e teórico. Cloninger (1987) também desenvolveu o Questionário Tridimensional de Personalidade, que é um instrumento de auto-relatório desenvolvido a partir do TIPS e designado para a avaliação dos transtornos da personalidade por meio do formato lápis e papel. Os instrumentos de Cloninger necessitam de posterior refinamento psicométrico para que possam ter utilidade clínica geral e de pesquisa.

Projetivos. As técnicas de avaliação projetiva podem ser distinguidas de outras formas de avaliação psicodiagnóstica pelo uso de uma tarefa relativamente não-estruturada. Os estímulos dos testes são relativamente vagos, e são dadas apenas instruções gerais. Os testes projetivos são baseados no fato de que a falta de estrutura presente na tarefa exige que o indivíduo forneça a estrutura. As projeções da pessoa são observadas pelo examinador e assumidas como refletindo os processos de pensamento característicos e outros aspectos da organização da personalidade. Embora a pessoa avaliada esteja sabendo que está sendo examinada, os testes projetivos são geralmente menos transparentes que outras formas de questionário (Anastasi, 1988).

Técnicas projetivas para a avaliação de indivíduos encontram-se disponíveis em uma grande variedade de formas. Apenas dois dos maiores instrumentos serão descritos aqui. No geral, quando as propriedades psicométricas dessa classe de instrumentos são avaliadas, elas são muito fracas (Cronbach, 1984). Entretanto, elas podem ser clinicamente úteis quando aplicadas e interpretadas por um examinador experiente e habilitado. Eles continuam a gozar da popularidade e seu uso é difundido, embora possuam propriedades psicométricas pobres.

Hermann Rorschach (1884-1922), um psiquiatra suíço, foi o primeiro a demonstrar que os pacientes de diferentes tipos respondem a manchas de tinta de forma diferente (Cronbach, 1984). A tarefa da pessoa que responde é descrever o que ela vê na mancha de tinta.

Os materiais consistem em um conjunto de 10 cartões, cada um deles com uma mancha simétrica tão irregular que permite uma ampla gama de interpretações. Alguns dos cartões são em preto e branco e outros coloridos.

Diversos sistemas de pontuação foram desenvolvidos em uma tentativa de abordar as críticas com respeito as poucas propriedades psicométricas das técnicas projetivas. A maior parte compartilha da contagem do número de respostas, localização, determinantes e conteúdo. Além desses há uma considerável variabilidade nos procedimentos de pontuação.

O Teste de Apercepção Temática (TAT) obtém afirmações abertas ou dissimuladas sobre crenças, atitudes e motivos (Anastasi, 1988). Essa tarefa requer que a pessoa conte uma história baseada em uma figura apresentada pelo examinador. A pessoa é instruída a descrever o que acha que está acontecendo, o que acontecia antes daquela cena e o que aconteceria a seguir. Presume-se que as pessoas que fazem o teste se projetem na cena, identificando-se com o personagem. O TAT consiste em 19 figuras em preto e branco e um cartão branco. Alguns dos cartões são sugeridos para um sexo ou outro. Geralmente um subgrupo (aproximadamente 10) dos cartões é aplicado. Embora sistemas de pon- tuação formais sejam encontrados, o método mais comum de interpretação é a abordagem impressionista (Cronbach, 1984). O interpretador considera temas recorrentes, atitudes refletidas, questões estilísticas e preocupações com detalhes e precisão. Essas informações são utilizadas para a formação de hipóteses para descrever a personalidade da pessoa, motivações, impulsos, defesas e conflitos emocionais.

Avaliação de transtornos específicos. Durante os últimos anos houve uma ênfase crescente na avaliação psicológica de transtornos específicos. Logo, uma série de baterias de avaliação foi desenvolvida vendo como foco a avaliação clínica de transtornos como depressão maior, ansiedade e comportamento anti-social. Embora esteja além do objetivo deste capítulo revisar os vários instrumentos de avaliação que se encontram disponíveis, uma rápida revisão de uma possível bateria de avaliação de depressão ilustrará a utilidade potencial dos laboratórios de psicodiagnósticos como uma fonte de obtenção de informações clínicas pertinentes para transtornos específicos.

A principal entrevista disponível para a avaliação da presença de transtorno depressivo maior é o Roteiro de Transtornos Afetivos e Esquizofrenia, Versão Tempo de Vida (SADS-L; Endicott e Spitzer, 1978). Escalas de avaliação clínica que podem ser baseadas nessa entrevista incluem a Escala de Avaliação de Depressão de Hamilton (Hamilton, 1960) e a Escala de Avaliação de Depressão de Montgomery-Åsberg (Montgomery-Åsberg, 1979). Ambas as escalas demonstraram uma confiabilidade adequada e conseqüentemente bons indicadores do julgamento clínico do nível de gravidade de depressão.

Além desses instrumentos, existem diversos instrumentos de auto-relatório que fornecem uma boa medida do nível de depressão sentido pelo paciente. Talvez as duas escalas mais úteis nesse aspecto sejam o Questionário de Depressão de Beck (Beck *et al.*, 1961) e a Escala de Avaliação de Depressão de Carroll (Carroll *et al.*, 1981).

Informações a partir desses três tipos de avaliações de personalidade fornecem ao clínico uma indicação muito completa da presença ou ausência de um episódio depressivo maior e do nível de gravidade do transtorno. Instrumentos semelhantes também encontram-se disponíveis para a avaliação específica da maior parte dos outros tipos de transtornos psiquiátricos.

Referências

Agency for Health Care Policy and Research. *Depression in Primary Care* (AHCPR Publ Nº 93-0550). Washington, DC, AHCPR, 1993.

Ambrose J. Computerized transverse axial scanning-clinical application. *Br J Radiol* 46:1023-1047, 1973.

American Medical Association, Council on Scientific Affairs. Dementia. *JAMA* 256:2234-2238, 1986.

American Psychiatric Association. *Diagnostic and Statistical Manual of Mental Disorders,* 3.ed. Washington, DC, American Psychiatric Association, 1980.

——————. *Diagnostic and Statistical Manual of Mental Disorders,* 4.ed. Washington, DC, American Psychiatric Association, 1994.

Anastasi A. *Psychological Testing.* New York, Collier Macmillan, 1988.

Beck AT, Ward CH, Mendelson M *et al.* An inventory for measuring depression. *Arch Gen Psychiatry* 4:561-571, 1961.

Bensen J, Mutch W, Smith F *et al.* The relationship between Parkinson's disease and dementia: a study using proton NMR imaging parameters. *Br J Psychiatry* 147:380-382, 1985.

Butcher J. *The MMPI-2 in Psychological Treatments.* New York, Oxford University Press, 1990.

Butcher J, Dahlstrom WG, Grahm J *et al. Minnesota Multiphasic Personality Inventory-2 (MMPI-2): Manual for Administration and Scoring.* Minneapolis, University of Minnesota Press, 1989.

Carroll BJ, Feinberg M, Smouse PE *et al.* The Carroll Rating Scale for Depression, I: development, reliability and validation. *Br J Psychiatry* 138:194-200, 1981.

Choca JP, Peterson CA, Shanley LA. Factor analysis of the Millon Clinical Multiaxial Inventory. *J Consult Clin Psychol* 54:253-255, 1986.

Cloninger CR. A systematic method for clinical description and classification of personality variants: a proposal. *Arch Gen Psychiatry* 44:573-588, 1987.

Cronbach LJ. *Essentials of Psychological Testing.* New York, Harper & Row, 1984.

Davies AB, Williams J, John R *et al.* Diagnostic value of thyrotropin-releasing hormone test in elderly patients with atrial fibrillation. *BMJ* 291:773-777, 1985.

Drayer B. *Radiology-"Windows" into the Living Body.* Duke Health Line, Spring, pp. 4-6, 1986.

Drayer B, Friedman JR. In vivo quantification of regional cerebral blood flow: validation of the HIPDm SPECT. *American Journal of Neural Radiology* 4:572-576, 1983.

Endicott J & Spitzer R. *Schedule for Affective Disorders and Schizophrenia* (Lifetime Version), 3.ed. New York, New York State Psychiatric Institute, 1978.

Ferris S, Mony J, Wolf A *et al.* Positron emission tomography in the study of aging and senile dementia. *Neurobiol Aging* 1:127-131, 1981.

Folstein MF, Folstein SE, McHugh PR. Mini-Mental State: a practical emthod for grading the cognitive state of patients for the clinician. *J Psychiatr Res* 12:189-198, 1975.

Glassman AH & Bigger JI. Cardiovascular effects of therapeutic doses of tricyclic antidepressants a review. *Arch Gen Psychiatry* 38:815-820, 1981.

Golden CJ. The neuropsycholgist in neurological and psychological populations. *In: Foundations of Clinical Neuropsychology.* Edited by Golden CJ & Vincente PJ. New York, Plenum, pp. 1-38, 1983.

—————. *Neuropsychological Assessment and Intervention.* Springfield, IL Charles, C Thomas, 1982.

Golden CJ & Maruish M. The Luria-Nebraska Neuropsychological Battery. *In: Neuropsychological Test Batteries.* Edited by Incagnoli T, Goldstein G, Golden CJ. New York, Plenum, pp. 193-227, 1986.

Goldstein SJ, Wekstein D, Kirkpatrick C *et al.* Imaging the centenarian brain: a computed tomographic study. *J Am Geriatr Soc* 33:579-584, 1985.

Gordon EB. Serial EEG studies in presenile dementia. *Br J Psychiatry* 113:779-780, 1968.

Gottfried C-G. Biochemical changes in blood and cerebrospinal fluid, *in Alzheimer's Disease.* Edited by Reisberg B. New York, Free Press, 1983.

Graham J. *MMPI-2: Assessing Personality and Psychopathology.* New York, Oxford University Press, 1990.

Greene R. *The MMPI-2/MMPI: An Interpretive Manual.* Boston, MA, Allyn & Bacon, 1991.

Hamilton M. A rating scale for depression. *J Neurol Neurosurg Psychiatry* 23:56-62, 1960.

Harrington MG., Merril CR, Asher DM *et al.* Abnormal proteins in the cerebrospinal fluid of patients with Creutzfeldt-Jakob disease. *N Engl J Med* 315:279-283, 1986.

Hathaway SR & McKinley JC. *Minnesota Multiphasic Personality Inventory.* Minneapolis, University of Minesota, 1943.

—————. *Minnesota Multiphasic Personality Inventory-2.* Minneapolis, University of Minnesota, 1989.

Holman BL. Anatomy and function of the brain. *In: Radionuclide Imaging of the Brain: Contemporary Issues in Nuclear Imaging,* Vol 1. Edited by Holman Bl. New York, Churchill Livingstone, 1985.

Hounsfield CN. Computerized transverse axial scanning (tomography): description of a system. *Br J Radiol* 46:1016-1022, 1973.

Ivnik RV, Malex JF, Smith GE *et al.* Mayo's older American Study. *Clinical Neuropsychologist* 6:1-30, 1992.

Kiernan RJ, Mueller J, Langston JW *et al.* The Neurobehavioral Cognitive *Status* Examination a brief but differentiated approach to cognitive assessment. *Ann Intern Med* 107:481-485, 1987.

Lassen NA. Measurement of regional cerebral blood flow in humans with single-photon emitting radioisotope. *In: Brain Imaging and Bain Function.* Edited by Sokoloff L. New York, Raven, pp. 94-98, 1985.

Levin HS, High WM, Goethe KE *et al.* The Neurobehavioral Rating Scale: assessment of the behavioral sequelae of head injury by the clinician. *J Neurol Neurosurg Psychiatry* 50:183-193, 1987.

Lezak MD. *Neuropsychological Assessment,* 3.ed. New York, Oxford University Press, 1995.

Loosen PT & Prange AJ. Serum thyrotropin response to thyrotropin-releasing hormone in psychiatric patients: a review. *Am J Psychiatry* 139:405-416, 1982.

Loranger AW, Susman VL, Oldham JM *et al.* The Personality Disorder Examination: a preliminary report. *Journal of Personality Diisorders* 1:1-13, 1987.

Mattis S. Mental *status* examination for organic mental syndrome in the elderly patient. *In: Geriatric Psychiatry: A Handbook for Psychiatrists and Primary Care Physicians.* Edited by Bellak L & Karasu TB. New York, Grune & Stratton, pp. 77-121, 1976.

Mazziotta JC, Phelps ME, Pahl JJ *et al.* Glucose metabolism and Huntington's disease. *N Engl J Med* 316:357-362, 1987.

McCue M, Goldstein G, Shelly C. The application of a short form of the Luria-Nebraska Neuropsychological Battery to discrimination between dementia and depression in the elderly. *International Journal of Clinical Neuropsychology* 2:21-29, 1989.

Meier MJ. Review of the Halstead-Reitan neuropsychological test battery. *In: The Ninth Mental Measurements Yearbook,* Vol 1. Edited by Mitchel JV Jr, Lincoln NE, University of Nebraska Press, 1985.

Millon T. *Millon Clinical Multiaxial Inventory Manual.* Minneapolis, MN, National Computer Systems, 1982.

Montgomery SA & Asberg M. A new depression scale designed to be sensitive to change. *Br J Psychiatry* 134:382-389, 1979.

National Computer Systems. *Millon Clinical Multiaxial Inventory-II.* Minneaplis, MN, National Computer Systems, 1987.

Pfohl B, Stangl D, Zimmerman M. *The Structured Interview for DSM-III Personality Disorders (SIDP),* Iowa City, University of Iowa Department of Psychiatry, 1982.

Pfohl B, Blum N, Zimmerman M. *Structured Interview for DSM-III-R Personality Disorders-Revised (SIDP-R),* Iowa City, University of Iowa Department of Psychiatry, 1989.

Phelps ME. Positron computed tomography for studies of myocardial and cerebral function. *Ann Intern Med* 98:339-359, 1983.

Phelps ME & Mazziotta JC. Positron emission tomography: human brain function and biochemistry. *Science* 228:799-809, 1985.

Era-Grand A, Blume W, Lau C et al. The electroencephalogram in Alzheimer-type dementia. *Arch Neurol* 50-54, 1987.

Rapaport SI. Positron emission tomography in normal aging and Alzheimer's disease. *Gerontology* 32 (suppl 1):6-13, 1986.

Reisberg B, Ferris SH, deLeon MJ et al. Global deterioration scale. *Psychopharmacol Bull* 24:661-663, 1988.

Reitan RM. *Halstead-Reitan Neuropsychological Test Battery.* Tucson, AZ, Neuropsychology Laboratory, University of Arizona, 1979.

Reynolds CF III, Kupfer DJ, Hoch CC et al. Two-year follow-up of elderly patients with mixed depression and dementia. *J Am Geriatr Soc* 34:793-799, 1986.

Rosen WG, Mohs RC, Davis KL. A new rating scale for Alzheimer's disease. *Am J Psychiatry* 141:1356-1364, 1984.

Russell EW. A multiple scoring method for the assessment of complex memory functions. *J Consult Clin Psychol* 43:800-809, 1975.

Schweitzer I, McGuire KP, Gee AH et al. Prediction of outcome in depressed patients by weekly monitoring with the dexamethasone suppression test. *Br J Psychiatry* 151:780-784, 1987.

Schmitt FA & Ranseen JD. Neuropsychological assessment of older adults. *In: Testing Older Adults: A Reference Guide for Geropsychological Assessments.* Edited by Hunt T, Lindley CJ. Austin, TX, Pro-Ed., pp. 51-69, 1989.

Shelps SB & Schecter MT. The assessment of diagnostic tests: a survey of current medical research. *JAMA* 252:2418-2422, 1984.

Spitzer RL, Endicott J, Robins E. Research Diagnostic Criteria: rationale and reliability. *Arch Gen Psychiatry* 35:773-782, 1978.

Spitzer RL, Williams JB, Gibbon M et al. The structured clinical interview for DSM-III-R (SCID): history, rationale and description. *Arch Gen Psychiatry* 49:624-629, 1992[2].

Stangl D, Pfohl B, Zimmerman M et al. A structured interview for DSM-III personality disorders: a preliminary report. *Arch Gen Psychiatry* 42:592-596, 1985.

Thase ME, Kupfer DJ, Ulrich RF. Electroencephalographic sleep in psychotic depression. *Arch Gen Psychiatry* 43:886-893, 1986.

Thorndike R, Kagen E, Sattler J. *Stanford-Binet Intelligence Scale,* 4.ed. Chicago, IL, Riverside, 1986.

Veith RC, Rasking MA, Caldwell JH et al. Cardiovascular effects of tricyclic antidepressants in depressed patients with chronic heart disease. *N Engl J Med* 306:954-959, 1982.

Wechsler D. *Wechsler Adult Intelligence Scale-Revised Manual.* New York, Psychological Corporation, 1981.

———. *Wechsler Memory Scale—Revised Manual.* New York, Psychological Corporation, 1987.

Zimmerman M, Pfohl B, Stangl D et al. Assessment of DSM-III personality disorders: the importance of interviewing an informant. *J Clin Psychiatry* 47:261-263, 1986.

TRANSTORNOS PSIQUIÁTRICOS NO IDOSO

12

Transtornos Cognitivos

Elaine R. Peskind, M.D.
Murray A. Raskind, M.D.

Os transtornos cognitivos são os que mais prevalecem na velhice. O problema predominante desses transtornos é um prejuízo significativo de memória e/ou de outras funções cognitivas, representando uma alteração considerável do nível prévio de funcionamento. Os transtornos cognitivos que serão abordados neste capítulo são demência, *delirium* e transtornos amnésticos. Tentamos utilizar aqui uma nomenclatura coerente com o DSM-IV (*American Psychiatric Association*, 1994). O DSM-IV contém modificações substanciais da nomenclatura que são relevantes para esses transtornos. Talvez a principal destas mudanças seja o uso do amplo termo *transtorno cognitivo* em oposição ao termo transtorno mental orgânico utilizado no DSM-III-R (*American Psychiatric Association*, 1987). Embora o uso da expressão transtorno mental orgânico tenha uma longa tradição histórica, os autores do DSM-IV reconheceram que o termo implicava na idéia de que os transtornos mentais "não-orgânicos" não tinham uma base biológica. Está se tornando cada vez mais claro que todos os transtornos comportamentais apresentam algum componente biológico, seja uma diátese genética ou uma mudança fisiológica na função cerebral. Conseqüentemente, termos como *funcional* e *orgânico* confundem-se e tornaram-se obsoletos. Outros termos hoje obsoletos são *síndrome cerebral orgânica* e *senilidade*, o último tendo sido utilizado por leigos e alguns profissionais de saúde mental como sinônimo de demência.

A demência e outros transtornos cognitivos da velhice são extremamente dispendiosos para a sociedade, tanto em termos de recursos financeiros investidos nos cuidados com os pacientes, quanto em termos de morbidade, mortalidade e estresse que os pacientes provocam nas pessoas que os cuidam, assim como na comunidade no seu mais amplo sentido. Metade dos leitos de cuidados a longo prazo na comunidade é de pacientes com demência, predominantemente demência do tipo Alzheimer (DA); os outros transtornos cognitivos também consomem grandes quantidades de recur-

---

A pesquisa da Drª Peskind foi patrocinada em parte pelo Departamento de Assuntos dos Veteranos e pelo Centro de Pesquisas da Doença de Alzheimer do Instituto Nacional do Envelhecimento (ADRC) Subvenção AGO5316.

sos da saúde pública. A prevalência e o ônus dos transtornos cognitivos na velhice posteriormente aumentarão à medida que aumenta a proporção de pessoas idosas na população americana nos próximos 50 anos.

Demência

A demência é uma síndrome – ou seja, um grupo de sinais e sintomas que formam um conjunto e que podem ser causados por uma série de doenças subjacentes. A maior parte dessas doenças, se não todas, produz perdas neuronais ou outros danos à estrutura cerebral. O padrão central da demência é o prejuízo de memória. Além disso, a síndrome demencial inclui pelo menos um dos seguintes prejuízos cognitivos: afasia (prejuízo da linguagem secundário à ruptura da função cerebral), apraxia (incapacidade de realizar atividades motoras complexas, apesar da capacidade motora intacta), agnosia (falha em reconhecer ou identificar objetos, apesar de funções sensoriais intactas) e perturbação de funções de execução como planejamento, organização, seqüência e abstração. Todos os transtornos demenciais específicos têm os padrões acima em comum. Além disso, o DSM-IV atribui critérios distintos a cada um dos transtornos demenciais específicos.

Padrões Clínicos da Demência

Embora todos os transtornos que causam demência devam produzir prejuízo de memória e de outras funções cognitivas, suficientes para interferirem de forma substancial no funcionamento ocupacional, devendo representar um considerável declínio do nível prévio de funcionamento, os padrões dos transtornos demenciais específicos são muito variáveis, refletindo a natureza da doença subjacente que provoca a ruptura do funcionamento cerebral. Um exemplo dessa variabilidade é o curso da síndrome entre os transtornos demenciais específicos. Pelo fato de a DA ser o transtorno demencial mais comum da velhice, com freqüência considera-se que o curso da DA é o curso da demência em geral. De fato, o curso da DA é um padrão diagnóstico relativamente específico desse transtorno. O curso típico da DA é de início insidioso, com progressão gradativa, mas inexorável, dos prejuízos cognitivos em um período variando de 5 a 15 anos. Outros transtornos demenciais podem apresentar um curso clínico muito diferente. Por exemplo, a demência resultante de trauma craniano apresenta início agudo, e o curso é tanto estável quanto pode melhorar ao longo do tempo. A demência provocada por anoxia (como em pessoas mais velhas ressuscitadas de parada cardíaca, mas de forma não suficientemente imediata que pudesse impedir o dano cerebral por hipoxia) pode ter um curso semelhante. A demência vascular pode ser progressiva, refletindo novos episódios de isquemia. Se as pessoas com demência por uso de álcool podem ser mantidas em abstinência, um número significativo apresentará melhoras importantes da função cognitiva (Vitor e Adams, 1971).

Diagnóstico Diferencial de Demência

Demência e *delirium*. Um problema comum no diagnóstico diferencial da síndrome demencial é a confusão entre *delirium* e demência. Um problema ainda mais comum é o fato de não ser diagnosticado um *delirium* superposto a um transtorno demencial. Tanto o *delirium* quanto a demência se manifestam como prejuízo das funções cognitivas, mas as duas condições diferem quanto aos padrões de prejuízos e às áreas cognitivas primariamente envolvidas. Pelo menos nas fases inicial e intermediária da demência o paciente está alerta e atento, enquanto no *delirium* o paciente apresenta atenção diminuída em relação ao ambiente e nível alterado de excitação. Os prejuízos cognitivos do paciente delirante flutuam amplamente, enquanto os prejuízos do paciente com demência são geralmente estáveis. Infelizmente, nos estágios mais avançados dos transtornos demenciais progressivos nos idosos como DA a atenção está prejudicada. Entretanto, mesmo nos estágios finais da DA um nível flutuante da consciência pode fazer pensar que exista um *delirium* superposto.

Demência e depressão. Um problema de diagnóstico diferencial que recebeu muita atenção é a diferenciação entre transtorno depressivo maior e demência nas pessoas idosas com prejuízo cognitivo. Embora a expressão *pseudodemência depressiva* (Kiloh, 1961) tenha sido merecidamente criticada por Reifler (1982), ela permanece sendo um conceito que tem algum valor heurístico. Não é comum um episódio depressivo maior causar um prejuízo cognitivo tão severo que seja persistentemente difícil diferenciá-lo de um transtorno demencial específico como a DA. A pseudodemência depressiva secundária a um episódio depressivo maior primário geralmente inicia com humor disfórico, perda do interesse e prazer, além de outros sinais e sintomas físicos de depressão primária. Os sinais e sintomas depressivos precedem o prejuízo cognitivo nesta síndrome. Além disso, os pacientes com pseudodemência depressiva com freqüência têm história de transtorno afetivo primário no início da vida. O exame clínico é útil nesse problema de diagnóstico diferencial. O paciente com uma depressão primária tem maior probabilidade de apresentar pouca motivação durante o exame do estado mental, e freqüentemente responder "não sei" a perguntas que testem a função da memória. A afasia, a apraxia e a anomia não estão presentes no paciente com sintomas cognitivos secundários a uma depressão primária.

Mais comum que a pseudodemência depressiva são os sinais e sintomas que complicam um transtorno demencial preexistente. Esses sinais e sintomas depressivos, bem como um episódio depressivo maior diagnosticável complicam o quadro clínico da demência vascular, demência secundária à doença de Parkinson e DA. O tratamento vigoroso de um episódio depressivo maior com modalidades terapêuticas antidepressivas padronizadas é raramente adequado no caso de pacientes com pseudodemência depressiva. O manejo de pacientes com sinais e sintomas depressivos ou com um episódio diagnosticável de depressão maior complicando os transtornos demenciais específicos é mais controverso e é abordado posteriormente neste capítulo (veja "Anormalidades Serotoninérgicas na DA: Implicações na Terapia Antidepressiva").

Mais de uma década atrás parecia que a identificação de mudanças neuroendócrinas que ocorrem em pacientes com episódio depressivo maior ajudaria no diagnóstico diferencial entre transtornos demenciais e depressão. Mais especificamente, foi levantada a hipótese de que o teste da supressão da dexametasona (DST) seria útil nesse aspecto (McAllister *et al.*, 1982; Rudorfer e Clayton, 1981). Devido à resistência à supressão do eixo hipotálamo-pituitária adrenal (HPA) pela dexametasona, potente glicocorticóide sintético, demonstrada em pacientes com episódio depressivo maior (Carroll *et al.*, 1981), foi sugerido que um "DST positivo" — falha da última dose noturna de dexametasona em suprimir o cortisol plasmático a um nível inferior ao nível predeterminado no dia seguinte — em um paciente com prejuízo cognitivo e sinais e sintomas depressivos favoreceriam o diagnóstico tanto de episódio depressivo maior primário quanto de episódio depressivo maior secundário complicando um transtorno demencial primário. Infelizmente, logo ficou claro que um DST positivo ocorria com a mesma freqüência tanto em pacientes com DA não-complicada por depressão quanto naqueles com episódio depressivo maior primário (Raskind *et al.*, 1982; Spar e Gerner, 1982). Embora as demonstrações de aumento da atividade do eixo HPA na DA por si só tenham negado a utilidade diagnóstica do DST na diferenciação entre DA e depressão, permanece sendo possível o fato de que essa anormalidade neuroendócrina possa ter um papel na fisiopatologia da DA. Uma crescente evidência sugere que o aumento da atividade do eixo HPA em idosos normais — (Raskind *et al.*, 1994) — um fenômeno que é exagerado nos pacientes com DA (Davis *et al.*, 1986) — possa diminuir o limiar para perda neuronal na velhice (revisado em Sapolsky, 1987).

O diagnóstico diferencial de demência não termina com a exclusão de *delirium* e depressão. É importante que o diagnóstico de um determinado transtorno demencial seja feito com o maior grau de certeza possível, considerando-se que o prognóstico varia de um transtorno demencial para outro, e que os tratamentos específicos dos transtornos demenciais estão hoje disponíveis. Os elementos essenciais da avaliação clínica dos pacientes idosos com prejuízo cognitivo adquirido estão listados na Tabela 12-1. Sem dúvida, a parte mais importante da avaliação é uma história cuidadosa, obtida não só do paciente, mas também de amigos, familiares ou outras pessoas familiarizadas com o estado pré-mórbido do paciente. Sem história corroborativa não pode ser obtida uma adequada descrição do início, progressão e natureza das alterações na área cognitiva e outras. Deve ser incluído um cuidadoso exame do estado mental que tenha como foco o nível de consciência e atenção, memória, cálculo, linguagem, fala e habilidades espaciais visuais do paciente. A observação do afeto do paciente durante o exame é mais útil para a avaliação da presença de depressão que a resposta subjetiva do mesmo a perguntas sobre seu humor em um passado recente. Também se torna essencial um exame físico, incluindo uma avaliação neurológica com atenção especial à identificação de sinais neurológicos. Uma listagem das medicações em uso, prescritas ou obtidas sem prescrição, deve ser feita de rotina na avaliação, e deve ser obtido uma amostra de urina para a análise da presença de drogas se houver dúvida quanto à confiabilidade da história sobre seu uso. Essa parte da avaliação é particularmente importante se o quadro clínico for sugestivo de *delirium*. A toxicidade comportamental por uma série de medicações é provavelmente a etiologia mais comum do prejuízo comportamental e cognitivo reversível nos pacientes idosos (Larson *et al.*, 1984). Os níveis de eletrólitos séricos e nitrogênio da uréia sangüínea (BUN) devem ser medidos para a identificação de causas de *delirium* possíveis de serem corrigidas, tanto como problema primário quanto como fator complicador num transtorno demencial. Também devem ser obtidos testes das funções tireoideanas, incluindo o teste do hormônio estimulador da tireóide (TSH) e um nível da B_{12} sérica. No início de sua evolução, tanto a deficiência da tireóide quanto da B_{12} podem-se manifestar como um *delirium* reversível. Entretanto, se a deficiência de tireóide ou de B_{12} persiste de forma crônica, ocorrem perdas neuronais e não é comum a recuperação completa da função cognitiva, apesar da agressiva terapia de reposição.

Embora tenha sido debatida a inclusão de rotina tanto de uma tomografia computadorizada (TC) quanto de uma ressonância magnética (RM) do cérebro na avaliação do prejuízo cognitivo tardio na vida, desde a avaliação feita por Larson e colaboradores (1986) do custo efetivo desses procedimentos diagnósticos por neuroimagem, eles continuam a fazer parte da avaliação diagnóstica-padrão na maior parte dos centros, particularmente na avaliação de pacientes com prejuízo cognitivo de início precoce ou de apresentação atípica. Esses exames cerebrais de neuroimagem podem detectar lesões das massas cerebrais potencialmente tratáveis como tumores ou hematomas subdurais, e podem também sugerir a presença de hidrocefalia de pressão normal. Embora a presença de infartos claramente definidos revelados pela TC ou RM apóie o diagnóstico de demência vascular ou demência vascular e DA associadas, continuamos a não saber o significado das hiperintensidades periventriculares freqüentemente observadas nas imagens ponderadas em t_2 obtidas com alta resolução da RM. Não foi claramente demonstrado que essas alterações periventriculares são atribuídas à "doença microvascular", e não está clara a sua utilidade no diagnóstico diferencial (Chui *et al.*, 1992).

Uma avaliação-padrão do paciente idoso com prejuízo cognitivo adquirido deve possuir uma escala de avaliação cognitiva formal. O Miniexame Mental (MMSE; Folstein *et al.*, 1975) é uma ferramenta breve e de fácil emprego que se mostrou amplamente útil. O MMSE avalia orientação, registro e evocação de informações, atenção, cálculo, linguagem, fala e capacidades visoespaciais. Embora não seja designado para o diagnostico diferencial dos vários transtornos demenciais específicos, ele oferece um excelente "instantâneo" de toda a função cognitiva e obteve ampla aceitação como forma tanto de estimar a função cognitiva quanto de acompanhamento das alterações cognitivas ao longo do tempo. Instrumentos de avaliação cognitiva mais longos como a Escala de Avaliação de Demência de Mattis (Mattis, 1976) oferece uma avaliação mais ampla da função cognitiva e são úteis no caso de estarem disponíveis testes neuropsicológicos. A Escala de Avaliação de Demência de Mattis é um instrumento confiável que se correlaciona bem com a capacidade funcional dos pacientes com DA (Vitaliano *et al.*, 1984).

Devem ser buscadas as causas corrigíveis do prejuízo cognitivo em pacientes idosos, mas, infelizmente, um transtorno cognitivo completamente reversível é mais a exceção que a regra. Embora os primeiros relatos sugiram que transtornos potencialmente corrigíveis que provoquem prejuízo cognitivo seriam detectados por uma cuidadosa avaliação em até 30% dos pacientes com perda cognitiva adquirida (Fox *et al.*, 1975; Freeman, 1976; Victoratos *et al.*, 1977), Larson e colaboradores (1984) relataram uma revelação mais realista de transtornos verdadeiramente corrigíveis prejudicando a função cognitiva depois de uma ampla avaliação diagnóstica de pacientes ambulatoriais com transtornos cognitivos de início tardio. Nesse estudo, em 107 pacientes ambulatoriais idosos não-selecionados encaminhados para avaliação de prejuízo cognitivo global de pelo menos 3 meses de duração, apenas 15 apresentavam transtornos potencialmente reversíveis possivelmente relacionados à perda cognitiva. Seis pacientes com perda cognitiva aparente secundária a efeitos adversos comportamentais de medicação formavam o único maior grupo. Outras causas potencialmente reversíveis de perda cognitiva que foram identificadas incluem hipotireoidismo, hematoma subdural e cerebrovasculite reumatóide. Apenas três dos 107 pacientes avaliados de fato demonstraram ter uma causa reversível de perda cognitiva, comprovada pelo retorno a um funcionamento cognitivo normal após o

---

Tabela 12-1. Avaliação do prejuízo cognitivo na velhice

História obtida com o paciente e familiar ou amigo
Exame do estado mental
Exame físico e neurológico
Listagem de medicação/toxicologia urinária
TC ou RM de crânio
Contagem sangüínea completa
VDRL sérico
Sódio, potássio, cloreto, bicarbonato, cálcio séricos
Nitrogênio da uréia sangüínea, creatinina, bilirrubina, albumina/globulina séricas
B_{12} sérica
Triiodotironina/tiroxina, hormônio estimulador da tireóide sérico
Teste cognitivo breve (p. ex., Miniexame Mental)

Nota. TC = tomografia computadorizada; RM = ressonância magnética; VDRL = teste sorológico para doenças venérias.

tratamento. Um destes pacientes tinha hematoma subdural, outro tinha intoxicação por uma mistura de drogas e o terceiro tinha cerebrovasculite reumatóide. Dois destes três pacientes apresentavam deficiências apenas sutis ou leves. Dos 13 pacientes com déficits cognitivos julgados potencialmente reversíveis na avaliação inicial e que estiveram disponíveis para a avaliação de seguimento após um período de 2 anos, três dos quatro com hipotireoidismo, um com hematoma subdural e quatro dos seis com toxicidade comportamental por medicações subseqüentemente desenvolveram deterioração cognitiva progressiva compatível com DA. Os resultados desse estudo sugerem que a parte mais importante da avaliação diagnóstica das pessoas mais idosas com prejuízo cognitivo é a tentativa de delinear o tipo específico de transtorno demencial e de revelar transtornos médicos gerais ou psiquiátricos tratáveis que possam estar exacerbando os prejuízos cognitivos causados por um transtorno demencial primário.

Transtornos Demenciais Específicos

Demência do Tipo Alzheimer

A maior parte dos pacientes que apresentam demência tardiamente na vida, de início insidioso e curso progressivo de deterioração, têm DA (Katzman, 1976). A expressão *demência degenerativa primária do tipo Alzheimer* utilizado no DSM-III-R foi modificada para *demência do tipo Alzheimer* no DSM-IV. Os novos critérios de DA são apresentados na Tabela 12-2. A DA é um diagnóstico clínico e neuropatológico associado que pode ser feito definitivamente apenas quando descobre-se que um paciente que preenche os critérios clínicos de DA apresenta alterações histopatológicas de DA no exame pós-morte: numerosas placas neuríticas e entrelaçamentos neurofibrilares no hipocampo e neocórtex. Se um clínico da década de 1950 fosse ler a literatura atual sobre DA, ele se iludiria com a ênfase dada ao que era considerado 30 anos atrás como um transtorno demencial "pré-senil" relativamente incomum. É difícil entender que a DA era considerada o transtorno neuropsiquiátrico mais importante da velhice. Essa "epidemia" de DA pode ser atribuída amplamente ao aumento do conhecimento sobre a correta etiologia da demência na velhice. Antes dos estudos de Blessed e colaboradores (1968), que foram um marco, acreditava-se que o grande número de pessoas que desenvolveu a síndrome demencial depois dos 65 anos de idade — a chamada "demência senil" — sofresse de alguma forma de insuficiência cerebrovascular. Blessed e colaboradores (1968) realizaram um cuidadoso estudo neuropatológico e neuro-histológico de pacientes idosos com "demência senil". Em 70% desses pacientes as únicas lesões neuropatológicas encontradas foram placas neuríticas e emaranhados neuro-

Tabela 12-2. Critérios Diagnósticos do DSM-IV para Demência do Tipo Alzheimer

A. Desenvolvimento de múltiplos prejuízos cognitivos manifestados tanto por (1) quanto por (2):
  1. Comprometimento da memória (capacidade prejudicada de aprender novas informações ou recordar informações anteriormente aprendidas).
  2. Uma (ou mais) das seguintes perturbações cognitivas:
    a. afasia (perturbação da linguagem);
    b apraxia (capacidade prejudicada de executar atividades motoras, apesar de um funcionamento motor intacto);
    c. agnosia incapacidade de reconhecer ou identificar objetos, apesar de um funcionamento sensorial intacto);
    d. perturbação do funcionamento executivo (isto é, planejamento, organização, seqüenciamento, abstração).
B. Os prejuízos cognitivos nos critérios A1 e A2 causam, cada qual, prejuízo significativo no funcionamento social ou ocupacional e representam um declínio significativo em relação a um nível anteriormente superior de funcionamento.
C. O curso caracteriza-se por um início gradual e um declínio cognitivo contínuo.
D. Os prejuízos cognitivos nos critérios A1 e A2 não se devem a quaisquer dos seguintes fatores:
  1. Outras condições do sistema nervoso central que causam prejuízos progressivos na memória e cognição (p. ex., doença cerebrovascular, doença de Parkinson, doença de Huntington, hematoma subdural, hidrocefalia de pressão normal, tumor cerebral).
  2. Condições sistêmicas que comprovadamente causam demência (p. ex., hipotireoidismo, deficiência de vitamina B_{12} ou ácido fólico, deficiência de niacina, hipercalcemia, neurossífilis, infecção por HIV).
  3. Condições induzidas por substâncias.
E. Os prejuízos não ocorrem exclusivamente durante o curso de um *delirium*.
F. A perturbação não é mais bem explicada por um outro transtorno do Eixo I (p. ex., Transtorno Depressivo Maior, Esquizofrenia).

Fonte: American Psychiatric Association, 1994, p. 142-143.

fibrilares descritos pelo Dr. Alzheimer em 1907 em seu paciente com demência de início precoce (Alzheimer, 1907/1987). Além disso, não havia diferença no grau de arteriosclerose cerebrovascular entre pacientes com demência de início tardio e pessoas idosas com cognição intacta. Apenas em aproximadamente 15% dos pacientes com demência de início tardio o prejuízo cognitivo pode ser atribuído à seqüela de doença cerebrovascular — especificamente, tecido cerebral infartado. Múltiplos estudos confirmaram que uma demência de início insidioso e com curso gradualmente progressivo — seja com início antes ou depois dos 65 anos — geralmente é DA (Katzman, 1986).

Curso da DA. A DA tem início insidioso. Dificuldades sutis na memória recente são quase sempre o primeiro sinal. Alterações da personalidade manifestas por apatia e perda de interesse nas pessoas e atividades também ocorrem precocemente. O prejuízo de memória gradualmente torna-se mais severo e surgem prejuízos em outras áreas cognitivas como a função executiva e as capacidades visoespaciais. Geralmente depois de muitos anos de prejuízo cognitivo tem início um tipo fluente de afasia, caracterizado por dificuldade de dar nome aos objetos ou de escolher a palavra correta para expressar uma idéia. A apraxia geralmente ocorre de forma concomitante, e a perda da capacidade de realizar atividades com freqüência rotineiras, como comer com os talheres ou vestir-se, pode ocasionar uma tremenda carga de cuidados na família do paciente e outras pessoas que o cuidam. Nos estágios finais da DA o paciente desenvolve rompimento do ciclos sono/vigília, começa a perambular, apresenta episódios de irritabilidade e hiperatividade motora e perde sua capacidade de encarregar-se de suas necessidades de cuidados pessoais como vestir-se, alimentar-se e fazer a higiene pessoal. Sinais motores, como rigidez e contrações mioclônicas e convulsões ocorrem em subgrupos de pacientes (Risse *et al.*, 1990a). O curso da doença é raramente menor que 5 anos e pode levar mais de 15 anos. Estudos sobre a prevalência sugerem que aproximadamente 5% das pessoas com mais de 65 anos e 20% das com mais de 80 anos apresentam demência suficientemente grave para prejudicar sua capacidade de viver de forma independente (Mortimer, 1983). Pode ser considerado que a maior parte dessas pessoas so- fre de DA. Os resultados de um estudo realizado no East Boston, Massachusetts, sugerem que a prevalência da doença de Alzheimer na velhice pode ser até mesmo maior (Evans *et al.*, 1989). A avaliação de todas as pessoas não-institucionalizadas de 65 anos ou mais nessa comunidade geograficamente definida de 32.000 pessoas revelou uma média de prevalência estimada de DA de 10% nos idosos com mais de 65 anos e de 47% nos com mais de 85 anos de idade. Mesmo quando as pessoas com leve prejuízo cognitivo foram excluídas dos dados, 8% das pessoas acima de 65 anos e 36% das acima de 85 anos apresentaram prejuízo cognitivo de moderado a severo suficiente para limitar sua capacidade de viver de forma independente.

Precisão do diagnóstico de DA anterior à morte. A probabilidade de ser confirmado um diagnóstico de DA anterior à morte feito pelos critérios atuais do DSM-IV ou por critérios semelhantes propostos anteriormente (McKhann *et al.*, 1984) no exame pósmorte é de pelo menos 85% (Morris *et al.*, 1988; Joachim *et al.*, 1988; Tierney, 1988). Essa é uma medida excelente de precisão diagnóstica anterior à morte, e é comparada de forma favorável com a de muitos problemas médicos gerais comuns nos quais a alta probabilidade de um diagnóstico clínico preciso anterior à morte é amplamente aceita. O clínico não deve achar DA um diagnóstico difícil que só pode ser feito depois da exclusão de uma longa lista de transtornos tanto comuns quanto incomuns que têm o potencial de produzir a síndrome demencial. Numa pessoa idosa na qual a demência inicia de forma insidiosa e progride de forma gradual, mas inexorável, o diagnóstico de DA tem alta probabilidade de ser confirmado pela neuropatologia. A certeza diagnóstica é intensificada ainda mais se o paciente não sofreu de alcoolismo, doença de Parkinson preexistente ou múltiplos acidentes cerebrovasculares e hipertensão mal controlada.

Um marcador diagnóstico químico para a DA em vida, que fosse mensurável no sangue ou no líquido cerebroespinhal (LCE) seria útil tanto para o tratamento clínico quanto para as pesquisas. Um teste em vida deste tipo poderia mostrar-se extremamente valioso no tratamento dos pacientes durante os estágios iniciais da DA, em pacientes com quadros atípicos de DA e no controle da eficácia das futuras intervenções terapêuticas para a DA. Infelizmente os estudos nos quais foi feita uma tentativa de identificar uma proteína ou neurotransmissor com alta sensibilidade ou especificidade no diagnóstico de DA revelaram resultados desapontadores até hoje. Os resultados de um estudo recente (Wagner *et al.*, 1994) sugerem que a medida da proteína precursora beta-amilóide solúvel (s-beta-PP) no LCE pode ter alguma utilidade diagnóstica na DA. Essa proteína é um produto da clivagem da mesma proteína precursora amilóide (APP) que contém o peptídeo beta-amilóide, o maior constituinte das placas senis na DA (Rosenberg, 1993). As baixas concentrações de s-beta-

PP. No LCE são altamente específicas da DA nos seus estágios finais, mas não apresentam sensibilidade suficiente para serem mais que suplementares do exame clínico-padrão. Estão atualmente sob investigação as mudanças periféricas que supostamente ocorrem na DA, como a fluidez anormal da membrana plaquetária (Zubenko, 1992).

Fisiopatologia da DA. As tentativas de entender os mecanismos neurobiológicos básicos subjacentes aos prejuízos clínicos da DA enfocaram diversas áreas. Essas incluem as tentativas de entender a natureza bioquímica e os efeitos neurotóxicos potenciais das placas neuríticas e emaranhados neurofibrilares — as marcas registradas histopatológicas da DA — e as tentativas de entender mudanças no sistema de neurotransmissores cerebrais que podem estar subjacentes aos prejuízos comportamentais cognitivos e não-cognitivos em pacientes com DA. Obviamente essas áreas se inter-relacionam e não são mutuamente exclusivas. Uma ampla discussão sobre essas áreas está além do objetivo deste capítulo, mas revisamos alguns aspectos dessa pesquisa que são pertinentes a uma compreensão geral da DA.

Anormalidades das Proteínas Cerebrais na DA

Os esforços em muitos laboratórios têm sido dirigidos no sentido de uma compreensão do possível papel da proteína beta-amilóide (a maior proteína que constitui as placas neuríticas) na fisiopatologia da DA. A proteína beta-amilóide foi seqüenciada pela primeira vez por Glenner e Wong (1984) a partir de depósitos angiopáticos congofílicos em tecido cerebral pós-morte de pacientes com DA. Ficou claro que a proteína beta-amilóide é um produto normal da APP (Rosenberg, 1993). Infelizmente, o papel da APP e seus produtos de clivagem permanece misterioso. Além disso, não está claro se a proteína beta-amilóide é neurotóxica. Demonstrações de propriedades neurotóxicas da proteína beta-amilóide *in vitro* ou *in vivo* em alguns laboratórios (Kowall *et al.*, 1991) foram muito difíceis de ser reproduzidas em outros laboratórios (Busciglio *et al.*, 1992; Podlinsny *et al.*, 1992). O fato de a proteína beta-amilóide ou outro produto da APP estar envolvida na patogênese de algumas formas familiares de DA recebeu o apoio mais convincente das raras famílias nas quais os pontos de mutação no gene APP do cromossomo 21 segregam com DA nessas famílias (para posterior explanação, ver "Genética Molecular da DA" abaixo). Os estudos feitos para o exame da natureza de emaranhamentos neurofibrilares no processo da DA também foram frustrantes. O maior constituinte dos emaranhados neurofibrilares é uma forma hiperfosforilada da fosfoproteína tau associada ao microtúbulo (Selkoe, 1986). A química da proteína tau e seu papel na degeneração neuronal da DA permanecem pouco compreendidos.

Anormalidades dos Neurotransmissores Cerebrais na DA

As tentativas de descobrir anormalidades nos sistemas de neurotransmissores cerebrais da DA que devem ser corrigíveis por tratamentos farmacológicos (que resultaria em melhora sintomática subseqüente) foram estimuladas pela aplicação bem-sucedida dessa estratégia à doença de Parkinson. Nesse distúrbio neurológico degenerativo, que afeta predominantemente a função motora, a descoberta de um déficit dopaminérgico cerebral levou a tratamento sintomático eficaz com drogas que aumentam a dopamina. Passou a ser uma hipótese plausível no final da década de 70 o fato dessa estratégia passar a ter sucesso na DA com a descoberta de um prejuízo no sistema colinérgico cerebral do tecido pós-morte de pacientes com DA (Davies e Maloney, 1976; E. K. Perry *et al.*, 1978). Essa hipótese da deficiência colinérgica recebeu posterior apoio quando Whitehouse *et al.* (1982) demonstraram ampla perda neuronal no núcleo da base colinérgico de Meynert em pacientes com DA. O núcleo basal anterior magnocelular é a fonte primária de projeções colinérgicas para o neocórtex e o hipocampo. Um prejuízo colinérgico pré-sináptico no cérebro de pacientes com DA foi confirmado por muitos outros investigadores. Infelizmente, tentativas terapêuticas de compensar o prejuízo colinérgico em pacientes com DA tiveram menos sucesso que as tentativas análogas de compensar o prejuízo dopaminérgico do sistema nervoso central (SNC) na doença de Parkinson. Entretanto, a recente aprovação pela FDA da droga hidrocloreto de tacrina para o tratamento sintomático dos prejuízos cognitivos da DA é o resultado encorajador de um extenso trabalho nesta área (Farlow *et al.*, 1992; Knapp *et al.*, 1994). Foi demonstrado que a tacrina produz melhora cognitiva discreta, mas clinicamente significativa num subgrupo de pacientes com DA. Uma possível razão para a dificuldade de demonstrar uma marcada eficácia da substituição ou melhora colinérgica na maior parte dos pacientes com DA é a possibilidade de que a lesão colinérgica possa não se restringir aos neurônios colinérgicos pré-sinápticos. Flynn e colaboradores (1991) demonstraram que os receptores muscarínicos pós-sinápticos, que antes acreditava-se estarem razoavelmente intactos nos pacientes com DA, podem apresentar de fato um severo prejuízo. Esses investigadores demonstraram que havia uma reduzida habilidade do receptor muscarínico do subtipo M_1 de formar um estado agonista de alta afinidade em pacientes com DA, e especularam que o fracasso de muitas estratégias de substituição colinérgica em melhorar os padrões específicos de memória e outras funções cognitivas em pacientes com DA deve ser uma função de anormalidades dos receptores colinérgicos pós-sinápticos.

As anormalidades em sistemas de neurotransmissores não-colinérgicos também contribuem para a dificuldade de encontrar uma estratégia terapêutica de melhora marcadamente eficaz dos neurotransmissores aplicável à maioria dos pacientes com DA. Por exemplo, em pacientes com DA há uma clara deficiência nos sistemas serotoninérgicos cerebrais, manifesta por perda de neurônios serotoninérgicos no núcleo da rafe do tronco cerebral (Mann e Yates, 1983; Yamamoto e Hirano, 1985), concentrações diminuídas de serotonina e seus metabólitos no tecido cerebral (Arai *et al.*, 1984; D'Amato *et al.*, 1987) e LCE (Volicer *et al.*, 1985; Blenow *et al.*, 1991), além da diminuição da concentração de serotonina provavelmente nos receptores póssinápticos (Cross *et al.*, 1984). Essa deficiência de serotonina pode ser relevante para os sinais e sintomas cognitivos e depressivos encontrados em pacientes com DA (veja "Anormalidades Serotoninérgicas na DA: Implicações na Terapia Antidepressiva" abaixo).

O outro grande sistema neurotransmissor afetado na DA é o sistema noradrenérgico cerebral. Estudos de tecido cerebral pós-morte demonstraram de forma consistente a perda neuronal no *locus ceruleus* (a maior fonte de neurônios noradrenérgicos inervando o SNC) de pacientes com DA (Bondareff *et al.*, 1982; Mann *et al.*, 1980; Tomlinson *et al.*, 1981). Essa atrofia do *locus ceruleus* sugere uma deficiência noradrenérgica cerebral na DA. Por outro lado, estudos envolvendo sistemas noradrenérgicos cerebrais nos quais foram medidos a norepinefrina (NE) — ou seu metabólito, 3-metóxi-4-hidroxifenilglicol (MHPG) — tanto no tecido cerebral obtido pós-morte quanto no LCE de pacientes vivos com DA sugeriram que a natureza das anormalidades noradrenérgicas associadas à DA pode ser mais complexa que o sugerido apenas por estudos de contagem de neurônios do *locus ceruleus*. Mais especificamente, muitos estudos demonstraram uma taxa aumentada de MHPG para NE no tecido cerebral, sugerindo aumento no *turnover* de NE nas áreas de projeção do *locus ceruleus* (Francis *et al.*, 1985; Palmer, 1987; Winblad *et al.*, 1982). Além disso, as medidas de NE ou MHPG no SNC demonstram concentrações normais ou mesmo maiores em pacientes com DA, particularmente naqueles nos estágios finais da doença (Gibson *et al.*, 1985; Raskind *et al.*, 1984). As implicações desses achados aparentemente paradoxais de diminuída contagem neuronal no *locus ceruleus* com atividade funcional noradrenérgica cerebral normal ou mesmo aumentada em pacientes vivos com DA deve permanecer no nível especulativo. É possível que tanto uma atividade aumentada quanto diminuída ocorra em momentos diferentes e em partes diferentes dos sistemas noradrenérgicos do SNC em pacientes com DA.

Implicações do Tratamento Farmacológico das Anormalidades dos Neurotransmissores na DA

O déficit colinérgico observado na DA tem sido objeto de numerosos estudos nos quais os investigadores vêm tentando melhorar o funcionamento cognitivo mediante a intensificação da atividade cerebral colinérgica. Estes esforços trouxeram resultados desanimadores no passado, mas atualmente parece que algum benefício pode ser obtido pela terapia com colinesterase oral. A estratégia de administração de precursores da acetilcolina como a colina ou a lecitina mostrou-se ineficaz (Brinkman *et al.*, 1982; Thal *et al.*, 1981). A administração de agonistas colinérgicos muscarínicos também foi ineficaz (Christie *et al.*, 1981; Harbaugh, 1984). A única estratégia que apresentou algum sucesso foi a administração de drogas inibidoras da colinesterase centralmente ativa, que prolongam a presença intra-sináptica de acetilcolina liberada dos neurônios colinérgicos pré-sinápticos. A fisostigmina intravenosa produziu ganhos modestos, ainda que de curta duração, nas funções cognitivas de pacientes com DA apresentando demência leve (Davis *et al.*, 1979). A fisostigmina administrada oralmente também foi descrita em muitos estudos como oferecendo pouca ajuda (Harrell *et al.*, 1990; Mohs *et al.*, 1985; Stern *et al.*, 1988; Thal *et al.*, 1983), embora nem todos os relatos tenham sido positivos (Jenike *et al.*, 1990; Schmechel *et al.*, 1984).

A única abordagem que levou a um tratamento clinicamente disponível dos prejuízos cognitivos na DA resultou de estudos do inibidor da colinesterase tetraidroaminoacridina administrado oralmente (THA), também chamado de tacrina. Em um estudo aberto, Summers e colaboradores (1986) descreveram um efeito positivo substancial sobre a função cognitiva de pacientes com DA que recebiam tratamento crônico com tacrina. Embora a maior parte destas melhoras cognitivas inicialmente relatadas na terapia com tacrina não tenha sido reproduzida em estudos subseqüentes controle com placebo em larga escala e com grupos paralelos, a eficácia do tacrina em pelo menos um subgrupo de pacientes foi claramente estabelecida. Farlow e colaboradores (1992) compararam a eficácia e a segurança do tacrina com o placebo num estudo de grupo paralelo duplo-cego de 12 semanas de 468 pacientes com DA que apresentavam prejuízo cognitivo de leve a moderado. Depois de 12 semanas, uma significativa melhora relacionada à dose foi demonstrada na Escala de Avaliação da Doença de Alzheimer (ADAS; Rosen *et al.*, 1984) e nas medidas de melhora global feitas pelos clínicos e pelas pessoas que cuidavam dos pacientes. Elevações reversíveis das transaminases maiores que três vezes o normal ocorreram em 25% dos pacientes. Knapp e colaboradores (1994) avaliaram a eficácia e a segurança de doses mais altas de tacrina administradas ao longo de 30 semanas a 653 pacientes com DA em 33 locais dos Estados Unidos. As pessoas foram selecionadas ao acaso em grupos recebendo placebo, 80mg/dia de tacrina, 120mg/dia de tacrina ou 160mg/dia de tacrina. Essas doses finais foram alcançadas depois de protocolos graduais de titulação. Novamente, a função cognitiva foi avaliada utilizando-se o ADAS, enquanto a função total foi avaliada por clínicos e cuidadores utilizando instrumentos totais de avaliação. Na população de pacientes avaliada, 42% daqueles no grupo com tacrina, comparados com 18% dos pacientes no grupo com placebo apresentaram melhora na impressão clínica geral. Havia uma tendência significativa dose-resposta e de comparação entre os grupos tanto nos ADAS quanto nas avaliações globais. As razões primárias da retirada dos pacientes tratados com tacrina do estudo foram as elevações assintomáticas das transaminases hepáticas (28%) e queixas gastrintestinais (16%). Embora tenha ficado claro que a tacrina produz uma melhora pequena, mas clinicamente significativa da função cognitiva numa minoria de pacientes com DA, os parâmetros clínicos que identificam esse subgrupo permanecem pouco claros.

Anormalidades Serotoninérgicas na DA; Implicações na Terapia Antidepressiva

A identificação de anormalidades nos sistemas serotoninérgicos e noradrenérgicos no SNC de pacientes com DA tem implicações para o tratamento de episódios depressivos maiores ou sinais e sintomas expressivos complicando a DA. Há uma hipótese de que as anormalidades noradrenérgicas na DA podem ter um papel na fisiopatologia da depressão complicando a DA, apoiada por uma série de estudos nos quais os investigadores demonstraram uma maior perda ou dano neuronal no *locus ceruleus* em pacientes com DA com história de depressão que em pacientes com DA livres de sinais e sintomas depressivos substanciais (Chan-Palay e Asan, 1989; Zubenko e Moossy, 1988; Zweig *et al.*, 1988). Zweig e colaboradores (1988) também encontraram uma tendência em direção à evidência aumentada de dano serotoninérgico em pacientes com DA que tinham um passado de história de depressão. Considerados juntos, essas anormalidades noradrenérgicas e serotoninérgicas associadas em pacientes com DA sugerem que uma droga ativa em ambos os sistemas seria uma escolha racional no tratamento de depressão complicando a DA. De fato, o único ensaio de tratamento controlado com placebo de depressão complicando DA envolveu o uso de um agente, embora não específico para aquela intenção. Reifler e colaboradores (1989) compararam o antidepressivo tricíclico imipramina, que bloqueia a recaptação neuronal tanto da norepinefrina quanto da serotonina, com placebo em pacientes com DA complicados por episódio depressivo maior. Os pacientes no grupo em tratamento receberam uma dose média de 83mg/dia de imipramina. Os sinais e sintomas depressivos melhoraram significativamente em ambos os grupos com placebo e tratado com droga, mas a resposta à terapia com droga não foi diferente entre os dois grupos de tratamento ativo. Entretanto, as doses de imipramina podiam ser tituladas apenas em 100mg/dia antes dos pacientes desenvolverem efeitos adversos clinicamente significativos, como hipotensão ortostática e periférica, constipação e retenção urinária mediada por ação anticolinérgica. É possível que raramente possa se alcançar concentrações plasmáticas terapêuticas ótimas de imipramina e obter seu metabólito ativo desipramina no paciente com DA sem incorrer nos efeitos adversos inaceitáveis.

Os efeitos antiadrenérgicos e anticolinérgicos dos antidepressivos tricíclicos com freqüência tornam seu uso problemático em pacientes com DA. Uma droga potencialmente atrativa no tratamento da depressão complicando a DA é a venlafaxina. Essa droga bloqueia a recaptação tanto da norepinefrina quanto da serotonina, sem afetar os receptores colinérgicos e noradrenérgicos, e conseqüentemente não está associada a efeitos adversos anticolinérgicos ou hipotensão ortostática. Um estudo de pessoas idosas deprimidas não-demenciadas mostrou que a venlafaxina parece ser eficaz e bem tolerada por essa população (Khan *et al.*,

1994). Um ensaio sobre resultados controlados por placebo desse componente em pacientes deprimidos com DA seria de interesse.

Manejo farmacológico da agitação disruptiva na DA. A agitação comportamental disruptiva constantemente complica a evolução da DA (Reisberg *et al.*, 1987), e sua ocorrência com freqüência é o fator precipitante de sua institucionalização. Para facilitar, o termo "comportamentos agitados" será utilizado na descrição de problemas diferentes, mas que muitas vezes coexistem, como o caminhar hiperativo, explosões violentas, delírios e alucinações perturbadores e irritabilidade. Embora as drogas antipsicóticas sejam amplamente prescritas para pacientes idosos com DA que apresentam tais problemas (Prien e Caffe, 1977), a eficácia dos antipsicóticos para a agitação disruptiva nesses pacientes parece ser substancialmente menor que sua eficácia naqueles mais jovens com esquizofrenia aguda e outras doenças psicóticas.

Os resultados de estudos abertos não-controlados foram com freqüência considerados positivos (revisado em Raskind *et al.*, 1987; Salzman, 1987), mas o pequeno número de ensaios placebo-controlados interpretáveis de drogas antipsicóticas em pacientes com DA sugere que a eficácia é modesta e os efeitos adversos freqüentemente problemáticos. Apenas três ensaios controlados por placebo de drogas antipsicóticas em pacientes com DA (com a DA definida de acordo com critérios razoáveis) foram relatados. Petrie e colaboradores (1982) compararam haloperidol, loxapina e placebo em 64 pacientes cronicamente hospitalizados com demência, muitos dos quais provavelmente preencheriam os critérios atuais para DA. Embora as drogas antipsicóticas fossem significativamente mais eficazes que o placebo no controle da desconfiança, comportamento alucinatório, excitação, hostilidade e falta de cooperação, apenas 1/3 dos pacientes tratados com drogas antipsicóticas foi globalmente avaliado como moderadamente ou marcadamente melhorado. Resultados semelhantes foram relatados por Barnes e colaboradores (1982) em um grupo de pacientes, a maioria dos quais apresentando DA, que foram estudados em uma instituição da comunidade. Os pesquisadores compararam tioridazina, loxapina e placebo em 53 pacientes com média de idade de 83 anos. Novamente, a medicação antipsicótica foi superior ao placebo para o controle da ansiedade, excitação e não-cooperatividade. Entretanto, a desconfiança e a hostilidade melhoraram de igual forma com placebo e com medicação ativa. Como no estudo do grupo de Petrie (1982), somente 1/3 dos pacientes tratados com medicação antipsicótica tiveram melhora de moderada a acentuada, segundo mensuração por um instrumento de avaliação global. O estudo feito por Barnes e colaboradores também sugere que os componentes do que foi chamado "efeito placebo" nessa população requerem um exame mais próximo para oferecer chaves a fatores não-farmacológicos que possam melhorar a desconfiança e a hostilidade em pacientes idosos com DA que residem em asilos. Finalmente, num ensaio cruzado de controle com placebo, Devanand (1989) prescreveu haloperidol a oito pacientes com DA que claramente apresentavam delírios e alucinações. Embora o haloperidol tenha se mostrado superior ao placebo na redução desses sintomas, os investigadores acharam difícil aumentar o haloperidol além de uma dose de 3mg/dia sem que fossem produzidos efeitos adversos extrapiramidais inaceitáveis. A função cognitiva do paciente também foi pouco prejudicada pela terapia com haloperidol.

O uso de drogas psicoativas que não os antipsicóticos para o tratamento da agitação comportamental disruptiva de pacientes com DA foi revisado (Raskind, 1993). Relatos empíricos sugerem uma possível eficácia para uma ampla gama de componentes, incluindo trazodona, valproato, carbamazepina, benzodiazepina e buspirona. O papel desses componentes no manejo de pacientes com agitação comportamental disruptiva complicando a DA não pode ser definido sem resultados de ensaios controlados por placebo bem-designados.

Genética molecular da DA. A genética clínica da DA, sugerindo a existência de transmissão autossômica dominante em pelo menos subgrupos de pacientes, foi discutida em outros lugares neste volume (veja Capítulo 6). Tentativas de mapear e eventualmente clonar um gene ou genes para DA enfocaram primeiro o cromossomo 21. Esse foco resultou da descoberta de que as pessoas com síndrome de Down (trissomia do 21) expressam as lesões neuro-histológicas da doença de Alzheimer na meia-idade (Lai e Williams, 1989). Um aumentado interesse posterior no cromossomo 21 foi o mapeamento do gene para APP do cromossomo 21 (Goldgarber *et al.*, 1987). Em 1987, St. George-Hyslop e colaboradores relataram resultados positivos de ligação em quatro parentes consangüíneos com DA com dois marcadores anônimos próximos ao centrômero do braço longo do cromossomo 21. Infelizmente, muitas tentativas de duplicar essa ligação do cromossomo 21 na DA familiar não tiveram sucesso (Pericak-Vance, 1988; Schellenberg *et al.*, 1988). Muitos pontos de mutação no gene APP do cromossomo 21 ocorrem em algumas famílias com DA autossômica dominante de início precoce (Goate et al., 1989). Além disso, foi demonstrado que esses pontos de mutação podem afetar o metabolismo APP (Hardy, 1992; Mullan et al., 1992). Logo, essas mutações não usuais oferecem a mais forte evidência de que a associação entre beta-amilóide e doença de Alzheimer não é um epifenômeno, mas, ao contrário, que o amilóide está envolvido na patogênese da doença.

Um gene para o início precoce da DA familiar foi mapeado no cromossomo 14 (Schellenberg et al., 1992). Esse achado foi rapidamente confirmado por diversos grupos e parece ser responsável por até 80% dos casos de DA familiar de início precoce. Esse gene foi recentemente identificado (Sherrington et al., 1995). Outro grande avanço da genética molecular da DA foi a descoberta de que o genótipo da apolipoproteína E é um fator de risco da DA (Corder et al., 1993). Foi repetidamente confirmado que o alelo E-4 da apolipoproteína aumenta a probabilidade de DA tanto familiar de início tardio quanto esporádica. Esses estudos recentemente foram revisados por Strittmatter e colaboradores (1994).

Demência Vascular ("Demência Multiinfarto")

Os autores do DSM-IV mudaram a terminologia para demência causada por doença cerebrovascular de *demência multiinfarto* para *demência vascular*. Essa mudança é coerente com a incerteza sobre o papel que a deficiência vascular tem na etiologia da demência no idoso. Blessed e colaboradores (1968) definitivamente demonstraram que a DA foi a principal causa de demência de início tardio. Entretanto, quando Tomlinson e colaboradores (1970) examinaram o mesmo material neuropatológico, demonstraram que a demência cerebrovascular — definida como demência resultante de suficiente perda de tecido cerebral secundária a repetidos episódios de infarto cerebral, provoca um prejuízo global às funções cognitivas — ainda era uma causa importante de demência de início tardio.

Os critérios diagnósticos do DSM-IV de demência vascular são apresentados na Tabela 12-3. Os importantes padrões de diagnóstico diferencial separando a demência vascular dos outros transtornos demenciais são a presença de sinais e sintomas neurológicos focais e evidência laboratorial indicativa de doença cerebrovascular. Deve ser observado que o curso progressivamente deteriorante incluído nos critérios de demência multiinfarto no DSM-III-R não está incluído no DSM-IV. Essa modificação parece ser razoável à luz da demonstração de Zubenko (1990) de que a existência desse curso progressivamente deteriorante pode não ser extremamente útil como indicador na diferenciação entre demência vascular e DA.

O critério do DSM-IV de que a evidência indicativa de doença cerebrovascular deve incluir múltiplos infartos envolvendo tanto o córtex quanto a substância branca subjacente também é prudente, dada a controvérsia com respeito ao significado fisiopatológico das hiperintensidades da substância branca periventricular freqüentemente observada em imagens de RM, ponderadas em t_2 tanto em pessoas idosas saudáveis quanto naquelas com demência. Embora a aparência radiológica dessas alterações da substância branca periventricular seja interpretada por alguns neurologistas como compatível com isquemia ou doença microvascular, a documentação neuropatológica de lesões isquêmicas reais correlacionando-se com tais achados de neuroimagem anteriores à morte tem sido escassa. George et al. (1986a) revisaram as TCs de 275 pessoas normais e

---

Tabela 12-3. Critérios diagnósticos do DSM-IV para demência vascular

---

A. O desenvolvimento de prejuízos cognitivos múltiplos manifestos por ambos:
  1. prejuízo de memória (prejuízo da capacidade de aprender novas informações ou de evocar informações previamente aprendidas)
  2. um (ou mais) das seguintes perturbações cognitivas:
     a. afasia (perturbação da linguagem)
     b. apraxia (capacidade prejudicada de executar atividades motoras, apesar de função motora intacta)
     c. agnosia (fracasso em reconhecer ou identificar objetos apesar de função sensorial intacta)
     d. perturbação do funcionamento executivo (isto é, planejamento, organização, seqüenciamento, abstração).
B. Os prejuízos cognitivos nos critérios A1 e A2 causam, cada qual, um prejuízo significativo no funcionamento social ou ocupacional e representam um declínio significativo em relação a um nível anterior de funcionamento.
C. Sinais e sintomas neurológicos focais (p. ex., exacerbação dos reflexos tendinosos profundos, resposta extensora plantar, paralisia pseudobulbar, anormalidades da marcha, fraqueza em uma das extremidades) ou evidências laboratoriais indicativas de uma doença cerebrovascular (p. ex., múltiplos infartos envolvendo o córtex e a substância branca) considerados etiologicamente relacionados com a perturbação.
D. Os prejuízos não ocorrem exclusivamente durante o curso de um *delirium*.

Fonte: American Psychiatric Association, 1994, p. 146.

demenciadas. A incidência e a gravidade das alterações na substância branca aumentam significativamente com a idade, mas não diferem significativamente entre pacientes e pessoas idosas saudáveis. Além disso, dentre o grupo de pessoas com demência, a gravidade das alterações da substância branca não tinha correlação com a gravidade do prejuízo cognitivo. Em um estudo semelhante utilizando RM (George *et al.*, 1986b), esse grupo de investigadores demonstrou que a RM era mais sensível que a TC para a demonstração de alterações da substância branca periventricular, mas que essas alterações eram igualmente comuns em pacientes com doença de Alzheimer e sujeitos-controle da mesma idade. Embora a extensão do envolvimento da substância branca fosse maior no grupo com DA, a configuração das manchas de intensidade de sinal aumentada foram similares tanto nas pessoas idosas saudáveis quanto nas com doença de Alzheimer.

Ainda é possível que as alterações da substância branca periventricular estejam envolvidas na fisiopatologia da demência do final da vida tanto na DA quanto na demência vascular. Entretanto, os investigadores que observaram correlações entre alterações da substância branca periventricular e a severidade da demência têm opinião diferente quanto ao fato destas alterações indicarem um aumento do conteúdo líquido do cérebro (Bondareff *et al.*, 1988) ou refletirem lesões isquêmicas (Braffman *et al.* 1988; Brun e Englund, 1986). Erkinjuntti e colaboradores (1987) relataram que as alterações na substância branca na RM e na TC realmente eram mais comuns em pacientes com DA do que em pacientes com demência vascular, desse modo posteriormente levantando dúvidas a respeito da relevância da doença vascular para esses achados neuroradiológicos. É possível que as lesões da substância branca detectadas pela RM possam ser benignas. Fein e colaboradores (1990) relataram o caso de um paciente idoso com lesões cerebrais extensas e progressivamente profundas na substância branca demonstradas na RM por um período de 7 anos; eles não encontraram associação tanto entre a extensão quanto a progressão destas lesões e o funcionamento cognitivo, comportamental e neurológico dos pacientes. Esses investigadores concluíram que as lesões da substância branca periventricular não necessariamente indicam um processo de doença clinicamente significativo. O significado dessas questões só será esclarecido por meio de estudos cuidadosos da correlação clínico-patológica.

Apesar das dúvidas descritas acima, claramente existem pacientes nos quais o curso da demência está relacionado com a ocorrência de acidentes cerebrovasculares. Geralmente esses pacientes têm uma história de hipertensão pouco controlada e demonstram prejuízos cognitivos "inconstantes" nos estágios inicias da doença. Além de apresentarem sinais neurológicos focais, tais pacientes com freqüência manifestam rigidez, paralisia pseudobulbar, incontinência emocional e escassez da fala e atividade motora. A retenção do *insight* é mais comum em pacientes com demência vascular que nos com DA, e os pacientes com demência vascular podem apresentar maior tendência de apresentar episódios de depressão maior secundária que as pessoas com DA.

Para resolver a questão muito difícil do diagnóstico preciso de demência vascular e a determinação dos limites do transtorno, os Centros de Tratamento e Diagnóstico da Doença de Alzheimer do Estado da Califórnia propuseram critérios para o diagnóstico de demência vascular isquêmica (Chui *et al.*, 1992). Esses critérios ampliaram a definição de demência vascular — ou seja, eles ampliaram o conceito além do de infartos múltiplos como a única etiologia da demência vascular; além disso, os critérios refinam a nosologia e identificam áreas que requerem pesquisa posterior.

A identificação da demência vascular é importante, considerando-se que a prevenção de infartos posteriores ou outras lesões isquêmicas (por controle da pressão sangüínea, instituição da terapia com aspirina, parar de fumar ou outros meios) oferece pelo menos o potencial de retardar ou cessar a progressão do transtorno.

Demência devido a outros Transtornos

O DSM-IV codifica a demência devido a outros transtornos utilizando os mesmos critérios A e B como na DA e demência vascular, e acrescentando o critério C: "Há evidência pela história, exame físico ou achados laboratoriais de que o distúrbio é conseqüência fisiológica direta de uma das condições médicas gerais listadas abaixo". Essa lista inclui a doença pelo vírus da imunodeficiência humana adquirida (HIV), trauma craniano, doença de Parkinson, doença de Huntington, doença de Pick, doença de Creutzfeldt-Jakob, hidrocefalia de pressão normal, hipotireoidismo, deficiência de vitamina B_{12}, tumor cerebral e radiação intracraniana. O mais comum desses transtornos demenciais são discutidos abaixo.

Demência devido à doença de Parkinson e ao espectro das doenças dos corpos de Lewy.

A demência que ocorre nas fases finais da doença de um subgrupo de pacientes com doença de Parkinson está associada a prejuízo de memória e lentidão de pensamento. No geral a linguagem e a fala estão preservadas, embora a afasia e a apraxia também possam ocorrer (E. R. Perry *et al.*, 1985). Numa revisão extensa sobre a prevalência da demência entre os pacientes com doença de Parkinson, Brown e Marsden (1984) de forma conservadora estimaram que algum grau de demência ocorre em 20% desses pacientes. Mayeux e colaboradores (1988), utilizando critérios padronizados de demência e doença de Parkinson idiopática, encontraram uma prevalência de demência de 11% em 339 pacientes com doença de Parkinson idiopática. Nesse estudo, a demência foi associada à idade avançada, manifestações motoras de início tardio, incapacidade física de progressão mais rápida e resposta relativamente pequena à terapia com L-dopa. Independente da estimativa da prevalência de demência de doença de Parkinson, a demência é claramente mais comum entre esses pacientes que entre adultos neurologicamente intactos da mesma idade (Rajput, 1987).

Embora as placas e emaranhados da DA tenham sido relatados em alguns pacientes com demência na doença de Parkinson (Boller *et al.*, 1980; Hakim e Mathieson, 1979), também está claro que a demência da doença de Parkinson pode ocorrer em pacientes que apenas apresentam lesões neuro-histológicas clássicas da doença de Parkinson, mas nenhuma placa neurítica ou emaranhado neurofibrilar (Chui *et al.*, 1984). E. K. Perry e colaboradores (1985) e Ball (1984) demonstraram que a demência associada à doença de Parkinson geralmente ocorre na ausência de substancial evidência neuro-histológica de DA no neocórtex e hipocampo.

Exatamente quando a maioria dos investigadores estava chegando a um consenso de que a demência associada à doença de Parkinson geralmente não é o resultado da presença coincidente da marca neuro-histológica da DA, uma série de investigadores relatou o inesperado achado da clássica mudança neuro-histológica da doença de Parkinson — ou seja, corpos de Lewy — em pacientes que preenchem os critérios de DA. Leverens e Sumi (1986) observaram patologia — tanto perda neuronal quanto corpos de Lewy — sugestiva de doença de Parkinson na substância *nigra* de 18 de 40 pacientes que preencheram tanto os critérios anteriores quanto posteriores à morte por DA. Ditter e Mirra (1987) encontraram corpos de Lewy na substância *nigra* de 11 de 20 casos consecutivos de DA patologicamente confirmada. Três dessas 11 pessoas também apresentavam corpos de Lewy no neocórtex. Embora 80% das 11 pessoas com patologia da doença de Parkinson apresentassem rigidez nos estágios finais de sua doença demencial, não foi observado tremor em nenhum paciente em qualquer época antes de sua morte.

Além desses achados da patologia clássica de doença de Parkinson em pacientes que preenchem tanto os critérios anteriores à morte quanto os pós-morte de DA, foi descrita outra síndrome envolvendo os corpos de Lewy e a demência (Kosaka *et al.*, 1988). Nesse transtorno os corpos de Lewy estão presentes no cérebro anterior e também estão espalhados no córtex cerebral (Okazaki *et al.*, 1961). Essa síndrome, *doença difusa dos corpos de Lewy*, pode ser uma causa relativamente comum de demência na velhice. Os corpos de Lewy difusos podem ocorrer com ou sem placas neuríticas da doença de Alzheimer. A apresentação clínica neurológica da doença difusa dos corpos de Lewy difere marcadamente daquela da doença de Parkinson no sentido de que a doença na primeira é proeminente e os sinais motores são geralmente limitados à rigidez. A bradicinesia e o tremor não são comuns na doença difusa dos corpos de Lewy e quando ocorre tremor ele com freqüência é descrito como transitório ou leve. Os pacientes com esse transtorno podem ter a probabilidade de demonstrar *delirium* e sintomas psicóticos como alucinações visuais (R. H. Perry *et al.*, 1990). (Para uma revisão recente e posterior discussão do espectro das doenças dos corpos de Lewy, veja Raskind e Peskind, 1992).

Demência devido à doença de Pick. A doença de Pick é um transtorno progressivo da meia-idade ou final da vida que com freqüência é difícil de ser distinguida da DA. Embora rara na maior parte das séries neuropatológicas, ela pode responder por até 5% dos casos de demência progressiva do final da vida que ocorreram em séries da Escandinávia (Sjögren *et al.*, 1952) e Minnesota (Heston *et al.*, 1987). Parecem existir diferenças tanto clínicas quanto neuropatológicas entre a DA e a doença de Pick. O marcado prejuízo colinérgico da DA não parece ocorrer na doença de Pick (Wood *et al.*, 1983). A atrofia frontotemporal e as alterações microscópicas estão presentes na doença de Pick; a última inclui perda de células neuronais, gliose e a presença de elementos citoesqueletais reunidos chamados "corpos de Pick". Embora a labilidade afetiva, o comer excessivo e outras condutas orais tenham sido descritos na doença de Pick (Cummings e Duchen, 1981), Heston *et al.* (1987) não podiam facilmente fazer uma distinção clínica entre pacientes com doença de Pick e DA.

Demência devido à hidrocefalia de pressão normal. A hidrocefalia de pressão normal (HPN) foi descrita por Adams *et al.* (1965) como um transtorno adquirido caracterizado por uma tríade de sinais — demência, distúrbio do andar e incontinência urinária associada à dilatação dos ventrículos cerebrais —, mas sem evidência de pressão intracraniana persistentemente elevada. Embora a HPN seja um transtorno incomum, é importante identificá-lo devido ao potencial de tratamento neurocirúrgico e reversibilidade da demência. Na maior parte dos casos, a etiologia do HPN não é clara, mas uma hemorragia subaracnóide ou meningite prévias provavelmente são responsáveis por uma grande proporção de casos. Um procedimento de derivação (*shunt*) cerebroventricular pode proporcionar uma marcada melhora da função cognitiva em alguns casos (Friedland, 1989).

Fatores associados a bons resultados pós-operatórios são uma breve história de demência e outros sinais e sintomas, ausência de atrofia do giro e uma etiologia conhecida (Thomasen *et al.*, 1986). Apesar desses fatores prognósticos, é difícil prever quais pacientes com HPN irão e quais não irão responder bem a uma abordagem neurocirúrgica. Wikkelso *et al.* (1982) sugeriram que a drenagem de 20 a 40mL de LCE por punção lombar seguida de melhora clínica transitória pode ser uma indicação de que o paciente provavelmente irá responder à intervenção neurocirúrgica. É claro que essa sugestão requer a avaliação por ensaios clínicos controlados como o próprio procedimento de derivação cerebroventricular. O fato desses ensaios não terem sido feitos é compreensível, dada a natureza invasiva desse procedimento cirúrgico, mas a falta de estudos interpretáveis limita a capacidade de avaliar precisamente os reais benefícios terapêuticos da derivação neurocirúrgica (Clarfield, 1989).

Transtornos secundários à doença metabólica (hipotireoidismo e deficiência de vitamina B_{12}). Embora precocemente em seu curso, o hipotireoidismo e a deficiência de vitamina B_{12} produzem uma síndrome mais adequadamente descrita como *delirium*, e deficiências persistentes resultam em perda neuronal, além de poderem produzir uma demência então irreversível. O hipotireoidismo classicamente produz uma síndrome cognitiva de demência acompanha- da de irritabilidade, ideação paranóide e depressão. Infelizmente parece que uma vez estabelecida a demência, mesmo a terapia da reposição tireoideana agressiva não provoca o retorno do paciente a seu nível prévio de funcionamento (Larson *et al.*, 1984). A deficiência de vitamina B_{12} pode produzir demência mesmo na ausência de anemia ou alterações da medula óssea megaloblástica (Strachan e Henderson, 1965). Relatos empíricos sugerem que a reposição da vitamina B_{12} na demência aparentemente secundária à deficiência da mesma pode produzir alguma melhora cognitiva (Gross *et al.*, 1986; Wieland, 1986), sendo que a demência persiste. Também foi sugerido que a deficiência de vitamina B_{12} complicada por problemas cognitivos e outros problemas neuropsiquiátricos pode responder a tratamento com vitamina B_{12} exógena. O estudo retrospectivo (Lindenbaum *et al.*, 1988), no qual teve origem essa sugestão, foi realizado numa população predominantemente afro-americana e esses resultados não podem ser completamente generalizados para outros grupos étnicos.

Demência devido à infecção por HIV. O HIV, o vírus que foi identificado como a causa da síndrome da imunodeficiência adquirida (AIDS), ataca os neurônios cerebrais e o sistema imunológico. A AIDS ocorre na população geriátrica, mas não com tanta freqüência quanto nas pessoas mais jovens (Kendig e Adler, 1990). Os transtornos cognitivos causados pela infecção pelo HIV foram recentemente revisados (S. W. Perry, 1990). O HIV parece entrar no cérebro logo após a infecção inicial (Price *et al.*, 1988), causando uma meningoencefalite aguda clínica ou subclínica. Os pacientes geralmente recuperam-se das manifestações cognitivas e outras comportamentais dessa infecção inicial. À medida que progride a imunossupressão, ocorre a duplicação do vírus no SNC que pode resultar numa leucoencefalopatia multifocal progressiva. Aproximadamente 2/3 de todos os pacientes que desenvolvem AIDS apresentarão evidência clínica de um transtorno neurodegenerativo denominado complexo de demência aidética (Price *et al.*, 1988). Entretanto, a expressão de uma demência explícita como a apresentação clínica primária da infecção por HIV não é comum (Jansen *et al.*, 1989). Sinais e sintomas precoces do complexo demência AIDS incluem atenção e concentração prejudicadas, bem como uma lentidão do processamento de informações — sintomas compatíveis com *delirium*. O paciente com freqüência parece apático e isolado, além de poder preencher os critérios de depressão. Prejuízos cognitivos mais tardios incluem demência severa e mutismo, freqüentemente acompanhados por sinais motores como fraqueza, bradicinesia, ataxia, incontinência e paraplegia (Navia *et al.*, 1987). A idade aumentada parece estar associada à progressão mais rápida da doença e ao menor tempo de sobrevida (Bacchetti *et al.*, 1988; Rothenberg *et al.*, 1987).

Demência devido à doença de Creutzfeldt-Jakob. A doença de Creutzfeldt-Jakob é causada por uma proteína do ácido não-nucleico chamada *prion*. Essa doença, que afeta os sistemas neurológicos múltiplos, é caracterizada por uma prolongada latência, desde a exposição até a expressão da doença (Prusiner *et al.*, 1990). Ela é rapidamente fatal, sendo que a morte geralmente ocorre dentro de 2 anos depois do aparecimento do primeiro sintoma. É rara na população idosa, ocorrendo principalmente em pessoas de meia-idade avançada. A demência — um padrão quase universal dessa infecção — é rapidamente progressiva e acompanhada por mioclonia, ataxia, rigidez e outros sinais de envolvimento difuso do SNC. Pelo fato de os pacientes com DA também poderem apresentar contrações mioclônicas e convulsões nos estágios finais de sua doença, o curso clínico rápido e o envolvimento múltiplo do sistema motor característico da doença de Creutzfeldt-Jakob ajudam a diferenciar entre essa infecção e a DA (Mayeux *et al.*, 1985; Risse *et al.*, 1990b). Alterações neuro-histológicas incluem encefalopatia espongiforme, perda neuronal e gliose.

Demência secundária à neurossífilis. Embora em determinada época a neurossífilis tenha sido uma causa comum de demência na velhice, ela se tornou quase desconhecida desde o advento dos antibióticos. Dado o recente aumento das doenças sexualmente transmissíveis, entretanto, a neurossífilis deve ser considerada no diagnóstico diferencial da demência. A latência entre a infecção e o desenvolvimento da demência paralítica pode ser de 20 anos. Pelo fato de os resultados do teste de pesquisa laboratorial de doença venérea (VDRL) serem negativos em aproximadamente 1/3 dos pacientes com infecção sifilítica tardia, é mais provável que o teste fluorescente de absorção anticorpo-treponema seja o melhor diagnóstico. Infelizmente, a neurossífilis pode progredir apesar do que parece ser uma terapia antibiótica adequada com dose extremamente alta de penicilina (Wilner e Brody, 1968).

Delirium

Os critérios de *delirium* no DSM-IV (veja Tabela 12-4) enfatizam o distúrbio da consciência, prejuízo da atenção e flutuação ao longo do dia. O *delirium* geralmente é devido a distúrbio da fisiologia cerebral por um transtorno clínico geral ou uma substância ingerida. Em contraste, as doenças que produzem demência geralmente provocam perda neuronal. Um aspecto dos novos critérios do DSM-IV devem ser aplicados cuidadosamente: a exigência de que o distúrbio deve ter se desenvolvido num curto período de tempo — geralmente horas ou dias. Nos pacientes idosos, um *delirium* secundário a drogas como as benzodiazepinas de ação prolongada ou doenças como insuficiência renal podem apresentar um período prodrômico maior.

É aprovado o fato de o DSM-IV não especificar a duração breve como um critério de *delirium*. Num cuidadoso estudo no Hospital Beth-Israel em Boston, Levkoff e colaboradores (1992) demonstraram que o *delirium* que incide sobre pessoas idosas hospitalizadas por razões clínicas ou cirúrgicas geralmente persiste por meses. A total resolução dos sintomas do *delirium* num curto espaço de tempo foi mais uma exceção que a regra nesse estudo.

É importante ter em mente que o distúrbio do nível de consciência pode variar de vigilância reduzida até mesmo estupor à insônia grave e hiperexcitação. Os fatores etiológicos do *delirium* são numerosos e incluem doenças clínicas sistêmicas, efeitos tóxicos de medicação tanto prescritas quanto não-prescritas, transtornos metabólicos e um conjunto de outras doenças e estressores ambientais (p. ex., síndrome da unidade de tratamento intensivo) (veja Tabela 12-5). Não deve ser esquecido que a abstinência pela adicção ao álcool e/ou drogas hipnóticas sedativas pode ocorrer em pessoas idosas, e a negação do abuso de drogas não é restrita ao jovem.

O tratamento do *delirium* deve ser no sentido de corrigir o transtorno subjacente quando esse puder ser

Tabela 12-4. Critérios diagnósticos do DSM-IV para *delirium* devido a uma condição clínica geral

A. Distúrbios da consciência (isto é, reduzida clareza da consciência do ambiente) com capacidade reduzida de enfocar, sustentar ou mudar a atenção.
B. Alteração da cognição (como prejuízo de memória, desorientação, distúrbios de linguagem) ou o desenvolvimento de um distúrbio da percepção que não responde melhor por uma demência preexistente, estabelecida ou em evolução.
C. O distúrbio se desenvolve num curto período de tempo (geralmente horas ou dias) e tende a apresentar uma flutuação ao longo do dia.
D. Existe evidência na história, exame físico e achados laboratoriais de que o distúrbio é causado pelas conseqüências fisiológicas diretas de uma condição clínica geral.

Fonte: *American Psychiatric Association*, 1994, p. 129.

Tabela 12-5. Etiologias do *delirium*

Doenças sistêmicas
   Insuficiência cardíaca congestiva
   Insuficiência pulmonar
   Insuficiência renal
   Insuficiência hepática
   Lúpus eritematoso
   Infecção
   Queimaduras ou traumas múltiplos
   Síndrome da imunodeficiência adquirida

Transtornos metabólicos
   Hipotireoidismo
   Hiperadrenocorticismo
   Hipoadrenocorticismo
   Hipercalcemia
   Hipoglicemia

Diversos
   Abstinência da adicção a álcool, sedativos, hipnóticos
   Estado pós-operatório (particularmente cirurgias cardíaca e de catarata)
   Síndrome da unidade de tratamento intensivo

Transtornos neurológicos
   Acidente cerebrovascular
   Traumatismo craniano
   Hemorragia subaracnóide
   Meningite (aguda e crônica)
   Lesão da massa intracraniana
   Neurossífilis
   Convulsões

Efeitos adversos farmacológicos
   Brometo
   Digitálicos
   Drogas anticolinérgicas
   Antipsicóticos (p. ex., fenotiazinas)
   Antidepressivos tricíclicos
   Antiespasmódicos (p. ex., beladona)
   Agentes antiparkinsonianos
   Corticosteróides
   Cimetidina
   Hipnóticos e sedativos

detectado. Entretanto, freqüentemente o tratamento sintomático torna-se necessário se comportamentos disruptivas, como agitação, delírios, alucinações ou explosões de raiva, interferem no manejo do paciente ou ameaçam a segurança do paciente ou outros no ambiente. O reasseguramento por parte de membros da família ou profissionais de saúde mental pode por vezes ajudar no trato de manifestações de *delirium*; contudo, intervenções farmacológicas para resolver uma crise podem ser necessárias. Baixas doses de medicação neuroléptica podem ajudar. O *delirium* secundário à abstinência por drogas depressoras do SNC, como o etanol ou a benzodiazepina, deve ser tratado com uma droga hipnótico-sedativa com tolerância cruzada.

Transtorno Amnéstico

O prejuízo primário no transtorno amnéstico é o desenvolvimento do prejuízo de memória manifesto pela incapacidade de aprender novas informações ou de recordar de informações previamente aprendidas. Embora o prejuízo de memória adquirido seja um padrão central da demência, o diagnóstico de transtorno amnéstico implica num prejuízo muito mais discreto que é limitado — pelo menos em termos de prejuízo substancial — à função da memória. É claro que uma avaliação neuropsicológica cuidadosa com freqüência revela prejuízos em outras áreas cognitivas em pessoas que preenchem os critérios de transtorno amnéstico.

A etiologia de um transtorno amnéstico geralmente é um dano às estruturas diencefálicas e ao lobo temporal medial, que são importantes para o funcionamento da memória. Esse dano pode ocorrer por traumatismo craniano, hipoxia, infarto de distribuição da artéria cerebral posterior e encefalite por herpes simples. Entretanto, a causa mais comum de transtorno amnéstico é o alcoolismo. O transtorno amnéstico causado por álcool seria diagnosticado, segundo os critérios do DSM-IV, como *transtorno amnéstico persistente induzido pelo álcool*. Os termos sinônimos são *psicose de Korsakoff* e *síndrome de Wernicke-Korsakoff*. A etiologia desse transtorno geralmente são múltiplos episódios de encefalopatia causados por deficiência de tiamina num quadro de alcoolismo grave. Entretanto, é altamente provável que o álcool tenha toxicidade direta sobre os neurônios cerebrais em indivíduos suscetíveis (Riley e Walker, 1978), tornando-se problemática a clara distinção entre transtorno amnéstico persistente induzido pelo álcool e demência induzida pelo álcool.

A encefalopatia por deficiência aguda de tiamina descrita por Wernicke manifesta-se por confusão, paralisia lateralizada do olhar, nistagmo e ataxia. Esses sinais e sintomas clínicos refletem o dano a áreas cerebrais adjacentes ao terceiro e quarto ventrículos e aos lobos temporais mediais. A tiamina é especificamente terapêutica se instituída prontamente, mas essa causa tratável de um transtorno amnéstico eventual pode ser pouco diagnosticada. De 51 pacientes apresentando as características neuropatológicas da encefalopatia de Wernicke no exame pós-morte, apenas sete receberam o mesmo diagnóstico antes da morte (Harper, 1979). Embora acredite-se amplamente que o transtorno amnéstico induzido por álcool produza prejuízo cognitivo permanente, o prognóstico atual de melhora pode não ser tão ruim. Vitor *et al.* (1971) relataram uma completa recuperação em 21% dos 104 pacientes, e algum grau de recuperação da função cognitiva ocorreu num adicional de 53% dos pacientes que foram mantidos livres do uso de álcool. Esse estudo clássico sugere que o transtorno amnéstico induzido por álcool é um dos transtornos cognitivos mais tratáveis.

Referências

Adams RD, Fisher CM, Hakim S. Symptomatic occult hydrocephalus with normal cerebrospinal fluid pressure: a treatable syndrome. *N Engl J Med* 273:117-126, 1965.

Alzheimer A. About a peculiar disease of the cerebral cortex (1907). Translated by Jarvik L., Greenson L. *Alzheimer Dis Assoc Disord* 1:7-8, 1987.

American Psychiatric Association. *Diagnostic and Statistical Manual of Mental Disorders,* 3.ed, Revised. Washington, DC, American Psychiatric Association, 1987.

————. *Diagnostic and Statistical Manual of Mental Disorders,* 4.ed. Washington, DC, American Psychiatric Association, 1994.

Arai H, Kosaka K, Iizuka R. Changes in biogenic amines and their metabolites in postmortem brains from patients with Alzheimer-type dementia. *J Neurochem* 43:388-393, 1984.

Bacchetti P, Osmond I, Chaisson RE *et al.* Survival patterns of the first 500 patients with AIDS in San Francisco. *J Infect Dis* 157:1044-1047, 1988.

Ball MJ. The morphological basis of dementia in Parkinson's disease. *Can J Neurol Sci* 11:180-184, 1984.

Barnes R, Veith R, Okimoto J *et al.* Effiacy of antipsychotic medications in behaviorally disturbed dementia patients. *Am J Psychiatry* 139:1170-1174, 1982.

Blenow KAH, Wallin A, Gottfried CG *et al.* Significance of decreased lumbar CSF levels of HVA and 5-HIAA in Alzheimer's disease. *Neurobiol Aging* 13:107-113, 1991.

Blessed G, Tomlinson BE, Roth M. The association between quantitative measures of dementia and of senile change in the cerebral gray matter of elderly subjects. *Br J Psychiatry* 114:797-811, 1968.

Boller F, Mizutani T, Roessman U *et al.* Parkinson's disease, dementia and Alzheimer's disease: clinicopathological correlations. *Ann Neurol* 7:329-335, 1980.

Bondareff W, Mountjoy CQ, Roth M. Loss of neurons of origin of the adrenergic projection to cerebral cortex (nucleus locus coeruleus) in senile dementia. *Neurology* 32:164-168, 1982.

Bondareff W, Raval J, Colletti PM *et al.* Quantitative magnetic resonance imaging and the severity of dementia in Alzheimer's disease. *Am J Psychiatry* 145:853-856, 1988.

Braffman BH, Zimmerman RA, Trojanowski JQ *et al.* Brain M. R.: pathologic correlation with gross and histopathology, II: hyperintense whitematter foci in the elderly. *American Journal of Radiology* 151:559-566, 1988.

Brinkman SD, Smith RC, Meyer JS *et al.* Lecithin and memory training in suspected Alzheimer's disease. *J Gerontol* 37:4-9, 1982.

Brown RG & Marsden CD. How common is dementia in Parkinson's disease? *Lancet* 2:1262-1265, 1984.

Brun A & Englund E. A white matter disorder in dementia of the Alzheimer type: a pathoanatomic study. *Ann Neurol* 19:253-262, 1986.

Busciglio J, Lorenzo A, Yankner B. Methodological variables in the assessment of beta-amyloid neurotoxicity. *Neurobiol Aging* 13:609-612, 1992.

Callister TW, Ferrell RB, Price TRP *et al.* The dexamethasone suppression test in two patients with severe depressive pseudodementia. *Am J Psychiatry* 139:479-481, 1982.

Carroll BJ, Feinberg M, Greden J. Fl. *et al.* A specific laboratory test or the diagnosis of melancholia: standardization, validity and clinical utility. *Arch Gen Psychiatry* 38:15-22, 1981.

Chan-Palay V & Asan E. Alteration in catecholamine neurons of the locus coeruleus in senile dementia of the Alzheimer type and Parkinson's disease with and without dementia and depression. *J Comp Neurol* 287:373-392, 1989.

Christie JE, Shering A, Ferguson J *et al.* Psysostigmine and arecoline: effects of intravenous infuions in Alzheimer's presenile dementia. *Br J Psychiatry* 138:46-50, 1981.

Chui HC, Mortimer JA, Slager U *et al.* Pathological correlates of dementia in Parkinson's disease. Paper presented at the annual scientific meeting of the Gerontological society, San Francisco, CA, November, 1984.

Chui HC, Victoroff MD, Margolin DJ *et al.* Criteria for the diagnosis of ischemic vascular dementia proposed by the State of California Alzheimer's Disease Diagnostic and Treatment Centers. *Neurology* 42:473-480, 1992.

Clarfield AM. Normal-pressure hydrocephalus: saga or swamp? *JAMA* 262:2592-2593, 1989.

Corder EH, Saunders AM, Strittmatter WJ *et al.* Gene dose of apolipoprotein E type 4 allete and the risk of Alzheimer's disease in late onset families. *Science* 261:921-923, 1993.

Cross AJ., Crow TJ, Ferrier IN *et al.* Serotonin receptor changes in dementia of the Alzheimer type. *J Neurochem* 43:1574-1581, 1984.

Cummings JL & Duchen LW. Klüver-Bucy syndrome in Pick's disease: clinical and pathologic correlations. *Neurology* 31:1415-1422, 1981.

D'Amato RJ, Zweig RM, Whitehouse PJ *et al.* Aminergic systems in Alzheimer's disease and Parkinson's disease. *Ann Neurol* 22:229-236, 1987.

Davies P & Maloney AJ. Selective loss of central cholinergic neurons in Alzheimer's disease (letter). *Lancet* 2:1403, 1976.

Davis KL, Mohs RC, Tinklenberg JR. Enhancement of memory by physostigmine (letter). *N Engl J Med* 301:946, 1979.

Davis KL, Davis BM, Greenwald BS *et al.* Cortisol and Alzheimer's disease, I: basal studies. *Am J Psychiatry* 143:300-305, 1986.

Devanand DP, Sackheim HA, Brown RP *et al.* A pilot study of haloperidol treatment of psychosis and behavioral disturbance in Alzheimer's disease. *Arch Neurol* 46:854-857, 1989.

Ditter SM & Mirra SS. Neuropathologic and clinical features of Parkinson's disease in Alzheimer's disease patients. *Neurology* 37:754-760, 1987.

Erkinjuntti T, Ketonen L, Sulkava R *et al.* Do white matter changes on MRI and CT differentiate vascular dementia from Alzheimer's disease? *J Neurol Neurosurg Psychiatry* 50:37-42, 1987.

Evans IA, Funkenstein H, Albert MS *et al.* Prevalence of Alzheimer's disease in a community population of older persons: higher than previously reported. *JAMA* 262:2551-2556, 1989.

Farlow M, Gracon SI, Hershey LA *et al.* for the Tacrine Study Group: a controlled trial of tacrine in Alzheimer's disease. *JAMA* 268:2523-2529, 1992.

Fein G, Van Dyke C, Davenport L *et al.* Preservation of normal cognitive functioning in elderly subjects with extensive white-matter lesions of long duration. *Arch Gen Psychiatry* 47:220-223, 1990.

Flynn DD, Weinstein DA, Mash DC. Loss of high-afinity agonist binding to M1 muscarinic receptors in Alzheimer's disease: implications for the failure of cholinergic replacement therapies. *Ann Neurol* 29:256-262, 191.

Folstein MF, Folstein SE, McHugh PR. Mini-Mental State: a practical method for grading the cognitive state of patients for the clinician. *J Psychiatr Res* 12:189-198, 1975.

Fox JH, Topel JL, Huckman MS. Dementia in the elderly: a search for treatable illnesses. *J Gerontol* 30:557-564, 1975.

Francis PT, Palmer AM, Sims NR *et al.* Neurochemical studies of early onset Alzheimer's disease. *N Engl J Med* 313:7-11, 1985.

Freeman FR. Evaluation of patients with progressive intellectual deterioration. *Arch Neurol* 33:658-659, 1976.

Friedland RP. "Normal"-pressure hydrocephalus and the saga of the treatable dementias. *JAMA* 262:277-2581, 1989.

George AE, De Leon MJ, Gentes CI *et al.* Leukoencephalopathy in normal and pathologic aging, I: CT of brain lucencies. *AJNR Am J Neuroradiol* 7:561-566, 1986a.

George AE, De Leon MJ, Kalnin A *et al.* Leukoencephalopathy in normal and pathologic aging, II: MRI of brain lucencies. *AJNR Am J Neuroradiol* 7:567-570, 1986b.

Gibson CJ, Logue M, Growdon JH. CSF monoamine metabolite levels in Alzheimer's and Parkinson's disease. *Arch Neurol* 42:489-492, 1985.

Glenner GG & Wong CW. Alzheimer's disease: initial report of the purification and characterization of a novel cerebrovascular amyloid protein. *Biochem Biophys Res Commun* 120:885-890, 1984.

Goate AM, Haynes AR, Owen MJ *et al.* Predisposing locus for Alzheimer's disease on chromosome 21. *Lancet* 1:352-355, 1989.

Goldgarber D, Lerman MI, McBride OW *et al.* Characterization and chromosomal localization of a cDNA encoding brain amyloid of Alzheimer's disease. *Science* 235:877-879, 1987.

Gross JS, Weintraub NT, Neufeld RR *et al.* Pernicious anemia in the demented patient without anemia or macrocytosis: a case for early recognition. *J Am Geriatr Soc* 34:612-614, 1986.

Hakim AM & Mathieson I. Dementia in Parkinson's disease: a neuropathologic study. *Neurology* 29:1209-1214, 1979.

Harbaugh RE, Roberts DW, Coombs DW *et al.* Preliminary report: intracranial cholinergic drug infusion in patients with Alzheimer's disease. *Neurosurgery* 15:514-518, 1984.

Hardy J. Framing beta-amyloid. *Nature Genetics* 1:233-234, 1992.

Harper C. Wernicke's encephalopathy: a more common disease than realized. *J Neurol Neurosurg Psychiatry* 42:226-231, 1979.

Harrell LE, Jope RS, Falgout J *et al.* Biological and neuropsychological characterization of physostigmine responders and non-responders in Alzheimer's disease. *J Am Geriatr Soc* 38:112-113, 1990.

Heston LL, White JA, Mastri AR. Pick's disease: clinical genetics and natural hsitory. *Arch Gen Psychiatry* 44:409-411, 1987.

Jansen R, Stehr-Green J, Starcher T. Epidemiology of HIV encephalopathy in the United States. *In: Abstracts of the Fifth International Conference on AIDS*. Montreal, Canada, International Development Research Centre, 1989.

Jenike MA, Albert MS, Heller H *et al.* Oral physostigmine treatment for patients with presenile and senile dementia of tha Alzheimer's type: a double-blind placebo-controlled trial. *J Clin Psychiatry* 51:3-7, 1990.

Joachim CL, Morris JH, Selkoe DJ. Clinically diagnosed Alzheimer's disease: autopsy results in 150 cases. *Ann Neurol* 24:50-56, 1988.

Katzman R. The prevalence and malignancy of Alzheimer disease: a major killer. *Arch Neurol* 33:217-218, 1976.

———. Alzheimer's disease. *N Engl J Med* 314:964-973, 1986.

Kendig NE & Adler WH. The implications of the acquired immunodeficiency syndrome for gerontology research and geriatric medicine. *J Gerontol [Med Sci]* 45:M77-M81, 1990.

Khan A, Rudolph R, Baumel B *et al*. Venlafaxine in depressed geriatric outpatients: an open-label clinical study. Paper presented at Collegium Internationale Neuro-Psychopharmacologium, Washington, DC, June, 1994.

Kiloh LG. Pseudo-dementia. *Acta Psychiatr Scand* 37:336-351, 1961.

Knapp MJ, Knopman DS, Solomon PR *et al.*, for the Tacrine Study Group: A 30-week randomized controlled trial of high-dose tacrine in patients with Alzheimer's disease. *JAMA* 271:985-991, 1994.

Kosaka K, Tsuchiya K, Yoshimura M. Lewy body disease with and without dementia: a clinico-pathological study of 35 cases. *Clin Neuropathol* 7:299-305, 1988.

Kowall N, Beal M, Busciglio J *et al*. An in vivo model for the neurodegenerative effects of beta-amyloid and protection by substance. P. *Proc Natl Acad Sci USA* 88:7247-7251, 1991.

Lai F & Williams RS. A prospective study of Alzheimer's disease in Down's syndrome. *Arch Neurol* 46:849-853, 1989.

Larson EB, Reifler BV, Featherstone HJ *et al*. Dementia in elderly outpatients: a prospective study. *Ann Intern Med* 100:17-423, 1984.

Larson EB, Reifler BV, Sumi SM *et al*. Diagnostic tests in the evaluation of dementia: a prospective study of 200 elderly outpatients. *Arch Intern Med* 146:1917-1922, 1986.

Leverenz J & Sumi SM. Parkinson's disease in patients with Alzheimer's disease. *Arch Neurol* 43:662-664, 1986.

Levkoff SE, Evans DA, Liptzin B *et al. Delirium:* the occurrence and persistence of symptoms among elderly hospitalized patients. *Arch Intern Med* 152:334-340, 1992.

Lindenbaum J, Healton EB, Savage DG *et al*. Neuropsychiatric disorders caused by cobalamin deficiency in the absence of anemia or macrocytosis. *N Engl J Med* 318:1720-1728, 1988.

Mann DMA & Yates PO. Serotonin nerve cells in Alzheimer's disease. *J Neurol Neurosurg Psychiatry* 46:96-98, 1983.

Mann DMA, Lincoln J, Yates PO *et al*. Changes in the monoamine-containing neurons of the human CNS in senile dementia. *Br J Psychiatry* 136:533-541, 1980.

Mattis S. Mental status examination for organic mental syndrome in the elderly patient. *In: Geriatric Psychiatry: A Handbook for Psychiatrists and Primary Care Physicians.* Edited by Bellack L & Karasu TB. New York, Grune & Stratton, p. 77-121, 1976.

Mayeux R, Stern Y, Spanton S. Heterogeneity in dementiz of the Alzheimer type: evidence of subgroups. *Neurology* 35:453-461, 1985.

Mayeux R, Stern Y, Rosenstein R *et al. An* estimate ot the prevalance of dementia in idiopathic Parkinson disease. *Arch Neurol* 45:260-262, 1988.

McKhann G, Drachman D, Folstein M *et al*. Clinical diagnosis of Alzheimer's Disease: report of the NINCDS-ADRDA work group under the auspices of Department of Health and Human Services Task Force on Alzheimer's disease. *Neurology* 34:939-944, 1984.

Mohs RC, Davis BM, Johns CA *et al*. Oral physostigmine treatment of patients with Alzheimer's disease. *Am J Psychiatry* 142:28-33, 1985.

Morris JC, McKeel DW, Fulling K *et al*. Validation of clinical diagnostic criteria for Alzheimer's disease. *Ann Neurol* 24:17-22, 1988.

Mortimer JA. Alzheimer's disease and senile dementia: prevalence and incidence. *In: Alzheimer's Disease: The Standard Reference.* Edited by Reisberg B. New York, Free Press, p. 141-148, 1983.

Mullan M, Crawford F, Axelman K *et al*. A pathogenic mutation for probable Alzheimer's disease in the APP gene at the N-terminus of beta-amyloid. *Nature Genetics* 1:345-347, 1992.

Navia BA & Price RW. The acquired immunodeficiency syndrome dementia complex as the presenting or sole manifestation of human immunodeficiency virus infection. *Arch Neurol* 44:65-69, 1987.

Okazaki H, Lipin LE, Aronson SM. Diffuse intracytoplasmic ganglionic inclusions (Lewy type) associated with progressive dementia and quadriparesis in flexion. *J Neuropathol Exp Neurol* 20:237-244, 1961.

Palmer AM, Francis PT, Bowen DE *et al*. Catecholaminergic neurons assessed ante-mortem in Alzheimer's disease. *Brain Res* 414:365-375, 1987.

Pericak-Vance MA, Yamoaka LH, Haynes CS *et al*. Genetic linkage studies in Alzheimer's disease families. *Exp Neurol* 102:271-279, 1988.

Perry EK, Tomlinson BE, Blessed G *et al*. Correlation of cholinergic abnormalities with senile plaques and mental test scores in senile dementia. *BMJ* 2:1457-1459, 1978.

Perry EK, Curtis M, Dick DJ *et al*. Cholinergic correlates of cognitive impairment in Parkinson's disease: comparisons with Alzheimer's disease. *J Neurol Neurosurg Psychiatry* 48:413-421, 1985.

Perry RH, Irving D, Blessed G *et al*. Senile dementia of Lewy body type: a clinically and neuropathologically distinct form of Lewy body dementia in the elderly. *J Neurol Sci* 95:119-139, 1990.

Perry SW. Organic mental disorders caused by HIV: update on early diagnosis and treatment. *Am J Psychiatry* 147:696-710, 1990.

Petrie WM, Ban TA, Bery S *et al*. Loxapine in psychogeriatrics: a placebo-and standard-controlled clinical-investigation. *J Clin Psychopharmacol* 2:122-126, 1982.

Podlisny M, Stephenson D, Frosch M et al. Synthetic amyloid beta-protein fails to produce specific neurotoxicity in monkey cerebral cortex. *Neurobiol Aging* 13:561-567, 1992.

Price RW, Brew B, Sidtis J et al. The brain in AIDS: central nervous system HIV-1 infection and AIDS dementia complex. *Science* 239:586-592, 1988.

Prien F & Caffe EM. Pharmacologic treatment of elderly patients with organic brain syndrome: a survey of twelve Veterans Administration hospitals. *Compr Psychiatry* 18:551-560, 1977.

Prusiner SB & DeArmond SJ. Prion disease of the central nervous system. *Monogr Pathol* 32:86-122, 1990.

Rajput AH, Offord K, Beard CM et al. A case-control study of smoking habits, dementia and other illness in idiopathic Parkinson's disease. *Neurology* 37:266-232, 1987.

Raskind MA. Geriatric psychopharmacology: management of late life depression and the noncognitive behavioral disturbance of Alzheimer's disease. *Psychiatr Clin North Am* 16:815-827, 1993.

Raskind MA & Peskind ER. Alzheimer's disease and other dementing disorders. *In: Handbook of Mental Health and Aging,* 2.ed. Edited by Birren JE, Sloane RB, Cohen GD. San Diego, CA, Academic Press, p. 487-490, 1992.

Raskind MA, Peskind ER, Rivard MR et al. Dexamethasone suppression test and cortical circadian rhythm in primary degenerative dementia. *Am J Psychiatry* 139:1468-1471, 1982.

Raskind MA, Peskind ER, Halter JB et al. Norepinephrine and MHPG levels in CSF and plasma in Alzheimer's disease. *Arch Gen Psychiatry* 4:343-346, 1984.

Raskind MA, Risse SC, Lampe TH. Dementia and antipsychotic drugs. *J Clin Psychiatry* 48:16-18, 1987.

Raskind MA, Peskind ER, Wilkinson CW. Hypothalamic-pituitary-adrenal axis regulation and human aging. *Ann N Y Acad Sci* 746:327-335, 1994.

Reifler BV. Arguments for abandoning the term pseudodementia. *J Am Geriatr Soc* 30:665-668, 1982.

Reifler BV, Teri L, Raskind M et al. Double-blind trial of imipramine in Alzheimer's disease patients with and without depression. *Am J Psychiatry* 146:45-49, 1989.

Reisberg B, Borenstein J, Salob SP et al. Behavioral symptoms in Alzheimer's disease: phenomenology and treatment. *J Clin Psychiatry* 48:9-15, 1987.

Riley JN & Walker DW. Morphological alterations in hippocampus after long-term alcohol consumption in mice. *Science* 201:646-648, 1978.

Risse SC, Lampe TH, Bird TD et al. Myoclonus, seizures and rigidity in Alzheimer's disease. *Alzheimer Dis Assoc Disord* 4:217-225, 1990a.

Risse SC, Raskind MA, Nochlin D et al. Neuropathological findings in patients with clinical diagnosis of probable Alzheimer's disease. *Am J Psychiatry* 147:168-172, 1990b.

Rosen WG, Mohs RC, Davis KL. A new rating scale for Alzheimer's disease. *Am J Psychiatry* 141:1356-1364, 1984.

Rosenberg RN. A causal role for amyloid in Alzheimer's disease: the end of the beginning. *Neurology* 43:851-856, 1993.

Rothenberg R, Woelfel M, Stoneburner R et al. Survival with the acquired immunodeficiency syndrome: experience with 5,833 cases in New York City. *N Engl J Med* 317:1297-1302, 1987.

Rudorfer MV & Clayton PV. Depression, dementia and dexamethasone suppression (letter to editor). *Am J Psychiatry* 139:701, 1981.

Salzman C. Treatment of the elderly agitated patient. *J Clin Psychiatry* 48 (suppl):19-22, 1987.

Sapolsky R, Armanini M, Packan D et al. Stress and glucocorticoids in aging. *Endocrinol Metab Clin North Am* 16:965-980, 1987.

Schellenberg GD, Bird TD, Wijsman EM et al. Absence of linkage of chromosome 21q21 markers to familial Alzheimer's disease. *Science* 241:1507-1510, 1988.

———. Genetic linkage evidence for a familial Alzheimer's disease locus on chromosome 14. *Science* 258:668-671, 1992.

Schmechel DrR, Schmitt I, Horner J et al. Lackof effect of oral physostigmine and lecithin in patients with Alzheimer's disease. *Neurology* 34:280, 1984.

Selkoe DJ. Altered structural proteins in plaques and tangles: what do they tell us about Alzheimer's disease. *Neurobiology Aging* 7:425-432, 1986.

Sherrington R, Rogaev EI, Llang Y et al. Cloning of a gene bearing mis-sense mutations in early-onset familial Alzheimer's disease. *Nature* 375:754-760, 1995.

Sjogren T, Sjogren H, Lindgren AGH. Morbus Alzheimer and morbus Pick. *Acta Psychiatr Scand Suppl* 82:1-66, 1952.

Spar JE & Gerner R. Does the dexamethasone suppression test distinguish dementia from depression? *Am J Psychiatry* 139:238-240, 1982.

St. George-Hyslop G, Tanzi R, Polinsky R et al. The genetic defect causing familial Alzheimer disease maps on chromosome 21. *Science* 235:885-889, 1987.

Stern Y, Sano M, Mayeux R. Long-term administration of oral psysostigmine in Alzheimer's disease. *Neurology* 38:1837-1841, 1988.

Strachan RW & Henderson JG. Psychiatric syndromes due to avitaminosis B_{12} with normal blood and bone arrow. *Q J Med* 34:303-309, 1965.

Strittmatter WJ, Weisgraber KH, Goedert M et al. Hypothesis: microtubule instability and paired helical filament formation in the Alzheimer disease brain are related to apolipoprotein E genotype. *Exp Neurol* 125:163-171, 1994.

Summers WK, Machovski LV, Marsh GM et al. Oral tetrahydroaminoacridine in long-term treatment of senile dementia, Alzheimer type. *N Engl J Med* 315:1241-1245, 1986.

Thall IJ, Rosen W, Sharpless NS. Choline chloride fails to improve cognition in Alzheimer's disease. *Neurobiol Aging* 2:205-208, 1981.

Thall IJ, Fuld PA, Masur DM et al. Oral physostigmine and lecithin improve memory in Alzheimer's disease. *Ann Neurol* 13:491-496, 1983.

Thomasen AM, Borgesen SE, Bruhn P et al. Prognosis of dementia in normal-pressure hydrocephalus after a shunt operation. *Ann Neurol* 20:304-310, 1986.

Tierney MC, Fisher RH, Lewis AJ et al. The NINCDS-ADRDA Work Group criteria for the clinical diagnosis of probable Alzheimer's disease: a clinico-pathologic study of 57 cases. *Neurology* 38:359-364, 1988.

Tomlinson BE, Blessed G, Roth M. Observations on the brains of demented old people. *J Neurol Sci* 11:205-242, 1970.

Tomlinson BE, Irving D, Blessed G. Cell loss in the locus coeruleus in senile dementia of Alzheimer type. *J Neurol Sci* 49:419-428, 1981.

Victor M & Adams RD. The Wernicke-Korsakoff Syndrome. Philadelphia, PA, FA Davis, 1971.

Victoratos GC, Lonman JAR, Herzberg L. Neurologicall investigation of dementia. *Br J Psychiatry* 130:131-133, 1977.

Vitaliano PP, Breen AR, Russo J et al. The clinical utility of the dementia rating scale for assessing Alzheimer patients. *Journal of Chronic Diseases* 37:743-753, 1984.

Volicer L, Direnfeld LK, Freedman M et al. Serotonin and 5-hydroxyindoleacetic acid in CSF: differences in Parkinson's disease and dementia of the Alzheimer's type. *Arch Neurol* 42:127-129, 1985.

Wagner SL, Leverens J, Ito RK et al. Clinico-pathologic correlations of soluble amyloid betaprotein in cerebrospinal fluid in Alzheimer's disease patients and controls (abstract). *In: Proceedings of the 25th annual meeting of the International Society of Psychoneuroendocrinology,* Seattle, WA, p. 24, 1994.

Whitehouse PJ, Price DL, Struble RG et al. Alzheimer's disease and senile dementia: loss of neurons in the basal forebrain. *Science* 215:1237-1239, 1982.

Wieland RG. Vitamin B_{12} deficiency in the nonanemic elderly. *J Am Geriatr Soc* 34:618-619, 1986.

Wikkelso C anderson H, Blomstrand C et al. The clinical effect of lumbar puncture in normal-pressure hydrocephalus. *J Neurol Neurosurg Psychiatry* 45:64-69, 1982.

Wilner E & Brody JA. Prognosis of general paresis after treatment. *Lancet* 2:1370-1371, 1968.

Winblad B, Adolfsson R, Carlsson A et al. Biogenic amines in brains of patients with Alzheimer's disease. *In: Alzheimer's Disease: A Report of Progress.* Edited by Corkin S. New York, Raven, p. 25-33, 1982.

Wood PL, Nair NP, Etienne P et al. Lack of cholinergic deficit in the neocortex in Pick's disease. *Prog Neuropsychopharmacol Biol Psychiatry* 7:725-727, 1983.

Yamamoto T & Hirano A. Nucleus raphe dorsalis in Alzheimer's disease: neurofibrillary tangles and loss of large neurons. *Ann Neurol* 17:573-577, 1985.

Zubenko GS. Progression of illness in the differential diagnosis of primary depression. *Am J Psychiatry* 147:435-438, 1990.

———. Biological correlates of clinical heterogeneity in primary dementia. *Neuropsychopharmacology* 6:77-93, 1992.

Zubenko GS & Moossy J. Major depression in primary dementia. *Arch Neurol* 45:1182-1186, 1988.

Zweig RM, Ross CA, Hedreen JC et al. The neuropathology of aminergic nuclei in Alzheimer's disease. *Ann Neurol* 24:233-242, 1988.

13

Transtornos do Humor

Dan G. Blazer, M.D., Ph.D.
Harold G. Koenig, M.D., M.H.Sc.

Os temas sobre o envelhecimento e a depressão com freqüência se fundem. As perguntas freqüentes em torno desses assuntos incluem as seguintes: As pessoas se deprimem mais à medida que envelhecem? A depressão é mais difícil de ser tratada à medida que a idade avança? A depressão é mais difícil de ser identificada no idoso? As respostas a estas perguntas repousam, em parte, na definição da depressão na velhice. A depressão na velhice não é um construto unitário. Dependendo de como a depressão é definida, as respostas às perguntas em relação à depressão na velhice irão se alterar.

A depressão pode ser explicada de pelo menos três maneiras, cada uma das quais tendo relevância clínica para os idosos. Primeiro, a depressão pode ser vista como um fenômeno unitário, com as várias manifestações de depressão formando um *continuum*. Aubrey Lewis (1934) observou que as várias classificações de depressão "nada mais são que tentativas de fazer uma distinção entre aguda e crônica, leve e severa" (p. 1). Recentemente Kendell (1976) defendeu o enfoque unitário. Embora os extremos do *continuum* sejam diferentes, limites precisos podem ser encontrados entre esses extremos. Listas de sintomas de depressão, tais como a Escala de Auto-avaliação de Depressão de Zung (Zung, 1965), a Escala de Depressão do Centro de Estudos Epidemiológicos (CES-D; Radloff, 1977) e a Escala de Depressão Geriátrica (Yesavage et al., 1983), seriam úteis na determinação de até que ponto um indivíduo sofre de depressão na velhice.

Entretanto, a maior parte dos investigadores modernos acha difícil conceber a depressão como sendo fenomenologicamente homogênea. Ao contrário, uma abordagem categórica, como exemplificada no DSM-III-R e no DSM-IV (*American Psychiatric Association,* 1987, 1994), tem sido de maior interesse para os clínicos modernos. Considerando-se os transtornos afetivos como um grupo de entidades distintas ou síndromes independentes, com cada uma das categorias mutuamente excludentes, o diagnóstico e o manejo da depressão ficam associados ao modelo médico tradicional. Dada a disponibilidade de terapias biológicas excelentes, mas potencialmente perigosas, o uso da abordagem categórica foi adotado pela maior parte dos psiquiatras geriátricos. Terapias específicas podem ser prescritas para entidades diagnósticas distintas.

A terceira abordagem à conceitualização do idoso deprimido é funcional, pela qual os sintomas depressivos tornam-se suficientemente severos a ponto de serem identificados como um caso digno de atenção clínica quando a função está prejudicada. A função social, especialmente o desempenho de papéis de responsabilidades, foi rotulada como uma variável fundamental na monitoração do tratamento. Um exemplo da abordagem funcional pode ser encontrado em muitos levantamentos comunitários (Langner e Michael, 1963; Avaliação Funcional Multidimen- sional, 1978). Para a família, a função é um elemento crítico, pois seus membros não vêem a remissão de sintomas de forma isolada, como um marcador essencial de melhora, mas também consideram um retorno ao envolvimento social e aumento da satisfação na vida como sinais muito importantes. Um idoso que dorme melhor, tem melhor apetite e pára de pensar em suicídio, pode ser considerado melhor pelo clínico, mas apresentando pouca melhora para a família caso persistam o isolamento e o desinteresse pelo ambiente social depois de terapia adequada. O Eixo V do DSM-III-R avalia parcialmente o choque de um transtorno sobre o funcionamento social.

É adotada uma abordagem categórica do diagnóstico — ou seja, um foco sobre o Eixo I do DSM-III-R, na maior parte das vezes, ao longo do restante deste capítulo. Todavia, o leitor deve reconhecer que outros construtos da depressão devem complementar a abordagem categórica, caso ela seja eficaz no diagnóstico e tratamento de idosos. Os sintomas depressivos que não se agrupam dessa forma, a ponto de se ajustarem à situação imposta de um dado sistema diagnóstico podem, contudo, ter um significado clínico. O funcionamento social e físico, tanto antes quanto durante a terapia, são pelo menos tão importantes na avaliação do sucesso da intervenção terapêutica quanto na remissão de uma série de sintomas.

Houve poucas mudanças na categorização da depressão maior e outros transtornos afetivos na transição do DSM-III-R para o DSM-IV; nós indicaremos onde as mudanças foram relevantes.

Epidemiologia da Depressão no Idoso

Prevalência

Os comentários gerais sobre a epidemiologia dos transtornos psiquiátricos na velhice foram relatados no Capítulo 9. Os investigadores do Centro Médico da Universidade de Duke tentaram desvendar os diferentes subtipos de depressão na velhice em um levantamento da comunidade (Blazer *et al.*, 1987a). Mais de 1.300 idosos morando tanto em comunidades urbanas quanto em rurais com 60 anos de idade ou mais foram avaliados quanto à sua sintomatologia depressiva. Dos 27% que relatavam sintomas depressivos, 19% apresentavam apenas leve disforia. As pessoas com depressão sintomática — ou seja, pessoas com sintomas depressivos mais severos — constituíam 4% da população. Esses indivíduos estavam primariamente vivenciando situações de estresse, tais como doença física. Apenas 2% apresentava um transtorno distímico e 0,8% estava passando por um episódio depressivo maior atual. Não foram identificados casos de episódios maníacos. Finalmente, 1,2% apresentava depressão mista e síndrome de ansiedade. Esses dados sugerem que as categorias depressivas tradicionais do DSM-III-R não incluem a maior parte dos idosos deprimidos na população da comunidade.

Em um estudo de pacientes psiquiátricos internados (Blazer *et al.*, 1987b), as pessoas tanto de meia-idade quanto as mais idosas foram identificadas como apresentando um episódio depressivo maior com melancolia. Os critérios sintomáticos para depressão e os sintomas especificamente associados à melancolia ou depressão endógena não diferiam nos grupos etários. A síndrome de depressão maior com melancolia é relativamente comum entre adultos idosos internados, além de facilmente reconhecida.

Como conciliar esses resultados aparentemente discrepantes? *Depressão na velhice* permanece um termo genérico que engloba muitos construtos, alguns dos quais estão bem-definidos enquanto outros não. A carga da depressão no idoso, como observado acima na freqüência de sintomas depressivos significativos em populações da comunidade, é inquestionável. Muitas pessoas idosas com apresentações atípicas de depressão não preenchem os critérios de depressão maior. Todavia, as razões comuns da não-identificação de um idoso severamente deprimido no ambiente clínico — pseudodemência, somatização, negação da sintomatologia depressiva, pouca resposta à medicação antidepressiva ou depressão mascarada — não se aplicam à maior parte dos idosos severamente deprimidos, como o idoso melancólico. Conseqüentemente, o DSM-III-R e outras nomenclaturas semelhantes podem ser aplicados a algumas, mas não a todas as síndromes depressivas na velhice.

Devido à associação entre doença clínica e depressão, muitos pacientes idosos podem estar tanto em unidades de cuidados intensivos quanto em casas de repouso e, portanto, não disponíveis para supervisões na comunidade (ou incapazes de participar das mesmas). Em contraste com as baixas médias de depressão maior encontradas entre os idosos na comunidade (>1%), foi estimado que 12% dos idosos hospitalizados preenchem os critérios de episódio depressivo maior, e um adicional de 20 a 25% apresentam depressão menor (Koenig et al., 1988a). Da mesma forma, as médias de depressão maior em asilos de idosos são mesmo maiores, numa média de 12-16% (Parmelee et al., 1989; Rovner et al., 1991; Weissman et al., 1991).

Episódios maníacos na velhice não são comuns, mas ocorrem. Em um estudo de prevalência de 6 meses de transtornos psiquiátricos em três comunidades (Myers et al., 1984), mais de 3.000 idosos foram entrevistados e não foi encontrada nenhuma pessoa com mais de 65 anos apresentando um episódio maníaco no momento. Uma razão para tão baixa prevalência em populações da comunidade pode ser a incapacidade dos instrumentos estruturados de identificarem a apresentação atípica de episódios maníacos entre os idosos. Quando a mania ocorre, a síndrome pode ser tão severa que o idoso é hospitalizado, e, portanto, não é localizado durante a aplicação de um questionário na comunidade. Entretanto, os episódios maníacos na velhice podem estar presentes num misto de sintomas maníacos, disfóricos e cognitivos, sendo a euforia menos comum (Post, 1978). Quando a mania está associada a mudanças significativas na função cognitiva — o chamado *delirium* maníaco — pode ser difícil distingui-la de condições orgânicas ou esquizofrenia (Shulman, 1986). Logo, os episódios maníacos podem se apresentar de forma atípica, não permitindo a fácil categorização, especialmente quando foram diagnosticados utilizando-se entrevistas psiquiátricas estruturadas feitas por entrevistadores leigos como nos levantamentos da Área de Captação Epidemiológica (ECA). Entretanto, apesar dessas considerações, o levantamento do ECA diagnosticou o transtorno bipolar em 9,7% dos pacientes asilares, sugerindo que esse ambiente pode ter se tornado um local para onde esses pacientes passaram a ser encaminhados (Weissman et al., 1991).

Estudos sobre a prevalência momentânea não representam adequadamente a depressão na velhice conforme as tendências históricas. O acompanhamento de 20 anos do estudo da região Midtown de Manhattan, em Nova Iorque, ilustra a importância da análise de coortes (Srole e Fisher, 1980). Aproximadamente 700 dos 1.660 adultos entrevistados inicialmente entre as idades de 20 e 59 foram reentrevistados 20 anos mais tarde utilizando-se um instrumento idêntico. Essa escala de prejuízo de saúde mental na realidade avaliou a sintomatologia depressiva primária. Embora nas avaliações tanto de 1954 quanto de 1974 as médias mais altas de prejuízo de saúde mental tenham sido encontradas entre os idosos (22% para os de 50 a 59 anos de idade, comparados com 7% para os de 20 a 29 anos de idade em 1954), a prevalência do prejuízo de saúde mental não aumentou longitudinalmente com a idade. Por exemplo, dos 50-59 aos 70-79 a depressão permaneceu quase constante (22% em 1954 *vs.* 18% em 1974). Como esses achados podem ser explicados? Os efeitos de coorte podem influenciar a distribuição de sintomas depressivos ao longo do ciclo da vida mais do que os efeitos do envelhecimento. A carga de sintomas depressivos numa coorte recém-formada pode permanecer relativamente constante ao longo da vida.

Mortalidade

Um parâmetro adicional dos transtornos afetivos na velhice é a evolução desses transtornos. A epidemiologia do suicídio já foi discutida no Capítulo 9. A associação entre sintomas depressivos e todas as causas de mortalidade entre os participantes mais velhos do estudo ECA na Carolina do Norte não revelou uma relação entre sintomas depressivos e mortalidade quando outras causas conhecidas de mortalidade foram incluídas em uma análise logística (Fredman et al., 1989). Quando idade, atividades da vida diária, sexo e prejuízo cognitivo foram controlados, nem o diagnóstico de depressão maior nem o acúmulo de sintomas básicos depressivos significativos prognosticaram a mortalidade 2 anos depois da entrevista inicial de mais de 1.600 pessoas da comunidade com mais de 60 anos de idade. Entretanto, o acompanhamento a longo prazo desses grupos de idosos irá produzir interessantes e importantes achados no futuro.

A associação entre depressão na velhice e mortalidade é intuitivamente atraente, pois pensa-se que as pessoas idosas vivenciam perdas de papéis importantes e de apoio emocional por meio da aposentadoria, de viuvez, da morte de amigos, do bem-estar econômico e material baixo, além de crescente isolamento e solidão (Atchley, 1972; Fassler e Gavira, 1978). Em outros estudos longitudinais prospectivos com base na comunidade as pessoas deprimidas tinham uma média de mortalidade significativamente mais alta que os não-deprimidos, mas na maior parte dos estudos apenas a idade foi controlada como um fator de confusão em potencial (Enzell, 1984; Kay e Bergmann, 1966; Markush et al., 1977; Persson, 1981).

Mais recentemente, Murphy e colaboradores (1988) examinaram todas as causas de mortalidade em um estudo de acompanhamento de 4 anos de 120 pacientes psiquiátricos deprimidos internados, comparando-os com 197 sujeitos-controle com a mesma idade e sexo. Entre as mulheres deprimidas a mortalidade foi duas vezes a média esperada; entre os homens, foi três vezes a esperada. Depois da estratificação por estudos de saúde, homens mais velhos com problemas de saúde física e depressão apresentaram probabilidade muito maior de morrer quando comparados a outros da mesma idade, fisicamente doentes e não-deprimidos. Da mesma forma, um estudo de veteranos idosos hospitalizados com doença clínica encontrou uma mortalidade significativamente mais alta durante a hospitalização de 41 pacientes que estavam deprimidos, comparados a 41 não-deprimidos com a mesma idade, sexo, severidade e tipo de doença clínica (Koenig e colaboradores, 1989). Rovner *et al.* (1991) também encontraram uma maior média de mortes entre pacientes idosos com depressão em asilos. Esses estudos indicam maiores médias de mortalidade em pacientes idosos deprimidos — homens em particular — com problemas concomitantes de saúde física; essa relação nas amostras clínicas persistiu depois de importantes co-variantes terem sido controladas.

Prognóstico

Até recentemente, as investigações de seguimento psiquiátricos a longo prazo de sobreviventes de episódios severos de depressão na velhice haviam sido relativamente raros, dada a freqüência clínica e a importância do transtorno. A evolução típica da depressão maior ao longo do ciclo da vida é de remissão e recaída. Em pacientes que têm história de episódios recorrentes, novos episódios tendem a estar associados a sintomas similares e duram aproximadamente tanto quanto os episódios anteriores. Estudos clássicos sobre depressão sugerem que a duração da depressão maior ao longo do ciclo vital é de aproximadamente nove meses caso a mesma não seja tratada (Dunner, 1985). À medida que os indivíduos envelhecem, entretanto, eles podem apresentar episódios mais freqüentes, e esses episódios podem passar a ser uma condição crônica.

Post (1972) argumentou que os episódios de depressão na velhice podem durar mais do que nos estágios iniciais do ciclo vital. Depois de acompanhar 92 idosos deprimidos por três anos, ele verificou que apenas 26% se recuperaram completamente do episódio que serviu como marco (inicial), enquanto 37% apresentaram crises posteriores com boa recuperação e 37% apresentaram crises recorrentes num quadro de depressão crônica de base ou permaneceram doentes. Murphy (1983) e colaboradores, acompanhando 124 idosos deprimidos por um ano verificaram que 35% tiveram completa recuperação, 19% se recuperaram, mas depois apresentaram recaída, 29% permaneceram doentes e 17% estavam demenciados ou morreram. Os pacientes com depressão delirante tiveram evoluções particularmente ruins com apenas um em 10 se recuperando.

Em contraste, Cole (1983) verificou que os idosos com depressão primária com início depois dos 60 anos tinham maior probabilidade de permanecer bem caso se recuperassem. Baldwin e Jolley (1986) acompanharam 100 pacientes idosos internados com depressão unipolar severa por três a oito anos; 60% permaneceram bem por todo o tempo ou apresentaram recaídas com recuperação completa e apenas 7% apresentaram depressão contínua. Da mesma forma, numa comparação direta entre pacientes de meia-idade e idosos hospitalizados por depressão maior, foi encontrada pouca diferença entre os adultos de meia-idade e os idosos em recuperação (Blazer *et al.*, 1992). Dos 44 idosos (+ de 60 anos de idade), 48% não se recuperaram do episódio depressivo sendo hospitalizados, 27% se recuperaram completamente do episódio-marco, mas apresentaram uma recorrência de outro episódio de depressão maior, e 25% se recuperaram completamente sem recorrência. Dos 35 pacientes de meia-idade, 46% não se recuperaram do episódio inicial, 45% se recuperaram completamente, mas apresentaram recorrência de outros episódios e 9% se recuperaram completamente e permaneceram bem. Cinqüenta e nove por cento dos idosos relataram sintomas depressivos significativos na época do seguimento (um escore de 16 ou mais no CES-D), mas apenas 43% das pessoas de meia-idade o fizeram. Esse acompanhamento de um a dois anos sugere que, em termos de recuperação e remissão, idosos não diferem dos de meia-idade. Entretanto, se eles se recuperam, os mais velhos parecem apresentar sintomas depressivos residuais. Não se sabe se esses sintomas resultam de episódios depressivos maiores ou se estão presentes antes do início do episódio depressivo.

A maior parte dos médicos e investigadores clínicos relatou que mais de 70% dos pacientes idosos com depressão maior tratados com antidepressivos (em doses adequadas por um período de tempo suficiente) irão se recuperar do episódio inicial (marco) de depressão. Reynolds e colaboradores (1992) relataram que o tratamento de idosos deprimidos saudáveis com psicoterapia interpessoal e nortriptilina associados apresentou média de respostas de aproximadamente 80%. Mesmo estudos de resultados a longo prazo de depressão resistente a tratamento em idosos relataram que 15 meses depois do tratamento com antidepressivo ou eletroconvulsoterapia (ECT), 47% apresentaram melhora clínica; depois de quatro anos de acompanhamento, essa percentagem aumentou para 71% (Stoudemire et al., 1993). Esses resultados otimistas devem ser ponderados pelo fato de que a doença física e o prejuízo cognitivo podem complicar tanto o curso da depressão quanto sua resposta ao tratamento (Baldwin e Jolley, 1986; Cole, 1983; Koenig et al., 1992a; Murphy et al., 1988). Uma vez que um paciente tenha apresentado um ou mais episódios moderados a severos de depressão maior, ele precisa continuar o tratamento antidepressivo de forma continuada para que o risco de recaída seja menor (Greden, 1993; *Old Age Depression Interest Group, 1993*).

A previsão da recuperação de um episódio depressivo pode também ser aumentada com o uso de um teste de supressão da dexametasona (DST; Carroll et al., 1981; Greden et al., 1983). O retorno de um estado de não-supressão para a supressão normal do cortisol com freqüência precede a melhora clínica e conseqüentemente prevê um bom prognóstico. Em contraste, caso a não-supressão persista, se os pacientes melhoram clinicamente, eles têm maior probabilidade de apresentar uma recaída precoce (Greden et al., 1980). Entretanto, o DST mostrou-se de menos valor na previsão de um acompanhamento a longo prazo (Zimmerman et al., 1987). Os autores de uma recente metanálise sobre dados reunidos a partir de 144 estudos concluíram que: 1) o estado da linha de base do DST não prevê a resposta ao tratamento antidepressivo ou a evolução depois da alta do hospital; 2) a não-supressão do cortisol na linha de base do DST prevê uma resposta mais pobre ao placebo e 3) a não-supressão persistente do DST depois do tratamento está associada ao alto risco de recaída precoce e a evolução pobre depois da alta (Ribeiro et al., 1993).

As pessoas com transtorno distímico (neurose depressiva) apresentam um curso mais crônico que as pessoas com depressão maior. Pela definição do DSM-III-R, os sintomas depressivos de um indivíduo devem durar pelo menos dois anos para que o mesmo possa receber o diagnóstico de transtorno distímico. Uma percentagem não-determinada de idosos residentes na comunidade (ou possivelmente institucionalizados) – de 4 a 8% – apresentam sintomas depressivos moderadamente severos por mais de dois anos, embora relatem períodos intermitentes que duram mais de poucos dias quando estão relativamente assintomáticos. A severidade de seus sintomas não é tão grande para preencher os critérios de um diagnóstico de depressão maior, nem os períodos intermitentes assintomáticos permitem o diagnóstico de transtorno distímico. Todavia, esses indivíduos vivenciam uma depressão crônica. Outros idosos vivenciam depressões crônicas secundárias a doença clínica ou mesmo psiquiátrica – por exemplo, alcoolismo e transtornos de ansiedade, tais como o transtorno obsessivo compulsivo. Cada um desses transtornos contribui para a depressão residual nos idosos ambulatoriais.

Os fatores associados a uma melhor evolução na depressão na velhice incluem: história de recuperação de episódios prévios, história familiar de depressão, sexo feminino, personalidade extrovertida, emprego atual ou recente, ausência de abuso de substância psicoativa sem história de transtorno psiquiátrico maior, sintomatologia depressiva menos severa e ausência de acontecimentos marcantes na vida (Baldwin e Jolley, 1986; Post, 1972). Os resultados de uma série de estudos sugeriram uma relação entre o apoio social durante o episódio inicial e as conseqüências do estresse psicológico e depressão. A intuição sugere que a disponibilidade de apoio adequado deve aumentar a melhora de um transtorno psiquiátrico severo ou moderadamente severo como a depressão maior. Num estudo de 493 respondentes da comunidade, Holahan e Moos (1981) verificaram que diminuições no apoio por parte da família e ambientes de trabalho estavam relacionadas a aumentos do desajuste psicológico num período de seguimento de um ano. Entretanto, num estudo longitudinal Henderson e Moran (1983) não encontraram relação entre medidas objetivas de apoio e o início ou a remissão de sintomas neuróticos substanciais em idosos residentes na comunidade.

Num estudo similar (George et al., 1989), 104 pacientes internados diagnosticados com depressão maior foram acompanhados por um ou dois anos depois de sua hospitalização. Cinqüenta e três desses pacientes tinham 60 anos ou mais. Trinta e três relataram ter se recuperado de um episódio inicial e obtido um escore menor que 10 no CES-D no seguimento As pessoas que relataram uma rede de apoio social adequada na época do episódio depressivo marco tiveram 2,3 vezes mais probabilidade de se recuperar que as que relataram uma rede social diminuída (44% *vs* 19%). Numa análise de regressão múltipla o apoio social permaneceu um fator de previsão de recuperação quando foram controlados idade, sexo e escore inicial CES-D.

Condutas adaptativas podem também afetar o prognóstico da depressão na velhice. Um dos comportamentos adaptativos mais comuns utilizado por essa geração de adultos idosos é a religião. Num estudo de 100 adultos de meia-idade ou idosos, 1/3 dos homens e aproximadamente 2/3 das mulheres utilizaram cognições e comportamentos religiosos para ajudá-los a lidar com um período estressante na vida (Koenig *et al.*, 1988b). Uma série de investigadores relatou associações inversas entre adaptações religiosas e sintomas depressivos em idosos com doença clínica aguda ou crônica (Idler, 1987; Idler e Kasl, 1992; Koenig *et al.*, 1992b; Pressman *et al.*, 1990). Um estudo de 850 idosos doentes hospitalizados verificou que os que utilizaram a religião como uma conduta adaptativa tiveram menor probabilidade de ficar deprimidos e maior probabilidade de vivenciar melhora dos sintomas depressivos com o tempo (Koenig *et al.*, 1992b).

A patologia da personalidade é outro fenômeno mensurável que afeta a evolução da depressão maior (Weissman *et al.*, 1978). Infelizmente, não existem relatos publicados sobre a personalidade como um fator prognóstico de evolução do transtorno depressivo maior nos idosos. Além disso, os estudos feitos até hoje em amostras de diversas idades foram geralmente confundidos pela interação da sintomatologia depressiva e variáveis da personalidade na avaliação basal — ou seja, um afeto depressivo pode influenciar a personalidade subjacente. Considerando-se a estabilidade da personalidade na velhice, os estudos longitudinais das relações da personalidade tanto com o início quanto com a evolução da depressão maior seriam muito mais valiosos.

A evolução do transtorno bipolar nos idosos permanece virtualmente desconhecida. Wonokur (1975), num estudo de acompanhamento a longo prazo de 500 pacientes em Iowa, encontrou uma tendência de apresentação do transtorno bipolar em agrupamentos ao longo do tempo, e especulou que a doença bipolar de início precoce pode "desaparecer" com o tempo. Shulman e Post (1980), num estudo de pacientes idosos com transtorno bipolar, verificou que apenas 8% tiveram seu primeiro episódio de mania antes dos 40 anos. Numa revisão de um pequeno número de pacientes não-tratados apresentando transtorno bipolar severo e prolongado, Cutler e Post (1982) encontraram uma tendência a recorrências mais rápidas tardiamente na história da doença, com diminuição dos períodos de normalidade. Em outras palavras, se o transtorno bipolar reaparece nos últimos anos, então os episódios de mania — ou mania mista com depressão — podem novamente apresentar uma tendência a agruparem-se, como o transtorno tipicamente se agrupa nos períodos iniciais da vida. A maior parte dos clínicos que trabalhou com pacientes com transtorno bipolar na velhice reconhece a tendência desses transtornos de recorrerem com freqüência de tempos em tempos, depois entrando em remissão por um período prolongado.

Ameblas (1987) enfatizou uma relação entre os fatos da vida e o início da mania, observando que eventos estressantes apresentavam maior probabilidade de preceder o início precoce do que o início tardio da mania. Da mesma forma, Shulman (1989) enfatizou que a crescente vulnerabilidade cerebral devido a danos orgânicos (AVC, traumatismo craniano, outros danos cerebrais) teve um papel mais forte que os fatos da vida na precipitação da mania de início tardio (um fator que também pode ter seu papel na resistência ao tratamento).

Existem controvérsias sobre se a idade de início do primeiro episódio maníaco afeta a resposta ao tratamento. Enquanto Glasser e Rabins (1984) não descreveram nenhuma diferença significativa relacionada com a idade na apresentação ou resposta a tratamento, Young e Falk (1989) relataram que o início tardio estava associado a nível menos intenso de atividade, impulso sexual menor e processos de pensamento menos perturbados; entretanto, apesar disto, eles acharam que a idade mais avançada estava também associada à hospitalização mais longa, maior psicopatologia residual e menor resposta à farmacoterapia.

Fatores de Risco

A etiologia dos transtornos afetivos na velhice é, sem dúvida, multifatorial. Estudos sobre gêmeos e famílias, juntamente com estudos sobre genética molecular, fornecem fortes evidências de uma contribuição da herança para a etiologia da depressão maior e do transtorno bipolar (Egeland *et al.*, 1987; Slater e Cowie, 1971). Não há evidência de que tais fatores genéticos tenham muito peso na etiologia dos transtornos bipolares na velhice, embora a natureza biológica desses transtornos sugira alguma contribuição genética. A evidência a partir de estudos sobre depressão unipolar na velhice sugere que a contribuição genética é menor na depressão na velhice que em fases mais precoces do ciclo vital (Hopkinson, 1964; Mendlewicz, 1976; Schulz, 1951). Por exemplo, Hopkinson (1964) encontrou um risco de 8,3% para familiares diretos de pacientes com início de depressão depois dos 50 anos, comparados a 20,1% para familiares de pacientes com início antes dos 50 anos. Stenstedt (1959) encontrou um risco de 4-5% para transtornos afetivos entre familiares de probandos que adoeceram pela primeira vez aos 60 anos ou mais, risco mais alto que o esperado, mas mais baixo que o risco precoce entre familiares de probandos maníaco-depressivos.

Associada à predisposição genética para depressão está a observação de que a depressão maior é mais comum em mulheres (Myers *et al.*, 1984). A maioria dos estudos que considera a distribuição da depressão maior ao longo da vida confirma a persistência de uma proporção de mulheres para homens de 2:1 até a velhice. Entretanto, não há evidência de predisposição genética – ou seja, uma forma de herança ligada ao sexo – que favoreceriam mais as mulheres no início de depressão maior. Todavia, mesmo nos estudos mais bem controlados, a diferença sexual na prevalência das depressões mais severas persiste. O fator ou os fatores operantes persistem até os últimos anos. É possível, entretanto, que as mulheres tenham maior probabilidade de admitir e queixar-se de seus sentimentos disfóricos que os homens, que costumam negar mais os sentimentos e, ao invés disso, atuá-los (p. ex., por meio do alcoolismo ou suicídio).

Outros fatores que contribuem para a depressão na velhice podem ser as alterações seletivas que com a idade ocorrem na atividade e metabolismo dos neurotransmissores. Por exemplo, Robinson e colaboradores (1971) analisaram as concentrações de norepinefrina e serotonina na parte posterior do cérebro de 55 pessoas psiquiatricamente normais que morreram em diferentes idades. As concentrações de ambos os neurotransmissores diminuíram com a idade, mas foi visto que o metabólito ácido 5-hidroxiindoleacético e a enzima monoaminoxidase aumentam com a idade.

A desregulação do eixo hipotalâmico-pituitário-adrenal (HPA) também parece contribuir para uma predisposição à depressão. Uma associação entre concentrações aumentadas de cortisol e depressão foi reconhecida por muitos anos: ocorre um aumento ao longo da excreção circadiana de 24 horas de cortisol em pacientes deprimidos (Sachar, 1975). Isso levou Carroll e colaboradores (1981) a proporem o DST como um teste laboratorial para a depressão melancólica. Num grande estudo de homens e mulheres entre as idades de 20 e 78 anos, Rosenbaum e colaboradores (1984) verificaram que 18% das pessoas acima de 65 anos não suprimiam cortisol depois da administração de DST, comparadas a 9,1% de pessoas mais jovens. Ainda não se sabe se essa prevalência mais alta de não-supressão reflete uma tendência aumentada de pessoas mais idosas sofrerem de desregulação do eixo HPA ou se pode resultar da dificuldade de absorção ou metabolização da dexametasona.

A desregulação do eixo da tireóide, bem como da liberação do hormônio do crescimento, estiveram implicadas na etiologia da depressão na velhice. Respostas embotadas do hormônio estimulador da tireóide (TSH) à administração de hormônio liberador da tireotropina (TRH) são encontradas em muitas pessoas idosas normais (Snyder e Utiger, 1972) e em pacientes deprimidos (Targum *et al.*, 1982). A secreção do hormônio do crescimento nos idosos ocorre apenas durante o sono, e pode cessar inteiramente (Finkelstein *et al.*, 1972). As drogas que estimulam os receptores alfa-adrenérgicos, como a clonidina, também afetam a liberação do hormônio do crescimento, uma resposta que se mostrou embotada em pacientes com depressão endógena (Checkley *et al.*, 1981).

Apesar dessas inúmeras alterações de neurotransmissores e neuroendócrinas, comuns aos velhos e à doença depressiva, a prevalência relativamente baixa de depressão maior e transtorno bipolar na velhice pesa contra a suposição de que as pessoas mais velhas estão singularmente predispostas ao início de depressões melancólicas ou endógenas. Logo, fatores de proteção que ainda estão para ser descobertos podem também operar na velhice.

Um fator relativamente novo que supostamente contribui para a etiologia dos transtornos depressivos é a dessincronização dos ritmos circadianos. O caráter cíclico dos transtornos depressivos sugere uma ruptura subjacente dos ritmos circadianos bioquímicos e fisiológicos normais. Vogel e colaboradores (1980) observaram que os padrões clínicos de depressão, especialmente a insônia e a variação diurna do humor, sugerem anormalidades nos ritmos biológicos. A ruptura do ciclo do sono com a idade (embora esse seja o único ciclo circadiano conhecido como dramaticamente afetado pela idade) sugere a possibilidade de que os problemas circadianos contribuem para a etiologia da depressão na velhice. À medida que a idade aumenta, ocorre uma diminuição gradual no tempo total de sono, e uma diminuição na continuidade do sono (Kupfer, 1984; Ulrich *et al.*, 1980). Os padrões de secreção endócrina, também associados à depressão, são menos afetados pelo processo de envelhecimento (Lakatua *et al.*, 1984).

Finalmente, os fatores sociais devem ser considerados no desenvolvimento de um modelo de risco para a depressão na velhice. Pfifer e Murrell (1986) examinaram os papéis aditivos e interativos de seis fatores sociodemográficos – três sendo da área de recursos sociais e três categorias de eventos vitais – no desenvolvimento de sintomas depressivos. Numa amostra de probabilidade de mais de 1.200 pessoas de 55 anos ou mais, 66 desenvolveram significativos sintomas depressivos (como medido pela escala CES-D) seis meses depois da avaliação inicial. Tanto a saúde quanto o apoio social tiveram um papel aditivo e interativo no início dos sintomas depressivos, os fatos da vida tiveram efeitos fracos e os fatores demográficos não contribuíram para o início da depressão. Uma rede de apoio fraca na presença de saúde física deficiente colocou as pessoas mais velhas num risco especialmente alto de início de sintomas depressivos. Entretanto, deve-se reconhecer que a ocorrência de sintomas depressivos não é análoga ao início de um episódio depressivo maior. Embora a relação entre acontecimentos da vida estressantes e o início de depressão maior ao longo do ciclo vital tenha sido estabelecida numa série de estudos seccionais cruzados (Lloyd, 1980), a relação diminui quando as pessoas são estudadas longitudinalmente, como foi observado no estudo de Pfifer e Murrell.

A interação entre apoio social e depressão é mais complexa. O apoio social pode contribuir para o início da depressão maior, para a evolução da depressão maior, e pode por sua vez ser afetado pelos sintomas depressivos. Blazer (1983) testou a hipótese de que um transtorno depressivo maior contribui para um declínio no apoio social ao estudar 331 pessoas de comunidades selecionadas ao acaso. O apoio inadequado estava associado à presença de transtorno depressivo maior. Entretanto, 30 meses mais tarde, os indivíduos sobreviventes, cujos apoios sociais haviam melhorado, tinham aproximadamente três vezes mais probabilidade de ter apresentado uma depressão mais cedo que aquelas cujo apoio social não melhorou. Em outras palavras, o transtorno depressivo maior foi um fator prognóstico significativo de melhora nos apoios no acompanhamento.

Diagnóstico e Diagnóstico Diferencial de Transtornos Afetivos na Velhice

Quatro entidades clínicas listadas como transtorno de humor no DSM-III-R são relevantes para a depressão no idoso: 1) transtorno bipolar (maníaco, depressivo e misto), 2) depressão maior (episódio isolado, recorrente, com ou sem melancolia, com ou sem sintomas psicóticos), 3) transtorno distímico (neurose depressiva) e 4) depressão sem outra especificação (SOE), previamente chamada "depressão atípica"). Outros transtornos do DSM-III-R como perda, transtorno de ajustamento com humor depressivo e síndrome orgânica do humor são, da mesma forma, manifestos por um quadro de sintomas depressivos. Ainda outros transtornos psiquiátricos ocasionalmente estão associados à sintomatologia depressiva como um componente central do quadro clínico, como os transtornos mentais orgânicos, transtornos paranóides, transtornos do sono e hipocondria.

Transtorno Bipolar

Para que um paciente se qualifique para um diagnóstico de episódio maníaco, o DSM-III-R exige a inclusão de pelo menos três sintomas maníacos clássicos, como hiperatividade, pressão da fala, distraibilidade, diminuição do sono (sem sentir necessidade de sono), gastos excessivos e grandiosidade. Entretanto, o humor pode ser tanto elevado ou irritável quanto lábil ou misto na apresentação afetiva. Post (1978) verificou que a maioria dos pacientes idosos com transtorno bipolar apresentou um misto de depressão com sintomatologia maníaca. Spar e colaboradores (1979) relataram que os idosos maníacos são atípicos na apresentação dos distúrbios, com humor disfórico e negação de sintomas maníacos clássicos. Como observado anteriormente, Shulman (1986) descreveu o problema especial do *delirium* maníaco. Quando um indivíduo está em pleno episódio maníaco, o funcionamento cognitivo é difícil de ser testado e ainda podem surgir comportamentos perseverantes, sintomas semelhantes à catatonia e, mesmo, sintomas negativistas. O paciente no *delirium* maníaco pode demonstrar o sintoma semelhante delirante de manusear objetos imaginários (delírio ocupacional). O diagnóstico diferencial entre episódio maníaco e episódio depressivo agitado com freqüência não pode ser feito claramente, exceto por meio de um exame completo do curso longitudinal e resposta terapêutica a medicações.

Transtorno Depressivo Maior

Episódios de depressão maior ocorrendo pela primeira vez na velhice são comuns, e com freqüência permanecem sem tratamento por meses ou mesmo anos. Por essa razão, muitos investigadores sugeriram que a depressão na velhice é "mascarada" (Davies, 1965; Lesse, 1974; Salzman e Shader, 1972). Entretanto, alguns estudos sugerem que as pessoas mais velhas reconhecem muitos sentimentos de tristeza em escalas de auto-avaliação de depressão (Epstein, 1976; Zung e Green, 1972). Em um estudo mais recente (Blazer *et al.*, 1987b) de pacientes hospitalizados com diagnóstico de episódios de depressão maior com melancolia, os critérios de sintomas para depressão e os sintomas especificamente associados à melancolia (ou depressão endógena) não diferiam entre indivíduos na meia-idade e na velhice. A depressão melancólica era uma síndrome relativamente freqüente identificada nos idosos, e sintomaticamente semelhante à encontrada entre pessoas na meia-idade. Levantamentos na comunidade confirmam que o transtorno depressivo maior é identificado entre os idosos quando métodos usuais de rastreamento de caso são aplicados ao longo da vida (Meyers et al., 1984). Todavia, existe ainda alguma preocupação, baseada em poucas correlações entre o observador e escores de sintomas auto-avaliados, de que os idosos (homens afro-americanos, em especial) podem ocultar ou negar sintomas em auto-relatos (Koenig et al., 1992c; J. Lyness, comunicação pessoal, outubro, 1993). Logo, um esforço considerável de eliminação de sintomas pode ser necessário para a obtenção de uma avaliação acurada.

Transtorno Afetivo Sazonal

As variantes da depressão maior clássica também ocorrem entre os idosos. Uma é o transtorno afetivo sazonal (Jacobson et al., 1987). Os critérios diagnósticos de transtorno afetivo sazonal incluem 1) uma história de depressão que preencha os Critérios Diagnósticos de Pesquisa (RDC; Spitzer et al., 1978) ou critérios do DSM-III-R para depressão maior, 2) uma história de pelo menos dois anos consecutivos de episódios depressivos remitentes na primavera ou verão e 3) ausência de outros transtornos psiquiátricos maiores ou explicações psicossociais para as alterações sazonais do humor. Esses transtornos são os mais difíceis de serem tratados com terapia usual e podem ser perpetuados pelo uso de antidepressivos tricíclicos. Mais especificamente, pensa-se que os antidepressivos tricíclicos parecem aumentar a probabilidade de ciclagem rápida. Em contraste, o carbonato de lítio ou a carbamazepina podem ser de alguma forma benéficos na prevenção de episódios cíclicos. A terapia com luz, utilizando luz de alta intensidade, para assemelhar-se à experiência visual de um dia de sol (usualmente pela manhã) mostrou ter algum valor no tratamento de pacientes com esses transtornos.

Depressão Psicótica

A depressão psicótica de início tardio merece atenção especial. Meyers e colaboradores (1984) compararam a prevalência de delírios entre indivíduos que sofriam depressão antes e depois dos 60 anos em 50 pacientes hospitalizados por depressão maior endógena. Pacientes depressivo com início depois dos 60 anos apresentaram delírios de forma mais freqüente que aqueles com início mais precoce. Os indivíduos com depressão delirante tendiam a ser os mais velhos e a responder à eletroconvulsoterapia (ECT) em oposição aos antidepressivos tricíclicos. Os delírios de perseguição ou de ter uma doença incurável são mais comuns que os delírios associados à culpa. Se predomina a culpa no quadro delirante, ela geralmente envolve algum episódio relativamente trivial que ocorreu muitos anos antes do início do episódio depressivo, esquecido no tempo, mas atualmente considerado um problema maior (Bridges, 1986). Por exemplo, uma antiga aventura sexual, esquecida ou perdoada pela esposa, é ressuscitada pelo paciente com medo de ter doença venérea ou câncer, ou é associada à dor crônica ou severa. Delírios niilistas (delírios de negação) podem ocorrer mais comumente na velhice. É comum o foco sobre o abdômen nos pacientes idosos com depressão delirante ou psicótica. Entretanto, as alucinações são raras.

Transtorno Distímico

Todos os clínicos que trabalharam com pacientes idosos observaram sintomas depressivos significativos e constantes associados a causas psicossociais aparentes. Verwoerdt (1976) sugeriu que as "depressões reativas" tornam-se mais freqüentes com o envelhecimento (como a depressão associada à perda), enquanto o transtorno distímico (neurose depressiva) parece ser menos freqüente na última parte do ciclo vital. Entretanto, dados mais recentes da comunidade sugerem que a prevalência do transtorno distímico nos idosos é mais baixa, mas não dramaticamente mais baixa, em contraste com o que é observado na depressão maior (Myers et al., 1984).

Os mecanismos psicológicos do transtorno distímico da velhice geralmente não incluem o mecanismo clássico de distimia — ou seja, auto-recriminação, culpa e interiorização de sentimentos hostis em relação à perda. Cath (1965) observou que a culpa manifesta em pessoas mais velhas é menos predominante, embora a reação à perda seja um fator comum. Busse e colaboradores (1954) sugeriram que entre os idosos a introjeção raramente é um mecanismo de defesa para o desenvolvimento da depressão. Ao contrário, a depressão na velhice está associada à perda da auto-estima, que resulta da incapacidade dos idosos de suprirem as necessidades e os impulsos, ou de se defenderem contra as ameaças a sua segurança. Levin (1965) observou o papel da abstinência como um mecanismo nas depressões neuróticas da velhice. Embora a satisfação sexual e o interesse na sexualidade continuem a ser importantes para o idoso, o impulso sexual, embora persistente, pode por vezes não ser facilmente mobilizado para um comportamento. A abstinência pode ter origem tanto em problemas físicos quanto na falta de um parceiro disponível.

Outros investigadores enfatizaram os fatores culturais que podem contribuir para um transtorno distímico na velhice. Wigdor (1980) observou que os maiores recursos em nossa cultura levaram ao desenvolvimento de padrões de hábito que enfatizam a atividade e a produtividade – ou seja, bens numa sociedade orientada para a realização. Com a aposentadoria e a diminuição das responsabilidades familiares, o reconhecimento, a auto-estima e a confiança para muitos diminuem. Essas necessidades não são facilmente substituídas. Erikson (1950) sugeriu que a tarefa primária do desenvolvimento na velhice é a aquisição da integridade, e que o meio para alcançar a integridade é a resolução de crises prévias do desenvolvimento que persistiram ao longo do ciclo vital. Em outras palavras, o esforço para a atividade e a produtividade pode continuar a ser importante para o idoso. O desespero pode surgir se as oportunidades de realização dessas necessidades primitivas não estiverem disponíveis, ou se os idosos não puderem conformar-se com os desapontamentos anteriores.

Lazarus e Weinberg (1980), enfatizando o papel da patologia narcisista na etiologia da depressão na velhice, observaram que o narcisismo pode manifestar-se em

> depressões recorrentes ou grandiosidade defensiva em resposta a menosprezos ou desapontamentos menores, constrangimentos, excessiva dependência da aprovação de outros para a manutenção da auto-estima e períodos transitórios de fragmentação e desarmonização do *self*. (p. 435)

Associados aos sintomas depressivos estão uma excessiva preocupação com a aparência física, bens materiais e realizações passadas, além da busca de aprovação e reafirmação pelos outros.

Em resumo, os transtornos distímicos no idoso, embora não sejam mais comuns que em outros estágios do ciclo vital, devem ser esperados, dadas as tarefas psicológicas que se impõem a esses indivíduos, junto a um ambiente social que pode restringi-los e desvalorizá-los. O fato de o idoso manter um sentido de satisfação e preenchimento, dadas essas perdas inevitáveis e as respostas dos outros é uma prova da resistência dos idosos e de uma integração psicológica que permite o amadurecimento completo das tarefas vitais do desenvolvimento.

Depressão SOE

Outro subtipo de depressão no idoso é codificada na nomenclatura do DSM-III-R como "depressão sem outra especificação" (depressão SOE). Esse subtipo de depressão (no DSM-III chamada de "depressão atípica") é com mais freqüência intermitente, e não é explicado por fatores psicossociais ou biológicos claros. Duas subcategorias de depressão SOE empiricamente incluem o padrão de sintomas freqüentemente visto por clínicos que trabalham com idosos deprimidos. Primeiro, a síndrome pode preencher os critérios de transtorno distímico; entretanto, existem períodos intermitentes de humor normal que duram mais que alguns meses. O idoso disfórico relata períodos prolongados de depressão, geralmente durante alguns meses, mas não chegando aos dois anos necessários para o transtorno distímico do DSM-III-R. Outros idosos preenchem o segundo critério de depressão SOE: um episódio breve de depressão que não preenche os critérios de depressão maior, e aparentemente não é reativo ao estresse psicossocial (de forma que não pode ser classificado como um transtorno de ajustamento). Esses episódios não preenchem os critérios por não durarem as duas semanas necessárias para o diagnóstico de depressão maior do DSM-III-R. Todavia, os sintomas podem ser moderadamente severos e perturbadores para o idoso. A possibilidade de que uma intervenção farmacológica seja eficaz no tratamento de idosos com depressão SOE não pode ser eliminada. Todavia, a dificuldade na descrição da fenomenologia heterogênea das síndromes depressivas catalogadas nesta categoria deve ser superada, caso sejam feitas tentativas efetivas com drogas.

Luto

O luto é uma experiência humana universal e, conseqüentemente, não pode ser classificada adequadamente como um transtorno psiquiátrico. Os médicos de cuidados primários provavelmente encontram os sintomas normais de luto, mas esses podem ser pouco reconhecidos pelo idoso que sofreu uma perda. Lindemann (1944), por exemplo, sugeriu que os sintomas normais de perda incluem sensações de angústia somática como aperto na garganta, respiração curta, respiração suspirosa, fadiga e perda de apetite. O enlutado é preocupado com a imagem do falecido e freqüentemente pode identificar eventos pelos quais se sente culpado (com freqüência culpa por não ter satisfeito às necessidades do falecido). Os enlutados são geralmente irritáveis e hostis e alteram seu padrão usual de conduta. Essas alterações do comportamento perturbam a família e incluem pressão da fala, inquietação, incapacidade de permanecer sentado e falta de capacidade de iniciar e manter atividades usuais. O luto patológico, ao contrário, é denominado (uma aparente negação da perda) e/ou distorcido. A hiperatividade, sem uma sensação de perda, a aquisição de sintomas que pertenceram à última doença do falecido, a doença psicossomática franca, uma alteração de relacionamentos com familiares e amigos (não raramente membros da família) e persistente perda de padrões de interação social são observados.

A descrição do DSM-III-R de luto não-complicado não superou a descrição clássica de Lindemann. O luto não-complicado é geralmente caracterizado por um quadro sintomático de depressão maior, e a síndrome é reconhecida pelo idoso como normal para a ocasião, não interferindo seriamente com a função necessária. O DSM-IV designa a categoria de luto não-complicado para virtualmente todos os sintomas de depressão vivenciados durante os primeiros dois meses depois da perda, com a possível exceção de sentimentos extremos de desvalia ou ideação suicida ativa; qualquer pessoa que preencha todo o quadro clínico de depressão maior por dois meses ou mais a partir da morte apresenta um transtorno depressivo maior que merece tratamento (*American Psychiatric Association*, 1994). Para discussão posterior sobre luto veja Capítulo 17 "Luto e Transtornos de Ajustamento".

Transtorno de Ajustamento com Humor Depressivo

Entre as apresentações comuns de depressão na velhice está o aparecimento de humor depressivo e expressões de desesperança como uma reação a um estressor identificável. A categoria do DSM-III-R de transtorno de ajustamento com humor depressivo é reservada para aqueles indivíduos que apresentam uma reação mal-adaptada a um estressor identificável, sendo que a relação da síndrome com o evento estressante está clara. Os fatores de estresse para idosos incluem fatos da vida, como problemas conjugais, dificuldade com os filhos, perda de um papel social e uma mudança impensada de residência. A aposentadoria geralmente não é uma fonte de estresse excessivo para o idoso. Conseqüentemente, o início de uma sintomatologia depressiva significativa e a diminuição das atividades depois da aposentadoria podem indicar um verdadeiro transtorno de ajustamento. Entretanto, muito mais freqüente é o desenvolvimento de sintomatologia depressiva secundária à doença física. Quando um episódio de depressão acompanha uma doença física e excede dramaticamente o nível de sintomas esperados, então pode ser feito o diagnóstico de transtorno de ajustamento.

Síndrome Afetiva Orgânica

A categoria depressiva final de relevância é a síndrome afetiva orgânica (no DSM-IV chamada de "transtorno afetivo devido a uma condição médica geral" ou "transtorno de humor induzido por substâncias"). O padrão essencial dessa síndrome é um distúrbio do humor que se assemelha a episódio depressivo maior devido a um fator orgânico específico. Os fatores tóxicos mais comuns que causam sintomas depressivos em idosos são as medicações. Os agentes freqüentemente prescritos para idosos que podem precipitar sintomas depressivos incluem beta-bloqueadores, benzodiazepinas, clonidina, reserpina, metildopa e mesmo antidepressivos tricíclicos. A retirada desses agentes produz uma sensível melhora dos sintomas, embora o paciente e o clínico possam não associar essas medicações ao início dos sintomas. O prejuízo cognitivo leve é com freqüência observado junto com a mudança do humor. Medo, ansiedade, irritabilidade e preocupações somáticas excessivas também podem acompanhar os sintomas depressivos. Os transtornos metabólicos induzem sintomas depressivos apreciáveis, e esses são adequadamente classificados no DSM-III-R sob a categoria de síndrome afetiva orgânica. Por exemplo, sabe-se que o hipertireoidismo e o hipotireoidismo são associados a padrões depressivos. Esses transtornos são incluídos abaixo, na discussão sobre doenças físicas que podem contribuir para um episódio depressivo.

Depressão e Doença Clínica

Foi documentado que os transtornos depressivos estão associados a uma série de doenças físicas, incluindo doença cardiovascular (Dovenmuehle e Verwoerdt, 1962), distúrbios endócrinos (Relkin, 1969), doença de Parkinson (Mayeux *et al.*, 1986), AVC (Robinson *et al.*, 1990), diabete (Lustman *et al.*, 1988), câncer (Massie e Holland, 1990), dor crônica (Krishnan *et al.*, 1985), síndrome da fadiga crônica (Kruesi *et al.*, 1989) e fibromialgia (Hudson *et al.*, 1985). Como observado anteriormente, os sintomas e os transtornos depressivos são achados comuns em supervisões de pacientes internados por condição médica geral (Koenig *et al.*, 1988a, 1991; Schwab *et al.*, 1965). A controvérsia permanece sobre até que ponto a doença clínica aguda ou crônica causa depressão devido a efeitos fisiológicos diretos no cérebro ou devido a uma reação psicológica à incapacidade e a outras alterações na vida evocadas por essas doenças (Koenig, 1991).

A associação entre depressão e *hipotireoidismo* foi bem estabelecida. Embora os sintomas de mixedema profundamente ameaçadores à vida — estupor ou coma — raramente faltem no diagnóstico, sintomas e sinais menos severos são comuns no envelhecimento normal e na depressão maior. Esses incluem constipação, intolerância ao frio, retardo psicomotor, menor tolerância ao exercício e alterações cognitivas, bem como afeto depressivo. A avaliação laboratorial irá geralmente revelar concentração sérica de uma tiroxina diminuída e de TSH elevado. Quando esse achado laboratorial é identificado, a intervenção sobre a alteração tireoideana deve preceder a intervenção sobre o afeto depressivo.

Os sintomas depressivos também foram associados ao desenvolvimento e à evolução de *câncer*. No início da medicina moderna, Guy (1975) publicou sua opinião de que as mulheres com melancolia tinham mais tendência a desenvolver câncer de mama. Whitlock e Siskind (1979) estudaram 39 homens e 90 mulheres de 40 anos ou mais que tinham diagnóstico primário de depressão. As pessoas foram acompanhadas por 28 meses a quatro anos. Durante o período de acompanhamento, nove homens e nove mulheres morreram, seis de câncer — um número significativamente mais alto do que seria esperado. A depressão também pode resultar de um efeito direto de substâncias neuro-humorais liberadas do tumor sobre o cérebro (câncer pancreático) ou como uma reação ao diagnóstico de câncer e à morbidade que se segue.

Massie e Holland (1990) observaram que pelo menos 25% dos pacientes hospitalizados com câncer preenchem os critérios de transtorno depressivo maior ou transtorno de ajustamento com humor depressivo. Nesses pacientes, a função física está altamente correlacionada depressão. Em um estudo (Bukberg *et al.*, 1984) entre pacientes com um escore Karnofsky de 40 ou menos (a maior parte incapaz), quase 80% tinha depressão maior, enquanto entre os que apresentavam um escore de 60 ou mais (função moderada a boa) apenas 23% tinham depressão maior. Médias mais baixas de depressão são encontradas em pacientes ambulatoriais com câncer (5-13%) (Koenig e Blazer, 1992). Muitos estudos documentando altas médias de depressão em pacientes com câncer são controversos por envolverem com freqüência pacientes encaminhados para tratamento de câncer, que podem apresentar casos mais avançados ou complicados. Massie e Holland (1990) admitem, entretanto, que a depressão não é mais comum em pacientes com câncer que naqueles com outras doenças clínicas severas. Logo, certos mitos sobre depressão e câncer devem ser desfeitos: primeiro, o de que "todos os pacientes com câncer são deprimidos" e, segundo, que "os médicos não devem se incomodar em tratar a depressão, pois esses pacientes *devem* ser deprimidos". Entre idosos hospitalizados com câncer, pelo menos um estudo mostrou mortalidade substancialmente mais alta em pacientes com câncer com depressão maior comparados a pacientes com câncer e não-deprimidos (Koenig *et al.*, 1989).

Dovenmuehle e Verwoerdt (1962) verificaram que 64% de 62 pacientes com *doença cardíaca*, 41 dos quais com mais de 60 anos, desenvolveram sintomas depressivos de leves a severos. Mais recentemente, Schleifer e colaboradores (1989) conduziram entrevistas psiquiátricas estruturadas (Roteiro para Transtornos Afetivos e Esquizofrenia [SADS; Endicott e Spitzer, 1978]) em 283 pacientes (idade média de 64 anos) admitidos na unidade coronariana por infarto do miocárdio oito a 10 dias depois do infarto e novamente três a quatro meses mais tarde. Inicialmente, 45% preencheram os critérios diagnósticos de depressão maior ou menor, incluindo 18% com depressão maior. Aproximadamente 3-4 meses mais tarde, 33% dos pacientes continuaram a preencher os critérios de depressão, incluindo 77% dos que inicialmente haviam preenchido os critérios de depressão maior. Em outro estudo, Frasure-Smith e colaboradores (1993) acompanharam 22 pacientes por seis meses depois de infarto do miocárdio; a depressão era um fator preditivo de mortalidade significativo (média ao acaso 5,7; $P < 0,001$), mesmo depois de terem sido controlados outros fatores de risco relevantes.

O choque da doença física sobre a emoção pode ser mais direto. Estão surgindo evidências de que existe uma neurologia da depressão (Coffey, 1987). O hemisfério direito pode ser especializado unicamente na percepção, experiência e expressão da emoção. Foram observadas diferenças consistentes no comportamento emocional de indivíduos que sofreram de *acidente vascular cerebral* no hemisfério direito ou esquerdo. Um AVC no lado esquerdo pode estar associado a respostas depressivas ou mesmo catastróficas manifestadas por associação de disforia, episódios de choro, sentimentos de desespero, desesperança, raiva e autodepreciação (Gainotti, 1972; Robinson *et al.*, 1990; Sackheim *et al.*, 1982). Uma lesão do hemisfério cerebral direito é com mais freqüência seguida de uma resposta neutra ou indiferente — ou mesmo eufórica —, com negação dos déficits e desinibição social. Embora existam exceções aos achados desses estudos, o reconhecimento de que lesões seletivas do cérebro podem contribuir para síndromes específicas associadas intimamente aos transtornos depressivos implica, em alguns casos, mais uma anatomia da depressão do que anormalidades neuroquímicas generalizadas.

A depressão, com freqüência, acompanha a *doença de Parkinson*, com médias de prevalência variando entre 20-90%; Mayeux (1990) determinou uma média de 50% depois de rever registros médicos de 339 pacientes com a doença. A maior parte das pessoas mais velhas difere pouco quanto aos sintomas e sinais físicos de paralisia agitada observados em pessoas mais moças. Os maiores problemas encontrados no tratamento de idosos com doença de Parkinson são secundários tanto à sensibilidade indevida à medicação quanto ao estado emocional do paciente. O idoso com parkinsonismo pode ficar desorientado e agressivo e apresentar idéias de perseguição. Mais comumente, o idoso se isola socialmente e expressa desesperança e desamparo em relação ao futuro, além de considerável raiva das dificuldades no ajuste da dose da medicação (Carter, 1986). Movimento lento, fraqueza, rigidez e expressões faciais mascaradas e inexpressivas sugerem ao clínico um afeto depressivo associado à progressão da doença de Parkinson. Entretanto, o aparecimento de depressão pode ser mais severo que o indicado pelo afeto real. Os clínicos devem ser cuidadosos ao determinar a necessidade de intervenção farmacológica no paciente com doença de Parkinson.

Todavia, a depressão em pacientes com doença de Parkinson raramente desaparece espontaneamente, e muitos pacientes melhoram com o tratamento. Estudos recentes indicam que o metabolismo da serotonina pode estar afetado nesses pacientes (Mayeux, 1990). Não apenas ocorre uma profunda perda de neurônios contendo dopamina na substância *nigra*, como também ocorre perda celular nas vias da serotonina para as áreas límbica e diencefálica no núcleo da rafe dorsal. Outro trabalho mostrou um nível diminuído de metabólitos da serotonina (ácido 5-hidroxiendolacético [5-HIAA]) no fluido cerebroespinhal de alguns pacientes deprimidos com doença de Parkinson, embora esse achado seja controverso (Mayeux *et al.*, 1984). Além disso, o ECT mostrou produzir um alívio transitório tanto da depressão quanto dos sintomas motores em pacientes com doença de Parkinson. É provável que a etiologia da depressão nesses pacientes seja multifatorial, dependendo das características da personalidade pré-mórbida do paciente, da história de depressão, do grau de incapacidade funcional induzida pela doença e das alterações biológicas no cérebro que são induzidas pela doença de Parkinson.

A *deficiência de Vit. B_{12}* (*cobalamina*) por muito tempo esteve associada a sintomas depressivos. Em um estudo (Lindenbaum *et al.*, 1988) de 141 pacientes com anormalidades neuropsiquiátricas devido à deficiência de cobalamina, 28% não apresentavam anemia ou microcitose na avaliação inicial. Os padrões característicos da deficiência de cobalamina nesses pacientes incluíam uma série de sintomas neurológicos (perda neurossensorial, ataxia e perda de memória) bem como fraqueza, fadiga e sintomas depressivos. A maior parte desses pacientes tinha mais de 65 anos, e a distribuição entre homens e mulheres era igual. Apenas um paciente nesse estudo não respondeu a terapia com cobalamina com melhora em seus sintomas neuropsiquiátricos, incluindo humor depressivo. Bell e colaboradores (1991) compararam o nível do complexo vitamínico B na época da admissão no caso de 20 pacientes geriátricos e 16 adultos jovens não-alcoolistas com depressão maior. Vinte e oito por cento de todos esses indivíduos tinham deficiência de vit. B_{12} (riboflavina), B_6 (piridoxina) e/ou B_{12}. Nenhum apresentava deficiência de vitamina B_1 (tiamina) ou folato. Os pacientes com depressão psicótica apresentam níveis mais baixos de B_{12} que os pacientes com depressão não-psicótica.

A associação entre *dor crônica* e depressão foi feita por muitos anos (Bluer e Heilbronn, 1982; Kraemlinger *et al.*, 1983). A evidência dessa associação está baseada na freqüência aumentada de depressão entre pacientes com dor crônica, e freqüentes relatos de dor por pacientes deprimidos, juntamente com a alta concomitância de marcadores biológicos de depressão e marcadores de dor crônica. Krishnan e colaboradores (1985) descobriram que a maioria dos itens sobre uma escala de avaliação de depressão típica, como a Escala de Avaliação de Hamilton para Depressão (Hamilton, 1960), não discriminava pacientes com depressão maior daqueles com dor crônica lombar. Todavia, os itens discriminavam bem entre pacientes com ou sem depressão. France *et al.* (1984) estudaram um grupo de 42 pacientes com dor crônica numa tentativa de elucidar a relação entre dor crônica e depressão. Esses investigadores descobriram que 41% dos pacientes com depressão maior não suprimiram o cortisol em resposta à dexametasona e todos os pacientes com depressão maior tinham DST normal. Em geral, a dor crônica não se torna mais prevalente com a idade, mas muitas pessoas mais velhas sofrem de síndromes de dor crônica específica e severa, como a dor do câncer ou osteoartrite severa. O clínico deve distinguir o paciente com dor crônica do indivíduo com hipocondria (no qual a inter-relação com sintomas depressivos pode ser diferente).

Envelhecimento Normal

O diagnóstico diferencial da depressão na velhice deve incluir não apenas outros transtornos físicos e psiquiátricos, mas também as alterações do envelhecimento normal. Alguns investigadores associam humor depressivo a envelhecimento. Entretanto, a maior parte dos estudos longitudinais de depressão e satisfação na vida não valida essa suposição. Embora Busse e colaboradores (1954) tenham descoberto que indivíduos idosos tinham consciência da existência de períodos depressivos mais freqüentes e mais perturbadores que em períodos anteriores de suas vidas, apenas um pequeno número admitiu períodos prolongados e severos de depressão. Aproximadamente 85% dos indivíduos nesse estudo foi capaz de associar o início desses episódios depressivos a um estímulo específico. Os dados epidemiológicos (veja Capítulo 9) confirmam que a freqüência de depressão severa na velhice (depressão maior) é mais baixa que em estágios precoces do ciclo vital.

A satisfação na vida, o moral e o ajustamento não diminuíram num estudo longitudinal de quatro anos de uma coorte de idosos (Palmore e Kivett, 1977). Ao contrário, a satisfação na vida está associada à condição de saúde, condição sócio-econômica, participação social, renda e maneiras de viver (Thomae, 1980). A pouca satisfação na vida pode estar relacionada a sintomas depressivos, ainda que esses dois construtos devam ser considerados de forma independente. A depressão clínica severa pode ocorrer numa situação de satisfação com a vida e com a situação pessoal. Por outro lado, a insatisfação com a vida e a desmoralização podem se manifestar por auto-estima baixa, desesperança e desamparo, tristeza, pensamento confuso e assim por diante, e nunca progredir a ponto de a síndrome ser adequadamente descrita como preenchendo os critérios de transtorno psiquiátrico. Ao contrário, o desencorajamento e a insatisfação são típicos dos idosos que, como descrito por Frank (1973), "acham que não podem responder às solicitações feitas a eles pelo ambiente e não podem se libertar de sua condição" (p. 312).

As alterações biológicas normais do envelhecimento também podem interagir com a sintomatologia depressiva. Pessoas mais velhas, por exemplo, passam mais tempo deitadas na cama à noite sem conseguir dormir ou tentando adormecer, e conseqüentemente queixam-se da perda do sono. Sabe-se que a latência do sono do movimento rápido dos olhos (REM), um marcador que foi associado à depressão (veja "Transtorno Primário do Sono", abaixo), diminui levemente ao longo da vida em ambos os sexos (Dement *et al.,* 1982). As pessoas idosas notoriamente queixam-se de pouco apetite e reduzida ingestão alimentar. Munro (1981) descobriu que a ingestão calórica diminui com a idade. A pouca dentição também pode contribuir para a diminuição da ingestão alimentar. A intensidade do paladar diminui com o aumento da idade (Schiffman, 1979). Letargia é outra queixa comum dos idosos.

Transtornos Mentais Orgânicos

Entre os transtornos psiquiátricos, o problema mais comum no diagnóstico diferencial de depressão é apresentado pelos transtornos mentais orgânicos. A pseudodemência é uma síndrome na qual a demência é imitada ou caricaturada por uma doença psiquiátrica funcional, mais comumente depressão (Wells, 1979). Os pacientes com pseudodemência respondem ao exame do estado mental de forma semelhante aos que apresentam doença cerebral degenerativa verdadeira. Embora a condição não seja rara entre os idosos, Kiloh (1961) relembrou aos clínicos que o termo pseudodemência é "puramente descritivo e não tem peso diagnóstico", e os pacientes com pseudodemência correm o risco de diagnóstico inadequado e negligência terapêutica. Wells (1979) distinguiu a depressão apresentada como pseudodemência da demência verdadeira pelo rápido início dos problemas cognitivos na depressão, duração relativamente curta dos sintomas, humor depressivo consistente associado a dificuldades cognitivas, além de uma tendência entre pacientes deprimidos de salientar as incapacidades como opostas à ocultação (ou tentativa de ocultação) das mesmas. O idoso deprimido geralmente responde com "Eu não sei" às perguntas do exame do estado mental, enquanto o idoso demenciado tem maior probabilidade de tentar respostas ou tentar desviar das perguntas. O prejuízo cognitivo na depressão varia de um exame a outro, enquanto o prejuízo cognitivo na demência é relativamente estável.

Entretanto, é de grande importância clínica a freqüente sobreposição de sintomas depressivos e sintomas de transtorno mental orgânico. Grinker e colaboradores (1961) observaram prejuízo da memória recente em 21%, e memória remota pobre em 14% das pessoas de todas as idades com transtornos depressivos que foram estudadas. Reifler e colaboradores (1982) estudaram 88 pacientes ambulatoriais idosos com prejuízo cognitivo e descobriram que a depressão estava superposta à demência em 17 (19%). Os pacientes com maior prejuízo cognitivo apresentaram menos sintomas de depressão. Quando tratados com antidepressivo, os pacientes responderam com remissão dos sintomas depressivos, e ainda assim a disfunção cognitiva persistiu. Da mesma forma, Alexopoulos e colaboradores (1993) acompanharam 22 pacientes idosos deprimidos com "demência reversível" e 34 idosos deprimidos sem demência por uma média de 34 meses depois do tratamento; a demência irreversível desenvolveu-se significativamente com mais freqüência nos grupos depressivos com demência reversível (43%) do que no grupo com depressão isolado (12%). Esses pesquisadores concluíram que a depressão e uma demência reversível nos pacientes idosos freqüentemente indicam a presença de uma doença demencial precoce.

O trabalho feito especificamente com pacientes com doença de Alzheimer mostrou um diagnóstico concomitante de depressão maior em 20-30% (Reifler *et al.*, 1986). Tanto os pacientes com Alzheimer deprimidos quanto os não-deprimidos foram tratados com a imiprimina (antidepressivo anticolinérgico relativamente potente); os pacientes melhoraram estando ou não no grupo de tratamento, e a função cognitiva não diminuiu (Reifler *et al.*, 1989). Greenwald e colaboradores (1989) relataram que o tratamento dos pacientes idosos deprimidos demenciados e não-demenciados resultou numa melhora tanto da depressão quanto do prejuízo cognitivo.

Entretanto, os problemas diagnósticos podem ser mais complexos. Especificamente, pode haver alterações cerebrais reais na depressão que contribuem para as síndromes semelhantes à demência vista em alguns idosos reprimidos (Thielman e Blazer, 1986). Entretanto, na presença de sintomas depressivos significativos, os idosos podem espontaneamente não se queixarem de dificuldade de memória e concentração de forma mais freqüente que as pessoas em fases mais precoces do ciclo vital, eles realmente têm mais dificuldade na realização do exame do estado mental (Blazer *et al.*, 1986).

Esquizofrenia

Considerando-se a propensão dos idosos de apresentarem mais padrões psicóticos durante um episódio de depressão maior, o aparecimento de uma psicose explícita com pensamento delirante sugere para muitos clínicos o início de um episódio depressivo maior. Entretanto, a descoberta de ideação e delírios paranóides pode ser uma evidência de um transtorno esquizofrênico na velhice. Pacientes idosos com sintomas semelhantes à esquizofrenia geralmente não ficam profundamente demenciados. Ao contrário, eles ficam estressados e focam todas as suas dificuldades sobre um ambiente percebido como hostil. Embora os familiares ou os médicos fiquem com freqüência surpresos ao descobrir esses sintomas, a ideação paranóide e o pensamento delirante numa doença semelhante à esquizofrenia raramente iniciam-se de forma súbita, mas, ao contrário, têm uma evolução gradual. Um questionário sobre a história do transtorno revela isolamento gradual, comentários bizarros e com freqüência preparações elaboradas para a garantia de segurança (como múltiplas chaves nas portas, barras nas janelas ou estoque de alimentos). A fonte de ameaça gradualmente passa de fora para dentro, como uma percepção de estar sendo sexualmente molestado, e os idosos paranóides raramente apresentam um sentimento de auto-estima empobrecida.

Transtorno Primário do Sono

Os problemas idiopáticos do sono são com freqüência acompanhados por sintomas depressivos. As alterações normais do sono que imitam os problemas depressivos do sono foram revisadas previamente. Uma série de transtornos do sono também contribui para sintomas que simulam a depressão maior. A síndrome da fase retardada ou avançada do sono — ou seja, a mudança do ciclo normal do sono para mais tarde ou mais cedo à noite — é o mais perturbador para as pessoas mais velhas que anteriormente viam seu sono como um dom habitual. O idoso que, devido ao enfado ou outras condições, inicia um sono noturno às 20 ou 21 horas, irá acordar às 2 ou 3 horas da manhã, e então queixa-se de "despertar precoce pela manhã". Além disso, a ansiedade inerente ao despertar num quarto escuro sem atividades exacerba o desconforto associado com uma síndrome da fase do sono.

A síndrome da apnéia do sono, que é mais comum com o envelhecimento, pode não ser reconhecida pelo idoso (especialmente se ele mora só; um cônjuge não consegue passar muitas noites com um idoso apnéico sem perceber que algo está anormal em relação ao padrão de sono). Entretanto, o idoso que sofre de apnéia do sono tipicamente irá somente queixar-se de letargia e preocupações vagas com respeito ao sono, incluindo sono excessivo.

Hipocondria

A hipocondria com freqüência confunde o diagnóstico diferencial do idoso deprimido. Embora o idoso hipocondríaco possa vivenciar um humor depressivo, o padrão essencial da hipocondria é uma interpretação irreal de sinais físicos ou sensações como anormais, o que, por sua vez, leva a uma preocupação com o medo ou crença de sofrer de uma doença séria (*American Psychiatric Association*, 1980). Uma série de investigadores relatou que "os sintomas de hipocondria" são elevados entre os pacientes idosos deprimidos. De Alarcon (1964) verificou que de 152 pacientes com depressão, 65% dos homens e 62% das mulheres relataram sintomas hipocondríacos concomitantes, o mais comum sendo a constipação. Todavia, deve-se ter cuidado quando se atribuem supostas queixas hipocondríacas à depressão em idosos com doença clínica. O trabalho recente sugere que entre os pacientes com doença médica, hospitalizados, as queixas hipocondríacas e somáticas são igualmente comuns entre os jovens deprimidos e os pacientes idosos deprimidos quando a severidade da doença clínica é controlada (Koenig *et al.*, 1993).

A concomitância de sintomas depressivos e hipocondríacos pode aumentar o risco de suicídio. No estudo de Alarcon (1964), 24,8% dos indivíduos com sintomas hipocondríacos tentaram o suicídio, dos quais apenas 7,3% tiveram sucesso. A hipocondria como um transtorno difere dos sintomas hipocondríacos. A verdadeira hipocondria geralmente pode ser distinguida da depressão pela duração do episódio (a hipocondria geralmente persiste a partir da meia-idade); pelo grau no qual o paciente sofre dos sintomas (o deprimido parece sofrer mais) e pelo caráter cíclico dos sintomas (atípico da hipocondria e típico de depressão). O idoso endogenamente deprimido com muitas queixas somáticas irá geralmente tolerar medicações antidepressivas tão bem quanto outros idosos, enquanto o paciente hipocondríaco geralmente não tolera uma medicação antidepressiva devido aos efeitos colaterais (Blazer, 1984).

Ansiedade

A diferenciação entre depressão e síndromes primárias de ansiedade como o transtorno de ansiedade generalizada e o transtorno de ajustamento com humor ansioso é difícil devido à coexistência freqüente da ansiedade na depressão na velhice. Blazer e colaboradores (1989) determinaram que a ansiedade no início da manhã foi um sintoma de aproximadamente 1/3 dos idosos e pacientes de meia-idade supervisionados entre 12 e 24 meses depois da admissão psiquiátrica por depressão. A ansiedade é um sintoma comum em pessoas com doença clínica, especialmente câncer (Derogatis *et al.*, 1983). A ansiedade como um transtorno primário pode geralmente ser distinguida da depressão primária pelo tempo de evolução do sintoma inicial – a ansiedade precede os sintomas depressivos. Além disso, o paciente com ansiedade geralmente tem um humor menos depressivo e mais tensão motora, hiperatividade autonômica, sentimentos de apreensão ou preocupação e hipervigilância.

Alcoolismo

O alcoolismo tem seu pico na meia-idade e torna-se menos freqüente na velhice; todavia, 3 a 10% das pessoas idosas preenchem os critérios para o diagnóstico de abuso de álcool ou dependência. Os sintomas de alcoolismo podem simular depressão, inclusive em termos de alterações cognitivas, distúrbios do sono, fadiga crônica, perda de peso e pensamentos suicidas. O abuso ou a dependência do álcool pode também coexistir com a depressão, e muitos idosos com início tardio do alcoolismo podem, na realidade, utilizar o álcool como uma forma de automedicação de seus sintomas depressivos. Entretanto, um diagnóstico de depressão num paciente alcoólico não deve ser feito antes do paciente ficar sóbrio por pelo menos duas semanas, pois a abstinência pelo álcool pode incluir disforia e outros sintomas depressivos.

Elaboração Diagnóstica do Adulto Idoso Deprimido

De especial importância na avaliação do idoso deprimido são: a avaliação da duração do episódio depressivo atual; a história dos episódios anteriores; a história de abuso de drogas e álcool; a resposta a intervenções terapêuticas prévias na doença depressiva; a história familiar de depressão, suicídio e/ou abuso de álcool, e até que ponto o idoso parece estar sofrendo pelos sintomas depressivos. É essencial a identificação de alguns indicadores de risco de suicídio, pois o risco de suicídio pode determinar o tipo de tratamento. O exame físico deve incluir completo exame neurológico para detectar a presença de leves sinais neurológicos (p. ex., sinais de liberação frontal) ou lateralidade. Perda de peso e retardo psicomotor no idoso deprimido podem levar, em alguns indivíduos, a uma paralisia perineal, documentada por eletromiografia e anormalidades da condução nervosa (Massey e Bullock, 1978).

Pelo fato de o adulto idoso ocupar-se menos com atividades físicas e conseqüentemente tender a ser sedentário, o nervo perineal está sujeito à trauma crônico.

A avaliação laboratorial do idoso deprimido deve incluir uma avaliação da tireóide (triiodotironina, tiroxina e captação de iodo radioativo) e dosagem de TSH. Se for utilizado um teste supersensível, os níveis de TSH podem ser confiáveis tanto para a detecção de hipotireoidismo quanto de hipertireoidismo. Os valores de TSH entre 5 e 10µU/mL são sugestivos de hipotireoidismo e aqueles acima de 10µU/mL apresentam um diagnóstico aproximado de hipotireoidismo. Os valores de TSH abaixo de 1,0µU/mL, e especialmente abaixo de 0,5µU/mL são sugestivos de hipertireoidismo.

Uma avaliação sangüínea possibilita ao clínico detectar a presença de anemia. Geralmente a avaliação do tamanho das células vermelhas e anormalidades do esfregaço possibilitam o reconhecimento de um prejuízo potencial de vitamina B_{12} ou folato. Embora a doença demencial seja o resultado mais evidente de deficiência de vitamina B_{12}, podem também surgir sintomas depressivos.

O uso de avaliação psicológica pode ajudar o clínico na distinção entre déficits cognitivos temporários e permanentes, bem como na identificação de lateralidade potencial de anormalidades cognitivas. Todavia, em meio a uma doença depressiva severa, a avaliação psicológica pode ter menos valor. Conseqüentemente, é importante avaliar o momento adequado para a realização da avaliação psicológica para maximizar o valor dos resultados dos testes na tomada de decisão clínica.

A avaliação laboratorial da depressão entrou em uma nova era nas décadas de 1980 e 1990. Os transtornos depressivos que anteriormente eram identificados exclusivamente por sinais e sintomas clínicos podem hoje ser identificados por uma combinação desses sinais e sintomas e pelos chamados marcadores biológicos. Embora nenhum teste laboratorial verdadeiro esteja disponível para o diagnóstico de depressão maior (ou mesmo para os subtipos de depressão maior), o uso do laboratório pelos clínicos e pelos investigadores clínicos aumentou sensivelmente.

O mais utilizado, e o tópico da maioria dos debates desses testes laboratoriais, é o DST. Com base no reconhecimento da hiperatividade do eixo HPA em pacientes com transtornos depressivos, Carrol e colaboradores (1981) sugeriram um DST modificado como auxílio diagnóstico na depressão endógena ou melancolia. É administrado 1mg de dexametasona às 23 horas. No dia seguinte, amostras de sangue para a determinação do cortisol plasmático são obtidas às 16 e às 23 horas. Para pacientes ambulatoriais, apenas é retirada a amostra das 16 horas. Uma concentração plasmática aumentada de cortisol em ambas as amostras sangüíneas significa um resultado anormal ou positivo. A supressão na maior parte dos laboratórios para a concentração plasmática de cortisol normal depois da administração de dexametasona é de 5µU/mL com ensaios competitivos de ligação de proteína. No estudo original de Carroll e colaboradores o teste foi aproximadamente 50% sensível, e mais de 90% específico para depressão endógena. Desde a introdução inicial do DST, muitos investigadores repetiram esses resultados. Entretanto, dois fatores que surgiram dessas investigações merecem atenção. Primeiro, o DST pode não ser tão específico como originalmente acreditava-se, considerando-se que as pessoas com outros transtornos psiquiátricos também apresentam um DST positivo. Além disso, uma série de condições pode contribuir para resultados falso-positivos, como doença física (doença de Cushing, diabete melito, gravidez), medicações (barbitúricos, meprobamato, fenitoína), baixo peso corporal, perda de peso contínua (que freqüentemente acompanha a doença depressiva) e doenças infecciosas agudas com febre e desidratação.

O DST foi amplamente estudado nas populações de idosos. Magni e colaboradores (1986) encontraram uma sensibilidade de 73% de transtorno depressivo maior entre idosos deprimidos hospitalizados, com apenas 11% de indivíduos-controle e 11% de pessoas com transtorno distímico com DST anormal. Jenike e Albert (1984) verificaram que entre as pessoas com prejuízo cognitivo leve secundário à doença de Alzheimer, o DST foi útil para a distinção entre pacientes não-deprimidos e deprimidos. Entretanto, quando incluíram as pessoas com demência mais severa, o DST foi menos específico. Tourigny-Rivard e colaboradores (1981) não consideraram que a idade avançada afetasse o DST noturno em pacientes adultos normais, e eles conseqüentemente sugeriram que o teste seria igualmente útil para os jovens e idosos. Entretanto, geralmente, os investigadores acreditam que a não-supressão após a dexametasona aumenta gradualmente com a idade, e a utilidade do DST provavelmente diminui com a idade, especialmente em pessoas acima dos 75 anos.

Um segundo marcador biológico que recebeu crescente atenção é o uso do eletroencefalograma do sono (EEG) para identificar a depressão. Geralmente, são registradas duas noites de sono depois dos pacientes terem ficado 14 dias sem medicação, e os dados principais das duas noites são utilizados para o estudo. A densidade e a latência do sono REM foram ambas propostas como mascadores potenciais da depressão (Kupfer *et al.*, 1978). Comparados a indivíduos-controle, os pacientes endogenamente deprimidos parecem apresentar crescente descontinuidade do sono (ou seja, ruptura da arquitetura do sono); redução das ondas lentas (estágios 3 e 4), diminuição da latência do REM (o tempo entre o início do sono e o primeiro período REM) e aumento da densidade REM (a razão entre a soma de movimentos dos olhos e a extensão de tempo do sono REM). Essas tendências no EEG do sono que parecem marcar a depressão endógena, descritas acima, são tendências que com freqüência acompanham o processo de envelhecimento normal. Entretanto, o uso associado do traçado do EEG do sono e outros marcadores pode ajudar a aumentar a probabilidade de identificação dos transtornos depressivos de origem mais biológica.

Nos últimos anos, a atenção foi dirigida para a densidade da ligação plaquetária de imipramina tritiada como um marcador da doença depressiva. Uma série de relatos sugeriu que a densidade máxima ($B_{máx}$) dos sítios de ligação plaquetária de imipramina está diminuída em indivíduos com transtorno afetivo bipolar não-medicados (Asarch *et al.*, 1981; Briley *et al.*, 1980). Em contraste com o DST, que está associado à especificidade diminuída com o envelhecimento, a ligação de imipramina tritiada pode na realidade ser um teste para depressão endógena mais específico para os idosos que para os indivíduos-controle jovens (Knight *et al.*, 1986; Schneider *et al.*, 1985). No estudo de Knight e colaboradores, nos quais indivíduos entre as idades de 35 e 50 anos foram comparados com indivíduos com 60 anos de idade ou mais, o número de imipramina tritiada ligada a plaquetas foi reduzido em pacientes com depressão maior. A ligação da imipramina foi particularmente bem correlacionada com depressão em pacientes idosos, permanecendo normal em indivíduos com outros transtornos neuropsiquiátricos como a doença de Alzheimer e a esquizofrenia.

Outro marcador que foi associado à depressão ao longo do ciclo da vida é a atividade plaquetária da monoaminoxidase. Num estudo de Schneider e colaboradores (1986), descobriu-se que a atividade plaquetária da monoaminoxidase era significativamente maior nas mulheres idosas deprimidas que nos indivíduos-controle comparáveis em sexo e idade. Não havia relação significativa entre a atividade da monoaminoxidase e a duração do episódio depressivo atual, a duração da doença ao longo da vida ou a história familiar.

Outro marcador potencial de depressão biológica são os adreno-receptores-alfa$_2$ plaquetários. Esse marcador também pode ter seu valor no estudo da depressão na velhice, na medida em que não se sabe se a capacidade de ligação ou a afinidade dos adreno-receptores-alfa$_2$ plaquetários tem correlação específica com a idade (Buckley *et al.*, 1986).

Um marcador mais amplamente estudado que pode ter não apenas implicações diagnósticas, mas também terapêuticas é a resposta embotada do TSH ao TRH. O TRH estimula a liberação de TSH da glândula pituitária anterior. O teste de TRH — a medida da concentração sérica de TSH depois da administração de TRH — tornou-se um teste-padrão em endocrinologia. A administração de TRH sintético estimula a pituitária anterior a responder. A resposta diferencial no TSH sérico pode caracterizar os transtornos do eixo HPA. Embora o TSH embotado não seja específico da depressão, uma série de estudos demonstrou que o TSH está embotado em pacientes com depressão (Gregoire *et al.*, 1977; Loosen e Prange, 1982). Entretanto, sabe-se que a idade avançada está associada à resposta embotada do TSH ao TRH (Snyder e Utiger, 1972). Devido a essa anormalidade, suplemento tireoideano foi prescrito a pessoas deprimidas, com ocasional resposta benéfica. Por exemplo, liotironina sódica, 25g/dia, pode aumentar os efeitos terapêuticos dos antidepressivos tricíclicos tradicionais. Esse aumento pode ser válido no tratamento de alguns idosos, já que o hipotireoidismo subclínico ocasionalmente contribui para depressão em idosos. Entretanto, o primeiro passo é uma elaboração mais completa e o uso de agentes tireoideanos isoladamente para determinar se os sintomas depressivos são determinados apenas por hipotireoidismo.

Dada a emergência de uma listagem sempre crescente de possíveis marcadores — alguns a serem investigados posteriormente, alguns ainda a serem descobertos e alguns que serão retirados da lista por não serem úteis para propósitos clínicos —, qual é a melhor forma para o clínico de integrar esses marcadores a prática clínica? Primeiro, os clínicos devem reconhecer que a utilidade primária desses marcadores é de investigar a contribuição biológica dos transtornos depressivos na velhice. Nenhuma destas anormalidades bioquímicas, neuroendocrinológicas ou circadianas qualifica-se como um teste biológico para um transtorno psiquiátrico no momento. Elas podem nunca alcançar essa condição pelo fato de a etiologia da depressão na velhice ser multideterminada, sem evidência clara de que um desencadeante seja necessário para que surjam os sintomas. Todavia, esses marcadores podem ser considerados análogos aos sintomas, no sentido de poderem ser incluídos nos dados coletados para aumentar a probabilidade de delineamento de uma entidade psicopatológica real que possa ser efetivamente diagnosticada e tratada, cujo resultado possa ser previsto.

Tratamento

O tratamento da depressão na velhice tem quatro abordagens: psicoterapia, farmacoterapia, ECT e terapia de família. Pelo fato de a farmacoterapia ser abordada em detalhes no Capítulo 20 ("Tratamento Farmacológico do Idoso"), enfatizamos aqui as outras três abordagens de tratamento.

Psicoterapia

A terapia cognitivo-comportamental é a única forma de psicoterapia especificamente determinada para o tratamento da depressão (Beck *et al.*, 1979). Mesmo técnicas mais recentes de terapia interpessoal (Klerman *et al.*, 1984) têm primariamente uma orientação cognitivo-comportamental para melhorar as relações interpessoais. A vantagem da terapia cognitivo-comportamental no tratamento de idosos é o fato de ser diretiva e de tempo limitado, geralmente sendo necessárias de 10 a 25 sessões até seu término. A terapia cognitivo-comportamental foi estudada especificamente nos idosos (Gallagher e Thompson, 1982; Steuer *et al.*, 1984).

O objetivo das terapias cognitiva e comportamental é a mudança do comportamento e das formas de pensamento. Essa mudança é conseguida por meio de intervenções comportamentais como esquemas de atividades semanais, registros de controle e prazer e atribuições de tarefas graduais. As abordagens cognitivas para a reestruturação de cognições negativas ou pensamentos automáticos incluem testes de realidade empírica dessas cognições, exame de distorções (como as excessivas generalizações, pensamentos catastrófico e dicotômico), além de dar origem a novas formas de a pessoa ver a vida (Steuer *et al.*, 1984). Os pacientes deprimidos tipicamente vêem a si mesmos e ao presente e futuro de forma idiossincrásica ou negativa. Esses pacientes acreditam que são inadequados ou que possuem defeitos, acreditam que experiências desagradáveis são causadas por um problema deles mesmos e que, conseqüentemente, eles não têm valor, esperança ou apoio de outros. Essa tríade cognitiva leva o idoso a acreditar que ele possui uma depressão interminável e que nada de agradável irá ocorrer novamente. O modelo cognitivo pressupõe que esses sintomas de depressão são conseqüências de padrões negativos de pensamento.

Thompson e colaboradores (1987) encaminharam ao acaso 91 pacientes com depressão maior para terapia cognitiva, terapia comportamental ou terapia dinâmica breve (um tratamento que enfatiza a importância da relação paciente/terapeuta e aspectos reais de colaboração da aliança terapêutica). Os pacientes de cada grupo fizeram de 16 a 20 sessões de terapia com clínicos especializados; 20 pacientes adicionais foram encaminhados a um grupo-controle de lista de espera. No final de seis semanas, 52% dos pacientes em terapia apresentavam completa remissão e 18% apresentavam uma melhora significativa.

Os resultados de estudos empíricos (incluindo o trabalho de Gallagher e Thompson, 1982; Thompson *et al.*, 1987; Steuer *et al.*, 1984) sugerem que, comparados a indivíduos-controle, os que fazem psicoterapia apresentam melhora aumentada. Não só a percentagem de idosos que respondem a esses tratamentos compara-se favoravelmente com a amostra de mais jovens, mas o grau de melhora parece igual ao obtido com medicações, especialmente com formas mais leves de depressão. Pelo fato de a terapia com drogas não ser adequada para alguns idosos, a terapia cognitiva, comportamental ou a psicoterapia dinâmica breve oferecem alternativas viáveis. Além disso, a evidência sugere que o benefício a longo prazo da terapia cognitivo-comportamental pode ser maior que o obtido com medicações, especialmente se as medicações são interrompidas durante o primeiro ano de tratamento.

Os idosos com depressão menor ou transtornos de ajustamento, ou os que apresentam disforia devido a perdas de diferentes tipos, com freqüência necessitam de formas menos intensivas de psicoterapia. A escuta ativa e o simples apoio podem ser suficientes para ajudar adultos estressados a lidarem melhor com sua situação. Pelo fato de a religião ser um fator importante na vida de muitos idosos, o encaminhamento a um conselheiro pastoral pode ser particularmente útil e aceitável (Koenig, 1993).

Farmacoterapia

Os antidepressivos tricíclicos permanecem sendo os agentes de escolha para pacientes com as formas mais severas de depressão maior. Ainda são preferidas as medicações eficazes e relativamente livres de efeitos colaterais (especialmente efeitos cardiovasculares). A nortriptilina e a desipramina tornaram-se as medicações mais populares nos últimos anos para o tratamento de idosos com depressão maior endógena ou melancólica, e a doxapina permanece a favorita entre muitos profissionais. Recomenda-se que todos os pacientes idosos façam um eletrocardiograma (ECG) antes do início do tratamento e o repitam depois de terem sido alcançados os níveis séricos terapêuticos da droga. O tratamento com antidepressivos tricíclicos não deve ser iniciado – ou deve ser interrompido em pacientes que estiverem tomando essas medicações – se o ECG apresentar um bloqueio de segundo grau ou mais alto, um bloqueio de ramo bifascicular, um bloqueio de ramo esquerdo ou um intervalo QTc maior que 480 milissegundos.

Embora a experiência com antidepressivos novos, como os inibidores seletivos da recaptação de serotonina (SSRIs) e o bupropion, seja relativamente limitada em pacientes idosos (especialmente nos com doença clínica concomitante), tais agentes estão rapidamente se tornando a primeira escolha para formas de depressão leves a moderadas. A ausência de efeitos colaterais anticolinérgicos, ortostáticos e cardíacos, a ausência de sedação e a segurança em casos de *overdose* que apresentam são importantes vantagens para o uso no idoso. Todavia, para um número significativo de idosos, os novos antidepressivos provocam outros efeitos inaceitáveis, como excessiva atividade e distúrbio do sono, tremor, cefaléia, efeitos colaterais gastrintestinais significativos e perda de peso.

A dose de medicação antidepressiva para as pessoas idosas depende de cada caso, mas geralmente é menor que a utilizada para pessoas na meia-idade. Por exemplo, 25 a 50mg de nortriptilina oral ao deitar ou 25mg de desipramina oral duas vezes ao dia são com freqüência adequadas para o alívio de sintomas depressivos. Os níveis plasmáticos das medicações pode ajudar na determinação da dose: os níveis de nortriptilina entre 50 e 150ng/mL e os níveis de desipramina maiores que 125ng/mL são terapêuticos. Também são terapêuticos em alguns pacientes – com a vantagem de evitar muitos efeitos colaterais que devem ser sentidos com doses mais altas – as doses de fluoxetina de 5mg em dias alternados; sertralina 50mg/dia; paroxetina 10mg/dia ou bupropion 75mg duas vezes ao dia.

A trazodona é uma alternativa em pacientes que não toleram os tricíclicos ou um dos novos antidepressivos. A trazodona tem vantagens sobre os antidepressivos tricíclicos no sentido de ser totalmente livre de efeitos anticolinérgicos e sobre os novos antidepressivos devido a seus fortes efeitos sedativos. Todavia, a droga não é isenta de efeitos colaterais, incluindo excessiva sedação diurna, priapismo (ocasionalmente) e significativa hipotensão ortostática. Os inibidores da monoaminoxidase (IMAOs) oferecem outra alternativa em relação aos tricíclicos e novos antidepressivos. Se forem considerados os IMAOs quando surge a intolerância aos efeitos colaterais de outros antidepressivos, deve ser observado que idosos geralmente não apresentam melhor tolerância aos IMAOs. Se for iniciada uma terapia com IMAO depois do uso de um SSRI, deve ser feito um intervalo de pelo menos duas semanas (para a fluoxetina duas a quatro semanas) depois da interrupção do SSRI antes do início do IMAO para evitar uma síndrome serotoninérgica. Se a depressão de um paciente é severa e considerado o uso de ECT, o uso de IMAO também prevê a realização da ECT até 10 dias a duas semanas depois da interrupção da droga. Esse retardo pode impedir o manejo clínico eficaz do paciente idoso suicida.

Alguns clínicos prescrevem baixas doses de medicações estimulantes pela manhã, como 5mg de metilfenidato para melhorar o humor do idoso apático. A eficácia dos estimulantes não foi conclusivamente demonstrada. Todavia, esses agentes são geralmente seguros em baixas doses, e raramente o clínico encontra um idoso com propensão ao abuso de estimulantes e de tornar-se adicto quando tais drogas são dadas em dose única diária.

Para maiores detalhes com relação ao tratamento do adulto idoso com agentes psicofarmacológicos, ver Capítulo 20.

Eletroconvulsoterapia (ECT)

A ECT continua sendo a forma mais eficaz de tratamento de pacientes com episódios depressivos maiores mais severos (Scovern e Kilmann, 1980). A indução de uma convulsão parece ser o fator eficaz na reversão da depressão maior. A ECT foi pela primeira vez utilizado como tratamento em 1938, mas ele nunca mais foi tão utilizado quanto logo depois de sua criação (Weiner, 1982). Apesar de sua eficácia, a ECT não é o tratamento de primeira escolha para um paciente com depressão maior e deve ser prescrito apenas no caso de outras modalidades de tratamento terem sido ineficazes. A ECT se mostrou eficaz em indivíduos selecionados, primariamente aqueles sofrendo de depressão maior com melancolia, e em especial aqueles apresentando depressão maior com sintomas psicóticos associados à agitação ou ao isolamento. Muitos pacientes idosos com essas síndromes não respondem à medicação antidepressiva ou apresentam toxicidade (geralmente hipotensão postural) quando fazem uso de antidepressivos. A presença de comportamento autodestrutivo, tal como tentativas de suicídio ou recusa de alimentar-se aumenta a necessidade de intervenção eficaz; nessas situações a ECT pode ser o tratamento de escolha.

Se a ECT é escolhida como tratamento, o clínico deve primeiro discutir detalhadamente com o paciente e a família sobre a natureza do tratamento e as razões de sua indicação. Por que a ECT é necessária? A que procedimentos o paciente irá ser submetido durante a ECT? Quantas aplicações são esperadas e de quanto tempo será a hospitalização? A ECT pode ser feita em ambulatório? Quais são os riscos e efeitos colaterais da ECT? Quais resultados, tanto imediatos quanto a longo prazo, podem ser esperados do tratamento? Mesmo quando os pacientes idosos estão severamente deprimidos, uma conversa cuidadosa com a família e o paciente para que possam refletir geralmente irá resultar no desejo do paciente (encorajado pela família) de se submeter aos tratamentos. Uma vez iniciado o tratamento, geralmente diminuem os medos em relação à ECT.

A avaliação médica anterior à ECT inclui uma história médica completa, exame físico e consulta a um cardiologista caso sejam identificadas quaisquer anormalidades cardíacas. Uma história familiar de transtorno psiquiátrico, suicídio ou tratamento de um membro da família com ECT ajuda na previsão de resposta positiva ao tratamento. Os exames laboratoriais incluem contagem sangüínea completa, análise da urina, análise química de rotina, raio-X de tórax e coluna (o último documenta fraturas prévias de compressão), ECG, TC ou RM. Com a TC e a RM disponíveis, o EEG e o raio-X de crânio não são rotineiramente necessários. Entretanto, a presença de algumas anormalidades na RM contra-indica o uso da ECT. Por exemplo, alguns adultos idosos com depressão maior apresentam encefalopatia arteriosclerótica subcortical na RM, mas melhoram logo depois de se submeterem à ECT (Coffey *et al.*, 1987).

Para preparar o adulto idoso para a ECT, todas as medicações devem ser interrompidas se possível. Como observado acima, um IMAO deve ser interrompido 10 dias a duas semanas antes da aplicação para prevenir qualquer efeito ou interação tóxica dessa droga com o anestésico utilizado durante a ECT. A reserpina e drogas anticolinesterase devem também ser interrompidas pelo menos com uma semana de antecedência. O carbonato de lítio, os antidepressivos tricíclicos, os antipsicóticos ou ansiolíticos (incluindo os hipnótico-sedativos) não estão absolutamente contra-indicados em pacientes que farão ECT. Entretanto, as benzodiazepinas aumentam o limiar de convulsão e devem ser evitadas. Geralmente um barbitúrico de curta ação, como

500mg de hidrato de cloral via oral ao deitar, é o sedativo hipnótico mais eficaz, embora essa droga não deva ser dada na noite anterior à ECT se possível. O uso de baixas doses de haloperidol ou tiotixeno é provavelmente o meio mais adequado de controlar a agitação severa ou sintomas psicóticos.

As técnicas basais da ECT estão muito bem descritas. Trinta minutos antes do tratamento é administrado um agente anticolinérgico intramuscular para a prevenção de complicações de arritmias cardíacas ou aspiração. Imediatamente antes do tratamento, um anestésico de curta ação, como o tiopental ou o metoexital, é administrado até desaparecer o reflexo palpebral (ciliar). Então é administrado um relaxante muscular como a succinilcolina para a prevenção de contrações musculares severas. Os investigadores estão utilizando agora cada vez mais um eletrodo unilateral no hemisfério cerebral não-dominante, já que há evidências acumuladas indicando que há menor ocorrência de estado confusional depois do tratamento unilateral em relação ao bilateral. Todavia, o eletrodo unilateral não impede o aparecimento de alterações de memória. (Alguns questionam a eficácia do eletrodo unilateral *versus* bilateral, mas não existem evidências de que o eletrodo bilateral seja terapeuticamente superior ao unilateral.) O estímulo elétrico é aplicado e a convulsão é monitorada tanto pela aplicação de torniquete em um dos braços e observação dos movimentos tônico-clônicos na extremidade periférica ao torniquete quanto pela monitoração direta pelo EEG. Essa é preferida e é necessária uma convulsão de 25 segundos ou mais para que a mesma tenha resultados satisfatórios.

A duração da convulsão varia com a idade. Num estudo de 228 pacientes tratados com ECT, Hinkle e colaboradores (1986) verificaram que nos pacientes com mais de 60 anos uma maior percentagem apresentava a probabilidade de ter uma convulsão de 30 segundos ou menos. O uso de cafeína pode aumentar a probabilidade de induzir uma convulsão sem a necessidade de reestimulação com parâmetros elétricos maiores (que poderia levar à crescente toxicidade do SNC).

Os tratamentos com ECT são geralmente feitos três vezes por semana, e geralmente seis a 12 aplicações são necessárias para que haja uma resposta terapêutica adequada. Uma melhora evidente é com freqüência observada depois do primeiro tratamento, com o paciente relatando uma considerável melhora no humor e funcionamento após o tratamento. Geralmente, são feitos dois ou três tratamentos depois da aplicação da ECT que produzem a melhora.

O risco e efeitos colaterais da ECT nos idosos são semelhantes aos da população em geral. Os efeitos cardiovasculares são os mais preocupantes e incluem contrações ventriculares prematuras, arritmias ventriculares e hipertensão sistólica transitória. A monitoração múltipla durante o tratamento diminui o risco de um desses efeitos colaterais (embora de forma infreqüente) levar a problemas permanentes. Depois do tratamento, ocorrem confusão e amnésia, mas a extensão desse período confusional é breve. Entretanto, mesmo com o uso de tratamento unilateral não-dominante, alguns pacientes apresentam prolongadas alterações de memória. A cefaléia é um sintoma comum com a ECT, mas geralmente responde a analgésicos não-narcóticos. O *status epilepticus* e as fraturas por compressão vertebral são alguns dos raros e sérios efeitos adversos. As fraturas por compressão são um risco em especial nas mulheres idosas devido à alta prevalência de osteoporose na população que se encontra no período pós-menopausa.

O que o clínico pode esperar em termos de resultados com o uso da ECT em idosos? A média de sucesso total da ECT em pacientes que não respondem a drogas é geralmente de 80% ou mais, e não há evidência de que a eficácia seja menor nos idosos (Avery e Lubrano, 1979). Wesner e Winokur (1989) examinaram a influência da idade na história natural do transtorno depressivo maior e verificaram que a ECT reduziu a média de cronicidade quando foi utilizado em pacientes com 40 anos de idade ou mais, mas surpreendentemente não nos pacientes com menos de 40 anos de idade.

Infelizmente, a média de recaída com nenhuma intervenção profilática depois do tratamento pode exceder 50% no ano seguinte a um tratamento com ECT. Essa média de recaída pode ser diminuída se forem prescritos carbonato de lítio ou antidepressivos tricíclicos depois do tratamento. Em alguns pacientes que apresentam uma alta probabilidade de recorrência apesar do uso de medicação profilática e/ou que apresentam alta toxicidade e, conseqüentemente, não podem tolerar medicação profilática, pode ser necessário o uso de manutenção da ECT. Para esses pacientes, os tratamentos semanais ou mensais (geralmente ambulatoriais) são, portanto, prescritos com cuidadosa monitoração da resposta e dos efeitos colaterais.

Apesar da eficácia da ECT, poucos negam que o tratamento pode levar a alterações da memória. Num estudo de Frith e colaboradores (1983), 70 pacientes severamente deprimidos foram encaminhados ao acaso para oito tratamentos reais ou simulados de ECT, tendo sido divididos com base no grau de recuperação da depressão logo após o tratamento Comparados aos indivíduos-controle não-deprimidos, os pacientes deprimidos estavam com alterações numa ampla gama de testes de memória e concentração antes do tratamento, tendo o desempenho na maior parte dos testes melhorado depois do tratamento. A ECT real induziu alterações na concentração, memória recente e aprendizado, mas significativamente facilitou o acesso à memória remota. Num comportamento de seis meses haviam desaparecido todas as diferenças entre os grupos de ECT real e simulado.

Price e McAllister (1989) examinaram a eficácia da ECT em pacientes idosos deprimidos com demência. Ao todo, seus pacientes chegaram a uma média de resposta de 86%, com apenas 21% apresentando uma significativa piora da cognição; na maior parte dos casos, os problemas de cognição foram transitórios. De particular importância é o fato de que 49% dos pacientes tratados com ECT apresentaram melhora na função da memória depois do tratamento. Embora os dados sobre a segurança e a eficácia da ECT em pacientes com doença clínica concomitante tenha origem em estudos retrospectivos de pacientes psiquiátricos com doença estável, esses dados apóiam o uso da ECT em pacientes com problemas cardiovasculares, neurológicos, endócrinos, metabólicos e muitos outros (Weiner e Coffey, 1987). Para mais informações sobre a eficácia e a segurança da ECT em pacientes apresentando depressão na velhice, veja a ampla revisão de Benlow (1989).

Terapia de Família

O componente final da terapia do paciente idoso deprimido é o trabalho com a família. Não só a disfunção familiar pode contribuir para os sintomas depressivos apresentados pelo idoso, como o apoio familiar é muito importante para resultados bem-sucedidos no tratamento desses indivíduos. Um clínico deve estar atento para 1) os membros da família que estarão disponíveis para o idoso, 2) a interação do idoso com os membros da família e as interações entre os membros da família (tanto freqüência quanto qualidade da interação), 3) a atmosfera familiar global, 4) valores da família e tolerância a sintomas (como expressão do desejo de morrer) e 6) estressores encontrados pela família além da depressão apresentada pelo idoso (Blazer, 1993).

A maior parte dos idosos deprimidos não resiste à interação entre o clínico e os membros de sua família. Com a permissão do paciente, a família deve ser instruída quanto à natureza do transtorno depressivo e aos riscos potenciais resultantes da depressão na velhice, especialmente o suicídio. Os membros da família podem ajudar o clínico na observação de mudanças do comportamento, como aumento do desconforto (tanto físico quanto emocional), aumento do isolamento e do silêncio, preocupação com medicações ou armas, e assim por diante. A família pode ajudar removendo possíveis instrumentos para o suicídio do fácil acesso. A família pode também se responsabilizar pela administração das medicações ao idoso não-confiável ou com alto potencial suicida.

Os membros da família podem também se beneficiar de instruções simples em relação à forma como podem se comunicar com o paciente idoso deprimido. Métodos de respostas a expressões de baixa auto-estima e pessimismo, como paráfrase e expressões de entendimento sem a responsabilidade de intervenção podem ser especialmente eficazes. Por exemplo, pode ser ensinado às famílias reconhecerem para o paciente que "estou escutando o que você está dizendo e estou compreendendo". Técnicas comportamentais de lidar com idosos excessivamente exigentes ou dependentes também podem ser ensinadas à família. Uma solicitação de constante atenção do idoso deprimido por um membro da família pode exigir o "desmame" do paciente do contato contínuo.

Quando os sintomas de depressão são tão severos que exigem hospitalização, os membros da família são importantes na facilitação desse internamento. Sem uma aliança adequada entre o clínico e a família, as famílias podem resistir à hospitalização e enfraquecer as tentativas do clínico de tratar o idoso adequadamente. Geralmente é necessário que o clínico assuma a responsabilidade de dizer que a hospitalização é essencial, que a situação chegou a um ponto em que a família não tem escolha. Nesta situação, o clínico informa o paciente sobre a necessidade de hospitalização na presença da família, e a qual, por sua vez, pode apoiar a posição do clínico. Nessas condições o paciente raramente resiste por muito tempo à internação.

Referências

Alexopoulos GS, Meyers BS, Young RC et al. The course of geriatric depression with "reversible dementia": a controlled study. *Am J Psychiatry* 150:1693-1699, 1993.
Ameblas A. Life events and mania. *Br J Psychiatry* 150:235-240, 1987.
American Psychiatric Association. *Diagnostic and Statistical Manual of Mental Disorders,* 3.ed. Washington, DC, American Psychiatric Association, 1980.
—————. *Diagnostic and Statistical Manual of Mental Disorders,* 3.ed., Revised. Washington, DC, American Psychiatric Association, 1987.
—————. *Diagnostic and Statistical Manual of Mental Disorders,* 4.ed. Washington, DC, American Psychiatric Association, 1994.
Asarch KB, Shih JC, Kulscar A. Decreased 3H-imipramine binding in depressed males and females. *Communications in Psychopharmacology* 4:425-432, 1981.
Atchley RC. *Social Forces in Later Life.* Belmont, CA, Wadsworth, 1972.
Avery D & Lubrano A. Depression treated with imipramine and ECT: the DeCarolis study reconsidered. *Am J Psychiatry* 136:559-562, 1979.
Baldwin JC & Jolley DJ. The prognosis of depression in old age. *Br J Psychiatry* 149:574-583, 1986.
Beck AT, Rush AJ, Shaw BF et al. *Cognitive Therapy of Depression.* New York, Guilford, 1979.
Bell IR, Edman JS, Maroow FD et al. B complex vitamin patterns in geriatric and young adult in patients with major depression. *J Am Geriatr Soc* 39:252-257, 1991.
Benlow SM. The role of ECT in the treatment of depressive illness in old age. *Br J Psychiatry* 155:147-152, 1989.
Blazer DG. Impact of late-life depression on the social network. *Am J Psychiatry* 140:162-166, 1983.
—————. Hypochondriasis. In: *A Family Approach to Health Care in the Elderly.* Edited by Blazer D & Siegler IC. Menlo Park, CA, Addison-Wesley, pp. 140-156, 1984.
—————. *Depression in Late Life,* 2.ed. St. Louis, MO, CV Mosby, 1993.
Blazer DG, George LK, Landerman R. The phenomenology of late life depression. In: *Psychiatric Disorders in the Elderly.* Edited by Bebbington PE & Jacoby R. London, Mental Health Foundation, pp. 143-152, 1986.
Blazer DG, Hughes DC, George LK. The epidemiology of depression in an elderly community population. *Gerontologist* 27:281-287, 1987a.
Blazer DG, Bacher JR, Hughes DC. Major depression with melancholia: a comparison of middleaged and elderly adults. *J Am Geriatr Soc* 35:927-932, 1987b.
Blazer DG, Hughes DC, Fowler N. Anxiety as an outcome symptom of depression in elderly and middle-aged adults. *International Journal of Geriatric Psychiatry* 27:281-287, 1989.
Blazer DG, Hughes DC, George LK. Age and impaired subjective support: predictors of symptoms at one-year follow-up. *J Nerv Ment Dis* 180:172-178, 1992.
Blumer D & Heilbronn M. Chronic pain as a variant of depressive disease: the pain-prone disorder. *J Nerv Ment Dis* 170:381-394, 1982.
Bridges P. The drug treatment of depression in old age. In: *Affective disorders in the Elderly.* Edited by Muprhy E. Edinburgh, Churchill Livingstone, pp. 97-149, 1986.
Briley MS, Raisman R, Sechter D et al. [H] Imipramine binding in human platelets: a new biochemical parameter in depresson. *Neuropharmacology* 19:1209-1210, 1980.

Buckley C, Curtin D, Walsh T et al. Aging and platelet alpha$_2$-adrenoceptors (letter). *Br J Clin Pharmacol* 21:721-722, 1986.

Bukberg J, Penman D, Holland JC. Depression in hospitalized cancer patients. *Psychosom Med* 46:199-210, 1984.

Busse EW, Barnes RH, Silverman AJ et al. Studies of the processes of aging, VI: factors that influence the psyche of elderly persons. *Am J Psychiatry* 110:897-903, 1954.

Carroll BJ, Feinberg M, Greden JF et al. A specific laboratory test for the diagnosis of melancholia: standardization, validty and clinical utility. *Arch Gen Psychiatry* 38:15-22, 1981.

Carter AB. The neurologic aspects of aging. In: *Clinical Geriatrics*, 3.ed. Edited by Rossman I. Philadelphia, PA, JB Lippincott, pp. 326-351, 1986.

Cath SH. Some dynamics of middle and later years: a study in depletion and restitution. In: *Geriatric Psychiatry: Grief, Loss and Emotional Disorders in the Aging Process.* Edited by Berezin MA & Cath SH. New York, International Universities Press, pp. 21-72, 1965.

Checkley SA, Slade AP, Schur E. Growth hormone and other responses to clonidine in patients with endogenous depression. *Br J Psychiatry* 138:51-55, 1981.

Coffey CE. Cerebral laterality and emotion: the neurology of depression. *Compr Psychiatry* 28:197-219, 1987.

Coffey CE, Hinkle PE, Weiner RD et al. Electroconvulsive therapy of depression in patients with white matter hyperintensity. *Biol Psychiatry* 22:626-629, 1987.

Cole MG. Age, age of onset and course of primary depressive illness in the elderly. *Can J Psychiatry* 28:102-104, 1983.

Cutler NR & Post RM. Life course of illness in untreated manic-depressive patients. *Compr Psychiatry* 23:101-115, 1982.

Davies BM. Depressive Illness in the elderly patient. *Postgrad Med* 38:314-320, 1965.

De Alarcon R. Hypochondriasis and depression in the aged. *Gerontologia Clinica* 6:266-277, 1964.

Dement WC, Miles LE, Carskadon MA. "White paper" on sleep and aging. *J Am Geriatr Soc* 30:25-50, 1982.

Derogatis LR, Morrow GR, Fetting J et al. The prevalence of psychiatric disorders among cancer patients. *JAMA* 249:751-757, 1983.

Dovenmuehle RH & Verwoerdt A. Physical illness and depressive symptomatology, I: incidence of depressive symptoms in hospitalized cardiac patients. *J Am Geriatr Soc* 10:932-947, 1962.

Dunner DL. Affective disorder: clinical features. In: *Psychiatry*, Vol 1. Edited by Michels R & Cavenar JO. Philadelphia, PA, JB Lippincott, pp. 59-60, 1985.

Egeland JA, Gerhard DS, Pauls DL et al. Bipolar affective disorders linked to DNA markers on chromosome 11. *Nature* 325:783-787, 1987.

Endicott J & Spitzer RL. A diagnostic interview: the Shedule for Affective Disorders and Schizophrenia. *Arch Gen Psychiatry* 35:837-844, 1978.

Enzell K. Mortality among persons with depressive symptoms and among responders in a health checkup. *Acta Psychiatr Scand* 69:89-102, 1984.

Epstein LJ. Depression in the elderly. *J Gerontol* 3:278-282, 1976.

Erikson EH. *Childhood and Society*. New York, WW Norton, 1950.

Fassler LB & Gavira M. Depression in old age, *J Am Geriatr Soc* 26:471-475, 1978.

Finkelstein JW & Roffwarg HP. Boyar RM, et al. Age-related change in the twenty-four-hour spontaneous secretion of growth hormone. *J Clin Endocrinol Metab* 35:665-670, 1972.

France RD, Krishnan KRR, Houpt JL et al. Differentiation of depression from chronic pain with the dexamethasone suppression test and DSM-III. *Am J Psychiatry* 141:1577-1578, 1984.

Frank JD. *Persuasion and Healing*. Baltimore, MD, Johns Hopkins University Press, 1973.

Frasure-Smith N, Lesperance F, Talajic M. Depression following myocardial infarction: impact on 6-month survival. *JAMA* 270:1819-1825, 1993.

Fredman L, Schoenbach VJ, Kaplan BH et al. The association between depressive symptoms and mortality among older participants in the Epidemiologic Catchment Area-Piedmont Health Survey. *J Gerontol* 44:S149-S156, 1989.

Frith CD, Stevens M, Johnstone EC et al. Effects of ECT and depression on various aspects of memory. *Br J Psychiatry* 142:610-617, 1983.

Gainotti G. Emotional behavior and hemispheric side of lesion. *Cortex* 8:41-55, 1972.

Gallagher D & Thompson LW. Differential effective-ness of psychotherapies for the treatment of major depressive disorder in older adult patients. *Psychotherapy: Theory, Research and Practice* 19:42-49, 1982.

George LK, Blazer DG, Hughes DC et al. Social support and the outcome of major depression. *Br J Psychiatry* 154:478-485, 1989.

Glasser M & Rabins P. Mania in the elderly. *Age Ageing* 13:210-213, 1984.

Greden JF. Antidepressant maintenance medications: when to discontinue and how to stop. *J Clin Psychiatry* 54 (suppl 8):39-45, 1993.

Greden JF, Albala AA, Haskett RF et al. Normalization of dexamethasone suppression test: a laboratory index of recovery from endogenous depression. *Biol Psychiatry* 15:449-458, 1980.

Greden JF, Gardner R, King D et al. dexamethasone suppression test and antidepressant treatment of melancholia. *Arch Gen Psychiatry* 40:493-500, 1983.

Greenwald BS, Kramer-Binsberg E, Marin DB et al. Dementia with coexistent major depression. *Am J Psychiatry* 146:14721477, 1989.

Gregoire F, Brauman H, de Buck R et al. Hormone release in depressed patients before and after recovery. *Psychoneuroendocrinology* 2:303-312, 1977.

Grinker RR, Miller J, Sabshin M et al. *The Phenomena of Depressions.* New York, Harper & Row, 1961.

Guy R. *An Essay on Scirrhous Tumors and Cancer.* London, J & A Churchill, 1759.

Hamilton M. A rating scale for depression. *J Neurol Neurosurg Psychiatry* 23:56-62, 1960.

Henderson AS & Moran PA. P. Social relationships during the onset and remission of neurotic symptoms: a prospective community study. *Br J Psychiatry* 143:467-472, 1983.

Hinkle I, Coffey CE, Weiner R et al. ECT seizure duration varies with age. Paper presented at the annual meeting of the American Geriatrics Society, Chicago, IL, 1986.

Holahan CJ & Moos RH. Social support and psychological distress: a longitudinal analysis. *J Abnorm Psychol* 90:365-370, 1981.

Hopkinson G. A genetic study of affective illness in patients over 50. *Br J Psychiatry* 110:244-254, 1964.

Hudson JI, Hudson MS, Pliner LF et al. Fibromyalgia and major affective disorder. *Am J Psychiatry* 142:441-446, 1985.

Idler EL. Religious involvement and the health of the elderly: some hypotheses and an initial test. *Social Forces* 66:226-238, 1987.

Idler EL & Kasl S. Religion, disability, depression and the timing of death. *American Journal of Sociology* 97:1052-1079, 1992.

Jacobsen FM, Wehr TA, Sack DA et al. Seasonal affective disorder: a review of the syndrome and its public health implications. *Am J Public Health* 77:57-60, 1987.

Jenike MA & Albert MS. The dexamethasone suppression test in patients with presenile and senile dementia of the Alzheimer's type. *J Am Geriatr Soc* 32:441-444, 1984.

Kay DWK & Bergmann K. Physical disability and mental health in old age: a follow-up of a random sample of elderly people seen at home. *J Psychosom Res* 10:3-12, 1966.

Kendell RE. The classification of depressions: a review of contemporary confusion. *Br J Psychiatry* 129:15-28, 1976.

Kiloh LG. Pseudo-dementia. *Acta Psychiatr Scand* 37:336-351, 1961.

Klerman GL, Weissman MM, Kounsaville BJ et al. *Interpersonal Psychotherapy of Depression.* New York, Basic Books, 1984.

Knight DL, Krishnan KRR, Blazer DG et al. Tritiated imipramine binding to platelets is markedly reduced in elderly depressed patients. *Society for Neuroscience Abstracts* 12:1251, 1986.

Koenig HG. Treatment considerations for the depressed geriatri medical patient. *Drugs and Aging* 1:266-278, 1991.

———. *Aging and God: Spiritual Pathways to Mental Health in Mid-Life and the Later Years.* Binghamton, New York, Haworth Press, 1993.

Koenig HG & Blazer DG. Epidemiology of geriatric affective disorders. *Clin Geriatr Med* 8:235-251, 1992.

Koenig HG, Meader KG, Cohen HJ et al. Depression in elderly hospitalized patients with medical illness. *Arch Intern Med* 148:1929-1936, 1988a.

Koenig HG, George LK, Siegler IC. The use of religion and other emotion-regulating coping strategies among older adults. *Gerontologist* 28:303-310, 1988b.

Koenig HG, Shelp F, Goli V et al. Survival and healthcare utilization in elderly medical in patients with major depression. *J Am Geriatr Soc* 37:599-607, 1989.

Koenig HG, Meader KG, Shelp F et al. Depressive disorders in hospitalized medically ill patients: a comparison of young and elderly men. *J Am Geriatr Soc* 39:881-890, 1991.

Koenig HG, Goli V, Shelp F et al. Major depression in hospitalized medically ill older patients: documentation, management and prognosis. *International Journal of Geriatric Psychiatry* 7:25-34, 1992a.

Koenig HG, Cohen HJ, Blazer DG et al. Religious coping and depression in hospitalized medically ill older men. *Am J Psychiatry* 149:1693-1700, 1992b.

Koenig HG, Meador KG, Goli V et al. Self-rated depressive symptoms in medical inpatients: age and racial differences. *Int J Psychiatry Med* 22:11-31, 1992c.

Koenig HG, Cohen HJ, Blazer DG et al. Profile of depressive symptoms in younger and older medical inpatients with major depression. *J Am Geriatr Soc* 41:1169-1176, 1993.

Kraemlinger KG, Swanson DW, Maruta T. Are patients with chronic pain depressed? *Am J Psychiatry* 140:747-749, 1983.

Krishnan KRR, France RD, Pelton S et al. Chronic pain and depression, I: classification of depression in chronic low back pain patients. *Pain* 22:279-287, 1985.

Kruesi MJ, Dale J, Straus S. E. Psychiatric diagnoses in patients who have chronic fatigue syndrome. *J Clin Psychiatry* 40:53-56, 1989.

Kupfer DJ. Neurophysiological markers: EEG sleep measures. *J Psychiatr Res* 18:467-495, 1984.

Kupfer DJ, Foster FG, Coble P et al. The application of EEG sleep for the differential diagnosis of affective disorders. *Am J Psychiatry* 135:69-74, 1978.

Lakatua DJ, Nicolau GY, Bogdan C et al. Circadian endocrine time structure in humans above 80 years of age. *J Gerontol* 39:648-654, 1984.

Langner TS & Michael ST. *Life Stress and Mental Health.* Toronto, Canada, Free Press of Glencoe, 1963.

Lazarus LW & Weinberg J. Treatment in the ambulatory care setting. *In: Handbook of Geriatric Psychiatry.* Edited by Busse EW & Blazer DG. New York, Van Nostrand Reinhold, pp. 427-452, 1980.

Lesse S. *Masked Depression.* New York, Jason Aronson, 1974.

Levin S. Depression in the aged. *In: Geriatric Psychiatry: Grief, Loss and Emotional Disorders in the Aging Process.* Edited by Berezin MA & Cath SH. New York, International Universities Press, pp. 203-225, 1965.

Lewis AJ. Melancholia: a historical review. *Journal of Mental Science* 80:1-42, 1934.

Lindemann E. Symptomatology and management of acute grief. *Am J Psychiatry* 101:141-148, 1944.

Lindenbaum J, Healton EB, Savage DG et al. Neuropsychiatric disorders caused by cobalamin deficiency in the absence of anemia or macrocytosis. *N Engl J Med* 318:1720-1728, 1988.

Lloyd C. Life events and depressive disorder reviewed, I: events as predisposing factors. *Arch Gen Psychiatry* 37:529-535, 1980.

Loosen PT & Prange AJ. Serum thyrotropin response to thyrotropin-releasing hormone in psychiatric patients: a review. *Am J Psychiatry* 139:405-416, 1982.

Lustman PJ, Griffith LS, Clouse RE. Depression in adults with diabetes. *Diabetes Care* 11:605-612, 1988.

Magni G, Schifano F, De Leo D et al. The dexamethasone suppression test in depressed and non-depressed geritric medical inpatients. *Acta Psychiatr Scand* 73:511-514, 1986.

Markush RE, Schwab JJ, Farris P et al. Mortality and community mental health: the Alachua County, Florida, mortality study. *Arch Gen Psychiatry* 34:1393-1401, 1977.

Massey EW & Bullock R. Peroneal palsy in depression. *J Clin Psychiatry* 28:291-292, 1978.

Massie J & Holland J. Depression and the cancer patient. *J Clin Psychiatry* 51 (suppl 7):12-17, 1990.

Mayeux R. Depression in the patient with Parkinson's disease. *J Clin Psychiatry* 51 (suppl 7):20-23, 1990.

Mayeux R, Stern Y, Cote L et al. Altered serotonin metabolism in depressed patients with Parkinson's disease. *Neurology* 34:642-646, 1984.

Mayeux R, Stern Y, Williams JEW et al. Clinical and biochemical features of depression in Parkinson's disease. *Am J Psychiatry* 143:756-759, 1986.

Mendlewicz J. The age factor in depressive illness: some genetic considerations. *J Gerontol* 31:300-303, 1976.

Meyers BS, Kalayam B, Mei-Tal V. Late-onset delusional depression: a distinct clinical entity? *J Clin Psychiatry* 45:347-349, 1984.

Multidimensional Functional Assessment. *The OARS Methodology—A Manual,* 2.ed. Durham, NC, Duke University Center for the Study of Aging and Human Development, 1978.

Munro HN. Nutrition and aging. *Br Med Bull* 37:83-88, 1981.

Murphy E. The prognosis of depression in old age. *Br J Psychiatry* 142:111-119, 1983.

Murphy E, Smith R, Lindsay J et al. Increased mortality rates in late-life depression. *Br J Psychiatry* 152:347-353, 1988.

Myers JK, Weissman MM, Tischler GL et al. Six-month prevalence of psychiatric disorders in three communities, 1980-1982. *Arch Gen Psychiatry* 41:959-967, 1984.

Old Age Depression Interest Group. How long should the elderly take antidepressants? a double-blind placebo-controlled study of continuation/prophylaxis therapy. *Br J Psychiatry* 162:175-182, 1993.

Palmore E & Kivett V. Change in life satisfaction: a longitudinal study of persons aged 46-70. *J Gerontol* 32:311-316, 1977.

Parmelee PA, Katz IR, Lawton MP. Depression among institutionalized aged: assessment and prevalence estimulation. *J Gerontol* 44:M22-M29, 1989.

Persson G. Five-year mortality in a 70-year-old urban population in relation to psychiatric diagnosis, personality, sexuality and early parental death. *Acta Psychiatr Scand* 64:244-253, 1981.

Pfifer JF & Murrell SA. Etiologic factors in the onset of depressive symptoms in older adults. *J Abnorm Psychol* 95:282-291, 1986.

Post F. The management and nature of depressive illnesses in late life: a follow-through study. *Br J Psychiatry* 121:393-404, 1972.

———. The functional psychoses. In: *Studies in Geriatric Psychiatry*. Edited by Isaacs AD & Post F. New York, Wiley, pp. 77-98, 1978.

Pressman P, Lyons JS, Larson DB et al. Religious belief, depression and ambulation *status* in elderly women with broken hips. *Am J Psychiatry* 147:758-760, 1990.

Price TRP & McAllister TW. Safety and efficacy of ECT in depressed patients with dementia: a review of clinical experience. *Convulsive Therapy* 5:61-74, 1989.

Radloff LS. The CES-D scale: a self-report depression scale for research in the general population. *Applied Psychological Measurement* 1:385-401, 1977.

Reifler BV, Larson E, Henley R. Coexistence of cognitive impairment and depression in geriatric outpatients. *Am J Psychiatry* 39:623-626, 1982.

Reifler BV, Larson E, Teri L et al. Dementia of the Alzheimer's type and depression. *J Am Geriatr Soc* 34:855-859, 1986.

Reifler BV, Teri L, Raskind M et al. Double-blind trial of imipramine in Alzheimer's disease patients with and without depression. *Am J Psychiatry* 146:45-49, 1989.

Relkin R. Effect of endocrines on central nervous system, I. *N Y State J Med* 69:2133-2145, 1969.

Reynolds CF III, Frank E, Perel JM et al. Combined pharmacotherapy and psychotherapy in the acute and ontinuation treatment of elderly patients with recurrent major depression: a preliminary report. *Am J Psychiatry* 149:1687-1692, 1992.

Ribeiro SCM, Tandon R, Grunhaus L et al. The DST as a predictor of outcome in depression: a meta-analysis. *Am J Psychiatry* 150:1618-1629, 1993.

Robinson DS, Davies JM, Nies A et al. Relation of sex and aging to monoamine oxidase activity of human plasma and platelets. *Arch Gen Psychiatry* 24:536-541, 1971.

Robinson RG & Morris PLP. Fedoroff P. Depression and cerebrovascular disease. *J Clin Psychiatry* 51 (suppl 7):26-31, 1990.

Rosenbaum AH, Schatzberg AF, MacLaughlin MS *et al.* The DST in normal control subjects: a comparison of two assays and the effects of age. *Am J Psychiatry* 141:1550-1555, 1984.

Rovner BW, Perman PS, Brant LJ *et al.* Depression and mortality in nursing homes. *JAMA* 265:993-996, 1991.

Sachar EJ. Neuroendocrine abnormalities in de pressive illness. *In: Topics in Psychoendocrinology.* Edited by Sachar EJ. New York, Grune & Stratton, pp. 135-156, 1975.

Sackheim HA, Greenberg MS, Wiman AL *et al.* Hemispheric asymmetry in the expression of positive and negative emotions. *Arch Neurol* 39:210-218, 1982.

Salzman C & Shader RI. Responses to psychotropic drugs in the normal elderly. *In: Psychopharma cology in Aging.* Edited by Eisdorfer C & Fann WE. New York, Plenum, pp. 159-168, 1972.

Schiffman S. Changes in taste and smell with age: psychophysiological aspects. *In: Aging: Sensory Systems and Communication in the Elderly*, Vol 10. Edited by Ordy JM & Brizzee K. New York, Raven, 1979.

Schleifer SJ, Macari-Hinson MM, Coyle DA *et al.* The nature and course of depression following myocardial infarction. *Arch Intern Med* 149:1785-1789, 1989.

Schneider LS, Severson JA, Sloane RB. Platelet H-imipramine binding in depressed elderly patients. *Biol Psychiatry* 20:1234-1237, 1985.

Schneider LS, Severson JA, Pollock V *et al.* Platelet monoamine oxidase activity in elderly depressed outpatients. *Biol Psychiatry* 21:1360-1364, 1986.

Schulz B. Auszahlungen in der Verwandtschaft von nach Erkrankungsalter und Geschlecht grup pierten Manisch-Depressiven. *Archiv fur Psychi atrie und Nervenkrankheiten* 186:560-576, 1951.

Schwab JJ, Clemmons RS, Bialow M *et al.* A study of the somatic symptomatology of depression in medical inpatients. *Psychosomatics* 6:273-276, 1965.

Scovern AW & Kilmann PR. *Status* of electroconvulsive therapy: review of the outcome literature. *Psychol Bull* 87:260-303, 1980.

Shulman KI. Mania in old age. *In: Affective Disorders in the Elderly.* Edited by Murphy E. Edinburgh, Churchill Livingstone, pp. 203-216, 1986.

———. The influence of age and aging on manic disorder. *International Journal of Geriatric Psychiatry* 4:63-65, 1989.

Shulman KI & Post F. Bipolar affective disorder in old age. *Br J Psychiatry* 136:26-32, 1980.

Slater E & Cowie V. The Genetics of Mental Disorder. London, Oxford University Press, 1971.

Snyder PJ & Utiger RD. Response to thyrotropin releasing hormone (TRH) in normal man. *J Clin Endocrinol Metab* 34:380-385, 1972.

Spar JE, Ford CV, Listen EH. Bipolar affective disorder in aged patients. *J Clin Psychiatry* 40:504-507, 1979.

Spitzer RL, Endicott J, Robins E. Research Diagnostic Criteria: rationale and reliability. *Arch Gen Psychiatry* 35:773-782, 1978.

Srole L & Fischer AK. The Midtown Manhattan Longitudinal Study vs "The Mental Paradise Lost" doctrine: a controversy joined. *Arch Gen Psychiatry* 37:209-221, 1980.

Stenstedt A. Involutional melancholia: an etiologic, clinical and social study of endogenous depression in later life, with special reference to genetic factors. *Acta Psychiatrica et Neurologica Scandinavica Supplementum* 127:5-71, 1959.

Steuer JL, Mintz J, Hammen CL *et al.* Cognitive-behavioral and psychodynamic group psychotherapy in treatment of geriatric depression. *J Consult Clin Psychol* 52:180-189, 1984.

Stoudemire A, Hill CD, Morris R *et al.* Long-term utcome of treatment-resistant depression in older adults. *Am J Psychiatry* 150:1539-1540, 1993.

Targum SD, Sullivan AC, Byrnes SM. Neuroendocrine relationships in major depressive disorder. *Am J Psychiatry* 139:282-286, 1982.

Thielman SB & Blazer DG. Depression and dementia. *In: Dementia in Old Age.* Edited by Pitt B. Edinburgh, Churchill Livingstone, pp. 251-264, 1986.

Thomae H. Personality and adjustment to aging. *In: The Handbook of Aging and Mental Health.* Edited by Birren J & Sloane RE. Englewood Cliffs, NJ, Prentice-Hall, pp. 285-309, 1980.

Thompson LW, Gallagher D, Steinmetz-Breckenridge J. Comparative effectiveness of psychotherapies for depressed elders. *J Consult Clin Psychol* 55:385-390, 1987.

Tourigny-Rivard M, Raskin DM, Rivard D. The dexamethasone suppression test in an elderly population. *Biol Psychiatry* 16:1177-1184, 1981.

Ulrich RF, Shaw DH, Kupfer DJ. Effects of aging on EEG sleep in depression. *Sleep* 3:31-40., 1980.

Verwoerdt A. *Clinical Geropsychiatry.* Baltimore, MD, Williams & Wilkins, 1976.

Vogel GW, Vogel F. McAbee RS *et al.* Improvement of depression by REM sleep deprivation: new findings and a theory. *Arch Gen Psychiatry* 37:247-253, 1980.

Weiner RD. The role of electroconvulsive therapy in the treatment of depression in the elderly. *J Am Geriatr Soc* 30:710-712, 1982.

Weiner RD & Coffey CE. ECT in the medically ill. *In: Principles of Medical Psychiatry.* Edited by Stoudemire A & Fogel B. New York, Grune & Stratton, pp. 113-134, 1987.

Weissman MM, Prusoff PA, Klerman GC. Personality and the prediction of long-term outcome in depression. *Am J Psychiatry* 135:797-800, 1978.

Weissman MM, Bruce ML, Leaf PJ *et al.* Affective disorders. *In: Psychiatric Disorders in America: The Epidemiologic Catchment Area Study.* Edited by Robins LN & Regier DA. New York, Free Press, p. 53, 1991.

Wells CE. Pseudodementia. *Am J Psychiatry* 136:895-900, 1979.

Wesner RB & Winokur G. The influence of age on the natural history of unipolar depression when treated with ECT. *European Archives of Psychiatry and Neurological Sciences* 238:149-154, 1989.

Whitlock FA & Siskind M. Depression and cancer: a follow-up study. *Psychol Med* 9:747-752, 1979.

Wigdor BT. Drives and motivations with aging. *In: The Handbook of Aging and Mental Health*. Edited by Birren JE & Sloane RE. Englewood Cliffs, NI, Prentice-Hall, pp. 245-261, 1980.

Winokur G. The Iowa 500: heterogeneity and course in manic-depressive illness (bipolar). *Compr Psychiatry* 16:125-131, 1975.

Yesavage JA, Brink TL, Rose TL *et al.* Development and validation of a geriatric depression screening scale: a preliminary report. *J Psychiatr Res* 17:37-49, 1983.

Young RC & Falk JR. Age, manic psychopathology and treatment response. *International Journal of Geriatric Psychiatry* 4:73-78, 1989.

Zimmerman M, Coryell W, Pfohl B. Prognostic validity of the dexamethasone suppression test: results of a six-month prospective follow-up. *Am J Psychiatry* 144:212-214, 1987.

Zung WWK. A self-rating depression scale. *Arch Gen Psychiatry* 12:63-70, 1965.

Zung WWK & Green RL. Detection of affective disorders in the aged. *In: Psychopharmacology in Aging*. Edited by Eisdorfer C & Fann WE. New York, Plenum, pp. 213-224, 1972.

14
Esquizofrenia e Transtornos Paranóides

Harold G. Koenig, M.D., M.H.Sc.
Caron Christison, M.D.
George Christison, M.D.
Dan G. Blazer, M.D., Ph.D.

A desconfiança, a ideação e os delírios paranóides são sintomas psiquiátricos comuns observados pelos clínicos que trabalham com idosos que apresentam prejuízo cognitivo ou que estão emocionalmente perturbados. Num estudo de pessoas idosas na comunidade de São Francisco, Lowenthal (1964) verificou que 17% daquelas com comprometimento psiquiátrico apresentavam sintomas de desconfiança e 13% apresentavam delírios. Heston (1987) relatou que enquanto apenas aproximadamente 2% dos pacientes psiquiátricos preenchia os critérios sindrômicos de transtorno paranóide, 13% apresentavam ideação paranóide. Em outros estudos de comunidade, Lowenthal (1964) observou desconfiança em 2,5% e delírios paranóides em 2% dos idosos não-selecionados. Da mesma forma, Christenson e Blazer (1984) verificaram que 4% de uma amostra de idosos da comunidade apresentavam ideação paranóide generalizada.

Contrariamente a esses estudos iniciais, os levantamentos comunitários do Estudo de Captação de Área Epidemiológica (ECA), que incluíram mais de 5.700 adultos acima dos 60 anos, apresentaram médias menores que 0,1% para esquizofrenia (Myers *et al.,* 1984). Um exame dos estudos do ECA, entretanto, revela que uma razão primária para tão poucos casos de esquizofrenia é o fato de os critérios diagnósticos especificados pelo DSM-III (*American Psychiatric Association,* 1980) exigirem início antes dos 45 anos de idade. Muitos idosos com prejuízo podem não lembrar quando os sintomas tiveram início, e pode não haver informações de outras pessoas significativas. Além disso, os indivíduos idosos com sintomas esquizofrênicos podem ter como causa desses sintomas síndromes mentais orgânicas, transtornos do humor ou prejuízos sensoriais. Para mais de 1.600 indivíduos com 60 anos de idade ou mais no estudo do ECA na Universidade de Duke (uma supervisão da área urbana e rural da Carolina do Norte), o predomínio de esquizofrenia e transtorno esquizofreniforme foi de 0,2% (Blazer *et al.,* 1988). Aproximadamente 8% da amostra, entretanto, relatou pelo menos um sintoma atual de esquizofrenia, com 4,3% relatando delírios e 5,4%, alucinações.

A confusão e a controvérsia em torno do diagnóstico de esquizofrenia nos idosos centralizou-se em dois fatores: 1) a definição de um caso de esquizofrenia (pode a esquizofrenia desenvolver-se depois dos 45 anos?) e 2) a gama de condições clínicas que pode manifestar-se como sintomas semelhantes a esquizofrenia. Uma série de autores relatou que um quadro sintomático virtualmente idêntico ao da esquizofrenia definida pelo DSM-III poderia ter início depois dos 45 anos (Gold, 1984; Rabins *et al.*, 1984; Volavka, 1985). O argumento era direto: os perfis sintomáticos não variavam, exceto quanto ao critério que exigia início antes dos 45 anos. Muitos pacientes que apresentam delírios paranóides de início tardio respondem bem a terapias tradicionais de esquizofrenia. A literatura européia (na qual não foi utilizada o critério de idade), é com freqüência citada para apoiar a eliminação desse critério de idade. O argumento para a limitação do início da esquizofrenia ao período anterior aos 45 anos foi o de que a grande maioria de casos de esquizofrenia ocorre nesta faixa etária. Respondendo aos primeiros argumentos, os autores do DSM-III-R (*American Psychiatric Association*, 1987) permitiram um início de sintomas esquizofrênicos depois dos 44 anos, rotulando esses indivíduos como tendo esquizofrenia de "início tardio".

Todavia, continua o debate intenso sobre a utilidade de fazer distinções entre a esquizofrenia de início precoce e a de início tardio, com uma série de autores desafiando os resultados dos estudos sobre a evolução que afirmam a validade da previsão (Hassett *et al.*, 1992). De fato, o DSM-IV (*American Psychiatric Association*, 1994) é estritamente fenomenológico na sua categorização da esquizofrenia, eliminando inteiramente o critério idade e cancelando o início tardio como uma categoria separada. Entretanto, os ensaios de campo continuam (Jeste *et al.*, 1995).

Perspectivas Históricas

A controvérsia em relação às doenças semelhantes à esquizofrenia na velhice tem origem em parte na evolução histórica do termo *parafrenia tardia*. Em 1919, Kraepelin (1919/1971) utilizou o termo *parafrenia* para a descrição de um transtorno caracterizado pelo início de delírios predominantemente paranóides com ou sem alucinações, num grupo comparativamente pequeno de pacientes. Embora esses pacientes tivessem muitas características em comum com pacientes que tinham demência precoce, Kraepelin distinguiu os dois grupos afirmando que os pacientes parafrênicos apresentavam "um transtorno muito mais leve da emoção e da volição" e que "o embotamento e a indiferença que com freqüência são os primeiros sintomas de demência precoce" não eram vistos na parafrenia até, talvez, "as últimas fases da doença". Como uma entidade diagnóstica, a parafrenia subseqüentemente caiu em desuso pelo fato de o acompanhamento do grupo de parafrênicos de Kraepelin ter revelado que o diagnóstico foi modificado para esquizofrenia em mais de metade dos casos (Kolle, 1931; Mayer-Gross, 1932).

Roth (1955) reintroduziu o termo parafrenia, definindo-a como uma síndrome caracterizada por

> um sistema bem organizado de delírios paranóides com ou sem alucinações auditivas no contexto de uma resposta afetiva e personalidade bem preservadas. Na grande maioria desses pacientes a doença inicia-se depois dos 60 anos de idade (p. 281).

Ele utilizou o termo descritivamente, e em um estudo empírico de acompanhamento demonstrou que a evolução dos pacientes idosos parafrênicos diferia da evolução daqueles com diagnóstico de transtorno afetivo ou demência. Pelo fato de a síndrome de parafrenia parecer não ser a mesma que a de esquizofrenia (embora se assemelhasse à esquizofrenia) e pelo fato de a síndrome ser com freqüência encontrada em idosos, surgiu a expressão *parafrenia tardia*.

Foi avaliada em muitos estudos a existência de um grupo de pacientes com sintomas semelhantes à esquizofrenia que tem início na velhice que não se devem a doenças afetivas ou demenciais. Baron e colaboradores (1983) verificaram que de 93 pacientes esquizofrênicos crônicos, nenhum adoeceu depois dos 40 anos (embora o mais velho no estudo tivesse 48 anos). Estudos como esse podem ser utilizados para apoiar o critério de idade do DSM-III para esquizofrenia. Em contraste, Fish (1960), Essa (1982) e Marneros e Deister (1984), encontraram, cada um deles, um número substancial de indivíduos com início da sintomatologia semelhante à esquizofrenia depois dos 50 anos de idade (com muitos deles tendo iniciado a sintomatologia depois dos 65 anos de idade). Analisando os dados sobre pacientes hospitalizados com esquizofrenia, Harris e Jeste (1988) verificaram que 13% apresentaram início dos sintomas psicóticos na década dos 50 anos, 7% na década dos 60 anos e 3% na década dos 70 e 80 anos.

Post (1966) identificou três padrões de identificação de sintomas entre pacientes parafrênicos idosos. O primeiro foi caracterizado por alucinações auditivas e crenças falsas de perseguição; o segundo, por delírios compreensíveis (como sentimentos de estar sendo observado ou de ter uma conversa gravada); o terceiro, pela evidência dos chamados sintomas de primeira linha de esquizofrenia como elucidado por Schneider (1959). Post acreditava que a etiologia do estado paranóide – seja ele devido a causas orgânicas, isolamento social ou perda sensorial – não tinha relação com o padrão sintomático. Como outros, Post reconheceu que uma história pré-mórbida pobre de alguns pacientes sugeria que eles fossem esquizofrênicos *borderline* antes do início do transtorno completo na velhice. Todavia, ele enfatizou que os sintomas explícitos do transtorno manifestavam-se pela primeira vez na velhice.

Diagnóstico Diferencial de Sintomas do Tipo Esquizofrênico na Velhice

Eisdorfer (1980) sugeriu alguns construtos úteis para o diagnóstico diferencial de sintomas do tipo esquizofrênico com início na velhice: 1) desconfiança, 2) reações paranóides transitórias e 3) parafrenia – paranóia de início tardio, conforme sugerido por Roth (1955) – ou paranóia associada à esquizofrenia de início tardio. Nesta seção revisamos essas e outras causas de psicose tardia, incluindo esquizofrenia de início precoce, psicose induzida por causas orgânicas, transtorno afetivo maior e transtorno delirante na velhice (previamente chamado transtorno paranóide).

Desconfiança

A maioria dos adultos idosos que apresenta desconfiança aumentada, tal como os que foram identificados em levantamentos de comunidade (Christenson e Blazer, 1984; Lowenthal, 1964), nunca procuram um profissional de saúde mental. Esses indivíduos apresentam queixas vagas de forças externas controlando suas vidas. Ocasionalmente, essas crenças podem ser focais, geralmente em relação às crianças. Os sentimentos de estarem sendo abandonados por seus filhos ou de que seus filhos conspiram contra eles pode ser tão forte que eles forçam os filhos a consultar um médico, ainda que não tenham muitas dificuldades em suas atividades diárias. Uma sensação de perda de controle, associada à incapacidade de avaliar o meio social adequadamente, oferece bases corretas para o desenvolvimento de uma leve desconfiança.

O clínico tem maior probabilidade de encontrar a desconfiança associada à perda de memória e atenção, principalmente quando essas perdas estão associadas a prejuízos auditivos ou visuais. As acusações – um freqüente problema entre pacientes com internações longas – podem atingir tanto a família quanto a equipe. Essa desconfiança geralmente é incoerente, não focalizada e não acompanhada por estresse emocional, exceto nos episódios breves. As queixas de objetos estarem sendo roubados, medicações estarem sendo trocadas, má conduta de atendentes em outros locais do hospital, e assim por diante, são sintomas comuns. A incapacidade de organizar os estímulos ambientais e compreender as atividades com freqüência confusas, de um hospital ou casa de saúde, pode contribuir para o início desses sintomas. Não se sabe até que ponto um estilo de personalidade hostil e paranóide subjacente contribui para essa desconfiança.

Reação Paranóide Transitória

A segunda variedade do transtorno paranóide de Eisdorfer tem origem no trabalho de Post (1973) que descreve alucinações paranóides focais, restritas e circunstanciais. Novamente, é comum os indivíduos que apresentam esses sintomas serem pessoas do sexo feminino que vivem sozinhas e que acreditam existir uma conspiração contra elas. O foco dessas alucinações e pensamentos delirantes geralmente começa fora da casa da pessoa, gradualmente passa para dentro, com queixas de barulhos no porão e sótão, progredindo até mesmo para o abuso ou o molestar físico – ou seja, daí a transição de fora para dentro. Os fatores que podem contribuir para essa paranóia transitória incluem isolamento social e dificuldades perceptivas (Eisdorfer, 1980; Post, 1965).

Estas reações paranóides transitórias podem também acompanhar a demência moderada à severa, tanto degenerativa primária quanto a multiinfarto. Não é raro os pacientes internados queixarem-se de conspirações fragmentadas, ainda que elaboradas contra eles. Por exemplo, se seu quarto é excessivamente aquecido, eles imaginam que o pessoal planejou incendiar o local. Outros protestam contra conspirações familiares para tirar suas posses, geralmente a casa da família de onde foram tirados para serem levados para a instituição. À medida que a conspiração evolui na imaginação do idoso, a ameaça está sempre mais próxima do mesmo. Semelhante à desconfiança associada à demência, por vezes as emoções associadas a essas reações paranóides fragmentadas podem ser fortes, mas não se mantêm. Entretanto, os clínicos devem constantemente lembrar que podem haver justificativas para o que parecem ser acusações paranóides, dada a vulnerabilidade de muitos idosos frágeis e da possibilidade das outras pessoas tirarem vantagens deles, incluindo membros da família.

Parafrenia

As categorias finais de Eisdorfer são a parafrenia e a paranóia associadas a sintomas tipo esquizofrênicos. Embora Roth (1955) tenha feito a distinção entre a parafrenia de início tardio e a esquizofrenia paranóide, outros não fazem essa distinção. Os investigadores que distinguem uma síndrome de parafrenia de início tardio enfatizam que esse é um transtorno primário — ou seja, não é devido à doença afetiva ou transtorno mental orgânico. Os delírios e alucinações paranóides são quase sempre aparentes, embora não sejam predominantes os distúrbios maciços do afeto, vontade ou função vistos em pacientes com esquizofrenia. O curso pode ser crônico, mas não é característico o grau de deterioração observado no curso da esquizofrenia ou doença de Alzheimer. Como pode ser visto, a distinção entre estados paranóides transitórios e parafrenia tardia não é clara, assim como ocorre com a distinção entre parafrenia tardia e esquizofrenia paranóide clássica.

Esquizofrenia de Início Tardio

O DSM-III eliminou o termo *parafrenia* e criou uma nova categoria diagnóstica, a *esquizofrenia de início tardio*. Embora o DSM-IV tenha retirado a especificação *início tardio,* o termo *esquizofrenia de início tardio* continua como uma categoria diagnóstica comumente usada, e as pesquisas permanecem inconclusivas. Muitos idosos previamente rotulados como tendo parafrenia agora são incluídos nesse grupo. A esquizofrenia de início tardio é diferenciada da mera desconfiança ou reações paranóides transitórias pela presença de delírios bizarros (freqüentemente de natureza persecutória) e, com freqüência, de alucinações. Os delírios são sistematizados numa alta proporção de pacientes e com freqüência envolvem influência mental ou física por parte de outros. Também podem ser encontrados delírios somáticos, eróticos e grandiosos. Por vezes pode ser difícil distinguir esses pacientes daqueles com transtorno de somatização ou ruminações obsessivas, embora a natureza bizarra dos delírios ofereça um indicador essencial. As alucinações auditivas são o segundo sintoma mais comum encontrado em pacientes com esse transtorno. Podem também ocorrer os sintomas de primeira linha de Schneider, tal como irradiação ou inserção do pensamento, embora menos comuns que os dos pacientes mais jovens com esquizofrenia. De acordo com Jeste e colaboradores (1988), o afeto inadequado e as associações livres são menos comuns na esquizofrenia de início tardio que na de início precoce. Geralmente, a esquizofrenia de início tardio tem um curso mais benigno que a de início precoce, um padrão observado por muitos dos primeiros investigadores, bem como por autores de trabalhos mais recentes (Rzewuska e Wronska, 1992).

Para receber o diagnóstico do DSM-III-R de esquizofrenia de início tardio, os idosos tiveram que preencher os critérios de esquizofrenia do DSM-III-R, os seis meses de duração exigidos e apresentar sintomas iniciados depois dos 45 anos — incluindo qualquer sintoma prodrômico envolvendo uma deterioração no funcionamento social e ocupacional, isolamento social, alterações no afeto ou problemas com higiene pessoal. Uma série de estudos epidemiológicos recentes oferece informações posteriores sobre a apresentação sintomática na esquizofrenia de início tardio. Yassa e colaboradores (1993) relataram que 2,4% das 288 admissões numa unidade de psiquiatria geriátrica do Canadá foram de pacientes que preenchiam os critérios de esquizofrenia de início tardio (todos do sexo feminino). Foram comuns os delírios bizarros (tipicamente paranóides) e as alucinações auditivas; os sintomas negativos foram raros. Em um estudo de 83 pacientes com "parafrenia tardia", Howard e colaboradores (1993) relataram delírios persecutórios em 87%, alucinações auditivas não-verbais em 64%, alucinações verbais na terceira pessoa em 51% e alucinações visuais em 30%; eles também encontraram inserção de pensamento em 16% e roubo do pensamento em 6%, apesar da afirmação dos primeiros investigadores a respeito da raridade desses sintomas.

Esquizofrenia Crônica de Início Precoce

Os pacientes esquizofrênicos com início dos sintomas antes dos 45 anos e curso crônico podem apresentar exacerbação dos sintomas na velhice. Parte da dificuldade de se fazer a diferenciação do espectro da sintomatologia paranóide na velhice tem origem na pouca compreensão do curso natural da esquizofrenia. A institucionalização crônica de pacientes esquizofrênicos no passado, associada à crescente mortalidade nessa população, tornou inadequados os recentes estudos de levantamento da comunidade. Tsuang e Dempsey (1979) verificaram que 200 pessoas que apresentaram esquizofrenia antes dos 40 anos tinham quatro vezes mais probabilidade de morrer durante os primeiros 9 anos depois de seu início; esse achado foi confirmado por Black e Fisher (1992), que registraram uma média de suicídio nesse grupo 23 vezes maior que a esperada na população em geral. Talbott (1981) documentou que quase a metade dos pacientes que foram desinstitucionalizados nos últimos 30 anos — aproximadamente 750.000 pessoas — estão agora em asilos. No acompanhamento, Tsuang e Dempsey (1979) também verificaram que entre os que sobreviveram até a velhice e foram diagnosticados como esquizofrênicos no início da vida, 18% foram hospitalizados em instituições mentais e 48% em asilos. Outros estudos indicaram que, em média, aproximadamente 1/3 dos pacientes esquizofrênicos tanto apresenta total remissão quanto sintomas leves ao longo de seu curso, embora a média seja de 6 a 50% (McGlashan, 1986).

Psicoses Induzidas por Causas Orgânicas

Antes de qualquer coisa, os fatores orgânicos devem ser investigados quando um idoso apresenta sintomas paranóides ou semelhantes à esquizofrenia pela primeira vez no final de sua vida. Os transtornos médicos que estão associados a sintomas psicóticos na velhice incluem endocrinopatias (tireóide, paratireóide, disfunção pancreática e adrenal); transtornos neurológicos (todas as variedades de demência, transtornos convulsivos, hidrocefalia, esclerose múltipla, tumores cerebrais, encefalopatia, encefalite, neurossífilis); deficiências vitamínicas (B_{12}, tiamina, niacina, folato) e outros transtornos (lúpus eritematoso sistêmico, arterite temporal, anormalidades eletrolíticas) (Jeste *et al.*, 1991). Muitas medicações podem produzir alucinações em doses tóxicas, terapêuticas ou subterapêuticas, e idosos frágeis freqüentemente são mais sensíveis a esses efeitos colaterais. Os estados de abstinência por droga e álcool também devem ser considerados, pois eles podem produzir sintomas psicóticos.

As pessoas mais velhas com demência de Alzheimer, multinfarto ou alcoólica com freqüência apresentam sintomas paranóides ou psicóticos disruptivos. Wragg e Jeste (1989) relataram delírios (a maior parte persecutórios) em 30% dos pacientes (média de 10 a 73%) com doença de Alzheimer. Como observado antes, os delírios complexos ou sistematizados são raramente vistos em pacientes com demência. Alucinações (visuais um pouco mais que auditivas) foram relatadas em 21-49% dos pacientes com doença de Alzheimer (Wragg e Jeste, 1989). Entretanto, à medida que a severidade da demência progride, os delírios e as alucinações tendem a diminuir (Cummings *et al.*, 1987), pelo fato de ser necessário um certo grau de funcionamento cognitivo para que se manifestem os sintomas psicóticos.

Por outro lado, o prejuízo cognitivo severo com freqüência é visto em pessoas idosas com esquizofrenia de início precoce; a causa desse prejuízo tem sido fonte de especulação (Charlesworth *et al.*, 1993). Purohit *et al.* (1993) fizeram exames pós-morte no cérebro de 12 pacientes esquizofrênicos idosos severamente demenciados, comparando-os ao cérebro de um número semelhante de indivíduos-controle e pacientes com doença de Alzheimer com a mesma idade. Em nenhum dos casos de esquizofrenia as alterações neuropatológicas eram características da doença de Alzheimer. A relação entre transtornos cognitivos e sintomas paranóides e semelhantes à esquizofrenia é posteriormente discutida.

Transtornos Afetivos com Sintomas Psicóticos

Os pacientes idosos com depressão psicótica ou mania apresentam paranóia e sintomas semelhantes à esquizofrenia. Pelo fato de os sintomas paranóides serem tão dramáticos na depressão maior de início tardio, Meyers e Greenberg (1986) sugeriram que os idosos deprimidos e delirantes devem ser distinguidos e tratados de forma diferente dos deprimidos, mas não-delirantes. Os sintomas de humor geralmente predominam nesses indivíduos, e pode haver tanto história pessoal quanto familiar de mania. Uma cuidadosa obtenção da história pode determinar que os sintomas de humor precedem o desenvolvimento de sintomas psicóticos, pode revelar um fator estressante de precipitação (uma catástrofe financeira ou a morte de um cônjuge, por exemplo), ou ainda uma periodicidade nos sintomas do paciente sugestiva de transtorno afetivo.

Transtorno Delirante na Velhice

O termo *transtorno delirante* utilizado no DSM-III-R substitui o termo *transtorno paranóide* utilizado no DSM-III. O transtorno delirante com freqüência assemelha-se à esquizofrenia, embora o primeiro tenha mais probabilidade de estar associado a delírios bizarros, alucinações auditivas, sintomas schneiderianos de primeira linha, deterioração do funcionamento social e ocupacional, ou alterações no afeto. Além de incluir delírios de perseguição ou ciúme, a categoria de transtorno delirante foi ampliada para incluir delírios erotomaníaco, somático, grandioso e outros não-específicos. Esses delírios são caracterizados como não-bizarros e envolvem situações que podem ocorrer na vida real (por exemplo, ser olhado, roubado ou envenenado). Eles tipicamente são crônicos e bem sistematizados, e — em contraste com o *delirium* e a demência — estão associados a pouco ou nenhum prejuízo da memória, orientação ou funções intelectuais. As alucinações, se presentes, não são proeminentes. O DSM-IV exige que os sintomas estejam presentes por pelo menos um mês. Os transtornos de personalidade pré-mórbida (evitativo, paranóide, esquizóide) podem ser mais prevalentes em pessoas que eventualmente apresentem transtorno delirante. O início dos sintomas deve ser aos 45 anos ou mais para que possa ser considerado "início tardio" (DSM-III-R). A média de idade de início do transtorno delirante na população em geral é 40-49 anos nos homens e 60-69 anos nas mulheres. Conseqüentemente, esse transtorno geralmente aparece pela primeira vez na meia-idade e na velhice.

Outros Transtornos Psicóticos do DSM-IV

Outros transtornos psicóticos listados no DSM-IV são transtorno psicóticos breves, transtorno esquizofreniforme e transtorno esquizoafetivo. No *transtorno psicótico breve,* uma pessoa idosa apresenta um súbito início de sintomas psicóticos que têm uma duração total de menos de um mês, freqüentemente precipitados por fatos estressantes da vida (como o luto), e têm uma completa resolução dos sintomas sem choque sobre o nível de funcionamento. Os pacientes idosos com sintomas semelhantes à esquizofrenia por mais de um mês e menos de seis meses têm diagnóstico de *transtorno esquizofreniforme.* Os idosos com sintomas semelhantes à esquizofrenia, mas que não preenchem os critérios de esquizofrenia, e têm história de transtorno afetivo maior e sintomas psicóticos na ausência de sintomas de humor por duas semanas ou mais recebem o diagnóstico de transtorno esquizoafetivo.

Avaliação Diagnóstica

Deve ser obtida uma história detalhada do paciente, a qual deve ser corroborada pelo cônjuge, filhos, outros familiares ou um empregador. As fontes colaterais de informação podem revelar que os sintomas prodrômicos estavam presentes já um tempo antes da conscientização do paciente. Se houve anteriormente hospitalizações ou outras avaliações psiquiátricas, os registros devem ser obtidos e avaliados. Todas as medicações devem ser revisadas com cuidado, principalmente as com efeitos anticolinérgicos que podem induzir o *delirium.* Todos os pacientes necessitam de um cuidadoso exame físico e neurológico, testes laboratoriais como os bioquímicos, da função tireoidiana, testes sorológicos para sífilis, vitamina B_{12} e níveis de folato. A RM está indicada em pacientes com exame neurológico positivo, ou em casos nos quais o clínico suspeita de anormalidades estruturais subjacentes ou coexistência de sintomas paranóides ou esquizofrênicos (Miller *et al.,* 1989). Em resumo, é imperativo listar doenças clínicas ou cirúrgicas reversíveis que possam representar psicoses por causas orgânicas.

Fatores Associados ao Início Tardio de Transtornos Paranóides e Esquizofrênicos

Transtornos Cognitivos

Os distúrbios cognitivos transitórios, como o *delirium,* são provavelmente as causas mais importantes e mais freqüentes de sintomas paranóides nos idosos (Lipowski, 1983). A confusão é uma das causas mais comuns de encaminhamento de um paciente para o psiquiatra geriatra. Em um estudo multicêntrico na Grã-Bretanha, 35% dos pacientes com 65 anos ou mais apresentavam *delirium* na admissão ou o desenvolviam durante a hospitalização em estudo (Hodkinson, 1976). Os transtornos cognitivos transitórios podem ter como resultado uma série de sintomas, incluindo perturbação da percepção, pensamento e memória, diminuição da atenção e agitação, ou retardo psicomotor. Os problemas de percepção geralmente se manifestam por uma capacidade reduzida para distinguir os estímulos reais do ambiente daqueles imaginários, dos sonhos e mesmo das alucinações (Lipowski, 1980) Os pacientes relatam visitas de familiares e amigos já falecidos, viagens a locais que lembram do passado e conversas nas quais a realidade é misturada à fantasia. O *delirium* agudo com freqüência precipita uma resposta afetiva dramática a essas anormalidades perceptivas; entretanto, o paciente com demência crônica pode relatar ilusões e alucinações de forma pouco afetiva.

A disfunção cognitiva também contribui para o pensamento desorganizado e fragmentado. Em meio a uma síndrome cerebral aguda, a ideação paranóide e os delírios de perseguição ocorrem em 40 a 55% dos idosos (Simon e Cahan, 1963). Como descrito por Lipowski (1983), o paciente idoso delirante, em contraste com os pacientes mais jovens com *delirium,* tem menor probabilidade de combinar relatos eloqüentes de alucinações associadas a pensamento delirante. Num indivíduo idoso com *delirium,* um processo pobre e incoerente de pensamento é acompanhado por raciocínio e julgamento prejudicados e associados à desconfiança generalizada e relatos isolados claramente delirantes.

Sexo

A maioria dos investigadores relata que o sexo feminino é outro fator associado à parafrenia tardia. As mulheres predominam sobre os homens numa média de 5:1 ou mais. A tendência aumentada das mulheres de apresentarem sintomas paranóides na velhice, como demonstrado mesmo em estudos ajustados à idade, está em contraste com a proporção por sexo de 1:1 encontrada na esquizofrenia de início precoce. Em um estudo sobre 42 pacientes do Hospital Graylingwell com parafrenia tardia, Kay e Roth (1961) encontraram 39 mulheres com o transtorno, mas apenas três homens. Marneros e Deister (1984) verificaram que em 1.208 primeiras admissões psiquiátricas com esquizofrenia, 85% eram mulheres do grupo de mais de 50 anos de idade. Rabins e colaboradores (1984) encontraram uma média de 11 mulheres para um homem em um estudo de 35 pacientes acima dos 44 anos de idade.

Uma série de fatores foi levantada para explicar o crescente risco das mulheres apresentarem transtornos paranóides e esquizofrenia de início tardio. Alguns atribuem isso à maior longevidade das mulheres e à exposição a estressores neuropsicossociais. Outros sugeriram que as mulheres tendem a apresentar sintomas esquizofrênicos mais tardiamente que os homens, e conseqüentemente elas têm um "pico" mais tardio de manifestação dos sintomas. Por exemplo, Zigler e Levine (1981) descobriram que os homens com esquizofrenia são hospitalizados aproximadamente cinco anos antes que as mulheres com esquizofrenia. Seeman (1981) especulou que a queda nos níveis de estrógeno nas mulheres pode contribuir para a crescente vulnerabilidade. Como evidência, ela assinala que a instabilidade hormonal durante o período pós-parto foi associada à alta vulnerabilidade a descompensação comportamental. Outra sugestão é a de que as mulheres mais velhas com sintomas esquizofrênicos tenham maior probabilidade de receber a atenção de profissionais de saúde. Entretanto, a revisão das evidências não oferece uma explicação satisfatória sobre a preponderância desse transtorno nas mulheres.

Funcionamento Social e Ocupacional

Outro fator associado a sintomas tipo esquizofrênicos na velhice é o ajuste social e ocupacional pobre. A maior parte dos pacientes que apresenta parafrenia, de acordo com a maioria dos investigadores, foi capaz de se sustentar até a aposentadoria ou o início da doença (Kay, 1963). Entretanto, de acordo com a experiência clínica, no início de suas vidas esses indivíduos provavelmente eram isolados, trabalharam em ocupações que exigiam pouca interação social, e ficavam à margem das relações sociais fora de seu trabalho. Isso fez com que uma série de investigadores iniciais (Kay e Roth, 1961; Herbert e Jacobson, 1967; Odegaard, 1953) tenha levantado a hipótese de que as personalidades pré-psicóticas de pacientes apresentando esquizofrenia de início tardio tendem a ser esquizóides ou paranóides. O comportamento pré-psicótico foi caracterizado por temperamento explosivo, adesão a seitas religiosas minoritárias e conduta anti-social entre os homens. Os casamentos tendiam a ser frágeis, com alta incidência de divórcio, e os pacientes eram descritos por seus filhos e vizinhos como frios, reservados e excêntricos. Entretanto, quando comparados a pessoas com esquizofrenia de início precoce, as pessoas com esquizofrenia de início tardio apresentavam maior probabilidade de terem sido casadas, tido um emprego e filhos (Jeste *et al.,* 1988).

O isolamento social pode ser outro fator que contribua para o desenvolvimento de sintomas tipo esquizofrênicos. O idoso desconfiado ou paranóide geralmente é um solitário. Essa condição pode ser devido à perda de familiares e amigos, associada a um estilo relativamente isolado. O prolongado isolamento social é um terreno fértil para o desenvolvimento gradual de pensamentos distorcidos que eventualmente progridem para delírios com respeito a vizinhos, à vizinhança ou ao mundo. Estar isolado é não estar informado, o que estimula a desconfiança e pode levar à formulação de explicações a respeito do desconhecido.

Prejuízo Sensorial

Uma série de investigadores relatou a associação entre sintomas tipo esquizofrênicos na velhice e prejuízo sensorial. Em um estudo de idosos da comunidade (Christenson e Blazer, 1984), aproximadamente 78% dos indivíduos com ideação persecutória apresentavam prejuízo visual, comparados a 51% sem crenças persecutórias. A audição estava diminuída em 58% dos indivíduos sintomáticos, mas em apenas 36% dos assintomáticos. Post (1966) encontrou "surdez" em 30% dos idosos com sintomas paranóides persistentes, comparados a 11% deprimidos e 7% de indivíduos normais da comunidade. Em um estudo mais detalhado, Cooper e colaboradores (1974, 1976) encontraram que, quando feita a audiometria, os pacientes com psicose paranóide apresentavam perda da audição significativamente maior que os pacientes com transtornos depressivos. Leuchter e Spar (1985) compararam pacientes idosos psicóticos hospitalizados com os não-psicóticos hospitalizados. O prejuízo auditivo foi mais prevalente em pacientes psicóticos que nos indivíduos controle (21% vs 12%), e o prejuízo visual também foi mais comum (34% vs 18%). Cooper e Porter (1976) encontraram uma crescente prevalência de catarata em pacientes paranóides quando comparados a pacientes deprimidos.

Para o paciente com prejuízo sensorial, os sintomas psicóticos como alucinações podem preencher o lugar de estímulos ausentes; as alucinações auditivas e visuais resultantes de privação sensorial foram chamadas de "alucinações de Charles Binet". Com respeito ao desenvolvimento de ideação paranóide, se os indivíduos idosos isolados não escutam os diálogos claramente, especialmente numa situação de grupo, eles podem concluir que os outros estão falando deles ou podem atribuir a si fragmentos de diálogos parcialmente escutados (Zarit, 1980).

Estado Civil

Como observado anteriormente, os resultados da maioria dos estudos sugerem que o paciente com paranóia ou esquizofrenia de início tardio tem maior probabilidade de ter sido casado que o paciente com esquizofrenia de início precoce (Bridge e Wyatt, 1980; Marneros e Deister, 1984). Entretanto, esse achado é confundido com prejuízo funcional no grupo de início precoce durante os anos em que esses indivíduos poderiam ter estado casados.

História Psiquiátrica Familiar

Se os indivíduos com esquizofrenia de início tardio representam um subconjunto de pacientes com esquizofrenia verdadeira, pode-se esperar que a prevalência da esquizofrenia entre membros da família seja comparável aos casos de início precoce e tardio. Num estudo de 148 pacientes com início de paranóia depois dos 50 anos, Funding (1961) encontrou uma taxa de expectativa para esquizofrenia de 2,5% entre irmãos. Essa é maior que o aproximadamente 1% relatado na população em geral, mas menos que a prevalência de aproximadamente 10% relatada entre os irmãos de pacientes esquizofrênicos mais jovens. Num estudo de 57 pacientes com sintomas paranóides de início tardio, Kay (1963) descobriu que 19% dos pacientes tinham pelo menos um familiar com esquizofrenia. O risco entre os irmãos era de 4,9%, e o risco entre os filhos de 7,3%. O início da esquizofrenia entre esses familiares foi anterior aos 40 anos na maior parte dos casos. Rabins e colaboradores (1984) também encontraram uma maior probabilidade de esquizofrenia entre membros da família de pacientes com parafrenia que entre controles da mesma idade e sexo com transtorno afetivo.

Na maioria destas investigações, a taxa de esquizofrenia em familiares de pacientes parafrênicos (ou esquizofrênicos de início tardio) está entre a taxa da população em geral e a taxa de familiares de pacientes esquizofrênicos com início precoce da doença. Entretanto, as conclusões a respeito destas observações permanecem uma tentativa devido aos problemas metodológicos encontrados em tais estudos. Por exemplo, nem todos os membros da família puderam ser acompanhados até uma idade avançada para garantir que foram detectados todos os casos, tanto de esquizofrenia de início precoce quanto de esquizofrenia de início tardio; as doenças físicas e as mudanças de endereço também causam problemas nesses estudos. Certamente, em termos de história familiar, os transtornos paranóides de início tardio estão relacionados de forma mais próxima à esquizofrenia que aos transtornos afetivos, mas a carga genética parece menos proeminente que nas doenças de início precoce.

Fatores Intrapsíquicos

Um fator de risco potencial para sintomas paranóides de início tardio é a presença de mecanismos de defesa primitivos para lidar com a perda (Eisdorfer, 1960, 1980). As pessoas mais velhas com uma propensão a utilizar a projeção de forma duradoura como uma defesa pode banir o luto e ajustar-se à perda acusando os outros em vez de elaborar o luto internamente. A tendência de encarar as perdas como sendo devido aos fatores externos pode contribuir para a desconfiança e a paranóia. Áreas potenciais para perdas incluem emprego, papel na sociedade e capacidade funcional. De particular importância, como descrito anteriormente, é a perda da habilidade perceptiva e capacidade cognitiva prejudicada com déficits de atenção e memória associados. A característica de muitas dessas perdas é que elas não estão sob o controle do idoso e podem passar quase despercebidas para o paciente. Todavia, elas desafiam o domínio que o idoso tem do mundo, levando a uma busca de uma explicação para as perdas.

Tratamento dos Sintomas Paranóides ou Esquizofrênicos na Velhice

A essência do manejo eficaz do paciente com sintomas tipo esquizofrênicos de início tardio é o tratamento com medicações antipsicóticas. Post (1966) relatou que os pacientes que apresentaram melhora eram os que haviam recebido tratamento e manutenção adequados com medicação neuroléptica. Leuchter e Spar (1985) acompanharam 15 pacientes que apresentavam sintomas psicóticos primários de início tardio e verificaram que os 10 pacientes tratados com fenotiazinas haviam tido resultados significativamente melhores que os não-tratados. A esquizofrenia de início tardio tende a ser uma doença crônica, sendo raras as remissões espontâneas (Herbert e Jacobson, 1967; Kay e Roth, 1961). A interrupção dos neurolépticos geralmente provoca uma exacerbação dos sintomas (Yassa *et al.*, 1993). Os pacientes acompanhados em estudos sobre tratamentos (quando não estavam presentes problemas orgânicos) apresentam um resultado tão bom, senão melhor, que os pacientes que apresentam sintomas esquizofrênicos precoces na vida. Por exemplo, Post (1966) descobriu que de 75 pacientes tratados com trifluoperazina (10-60mg/dia) ou tioridazina (75-600mg/dia), 43 apresentaram completa remissão, enquanto apenas oito não responderam. Com acompanhamento de vários meses a três anos, a maior parte desses pacientes permaneceu assintomática quando recebeu tratamento e manutenção iniciais adequados com fenotiazina.

Infelizmente, o clínico que trata o idoso paranóide com medicação neuroléptica enfrenta o fato da discinesia tardia (DT) resultante de tratamento a longo prazo (ou mesmo a curto prazo) com medicações antipsicóticas ser mais prevalente na velhice. Mukherjee e colaboradores (1982) descobriram que a idade estava significativamente correlacionada com DT em 153 pacientes ambulatoriais. Depois de revisar 76 estudos selecionados sobre a prevalência de DT, Yassa e Jeste (1992) relataram que as taxas encontradas tinham seus picos nos homens entre os 50 e os 70 anos de idade, continuando a crescer depois dos 70 anos nas mulheres; as mulheres também apresentavam sintomas mais severos. Num estudo de cinco anos de 99 pacientes psiquiátricos idosos sem uso prévio de neurolépticos, Yassa e colaboradores (1992) encontraram que 35% dos pacientes tratados desenvolveram DT; o interessante é que aqueles com depressão maior apresentaram probabilidade muito maior de desenvolver DT que os idosos com síndrome cerebral orgânica ou psicoses delirantes. Conseqüentemente, idade, sexo, extensão do tratamento com neurolép- ticos, dose cumulativa de neurolépticos e presença de sintomas afetivos, todos devem ser incluídos como fatores que aumentam a probabilidade de ocorrência de DT (DeVeaugh-Geiss, 1982; Yassa e colaboradores, 1992). Entretanto, apesar das abordagens mais cuidadosas, a DT irá ocorrer em alguns pacientes; nesse caso, alguns dados sugerem que a interrupção do tratamento pode melhorar o sintoma em alguns deles (Yassa, 1991).

Geralmente, baixas doses de neurolépticos são adequadas para o controle dos sintomas psicóticos na maior parte dos idosos. Os clínicos devem monitorar a resposta com cuidado e informar ao paciente e aos familiares mais próximos sobre os efeitos colaterais potenciais como hipotensão ortostática, efeitos anticolinérgicos, sedação excessiva, parkinsonismo, síndrome neuroléptica maligna, discinesia tardia e distonia tardia. Embora seja necessária uma dose mais alta de medicação para pacientes com sintomas mais severos, as doses iniciais, especialmente para pacientes ambulatoriais com sintomas paranóides, variam de 10 a 25mg/dia de tioridazina, 2 a 4mg/dia de tiotixeno e 0,5 a 3mg/dia de haloperidol.

A escolha da medicação geralmente depende dos efeitos colaterais que o clínico deseja evitar. Em decorrência de seus efeitos colaterais ortostáticos e anticolinérgicos, a tioridazina pode ser problemática no caso de idosos frágeis com tendência a caírem ou de homens idosos com hipertrofia prostática com risco de retenção urinária. Esses efeitos adversos podem ser minimizados mantendo-se a dose total diária abaixo de 80mg. Os efeitos sedativos da tioridazina podem ser especialmente úteis em pacientes psicóticos agitados, embora as doses mais altas que 80mg/dia possam ser necessária para que se obtenha uma resposta terapêutica. O haloperidol é uma droga útil quando a sedação é menos importante, quando é necessário um neuroléptico mais forte e/ou quando o clínico deseja evitar os efeitos ortostático e anticolinérgico associados a neurolépticos de baixa potência. Por outro lado, o haloperidol apresenta problemas significativos para a pessoa idosa com rigidez ou tremor preexistentes, e com tendência a efeito colaterais parkinsonianos; além disso, o início da acatisia no paciente já delirante pode diminuir a eficácia dos esforços iniciais para que o paciente tome a medicação. Num pequeno estudo sobre 18 pacientes psiquiátricos geriátricos, Oberholzer e colaboradores (1992) demonstraram a segurança e eficácia de baixas doses de clozapina em pacientes idosos que apresentam efeitos colaterais neurológicos severos.

A maior parte dos idosos toma a medicação se for explicado que a mesma irá melhorar o seu sono e diminuir a ansiedade. A adesão à medicação é menos problemática nos idosos paranóides que nos pacientes paranóides em fases mais precoces do ciclo vital. Grande parte dos idosos acredita em seus clínicos e aceita as sugestões feitas para uma terapia ideal. Quando existem objeções à medicação é útil uma aliança com um membro da família. Os neurolépticos de depósito parenterais podem apresentar vantagens sobre as medicações orais em casos de não-adesão (Raskind et al., 1979). Entretanto, a forte objeção à medicação ou a qualquer intervenção pode indicar a necessidade de hospitalização.

A terapia com drogas não é a única intervenção disponível para os pacientes idosos paranóides. Os clínicos devem trabalhar no sentido de oferecer uma relação de confiança e apoio ao paciente. Alguns pacientes delirantes necessitam de uma abordagem algo distante, do "tipo médico", que é considerada menos ameaçadora. Todavia, o respeito pelo paciente, um desejo de escutar suas queixas e medos quaisquer que sejam eles, bem como a disponibilidade de atendê-los pelo telefone nas crises contribuem para uma melhora da aliança terapêutica. Um postura realmente profissional é valorizada pelo idoso paranóide angustiado. Ele quer a atenção do clínico quando tem suas preocupações. A maior parte dos idosos não abusa do telefone, e se o paciente telefona é importante que o clínico retorne a chamada.

De igual importância no tratamento do idoso paranóide é o desenvolvimento de relacionamentos com pessoas do ambiente social do paciente. O valor das relações familiares é óbvio: os membros da família são os primeiros a observar uma deterioração nas condições do paciente, e consequentemente são os primeiros a contatar o clínico e informar a respeito do problema. Além disso, os policiais, os vizinhos, farmacêuticos, e assim por diante, podem servir como poderosos aliados. As pessoas com paranóia que moram em comunidades relativamente fechadas são bem conhecidas nesses locais. Os vizinhos e outras pessoas que conhecem o paciente há anos não apenas irão perceber uma mudança em seu comportamento, como irão também servir como valiosos aliados na limitação do aspecto destrutivo de sua conduta. Os sintomas paranóides, quando compreendidos, podem ser tolerados pelas comunidades mais do que muitos clínicos esperam. O clínico e o assistente social devem ajudar a facilitar a formação de uma rede entre essas várias pessoas na comunidade. Poderão ser evitados telefonemas desnecessários para a polícia, investigações, brigas entre vizinhos, e assim por diante, se for permitida a formação de uma rede de apoio e cuidados para o idoso paranóide. A vizinhança fragmentada e o estilo de vida apressado, comum nesta segunda parte do século XX, tornam menos provável a formação dessa rede. Todavia, existe a possibilidade de que mesmo participantes transitórios da vida do paciente formem uma rede.

Muitos clínicos inexperientes tentam confrontar o paciente paranóide idoso com a falta de razão e suposições falsas inerentes à ideação paranóide. Por definição, um delírio é uma crença falsa e fixa que não cede à persuasão ou à lógica. Os ataques frontais não têm valor no manejo do idoso paranóide, e freqüentemente resultam em rompimento da relação terapêutica. Por outro lado, os clínicos não devem enganar, fingindo concordar com a ideação paranóide, quando na realidade isso não ocorrer. Ao contrário, a aliança terapêutica pode ser facilitada caso os clínicos fizerem afirmações como: "Eu não vejo a situação como você, mas eu posso entender como você a vê dessa forma e quero ajudá-lo". A medicação neuroléptica geralmente não faz os delírios desaparecerem; ao contrário, ela simplesmente os torna menos angustiantes e mais toleráveis para o paciente. Mesmo se os sintomas paranóides ou delirantes desaparecem com o tratamento, o idoso pode não renunciar à crença de que tais sintomas são razoáveis e reais.

Se a conduta resultante da ideação paranóide torna-se disfuncional ou perigosa, a abordagem comportamental pode ser necessária para limitar essa conduta. Para o paciente ambulatorial, essas técnicas são geralmente mais bem implementadas pela família e pelos amigos. Algumas limitações que podem ser feitas no manejo do idoso paranóide são a redução da distância de sua circulação, do uso do telefone e tentar viabilizar um tutor, que também tenha habilidade para lidar com as finanças do idoso.

Finalmente, se a saúde física puder ser melhorada ou se os prejuízos sensoriais e o isolamento social puderem ser aliviados, os sintomas paranóides podem por vezes corrigir-se por si sós. A pessoa paranóide de "essência rígida" terá mais dificuldade nas interações sociais, mas o indivíduo com ideação paranóide ou desconfiança transitória irá melhorar com contatos sociais freqüentes. Quando os problemas de audição e visão são corrigidos, geralmente ocorre uma melhora.

Referências

American Psychiatric Association. *Diagnostic and Statistical Manual of Mental Disorders,* 3.ed. Washington, DC, American Psychiatric Association, 1980.

—————. *Diagnostic and Statistical Manual of Mental Disorders,* 3.ed. Revised. Washington, DC, American Psychiatric Association, 1987.

—————. *Diagnostic and Statistical Manual of Mental Disorders,* 4.ed. Washington, DC, American Psychiatric Association, 1994.

Baron M, Gruen R, Asnis L et al. Age-of-onset in schizophrenia and schizotypal disorders: clinical and genetic implications. *Neuropsychobiology* 10:199-204, 1983.

Black DW & Fisher R. Mortality in DSM-III-R schizophrenia. *Schizophr Res* 7:109-116, 1992.

Blazer DG, George LK, Hughes D. Schizophrenic symptoms in an elderly community population. In: *Epidemiology of Aging.* Edited by Brody J & Maddox GL. New York, Springer, pp. 134-149, 1988.

Bridge TP & Wyatt RJ. Paraphrenia: paranoid states of late life, I: European research. *J Am Geriatr Soc* 28:193-200, 1980.

Charlesworth GM, Hymas N, Wischik CM et al. Case conference report: late paraphrenia, advanced schizophrenic deterioration and dementia. *International Journal of Geriatric Psychiatry* 8:765-773, 1993.

Christenson R & Blazer DG. Epidemiology of persecutory ideation in an elderly population in the community. *Am J Psychiatry* 141:1088-1091, 1984.

Cooper AF & Porter R. Visual acuity and ocular pathology in the paranoid and effective psychoses of later life. *J Psychosom Res* 20:97-105, 1976.

Cooper AF, Kay DWK, Curry AR et al. Hearing loss in paranoid and affective psychoses of the elderly. *Lancet* 2:851-854, 1974.

Cooper AF, Garside RF, Kay DWK. A comparison of deaf and nondeaf patients with paranoid and affective psychoses. *Br J Psychiatry* 129:532-538, 1976.

Cummings JL, Miller B, Hill MA et al. Neuropsychiatric aspects of multi-infarct dementia and dementia of the Alzheimer type. *Arch Neurol* 44:389-393, 1987.

DeVeaugh-Geiss J. (ed.) *Tardive Dyskinesia and Related Involuntary Movement Disorders: The Long-Term Effects of Antipsychotic Drugs.* Boston, MA, John Wright, 1982.

Eisdorfer C. Rorschach rigidity and sensory decrement in a senescent population. *J Gerontol* 15:188-190, 1960.

—————. Paranoia and schizophrenic disorders in later life. In: *Handbook of Geriatric Psychiatry.* Edited by Busse EW & Blazer DG. New York Van Nostrand Reinhold, pp. 329-337, 1980.

Essa M. Late-onset schizophrenia (letter). *Am J Psychiatry* 139:1528, 1982.

Fish F. Senile schizophrenia. *Journal of Mental Science* 106:938-946, 1960.

Funding T. Genetics of paranoid psychoses in later life. *Acta Psychiatr Scand* 37:267-282, 1961.

Gold DD. Late age of onset schizophrenia: present but unaccounted for. *Compr Psychiatry* 25:225-237, 1984.

Harris MJ & Jeste DV. Late-onset schizophrenia: an overview. *Schizophr Bull* 14:39-55, 1988.

Hasett AM, Keks NA, Jackson HJ et al. The diagnostic validity of paraphrenia. *Aus N Z J Psychiatry* 26:18-29, 1992.

Herbert ME. & Jacobson S. Late paraphrenia. *Br J Psychiatry* 113:461-469, 1967.

Heston LL. The paranoid syndrome after midlife. In: *Schizophrenia and Aging.* Edited by Miller NE & Cohen GD. New York: Guilford, pp. 249-257, 1987.

Hodkinson HM. *Common Symptoms of Disease in the Elderly.* Oxford, Blackwell, 1976.

Howard R, Almeida D, Levy R. Schizophrenic symptoms in late paraphrenia. *Psychopathology* 26:95-101, 1993.

Jeste DV, Harris MJ, Pearlson GD et al. Late-onset schizophrenia: studying clinical validity. *Psychiatr Clin North Am* 11:1-14, 1988.

Jeste DV, Manley M, Harris MJ. Psychoses. In: *Comprehensive Review of Geriatric Psychiatry.* Edited by Sadavoy J, Lazarus L, Jarvik L. Washington, DC, American Psychiatric Press, pp. 353-369, 1991.

Jeste DV, Harris MJ, Drull A et al. Clinical and neuropsychological characteristics of patients with late-onset schizophrenia. *Am J Psychiatry* 152:722-730, 1995.

Kay DWK. Late paraphrenia and its bearing on the aetiology of schizophrenia. *Acta Psychiatr Scand* 39:159-169, 1963.

Kay DWK & Roth M. Environmental and hereditary factors in the schizophrenias of old age ("late paraphrenia") and their bearing on the general problem of causation in schizophrenia. *Journal of Mental Science* 107:649-686, 1961.

Kolle K. *Die Primare Verrucktheit.* Leipzig, Germany, Thieme, 1931.

Kraepelin E. *Dementia Praecox and Paraphrenia (1919).* Translated by Barclay RM. Edit by Robertson GM. Huntington, New York, Robert E. Krieger, 1971.

Leuchter AF & Spar JE. The late-onset psychoses: clinical and diagnostic features. *J Nerv Ment Dis* 173:488-494, 1985.

Lipowski ZJ. Delirium update. *Compr Psychiatry* 21:190-196, 1980.

—————. Transient cognitive disorders (delirium, acute confusional states) in the elderly. *Am J Psychiatry* 140:1426-1436, 1983.

Lowenthal MF. *Lives in Distress.* New York, Basic Books, 1964.

Marneros A & Deister A. The psychopathology of "late schizophrenia". *Psychopathology* 17:264-274, 1984.

Mayer-Gross W. *Die Schizophrenie.* Berlin, Germany, Springer, 1932.

McGlashan TH. Predictors of shorter-medium and longer-term outcome in schizophrenia. *Am J Psychiatry* 143:50-55, 1986.

Meyers BS & Greenberg R. Late-life delusional depression. *J Affect Disord* 11:133-137, 1986.

Miller BL, Lesser IM, Boone K et al. Brain white-matter lesions and psychosis. *Br J Psychiatry* 155:73-78, 1989.

Mukherjee S, Rosen AM, Cardenas C et al. Tardive dyskinesia in psychiatric outpatients. *Arch Gen Psychiatry* 39:466-472, 1982.

Myers JK, Weissman MM, Tischler GL et al. Six month prevalence of psychiatric disorders in three communities: 1980 to 1982. *Arch Gen Psychiatry* 41:959-967, 1984.

Oberholzer AF, Hendriksen C, Monsch AU et al. Safety and effectiveness of low-dose clozapine in psychogeriatric patients: a preliminary study. *Intl Psychogeriatr* 4:187-195, 1992.

Odegaard O. New data on marriage and mental disease: the incidence of psychoses in the widowed and the divorced. *Journal of Mental Science* 99:778-785, 1953.

Post F. *The Clinical Psychiatry of Late Life.* Oxford, UK, Pergamon, 1965.

———. *Persistent Persecutory States of the Elderly.* Oxford, UK, Pergamon, 1966.

———. Paranoid disorders in the elderly. *Postgrad Med* 53:52-56, 1973.

Purohit DP, Davidson M, Perl DP et al. Severe cognitive impairment in elderly schizophrenic patients: a clinicopathological study. *Biol Pychiatry* 33:255-260, 1993.

Rabins P, Pauker S, Thomas J. Can schizophrenia begin after age 44? *Compr Psychiatry* 25:290-293, 1984.

Raskind M, Alvarez C, Merlin S. Fluphenazine enanthate in outpatient treatment of late paraphrenia. *J Am Geriatr Soc* 27:459-463, 1979.

Roth M. The natural history of mental disorder in old age. *Journal of Mental Science* 101:281-301, 1955.

Rzewuska M & Wronska A. Characteristics of early and late onset of schizophrenia. *Psychiatr Pol* 26:337-345, 1992.

Schneider K. *Clinical Psychopathology.* Translated by Hamilton M. W. New York, Grune & Stratton, 1959.

Seeman MV. Gender and the onset of schizophrenia: neurohumoral influences. *Psychiatric Journal of the University of Ottawa* 6:136-138, 1981.

Simon A & Cahan RB. The acute brain syndrome in geriatric patients. *Psychiatric Research Reports* 16:8-21, 1963.

Talbott JA. The National Plan for the Chronically Mentally Ill: a programmatic analysis. *Hosp Community Psychiatry* 32:699-704, 1981.

Tsuang MT & Dempsey GM. Long-term outcome of major psychoses, II: schizoaffective disorder compared with schizophrenia, affective disorders and a surgical control group. *Arch Gen Psychiatry* 39:1302-1304, 1979.

Volavka J. Late-onset schizophrenia: a review. *Compr Psychiatry* 26:148-156, 1985.

Wragg R & Jeste DV. An onverview of depression and psychosis in Alzheimer's disease. *Am J Psychiatry* 146:577-587, 1989.

Yassa R. The course of tardive dyskinesia in newly treated psychogeriatric patients. *Acta Psychiatr Scand* 83:347-349, 1991.

Yassa R & Jeste DV. Gender differences in tardive dyskinesia: a critical review of the literature. *Schizophr Bull* 18:701-715, 1992.

Yassa R, Nastase C, Dupont D et al. Tardive dyskinesia in elderly psychiatric patients: a 5-year study. *Am J Psychiatry* 149:1206-1211, 1992.

Yassa R, Dastoor D, Nastase C et al. The prevalence of late-onset schizophrenia in a psychogeriatric population. *J Geriatr Psychiatry Neurol* 6:120-125, 1993.

Zarit S. H. *Aging and Mental Disorders: Psychological Approaches to Assessment and Treatment.* New York, Free Press, 1980.

Zigler E & Levine J. Age on first hospitalization of schizophrenics: a developmental approach. *J Abnorm Psychol* 90:458-467, 1981.

15

Transtornos de Ansiedade e Transtorno de Pânico

Javaid I. Sheikh, M.D.

A ansiedade é uma emoção normal e permanente com valor adaptativo, no sentido de agir como um sistema de alarme alertando a pessoa sobre efeitos nocivos ou perigos iminentes. Entretanto, esse sistema pode ser considerado mal-adaptado quando a ansiedade torna-se injustificadamente excessiva e, conseqüentemente, mórbida. Essa ansiedade mórbida em geral manifesta-se sob a forma de múltiplos sintomas cognitivos (preocupações, medo), comportamentais (hipercinesia, fobias) e fisiológicos (palpitações, hiperventilação). A severidade dessa ansiedade pode variar de preocupação excessiva com as coisas do dia-a-dia concernentes ao trabalho e afins a episódios de intensa ansiedade e medo (ataques de pânico). Os transtornos de ansiedade são entidades diagnósticas que compreendem várias combinações de sinais e sintomas de ansiedade mórbida com critérios em relação à sua intensidade e duração, como descritos no DSM-IV (*American Psychiatric Association*, 1994). Embora os transtornos de ansiedade nos idosos estejam entre as condições psiquiátricas encontradas com mais freqüência, eles permanecem entre os menos estudados (Sheikh, 1992). Neste capítulo inicia-se com uma classificação diagnóstica dos transtornos de ansiedade baseada no DSM-IV, discute-se a fenomenologia dos transtornos de ansiedade nas pessoas idosas, sintetizam-se os dados epidemiológicos na literatura, apresenta-se uma forma sistemática de completar uma formulação diagnóstica e descrevem-se várias estratégias de tratamento para o manejo dos pacientes idosos com transtornos de ansiedade.

Classificação Diagnóstica e Fenomenologia

O DSM-IV descreve critérios diagnósticos operacionalmente definidos, fenomenologicamente orientados para vários transtornos de ansiedade. Uma lista de vários transtornos de ansiedade baseada na classificação

---

O trabalho do Dr. Sheikh é apoiado em parte pela Subvenção MH -49226-02 dos Institutos Nacionais de Saúde, Departamento de Saúde e Serviços Humanos dos Estados Unidos. Este capítulo é adaptado a partir de uma revisão escrita para o *Comprehensive Review of Geriatric Psychiatry* – 2, 2.ed. Editado por Sadavoy J, Lazarus LW, Jarvik LF *et al.,* Washington, DC, American Psychiatric Press, 1996.

do DSM-IV aparece na Tabela 15-1. Esta seção segue com descrições breves da sintomatologia associada a vários transtornos de ansiedade, junto a padrões adicionais específicos de populações de idosos.

Transtorno de Pânico

O transtorno de pânico manifesta-se por episódios recorrentes de ansiedade severa ou medo – ataques de pânico – acompanhados de sintomas somáticos e cognitivos múltiplos. Por exemplo, durante um ataque de pânico a pessoa pode apresentar palpitações, respiração curta, dor ou desconforto pré-cordial, sudorese, ondas de calor e frio, formigamento nas mãos ou pés, medo de morrer e medo de perder o controle. Os ataques de pânico podem ocorrer tanto inesperadamente (sem fator desencadeante), quanto ligados a uma situação (desencadeado), ou seja, ocorrendo numa situação especifica temida. Muitos pacientes com ataques de pânico recorrentes continuam a ter medo de permanecer em locais de onde seja difícil sair caso ocorram ataques de pânico incapacitantes. Esse medo do pânico pode levar, com o tempo, a múltiplas respostas de evitação (agorafobia). Logo, o transtorno de pânico pode estar presente com ou sem agorafobia. O transtorno de pânico é tipicamente crônico em seu curso, com freqüentes recorrências e remissões.

As investigações preliminares sugerem que muitos pacientes idosos com início de ataque de pânico precocemente na vida parecem continuar com esses sintomas posteriormente, não tendo recebido nenhum tratamento ou o mesmo de forma inadequada ao longo dos anos de intervenção (Sheikh *et al.*, 1991). Embora seja incomum o transtorno de pânico surgir novamente na velhice, isso pode ocorrer (Luchins e Rose, 1989; Sheikh *et al.*, 1988). Os dados de estudos em andamento em nosso programa sugerem que o transtorno de pânico de início tardio (TPIT) pode ser caracterizado por menos sintomas de pânico, menos evitação e escores mais baixos nas medidas de somatização, comparadas ao transtorno de pânico de início precoce (TPIP) em populações mais velhas (Sheikh, 1991, 1993).

Agorafobia sem História de Transtorno de Pânico

A agorafobia, cujo padrão central é o medo de estar em locais públicos ou situações das quais deva ser difícil escapar, é rara na ausência de história de ataques de pânico. Não está claro se alguns pacientes com agorafobia sem história de transtorno de pânico apresentam uma variante do transtorno de pânico. A agorafobia sem história de transtorno de pânico não foi estudada nos idosos.

Fobia Social

A fobia social é diagnosticada na presença de um medo persistente de uma ou mais situações sociais. Exemplos comuns incluem medo de falar em público ou incapacidade de comer ou escrever na presença de outros. As tentativas de entrar na situação fóbica são tipicamente acompanhadas por marcada ansiedade antecipatória. A evidência epidemiológica (Blazer *et al.*, 1991) sugere que esse transtorno é crônico e persiste na velhice. Embora estejam faltando estudos sistemáticos sobre fobia social nos idosos, nossa experiência clínica sugere que comer ou escrever em público pode ser mais incômodo para o idoso que falar em público, devido ao uso de dentadura ou à presença de tremores.

Fobia Específica

A característica diagnóstica de uma fobia específica é um medo excessivo, irracional e persistente de um objeto ou de uma situação. Os exemplos incluem medo de animais voadores, de receber medicação injetável e de ver sangue. O diagnóstico é feito apenas se a evitação ou a antecipação ansiosa provocam estresse ou disfunção significativos. Estão faltando estudos sistemáticos de fobias especificas no idoso em geral. Entretanto, parece que em locais urbanos o medo de crimes é particularmente prevalente na população de idosos (Clarke e Lewis, 1982), levando à neurose noturna em alguns casos (Cohen, 1976).

Tabela 15-1. Transtornos de ansiedade pelo DSM-IV

- Transtorno de Pânico
  com agorafobia
  sem agorafobia
- Agorafobia Sem História de Transtorno de Pânico
- Fobia Específica
- Fobia Social
- Transtorno Obsessivo-Compulsivo
- Transtorno de Estresse Pós-Traumático
- Transtorno de Estresse Agudo
- Transtorno de Ansiedade Generalizada
- Transtorno de Ansiedade Devido a uma Condição Médica Geral e Transtorno de Ansiedade Induzido por Substância
- Transtorno de Ansiedade sem outra Especificação (SOE)

Fonte. American Psychiatric Association, 1994.

Transtorno de Ansiedade Generalizada

O transtorno de ansiedade generalizada manifesta-se por excessiva ansiedade ou preocupação (expectativas apreensivas) na maior parte dos dias, por seis meses ou mais. A preocupação é difusa no sentido de ter como foco muitas circunstâncias da vida, e a pessoa acha difícil controlar a preocupação e dar atenção a tarefas que estejam à mão. A preocupação está associada a seis dos seguintes sintomas de hiperatividade autonômica, tensão motora ou hiperexcitação:

1. Tensão motora – tremor, tensão muscular, inquietação, fadigabilidade.
2. Hiperatividade autonômica – respiração curta, freqüência cardíaca acelerada, mãos úmidas ou frias, boca seca, tonturas, perturbações digestivas, ondas de calor ou frio, micções freqüentes e dificuldade de engolir ou "sensação de bola na garganta".
3. Hiperexcitação – sentindo-se "agitado", respostas exageradas de susto, dificuldade de concentração, insônia e irritabilidade.

Muitos idosos com essa síndrome podem também apresentar padrões de depressão, tornando assim por vezes difíceis o diagnóstico e a decisão terapêutica.

Transtorno de Estresse Agudo

O transtorno de estresse agudo, uma nova categoria do DSM-IV, descreve reações agudas que não duram mais de um mês, e se manifestam por ansiedade como resposta ao estresse agudo. Existem poucas informações a respeito desse transtorno, embora não seja razoável considerar que em alguns pacientes ele possa ser um precursor do desenvolvimento do transtorno de estresse pós-traumático.

Transtorno de Estresse Pós-Traumático

O critério central do transtorno de estresse pós-traumático (PTSD) é o aparecimento de sintomas característicos depois de uma pessoa ter vivenciado, testemunhado ou sido confrontado por um evento ou eventos que envolvam morte real ou ameaça de morte ou dano sério, ou ameaça à integridade física de outros ou da própria pessoa. A resposta da pessoa ao estressor deve envolver medo intenso, desamparo ou horror. Os sintomas vivenciados são geralmente uma combinação de três categorias: 1) reviver o evento traumático (sob a forma de imagens, pensamentos, percepções, sonhos, ilusões, alucinações ou *flashbacks*); 2) evitação do estímulo associada ao trauma ou paralisia da responsividade geral (sintomas semelhantes à depressão) e 3) vivência de sintomas de crescente excitação (sintomas semelhantes à ansiedade). Os sintomas geralmente iniciam logo após o trauma, mas podem ser retardados por muitos meses ou anos. O próprio transtorno pode ser agudo (menos de três meses de duração), ou crônico (mais de três meses de duração). Relatos de PTSD em idosos sobreviventes do Holocausto (Kuch e Cox, 1992) e entre idosos prisioneiros durante a Segunda Guerra Mundial (Speed *et al.*, 1989) indicam que o PTSD pode ser um transtorno crônico que continua até a velhice. Um relato recente também documenta o aparecimento de PTSD pela primeira vez na velhice entre sobreviventes do terremoto de 1988 na Armênia, Goenjian *et al.*, 1994). Parece que, embora toda a severidade do PTSD tenha parecido semelhante entre os sobreviventes jovens e idosos do terremoto, os idosos relataram ter revivido menos o trauma, mas apresentaram mais sintomas de hiperexcitação comparados aos jovens. Pode ser prematuro atribuir qualquer significado a essas diferenças antes de estudos adicionais terem repetido esses achados.

Transtorno Obsessivo-Compulsivo

O transtorno obsessivo-compulsivo é caracterizado por obsessões ou compulsões recorrentes que são suficientemente severas para provocarem suficiente estresse ou disfunção em questões ocupacionais ou pessoais. As *obsessões* são pensamentos, impulsos ou imagens que vividos como intrusivos e egodistônicos e que causam marcada ansiedade e estresse. As obsessões não são simples preocupações sobre os problemas reais da vida; exemplos comuns incluem pensamentos repetitivos de violência em direção à pessoa amada, ou de contaminação com germes ou sujeira, e dúvidas repetitivas sobre ter prejudicado ou ofendido alguém. As *compulsões* são comportamentos ritualísticos (p. ex., lavar as mãos, manter a ordem ou checagem) ou atos mentais (como rezar, contar ou repetir palavras em silêncio) que são feitos em resposta a uma obsessão ou de acordo com certas regras que devem ser aplicadas de forma rígida. Usualmente o comportamento ou ato mental obsessivo-compulsivo é destinado a prevenir o desconforto ou alguma situação temida e com freqüência é reconhecida pelo indivíduo como sendo tanto excessiva quanto irreal. A tentativa de resistir à compulsão produz tensão que pode ser aliviada cedendo à compulsão. Os dados epidemiológicos em relação a esse transtorno sugerem uma prevalência em seis meses de aproximadamente 1,5% nos idosos (Blazer *et al.*, 1991), embora se saiba pouco a respeito de quaisquer manifestações especiais nos idosos.

Transtorno de Ansiedade Devido a Uma Condição Médica Geral e Transtorno de Ansiedade Induzido por Substâncias

O transtorno de ansiedade devido a uma condição médica geral e o transtorno de ansiedade induzido por substâncias, dois transtornos de ansiedade que são novas categorias do DSM-IV, são definidos em função de sua etiologia.

Transtorno de Ansiedade Sem Outra Especificação

A categoria do transtorno de ansiedade sem outra especificação inclui o transtorno com sintomas proeminentes de ansiedade que não são classificáveis como transtornos de ansiedade específicos. Os exemplos incluem sintomas de ansiedade e depressão clinicamente significativos quando os critérios não forem preenchidos tanto por um transtorno do humor ou de ansiedade específico, ou em situações nas quais um clínico não seja capaz de determinar se um transtorno de ansiedade é primário, secundário ou induzido por substâncias.

Epidemiologia

Foram feitos muito poucos estudos epidemiológicos dos transtornos de ansiedade nos idosos. Os estudos feitos na era anterior à introdução do DSM-III (*American Psychiatric Association*, 1980) tenderam a caracterizar a ansiedade e a depressão como uma neurose mista, ansiosa depressiva seguindo a tradição da época (Bergman, 1971; Post, 1972). É então difícil discernir a prevalência de diferentes transtornos de ansiedade baseados nesses estudos.

Mais recentemente, numa comparação dos dados do Estudo de Captação de Área Epidemiológica (ECA) de um grupo de meia-idade (45 a 64 anos) com um grupo de pessoas mais velhas (65 anos ou mais), Blazer e colaboradores (1991) documentaram a prevalência em seis meses e em toda a vida de todos os transtornos de ansiedade, excluindo o PTSD na amostra da comunidade Duke do ECA. Sua análise mostra que tanto a prevalência de todos os transtornos de ansiedade em seis meses quanto em toda a vida diminui das pessoas na meia-idade para o grupo mais velho, embora os números da prevalência para os idosos ainda permaneça numa associação importante (19,7%) (de todos os transtornos de ansiedade) para um período de seis meses e 34,05% para toda a vida (veja Tabela 15-2). Esses dados indicam que os transtornos de ansiedade como um grupo constituem as condições psiquiátricas mais comuns no idoso, assim como nas populações de jovens. Existe também a sugestão de que os transtornos de ansiedade podem resultar em maior comorbidade médica e psiquiátrica. Por exemplo, num estudo do Reino Unido, Lindesay (1991) indicou que quando os indivíduos idosos com transtornos fóbicos são combinados em função de idade e sexo com indivíduos-controle sem uma história de transtornos fóbicos, esses estão associados a uma morbidade psiquiátrica e médica consideravelmente maior. Também parece que, apesar das altas taxas de contato com profissionais gerais entre os indivíduos fóbicos idosos comparados a indivíduos-controle, apenas uma das pessoas idosas fóbicas nesse estudo estava recebendo ajuda psiquiátrica.

Concluindo, parece que os transtornos de ansiedade estão entre as doenças psiquiátricas mais comuns vivenciadas por adultos idosos e entre os menos estudados nesse grupo etário.

Tabela 15-2. Prevalência em 6 meses e em toda a vida dos transtornos de ansiedade por idade na amostra do ECA na comunidade de Duke

	Prevalência 6 meses		Prevalência toda a vida	
	Grupos de idade (anos)			
Diagnóstico	45-64	65+	45-64	65+
Fobia simples	13,29	9,63	18.11	16.10
Fobia social	2,04	1.37	3.18	2.64
Agorafobia	7.30	5.22	9.40	8.44
Transtorno de pânico	1.10	0.04	2.04	0.29
TOC	2.01	1.54	3.33	1.98
TAG	3.10	1.90	6.70	4.60

Nota. ECA= Epidemiologic Catchment Area; TAG= transtorno de ansiedade generalizada; TOC= transtorno obsessivo-compulsivo.
Fonte. Reproduzido a partir de Blazer D, George LK, Hughes D. Epidemiology of anxiety disorders: an age comparison. *In: Anxiety in the Elderly*. Editado por Salzman C & Lebowitz BD. New York, Springer, p. 21, 1991. Utilizado com permissão.

Elaboração Diagnóstica e Diagnóstico Diferencial

Muitos fatores podem confundir a adequada avaliação da ansiedade no idoso. Primeiro, muitas condições médicas podem ser mascaradas como manifestações somáticas de ansiedade. Elas podem incluir problemas cardiovasculares (como *angina pectoris* ou arritmias cardíacas), distúrbios endócrinos (por exemplo, hipertireoidismo ou hipoglicemia), distúrbios pulmonares (incluindo embolia pulmonar e DPOC) e doenças neurológicas (como epilepsia do lobo temporal ou distúrbios dos movimentos). Segundo, qualquer doença clínica maior pode produzir ansiedade como uma resposta esperada a um estressor físico. Terceiro, muitas medicações podem produzir sintomas de ansiedade. Os exemplos destas medicações incluem compostos simpaticomiméticos tais como: pseudo-efedrina em incontáveis drogas, terapias de substituição da tireóide, neurolépticos, antidepressivos e esteróides, entre outros. Além disso, a abstinência de sedativos, hipnóticos ou álcool deve ser considerada no diagnóstico diferencial. O quarto e último, mas não o menos importante, a depressão pode ser o possível transtorno principal com concomitante ansiedade como uma condição comórbida. Com essas advertências em mente, a avaliação da ansiedade do idoso é geralmente feita de três formas: avaliação clínica, avaliação por meio de escalas e investigações laboratoriais.

Avaliação Clínica

A avaliação clínica inclui uma história de doença presente e passada (por exemplo, o transtorno de pânico geralmente tem remissões e recaídas); o uso de incontáveis medicações (incluindo medicações para resfriado, drogas anticolinérgicas e incontáveis hipnóticos e estimulantes); uso de álcool e história familiar (como transtorno de pânico). Um exame do estado mental pode revelar alguns dos sinais e sintomas cognitivos e comportamentais de ansiedade, incluindo apreensão, distraibilidade, hipercinesia e respostas assustadas). Os sinais e sintomas fisiológicos detectados durante o exame físico, incluindo aumento da freqüência cardíaca, respiração rápida, sudorese e tremor podem oferecer indicativos adicionais.

Avaliação Psicométrica

Pode ser acrescentada à avaliação clínica da ansiedade no idoso o uso de escalas de avaliação da ansiedade. Essas também podem servir como instrumentos para documentar a eficácia de várias intervenções psicológicas e farmacológicas. Essas escalas são primariamente de dois tipos: taxa determinada pelo observador e pelo próprio paciente. A escala com taxa feita pelo observador mais comumente utilizada é a Escala de Ansiedade de Hamilton (HAS; Hamilton, 1959). Ela tem 14 itens listando 89 sintomas que avaliam os componentes psíquicos e somáticos da ansiedade, com cada item avaliando cinco níveis de severidade desde "zero" (0) a "muito severa" (4). Uma taxa de 18 ou mais é geralmente considerada sugestiva de ansiedade clinicamente significativa. Entretanto, a HAS deve ser utilizada seletivamente na medida em que pode ser cansativo para muitos idosos passarem pela lista de todos os 89 sintomas. Além disso, quando o escore for ser interpretado, é importante considerar que as pessoas idosas tendem a exagerar os itens somáticos.

Muitas das escalas de avaliação respondidas pelo próprio paciente podem ser muito úteis como auxiliares da avaliação clínica. Essas incluem o Inventário de Estado-Traço de Ansiedade (Speilberger *et al.*, 1970), o Inventário de Ansiedade de Beck (Beck *et al.*, 1988) e a Lista de Verificação de Sintomas 90 – Revisada (SCL-90-R; Derogatis, 1975). Encontra-se disponível uma discussão mais detalhada das vantagens e desvantagens de várias escalas de avaliação da ansiedade no idoso (Sheikh, 1991).

Testes Laboratoriais

Os testes laboratoriais podem ajudar no diagnóstico dos transtornos de ansiedade induzidos por condições médicas subjacentes e abuso de substâncias. Uma contagem completa de células sangüíneas, eletrocardiograma, níveis de vitamina B_{12} e folato, testes de função da tireóide, glicemia e teste droga/álcool podem ser úteis quando utilizados adequadamente para a identificação de causas médicas da ansiedade.

Manejo

O manejo seguro e eficaz da ansiedade no idoso pode ser feito pela utilização de tratamento farmacológico e/ou psicológico.

Manejo Farmacológico

Ensaios clínicos controlados de ansiolíticos em idosos são raros, e dessa forma a prática-padrão é o uso de ansiolíticos com base nos dados sobre a eficácia a partir de populações de jovens. Numerosos componentes pertencendo a diferentes classes de drogas foram utilizados como ansiolíticos ao longo das últimas décadas. Esses incluem álcool, barbitúricos, anti-histamínicos, antidepressivos, neurolépticos, beta-bloqueadores, benzodiazepinas e azaspironas. Na prescrição de qualquer medicação para um idoso é preciso considerar as alterações fisiológicas na absorção, distribuição, ligação a proteínas, metabolismo e excreção de drogas relacionadas à idade. Além de alterar significativamente os níveis plasmáticos das drogas, essas alterações podem levar a um acúmulo excessivo de medicações em vários tecidos do corpo e levar os pacientes idosos a apresentarem uma tendência especial a efeitos tóxicos, mesmo com doses médias que são a média da população em geral. Esses fatores são a base do ditado: "Iniciar com doses baixas e mantê-las baixas". A apresentação abaixo é uma descrição breve das várias drogas e classes de componentes que são comumente utilizadas como ansiolíticos

Benzodiazepinas. Nas últimas três décadas as benzodiazepinas foram os ansiolíticos prescritos com mais freqüência tanto para pacientes jovens quanto para idosos. Muitos pesquisadores demonstraram, no geral com populações de jovens, a eficácia das benzodiazepinas no tratamento de pacientes com transtorno de ansiedade generalizada (Hoehn-Saric *et al.,* 1988; Rickels, 1978), transtorno de pânico (Ballenger *et al.,* 1988; Tesar *et al.,* 1987) e transtorno obsessivo-compulsivo (Bacher, 1990; Hewlett *et al.,* 1990). Para o tratamento de pessoas idosas, as benzodiazepinas de meia-vida curta como o lorazepam, o oxazepam e o temazepam podem ser preferíveis por serem inativadas por conjugação direta no fígado, um mecanismo que não parece ser afetado pela idade (Moran *et al.,* 1988). A maioria das outras benzodiazepinas, como o diazepam, clordiazepóxido, clorazepato e flurazepam, tende a ser metabolizada por oxidação em metabólitos ativos que, por sua vez, têm liberação muito mais lenta nos idosos.

O alprazolam, uma medicação com uma meia-vida intermediária, comumente utilizada no tratamento de pacientes com transtorno de pânico, também mostrou ter uma meia-vida de mais de 21 horas nos idosos, comparada às 11 horas nas pessoas mais jovens (Kroboth *et al.,* 1990). Numa análise preliminar de um estudo de oito semanas do transtorno de pânico em pacientes idosos (acima de 55 anos) em nosso programa, descobrimos que o alprazolam é mais eficaz que o placebo no bloqueio dos ataques de pânico. Entretanto, estão faltando dados sobre a eficácia a longo prazo e a segurança dessa medicação nos idosos com transtorno de pânico. Dada a probabilidade de que o uso a longo prazo em pessoas idosas, mesmo de benzodiazepinas de curta ação, resulte no acúmulo da droga, qualquer uso dessas medicações em idosos deve ser feito com indicação específica e por tempo limitado, preferivelmente menos de seis meses.

Buspirona. Essa medicação ansiolítica com propriedades agonistas serotoninérgicas-1A mostrou-se eficaz em pacientes jovens com transtorno de ansiedade generalizado (Rickels *et al.,* 1982; Rickels e Schweizer, 1987). Estudos sobre a buspirona em populações de idosos mostraram o seguinte: 1) a farmacocinética é muito semelhante tanto nas pessoas idosas quanto nos jovens; 2) a droga é bem tolerada e não provoca sedação ou prejuízo cognitivo ou psicomotor; 3) ela não produz interações adversas quando prescrita associada a uma série de outras medicações (incluindo anti-hipertensivos, glicosídeos cardíacos e broncodilatadores) e 4) ela é eficaz no tratamento de pacientes com sintomas crônicos de ansiedade (Gammans *et al.,* 1989; Napoliello, 1986; Robinson *et al.,* 1988). A buspirona também parece ser eficaz nas síndromes mistas de ansiedade e depressão (Robinson *et al.,* 1990). Finalmente existe alguma evidência de que essa droga pode ser eficaz no tratamento de pacientes agitados com demência (Colenda, 1988; Sakauye *et al.,* 1993). Entretanto, deve ser observado que, em contraste com os resultados de pesquisa, a experiência clínica com essa medicação sugere que uma resposta terapêutica é de alguma forma inconsistente.

Antidepressivos. Diversos relatos ao longo das últimas três décadas documentaram a eficácia de vários antidepressivos em pacientes jovens com transtornos de ansiedade. Por exemplo, o antidepressivo tricíclico (ADT) imipramina e o inibidor da monoaminoxidase (IMAO) fenelzina mostraram-se eficazes no transtorno do pânico e agorafobia (Mavissakalian e Michelson, 1986; Sheehan *et al.,* 1980; Zitrin *et al.,* 1983). Mais recentemente, muitos pesquisadores demonstraram a eficácia dos inibidores seletivos da recaptação da serotonina (SSRIs), como a fluoxetina, a paroxetina e sertralina no transtorno de pânico (Ohrstrom *et al.,* 1992; Schneier *et al.,* 1990). Da mesma forma, o ADT clomipramina (Insel *et al.,* 1983; Thorén *et al.,*

1980; Volavka *et al.*, 1985) e os SSRIs fluoxetina e sertralina (Chouinard *et al.*, 1990; Greist *et al.*, 1992) mostraram-se eficazes no alívio de sintomas do transtorno obsessivo-compulsivo.

Por estarem faltando estudos controlados sobre pacientes com diversos transtornos de ansiedade, a evidência é no melhor dos casos inconclusiva quanto à eficácia dos ADTs das aminas secundárias desipramina e nortriptilina, ou dos antidepressivos atípicos (como o bupropion ou a trazodona), agentes que de outro modo seriam preferíveis para o idoso por apresentarem menos efeitos anticolinérgicos que a imipramina ou a clomipramina (Ballenger, 1994). Conseqüentemente, na nossa prática utilizamos um dos SSRIs como o tratamento de primeira linha em pacientes idosos com transtorno do pânico ou transtorno obsessivo-compulsivo, considerando-se que tais drogas parecem ser muito mais bem toleradas que a imipramina ou clomipramina pelos idosos. Finalmente, existem muitos relatos de caso sugerindo que a trazodona, um antidepressivo serotoninérgico, pode ser muito útil no manejo da ansiedade e da agitação severas associadas à demência (Pinner e Rich, 1988; Simpson e Foster, 1986).

Beta-bloqueadores, anti-histamínicos e neurolépticos. Embora os beta-bloqueadores tenham sido utilizados no tratamento de diversos transtornos de ansiedade por três décadas, sua eficácia permanece controversa. Uma área na qual eles parecem ser muito úteis é no manejo da ansiedade somática, pelo fato de bloquearem as reações autonômicas comumente associadas às condições de ansiedade (Lader, 1976; Noyes, 1985; Tyrer e Lader, 1974). Alguns relatos sugerem que os beta-bloqueadores como o propranolol e o oxprenolol podem ser muito adequados no tratamento de alguns pacientes geriátricos com ansiedade e agitação (Petrie, 1983; Petrie e Ban, 1981). Existem também algumas sugestões quanto à sua utilidade em altas doses (até 520mg ao dia) em indivíduos com demência extremamente agitados (Greendyke *et al.*, 1986). Pode ser suficiente uma dose de 10mg de propranolol duas vezes ao dia gradualmente aumentada para 20 a 30mg duas vezes ao dia, caso não ocorra resposta. Entretanto, deve-se ter cuidado no uso de beta-bloqueadores não-seletivos (bloqueio beta-1 e beta-2) como o propranolol ou pindolol em idosos clinicamente doentes. Eles estão geralmente contra-indicados em pacientes com DPOC, diabete melito e insuficiência cardíaca congestiva. Os agentes beta-1 cardiosseletivos, como o atenolol e o metoprolol, podem ser utilizados com cuidado em alguns desses indivíduos.

Por vezes foi utilizado o tratamento a curto prazo com anti-histamínicos, como a hidroxizina e a difenidramina (com monitoração dos efeitos colaterais anticolinérgicos), com diferentes graus de sucesso, no manejo da ansiedade leve.

Finalmente, nossa experiência clínica sugere que neurolépticos de alta potência em baixas doses, como o haloperidol (por exemplo, 0,25 a 0,5mg duas vezes ao dia) e a fluopenazina, podem ser muito eficazes no manejo da ansiedade e agitação severas associadas à demência.

Concluindo, uma série de componentes, incluindo buspironas, benzodiazepinas, antidepressivos e beta-bloqueadores, parece ser eficaz no tratamento de diversos transtornos de ansiedade nos idosos.

Tratamentos Psicológicos

Os tratamentos psicológicos podem ser muito úteis no manejo dos transtornos de ansiedade do idoso, tanto associados a tratamentos farmacológicos quanto como alternativas para eles. Os estudos com populações de jovens sugerem que a psicoterapia dinâmica tem utilidade terapêutica limitada como primeira escolha no tratamento dos transtornos de ansiedade (Sheehan *et al.*, 1980; Weiss, 1964; Zitrin *et al.*, 1978). Não existem estudos a respeito da psicoterapia dinâmica do idoso. Entretanto, muitos psiquiatras acreditam que uma terapia de apoio de orientação psicodinâmica pode ser muito valiosa se associada ao tratamento medicamentoso, possibilitando ao paciente ver o terapeuta como compreensivo e empático, assim melhorando a sua adesão à medicação prescrita.

Numerosos relatos foram publicados ao longo dos anos sobre a eficácia da terapia cognitivo-comportamental nos transtornos de ansiedade do jovem. Por exemplo, uma série de intervenções cognitivo-comportamentais são eficazes no tratamento do transtorno de ansiedade generalizada (Barlow, 1988; Beck, 1988), transtorno de pânico (Clark, 1989; Clark *et al.*, 1985), fobias (Marks, 1981, 1987) e transtorno obsessivo-compulsivo (Marks, 1981; Rachman e Hodgson, 1980) na população em geral. Geralmente, estão faltando estudos sistematizados sobre a eficácia da terapia cognitivo-comportamental em idosos ansiosos. Deve-se seguir as inferências com base nos estudos em pacientes jovens e esperar que os métodos nesses estudos sejam igualmente eficazes na população de idosos.

Dados preliminares a partir de nossos estudos em andamento indicam que a terapia cognitivo-comportamental pode ser muito eficaz em pacientes idosos com transtorno do pânico (Swales e Sheikh, 1993). O tratamento cognitivo-comportamental deve, conseqüentemente, ser considerado como uma alternativa para o tratamento farmacológico nos quais seja alta a possibilidade de efeitos colaterais e interações com drogas devido a problemas clínicos intercorrentes e uso de muitas medicações, ou nos quais seja um problema a adesão ao medicamento. Também deve ser considerado de muito valor como auxílio ao tratamento farmacológico de pacientes que apresentam sintomas comportamentais que podem ser rotulados, por exemplo, um grau de moderado a severo de agorafobia em pacientes com transtorno de pânico. A Tabela 15-3 sintetiza estratégias de manejo eficazes dos transtornos de ansiedade em pacientes idosos.

Conclusões

Apesar do crescente interesse nas pesquisas na área da ansiedade em jovens, têm sido feitos poucos estudos sistemáticos sobre a fenomenologia e o tratamento dos transtornos de ansiedade nos idosos. Os dados dos estudos do ECA sugerem que os transtornos de ansiedade permanecem entre os mais prevalentes entre todos os transtornos psiquiátricos nesse grupo etário. Uma série de relatos sugere que o transtorno de pânico pode ter seu início tardiamente na vida, e que esse pode ser um subtipo distinto com diferenças em termos de vulnerabilidade, fenomenologia, tratamento, curso e prognóstico. Qualquer avaliação da ansiedade em pessoas idosas deve levar em consideração que doenças clínicas e medicações múltiplas podem produzir um quadro sintomático semelhante. Os transtornos de ansiedade tendem a ser crônicos, entremeados por remissões e recaídas de diferentes graus. Uma educação adequada do paciente, levando à melhor adesão ao regime de tratamento, além de avanços recentes no tratamento irão quase com certeza melhorar a perspectiva desses indivíduos de recuperação funcional e prognóstico mais otimista.

Tabela 15-3. Estratégias para o manejo eficaz dos transtornos de ansiedade no idoso

Transtorno	Tratamento de escolha	Tratamentos alternativos
Transtorno de pânico com ou sem agorafobia	Inibidores da recaptação da serotonina (por exemplo, fluoxetina, paroxetina, sertralina)	Alprazolam, imipramina, fenelzina; terapia cognitivo-comportamental
Transtornos de ansiedade generalizada	Benzodiazepinas ou buspirona	Terapia cognitivo-comportamental
Transtorno obsessivo-compulsivo	Inibidores da recaptação da serotonina	Clomipramina, terapia cognitivo-comportamental
Fobia social:		
generalizada	Fenelzina + terapia cognitivo-comportamental	Benzodiazepinas
específica	Beta-bloqueadores + terapia cognitivo-comportamental	Buspirona
Fobia específica	Terapia cognitivo-comportamental ou benzodiazepinas	Beta-bloqueadores
Transtornos de estresse agudo e pós-traumático	Como indicado	—

Fonte. Adaptado de Sheikh JI. *Anxiety Disorders. In: Textbook of Geriatric Neuropsychiatry.* Editado por Coffey CE & Cummings JL. Washington, DC, American Psychiatry Press, p. 292, 1994. Utilizado com permissão.

Referências

American Psychiatric Association. *Diagnostic and Statistical Manual of Mental Disorders,* 3.ed. Washington, DC, American Psychiatric Association, 1980.

———. *Diagnostic and Statistical Manual of Mental Disorders,* 4.ed. Washington, DC, American Psychiatric Association, 1994.

Bacher NM. Clonazepam treatment of obsessive compulsive disorder (letter). *J Clin Psychiatry* 51:168-169, 1990.

Ballenger JC. Pharmacological treatment of paic disorder. *In: Handbook of Depression and Anxiety: A Biological Approach.* Edited by den Boer JA & Ad Sitsen JM. New York, Marcel Dekker, pp. 275-289, 1994.

Ballenger JC, Burrows GD, DuPont RL et al. Alprazolam in panic disorder and agoraphobia: results from a multicenter trial, I: efficacy in short-term treatment. *Arch Gen Psychiatry* 45:413-422, 1988.

Barlow DH. *Anxiety and Its Disorders: The Nature and Treatment of Anxiety and Panic.* New York, Guilford, 1988.

Beck AT. Cognitive approaches to panic disorder: theory and therapy. *In: Panic: Psychological Perspectives.* Edited by Rachman S & Maser JD. Hillsdale, NJ, Lawrence Erlbaum, pp. 91-110, 1988.

Beck AT, Epstein N, Brown G et al. An inventory for measuring clinical anxiety: psychometric properties. *J Consult Clin Psychol* 56:893-897, 1988.

Bergman K. The neuroses of old age. *In: Recent Developments in Psychogeriatrics: A Symposium British Journal of Psychiatry Special Publ Nº 6).* Edited by Kay DWK & Walk A. Ashford, England, Headley Brothers, pp. 39-50, 1971.

Blazer D, George LK, Hughes D. The epidemiology of anxiety disorders: an age comparison. *In: Anxiety in the Elderly.* Edited by Salzman C & Lebowitz BD. New York, Springer, pp. 17-30, 1991.

Chouinard G, Goodman W, Greis J et al. Results of a double-blind placebo controlled trial of a new serotonin uptake inhibitor, sertraline, in the treatment of obsessive-compulsive disorder. *Psychopharmacol Bull* 26:279-284, 1990.

Clark DM. Anxiety states: panic and generalized anxiety. *In: Cognitive Behaviour Therapy for Psychiatric Problems: A Practical Guide.* Edited by Hawton K, Salkovskis PM, Kirk J et al. New York, Oxford University Press, pp. 52-96, 1989.

Clark DM, Salkovskis PM, Chalkley AJ. Respiratory control as a treatment for panic attacks. *J Behav Ther Exp Psychiatry* 16:23-30, 1985.

Clarke AH & Lewis MJ. Fear of crime among the elderly. *British Journal of Criminology* 22:49062, 1982.

Cohen CI. Nocturnal neurosis of the elderly: failure of agencies to cope with the problem. *J Am Geriatr Soc* 24:86-88, 1976.

Colenda CC. Buspirone in treatment of agitated demented patient (letter). *Lancet* 1:1169, 1988.

Derogatis LR. The SCL-90-R. Baltimore, MD, *Clinical Psychometric Research,* 1975.

Gammans RE, Westrick ML, Shea JP et al. Pharmacokinetics of buspirone in elderly subjects. *J Clin Pharmacol* 29:72-78, 1989.

Goenjian AK, Najarian LM, Pynoos RS et al. Posttraumatic stress disorder in elderly and younger adults after the, 1988 earthquake in Armenia. *Am J Psychiatry* 151:895-901, 1994.

Greendyke RM, Kanter DR, Schuster DB et al. Propranolol treatment of assaultive patients with organic brain disease: a double-blind crossover, placebo-controlled study. *J Nerv Ment Dis* 174:290-294, 1986.

Greist J, Chouinard G, DuBoff E et al. Double-blind comparison of three doses of sertraline and placebo in the treatment of outpatients with obsessive-compulsive disorder. Poster presented at the Collegium Internationale Neuro-Psychopharmacologium 18th Congress, Nice, France, June, 1992.

Hamilton M. The assessment of anxiety states by rating. *Br J Med Psychol* 32:50-55, 1959.

Hawlett WA, Vinogradov S, Agras WS. Clonazepam treatment of obsessions and compulsions. *J Clin Psychiatry* 51:158-161, 1990.

Hoehn-saric R, McLeod DR, Zimmerli WD. Differential effects of alprazolam and imipramine in generalized anxiety disorder: somatic *vs.* psychic symptoms. *J Clin Psychiatry* 49:293-301, 1988.

Insel TR, Murphy DL, Cohen RM et al. Obsessive-compulsive disorder: a double-blind trial of clomipramine and clorgyline. *Arch Gen Psychiatry* 40:605-612, 1983.

Kroboth PD, McAuley JW, Smith RB. Alprazolam in the elderly: pharmacokinetics and pharmacodynamics during multiple dosing. *Psychopharmacology* 100:477-484, 1990.

Kuch K & Cox BJ. Symptoms of PTSD in 124 survivors of the Holocaust. *Am J Psychiatry* 149:3337-3340, 1992.

Lader M. Somatic and psychic symptoms in anxiety. *In: Neuro-psychiatric Effects of Adrenergic Beta-Receptor Blocking Agents,* Vol 12: Advances in Clinical Pharmacology. Edited by Carlsson C, Engel J, Hansson L. Munich-Berlin-Vienna, urban & Schwarzenberg, pp. 21-28, 1976.

Lindesay J. Phobic disorders in the elderly. *Br J Psychiatry* 159:531-541, 1991.

Luchins DJ & Rose RP. Late-life onset of panic disorder with agoraphobia in three patients. *Am J Psychiatry* 146:920-921, 1989.

Marks IM. *Cure and Care of Neuroses: Theory and Practice of Behavioral Psychotherapy.* New York, Wiley, 1981.

———. *Fears, Phobias and Rituals: Panic, Anxiety and Their Disorders.* New York, Oxford University Press, 1987.

Mafissakalian M & Michelson L. Agoraphobia: relative and combined effectiveness of therapist-assisted *in vivo* exposure and imipramine. *J Clin Psychiatry* 47:117-122, 1986.

Moran MG, Thompson TL II, Nies AS. Sleep disorders in the elderly. *Am J Psychiatry* 145:1369-1378, 1988.

Napoliello MJ. An interim multicentre report on 677 anxious geriatric out-patients treated with buspirone. *Br J Clin Pract* 40:71-73, 1986.

Noyes R. Beta-adrenergic blocking drugs in anxiety and stress. *Psychiatr Clin North Am* 8:119-132, 1985.

Ohrstrom JK, Judge R, Manniche PM *et al*. Paroxetine in the treatment of panic disorder. Proceedings of the annual meeting of the American College of Neuropsychopharmacology. San Juan, Puerto Rico, December, 1992.

Petrie WM. Drug treatment of anxiety and agitation in the aged. *Psychopharmacol Bull* 19:238-246, 1983.

Petrie WM & Ban TA. Propranolol in organic agitation (letter). *Lancet* 1:324, 1981.

Pinner AE & Rich C. Effects of trazodone on aggressive behavior in seven patients with organic mental disorders. *Am J Psychiatry* 145:1295-1296, 1988.

Post F. The management and nature of depressive illnesses in late life: a follow-through study. *Br J Psychiatry* 121:393-404, 1972.

Rachman SJ & Hodgson RJ. Obsessions and Compulsions. Englewood Cliffs, N. J. & Prentice-Hall, 1980.

Rickels K. Use of antianxiety agents in anxious outpatients. *Psychopharmacology* 58:1-17, 1978.

Rickels K & Schweizer EE. Current pharmacotherapy of anxiety and panic. *In: Psychopharmacology: The Third Generation of Progress*. Edited by Meltzer HY. New York, Raven, pp. 1193-1203, 1987.

Rickels K, Weisman K, Norstad N *et al*. Buspirone and diazepam in anxiety: a controlled study. *J Clin Psychiatry* 43 (12, sec 2):81-86, 1982.

Robinson D, Napoliello MJ, Schenk J. The safety and usefulness of buspirone as an anxiolytic drug in elderly *versus* young patients. *Clin Ther* 10:740-746, 1988.

Robinson DS, Rickels K, Feighner J *et al*. Clinical effects of the 5-HT$_{1A}$ partial agonists in depression: a composite analysis of buspirone in the treatment of depression. *J Clin Psychopharmacol* 10 (suppl 3):67S-76S, 1990.

Sakauye KM, Camp CJ, Ford PA. Effects of buspirone on agitation associated with dementia. *Am J Geriatr Psychiatry* 1:82-84, 1993.

Schneier FR, Liebowitz MR, Davies SO *et al*. Fluoxetine in panic disorder. *J Clin Psychopharmacol* 10:119-121, 1990.

Sheehan DV, Ballenger J, Jacobsen G. Treatment of endogenous anxiety with phobic, hysterical and hypochondriacal symptoms. *Arch Gen Psychiatry* 37:51-59, 1980.

Sheikh JI. Anxiety rating scales for the elderly. *In: Anxiety in the Elderly*. Edited by Salzman C & Lebowitz BD. New York, Springer, pp. 251-265, 1991.

Sheikh JI. Anxiety disorders and their treatment. *In: Clinics in Geriatric Medicine: Psychiatric Disorders in Late Life,* Vol 8, N. 2. Edited by Alexopoulos GS. Philadelphia, PA, WB Saunders, pp. 411-426, 1992.

————. Is late-onset panic disorder a distinct syndrome? Proceedings of the 146th annual meeting of the American Psychiatric Association, San Francisco, CA, May, 1993.

————. Anxiety disorders. *In: Textbook of Geriatric Neuropsychiatry*. Edited by Coffey CE & Cummings JL. Washington, DC, American Psychiatric Press, pp. 279-296, 1994.

Sheikh JI, Taylor CB, King RJ *et al*. Panic attacks and avoidance behavior in the elderly. Proceedings of the 141st annual meeting of the American Psychiatric Association, Montreal, Canada, May, 1988.

Sheikh JI, King RJ, Taylor CB. Comparative phenomenology of early-onset *versus* late-onset panic attacks: a pilot survey. *Am J Psychiatry* 148:1231-1233, 1991.

Simpson DM & Foster D. Improvement in organically disturbed behavior with trazodone treatment. *J Clin Psychiatry* 47:191-193, 1986.

Spped N, Engdahl B, Schwartz J *et al*. Posttraumatic stress disorder as a consequence of the POW experience. *J Nerv Ment Dis* 177:147-153, 1989.

Spielberger C, Gorsuch RL, Lushene R. *Manual for the State-Trait Anxiety Inventory*. Palo Alto, CA, Consulting Psychologists Press, 1970.

Swales PJ & Sheikh JI. Clinical and research perspectives on anxiety in the elderly. Paperpresented at the 146th annual meeting of the American Psychiatric Association, San Francisco, CA, May, 1993.

Tesar GE, Rosenbaum JF, Pollack MH *et al*. Clonazepam *vs.* Alprazolam in the treatment of panic disorder: interim analysis of data from a prospective double-blind, placebo-controlled trial. *J Clin Psychiatry* 48(suppl 10): 16-21, 1987.

Thorén P, Asberg M, Cronholm B *et al*. Clomipramine treatment of obsessive-compulsive disorder, I: a controlled clinical trial. *Arch Gen Psychiatry* 37:1281-1285, 1980.

Tyrer PJ & Lader MH. Response to propranolol and diazepam in somatic and psychic anxiety. *BMJ* 2:14-16, 1974.

Volavka J, Neziroglu F, Yaryura-Tobias JA. Clomipramine and imipramine in obsessive-compulsive disorder. *Psychiatry Res* 14:85-93, 1985.

Weiss E. *Agoraphobia in the Light of Ego Psychology*. New York, Grune & Stratton, 1964.

Zitrin CM, Klein DF, Woerner MG. Behavior therapy, supportive psychotherapy, imipramine and phobias. *Arch Gen Psychiatry* 35:307-316, 1978.

Zitrin CM, Klein DF, Woerner MG *et al*. Treatment of phobias, I: comparison of imipramine hydrochloride and placebo. *Arch Gen Psychiatry* 40:125-138, 1983.

16

Transtornos Somatoformes e Transtornos Psicossexuais

Ewald W. Busse, M.D.

Transtornos Somatoformes

Sete transtornos somatoformes estão incluídos no DSM-III-R e no DSM-IV (*American Psychiatric Association*, 1987, 1994) e na Classificação dos Transtornos Mentais e do Comportamento da Classificação Internacional de Doenças, Décima Revisão (CID-10) (*World Health Organization*, 1992). Entretanto, quando se comparam esses três sistemas diagnósticos, tornam-se óbvias as variações que podem resultar em sérias inconsistências. Conseqüentemente, embora os clínicos provavelmente queiram aderir a um único método, eles devem estar cientes de que as variações existem. A hipocondria será o maior foco de discussão.

Hipocondria

O termo *hipocondria* é de origem grega. Anatomicamente, o hipocôndrio, onde tem origem o nome do transtorno psiquiátrico, refere-se à parte do corpo entre as costelas e a cartilagem xifóide. Os gregos acreditavam que essa parte do corpo, que inclui o baço, era a base da ansiedade mórbida associada à depressão, mau humor ou doença simulada (Allen e Busse, 1994). Embora a "teoria do baço" da ansiedade não tenha resistido à passagem do tempo, o termo *hipocondria* sobreviveu e é obviamente parte de nossa nomenclatura diagnóstica moderna.

Como expressão diagnóstica, a hipocondria não é diferente de alguns outros termos diagnósticos psiquiátricos no sentido de ter sido freqüentemente redefinido e omitido e reincluída em classificações oficiais das doenças mentais. A *neurose* hipocondríaca foi incluída no DSM-III-R, mas omitida do DSM-IV.

O *transtorno hipocondríaco* é o termo utilizado na CID-10, que o descreve como "uma preocupação persistente com a possibilidade de ter um ou mais transtornos físicos sérios e progressivos" (OMS, 1992, p. 164). Posteriormente, "a atenção tem como foco apenas um ou dois órgãos ou sistemas do corpo" (p. 164). A depressão e a ansiedade marcadas são comumente observadas. Esse transtorno raramente desenvolve-se "depois dos 50 anos" (p. 165). A síndrome ocorre tanto em homens quanto em mulheres, e não existem características familiares especiais. As orientações diagnósticas posteriormente afirmam que o transtorno é marcado por "persistente recusa a aceitar conselhos e reasseguramento de diferentes médicos de que não existe doença física ou anormalidades subjacentes ao sintoma" (p. 165).

Independente dessa incerteza sobre a adequação e precisão diagnóstica, os clínicos estão cientes de que a hipocondria é um problema clínico comum e, com freqüência, frustrante. A certeza diagnóstica numa pessoa idosa é complicada pela existência de incapacidades e doenças físicas, além do aumento de fatores de estresse sócio-econômico que amiúde acompanham o processo de envelhecimento.

Critérios diagnósticos. Os critérios diagnósticos do DSM-IV de hipocondria estão listados na Tabela 16-1. Com respeito à idade de início, "este transtorno pode iniciar em qualquer idade" (*American Psychiatric Association,* 1994, p. 464). (Este critério é diferente do que aparece na CID-10, o qual indica início raro depois dos 50 anos). No DSM-IV é reconhecida a hipótese de que a hipocondria esteja comumente associada a humor depressivo; entretanto, esses sintomas depressivos raramente são suficientemente severos para que haja necessidade de medicação antidepressiva (Gallagher e Thompson, 1983).

Tabela 16-1. Critérios diagnósticos do DSM-IV para hipocondria

A. Preocupação como medo de ter, ou a crença da pessoa de que tem, uma doença séria baseada na má interpretação de sinais ou sintomas físicos.
B. A preocupação persiste apesar da avaliação médica e reasseguramento adequado.
C. A crença no critério A não é de intensidade delirante (como no transtorno delirante, tipo somático) e não é restrita a uma preocupação circunscrita sobre a aparência (como no transtorno dismórfico do corpo).
D. A preocupação provoca estresse clinicamente significativo ou prejuízo na área social, ocupacional ou outras importantes do funcionamento.
E. A duração do distúrbio é de pelo menos 6 meses.
F. A preocupação não é responsável pelo transtorno de ansiedade generalizada, transtorno obsessivo-compulsivo, transtorno de pânico, episódio depressivo maior, ansiedade de separação ou outro transtorno somatoforme.

Especificar se:
 Com pouco *insight*: Se, durante a maior parte do episódio atual, a pessoa não reconhece que a preocupação de ter uma doença séria é excessiva e irracional.

Fonte. American Psychiatric Association, 1994, p. 465.

Hipocondria – alta preocupação com o corpo. Nesta discussão considera-se o transtorno da hipocondria como uma preocupação ansiosa com o corpo ou uma porção do corpo considerada doente ou funcionando inadequadamente. A queixa pode não ter uma explicação orgânica discernível, ou pode ser um exagero de patologia existente. Os investigadores dos Estudos Longitudinais de Duke sobre a Velhice utilizaram uma medida consistente e sensível que identificou os indivíduos com "alta preocupação com o corpo" (Busse, 1993). As observações feitas num intervalo de 20 anos revelaram que mais de 33% dos indivíduos apresentaram um episódio de "alta preocupação com o corpo", geralmente de leve a moderado. Barsky e colaboradores (1990) observaram que a hipocondria transitória é comum na clínica médica geral. Descobriu-se que os indivíduos dos Estudos Longitudinais de Duke que inicialmente apresentaram alta preocupação com o corpo, ou a desenvolveram, tinham história de outras preocupações psiconeuróticas, uma avaliação bem mais baixa de outras situações da vida, menos amigos e menos atitudes sadias em relação a seus amigos. É importante observar que os indivíduos considerados com alta preocupação com o corpo diferiam do indivíduo hipocondríaco típico visto numa clínica especializada. A maior diferença entre os pacientes hipocondríacos da clínica médica e os indivíduos dos Estudos Longitudinais de Duke era a de que os pacientes clínicos no estudo de Barsky e colaboradores não persistiam na busca de ajuda médica, e com freqüência o fortuito desaparecimento da fonte de um estresse resultava na melhora da alta preocupação com o corpo. Esse estudo longitudinal contribuiu muito para a compreensão da hipocondria, resultou numa identificação da importância de certa psicodinâmica no desenvolvimento da hipocondria ou alta preocupação com o corpo (Busse, 1982) e contribuiu para um eficaz programa de tratamento para os pacientes de uma clínica especializada (Busse, 1986).

A etiologia da hipocondria e a intervenção terapêutica indicadas estão baseadas na convicção de que a hipocondria no idoso é com freqüência um fenômeno biológico/psicossocial. A lógica e as técnicas psicoterapêuticas podem ser utilizadas e entendidas por um médico interessado e motivado. O médico de cuidados primários carrega a maior carga dos cuidados do idoso, incluindo aqueles com hipocondria, e foi observado que muitos pacientes idosos hipocondríacos respondem favoravelmente a uma abordagem médica psicoterapêutica associada. Entretanto, o tratamento desses pacientes é mais bem realizado por um psiquiatra que trabalhe em hospitais de clínica geral ou por um médico de cuidados primários adequadamente treinado.

Co-morbidade na hipocondria. Em relação aos pacientes hipocondríacos idosos, os médicos devem ficar alertas para a possibilidade de que possam coexistir ou surgir doenças orgânicas reais. Incluída no alto custo que o paciente tem por ser neurótico, encontra-se a distinta possibilidade de que a doença física possa ser negligenciada pelo fato de os múltiplos sintomas dificultarem a distinção entre os sinais e sintomas funcionais e os que são orgânicos.

Depressão na hipocondria. Uma série de observadores relatou que no Extremo Oriente, especialmente entre os povos da República da China, a depressão como é definida atualmente é rara. Entretanto, os conflitos que por outro lado precipitam a depressão são expressos naquela cultura em termos de equivalentes somáticos. Isso é explicado de diferentes formas, incluindo a observação de que os sentimentos de culpa e afeto depressivo são raramente ou pouco verbalizados (Grauer, 1984). Também é relatado que o diagnóstico de neurastenia é popular na China, e com freqüência esse diagnóstico representa a somatização de um estado depressivo; a existência de depressão é negada pelos pacientes (Kleinman, 1982).

Os transtornos afetivos na velhice podem se manifestar por medos e preocupações exageradas com o corpo. A depressão é a condição afetiva mais comum a ser mascarada por sintomas físicos. Pelo fato de a depressão ser mais comum nos idosos, deve-se esperar ver uma crescente prevalência de sintomas hipocondríacos nesse grupo. Uma "vantagem" desses sintomas para o paciente deprimido é que ele pode ter um ganho secundário sob a forma de atenção, conforto, toque e interesse associado a interações com médicos e membros da família voltados para o sofrimento do paciente (Busse e Blazer, 1980).

A maioria dos estudos indica que a prevalência de hipocondria é muito alta entre os idosos deprimidos. Em um estudo (Alarcon, 1964) foram encontrado sintomas hipocondríacos em 65,7% dos homens e 62% das mulheres num grupo de 152 pacientes deprimidos com mais de 60 anos. O sintoma mais comumente apresentado foi a constipação. Os sintomas hipocondríacos podem estar associados a sintomas explícitos de ansiedade ou depressão. Dos indivíduos com sintomas hipocondríacos, 24,8% tentaram suicídio; dos assintomáticos, apenas 7,3% tentaram suicídio. Logo, a presença de sintomas hipocondríacos nos pacientes idosos que também apresentam uma depressão significativa pode apresentar uma situação potencialmente crítica para o clínico.

Lyness (1993) planejou um estudo para o exame da relação entre "preocupação somática" e idade, doença clínica real e severidade da depressão. As observações aparentemente confirmam a noção de que a "preocupação somática" é de fato hipocondria e é relativamente independente da depressão e da doença clínica. Estudos posteriores são necessários para o esclarecimento da relação entre idade, depressão e doença clínica na origem da "preocupação somática".

Barsky e colaboradores (1992) relataram seu trabalho com uma amostra de pacientes com hipocondria (como descrito nos critérios do DSM-III-R), os quais eles compararam com uma amostra de pacientes ambulatoriais de locais de atendimento de clínica geral. Um exame cuidadoso das histórias dos indivíduos, bem como de sua situação atual, revelaram que, em contraste com o que foi encontrado no grupo-controle, existia uma considerável sobreposição entre sintomas de hipocondria e as manifestações de transtornos depressivos e transtornos de ansiedade na amostra de pacientes hipocondríacos. Também ocorreu uma sobreposição entre hipocondria e outros transtornos somatoformes, particularmente transtorno de somatização, e os investigadores concluíram que esses dois agrupamentos diagnósticos representam duas formas diferentes de descrever a mesma entidade clínica. Alguns dos outros dados coletados por Barsky e colaboradores (1990) também são interessantes: a idade média dos pacientes hipocondríacos foi de 57,1 anos; 76% eram mulheres e 51% eram casados. A amostra foi distribuída numa série de classes sociais.

Epidemiologia. Um levantamento epidemiológico de comunidade em Durham, Carolina do Norte (Maddox, 1964), revelou que aproximadamente 10% dos pacientes idosos questionados avaliaram sua saúde física como pior do que na realidade era (quando o estado de saúde era avaliado com base objetiva). Esses indivíduos eram mais deprimidos e apresentavam uma diminuída satisfação com a vida. Embora seu estado de saúde física fosse normal, suas atividades diárias estavam diminuídas e eles iam a seus médicos com mais freqüência que os indivíduos de um grupo-controle. Um achado surpreendente foi de que esses indivíduos tinham na realidade mais vontade de ver um conselheiro de saúde mental (se apresentassem algum prejuízo na sua saúde mental) que a população-controle. Esse achado contrasta com a crença geral de que o paciente hipocondríaco evita os serviços de saúde mental e circula em torno de indivíduos que ele acredita que irão se interessar apenas por sua saúde física. Um estudo separado verificou que 53,6% dos idosos examinados sentiam-se melhor de saúde que os outros. Trinta e um por cento relataram que estavam com a mesma saúde que os outros, enquanto 9,8% consideravam estar menos saudáveis que as outras pessoas de sua idade (*U.S. Department of Health, Education and Welfare*, 1977).

Em um relato de outro estudo sobre idosos no município de Durham, Maddox e Douglass (1973) observaram que dois de três indivíduos idosos apresentavam uma orientação da realidade em sua avaliação subjetiva do estado de saúde. Entre 1/3 de indivíduos que não apresentou essa orientação de realidade, 17% subjetivamente avaliaram sua saúde como ruim, quando ela era boa de acordo com avaliação objetiva, e 13% avaliaram sua saúde como boa quando objetivamente foi avaliada como ruim.

Igualmente, esses estudos indicam que 10 a 20% das pessoas idosas habitantes da comunidade consideram sua própria saúde ruim comparada à saúde de outras pessoas da mesma idade, e subjetivamente consideram sua saúde pior do que é na realidade, como demonstrado no exame objetivo. Todos esses indivíduos podem não merecer o rótulo de "hipocondríacos", mas os fatores que contribuem para essa avaliação negativa do estado da saúde podem formar um padrão de previsão. Essa atenção voltada para o corpo pode 1) facilitar a comunicação e a interação com os outros (por meio da comunicação de sintomas), 2) deslocar a ansiedade, 3) ser utilizada para identificar-se com alguém já falecido ou uma pessoa amada ausente, 4) oferecer autopunição devido a sentimentos de culpa não resolvidos e 5) ser utilizada para o controle do comportamento de indivíduos do ambiente imediato. Independente da etiologia, tais indivíduos representam um difícil desafio para os médicos que os tratam.

Gênese da hipocondria. Em seu artigo de revisão sobre o assunto, Lipowski (1987) observou que fatores predisponentes como a genética, o aprendizado do desenvolvimento, a personalidade e o ambiente sociocultural têm seu papel na somatização. Os investigadores suecos reuniram dados de estudos sobre adoção com respeito a padrões de somatização familiar. Sigvardsson e colaboradores (1984) sugeriram que a somatização é mais comum em mulheres adotadas que nas não-adotadas. Isso levanta a questão da predisposição genética à somatização, pois sabe-se que os adotados têm uma maior percentagem de pais biológicos com alcoolismo e criminalidade, comparados aos não-adotados. Pode haver uma interação complexa entre o tipo de somatizadores, alcoolistas e comportamento anti-social e diferenças entre os sexos. A interação entre predisposição biológica e influências ambientais exige uma atenção adicional.

As teorias que definem a gênese da hipocondria como comportamento aprendido da infância são especialmente atraentes, pois, intuitivamente, elas fazem sentido. As crianças que apresentam transtornos "físicos" podem obter atenção de seus pais (Parker e Lipscombe, 1990). Elas podem também aprender que um dos aspectos de estarem doentes é o fato de poderem evitar deveres desagradáveis. A somatização pode, dessa forma, tornar-se um modo de lidar com situações sociais adversas e de manter a auto-estima.

Mais de 50 anos atrás Kanner escreveu sobre sua crença de que as atitudes hipocondríacas em crianças com freqüência refletem problemas escolares ou "infelicidade em casa" (Kanner, 1935). Ele observou que algumas mães têm como foco o funcionamento somático de seus filhos em vez de seu próprio funcionamento, assim ensinando a criança a somatizar. Esse padrão mal-adaptativo inadequado de imitação pode muito bem continuar até a idade adulta. Entretanto, embora seja possível que essas influências no início da infância possam moldar o caráter hipocondríaco da criança, isso pode não necessariamente ocorrer; podem, também, existir características inatas da personalidade da criança, apenas algumas a predispondo à somatização. Barsky e Klerman (1983) sugeriram a existência de um "estilo somático" e assinalaram que há indivíduos que "amplificam as sensações do corpo", as têm como foco e as interpretam mal, chegando à conclusão de que tais sensações podem ser indicativo de doença. Costa e McCrae (1985) observaram que pessoas que somatizam tendem a apresentar altos escores nas medidas de neurose.

Os fatores predisponentes parecem de forma alguma limitados a fatos estressantes da vida que ocorrem na infância. Os estudos sobre pacientes idosos hipocondríacos demonstram que os fatores de contribuição podem incluir exposição recorrente a crítica numa situação que não oferece possibilidade de saída, redução da condição econômica, perda de cônjuge ou amigos, isolamento devido a fatores sócio-econômicos e deterioração da satisfação conjugal (Busse, 1986).

Psicodinâmica. Embora cada indivíduo tenha diferentes estresses e respostas psicossociais, existem quatro mecanismos de defesa psicológicos que, com freqüência, embora não exclusivamente, têm um papel importante na dinâmica da hipocondria dos idosos (Busse, 1986):

1. Os sintomas podem ser utilizados como uma explicação para o fato de não se alcançarem as expectativas pessoais e sociais, e evitar ou desculpar a falha recorrente.
2. O paciente pode estar passando por um crescente isolamento; conseqüentemente, retirando-se de interesses psíquicos de outras pessoas ou objetos e redirecionando interesses no sentido do *self*, do corpo e suas funções.
3. O paciente pode estar deslocando a ansiedade de um conflito psíquico especifico para uma função do corpo menos ameaçadora.
4. Os sintomas podem ser uma forma de autopunição e reparação de sentimentos hostis inaceitáveis em relação a pessoas próximas ao indivíduo.

Os mecanismos mentais primários são reforçados pelo ganho secundário. O ganho secundário é a atenção e a simpatia crescentes por parte de amigos e profissionais da saúde originalmente desencadeada pelos sintomas. É importante que o clínico tenha esses mecanismos em mente, pois dessa forma irá compreender melhor as queixas do paciente e oferecer uma base lógica para a abordagem terapêutica.

Fatores de risco. Fatos estressantes da vida são com freqüência fatores desencadeantes de reações hipocondríacas no últimos anos da meia-idade e primeiros anos da velhice. Esses eventos com freqüência incluem exposição a uma situação de trabalho ou social na qual o indivíduo passe por uma crítica prolongada e não tenha oportunidades para escapar (Busse, 1982). A pessoa idosa pode apresentar outros estresses, como a redução da condição sócio-econômica e/ou perda de cônjuge ou amigos, ambos contribuindo para o isolamento social. Uma diminuição na satisfação conjugal pode resultar de incapacidade crônica afetando um dos parceiros.

Remissão e curso. Os estudos longitudinais de pessoas idosas "normais" feitos pelo Centro para o Estudo da Velhice e Desenvolvimento Humano da Universidade de Duke revelaram algumas observações relevantes para o problema da hipocondria (Busse, 1986). A observação de indivíduos ao longo do tempo revelou que as reações hipocondríacas são com freqüência transitórias, durando de poucos meses a muitos anos. Não é comum que os sinais e sintomas depressivos ocorram de forma concomitante a hipocondria. A reação hipocondríaca é freqüentemente uma resposta adaptativa a um estresse social sério e não-familiar; com isto, a melhora está relacionada com o desaparecimento fortuito do estresse, tal como o afastamento de um adulto ou criança que tenha sido um critico persistente do idoso.

Os indivíduos observados no Estudo Longitudinal I de Duke que foram classificados como tendo "alta preocupação com o corpo", ou seja, hipocondria, com freqüência não buscaram atenção médica, mas, de fato, resistiram ao desejo de familiares e amigos de buscar alívio médico para seus múltiplos sintomas. Muitos dos indivíduos hipocondríacos utilizaram alguns remédios caseiros e incontáveis medicações. Com base na observação desses indivíduos, os investigadores sugeriram que se essas pessoas são forçadas a ir ao médico, especialmente por insistência de familiares e amigos, seu padrão de manutenção do ajuste social e auto-estima é ameaçado e o padrão hipocondríaco pode se solidificar.

Um cuidado particular é adequado aqui com respeito aos procedimentos diagnósticos ou exploratórios em pacientes hipocondríacos. Nunca será útil para o paciente ter uma cicatriz cirúrgica que testemunhe o fato de que um médico competente acreditou que o paciente tinha algo errado em seu corpo. Além disso, a cicatriz cirúrgica pode tornar-se um foco de novos sintomas que são então atribuídos a "complicações" e "aderências" posteriores ao procedimento cirúrgico.

Formas de psicoterapia breve. Existem pelo menos 250 tipos de psicoterapia para o tratamento de problemas mentais, emocionais e comportamentais (Meredith, 1986, p. 30). Os proponentes de cada tipo de terapia dizem que elas têm padrões especiais para se tornarem mais eficazes, e com freqüência diz-se que determinados tipos são mais eficazes em determinados transtornos. Uma série de psicoterapias breves foi descrita para o tratamento da depressão (não hipocondria) no idoso. Algumas das mais conhecidas são a terapia cognitiva (Beck *et al.*, 1979; Emery, 1981), terapia comportamental (Gallaher *et al.*, 1981; Lewinsohn *et al.*, 1976), terapia interpessoal (Klerman e Weissman, 1982) e psicoterapia psicodinâmica breve (Bellak e Small, 1965). Essas formas breves de psicoterapia (até 20 sessões) são úteis, mas são planejadas para aqueles pacientes que ativamente estão buscando ajuda psiquiátrica. Em contraste, a abordagem terapêutica descrita neste capítulo aplica-se a pacientes que são resistentes ou não desejam ser encaminhados ao psiquiatra.

Brown e Vaillant (1981) descreveram um estudo envolvendo pacientes com hipocondria severa, os quais, de acordo com os critérios atuais, provavelmente receberiam o diagnóstico de transtorno de somatização. Brown e Vaillant chegaram à conclusão de que esse tipo de hipocondria pode ser mais bem definida como "a transformação da reprovação dos outros — originada no luto, solidão ou impulsos agressivos não aceitáveis —, inicialmente, em auto-recriminação e, posteriormente, em queixas de outro sofrimento ou doença somática" (p. 725). Os investigadores observaram que o encontro com esse tipo de paciente hipocondríaco tende a originar cinco respostas que adversamente influenciam as respostas terapêuticas: 1) ignorar a história social do paciente, 2) não perceber a raiva oculta do paciente (especificamente a dirigida ao médico), 3) apresentar frustração e ressentimento que rompem o relacionamento médico-paciente, 4) tentativas maldirecionadas e com função errada de oferecer cuidados e 5) mudanças inesperadas de comportamento do paciente que surpreendem e distraem o médico. Brown e Vaillant concluíram que para o tratamento exitoso de tais indivíduos, o clínico necessita associar as compreensões intelectual e emocional do estado do paciente, além de ser sensível à sua história psicossocial traumática.

Técnicas terapêuticas. As técnicas terapêuticas descritas acima são designadas para auxiliar o médico de cuidados primários e o psiquiatra que trabalhem em clínica geral a lidarem, em nível ambulatorial, com o paciente hipocondríaco cujos sintomas são de início relativamente recente (menos de dois anos) (Busse e Blazer, 1980). As técnicas são basais, mas insuficientes para o manejo dos outros seis transtornos somatoformes descritos no DSM-III-R e para pacientes hospitalizados. Além disso, essas técnicas podem ter sua utilidade limitada no manejo das múltiplas queixas físicas ou quando a hipocondria está associada a transtorno de somatização de início precoce, esquizofrenia ou depressão severa. Esta revisão de uma abordagem terapêutica contém informações de "base". Material adicional relevante pode ser encontrado em diversas fontes, incluindo Busse e Blazer (1980) e Busse (1982, 1986).

Técnicas de Tratamento Ineficazes

Limites das revelações. Parece lógico que se é dada ao paciente uma explicação completa sobre a sua condição clínica, ou seja, se o paciente é informado a respeito da ausência de qualquer explicação orgânica para suas queixas, isso irá servir como reasseguramento. Além disso, de acordo com o "direito de saber" que tem e com o pensamento "normal", o paciente deve ser informado a respeito de estudos físicos e laboratoriais que são negativos. Entretanto, se o médico diz "os resultados de meu cuidadoso exame indicam que você está em boa saúde física", muitos pacientes hipocondríacos irão reagir mal. Essa revelação abrupta implica no fato de que a origem dos sintomas da pessoa deve ser psíquica. O fato de o médico não encontrar uma explicação orgânica para as queixas parece despojar o paciente de um mecanismo de defesa inconsciente cuja ruptura posteriormente reduz a auto-estima. Com freqüência, depois dessa revelação abrupta, as queixas do paciente irão aumentar e ele pode deixar de se consultar com o médico. Esses indivíduos hipocondríacos tornam-se "fregueses" de médicos, buscando um relacionamento médico-paciente que preencha as suas necessidades.

Mesmo explicações menos especificas sobre como a confusão emocional pode por vezes causar sintomas físicos parecem não ter sucesso. Os pacientes podem concordar que isso pode ocorrer a algumas pessoas, mas eles têm certeza de que uma explicação mental ou emocional não é aplicável ao seu caso.

Para estabelecer o equilíbrio entre o direito de saber e uma medida de reasseguramento, sugere-se que o médico inclua em suas observações uma afirmação de apoio e orientação quanto à conduta. Por exemplo, "os resultados dessa avaliação indicam que não há explicação adequada para seus sintomas. É óbvio que você está tendo problemas e eu terei muito prazer em trabalhar com você para melhorar sua situação".

Diagnóstico específico. Outra técnica com pouca probabilidade de sucesso é responder às exigências do paciente em saber "o que está errado comigo?", dando a ele um diagnóstico específico, mas falso. Freqüentemente esses pacientes respondem dizendo que ficam aliviados em saber o que está errado com eles, mas, uma vez que seus sintomas persistem e podem até mesmo aumentar, eles irão questionar o diagnóstico e interromper o relacionamento com o médico. Ao contrário, o médico deve dizer: "Tenho certeza de que eu o tranqüilizaria se tivesse um diagnóstico específico, mas não o tenho. Entretanto, quero acompanhar seu caso cuidadosamente e tentar encontrar alguma forma de melhorar sua saúde e bem-estar".

Os exemplos de afirmações que podem ser utilizadas em respostas para os pacientes são, sem dúvida, apenas sugestões; um médico pode responder de uma forma coerente com seu estilo pessoal. Entretanto, é importante ter em mente os dois elementos essenciais destas afirmações: 1) inclusão de observações de apoio, indicando um compromisso de ajudar o paciente 2) evitar afirmações que possam ameaçar as necessidades do paciente de manter uma defesa hipocondríaca.

Técnicas de Tratamento Eficazes

Para que os hipocondríacos continuem a viver de forma confortável com suas famílias e na sociedade, suas defesas psicológicas da hipocondria devem ser mantidas até que mecanismos adequados de adaptação sejam desenvolvidos para substituí-los. O médico deve entender essa necessidade, escutando os "recitais sobre os órgãos" que o paciente faz, até que seja estabelecida uma relação médico-paciente positiva; deve utilizar, então, essa relação como base para a discussão sobre áreas de conflito emocional e ajudar o paciente a buscar novos métodos de adaptação. O médico deve deixar claro que sabe que o paciente está tendo desconforto e está infeliz, e que quer ajudá-lo.

Uso e limitação da medicação. Uma relação médico-paciente é auxiliada pelo uso de medicação ou de um placebo prescritos. O médico deve ser cuidadoso para evitar prescrever qualquer medicação que possa provocar efeitos colaterais, o que complicaria um quadro clínico já confuso. Devem ser evitadas drogas que causam dependência e não usar medicações que o paciente já utilizou sem sucesso. Embora apenas 24% dos médicos que cuidam de pacientes hipocondríacos utilizem placebo, esses agentes têm seu valor na prática e na pesquisa (Busse e Maddox, 1985; Poe e Holloway, 1980).

O uso de "medicações" prescritas pode ser criticado por significar para o paciente hipocondríaco que ele na realidade tem uma doença orgânica. Essa crítica tem seu mérito, mas, por outro lado, muitos hipocondríacos idosos, na realidade, apresentam melhora no seu funcionamento fisiológico como resultado desse "tratamento". Por exemplo, os pacientes idosos hipocondríacos que apresentam transtornos do sono com freqüência respondem de forma positiva à supervisão médica melhorada (e, de fato, essa resposta positiva pode permitir a eliminação do uso de drogas hipnóticas). Novamente, o médico deve lembrar que as medicações e o placebo têm um valor simbólico. Uma queixa hipocondríaca é um sinal de estresse, e a ansiedade dos pacientes pode ser reduzida e a auto-estima aumentada por eles saberem que um profissional de reputação está "cuidando" deles.

O papel dos familiares. O manejo de familiares é uma parte importante do processo de tratamento. Os familiares e amigos, particularmente os que começam a suspeitar que os sintomas do paciente têm origem mais emocional que física, podem solicitar uma entrevista com o médico para confirmar suas suspeitas. Sob essas circunstâncias, o médico deve evitar dizer que os sintomas do paciente são de origem psicológica. Ao contrário, os médicos devem comunicar que eles consideram o paciente doente e preocupado, que ele precisa de ajuda e que eles irão fazer o que estiver ao seu alcance. Uma das formas mais certas de o paciente perder a confiança no médico é saber, por meio de um familiar ou amigo, que o médico confirmou a crença da outra pessoa de que as suas queixas são imaginárias.

Freqüência das consultas. Geralmente recomenda-se ver um paciente hipocondríaco uma vez por semana por pelo menos oito a 10 semanas. Depois disso, pode ser aumentado o intervalo entre as consultas. Essas devem ter um tempo definido. (É interessante observar quantos pacientes hipocondríacos irão responder dizendo que o tempo sugerido é inconveniente e irão solicitar outra hora. A freqüência de tal padrão nessa população leva à conclusão de que essa é uma forma de testar o médico para determinar até que ponto ele se interessa pelo paciente.) Geralmente o médico deve insistir para que o paciente adapte-se ao tempo das consultas e ao regime de tratamento. A firmeza dá ao paciente nova confiança de que o médico está se esforçando para ajudá-lo.

Duração da entrevista. É aconselhável seguir um horário de consultas. Embora o primeiro contato possa exigir um tempo considerável, os retornos podem ser reduzidos para 15 a 20 minutos. Deve ser comunicado ao paciente a data e a duração da próxima consulta. Isso irá desestimular o paciente hipocondríaco a pedir mais tempo. Quando a duração da entrevista não tiver sido especificada, o paciente, sentindo que a consulta está terminando, pode "subitamente" lembrar de algo muito importante, tentando, assim, prolongar o período de contato com o médico. Uma forma de lidar com essa situação, caso ela ocorra, é sugerir ao paciente que pelo fato de o tópico subitamente lembrado ser tão importante, deve ser dedicado mais tempo a ele e irão então retornar a ele na próxima consulta.

Hostilidade. Na segunda ou terceira entrevista não é raro o paciente demonstrar hostilidade em relação a um médico anterior. O médico que escuta não deve defender o colega, mas limitar-se a fazer observações a respeito do fato de que reconhece que as experiências do paciente tem sido tanto confusas quanto desapontadoras. Ocasionalmente pode ser útil dizer que talvez o paciente esteja preocupado com o fato de se o médico irá se manter interessado no paciente e continuar a buscar formas de ajudá-lo. Essa demonstração de compreensão e aceitação da visão do paciente pode ser muito construtiva.

Resistência. Os psiquiatras que trabalham com pessoas idosas hipocondríacas devem reconhecer que é altamente provável que encontrem mais resistência e mais expressões de hostilidade nesses pacientes do que nos de outras especialidades. Muitos pacientes acreditam que o papel do psiquiatra é determinar ou demonstrar que seus sintomas físicos têm origem mental. Não é raro os pacientes confrontarem os psiquiatras afirmando que a imaginação ou o nervosismo tem um papel importante sobre seus sintomas. Uma forma de lidar com essas resistências é o psiquiatra afirmar que ele reconhece que outros indivíduos podem ter dito que seus sintomas têm origem mental ou emocional, e que isso é compreensivelmente perturbador para o paciente. Pode também ser útil assinalar ao paciente que o papel terapêutico do psiquiatra não está limitado à psiquiatria, mas envolve toda a saúde e o bem-estar do paciente.

Conteúdo das Consultas de Seguimento

Eventos interpessoais. À medida que os retornos continuam, o médico estimula o paciente a dar detalhes com respeito aos eventos interpessoais que ocorreram entre as entrevistas. Gradualmente o paciente afasta-se das queixas físicas para dar maior ênfase a conflitos psicossociais relacionados à família, trabalho e amigos. Quando ocorre essa modificação, o tratamento pode seguir dois caminhos. Primeiro, os pacientes podem gradualmente diminuir a intensidade de sua preocupação com sua doença imaginária, como resultado da confiança e melhora da auto-estima obtida na relação médico-paciente. Segundo, os pacientes podem passar a saber que as exacerbações dos sintomas ocorrem como resultado de certos fatos, mas no intervalo eles podem retornar a uma participação mais ativa e eficaz nas relações interpessoais.

Insight. Uma perspectiva ainda melhor pode ser antecipada se o paciente começa a desenvolver algum *insight* da situação. O paciente pode observar que os sintomas pioram depois de uma discussão, ou após ele ser criticado e, como resultado, começará a conversar a respeito de formas de lidar com essas situações estressantes. À medida que os mecanismos de defesa tornam-se mais eficazes, o paciente irá com freqüência começar a abandonar as queixas físicas.

Transtorno Doloroso Somatoforme (DSM-III-R) – Transtorno Doloroso (DSM-IV)

A Tabela 16-2 lista os critérios diagnósticos do DSM-III-R para o *transtorno doloroso somatoforme*. Uma comparação entre as definições de transtorno doloroso e hipocondria não revela uma clara diferença entre os dois transtornos. A existência de dor é o sintoma predominante no transtorno doloroso, enquanto a hipocondria é baseada em "sinais e sensações físicas" (p. 266).

O DSM-IV inclui dois subgrupos sob o diagnóstico de "transtorno doloroso": *transtorno doloroso associado a fatores psicológicos* e *transtorno doloroso associado tanto a fatores psicológicos quanto a condições médicas em geral* (veja Tabela 16-3). O primeiro subgrupo não deve ser diagnosticado "se também preencher os critérios de transtorno de somatização" (*American Psychiatric Association*, 1994, p. 462). Para ambos os subgrupos deve ser especificado se a condição é aguda (menos de seis meses de duração) ou crônica (duração de seis meses ou mais).

Em contraste, o CID-10 utiliza uma única categoria — transtorno doloroso somatoforme persistente. Depois, ele especifica que a dor persistente "ocorre em

---

Tabela 16-2. Critérios diagnósticos do DSM-III-R para transtorno doloroso somatoforme

A. Preocupação com dor por pelo menos 6 meses.
B. (1) ou (2):
   (1) uma avaliação adequada não revela patologia orgânica ou mecanismo fisiopatológico (p. ex., transtorno físico ou os efeitos do dano) que sejam responsáveis pela dor.
   (2) quando há patologia orgânica relacionada à queixa de dor ou prejuízo social ou ocupacional resultante excede grosseiramente o que seria esperado dos achados físicos.

Fonte. American Psychiatric Association, 1987, p. 266.

Tabela 16-3. Critérios diagnósticos do DSM-IV para transtorno doloroso

A. Dor em um ou mais sítios anatômicos é o foco predominante da apresentação clínica, com suficiente gravidade para indicar atenção clínica.
B. A dor causa sofrimento clinicamente significativo ou prejuízo no funcionamento social ou ocupacional ou em outras áreas importantes da vida do indivíduo.
C. Fatores psicológicos supostamente exercem um papel importante no início, gravidade, exacerbação e manutenção da dor.
D. O sintoma ou prejuízo não é intencionalmente produzido ou simulado (como no Transtorno Factício ou na Simulação).
E. A dor não é mais bem explicada por um Transtorno do Humor, Transtorno de Ansiedade ou Transtorno Psicótico e não satisfaz os critérios para Dispareunia.

Codificar como abaixo:
307.80 Transtorno Doloroso Associado a Fatores Psicológicos: fatores psicológicos supostamente exercem um papel importante no início, gravidade, exacerbação ou manutenção da dor (se uma condição médica geral está presente, ela não desempenha um papel importante no início, gravidade, exacerbação ou manutenção da dor). Esse tipo de Transtorno Doloroso não é diagnosticado se também são satisfeitos os critérios para Transtorno de Somatização.

Especificar se:
Agudo: duração inferior a seis meses.
Crônico: duração de seis meses ou mais.
307.89 Transtorno Doloroso Associado tanto a Fatores Psicológicos quanto a uma Condição Médica Geral: tanto fatores psicológicos quanto uma condição médica geral supostamente exercem importantes papéis no início, gravidade, exacerbação ou manutenção da dor. A condição médica geral associada ou o sítio anatômico da dor (ver abaixo) é codificado no Eixo III.

Especificar se:
Agudo: duração inferior a 6 meses.
Crônico: duração de 6 meses ou mais.

Nota: O que vem a seguir não é considerado transtorno mental, sendo incluído aqui para facilitar o diagnóstico diferencial.
Transtorno Doloroso Associado a uma Condição Médica Geral: uma condição médica geral desempenha um papel preponderante no início, gravidade, exacerbação ou manutenção da dor (se fatores psicológicos estão presentes, eles supostamente não têm um papel importante no início, gravidade, exacerbação ou manutenção da dor). O código diagnóstico para a dor é selecionado com base na condição médica geral associada, se alguma foi estabelecida (ver Apêndice G), ou no sítio anatômico da dor, se a condição médica geral subjacente não foi claramente estabelecida — por exemplo, dor lombar (724.2), ciática (724.3), pélvica (625.9), de cabeça (784.0), facial (784.0), torácica (786.50), articular (719.4), óssea (733.90), abdominal (789.0), nas mamas (611.71), renal (788.0), de ouvido (388.70), ocular (379.91), de garganta (784.1), de dentes (525.9) e urinária (788.0).

Fonte: American Psychiatric Association, pp. 461-462, 1994.

associação ao conflito emocional ou problemas psicossociais que são suficientes para permitir a conclusão de que eles são as principais influências que funcionam como causa" (OMS, 1992, p. 168).

A psicofisiologia da dor é discutida no Capítulo 3. Para informações adicionais, veja Jessel e Kelly, 1993 e Brose e Spiegel, 1992.

A dor periódica é vivida por todos os indivíduos ao longo de suas vidas. Entretanto, a dor persistente é um problema que é visto com mais freqüência no final da meia-idade, estimando-se que atinge 25 a 50% dos idosos que vivem em comunidades (Tait, 1993). A dor nos idosos está geralmente associada a condições degenerativas, condições patológicas (especialmente câncer) e trauma corporal e cerebral. O problema com a dor é muito prevalente em asilos, afetando aproximadamente 80% dos residentes.

Implicações clínicas da dor. Embora a idade afete muitas percepções, incluindo visão, audição, paladar e olfato, não está claro que, quando ocorrem, as alterações na dor estão associadas à idade. A idade não influencia o limiar da dor para estímulos diversos como choques nos dentes ou calor no antebraço (Harkins *et al.*, 1986). Quando os procedimentos psicofisiológicos são designados para medir a resposta a um estímulo nocivo, podem ser detectadas alterações; entretanto, essas alterações podem ser atribuídas a diferenças nas respostas (por exemplo, rapidez da resposta), em vez de diferenças na percepção da dor (ou seja, diferenças nociceptivas).

A dor sentida no infarto do miocárdio varia quanto ao tipo e à severidade. O clínico tem razão em estar preocupado que as alterações à dor associadas à idade possam influenciar os critérios diagnósticos costumeiramente utilizados. Um levantamento de pacientes que sofreram infarto do miocárdio mostrou que a dor não foi o principal sintoma nos pacientes acima de 70 anos, e uma percentagem quase igual (23%) de pessoas jovens havia tido a mesma experiência sem dor (McDonald *et al.*, 1983). É questionável se as alterações biológicas associadas à dor realmente afetam a percepção da dor, mas esse caráter discutível não é mencionado nos principais tratados médicos.

A apresentação da dor de apendicite é semelhante entre os pacientes, independentemente da idade: dor abdominal generalizada localizada no quadrante direito inferior e associada à náusea e vômito. O que pode estar faltando no idoso são elevações de temperatura e leucocitose que com freqüência acompanham o perfil sintomático dos pacientes jovens. A ausências destas últimas manifestações pode ser responsável pelas dificuldades diagnósticas por vezes encontradas em pessoas idosas com apendicite (Albano *et al.*, 1975; Gleen, 1978).

É claro que a dor persistente ou freqüentemente recorrente está associada a transtornos físicos que são comuns na velhice. Esses incluem osteoartrites, artrite reumatóide, angina de esforço, herpes zoster e gota. Existem outras condições que têm maior probabilidade de provocar dor crônica em adultos jovens. Esses incluem artralgia, dor pleurítica, cefaléias e dor nas costas. É altamente provável que a presença de dor persistente tenha um efeito significativo sobre o funcionamento psicológico, sendo isso verdadeiro tanto para pessoas na meia-idade quanto para idosas (Harkins e Nowlin, 1985).

Dor e depressão. A sobreposição de sintomas de dor e depressão tem grande importância clínica. Lindsay e Wycoff (1981) observaram que 59% dos pacientes que solicitam tratamento para depressão também apresentam dor benigna recorrente. Em contraste, 87% dos pacientes em clínicas de dor crônica são deprimidos. Os pacientes com dor crônica com freqüência relatam insônia, distúrbios alimentares e perda do interesse em atividades sociais e sexuais (Lindsay e Wycoff, 1981). Os pacientes com queixas de dor crônica com freqüência negam sentimentos depressivos, mas seus outros sintomas sugerem a existência de depressão. Tais sintomas incluem perda de energia, pouca concentração e culpa inadequada, bem como sintomas como distúrbios do sono, despertar precoce e retardo psicomotor. O grau de freqüência de comorbidade da dor crônica e depressão resultou na especulação de que a forma de expressão das duas é comum. Muitos clínicos acreditam que a existência da síndrome de dor crônica em alguns pacientes resulta em depressão secundária. Em outros casos, a dor é um sintoma que mascara a depressão (Blazer, 1993). Como previamente observado, as doenças físicas, particularmente as doenças degenerativas, são fonte de dor crônica. Essa dor não é relacionada à idade.

Devido à sobreposição entre depressão e dor crônica, o uso de antidepressivos no manejo de pacientes com dor crônica mostrou ter valor em alguns casos. É interessante que a medicação antidepressiva pode agir mais rapidamente sobre a dor que sobre a depressão. Conseqüentemente, é importante para o paciente seguir tomando a medicação mesmo depois da diminuição da dor. Kwentus e colaboradores (1985) relataram que alguns pacientes idosos que se queixam de dor crônica apresentam transtornos de personalidade de longa duração. O comportamento relacionado à dor apresentado por esses indivíduos pode ser particularmente problemático. As queixas de dor podem servir para manipular amigos, familiares e médicos. Sob muitos aspectos, isso não é diferente do ganho secundário encontrado na hipocondria.

Obviamente o psiquiatra deve ajudar numa abordagem terapêutica planejando um esforço multidisciplinar que desestimule a intensificação da dor, reforçando condutas. Algumas técnicas úteis incluem terapia analgésica com dose fixa em vez de prescrever medicações para a dor, somente quando necessário; reforçar envolvimento em atividades não relacionadas à dor; acordo sobre a desatenção seletiva às queixas de dor e evitar conversas prolongadas sobre a dor (Tait, 1993). Os clínicos devem lembrar-se uma advertência particular no manejo da dor em idosos: muitos idosos recebem múltiplas medicações para uma série de transtornos físicos, e as interações de suas drogas podem seriamente complicar o quadro clínico.

Alívio da dor. Milhares de anos antes de Cristo, os egípcios sabiam que extratos da papoula branca aliviavam a dor. Além disso, de acordo com desenhos em tumbas da quinta dinastia, aproximadamente 2500 a.C., esse povo utilizava um peixe elétrico encontrado no rio Nilo para tratar uma série de condições dolorosas.

A acupuntura foi utilizada no Oriente, particularmente na China, por milhares de anos (Beardsley, 1993). O manual clássico de medicina oriental, *Nei Ching*, refere-se ao alívio da dor por técnicas de estimulação de tecido em pontos específicos com objetos pontiagudos como espinhas de peixes, pedras ou varas de bambu. Um método alternativo foi o aquecimento desses pontos utilizado um pequeno vaso de moxa (ervas) em combustão sobre a pele. Embora a acupuntura tenha sido utilizada para alívio da dor, somente em 1955 a técnica da anestesia por acupuntura foi desenvolvida na China. No final da década de 50, os médicos chineses viram que a acupuntura diminuía a dor de dente, de garganta, da extração dentária e da tonsilectomia. Essa observação formou a base da expansão da técnica para o uso em procedimentos cirúrgicos maiores. Inicialmente os profissionais da acupuntura que a empregaram para anestesia cirúrgica utilizavam muitas agulhas, mas, com o tempo, o número destas diminuiu; atualmente em procedimentos importantes são utilizadas apenas de uma a quatro agulhas. Além disso, atualmente, muitos desses profissionais suplementam sua técnica com estimulação elétrica, eliminando o velho procedimento de girar as agulhas com a mão para manter a estimulação (Busse e Busse, 1979). A acupuntura é atualmente empregada como anestesia de procedimentos cirúrgicos depois de um grande período de experiência e de educação dos pacientes. Como a técnica é praticada na China, drogas suplementares são ocasionalmente utilizadas, mas em geral em doses relativamente baixas.

Embora a maior parte dos pacientes insista que não sente dor quando a agulha é inserida, a anestesia eficaz com acupuntura exige que o paciente sinta uma sensação de dor, distensão, peso e dormência no ponto de inserção da agulha. A agulha é geralmente inserida numa profundidade de 0,63 a 2,54cm, dependendo da constituição do corpo do paciente, da localização da agulha e assim por diante. A inserção da agulha é feita com cuidado para evitar vasos sangüíneos ou qualquer rompimento de órgãos vitais. Os pontos nas orelhas são freqüentemente utilizados. Nos pontos das orelhas, alguns pacientes relatam sentir dor quando a agulha é introduzida.

A explicação mais plausível para a eficácia da acupuntura é consistente com a teoria de Melzack e Wall (1965) do controle da dor por barreiras. Essa teoria diz que certos tipos de estímulo inundam o sistema nervoso com barreiras e impedem que outros tipos de estímulo passem por essas barreiras. Também é muito provável que exista uma considerável variação individual quanto a quem responde à acupuntura.

O estímulo nervoso elétrico transcutâneo (TENS) é uma técnica para o controle da dor originada da acupuntura e amplamente defendida na Suécia (Sjolund e Eriksson, 1985). Outros métodos foram desenvolvidos para o estímulo do tecido do sistema nervoso com aparelhos implantados no corpo. Dois que passaram a ser utilizados na clínica foram a estimulação da medula espinhal e da coluna dorsal. Essas técnicas são utilizadas após outras medidas, como TENS, terem falhado.

Tratamento da dor crônica. A dor crônica, por definição, é a dor que persiste por algum tempo; a causa subjacente pode ou não ser identificada com um processo de doença. Como observado no Capítulo 3, a dor crônica não tem função biológica. Além disso, as vias da dor reconhecidas podem não estar envolvidas na percepção da dor crônica, e a interrupção dessas vias geralmente resulta num alívio transitório. Além disso, Gildenberg e DeVaul (1985) acreditam que a secção das vias da dor e os analgésicos comumente utilizados não só não são eficazes contra a dor como podem na realidade potencializá-la. Esses autores observam que embora existam semelhanças entre pacientes com dor crônica, cada um deles deve ser considerado de forma individual, e o médico deve estar alerta para a possibilidade de que a dor do paciente tenha sido excessivamente valorizada. Nesses casos, a dor tem um importante papel na forma como os pacientes se relacionam consigo mesmos e com os outros. Podem estar presentes fatores sociais que reforçam o comportamento da dor, e o médico deve ser cuidadoso, pois, com freqüência, tais pacientes têm sucesso em manipular médicos para receberem procedimentos médicos ou cirúrgicos não-recomendados. Gildenberg e DeVaul concluíram: "Nada pode ser feito no manejo da dor, a não ser que médico e paciente troquem o objetivo do alívio da dor pelo da reabilitação" (p. 89). Entretanto, no caso de câncer, deve-se ter cuidado; esses autores observaram que a dor da doença maligna é incomum por apresentar padrões tanto de dor aguda quanto crônica (ou seja, dor crônica com exacerbações agudas). A dor crônica do câncer pode com freqüência ser aliviada pela interrupção das vias da dor.

As medicações são utilizadas para reduzir a dor periférica. A ação analgésica do ácido acetilsalicílico (aspirina) pode ser explicada pela inibição da ciclooxigenase. Essa enzima controla a síntese das prostaglandinas, prostaciclinas e tromboxanos a partir do ácido aracdônico, os quais parecem estar associados à origem da dor. Muitas outras drogas também inibem a ciclooxigenase. O ibuprofeno, que atualmente é comumente usado, parece ter efeito tanto analgésico como antiinflamatório. Os corticosteróides possuem efeito antiinflamatório/analgésico semelhante.

Clínicas da dor. As clínicas da dor, que atualmente existem em muitos centros médicos, geralmente têm uma equipe multidisciplinar. Com freqüência um psiquiatra desempenha um papel importante na avaliação e elaboração de um plano terapêutico. O plano terapêutico deve levar em consideração até que ponto o paciente pode estar piorando ou exagerando a dor persistente, as características pessoais do paciente e o ambiente no qual ele vive.

Embora os indivíduos idosos com freqüência relatem dor recorrente ou persistente, eles são pouco representativos na população de pacientes de uma clínica multidisciplinar da dor. Isso tanto sugere que o idoso tolera a dor crônica como uma parte aceita do processo de envelhecimento, ou que o médico que encaminha é pessimista quanto ao que a clínica pode oferecer a uma pessoa mais velha.

As experiências de dor de pessoas que residem em asilos são, sem dúvida, complicadas por fatores físicos, emocionais e ambientais. Associados a esse quadro já complexo estão as dificuldades de comunicação que alguns residentes apresentam. Um plano de tratamento bem-sucedido da dor pode ser elaborado individualmente, de forma que possa lidar adequadamente com os numerosos fatores inerentes à síndrome de dor crônica. Infelizmente, a dor crônica nos idosos raramente pode ser eliminada por completo. Seria mais realista esperarmos reduzir a intensidade e a freqüência das exacerbações da dor. A restauração da capacidade funcional melhora o humor e a qualidade de vida.

Ao prescrever medicações é importante que os clínicos lembrem-se que o uso de drogas no idoso difere consideravelmente do uso no adulto jovem. Os efeitos colaterais podem ser sobremaneira problemáticos para as pessoas idosas. Um artigo publicado por Brose e Spiegel (1992) inclui excelentes detalhes elucidando os 15 opiáceos mais comuns, dando vários parâmetros de farmacocinética; recomendamos esse artigo como uma importante fonte para o psiquiatra geriatra.

A analgesia controlada do paciente (PCA) passou a ser amplamente utilizada em hospitais. Isso permite ao paciente auto-administrar-se analgésicos quando necessário, mas sem exceder um limite predeterminado. Diversos tipos de sistemas de PCA estão em uso, mas, independente do sistema utilizado, os resultados têm sido favoráveis. Os pacientes em geral manifestam satisfação com PCA; eles relatam menos queixas de dor e raramente precisam exceder a dose prevista e os limites de tempo determinados no sistema.

Comportamento e Transtornos Sexuais

Sob a categoria dos transtornos sexuais, o DSM-III-R lista duas subclasses e define nove parafilias e 10 disfunções sexuais. A psicopatologia das parafilias é primariamente a de um objeto sexual distorcido e uma aberração da expressão e do prazer sexual. As disfunções sexuais são manifestas por distúrbios fisiológicos ligados etiologicamente a transtornos mentais e emocionais. Embora não sejam classificadas como transtornos somatoformes, essas disfunções não só estão ligadas às manifestações físicas de presumíveis fatores psicológicos como também não possuem explicações satisfatórias baseadas na patologia ou fisiopatologia orgânica. São poucos os transtornos sexuais que despertam uma preocupação maior nos psiquiatras geriatras. O DSM-IV contém uma série de alterações diagnósticas. Sob o título de "Transtornos Sexuais e de Identidade" encontram-se quatro subcategorias e 30 entidades diagnósticas. As listadas sob o título *disfunção sexual devido a uma condição médica geral* são encontradas na prática da geriatria.

Atividade Sexual na Velhice

Nos últimos 30 anos a sexualidade na velhice recebeu crescente atenção dos investigadores e obteve gradual aceitação pela sociedade. Os pesquisadores dessa área fizeram muito para dissipar uma série de mitos que existia em torno da sexualidade na velhice.

Embora os jovens e os adultos de meia-idade tenham claramente se tornado mais permissivos com respeito às suas próprias gerações, muitos filhos adultos têm dificuldade em aceitar pais idosos que, por seu comportamento, indicam uma continuidade do interesse sexual. Um filho adulto, observando o comportamento de flerte do pai ou mãe idosos, geralmente fica perturbado e questiona a sanidade mental e emocional dos mesmos. Por sua vez, muitas pessoas idosas têm ciência de que esse tipo de comportamento incomoda seus filhos adultos e deliberadamente evitam um comportamento provocador de ansiedade quando estão na sua presença.

Butler e Lewis (1976) observaram que a atividade sexual do homem idoso tem maior probabilidade de ser aprovada que a da mulher da mesma idade. Além disso, é geralmente aceito que o homem idoso se case com uma mulher jovem. Em contraste, as mulheres que demonstram interesse na sexualidade são consideradas depravadas ou "em busca da juventude perdida". O interesse sexual de uma mulher idosa por um homem jovem é improvável de ser admitido socialmente.

A discrepância da razão homem/mulher na população em geral contribui para essas diferenças nas atitudes em relação aos homens e às mulheres. Como existe muito mais mulheres idosas que homens, é óbvio que o homem que sobrevive tem a oportunidade de expandir suas escolhas sexuais, enquanto a mulher idosa é restrita pela realidade do desequilíbrio homem/mulher na população (Taeuber, 1993).

Alterações Fisiológicas que Afetam a Sexualidade

O homem e a mulher que envelhecem passam por significativas alterações sexuais anatômicas e fisiológicas, como demonstram diversos trabalhos de pesquisa. As investigações pioneiras de Masters e Johnson (1979) podem ser divididas em duas categorias. A primeira consiste em observações laboratoriais relacionadas com as alterações anatômicas e fisiológicas na velhice; a segunda, foi composta de dados originados de entrevistas com um grupo maior, mas auto-selecionado, de pessoas idosas. As investigações laboratoriais foram feitas em 35 homens com idade entre 51 e 89 anos. As entrevistas sócio-sexuais foram feitas com 212 homens acima dos 50 anos de idade. As mulheres envolvidas nesses estudos eram em número de 61 na menopausa ou pós-menopausa. Nesse agrupamento, a mais jovem tinha 41 e a mais velha, 78. Trinta e quatro das participantes foram consideradas na pós-menopausa.

Homens. Nos homens idosos a ereção do pênis que usualmente acompanha o ato da ejaculação diminui com o tempo, de forma que a maior parte deles (se não todos) por volta dos 60 anos não apresenta ereção do pênis no momento da ejaculação. A correlação entre esses dois eventos é esperada em homens abaixo dos 60 anos.

É evidente que a maioria dos processos fisiológicos, se não todos, diminui com a passagem do tempo. Conseqüentemente, um homem idoso leva mais tempo para alcançar a ereção. A lentificação do processo de excitação sexual é inevitável, e essa lentificação deve ser considerada normal tanto pelo homem quanto por sua parceira. Os homens de 60 anos ou mais com freqüência conseguem a ereção completa do pênis apenas um pouco antes da ejaculação. Entretanto, a manutenção da ereção por longos períodos de tempo sem ejaculação com freqüência é um fato importante quando na velhice.

Provavelmente a alteração mais importante na função sexual masculina associada ao processo de envelhecimento é a redução tanto da freqüência da ejaculação quanto da necessidade de ejacular. Um homem na metade ou no final da década dos 60 anos descobre que sua necessidade de ejacular para diminuir a tensão sexual passa a ser de cerca de uma vez por semana, embora ele possa gostar do intercurso sexual duas ou mais vezes na semana. Novamente, a menor necessidade de ejaculação deve ser aceita sem reserva por ambos os parceiros.

A maioria dos homens idosos apresenta uma diminuída capacidade de ereção frente a uma pessoa que eles considerem atraente, ou como resultado de um pensamento ou fantasia sexual. Devido a essa alteração psicológica, os homens com freqüência temem estar perdendo a sua potência. A mudança, na realidade, é baseada na estimulação tátil, já que esse passa a ser o meio mais importante para a obtenção da ereção. A estimulação auditiva, incluindo a fala, também tem seu papel.

A existência ou não do climatério masculino, a andropausa (semelhante à menopausa feminina), continua a ser assunto de debate. Os testes do homem idoso apresentam pouca alteração em relação à estrutura normal. Os clínicos que escolhem uma tentativa de reposição hormonal nos homens idosos devem fazê-lo com cuidado, pelo fato de a testosterona com freqüência exacerbar a hipertrofia prostática benigna (BPH), uma condição muito comum nos idosos. Além disso, a testosterona está definitivamente contra-indicada se houver suspeita de neoplasia de próstata, pelo fato de esse hormônio acelerar o desenvolvimento do carcinoma. Outra complicação potencial é a policitemia. Conseqüentemente, se for prescrita testosterona a um homem, passa a ser importante a determinação regular da hemoglobina e das células vermelhas, devendo-se prestar atenção à possibilidade de alterações prostáticas. A terapia de reposição hormonal é muito controversa, e existe a necessidade de cuidadosos projetos de pesquisa a longo prazo que ofereçam mais informações sobre seus riscos e benefícios.

Mulheres. O processo de envelhecimento tem implicações psicológicas óbvias sobre o ciclo de resposta sexual das mulheres. A produção da lubrificação vaginal é a contrapartida fisiológica exata da ereção masculina. O início da lubrificação pode ser retardado e pode não ser alcançado o mesmo grau de lubrificação anteriormente obtido. Essas alterações desenvolvem-se de forma relativamente rápida como resultado da produção reduzida de estrogênio durante os anos que levam à cessação da menstruação e depois. A mulher pós-menopausa pode relatar que é mais facilmente excitável durante o ciclo de respostas sexuais e que tem maior probabilidade de ser excitada por estímulos que nunca haviam interferido anteriormente.

A não ser que o estrógeno seja substituído por fontes de estrógeno, o revestimento da mucosa da vagina torna-se muito fino e atrófico depois da menopausa. Assim, a parede da vagina é vulnerável ao trauma associado à relação sexual, podendo haver irritação e sangramento locais. Além disso, o envelhecimento geralmente traz uma perda do revestimento adiposo da genitália externa e constrição do introito vaginal; assim, muitos fatores podem contribuir para o estresse ou dor durante o intercurso (*National Institute on Aging*, 1992).

Embora seja raro, algumas mulheres pós-menopausa experimentam contrações tônicas dolorosas do útero com o orgasmo. Nas mulheres jovens, o útero se contrai de forma rítmica com o orgasmo, num padrão não diferente das contrações observadas durante o primeiro estágio do trabalho de parto. Entretanto, com o avanço dos anos, o ritmo das contrações pode ser perdido e pode ocorrer um espasmo que é sentido como uma dor severa no abdômen inferior. Esse tipo de resposta uterina espástica que acompanha o orgasmo reflete um estado de privação sexual de esteróides. Conseqüentemente, a terapia de reposição hormonal é particularmente útil nesses casos.

Comportamento e Atitudes Sexuais

Diversos relatos sobre comportamentos e atitudes sexuais baseados em dados originados nos Estudos Longitudinais de Duke apareceram em artigos (Pfeiffer e Davis, 1972; Verwoerdt *et al.*, 1969). Os dados referentes à freqüência da atividade sexual mantiveram-se coerentes ao longo de duas décadas. As alterações sexuais que ocorrem oferecem informações úteis ao clínico, mas podem refletir diferenças de coorte mais que alterações da idade. Uma análise seccional cruzada publicada na década de 50 (Busse *et al.*, 1954) mostrou que a atividade sexual nas pessoas idosas estava relacionada à condição sócio-econômica, e, quanto melhor a condição sócio-econômica, maior probabilidade de continuidade da atividade sexual. Desde então tornou-se evidente que a importante variável saúde física deve ser a primeira a receber atenção, pois a saúde física é um determinante crítico independente da condição sócio-econômica. Indivíduos que vivem na pobreza ou quase não têm tanta probabilidade de boa saúde quanto os com melhores condições sócio-econômicas. Conseqüentemente, existem diversos fatores interagindo que influenciam a continuidade ou término da atividade sexual.

A atividade sexual entre cônjuges tende a ser mantida até depois dos 75 anos. Aproximadamente 60% dos casais casados entre os 60 e 74 anos permanece sexualmente ativo. Depois dos 75 anos, o coito é praticado por menos de 30% dos casais. A continuação da atividade sexual depende de diversos fatores inter-relacionados, incluindo a disponibilidade de um parceiro sexual. Entre as pessoas casadas, a saúde física e mental do cônjuge é importante, bem como os padrões de interesse e de atividade sexual estabelecidos na vida adulta precoce. Apenas 7% dos idosos sem esposa ou marido continua a ter relações sexuais na velhice. Essa pequena porcentagem cai rapidamente com o avanço da idade. Comparados às mulheres saudáveis, um grande número de homens com boa saúde, quatro em cinco, expressa um contínuo interesse na atividade sexual. O interesse verbalizado em sexo é relatado por apenas 1/3 das mulheres idosas. Essa diferença pode ser o resultado direto da falta de estímulo para as mulheres, pois as mais velhas vivem num mundo predominantemente feminino.

A precisão da incidência de atividade sexual na meia-idade e velhice é aumentada pela distinção feita pelos efeitos de coorte, bem como idade e sexo. George e Weiler (1981) indicaram que esses estudos seccionais cruzados podem ser enganadores e que os estudos longitudinais de múltiplas coortes (variando dos 46 aos 71 anos) mostraram que o padrão de intercurso sexual permanece relativamente estável num período de seis anos. Esses investigadores identificaram diversos padrões de atividade sexual na amostra estudada. Num período de seis anos, que incluía quatro encontros-teste, eles verificaram que 58,27% das pessoas relataram exatamente o mesmo nível de atividade sexual; 7,9% não relataram atividade sexual em cada um dos quatro encontros teste. Aproximadamente 5% da amostra relatou um aumento na atividade sexual; aproximadamente metade desse grupo retomou à atividade sexual depois de um período de interrupção. Aproximadamente 20% relatou uma diminuição da atividade sexual. Os 10% remanescentes apresentaram flutuação nos padrões da atividade sexual. Coerente com outros relatos, os homens relataram níveis mais altos de interesse e atividade sexual que as mulheres. Tanto os homens quanto as mulheres atribuíam a responsabilidade da interrupção da atividade sexual ao parceiro do sexo masculino. Os achados de George e Weiler sugerem que como aumenta o número de casais intactos sobrevivendo à velhice (como é atualmente o caso), haverá um concomitante aumento no número de pessoas idosas relatando continuidade do comportamento sexual.

Tendências no Casamento

Taeuber (1993) relatou que 2/3 dos homens de 65 anos ou mais vivem com suas esposas, mas apenas 1/3 das mulheres de mais de 65 anos tem marido. A maior parte dos homens idosos é casada, enquanto a maior parte das mulheres é viúva; existe quase quatro vezes mais viúvas que viúvos. Deve ser observado que aproximadamente 2/5 dos homens idosos casados têm mulheres com menos de 65 anos. Pelo menos 45.000 casamentos são feitos a cada ano nos quais o noivo ou a noiva tem 65 anos ou mais. O número de casamentos entre pessoas idosas tem aumentado estavelmente.

Gavzer (1987) afirmou que, nos últimos anos, houve uma tendência de as mulheres mais velhas casarem-se com homens mais jovens. Em 1983, havia 151.000 casamentos nos quais a noiva era pelo menos cinco anos mais velha que o noivo. Isso representou 6,2% de todos os casamentos em 1983. Em comparação, apenas 3,7% das noivas em 1970 tinha cinco anos ou mais que seus maridos. Acredita-se que essa tendência da mulher mais velha casar com homens mais moços está aumentando, mas é mantida por celebridades que querem virar a mesa das convenções. Wilson (1983) apresentou dados sugerindo que 37,1% das noivas de 65 anos ou mais estão casando com homens mais jovens. Essa tendência é compatível com a variação da expectativa de vida aos 65 anos: para o homem de aproximadamente 14 anos ou mais e para as mulheres de 18 anos ou mais.

O estado civil do grupo "idoso" – ou seja, aqueles com 75 anos ou mais – reflete a tradição social de muitos homens casarem-se com mulheres mais jovens. O número de homens idosos casados é duas vezes maior que o de mulheres, e apenas 1/3 deles tem mulheres acima de 75 anos de idade. Aproximadamente a metade tem mulheres entre 64 e 75 anos, e 1/5 tem mulheres com menos de 65 anos. Dos homens de 75 anos ou mais, 33,9% estão vivendo com suas esposas. Em contraste, apenas 17,8% das mulheres de 75 anos ou mais vivem com seus maridos. Dessas mulheres, aproximadamente 3% tem maridos com menos de 65 anos, 20% têm maridos entre 65 e 74 anos e o restante tem maridos da mesma idade ou mais velhos. A cada ano, casam-se aproximadamente 2.000 mulheres e 6.000 homens de 75 anos ou mais. Ambos os grupos geralmente estão saindo da viuvez. Desses 8.000 casamentos, mais de 4.000 envolvem um parceiro abaixo dos 75 anos de idade.

Problemas Sexuais na Velhice

Homens

Impotência episódica – ou *disfunção erétil*, o termo preferido (*National Institute of Health*, 1992) – ocorre na maior parte dos homens, e, embora os homens que a apresentem se preocupem, ela não apresenta o mesmo choque devastador que a impotência persistente. O componente masculino da auto-imagem é altamente atribuído à potência sexual. Apesar de a impotência orgânica raramente ser ameaçadora à vida, ela apresenta consequências de amplo alcance, com freqüência produzindo séria ansiedade e depressão. As estimativas da incidência de causas biológicas importantes flutuam entre 10 e 70%. A incidência de impotência de causas biológicas tem relação com a idade. Uma estimativa é de que 70% dos casos de impotência que ocorrem nos homens acima dos 70 anos são atribuídos a etiologias orgânicas (Crenshaw, 1985).

A tumescência peniana noturna está regularmente associada ao movimento rápido dos olhos durante o sono. O tempo total de tumescência que ocorre durante uma fase de sono REM diminui dos 13 aos 79 anos de idade. Também ocorre tumescência peniana não-relacionada ao sono REM, mas não é um padrão dominante. Um procedimento pode facilmente ser feito em casa para determinar a ausência ou presença de ereções e sua qualidade durante o sono. Esses testes podem fornecer uma importante contribuição para a avaliação de quaisquer fatores orgânicos, incluindo a impotência induzida por drogas (Karacani *et al.*, 1975).

Os relatos têm demonstrado que a injeção intracavernosa de papaverina ou uma mistura papaverina-fentolamina pode produzir a ereção peniana de qualidade satisfatória para o intercurso sexual (Trapp., 1987). Infelizmente, esse relato não forneceu a distribuição por idade dos 700 pacientes que foram avaliados por disfunção sexual; a impotência era a queixa primária de 700 desses pacientes. Num estudo relatado por Trapp (1987), 136 pacientes receberam tratamento para sua impotência por técnicas de ereção farmacológica. Desse grupo, acreditou-se que 61% apresentavam patologia vascular; 18%, diabete, menos de 1% apresentavam origem neurológica e em 15% a origem era psicológica. A média de idade nessa amostra específica foi de 27 a 74 anos. A única complicação identificada foi o aparecimento de uma ereção durando oito horas e necessitando de reversão; isso ocorreu em 2,3% dos pacientes. Entretanto, foi estimado que podem ocorrer alguns efeitos colaterais a longo prazo, provavelmente devido à esclerose ou escaras. Embora Trapp (1987), não apresente avaliações claras da evolução, os resultados dessas intervenções farmacológicas são suficientemente encorajadores para merecer diversas pesquisas cuidadosas posteriores.

Morley e Kaiser (1992) confirmaram que a doença vascular envolvendo as artérias penianas é a causa mais comum de impotência em homens mais velhos e acrescenta que isso é "um anúncio da arteriosclerose em outras partes do corpo" (p. 159).

Com o envelhecimento ocorre uma diminuição do volume de ejaculação, bem como da força da ejaculação. Além disso, a ejaculação pode não ocorrer; a ausência de uma ejaculação não impede uma experiência satisfatória semelhante ao orgasmo. Além disso, os homens são capazes de ejacular com um pênis completamente flácido. Conseqüentemente, eles podem ter orgasmo sem a ereção. Essa condição particular é geralmente resultado de ansiedade. Logo, um problema numa área não precisa afetar outro mecanismo. Esse fenômeno pode ser explicado pela existência de diferentes mecanismos neurais controlando a ereção, a excitação e a ejaculação.

Drogas como a tioridazina podem tanto inibir a ejaculação quanto produzir impotência. Pelo fato de os indivíduos responderem de forma diferente a um amplo espectro de medicações, nenhum clínico deve desconsiderar a afirmação de um paciente de que sua impotência é um efeito colateral de uma medicação. Além disso, é importante lembrar que algumas medicações têm uma longa meia-vida, e a abstinência de medicações com freqüência não apresentará uma pronta resposta positiva.

Mulheres

Quando uma mulher envelhece, ocorrem poucas mudanças na sua capacidade de ter orgasmos. Ocorre uma diminuição na intensidade da resposta orgástica, e a mulher demora mais a atingir o orgasmo, mas muitas idosas descobrem pela primeira vez que são capazes de múltiplos orgasmos.

Pelo fato de as paredes da vagina poderem ter afinado e a lubrificação vaginal ocorrer mais lentamente e em menor volume, é recomendável uma lubrificação solúvel em água durante a atividade sexual. Além disso, se uma mulher permaneceu sexualmente inativa por um longo período, sua vagina pode apresentar sinais de atrofia e aderências. Uma mulher sexualmente inativa entre os 60 ou 70 anos não deve recomeçar o intercurso sem uma adequada preparação. Se ocorreram essas alterações físicas, a dilatação mecânica suplementada por terapia de reposição hormonal irá permitir à mulher idosa o retorno ao funcionamento sexual sem desconforto ou sem machucar-se.

O intercurso sexual doloroso nas mulheres idosas pode geralmente ser atribuído a uma deficiência de estrógeno. Entretanto, um útero retrovertido que está doente também pode ser a origem da dor (Leiblums *et al.*, 1983).

Doença e Incapacidade

A doença cardiovascular, especialmente se uma pessoa havia tido um infarto do miocárdio, levou muitas pessoas idosas a abdicarem completamente do sexo por medo de ter outro ataque cardíaco; esse problema é especialmente prevalente entre os homens. Na realidade, o risco de morte durante o intercurso sexual é muito baixo. Embora uma pessoa que tenha sofrido um ataque cardíaco deva procurar conselho médico, o sexo geralmente pode e deve ser retomado depois de um período de 12 a 16 semanas. Um programa de reabilitação de atividade, incluindo experiências sexuais, pode diminuir o risco de um ataque futuro (Instituto Nacional sobre a Velhice, 1985).

O diabete na velhice não raramente está associado à impotência. Entretanto, se o diabete está sob adequado controle, em especial por meio da dieta e exercícios, pode ocorrer uma melhora. Infelizmente, mesmo em alguns casos de diabete bem controlado a impotência pode persistir.

O trauma raramente danifica áreas do cérebro que afetem os aspectos físicos da função sexual, mas as incapacidades residuais exigem que diferentes posições sejam assumidas; em alguns casos, os sistemas de apoio físico podem ser necessários para que o ato sexual seja completado.

A artrite é um problema muito comum na velhice, e a dor resultante da atividade física pode limitar as respostas sexuais. A experiência dolorosa pode ser reduzida pelo uso de medicações, exercício e atenção à posição e ao ritmo da atividade sexual.

Embora a histerectomia ou a mastectomia não alterem a capacidade de uma mulher de responsividade sexual, os fatores psicológicos e emocionais podem prejudicar a atividade sexual. Recentemente, a cirurgia reparadora imediata depois da remoção do seio parece ter mostrado um efeito positivo em algumas mulheres que se submetem à mastectomia.

A prostatectomia por condições benignas raramente afeta a potência do homem. O líquido seminal pode desaparecer ou ficar reduzido após a cirurgia, mas a capacidade e o prazer sexuais depois da prostatectomia devem retornar ao nível pré-cirúrgico. Homens que têm câncer e necessitam de uma abordagem cirúrgica perineal podem tornar-se impotentes.

O uso excessivo de álcool reduz a potência dos homens e retarda o orgasmo nas mulheres. Muitas pessoas idosas controlam cuidadosamente sua ingesta alcoólica, tendo observado que uma pequena quantidade pode produzir um efeito positivo, enquanto uma grande quantidade pode eliminar a resposta prazerosa.

Envelhecimento e Homossexualidade

Um artigo da União dos Consumidores, publicado em 1984, fez um relato a respeito de um levantamento completo feito entre 4.246 indivíduos (2.402 homens e 1.844 mulheres), entre 50 e 93 anos de idade (Brecher, 1984). O estudo incluiu 324 mulheres e 498 homens de 70 anos ou mais. De acordo com a população em geral, os homens tinham mais probabilidade de estarem casados que as mulheres. Dessa ampla amostra, apenas 56 dos homens consideravam-se homossexuais e apenas nove mulheres consideravam-se lésbicas. Entretanto, Brecher observou que muitos da amostra relataram ter tido experiências homossexuais casuais, geralmente durante a adolescência ou antes. As experiências homossexuais casuais ocorrem na vida de homens e mulheres mais velhos, embora geralmente ambos considerem-se heterossexuais; poucos consideram-se bissexuais. Ainda que o título dessa reportagem fosse "Amor, Sexo e Envelhecimento", não foram apresentados dados com respeito à homossexualidade e a lidar com o envelhecimento. As atitudes e reações de poucos indivíduos foram relatadas e verificado que à medida que esses homossexuais ficavam mais velhos, percebiam que menos pessoas queriam manter relação sexual com eles.

Corby e Solnick (1980) apresentaram uma revisão detalhada sobre homossexualidade e envelhecimento. Seus dados indicaram que algumas mulheres que relataram atividade homossexual, mantiveram tais relacionamentos antes dos 30 anos, tendo a partir de então um estilo de vida heterossexual. Outras mulheres engajaram-se em relações heterossexuais satisfatórias e depois tiveram um estilo de vida de lesbianismo na velhice. Corby e Solnick afirmaram que as mudanças entre os estilos de vida heterossexual e lésbico são influenciados pela situação social, que afeta a escolha do sexo do parceiro. Eles também sugerem que a atividade homossexual era provavelmente descontinuada na maior parte dos indivíduos por volta dos 50 anos.

Esses mesmos autores ainda observaram que os homens *gays* mais velhos eram bem mais orientados para os jovens que os homens heterossexuais e, conseqüentemente, tendiam a ver o envelhecimento de forma mais negativa e a considerarem-se "velhos" em idades mais precoces que os heterossexuais.

Intimidade na Velhice

Intimidade é um termo aceito pela maioria dos cientistas comportamentais como uma palavra que designa uma necessidade humana algo vaga, mas definida. De acordo com Weg (1987), a intimidade pode permanecer presente ao longo da vida, embora ela possa ir e vir. Com freqüência é sugerido que a intimidade na fase final da vida aumenta em importância à medida que outras fontes de auto-estima diminuem. O declínio da capacidade sexual pode ser uma dessas alterações que é compensada pelo aumento da intimidade. Numa discussão a respeito de sexo e envelhecimento, Calderone e Johnson (1981) consideram que a intimidade ocorre "quando as pessoas se satisfazem umas às outras numa atmosfera de segurança baseada na mutualidade, reciprocidade e total confiança" e que "isso é seguramente o tipo de relacionamento que todo ser humano busca, mesmo que ele não envolva sexo físico" (p. 62). Ainda que o comportamento sexual seja considerado um tipo de intimidade, ele não é uma experiência totalmente favorável quando destituído de carinho, responsabilidade e comunicação aberta mútuos. A necessidade de intimidade física claramente ocorre nos idosos, e muitos deles parecem ser "sedentos de contato" (Renshaw, 1984). Essa necessidade pode ser satisfeita pelo contato físico com outros adultos, mas especialmente com netos e animais de estimação. A intimidade inclui vários componentes tais como características físicas, sociais, intelectuais, espirituais e emocionais. Cada uma pode ocorrer de forma relativamente independente e ter um aspecto cíclico.

A intimidade na velhice é particularmente importante, pois pode de forma eficaz servir como um fator de intervenção, mediação ou proteção da adaptação ao estresse (Weiss, 1983). Além disso, o sucesso conjugal na velhice parece estar ligado à intimidade. De acordo com Weg (1987), os homens e as mulheres mais velhos descreveram os aspectos mais recompensadores do casamento como sendo o companheirismo e a capacidade de expressar sentimentos verdadeiros um para o outro. Os casamentos passam a ser problemáticos quando fica aparente que eles têm valores diferentes e que há uma falta de interesse mútuo. Todos os casais mais velhos não melhoram sua intimidade, e a percepção da falta de intimidade pode ficar muito aparente precocemente nos anos da aposentadoria. A continuação da atividade física sexual está ligada à intimidade em geral. Na velhice, é improvável que uma ocorrerá sem a outra.

A paixão e o romance continuam na velhice. Os observadores do comportamento de idosos em situações sociais, como centros de pessoas idosas, com freqüência notam as roupas de festa e o comportamento de flerte que aparecem durante certas atividades sociais, especialmente dança e canto. Os jogos também oferecem essa oportunidade. O comportamento de flerte inclui observações verbais, alterações na face, movimentos do corpo e toque. Esse comportamento raramente torna-se foco de objeção e é obviamente importante ao proporcionar uma oportunidade de buscar o aumento de uma forma de intimidade (Bulcroft e O'Conner-Roden, 1986).

Instituição e Sexualidade na Velhice

De todos os problemas comportamentais encontrados em serviços habilitados de enfermagem, aqueles de natureza sexual são considerados os mais perturbadores. Muito freqüentemente os membros da equipe do serviço parecem não levar em consideração o fato de que a sexualidade foi parte importante da auto-imagem dos pacientes e que permanece sendo importante. As atitudes e crenças da equipe podem contribuir para os problemas encontrados no comportamento sexual.

Uma série de distúrbios do comportamento ocorre entre as pessoas idosas em asilos. Numa supervisão de uma série de pacientes em 42 instituições qualificadas (Zimmer et al., 1984) foi relatado que 64,2% dos pacientes apresentam problemas significativos de comportamento. Desses, 23,6% tinham "problemas sérios". Esses problemas altamente perturbadores incluíam exposição da genitália e masturbação. As equipes desses serviços ficam obviamente aterrorizadas com tais comportamentos. Wasow e Loeb (1979) relataram os resultados de outro levantamento no qual foi indagado aos residentes se os pacientes deveriam ter relacionamento sexual; 39 dos homens e 53% das mulheres disseram que não. Quando perguntados se as pessoas idosas deveriam fazer sexo, 81% dos homens e 75% das mulheres responderam afirmativamente (Wasow e Loeb, 1979).

De acordo com outros estudos sobre o comportamento sexual na velhice, parece que o conceito de atividade sexual entre as pessoas idosas em instituições está relacionado aos interesses e atitudes destas pessoas em relação à sexualidade no passado e seu nível anterior de atividade sexual. Se a atividade sexual foi importante no passado, ela continuará a ter importância. Embora as pessoas que residem em casas de repouso apresentem incapacidades físicas e/ou mentais, algumas mantêm a capacidade de ter prazer sexual.

Os problemas sexuais com respeito aos residentes de asilos podem envolver apenas um indivíduo (masturbação aberta), enquanto outros problemas (investidas sexuais que não sejam bem-vindas) podem envolver outros residentes, membros da equipe e/ou a família ou outros visitantes. Um autor relatou que o comportamento sexual entre dois residentes pareceu mobilizar "as tendências paternalistas da equipe" (McCartney et al., 1987, p. 332). Uma reação séria da equipe pode ser antecipada quando um residente não-demenciado ou levemente demenciado persegue outro residente demenciado. Isso provoca uma situação que os membros da equipe podem perceber como um relacionamento entre um perpetrador e uma vítima. Para resolver esses conflitos equipe/residente, é importante que haja encontros de equipe nos quais os membros possam expressar seu desconforto e ser ajudados a entender que a atividade de um residente não é limitada pelos valores morais de outra pessoa. É claro que embora seja necessário prevenir o abuso sexual de um residente, um adulto regressivo não deve ser condenado ou sentir-se mais envergonhado ou culpado que uma criança em desenvolvimento (McCartney *et al.,* 1987). Morley e Kaiser (1992, p. 163) observaram que investidas sexuais inadequadas de residentes em locais de permanência a logo prazo não apenas são um problema para a equipe como também são estressantes para a esposa do delinqüente residente, que com freqüência necessita de apoio.

Referências

Alarcon R. Hypochondriasis and depression in the aged. *Gerontologia Clinica* 6:266-268, 1964.

Albano WA, Zietinstic CM, Organ CH. Is appendicitis in the aged really different? *Geriatrics* 30:81-88, 1975.

Allen A & Busse E. Hypochondriacal disorder. *In: Principles and Practice of Geriatric Psychiatry.* Edited by Copeland J, Abou-Saleb M, Blazer DG. London, Wiley, pp. 757-760, 1994.

American Psychiatric Association. *Diagnostic and Statistical Manual of Mental Disorders,* 3.ed. Revised. Washington, DC, American Psychiatric Association, 1987.

―――. *Diagnostic and Statistical Manual of Mental Disorders,* 4.ed. Washington, DC, American Psychiatric Association, 1994.

Barsky AJ & Klerman GL. Overview: hypochondriasis, bodily complaints and somatic styles. *Am J Psychiatry* 140:273-283, 1983.

Barsky AJ, Wyshak G, Klerman GL. Transient hypochondriasis. *Arch Gen Psychiatry* 47:746-752, 1990.

―――. Psychiatric comorbidity in DSM-III hypochondriasis. *Arch Gen Psychiatry* 49:101-108, 1992.

Beardsley T. Holistic therapy collides with reductionist science. *Sci Am* 269:39-44, 1993.

Beck AT, Rush AJ, Shaw BF *et al. Cognitive Therapy of Depression.* New York, Guilford, 1979.

Bellak L & Small L. *Emergency Psychotherapy and Brief Psychotherapy.* New York, Grune & Stratton, 1965.

Blazer DG. Physical illnesses that cause depressive symptoms in late life. *In: Depression in Late Life,* 2.ed. Edited by Blazer DG. St. Louis, MO, CV Mosby, pp. 223-234, 1993.

Brecher EM. *Love, Sex and Aging: A consumers Union Report.* Mount Vernon, New York, Consumers Union, 1984.

Brose WG & Spieger D. Neuropsychiatric aspects of pain management. *In: The American Psychiatric Press Textbook of Neuropsychiatry,* 2.ed. Edited by Yudofsky SC & Hales RE. Washington, DC, American Psychiatric Press, pp. 245-276, 1993.

Brown HN & Vaillant GE. Hypochondriasis. *Arch Intern Med* 141:723-726, 1981.

Bulcroft K & O'Conner-Roden M. Never too late. *Psychology Today* 20:66-69, 1986.

Busse EW. Hypochondriasis in the elderly. *Am Fam Physician* 25:199-202, 1982.

―――. Treating hypochondriasis in the elderly. *Generations* 10:30-33, 1986.

―――. Duke University Longitudinal Studies of Aging. *Z Gerontol* 26:123-128, 1993.

Buse EW & Blazer DG. Disorders related to biological functioning. *In: Handbook of Geriatric Psychiatry.* Edited by Busse EW & Blazer DG. New York, Van Nostrand Reinhold, pp. 390-414, 1980.

Busse EW & Busse OS. *Medical Care and Education: Impressions of China, 1979.* Center Reports on Avances in Research (Duke University Center for the Study of Aging and Human Development), December, pp. 1-6, 1979.

Busse EW & Maddox GL. *Duke Longitudinal Studies of Normal Aging, 1955-1980.* New York, Springer, 1985.

Busse EW, Barnes RH, Silverman AJ *et al.* Studies of processes of aging, VI: factors that influence the psyche of elderly persons. *Am J Psychiatry* 110:897-903, 1954.

Butler RN & Lewis MI. *Sex After Sixty.* New York Harper & Row, 176.

Calderone MS & Johnson EW. The human response systems: how they develop and how they work. *In: The Family Book About Sexuality.* Edited by Calderone MS & Johnson EW. New York, Harper & Row, pp. 61-62, 1981.

Corby N & Solnick RL. Psychosocial and physiological influences on sexuality in the older adult. *In: Handbook of Mental Health and Aging.* Edited by Birren JE & Sloane RB. Englewood Cliffs, NJ, Prentice-Hall, pp. 893-921, 1980.

Costa PT & McCrae RR. Hypochondriasis, neuroticism and aging. *Am Psychol* 40:19-28, 1985.

Crenshaw TL. Age-related changes in sexual function. *Geriatric Consultant* 3:26-29, 1985.

Emery G. Cognitive therapy with the elderly. *In: New Directions in Cognitive Therapy.* Edited by Emery G, Hollon S, Bedrosian R. New York, Guilford, pp. 102-116, 1981.

Gallagher DE & Thompson LW. *Depression in the Elderly: A Behavioral Treatment Manual.* Los Angeles, CA, University of Southern California Press, 1981.

―――. Effectiveness of psychotherapy for both endogenous and nonendogenous depression in older adult outpatients. *J Gerontol* 38:707-712, 1983.

Gavzer B. Why more older women are marrying younger men. *Parade Magazine,* March, pp. 12-13, 1987.

George LK & Weiler SJ. Sexuality in middle and late life. *Arch Gen Psychiatry* 38:919-923, 1981.

Gildenberg PL & DeVaul RA. *The Chronic Pain Patient: Evaluation and Management* (Pain and Headache Series, Vol 7). New York, S Karger, 1985.

Glenn F. Surgical principles for the aged patient. *In: Clinical Aspects of Aging.* Edited by Reichel W. Baltimore, MD, Williams & Wilkins, pp. 166-170, 1978.

Grauer H. Geriatric depression in the West and the Far East. *Psychiatric Journal of the University of Ottawa* 9:118-120, 1984.

Harkins SW & Nowlin JB. Persistent pain in the elderly. Paper presented at the annual meeting of the American Psychological Association, Los Angeles, CA, August, 1985.

Harkins SW, Price DD, Martelli M. Effects of age in pain perception. *J Gerontol* 41:58-63, 1986.

Jessel TM & Kelly DD. Pain and analgesia. *In: Principles of Neural Science,* 3.ed. Edited by Kandel ER, Schwartz JH, Jessel TM. Norfolk, CT, Appleton & Lange, pp. 385-399, 1991.

Kanner L. The minor psychoses. *In: Clinical Psychiatry.* Edited by Kanner L. Springfield IL, Charles C. Thomas, pp. 448-483, 1935.

Karacani I, Williams R, Thornby J *et al.* Nocturnal penile tumescence and REM sleep. *Am J Psychiatry* 132:932-937, 1975.

Kleinman AM. Neurasthenia and depression: a study of somatization and culture in China. *Cult Med Psychiatry* 6:117-190, 1982.

Klerman GL & Weissman MM. Interpersonal psychotherapy: theory and research. *In: Short-Term Psychotherapies for Depression.* Edited by Rush AJ. New York, Guilford, pp. 46-54, 1982.

Kwentus JA, Harkins SW, Lignon N *et al.* Current concepts of geriatric pain and its treatment. *Geriatrics* 40:48-54, 1985.

Leiblums S, Bachmann G, Kemmann E *et al.* Vaginal atrophy in the postmenopausal woman: the importance of sexual activity and hormones. *JAMA* 249:2195-2198, 1983.

Lewinsohn PM, Biglan A, Zeiss A. A behavioral treatment of depression. *In: Behavioral Management of Anxiety, Depression and Pain.* Edited by Davidson P. New York, Brunner/Mazel, pp. 71-99, 1976.

Lindsay PG & Wycoff FM. The depression syndrome and its response to antidepressants. *Psychosomatics* 22:571-577, 1981.

Lipowski ZJ. Somatization: the experience and communication of psychological distress as somatic symptoms. *Psychother Psychosom* 47:160-167, 1987.

Lyness JM, King DA, Conwell Y *et al.* Somatic worry and medical illness in depressed inpatients. *American Association for Geriatric Psychiatry* 1(4):288-295, Fall, 1993.

MacDonald J, Ballie J, Williams B *et al.* Coronary care in the elderly. *Age Ageing* 12:17-20, 1983.

Maddox GL. Self-assessment of health *status. Journal of Chronic Diseases* 17:449-460, 1964.

Maddox GL & Douglass EB. Self-assessment of health: a longitudinal study of elderly subjects. *J Health Soc Behav* 14:87-93, 1973.

Masters W & Johnson V. Geriatric sexuait, *in Textbook of Sexual Medicine.* Edited by Kolodny R, Masters W, Johnson V. Boston, MA, Little, Brown, pp. 103-116, 1979.

McCartney JR, Henry I, Rogers D *et al.* Sexuality and the isntitutionalized elderly. *J Am Geriatr Soc* 35:331-333, 1987.

Melzack R & Wall PD. Pain mechanisms: a new theory. *Science* 150:973-979, 1965.

Meredith N & Turner P. Therapy under analysis. *Science* 86:29-52, 1986.

Morley JE & Kaiser FE. Aging and sexuality. *In: Facts and Research in Gerontology.* Edited by Vellas B & Albareda JL. New York, Springer, pp. 157-165, 1992.

National Institute on Aging. *Sexuality in Late Life.* Bethesda, MD, National Institute on Aging, 1985.

————. *Menopause* (ISBN-0-16-038139-8). Washington, DC, U. S. Government Printing Office, December, 1993.

National Institutes of Health. *NIH Consensus Statement: Erectile Dysfuncion,* Vol 10, N° 4 (1-31). Bethesda, MD, National Library of Medicine, December, 1992.

Parker G & Lipscombe P. The relevance of early parental experiences to adult dependency, hypochondriasis and utilization of primary physicians. *Br J Med Psychol* 53:355-363, 1990.

Pfeiffer E & Davis GD. Determinants of sexual behavior in middle and old age. *J Am Geriatr Soc* 20:141-148, 1972.

Poe WD & Holloway DA. *Drugs and the Aged.* New York, McGraw-Hill, 1980.

Renshaw DC. Touch hunger—a common marital problem. *Medical Aspects of Human Sexuality* 18:63-70, 1984.

Sigvardsson S, Von Knorring AL, Bohman M *et al.* An adoption study of somatoform disorders: the relationship of somatization to psychiatric disability. *Arch Gen Psychiatry* 41:853-859, 1984.

Sjolund B & Eriksson M. Relief of Pain by TENS. Chichester, UK, Wiley, 1985.

Taeuber CM. *Sixty-Five Plus in America.* International Institute on Aging, Malta, Union Print Company, 1993.

Tait RC. Management of pain in the elderly. *In: Problem Behaviors in Long-Term Care.* Edited by Szwabo PA & Grossberg GT. New York, Springer, pp. 133-146, 1993.

Trapp JD. Pharmacologic erection program for the treatment of male impotence. *South Med J* 80:426-427, 1987.

U. S. Department of Health, Education and Welfare. National Institute on Drug Abuse Services Research report: A Study of Legal Drug Use by Older Americans (Publ N° 77-495). Washington, DC, U. S. Department of Health, Education and Welfare, 1977.

Verwoerdt AE, Pfeiffer E, Wang HS. Sexual behavior in senescence, II: patterns of sexual activity and interest. *Geriatrics* 24:137-154, 1969.

Wasow M & Loeb M. Sexuality in nursing homes. *J Am Geriatr Soc* 27:73-79, 1979.

Weg RB. Intimacy and the later years. *In: Handbook of Applied Gerontology.* Edited by Lesnoff-Caravaglia G. New York, Human Sciences Press, pp. 127-142, 1987.

Weiss LJ. Intimacy in adaptation. *In: Sexuality in the Later Years: roles and Behavior.* Edited by Weg RB. New York, Academic Press, pp. 130-138, 1983.

Wilson BF. *Marriage in the Elderly.* Hyattsville, MD, National Center for Health Statistics, 1983.

World Health Organization. *The ICD-10 Classification of Mental and Behavioural Disorders: Clinical Descriptions and Diagnostic Guidelines.* Geneva, Switzerland, World Health Organization, 1992.

Zimmer JG, Watson N, Treat A. Behavioral problems among patients in skilled nursing homes. *Am J Public Health* 74:1118-1121, 1984.

17

Luto e Transtornos de Ajustamento

Dolores Gallagher-Thompson, Ph.D.
Larry W. Thompson, Ph.D.

Neste capítulo abordamos, com certa profundidade, o tópico do luto na velhice, à medida que houve um grande aumento na quantidade de pesquisas clínicas e empíricas feitas sobre o assunto nos últimos anos. Sabe-se muito mais a respeito disso, comparativamente falando, do que a respeito do segundo tópico a ser abordado no capítulo — os transtornos de ajustamento nos idosos. Nós apresentamos uma série de formas de definição e compreensão do processo de "luto normal" juntamente com aspectos tais como o que constitui (e como avaliar) "luto anormal", como o luto manifesta-se nos adultos, como ele se modifica com o tempo e alguns dos fatores de risco que tendem a aumentar sua intensidade. Finalmente, revisamos uma série de intervenções consideradas úteis para a perspectiva de tratamento, incluindo nosso próprio trabalho com a terapia cognitivo-comportamental. Na seção de transtornos de ajustamento, revisamos as pesquisas e dados clínicos que estão disponíveis atualmente e concluímos, a partir de algumas informações, a respeito de como as pessoas idosos tendem a lidar com fatos estressantes da vida que são menos ameaçadores que a morte de um ser amado. Esperamos que isso possa estimular pesquisas posteriores e investigações clínicas sobre esse aspecto importante e geralmente desconhecido na psiquiatria geriátrica.

Luto na Velhice

Quem são os Idosos Enlutados?

A pergunta "Quem são os idosos enlutados?" não é simples de ser respondida em termos de informações epidemiológicas, pelo fato de as expressões *luto* e *reação de luto* terem sido utilizadas para referir uma série de perdas vividas pelos idosos. Essas perdas incluem a morte do cônjuge, de um filho adulto, de outro membro da família ou de um amigo próximo, bem como o divórcio, entre outras (Cain, 1988); cuidados prolongados a um familiar com um problema grave (Bass *et al.*, 1991) e/ou um declínio significativo na saúde, atra-

A elaboração deste capítulo foi financiada em parte pela subvenção R01-AGO1959 do Instituto Nacional do Idoso e pelas subvenções R01-MH36834 e R01-MH37196 do Instituto Nacional de Saúde Mental.

tividade, habilidades e oportunidades da pessoa idosa (Kalish, 1987). Quando utilizado em seu sentido estrito, o termo *luto* refere-se à reação ou ao processo que ocorre depois da morte de alguém próximo. Em termos de prevalência, temos dados apenas a respeito da freqüência de ocorrência de viuvez. Nos Estados Unidos a idade média na qual a pessoa fica viúva é 69 anos para o homem e 66 anos para a mulher. Entre as pessoas com 65 anos ou mais, 51% das mulheres e 13% dos homens são viúvos. Pelo fato de as mulheres viverem geralmente mais que os homens, a duração média da viuvez é de aproximadamente 14 anos para as mulheres *vs* apenas sete anos para os homens (*United States Bureau of the Census*, 1984). Esses dados, associados ao fato de que os homens viúvos têm maior probabilidade de se casarem novamente depois da morte da esposa, são com freqüência interpretados no sentido da viuvez ser um problema das mulheres; entretanto, essa é uma perspectiva limitada, pois muitas pesquisas mostraram que os homens mais velhos têm alto risco de morrerem após a morte da esposa. Essas e outras diferenças entre os sexos serão discutidas a seguir com mais detalhes.

Teorias sobre o Ajustamento a Perdas Permanentes

Uma série de perspectivas teóricas foi desenvolvida para explicar como as pessoas (de qualquer idade) respondem a perdas significativas. Não é objetivo deste capítulo revisar todas elas em profundidade; o leitor interessado pode consultar um relato amplo e definitivo publicado pelo Instituto de Medicina (Osterweis *et al.*, 1984) para essas informações. Aqui iremos, de forma breve, fazer observações a respeito das maiores teorias que exerceram influência sobre o assunto, começando pelo trabalho clássico de Freud em "Luto e Melancolia" (1917/1957). Sua tese era de que a primeira tarefa do luto era o abandono gradual da ligação psicológica com a pessoa falecida; caso isso não fosse feito adequadamente, Freud dizia que poderiam ocorrer vários tipos de psicopatologia. Em contraste, Bowlby (1961), com sua teoria da ligação, enfatizou que o luto, sendo uma separação involuntária de um ser amado, dá origem a muitas formas de comportamentos de ligação (como ansiedade de separação e definhamento), cujas funções não são o afastamento do objeto perdido, mas a reunião com o mesmo.

Outros, como Parkes (1972) e Horowitz (1976), propuseram modelos que envolvem fases ou estágios de reação à morte de uma pessoa amada. Essa abordagem foi posteriormente aplicada a muitos outros tipos de perda, como a incapacidade permanente, estupro e doenças ameaçadoras à vida (veja Wortman e Silver [1987] para uma revisão desses modelos de estágio). Apesar das diferenças do tipo de trauma, a maior parte dos teóricos do século XX concorda a respeito de uma evolução geral ao longo do tempo, exposta a seguir. A primeira fase tem início no momento da morte (ou evento traumático) e persiste por muitas semanas. O choque e à descrença, associados à frieza, ao torpor emocional, vazio e confusão cognitiva caracterizam esse período, junto com uma intensa ansiedade "livre flutuante" e significativas flutuações de humor. Sintomas somáticos específicos incluem insônia, perda do apetite e vagas dores musculares, levando a um maior contato com médicos de cuidados primários e, comumente, solicitações de medicações para o alívio de alguns dos sintomas estressantes.

A segunda fase geralmente inicia-se quando o torpor e a ansiedade começam a diminuir, geralmente depois de quatro a seis semanas, e com freqüência dura aproximadamente um ano. Nesse período, os amigos e a família geralmente ficam menos disponíveis e/ou não podem ajudar; eles com freqüência transmitem a mensagem de que a pessoa enlutada deve "continuar sua vida" e deve "superar" seu luto muito antes de ela estar pronta para que isso ocorra. De fato, somente com o tempo passa a ficar mais claro para a pessoa enlutada a finalidade da perda, e passam a se tornar mais superficiais as emoções fortes como tristeza, raiva, culpa, alívio e outras, causando labilidade e confusão emocional. Sintomas específicos como choro freqüente, alterações crônicas do sono, tristeza, falta de apetite, pouca energia, sentimentos de fadiga, perda de interesse na vida diária e problemas com a atenção e concentração são comuns. Todavia, a maior parte das pessoas enlutadas não apresenta depressão maior, apesar do fato de que certos sintomas de luto e depressão se sobrepõem (para mais detalhes veja abaixo "Definições Operacionais de Luto 'Normal'" e 'Anormal' e "Problemas e Questões de Definição").

Parkes (1972) referiu-se a essa segunda fase como um momento de "desejo e protesto", caracterizado por busca real do falecido, tanto em termos de comportamento quanto de forma cognitiva — p. ex., indo a locais freqüentados pela pessoa que faleceu. Esse esforço traz um conforto momentâneo e também, paradoxalmente, intensifica os sentimentos de luto. O enlutado com freqüência deseja que a pessoa amada apareça na porta ou numa esquina. Seguidamente, se uma pessoa muito parecida é vista por um instante, a pessoa tem certeza de que deve ser a pessoa falecida.

As pessoas enlutadas com freqüência relatam experiências semelhantes a alucinações visuais ou auditivas da pessoa falecida e/ou uma forte "sensação da presença" do ente querido que se foi. Elas podem enxergar a pessoa que faleceu sentada em sua cadeira favorita ou escutar seu nome ser chamado, ou ainda receber uma mensagem reasseguradora de que tudo está bem. Essas experiências vividas parecem ser uma parte muito normal do processo de luto, e foram documentadas como tal na literatura clínica por mais de 20 anos. Rees (1971) oferece uma perspectiva inicial e Grimby (1993) fornece dados mais recentes sobre esses fenômenos cognitivos, confirmando que para a maior parte das pessoas idosas essas ilusões e/ou alucinações são geralmente vividas como prazerosas e de ajuda.

Outros componentes cognitivos desse período de tempo incluem a freqüente busca do significado da morte, associada a uma explicação de motivo por que ela ocorreu. Esse processo, com freqüência, tem implicações religiosas e/ou filosóficas e geralmente envolve atividades tais como conversas com padres, freqüência a serviços e atividades religiosas e leitura de material pertinente ao assunto. Além disso, ocorre com freqüência a revisão de lembranças e cenas associadas à morte, como que para reforçar que ela ocorreu e não pode ser revertida. Embora possa ser difícil para os amigos e membros da família superar essa fase em relação à pessoa falecida, apesar dos conselhos, é particularmente importante que se prossiga com o apoio social e emocional nesse período.

A terceira e última fase de adaptação à perda envolve o desligamento gradual de alguma ou da maior parte da energia psíquica que esteve ligada à pessoa falecida (ou ao evento traumático), e o reinvestimento dessa energia em outras pessoas e atividades. Lopata (1975) chamou essa fase de processo de "reconstrução da identidade" e sugeriu que ela pode durar mais um ano, principalmente no caso de uma grande perda, como a morte de um cônjuge ou de um filho adulto. O processo será mais ou menos longo, dependendo da centralidade dos papéis perdidos como resultado da morte ou evento traumático, bem como da quantidade e do tipo de novo aprendizado que deve ocorrer para que um novo sentido do *self* se desenvolva e se estabeleça com firmeza. Durante esse período a maior parte dos sintomas somáticos problemáticos descritos acima irá desaparecer junto com os componentes cognitivos e comportamentais únicos observados previamente. A solidão diminui à medida que são criados novos relacionamentos sociais e são aprendidas novas habilidades necessárias para o desempenho adequado de novos papéis (embora para algumas pessoas um impulso seja o fortalecimento de relacionamentos e papéis já existentes antes da morte ou evento traumático, em vez do desenvolvimento de novas opções). Em ambos os casos, como Parkes e Weiss observaram (1983), o modelo que a pessoa enlutada tem de seu mundo interno e externo, bem como de seu ambiente, deve se modificar para que ela possa aceitar a nova realidade presente.

Deve-se observar que, embora essa teoria sobre as fases de adaptação tenha sido amplamente aceita pelos profissionais da saúde – e apesar de haver uma literatura psiquiátrica, de enfermagem, assistência social e psicológica a respeito dela –, existe, na realidade, pouca evidência empírica para apoiá-la. Além disso, essa posição pode ser problemática se adotada de forma rígida na avaliação e/ou tratamento de pessoas enlutadas. É vital o reconhecimento de que a pessoa enlutada não passa de uma fase para a outra seguindo uma determinada ordem. Ao contrário, de acordo com Osterweis *et al.* (1984) entre muitos outros clínicos e pesquisadores, as pessoas diferem de forma considerável nas manifestações específicas de luto que vivenciam e quanto à forma e à velocidade pela qual passam pelo processo. No caso de idosos, isso é ainda mais verdadeiro; muitos passam por múltiplas perdas, com freqüência sem tempo suficiente entre elas para que seja completado o luto antes que a próxima ocorra. Kastenbaum (1981) chamou a isso de "sobrecarga de luto" e sugeriu que, devido às múltiplas perdas, o processo de luto será significativamente diferente e mais complexo entre os idosos que entre os jovens. Novamente, entretanto, existem hoje poucos dados empíricos a respeito do assunto. Em resumo, é melhor considerarmos essas fases ou estágios de adaptação à perda em termos descritivos e termos cautela para não simplificarmos de forma excessiva a compreensão de um fenômeno tão complexo. Como Shuchter e Zisook (1993) concluíram, "a duração do luto pode ser prolongada, por vezes mesmo indefinida, e sua intensidade varia com o tempo, de pessoa para pessoa e de cultura para cultura. Ela não pode ser entendida sob uma perspectiva estática ou linear" (p. 43).

Definições Operacionais de Luto "Normal" e "Anormal"

Considerando que é tão variável a forma como as pessoas passam pelo processo de luto, como podemos determinar o que é normal e o que não é? Como observaram Shuchter e Zisook (1993), é muito difícil determinar isso; eles sugerem que os que trabalham com luto estão ainda tentando validar e operacionalizar essa construção. De acordo com o DSM-III-R (*American*

Psychiatric Association, 1987) e o DSM-IV (*American Psychiatric Association*, 1994), o luto está na seção de Código V, significando que ele é uma condição que pode ser o foco de atenção ou tratamento, mas que não é diretamente atribuído a um transtorno mental. O luto não-complicado é definido no DSM-III-R como segue:

> Esta categoria é utilizada quando o foco de atenção ou tratamento é uma reação normal à morte de uma pessoa amada (luto). Uma síndrome depressiva completa é uma reação normal a essa perda, com sentimentos de depressão e sintomas associados a pouco apetite, perda de peso e insônia. Entretanto, a preocupação mórbida com desvalia, prejuízo funcional marcado e prolongado e marcado retardo psicomotor são comuns e sugerem que o luto é complicado pelo desenvolvimento de depressão maior (*American Psychiatric Association*, 1987, p. 361).

O DSM-III-R continua assinalando outros padrões para ajudar a distinguir entre luto "não-complicado" e "complicado". O luto não-complicado pode ter padrões como culpa (se presente, é especialmente em relação a coisas feitas ou não feitas pela pessoa enlutada na época da morte); pensamentos de morte ou desejo de morrer (se presentes, limitados ao pensamento da pessoa enlutada de que deveria ter morrido com a pessoa que faleceu) e humor depressivo (visto pela pessoa enlutada como "normal" e não causa de grande preocupação). De acordo com esse ponto de vista, o luto normal é caracterizado por alguns, mas não todos os sintomas comuns da síndrome clínica de depressão, e também existem diferenças de intensidade. O diagnóstico de reação normal de luto deve ser feito quando tanto os padrões quantitativos dos sintomas relatados quanto os qualitativos são levados em consideração, enquanto um diagnóstico de luto complicado deve ser feito se um transtorno depressivo maior está presente além dos padrões de luto normal.

Pelo fato de essa diferenciação nem sempre ser fácil de se fazer, o DSM-IV é mais explícito ao delinear diversos sintomas específicos que não são considerados característicos da reação de luto "normal":

> Estes incluem: 1) culpa a respeito de outras ações que não as tomadas ou não na época da morte; 2) pensamentos de morte diferentes do sentimento do enlutado de que ele estaria em melhor situação morto ou deveria ter morrido com a pessoa falecida; 3) preocupação mórbida com desvalia; 4) marcado retardo psicomotor; 5) prejuízo funcional marcado e prolongado e 6) experiências alucinatórias diferentes das de pensar que escuta a voz da pessoa ou transitoriamente vê a imagem da pessoa falecida. (*American Psychiatric Association*, 1994, pp. 684-685).

Problemas e Aspectos Relativos às Definições

Embora essas definições operacionais tenham ajudado e fornecido orientação para a decisão diagnóstica, elas variam um pouco do que vem sendo encontrado na literatura clínica, e alguns diriam que não são suficientemente detalhadas para que realmente tenham utilidade na prática clínica. Por exemplo, Middleton e colaboradores (1993) observaram que mesmo uma pequena amostra da literatura salienta o fato de que existem muitas inconsistências na definição de luto normal e anormal. Eles indicam que os seguintes termos foram utilizados, em diferentes momentos e por diversos autores (com freqüência utilizando seus próprios significados idiossincrásicos), para denotar alguma variação do luto normal: ausente ou negado, anormal, complicado, distorcido, mórbido, mal-adaptativo, truncado, atípico, intensificado e prolongado, não resolvido, neurótico. Eles levantam questões como: o luto poderia acentuar patologias preexistentes e, nesse caso, como isso poderia ser diagnosticado? Uma depressão maior que se manifeste depois da perda de um ente querido representa uma forma de luto "anormal" ou deve ser considerada um transtorno afetivo por si só? Wortman e Silver (1987) levantaram outras questões importantes que deveriam ser abordadas à medida que se pensa a respeito do que é o luto anormal *vs* o luto normal, tais como: é realmente necessário reduzir substancialmente a ligação com a pessoa falecida para "resolver" o luto de alguém? É razoável esperar que uma pessoa enlutada se recupere dentro de um período típico de dois anos, duração mais freqüentemente utilizada para demarcar uma reação crônica de luto? De fato, numa resposta parcial a essas perguntas, Wortman e Silver (1987) apresentam dados de várias investigações mostrando que a ligação continuada com a pessoa falecida é com freqüência vista como confortadora pelo enlutado e não parece interferir num ajustamento saudável subseqüente. Além disso, eles assinalam que mesmo quando os indivíduos parecem ter se recuperado de sua perda, as evidências sugerem que os sentimentos de luto podem surgir novamente com duração breve por muitos anos — por exemplo, reações de aniversário podem ocorrer ao longo da vida do enlutado e podem não apresentar motivo para alarme.

Em resumo, no momento parece haver mais divergências que convergências de opinião sobre o que realmente constitui uma reação de luto normal *vs* anormal em qualquer idade. Inicialmente nós sugerimos o uso consistente de critérios diagnósticos atualmente disponíveis (e em evolução), que claramente afirmam que o luto normal não é equivalente à síndrome clínica da depressão maior, o que indica que sintomas específicos sejam avaliados para determinar se sua presença e/ou nível de severidade sugerem a necessidade de um diagnóstico diferencial. Os resultados de nosso próprio trabalho psicométrico com respeito a isso — utilizando alguns questionários comuns de auto-relato para avaliar tanto a depressão quanto o grau de luto — geralmente apóiam tal posição (Breckenridge *et al.*, 1986; Gallagher-Thompson e Thompson, 1994). Muita coisa também pode ser aprendida a partir dos resultados de diversos estudos empíricos sobre como os idosos adaptaram-se às grandes perdas ao longo do tempo. Esses estudos fornecem dados consideráveis a respeito do que parece ser o curso normal da adaptação ao luto pelo cônjuge num período de dois a três anos; infelizmente, poucos estudos de prazo mais longo foram feitos para a avaliação do choque desse grande evento da vida num período de uma década ou mais.

O que Aprendemos com Estudos Longitudinais a Respeito do Luto na Velhice?

Na década passada, o Instituto Nacional sobre a Velhice criou uma série de investigações longitudinais sobre como os idosos adaptaram-se ao luto de diferentes tipos, com ênfase sobre a morte do cônjuge. Resultados preliminares de muitos desses estudos podem ser encontrados no livro editado por Lund (1989), contendo capítulos de Lund, Caserta e Dimond sobre seu trabalho feito predominantemente com idosos mórmons em Utah, junto a capítulos de Van Zandt e associados sobre pessoas enlutadas de áreas rurais e Faletti e colaboradores predominantemente sobre idosos judeus em Miami. Relatos mais recentes sobre os estudos de Utah podem ser encontrados no livro editado por Stroebe e colaboradores (1993). É um volume muito extenso sobre uma série de tópicos a respeito do luto na velhice, incluindo capítulos orientados por dados de Lund, Caserta e Dimond e por nosso próprio grupo de pesquisa. Apresentamos um amplo resumo sobre o estudo longitudinal da Universidade da Califórnia a respeito da adaptação ao luto pelo cônjuge, que inclui informações comparando os enlutados por uma morte natural com aqueles por suicídio de idosos (Gallangher-Thompson *et al.*, 1993).

Na maior parte dos casos, os dados desses estudos foram razoavelmente coerentes em seus achados sobre os tipos de sintomas que se modificam com o tempo; a média de mudança que espera-se que ocorra e a presença ou ausência de diferenças de sexo. Quando são utilizadas medidas-padrão para a determinação de resultados tais como humor depressivo e sintomas relacionados, ansiedade, bem-estar e grau de luto, foi visto que as diferenças mais significativas entre indivíduos enlutados e indivíduos-controle não-enlutados (avaliados ao mesmo tempo) ocorrem nos primeiros dois-seis meses depois da morte do cônjuge, quando são comuns níveis elevados de estresse em uma série de medidas. Tipicamente, as mulheres enlutadas relataram mais estresse psicológico que os homens, embora isso não tenha sido observado em todos os estudos (Lund *et al.*, 1986). Aproximadamente um ano após a perda, os níveis de estresse relatados não eram mais significativamente diferentes entre indivíduos-controle enlutados e não-enlutados, embora o estresse das mulheres geralmente tenha permanecido alto (Harlow *et al.*, 1991; Lund *et al.*, 1989; Thompson *et al.*, 1991). Isso sugere que houve uma considerável recuperação até o final do primeiro ano. Também deve ser observado que embora a tendência fosse alguma redução da intensidade do estresse aproximadamente seis meses após a perda, muitos sintomas desagradáveis ainda estavam presentes; como afirmam Harlow e colaboradores (1991), isso significa que há evidência de melhora dos sintomas depois de aproximadamente seis meses, mas não de seu desaparecimento.

Existe uma notável exceção desses resultados com respeito às medidas do estresse psicológico, e isso tem relação com o grau de luto relatado pelo enlutado ao longo do tempo. Por exemplo, no estudo de Thompson e colaboradores (1991) os homens e as mulheres idosos na amostra obtinham escores significativos que eram mais altos que os escores normativos atualmente publicados do luto vivenciado, utilizando o Inventário do Luto Revisado do Texas (Faschingbauer, 1981). Isso era verdadeiro não apenas logo após a morte do cônjuge (dois meses após a morte), mas também com 12 e 30 meses de acompanhamento. Também não havia diferença de sexo em relação a essa medida, ao contrário do que foi relatado para outros índices de estresse psicológico. Thompson e colaboradores (1991) interpretaram esses achados afirmando que a experiência do luto permanece forte pelo menos em um intervalo de 30 meses depois da morte do cônjuge, e é diferente da experiência de humor depressivo e sintomas relacionados, que diminuem significativamente no mesmo intervalo de tempo. Em outras palavras, a depressão e o luto podem ser distinguidos com o uso de questionários breves de auto-relato, podendo-se antecipar que o primeiro irá diminuir consideravelmente ao longo do tempo, enquanto o último pode permanecer alto e ainda ser considerado normal para os adultos idosos. Esses achados são coerentes com os de Zisook e Shuchter (1985, 1986), que também descobriram que a experiência do luto (sinalizada por uma sensação contínua de ligação com a pessoa falecida) era forte, por vezes ainda quatro anos depois da morte. Logo, a "recuperação" pode ser um objetivo irreal no trabalho com pacientes idosos enlutados, principalmente se não são toleradas experiências de falta da pessoa falecida e de lembranças positivas do passado.

Fatores de Risco do Aumento da Experiência do Luto

O luto foi caracterizado por muitos não só como um estado emocional extremamente intenso, mas também como um importante fator de risco para o desenvolvimento de uma ampla gama de evoluções negativas, incluindo mortalidade e perturbações maiores da saúde mental e física. Por outro lado, outros clínicos e pesquisadores sentiram-se chocados pela flexibilidade aparentemente notável de muitos outros adultos para sobreviverem e lidarem bem, sobretudo com as profundas perdas da velhice. Como assinalaram McCrae e Costa (1993) no seu estudo de acompanhamento de 10 anos de uma amostra nacional de homens e mulheres enlutados, a grande maioria dos indivíduos apresentou uma considerável habilidade para se adaptar a esse grande estresse da vida (embora a extensão da "recuperação" tenha parecido variar muito). Todavia, apesar desse otimismo, parece importante tentar identificar idosos "de risco" que possam apresentar uma probabilidade aumentada de evoluções negativas depois da morte de seu cônjuge (Sanders, 1993).

Dentro dessa linha (embora o leitor deva ter em mente que os resultados de estudos específicos podem entrar em conflito, e que pode ser difícil de serem feitas generalizações), uma série de estudos mostrou que existem variáveis específicas que, quando presentes, tendem a resultar em um luto mais intenso e difícil. Essas variáveis são: 1) idade do enlutado, 2) sexo do enlutado, 3) tipo de morte, 4) presença de depressão significativa logo após a morte, 5) auto-estima e capacidade percebida de lidar com o problema, 6) satisfação em relacionamento anterior e 7) apoio social. Alguns fatores adicionais, como a força de compromissos e envolvimento religiosos, o acesso a rituais de luto adequados (e participação nos mesmos), bem como a forma como os papéis são redistribuídos na família depois da morte podem também provocar um choque sobre a forma como o processo de luto é vivido, embora a literatura não seja clara a respeito da contribuição relativa de cada um desses fatores.

Com respeito à *idade* da pessoa enlutada, alguns estudos mostraram que pessoas mais velhas adaptam-se melhor que as pessoas mais jovens à perda de seu cônjuge. Por exemplo, Zisook e colaboradores (1993) descobriram que os indivíduos mais velhos demonstraram melhoras mais coerentes quanto aos graus de estresse ao longo do tempo; em contraste, Sable (1991), dentre outros, descobriu que viúvos idosos apresentavam maior estresse nos primeiros três anos de luto que jovens.

Com relação ao sexo da pessoa enlutada, dados de pesquisa consideráveis apontam para o fato de que os homens mais velhos enlutados que perderam a esposa têm maior risco de morte. Em sua recente revisão de estudos tanto seccionais cruzados quanto longitudinais sobre esse assunto, Stroebe e Stroebe (1993) concluíram que "o enlutado tem de fato maior risco de morrer que as pessoas não-enlutadas. O maior risco ocorre nas semanas ou meses próximos à morte, e os homens parecem ser relativamente mais vulneráveis que as mulheres" (p. 188).

Um estudo empírico de Bowling (1988-1989), com mais de 500 pessoas idosas e viúvas feito nos primeiros seis anos depois da perda, revelou que os homens de 75 anos ou mais apresentavam uma mortalidade excessiva se comparados com homens da mesma idade na população em geral. Bowling também descobriu que algumas variáveis adicionais previam a mortalidade, incluindo baixo contato social. Nossa própria pesquisa sobre esse tópico oferece dados adicionais em apoio à idéia de que não apenas o sexo masculino isoladamente tem um fator de risco para a mortalidade, mas o sexo associado a outros fatores, principalmente o isolamento social. Nessa pesquisa (descrita em Gallagher-Thompson *et al.*, 1993) descobrimos que os viúvos que morreram no primeiro ano de luto haviam relatado que suas esposas eram sua principal confidente; além disso, eles relataram um envolvimento mínimo em atividades com outras pessoas depois da morte de suas esposas, de forma que depois da morte das mesmas sua rede social virtualmente desapareceu.

Com respeito ao *tipo de morte*, os resultados de muitos estudos demonstraram que a adaptação é mais difícil quando a morte é violenta (como homicídio ou suicídio), estigmatizada (como no caso de AIDS) ou inesperada (para discussão mais detalhada dos choques clínicos desses fatores veja O'Neil, 1989; Osterweis *et al.*, 1984, Parkes e Weiss, 1983 e Worden, 1991). Em nossa experiência comparando idosos cujas esposas morreram de causas naturais com idosos cujos cônjuges se suicidaram, o choque da morte por suicídio foi consideravelmente mais severo no processo subseqüente de luto da pessoa enlutada. Embora esse efeito não fosse muito importante no início das mensurações desse estudo longitudinal — por exemplo, dois e seis meses após a morte (veja Farberow *et al.*, 1987) — ele tornou-se evidente no último período de mensurações de dois a dois anos e meio. Em contraste com as pessoas que tiveram perdas por morte natural, cujos sentimentos de depressão e outros sentimentos negativos estavam substancialmente reduzidos aproximadamente um ano após a morte, as pessoas com perdas por suicídio mantiveram altos níveis de depressão e estresse mais prolongado — os níveis nesse grupo geralmente não diminuíam significativamente até o acompanhamento final, aproximadamente 30 meses após a morte (para detalhes completos, veja Farberow *et al.*, 1992a). Farberow e colaboradores (1992a) concluíram que, embora ao longo do tempo a maior parte do estresse diminuísse, os indivíduos vivenciavam diferentes evoluções e apresentavam graus variáveis de estresse depois de 30 meses de luto. Os resultados também mostraram que os enlutados tanto por suicídio quanto por morte natural pareciam lidar adequadamente com seus novos papéis e responsabilidades no final, apesar dos diferentes padrões de estresse emocional que vivenciavam no ínterim. Logo, se devemos ou não considerar a morte de um cônjuge por suicídio como um fator de risco significativo para o luto difícil no cônjuge sobrevivente, parece-nos que esse tipo de morte irá tornar o processo psicologicamente mais estressante, principalmente durante o primeiro ano de luto. Não foram feitos estudos semelhantes com idosos cujos cônjuges (ou outros membros da família) tenham sido vítimas de homicídio, nem foram feitas muitas pesquisas sobre o choque de mortes estigmatizadas e/ou mortes súbitas. Entretanto, Moss e colaboradores (1993) fizeram um estudo muito cuidadoso sobre o choque da morte da mãe sobre filhas de meia-idade; esses investigadores descobriram que mortes relativamente súbitas estavam associadas a um luto mais intenso que mortes que ocorriam em uma casa de repouso, onde presumivelmente havia tempo para a preparação e despedida.

A presença de *sintomas de depressão clinicamente significativos* nos primeiros dois meses depois da morte de um cônjuge é um fator de risco significativo de má evolução ao longo do tempo. Lund e colaboradores (1993) descobriram que emoções intensamente negativas nos dois meses após a perda — como desejo de morrer e choro freqüente — estavam associadas ao manejo inadequado da situação dois anos mais tarde. Wortman e Silver (1989) revisaram uma série de estudos indicando que a depressão complica a resolução bem-sucedida do luto. Em nosso próprio trabalho de investigação, a relação entre a depressão e a evolução mais tardia do luto — resumido em Gilewski e colaboradores (1991) — descobrimos que os indivíduos que relatavam uma depressão de severa a moderada tinham o maior risco para todos os outros sintomas psicopatológicos, como ansiedade, hostilidade, sensibilidade interpessoal e outros índices de estresse psiquiátrico global aumentados. Isso era verdadeiro no caso de luto por suicídio ou morte natural. Entretanto, as pessoas com luto por suicídio e depressão severa a moderada, no início apresentavam o escore médio mais alto de qualquer subgrupo de medida de depressão utilizado, níveis médios mais altos de depressão mantidos ao longo do tempo e maior probabilidade de escore alto em outras medidas de estresse. Esses dados sugerem que mais uma vez a interação de um ou mais fatores de risco pode contribuir para o maior estresse.

Com respeito ao choque da *auto-estima e habilidade percebida de lidar com o problema*, diversos artigos sugeriram que os idosos de luto com auto-estima baixa e/ou habilidades inadequadas de lidar com o problema têm maior risco de vivenciar um processo de luto difícil. Johnson e colaboradores (1986) realizaram um dos poucos estudos que abordam diretamente essas variáveis nos idosos. Como esperado, os indivíduos que se descreveram como tendo auto-estima alta e sabendo lidar bem desde o início com o processo de luto permaneceram com a auto-estima alta ao longo do primeiro ano de luto, enquanto que aqueles que inicialmente relataram altos níveis de estresse, geralmente continuaram a apresentar alto estresse em momentos subseqüentes da avaliação.

O papel da *satisfação no relacionamento* e a forma como isso pode afetar o processo subseqüente de luto é outra variável que foi amplamente abordada na literatura clínica (cf. Parkes e Weiss, 1983; Worden, 1991), mas tendo sido feitas poucas pesquisas empíricas para apoiar ou refutar o conhecimento clínico. Pode ser encontrado apenas um estudo empírico recente que tem como foco a relação entre a avaliação retrospectiva do ajuste conjugal dos idosos de luto e os níveis subseqüentes de depressão relatados pelas pessoas de luto, sendo seus resultados equivocados. Futterman e colaboradores (1990) descobriram que, em comparação feita com os grupos-controle de pessoas atualmente casadas e não de luto, as médias mais positivas de satisfação conjugal eram as das pessoas de luto — ao contrário das expectativas — e as médias mais positivas de satisfação estavam associadas à depressão mais severa. Esse padrão de resultados não mudou significativamente ao longo dos dois anos do estudo, nem foi influenciado pelo sexo. Os investigadores sugeriram que pode ocorrer a idealização do cônjuge falecido em termos de média de satisfação, assim dificultando a distinção entre o verdadeiro papel da satisfação na relação e a evolução posterior do luto. Mais claramente, são necessárias mais pesquisas sobre esse aspecto. Em termos ideais, a qualidade da relação deveria ser medida antes e depois da morte do cônjuge para determinar mais claramente como as médias real *vs* a possivelmente idealizada afetam a evolução subseqüente do luto.

O papel do *apoio social* é menos ambíguo. Desde a publicação do artigo clássico de Cobb (1976) sobre os efeitos de redução do estresse pelo apoio social, ele foi amplamente reconhecido como um moderador de muitos tipos de estresse vitais. Uma ampla revisão do papel do apoio social em mitigar os efeitos do luto pode ser encontrada em Stylianos e Vachon (1993), enfatizando que o apoio social deve realmente ser visto como um processo multidimensional, incluindo aspectos como tamanho, estrutura, qualidade, tipo de apoio e avaliação do apoio (como satisfatório ou não). A esse respeito, torna-se mais complexa a descrição e a mensuração da formação de um apoio social. Na literatura atual, a maior parte dos estudos enfoca apenas um aspecto do apoio, embora não tenha sido selecionado de forma mais freqüente um único aspecto para estudo. Especificamente com respeito ao luto pelo cônjuge na velhice, Dimond e colaboradores (1987) descobriram em seu estudo longitudinal que o tamanho total da rede de apoio relatada na linha de base tinha uma correlação positiva com as habilidades percebidas de lidar com o problema e a satisfação de vida em momentos posteriores à avaliação. Eles também descobriram que a qualidade da rede tinha uma relação inversa com a depressão posterior e uma correlação positiva com medidas posteriores de satisfação na vida. Finalmente, por meio de uma série de análises de regressão múltipla, eles descobriram que diversos fatores da rede social de base deram contribuições independentes para a variação responsável pela previsão de depressão em fases mais tardias da mensuração, sugerindo que o papel do apoio social em mitigar as reações negativas severas à perda de um cônjuge se repetia para indivíduos mais velhos.

Nossa própria pesquisa com pessoas enlutadas tanto por morte natural quanto por suicídio também confirma e apóia essa posição. Numa série de análise comparando diretamente esses dois grupos, Farberow e colaboradores (1992b) descobriram que as pessoas enlutadas por perda por suicídio receberam significativamente menos apoio emocional e prático aos seus sentimentos de depressão e luto que aquelas com luto por morte natural. Isso foi particularmente verdadeiro aproximadamente seis meses após a perda. Igualmente, as pessoas de luto por suicídio não sentiam que pudessem confiar em sua rede mais que o grupo-controle não-enlutado. Além disso, foram observadas diferenças de sexo, com as mulheres de luto em ambos os grupos relatando que receberam mais apoio no todo que ambos os grupos de homens enlutados. As fontes mais comuns de apoio são os outros membros da família (principalmente filhos adultos), seguidos pelos amigos e irmãos. Outra diferença significativa dizia respeito a como os apoios sociais se modificavam com o tempo: as pessoas enlutadas por perdas por morte natural relataram terem mantido o mesmo nível de sentimentos pelas pessoas de sua rede, enquanto aquelas com luto por perda por suicídio (especialmente os homens) oscilaram consideravelmente ao longo dos 30 meses. Entretanto, ao final — assim como em relação às medidas de estresse emocional discutidas anteriormente neste capítulo — tanto o apoio emocional quanto o prático aumentaram nos grupos de pessoas de luto por perda por suicídio e foram mais comparáveis aos níveis relatados pelas pessoas de luto por morte natural.

Considerados juntos, esses diversos estudos sugerem que certos fatores de risco, tanto de forma isolada quanto em associação, parecem estar associados a um processo de luto subseqüente mais difícil em indivíduos idosos. Entretanto, é importante ter em mente que a maior parte destas pesquisas foi feita com voluntários, em geral de nível sócio-econômico relativamente alto, que podiam ver algum benefício em serem entrevistados. Muitos aspectos necessitam serem aprendidos sobre o processo de luto entre os idosos em desvantagem econômica, ou naqueles com pouca saúde, ou que não têm família na qual possam confiar ou que é pequena. Além disso, precisamos estudar mais a respeito do efeito interativo de muitos desses fatores de risco (particularmente à medida que eles podem mudar com o tempo na sua relativa intensidade ou proeminência para o indivíduo), bem como investigar se os mesmos fatores de risco seriam relevantes para o luto por outras causas, como divórcio, morte de filhos ou pais, ou perdas de outros tipos.

Intervenções para o Tratamento do Idoso de Luto

Considerando-se o fato de que a literatura não é conclusiva a respeito de muitos dos pontos discutidos aqui, iniciaremos, contudo, a discussão sobre as intervenções para o tratamento dos idosos de luto pedindo ao leitor que selecione uma intervenção com base em respostas obtidas para as seguintes perguntas: 1) O quadro sintomático é considerado de "luto normal" ou parece ser de luto complicado pela presença de um grau clínico de depressão ou algum outro transtorno psiquiátrico? e 2) Quais fatores de risco parecem estar presentes que sugeririam que esse indivíduo pode ter um processo de luto difícil pela frente? Considerando com atenção as respostas a estas perguntas e a outras relacionadas, pode-se ter como objetivo associar a estratégia de intervenção às necessidades e ao perfil do paciente individualmente.

Tratamento do luto complicado. Existe um consenso geral de que se há um quadro clínico de depressão (ou outro transtorno psiquiátrico significativo, como abuso de substância ou transtorno de ansiedade generalizada), então aquele problema deve ser tratado primeiro, com medicação e/ou psicoterapia, de forma que possa ser suficientemente solucionado, permitindo que o processo de luto passe a ser o foco de atenção quando o paciente estiver preparado (*NIH Consensus Conference,* 1992; Parkes e Weiss, 1983; Reynolds, 1992). Como Reynolds indicou (1992), "nossa prática clínica foi de intervir precocemente, nos primeiros dois ou quatro meses, quando há presença de depressão maior sindrômica clara".

Várias formas de picoterapia individual ou de grupo também foram utilizadas no tratamento de pacientes com reações de luto complicadas. Podem ser encontradas revisões e críticas em diferentes fontes atuais. Raphael e colaboradores (1993) descreveram brevemente uma série de métodos, incluindo abordagens psicodinâmicas, terapias comportamentais e terapias cognitivas para reações de luto complexas, associadas a técnicas de aconselhamento menos intensivas que foram em geral utilizadas em situações de luto mais normais. Eles incluíram uma apresentação muito clara da psicoterapia dinâmica de tempo limitado de Horowitz (1976), na qual a separação e a perda são consideradas como questões-chave a serem trabalhadas num modelo de 12 sessões. Foram utilizadas técnicas tais como ab-reação, catarse e interpretação de defesas e afetos para facilitar avaliações realistas das implicações da morte e para explorar o choque da perda do relacionamento sobre o autoconceito da pessoa de luto. Esse modelo foi estudado empiricamente por Horowitz *et al.* em diversos relatos (veja Marmar *et al.,* 1988 para uma descrição da aplicação dessa abordagem às mulheres idosas enlutadas que também eram deprimidas).

O uso eficaz de um programa comportamental estruturado relativamente breve e intensivo chamado "luto orientado", para facilitar a resolução do luto crônico, foi mais recentemente reproduzido por Sireling e associados (1988). Nesta abordagem foram feitas sessões de 90 minutos três vezes por semana por duas semanas, com acompanhamento subseqüente menos intenso por 28 semanas; os pacientes eram ajudados para repetidamente confrontar os aspectos de sua perda de forma que pudessem reviver lembranças dolorosas e eventualmente diminuir os afetos negativos associados a elas.

Diversas formas de terapia cognitiva e cognitivo-comportamental foram utilizadas com sucesso no tratamento de pacientes com complexas reações de luto. A abordagem da "construção pessoal" de Viney (1990) focalizou-se sobre a descrição de construções essenciais que tendem a ser rompidas no luto intenso, associada a métodos de reconstrução de crenças pessoais sobre si mesmo, para promover a adaptação. O tratamento do luto prolongado em um viúvo de aproximadamente 70 anos por meio de uma combinação de técnicas cognitivas e comportamentais (como o desafio de pensamentos disfuncionais e o aprender a falar sobre o luto com seus filhos adultos) foi descrito por Florsheim e Gallagher-Thompson (1990). Outros exemplos do uso de métodos cognitivo-comportamentais para o tratamento de pacientes com reações de luto complicadas podem ser encontrados em um excelente capítulo sobre conceitos a respeito desse assunto de Abrahms (1981) e em estudos de caso muito detalhados de Gantz e colaboradores (1992) e Kaplan e Gallagher-Thompson (1995).

Talvez um dos livros mais extensos e clinicamente úteis sobre esse assunto tenha sido escrito por Worden (1991). Ele descreve várias abordagens que desenvolveu para o tratamento do luto, enquanto estabelece a diferença entre métodos chamados "aconselhamento do luto" (para reações de luto normais) e "terapia do luto" (para o luto reprimido, não-resolvido e crônico). Seus métodos para a terapia do luto incluem o reviver lembranças da pessoa falecida, associado à facilitação de experiência de uma ampla gama de emoções que acompanham essas lembranças; ajudar o paciente a reconhecer e a lidar com sentimentos ambivalentes (para eventualmente chegar a um equilíbrio); explorar e remover "objetos de ligação" (aqueles objetos que a pessoa de luto mantém para permanecer ligada à pessoa falecida) e ajudar a pessoa enlutada a dizer um adeus final como parte da terapia. Worden recomenda modificações específicas dessa abordagem para ajudar os pacientes a trabalharem o luto de perdas particularmente difíceis como suicídios e outras formas de morte súbita. Ele também integra técnicas tais como psicodrama e representação de papéis para a intensificação da experiência emocional, além de oferece ao paciente opções para a elaboração das emoções dolorosas.

Tratamento das reações de luto normais.
Existem diferentes opiniões com respeito ao uso de medicação no tratamento de sintomas desagradáveis de depressão (como problemas de sono e apetite) que tipicamente acompanham o primeiro ano de luto de pacientes que apresentam uma reação de luto normal. De acordo com alguns psiquiatras e outros profissionais da saúde, a medicação deve ser utilizada estritamente de forma esparsa e breve por considerar-se que para se recuperar adequadamente do luto é necessário vivenciá-lo de forma completa, passando pela experiência (cf. Parkes, 1972; Worden, 1991). Outros acreditam que se deve intervir "mais cedo que tarde", considerando-se a tendência dos sintomas depressivos de persistirem ao longo do primeiro ano de luto por um cônjuge (cf. Reynolds, 1992). Outros dizem ainda que não há evidência empírica de que a pessoa deva sofrer num processo de luto difícil para ser capaz de retomar sua vida de forma eficaz; conseqüentemente, os tratamentos farmacológicos (e outros) para a dor e o sofrimento devem estar disponíveis para aqueles que os solicitam (Wortman e Silver, 1987).

Atualmente existem duas abordagens bem conhecidas que facilitam a experiência (e expressão) do luto normal. Como observado acima, o trabalho de Worden (1991) especificou diversos métodos de "aconselhamento de luto" exatamente com esse objetivo, incluindo o uso da imaginação orientada para facilitar a comunicação com a pessoa falecida, e o uso de símbolos (como fotos da pessoa falecida) para evocar a expressão emocional. Worden também é conhecido por seu conceito de luto, que consiste de quatro "tarefas" que devem ser realizadas antes que o luto possa ser adequadamente resolvido: aceitar a realidade da perda, vivenciar a dor do luto, ajustar-se a um ambiente no qual a pessoa falecida não está mais e desligar-se da pessoa falecida suficientemente para que se possa retomar uma vida normal. As pessoas enlutadas são auxiliadas na realização destas tarefas por meio do aconselhamento breve individual ou de grupo, visto como um adjunto de seu próprio trabalho psicológico sobre essas questões.

Pelo fato de a maior parte das pessoas enlutadas (principalmente os idosos) não procurar ajuda profissional para seu luto, o aconselhamento do luto é utilizado de forma muito mais ampla, ou seja, a freqüência a um grupo de apoio especifico para pessoas enlutadas foi a intervenção mais comum recomendada e buscada por aqueles apresentando luto não-complicado (mas doloroso e solitário). Uma revisão completa da literatura existente relativamente esparsa sobre grupos de auto-ajuda de luto foi feita por Lieberman (1983). Ele descreve o que se pensa serem os fatores curativos básicos nesses grupos, incluindo sua atmosfera "semelhante a uma família", o encorajamento de intensa expressão emocional e a aprovação da criação de uma nova auto-imagem que reflita a condição atual da pessoa como "eu" em vez de "nós". Em contraste com as várias formas de psicoterapia revisadas acima, que tendem a ser relativamente breves (ou pelo menos com tempo limitado em termos de extensão), os grupos de auto-ajuda estimulam um envolvimento a longo prazo; como Lieberman (1993) assinalou, "a participação é indeterminada e pode persistir muito além da recuperação definida por profissionais" (p. 420). Depois de revisar os dados empíricos em apoio a essa abordagem, Lieberman concluiu que os grupos de auto-ajuda para pessoas de luto foram utilizados com sucesso em todo o país, com freqüência com ênfases específicas (como a rede de auto-ajuda "*Compassionate Friends*" para pais enlutados) e que é razoável esperar que um grande segmento de uma população enlutada possa preencher suas necessidades sociais e psicológicas por meio desse tipo de intervenção.

Uma intervenção final que a nós parece promissora, principalmente para os homens mais velhos cujas esposas morreram (e que apresentam risco de sua própria mortalidade subseqüente) é a que propõe ajudar uma pessoa de luto a desenvolver novos laços afetivos para a substituição de laços maiores que se tornaram rígidos com a morte (Stoddard e Henry, 1985). Essa abordagem é baseada na suposição de que a maior parte dos homens idosos tem apenas um forte elo emocional (com suas esposas); quando esse termina, o vazio que surge deve ser preenchido com outras relações afetivas/emocionais para proteger contra a crescente vulnerabilidade a evoluções negativas. Essa terapia consiste em encorajamento e apoio para o desenvolvimento de amizades sociais em relacionamentos emocionalmente preenchedores, e não apenas socialmente gratificantes. Embora haja apoio empírico limitado para esse método no momento, é uma abordagem atraente em termos de conceito que merece investigação posterior.

Como ocorre com outras intervenções discutidas neste capítulo, infelizmente existem poucas orientações a serem seguidas em relação à qual (ou quais) dessas intervenções deve ser escolhida e mais bem utilizada para um determinado paciente. Os clínicos precisarão ser orientados pela experiência, assim como por futuros achados de pesquisas quanto à relativa eficácia desses métodos para pacientes com características específicas de apresentação.

Transtornos de Ajustamento na Velhice

A categoria diagnóstica dos transtornos de ajustamento na velhice foi pouco utilizada na avaliação e no tratamento dos idosos. O DSM-IV define o transtorno de ajustamento como "sintomas emocionais e comportamentais clinicamente significativos em resposta a um estressor ou estressores psicossociais identificáveis... [que]... se desenvolvem dentro de três meses depois do início do(s) estressor(es)" (*American Psychiatric Association*, 1994, p. 623). A evidência de prejuízo no funcionamento social ou ocupacional deve ser aparente durante a reação, ou devem haver sintomas acima e além do esperado como uma reação normal a um dado estressor. Esse diagnóstico não é aplicado se o quadro sintomático preenche os critérios de outro transtorno específico, ou se a reação parece ser uma exacerbação de outro transtorno mental. Se o estressor tem um início e um fim discretos, considera-se que essa reação irá diminuir num breve período de tempo depois do desaparecimento do estressor. Se o estressor se mantém por um longo período de tempo, considera-se que o indivíduo irá desenvolver um padrão mais adaptativo de resposta com o tempo. Por definição, um transtorno de ajustamento pode se resolver dentro de seis meses depois do término do estressor. Entretanto, os sintomas podem persistir por mais tempo se o estressor é crônico ou apresenta conseqüências duradouras. O tipo específico de transtorno de ajustamento é codificado de acordo com o padrão predominante de sintomas (p. ex., transtorno de ajustamento com humor ansioso ou depressivo). Os novos critérios do DSM-IV oferecem a oportunidade de especificar se o transtorno de ajustamento é agudo (isto é, se persistiu por seis meses ou menos) ou crônico (se persistiu por mais de seis meses). Isso pode também levar a um aumento na prevalência de diagnósticos de transtorno de ajustamento entre os idosos, pelo fato de nesta população os estressores serem com freqüência crônicos e cumulativos, e os sintomas com freqüência persistirem por mais de seis meses.

O DSM-IV relata que os transtornos de ajustamento são muito comuns. Entretanto, tem sido dada muito pouca atenção a eles na literatura. De 10 testes psiquiátricos que revisamos, apenas dois relacionaram transtorno de ajustamento no índice, e ele foi mencionado nos testes apenas com uma freqüência um pouco maior. Virtualmente não puderam ser encontrados dados específicos nas publicações recentes a respeito da prevalência, se existem ou não diferenças de sexo ou idade, ou outras correlações possíveis. Existe também pouco interesse nesse transtorno na literatura de psiquiatria geriátrica. Uma pesquisa sobre a literatura dos últimos sete anos revelou apenas um estudo de psiquiatria geriátrica no qual os autores relataram o uso dessa categoria diagnóstica nas consultas de pacientes geriátricos a outras especialidades médicas (Grossberg *et al.*, 1990). Isso é surpreendente, já que o aumento dos estressores experimentados pelos idosos deve levar à expectativa de uma maior proporção de transtornos de ajustamento nesse grupo. De fato, o estudo citado acima mostrou que de 147 pacientes geriátricos vistos em consulta psiquiátrica num período de dois anos, 26% receberam o diagnóstico de transtorno de ajustamento, superado apenas pelo diagnóstico de transtorno afetivo (27%). Uma razão para a falta de ênfase na literatura clínica pode ser o fato de que muitos dos indivíduos que sofrem desse distúrbio podem nunca ter contato com o sistema de saúde mental. A assistência terapêutica dentro da família ou de outras instituições não ligadas ao sistema de saúde pode facilitar a recuperação rápida. Estereótipos de idade com respeito à doença emocional (Buttler e Lewis, 1982) podem também desestimular o uso de recursos de cuidados de saúde, ou simplesmente retardar qualquer esforço de busca de ajuda, até o distúrbio passar a ser intoleravelmente severo. Esse retardo na busca de ajuda poderia por sua vez aumentar a probabilidade dos seis meses arbitrários terem passado, assim excluindo o indivíduo dessa categoria diagnóstica.

Blazer (1983) chamou a atenção, numa análise da literatura sobre a epidemiologia da depressão, para a possível importância dessa categoria diagnóstica. Ele observou que a prevalência de sintomas depressivos nas amostras da comunidade variavam de 10 a 45%, como refletido em escalas de auto-relato, mas a média real de depressão clínica foi substancialmente mais baixa, variando em torno de 2 a 5%, quando foram utilizadas técnicas de entrevista de avaliação mais rigorosas. Ele concluiu que a discrepância poderia ser responsável em parte por episódios transitórios de sintomas depressivos acompanhando o luto, ou uma reação de ajustamento a outros estressores psicológicos. Estudos epidemiológicos mais recentes de Blazer e colaboradores (1987) identificaram um subtipo clínico chamado de subgrupo "depressão sintomática" o qual esses investigadores sugeriram que deveria ser representativo de indivíduos na comunidade que estivessem apresentando transtorno de ajustamento. Entretanto, Blazer *et al.* reconheceram que um diagnóstico definitivo não poderia ser feito com base em seus dados. O subgrupo da depressão sintomática constituía 4% de sua amostra da comunidade, mas é provável que mesmo essa proporção seja uma estimativa baixa da prevalência do transtorno. Além disso, como mencionado anteriormente, com a delineação mais específica do corte de tempo, que permite um uso mais adequado desse diagnóstico para estressores crônicos, essa porcentagem pode ser aumentada.

Autores como Blazer (1983) ofereceram argumentos extremamente interessantes sobre a utilidade desse diagnóstico no trabalho com idosos, eis que sua aplicação focaliza justamente a importância de estressores externos e recursos psicológicos e sociais que o paciente tem disponíveis para lidar com quaisquer fatos desagradáveis que tenham acontecido. Considerando-se que haja probabilidade de mudanças relacionadas à idade em todas essas áreas, existem muitas situações nas quais essa classificação poderia oferecer um guia útil de trabalho para a avaliação e subseqüentes esforços de tratamento de pacientes idosos.

Com respeito a estressores externos, as pessoas mais velhas passam por perdas substancialmente mais sérias (Chiriboga e Cutler, 1980; Lazarus e De Longis, 1983). Por exemplo, a aposentadoria com freqüência leva à perda do papel no trabalho; a piora da saúde pode levar a perdas no funcionamento físico e social e a perda de pessoas amadas e amigos pode ocorrer não apenas por meio da morte, mas também em virtude de uma mudança para um novo ambiente, como uma casa de repouso. Embora seja verdade que algumas dessas perdas não podem ser evitadas, muitas delas não são inevitáveis. Em nosso próprio trabalho com idosos psicologicamente estressados, por exemplo, continuamos a nos impressionar com a freqüência com que eles subestimam a importância de sua rede social quando tomam decisões a respeito de se mudarem para uma nova situação numa época de transição. Em muitas situações, caso o significado de velhos amigos e a dificuldade de fazer novos num ambiente estranho fosse grande, o choque da perda de fatos positivos da vida teria sido mitigado. Uma estória semelhante foi repetida muitas vezes quanto à aposentadoria. Com a preparação adequada, os indivíduos podem fazer da aposentadoria uma transição de um papel de trabalho para outro, ao invés de uma perda de papéis, mas freqüentemente o risco potencial dessa perda é ignorado.

O estresse dessas perdas, entretanto, pode não ser de importância primária; ao contrário, a forma como os indivíduos lidam com as perdas pode ser um padrão crítico que afeta a saúde e o bem-estar de indivíduos idosos (Billings e Moos, 1981; Folkman *et al.*, 1986). O fato de essa posição ter maior aceitação na área estimulou um considerável interesse em possíveis diferenças quanto aos processos de lidar com o problema em termos de idade. Alguns enfatizaram uma maturidade crescente com a idade ao lidarem com situações estressantes (Vaillant, 1977). Outros argumentaram que as mudanças na forma de lidar com o problema em termos de idade podem ser mínimas, mas os tipos e severidade dos estressores encontrados pelos idosos são mais problemáticos, assim exigindo diferentes formas de lidar com o problema (Folkman *et al.*, 1987; McCrae, 1982).

Embora a explicação para as diferentes formas de lidar com o problema não tenha sido ainda determinada, existem claras indicações de que as estratégias utilizadas pelos indivíduos mais velhos tendem a diferir das utilizadas por indivíduos mais jovens. Folkman e colaboradores (1987) relataram em seu estudo que as pessoas mais jovens utilizavam formas de lidar com o problema proporcionalmente mais ativas, interpessoais, focais, enquanto os idosos utilizavam formas intrapessoais enfocando as emoções, envolvendo distanciamento, aceitação de responsabilidades e reavaliação positiva. McCrae (1982) descobriu que as diferenças de idade na forma de lidar com o problema pareciam ser devido aos diferentes tipos de estressores, mas também descobriu que os indivíduos mais velhos eram geralmente menos hostis em relação a eventos negativos, além de apresentarem menor probabilidade de confiar numa fantasia de escape. Foster e Gallagher (1986) compararam os pacientes deprimidos idosos com voluntários não-deprimidos da comunidade, combinados de acordo com o sexo, a idade e a educação, descobrindo que os pacientes deprimidos apresentavam maior probabilidade que os não-deprimidos de utilizarem a descarga emocional. Embora não houvesse diferenças entre os dois grupos em termos de foco sobre a avaliação e foco sobre a forma de lidar com o problema, os pacientes deprimidos tinham uma média de todas as suas estratégias como significativamente menos úteis que os participantes da comunidade.

Ainda não está bem compreendido até que ponto as mudanças relacionadas à idade nos estressores, os sistemas de apoio social e os recursos para lidar com o problema devem ser responsáveis pelas diferenças de idade nas reações de ajustamento. Entretanto, o pano de fundo de conceitos que surgem dessa linha de pesquisa pode oferecer uma clara direção para tratamentos eficazes de pacientes mais velhos com transtornos de ajustamento. Um primeiro passo lógico envolveria um esforço colaborativo com pacientes para determinar formas de neutralizar os agentes estressantes. Ajudar os pacientes a aprender a como lidar com fatos negativos pode também ser imensamente útil, particularmente com aqueles estressores que não são facilmente eliminados, como doença física crônica e drásticas reduções de rendimentos. Esses esforços irão diminuir a probabilidade de que uma reação prolongada ao estresse leve a um transtorno psiquiátrico mais persistente e complicado. Se os estressores não são checados, a alta freqüência de perdas e outros eventos negativos provavelmente irão dificultar a adaptação bem-sucedida, principalmente no caso de pessoas idosas. O resultado final desse processo poderia ser um transtorno mais severo, exigindo hospitalização e o início de tratamento clínico. Um final freqüente dessa reação a perdas e fatos negativos é um episódio depressivo.

Junto a essa vertente, a posição apresentada por George (1994) é claramente relevante. A ênfase recente sobre a busca de fatores biológicos subjacentes aos transtornos psiquiátricos pode servir para diminuir a importância de estressores externos no desenvolvimento de alguns tipos de conduta mal-adaptativa. O aumento da atenção para a classificação diagnóstica do transtorno de ajustamento, tanto em ambientes clínicos quanto de pesquisa, pode oferecer uma correção saudável para qualquer uma dessas tendências através da manutenção em primeiro plano do significado de fatos negativos e formas precárias de lidar com os problemas. Por exemplo, apesar dos recentes sucessos na identificação de correlatos biológicos da depressão, uma variação considerável permanece inexplicada por esses marcadores. Isso é compreensível considerando-se que a depressão é provavelmente o caminho final comum de diferentes causas. Entretanto, na análise final, tentativas continuadas de identificar padrões únicos de sintomas que ocorrem em resposta a estressores externos devem ajudar a melhorar a precisão da categoria de diagnósticos diferenciais que enfatizam agentes etiológicos específicos e programas de tratamento.

Referências

Abrahms JL. Depression *versus* normal grief following the death of a significant other. *In: New Directions in Cognitive Therapy.* Edited by Emery G, Hollon S, Bedrosian RC. New York, Guilford, pp. 255-270, 1981.

American Psychiatric Associatioin. *Diagnostic and Statistical Manual of Mental Disorders,* 3.ed. Revised. Washington, DC, American Psychiatric Association, 1987.

———. *Diagnostic and Statistical Manual of Mental Disorders,* 4.ed. Washington, DC, American Psychiatric Association, 1994.

Bass DM, Bowman K, Noelker LS. The influence of caregiving and bereavement support on adjusting to an older relatives' death. *Gerontologist* 31:32-42, 1991.

Billings AG & Moos RH. The role of coping responses and social resources in attenuating the impact of stressful life events. *J Behav Med* 4:139-157, 1981.

Blazer DG. The epidemiology of depression in late life. *In: Depression and Aging Causes, Care and Consequences.* Edited by Breslau L & Haug MR. New York, Springer, pp. 30-50, 1983.

Blazer DG, Hughes DC, George LK. The epidemiology of depression in an elderly community population. *Gerontologist* 27:281-287, 1987.

Bowlby J. Processes of mourning. *Int J Psychoanal* 42:317-340, 1961.

Bowling A. Who dies after widow(er)hood? A discriminant analysis. Omega: *Journal of Death and Dying* 19:135-153, 1988-1989.

Breckenridge J, Gallagher D, Thompson LW *et al.* Characteristic depressive symptoms of bereaved elders. *J Gerontol* 41:163-168, 1986.

Butler RN & Lewis MI. *Aging and Mental Health,* 3.ed. St. Louis, MO, CV Mosby, 1982.

Cain BS. Divorce among elderly women: a growing social phenomenon. *Social Casework* 69:563-568, 1988.

Chiriboga DA & Cutler L. Stress and adaptation: life span perspectives. *In: Aging in the, 1980s.* Edited by Poon L. Washington, DC, American Psychological Association, pp. 347-362, 1980.

Cobb S. Social support as a moderator of life stress. *Psychosom Med* 3:300-314, 1976.

Dimond M, Lund DA, Caserta MS. The role of social support in the first two years of bereavement in an elderly sample. *Gerontologist* 27:599-604, 1987.

Farberow N, Gallagher D, Gilewski M *et al.* An examination of the early impact of bereavement on psychological distress in survivors of suicide. *Gerontologist* 27:592-598, 1987.

———. Changes in grief and mental health of bereaved spouses of older suicides. *J Gerontol* 47:P357-P366, 1992a.

———. The role of social supports in the bereavement process of surviving spouses of suicide and natural deaths. *Suicide Life Threat Behav* 22:107-124, 1992b.

Faschingbauer TR. *Texas Inventory of Grief – Revised Manual.* Houston, TX, Honeycomb Publishing, 1981.

Florsheim M & Gallagher-Thompson D. Cognitive/behavioral treatment of atypical bereavement: a case study. *Clinical Gerontologist* 10:73-76, 1990.

Folkman S, Lazarus RS, Gruen R et al. Appraisal, coping, health *status* and psychological symptoms. *J Pers Soc Psychol* 50:571-579, 1986.

Folkman S, Lazarus RS, Pimley S et al. Age differences in stress and coping processes. *Psychol Aging* 2:171-184, 1987.

Foster J & Gallagher D. An exploratory study comparing depressed and nondepressed elders' coping strategies. *J Gerontol* 41:91-93, 1986.

Freud S. Mourning and melancholia (1917). *In: The Standard Edition of the Complete Psychological Works of Sigmund Freud*, Vol 14. Translated and edited by Strachey J. London, Hogarth Press, pp. 237-258, 1957.

Futterman A, Callagher D, Thompson LW et al. Retrospective assessment of marital adjustment and depression during the first two years of spousal bereavement. *Psychol Aging* 5:277-283, 1990.

Gallagher-Thompson D & Thompson LW. Depression *versus* normal grief: similarities and differences in assessment and treatment. Paper presented at the annual meeting of the American Society on Aging, San Francisco, CA, March, 19, 1994.

Gallagher-Thompson D, Futterman A, Farberow N et al. The impact of spousal bereavement on older widows and widowers. *In: Handbook of Be Reavement.* Edited by Stroebe MS, Stroebe W, Hansson R. Cambridge, UK, Cambridge University Press, pp. 227-239, 1993.

Gantz E, Gallagher D, Rodman J. Cognitive/behavioral facilitation of inhibited grief. *In: Comprehensive Casebook of Cognitive-Behavior Therapy.* Edited by Freeman A & Dattilio F. New York, Plenum, pp. 201-207, 1992.

George LK. Social factors and depression in late life. *In: Diagnosis and Treatment of Depression in Late Life: Results of the NIH Consensus Development Conference.* Edited by Schneider LS, Reynolds CF III, Lebowitz BD et al. Washington, DC, American Psychiatric Press, 1994.

Gilewski M, Farberow N, Gallagher D et al. Interaction of depression and bereavement on mental health in the elderly. *Psychol Aging* 6:67-75, 1991.

Grimby A. Bereavement among elderly people: grief reactions, post-bereavement hallucinations and quality of life. *Acta Psychiatr Scand* 87:72-80, 1993.

Grossberg GT, Zinny GH, Nakra BRS. Geriatric psychiatry consultations in a university hospital. *Int Psychogeriatr* 2:161-168, 1990.

Harlow SD, Goldberg EL, Comstock GW. A longitudinal study of the prevalence of depressive symptomatology in elderly widowed and married women. *Arch Gen Psychiatry* 48:1065-1068, 1991.

Horowitz MJ. *Stress Response Syndromes.* New York, Jason Aronson, 1976.

Johnson RJ, Lund DA, Dimond M. Stress, self-esteem and coping during bereavement among the elderly. *Social Psychology Quarterly* 49:273-279, 1986.

Kalish RA. Older people and grief (special issue: Death and Bereavement). *Generations* 11:33-38, 1987.

Kaplan C & Gallagher-Thompson D. The treatment of clinical depression in caregivers of spouses with dementia. *Journal of Cognitive Psychotherapy* 9:35-44, 1995.

Kastenbaum RJ. *Death, Society and Human Experience*, 2nd Edition. St. Louis, MO, CV Mosby, 1981

Lazarus RS & DeLongis A. Psychological stress and coping in aging. *Am Psychol* 38:245-254, 1983.

Lieberman MA. Bereavement self-help groups: a review of conceptual and methodological issues. *In: Handbook of Bereavement.* Edited by Stroebe MS, Stroebe W, Hansson R. Cambridge, UK, Cambridge University Press, pp. 411-426, 1993.

Lopata HZ. On widowhood: grief work and identity reconstruction. *Journal of Geriatric Psychiatry* 8:41-55, 1975.

Lund DA. (ed.) *Older Bereaved Spouses.* New York, Hemisphere, 1989.

Lund DA, Caserta M, Dimond M. Gender differences through two years of bereavement among the elderly. *Gerontologist* 26:314-320, 1986.

Lund DA, Caserta M, Dimond M. Impact of spousal bereavement on the subjective well-being of older adults. *In: Older Bereaved Spouses.* Edited by Lund D. A. New York, Hemisphere, pp. 3-15, 1989.

———. The course of spousal bereavement in later life. *In: Handbook of Bereavement.* Edited by Stroebe MS, Stroebe W, Hansson R. Cambridge, UK, Cambridge University Press, pp. 240-254, 1993.

Marmar C, Horowitz MJ, Weiss DS et al. A controlled trial of brief psychotherapy and mutual help group treatment of conjugal bereavement. *Am J Psychiatry* 145:203-212, 1988.

Mawson D, Marks IM, Ramm L et al. Guided mourning for morbid grief: a controlled study. *Br J Psychiatry* 138:185-193, 1981.

McCrae RR. Age differences in the use of coping mechanisms. *J Gerontol* 37:454-460, 1982.

McCrae RR & Costa PT. Psychological resilience among widowed men and women: a 10-year follow-up of a national sample. *In: Handbook of Bereavement.* Edited by Stroebe MS, Stroebe W, Hansson R. Cambridge, UK, Cambridge University Press, pp. 196-207, 1993.

Middleton W, Raphael B, Martinek N et al. Pathological grief reactions. *In: Handbook of Bereavement.* Edited by Stroebe MS, Stroebe W, Hansson R. Cambridge, UK, Cambridge University Press, pp. 44-61, 1993.

Moss MS, Moss SZ, Rubinstein R et al. Impact of elderly mother's death on middle-age daughters. *Int J Aging Hum Dev* 37:1-22, 1993.

National Institutes of Health Consensus Conference. Diagnosis and treatment of depression in late life. *JAMA* 268:1018-1024, 1992.

O'Neil M. Grief and bereavement in AIDS and aging. *Generations* 13:80-82, 1989.

Osterweis M, Solomon E, Green M. (eds.) *Bereavement: Reactions, Consequences and Care.* Washington, DC, National Academy Press, 1984.

Parkes CM. *Bereavement: Studies of Grief in Adult Life.* New York, International Universities Press, 1972.

Parkes CM & Weiss RS. *Recovery from Bereavement.* New York, Basic Books, 1983.

Raphael B, Middleton W, Martinek N et al. Counseling and therapy of the bereaved. *In: Handbook of Bereavement.* Edited by Stroebe MS, Stroebe W, Hansson R. Cambridge, UK, Cambridge University Press, pp. 427-453, 1993.

Rees WD. The hallucinations of widowhood. *BMJ* 4:37-41, 1971.

Reynolds CF III. Treatment of depression in special populations. *J Clin Psychiatry* 53 (9 suppl):45-53, 1992.

Sable P. Attachment, loss of spouse and grief in elderly adults. *Omega: Journal of Death and Dying* 23:129-142, 1991.

Sanders CM. Risk factors in bereavement outcome. *In: Handbook of Bereavement.* Edited by Stroebe MS, Stroebe W, Hansson R. Cambridge, UK, Cambridge University Press, pp. 255-267, 1993.

Shuchter S & Zisook S. The course of normal grief. *In: Handbook of Bereavement.* Edited by Stroebe MS, Stroebe W, Hansson R. Cambridge, UK, Cambridge University Press, pp. 23-43, 1993.

Sireling L, Cohen D, Marks I. Guided mourning for morbid grief: a replication. *Behavior Therapy* 29:121-132, 1988.

Stoddard J & Henry JP. Affectional bonding and the impact of bereavement. *Advances* 2:19-28, 1985.

Stroebe MS & Stroebe W. The mortality of bereavement a review. *In: Handbook of Bereavement.* Edited by Stroebe MS, Stroebe W, Hansson R. Cambridge, UK, Cambridge University Press, pp. 175-195, 1993.

Stroebe MS, Stroebe W, Hansson R. (eds.) *Handbook of Bereavement.* Cambridge, UK, Cambridge University Press, 1993.

Stylianos S & Vachon M. The role of social support in bereavement. *In: Handbook of Bereavement.* Edited by Stroebe MS, Stroebe W, Hansson R. Cambridge, UK, Cambridge University Press, pp. 397-410, 1993.

Thompson LW, Callagher-Thompson D, Futterman A et al. The effects of late-life spousal bereavement over a 30-month interval. *Psychol Aging* 6:434-441, 1991.

United States Bureau of the Census. Current Population Reports, Series P-23, 138: Demographic and Socioeconomic Aspects of Aging in the United States. Washington, DC, U.S. Governmen Printing Office, 1984.

Vaillant GE. *Adaptation to Life.* Boston, MA, Little, Brown, 1977.

Viney L. The construing widow: dislocation and adaptation in bereavement. *Psychotherapy Patient* 6:207-222, 1990.

Worden JW. Grief *Counseling and Grief Therapy,* 2.ed. New York, Springer, 1991.

Wortman C & Silver RC. Coping with irrevocable loss. *In: Cataclysms, Crises and Catastrophes: Psychology in Action.* Edited by VandenBos G & Bryant B. Washington, DC, American Psychological Association, pp. 185-235, 1987.

―――――. The myths of coping with loss. *J Consult Clin Psychol* 57:349-357, 1989.

Zisook S & Shuchter SR. Time course of spousal bereavement. *Gen Hosp Psychiatry* 7:95-100, 1985.

―――――. The first four years of widowhood. *Psychiatric Annals* 15:288-294, 1986.

Zisook S, Shuchter SR, Sledge P et al. Aging and bereavement. *J Geriatr Psychiatry Neurol* 6:137-143, 1993.

18

Transtornos do Sono e Distúrbios Cronobiológicos

Thomas C. Neylan, M.D.
Mary G. De May, M.D.
Charles F. Reynolds III, M.D.

A definição de alterações normais no sono relacionadas à idade é tão desafiadora quanto a definição de alterações normais da memória e cognição relacionadas à idade. Por exemplo, as dificuldades de memória não são mais consideradas um aspecto normal do envelhecimento por si só, e seu aparecimento merece avaliação e intervenções. Da mesma forma, o sono não-restaurador não faz parte do envelhecimento, e sua ocorrência merece uma avaliação diagnóstica cuidadosa. Seguindo essa analogia posterior, sabe-se que a velocidade do processo de informações diminui com a idade, mas a capacidade total de aprender novas informações ou de recuperar informações previamente codificadas permanece intacta. De forma semelhante, as alterações do sono que ocorrem com a idade afetam toda a profundidade e a extensão do período de sono. Entretanto, em pessoas idosas mais saudáveis, permanece intacta a capacidade de dormir para restaurar a energia diária funcional.

Muitos investigadores documentaram o dramático aumento com a idade das queixas relacionadas ao sono (para uma revisão, veja Reynolds *et al.*, 1985b). É interessante que estudos nos quais os investigadores tentaram controlar transtornos médicos e psiquiátricos co-mórbidos mostraram que alguns aspectos da insônia, como a latência do sono, não pioram com a idade (Gislason e Almqvist, 1987). Logo, uma abordagem dos transtornos do sono nos idosos deve levar em consideração os múltiplos fatores que conspiram contra o sono saudável, incluindo transtornos médicos e psiquiátricos co-mórbidos; fatores psicossociais como aposentadoria, isolamento e luto e alterações normais do sono relacionadas à idade e à fisiologia circadiana.

Uma compreensão detalhada do sono em pessoas idosas é essencial por diversas razões de saúde pública. Por exemplo, a incapacidade de dormir é com freqüência o fator desencadeante que leva os membros da família a abandonar os cuidados de pacientes demenciados em casa (Pollack *et al.*, 1990; Sanford, 1975). Diversos estudos longitudinais documentaram a respeito da forte associação entre queixas de insônia e humor depressivo em indivíduos da comunidade (Rodin *et al.*,

---

Este projeto foi financiado em parte pelas seguintes subvenções da Aliança Nacional para a Pesquisa em Esquizofrenia e Depressão (NARSAD[ICN]) e do Instituto Nacional de Saúde Mental (NIMH): MH-00295 (CFR), MH-37869 (CFR), MH-30915 (CFR) e AG-06836 (CFR).

1988; Vollrath *et al.*, 1989). Posteriormente, estudos da supervisão do Estudo de Captação de Área Epidemiológica (ECA) descobriram que as queixas de sono com freqüência são anteriores ao início de um transtorno do humor (Ford e Kamerow, 1989). Assim, uma avaliação cuidadosa e a intervenção precoce sobre a insônia podem prevenir a ocorrência subseqüente de depressão.

O Sono e a Velhice em Pessoas Idosas Saudáveis

O sono em adultos normais de todas as idades consiste em ciclos recorrentes de sono de movimento não-rápido dos olhos (não-REM) e de movimento rápido dos olhos (REM). O sono não-REM (NREM) é subdividido nos estágios 1, 2, 3 e 4, com os estágios 3 e 4 definidos como sono de onda lenta ou delta. No sono de onda lenta, o cérebro está com sua menor atividade metabólica e o eletroencefalograma (EEG) apresenta a freqüência mais lenta de atividade elétrica cerebral, e é maior o estímulo necessário para acordar os indivíduos durante o sono (Carskadon e Dement, 1994). O sono REM é um extraordinário estágio do sono com atividade elétrica cerebral relativamente aumentada; fluxo sangüíneo cerebral maior que no estado de vigília, flutuações do movimento ocular, freqüência cardíaca e respiração, além de uma atonia muscular generalizada na qual o indivíduo fica todo paralisado, com exceção do diafragma e músculos extra-oculares. No envelhecimento saudável esse ciclo recorrente permanece intacto.

O tempo total gasto dormindo diminui discretamente entre a terceira e a nona décadas. A primeira alteração consiste em uma redução da amplitude do EEG, uma redução e um desaparecimento do sono de ondas lentas marcado visualmente, bem como um número aumentado de microexcitações e despertares. Como regra, os indivíduos mais velhos tendem a ter um sono mais eficaz — ou seja, a percentagem de tempo que passam dormindo enquanto estão deitados na cama diminui para uma média normal de 70 a 80% (Prinz *et al.*, 1990). Além disso, os idosos têm maior tendência de acordar quando ocorrem alterações no ambiente quanto ao barulho ou à temperatura (Zeppelin *et al.*, 1984).

A alteração mais consistente da arquitetura do sono é atribuída à redução da amplitude da onda lenta do EEG (para uma revisão veja Bliwise, 1993). A onda lenta do sono é definida tanto pelos parâmetros de freqüência quanto de amplitude. Com o aumento da idade ocorre uma redução substancial na amplitude do EEG que é responsável pela redução ou perda de ondas lentas do sono marcado visualmente (Webb e Dreblow, 1982). As alterações em outros estágios do sono são menos dramáticas. A percentagem relativa de sono REM modifica pouco com a idade (Feinberg *et al.*, 1967), embora muitos estudos tenham apresentado alguma redução na percentagem de sono REM (Bliwise, 1993). O interessante é que as medidas de sono REM podem ter significado diagnóstico. Existe uma maior média de mortalidade entre os pacientes idosos deprimidos e com prejuízo cognitivo com sono REM reduzido (Hoch *et al.*, 1989). A distribuição temporal do sono REM é achatada em pessoas idosas saudáveis, com uma percentagem uniforme em ambas as metades da noite (Hayashi e Endo, 1982; Reynolds *et al.*, 1985b). Os idosos têm mais despertares e conseqüentemente uma percentagem aumentada de estágio 1 do sono.

Regulação Circadiana do Sono de Pessoas Idosas

Muitos investigadores sugeriram que o achatamento do ritmo da onda de sono nas pessoas idosas é evidência de uma alteração fundamental na fisiologia circadiana. Mais especificamente, o fato de os idosos terem seu sono noturno diminuído, darem mais cochilos e terem um sono mais objetivo quando medido pelo Teste de Latência Múltipla do Sono (Carskadon *et al.*, 1982) sugere que a separação do sono e vigília no ciclo claro-escuro diminui com a idade. Entretanto, a respiração alterada no sono e o mioclono noturno não foram medidos em muitos desses estudos. Esses transtornos são extremamente prevalentes e podem explicar muitos dos achados da arquitetura do sono em idosos (Bliwise, 1993). Por exemplo, Reynolds e colaboradores (1991a) demonstraram que indivíduos idosos saudáveis selecionados por apnéia do sono realmente apresentam menos sono como definido pelo Teste de Latência Múltipla do Sono (Reynolds *et al.*, 1991a). Todavia, como grupo, os idosos saudáveis tendem a cochilar com muita freqüência. Um estudo mostrou que mais de 80% dos idosos cochilam regularmente (Tune, 1968). É possível que o idoso cochile com mais freqüência por ter mais oportunidade dentro de seu contexto social de dormir durante o dia (Buysse *et al.*, 1992; Webb, 1981a).

Estudos múltiplos mostraram que o idosos têm um achatamento no ritmo circadiano com respeito à temperatura e à produção de cortisol. O achatamento do ritmo da temperatura tem talvez relação com o aumento na temperatura basal nos indivíduos idosos (Weitzman *et al.*, 1982). Além disso, existem dados que sugerem que a temperatura, o sono REM e os ritmos de cortisol — os quais considera-se que refletem o oscilador circadiano subjacente — estão em uma fase avançada por aproximadamente 90 minutos nos indivíduos idosos, comparados com os indivíduos-controle mais jovens (Czeisler *et al.*, 1980, 1986). Isso pode explicar em parte a latência do REM diminuída e o aumento no despertar precoce que foi observado em pessoas idosas. Os indivíduos idosos parecem tolerar menos as modificações em seus horários sono-vigília. Por exemplo, com o avançar da idade os indivíduos saudáveis tornam-se mais intolerantes aos efeitos do cansaço pela diferença de fuso e mudança de trabalho (Preston, 1973). A respostas dos idosos ao ambiente que desencadeia os ritmos circadianos — ou seja, os *Zeitgebers* — pode ser afetada pela idade. Logo, sua tolerância reduzida pode estar relacionada a uma menor responsividade ou exposição a essas chaves do tempo (Monk, 1989).

Efeito do Sexo sobre o Sono dos Idosos

Muitos estudos mostraram que homens idosos saudáveis têm mais despertares e menos ondas lentas do sono que mulheres saudáveis da mesma idade (Reynolds *et al.*, 1985b). Posteriormente, Reynolds e colaboradores (1990b, 1991b), utilizando medições por computador, descobriram que os homens têm início mais precoce da redução do sono de ondas lentas que as mulheres. Esses achados foram algo inesperados, dado o conhecido aumento nas queixas subjetivas de insônia e uso de medicação sedativo-hipnótica em mulheres idosas (Mellinger *et al.*, 1085).

Necessidade de Sono *Versus* Capacidade de Dormir

É controverso o fato de se os indivíduos mais velhos têm menor capacidade de dormir ou menor necessidade de sono. Essa polêmica provavelmente não será resolvida enquanto permanecer desconhecida a função essencial do sono. Assim, o conceito de necessidade de sono deve ser considerado com cuidado, dada a ambigüidade de qual "necessidade" está na realidade sendo satisfeita. Existem dados intrigantes apoiando ambos os lados dessa contradição. Estudos avaliando os efeitos do exercício sobre o sono mostraram que pessoas idosas saudáveis apresentam menos alterações no sono que indivíduos mais jovens, implicando uma menor capacidade para dormir (Montgomery *et al.*, 1988). Entretanto, um método mais sério de avaliação da função homeostática do sono é o da privação do sono. Diversos estudos mostraram que os idosos têm uma habilidade intacta de recuperação da onda lenta do sono depois de privação do sono (Webb, 1981b). É interessante que as mulheres têm uma maior saliência de onda lenta se comparadas aos indivíduos adultos-controle (Reynolds *et al.*, 1986). Diversos estudos sugerem que os idosos têm uma menor necessidade de sono comparados a indivíduos mais jovens, com base no menor decréscimo de desempenho neuropsicológico dos mais velhos depois da privação do sono (Bonnet e Rosa, 1987). Entretanto, idosos podem ter menos alterações de decréscimo pelo fato de terem um desempenho pior da linha de base em tarefas de vigilância (Bliwise, 1993).

Etiologia dos Transtornos do Sono nas Pessoas Idosas

As alterações comportamentais e psicossociais que ocorrem na velhice têm uma poderosa influência moduladora sobre a função do sono. Por exemplo, a aposentadoria elimina a potente influência do trabalho. A ausência de um esquema de horário diurno estruturado pode facilitar a aquisição de comportamentos tais como cochilos, que podem levar a um aumento de queixas de insônia noturna. Existem dados intrigantes que sugerem que o isolamento social e a privação dos direitos civis podem contribuir para o rompimento na função sono-vigília. Hapte-Gabr e colaboradores (1991) descobriram que as ligações sociais estão associadas à maior qualidade do sono. Dew e colaboradores (1994) mostraram que indivíduos mais velhos com qualidade de sono superior têm mais apoio psicossocial e estabilidade na linha de base e avaliação de comportamento.

A maior prevalência de queixas sobre o sono-vigília em idosos pode estar relacionada em grande parte a uma maior prevalência de transtornos médicos gerais nessa população que afetam o sono de forma adversa. Esses transtornos incluem insuficiência cardíaca congestiva, doença pulmonar, artrite crônica, refluxo gastroesofágico e diabete, entre outros. Complicando esse fato, encontra-se a questão de que muitos tratamentos para esses transtornos afetam adversamente o sono — por exemplo, diuréticos, agentes anti-hipertensivos, teofilina, L-dopa e corticosteróides (Buysse, 1991). Os transtornos clínicos e as medicações podem levar a queixas tanto subjetivas quanto objetivas de insônia e sono durante o dia, bem como a aquisição de novos comportamentos prejudiciais ao sono, como cochilos ou o uso de cafeína e álcool.

Respiração Prejudicada durante o Sono

A respiração prejudicada no sono é altamente prevalente nos idosos. Aproximadamente 24% dos residentes idosos da comunidade e 42% de indivíduos idosos institucionalizados apresentam respiração prejudicada no sono (Ancoli-Israel *et al.*, 1991b). A apnéia obstrutiva do sono parece ser o distúrbio respiratório mais prevalente associado ao sono nessa população. Ele envolve um colapso da orofaringe durante a respiração, resultando em hipoxia e fragmentação do sono. A apnéia obstrutiva do sono pode levar a sintomas de hipersonolência, vigilância diminuída, atenção e concentração diminuídas, hipertensão sistêmica e pulmonar e *cor pulmonale*. O número de eventos obstrutivos por hora de sono foi preditivo de mortalidade nos idosos (Ancoli-Israel *et al.*, 1989; Hoch *et al.*, 1989). Idosos parecem ser mais suscetíveis a colapso de vias aéreas superiores devido a fatores anatômicos como maior prevalência de obesidade, bem como a fatores neurológicos que contribuem para um aumento na resistência faríngea (White *et al.*, 1985). O tratamento da apnéia obstrutiva inclui perda de peso, evitação de álcool e outros sedativos, treinamento de posição na cama para evitar a posição supina, cirurgia orofaríngea e pressão positiva nasal de vias aéreas superiores. A intervenção eficaz pode resultar em sono melhorado e vigilância diurna, além de prevenir o desenvolvimento de hipertensão sistêmica e pulmonar.

Mioclonia Noturna/Inquietude de Membros Inferiores

Os movimentos periódicos das pernas são altamente prevalentes nos idosos saudáveis, com a estimativa de incidência variando de 37,5 (Ancoli-Israel *et al.*, 1991a) a 57% (Reynolds *et al.*, 1985b). O significado clínico do aumento dos movimentos periódicos das pernas não está claro. Eles podem causar microexcitações breves que diminuem a profundidade e a continuidade do sono. Os movimentos das pernas que não resultam em excitação no EEG não parecem ter significado clínico. A síndrome das pernas inquietas consiste de sensações desagradáveis nas pernas que fazem com que o paciente se movimente para conseguir algum alívio. Ela pode provocar uma significativa insônia. Os pacientes podem também apresentar uma significativa fragmentação secundária à invariável presença de movimentos periódicos dos membros. A síndrome das pernas inquietas está associada à anemia por deficiência de ferro e a um declínio na função dopaminérgica central. Tanto os movimentos periódicos das pernas quanto a síndrome das pernas inquietas podem ser tratadas com L-dopa/carbidopa. Outras terapias incluem benzodiazepinas, opiáceos sintéticos, suplementos de ferro e beta-bloqueadores.

Luto

O luto pelo cônjuge está associado à alta prevalência de depressão e distúrbios do sono. Reynolds e colaboradores (1993a, 1993b) levantaram a hipótese de que as alterações observadas no sono depois de um grande acontecimento na vida, como a morte de um cônjuge, podem ser um marcador de flexibilidade ou adaptação bem-sucedida das pessoas idosas. Por exemplo, descobriu-se que os pacientes de luto sem depressão maior apresentam uma discreta diminuição na onda lenta do sono no primeiro período não-REM e um aumento na atividade da fase REM. Entretanto, eles por outro lado têm um grau normal de eficácia do sono, tempo total de sono e latência do sono REM. Em contraste, os indivíduos de luto com depressão complicada apresentam ruptura do sono distinguível daquela que ocorre em pacientes com depressão maior recorrente (Pasternak *et al.*, 1992; Reynolds *et al.*, 1992, 1993a).

Transtornos do Humor na Velhice

Muitos estudos documentaram a prevalência de interrupções do sono em pacientes com depressão maior. Descobriu-se que os pacientes deprimidos apresentam onda lenta do sono diminuída, latência do sono REM diminuída, atividade fásica do sono REM aumentada na primeira metade da noite e proeminentes distúrbios da continuidade do sono (Kupfer e Reynolds, 1992). O ponto até o qual o sono em pacientes deprimidos difere daquele de indivíduos-controle é uma função da idade. Knowles e MacLean (1990) fizeram uma metanálise de estudos publicados do sono em idosos que mostraram que a disparidade entre pacientes deprimidos e indivíduos-controle aumenta como função da idade. Alguns dos parâmetros do sono têm significado prognóstico. Por exemplo, descobriu-se que a latência diminuída do sono REM antes do tratamento é um fator de previsão da recorrência de depressão (Giles et al., 1987). A base ideal do tratamento do transtorno do sono é o tratamento adequado do transtorno depressivo subjacente (veja Capítulo 13, "Transtornos do Humor").

Demência

O estudo do sono em pacientes com demência é complicado pelo diagnóstico e tendência da seleção. Acredita-se que a doença de Alzheimer seja responsável pela maior parte dos casos de demência irreversível. Entretanto, esse permanece um diagnóstico de exclusão, confirmável apenas na autópsia (Katzman, 1976). Em pacientes com provável doença de Alzheimer, o transtorno do sono é comum e com freqüência leva à institucionalização, à medida que a família e os cuidadores passam a ser incapazes de manejar o despertar noturno e os problemas comportamentais. O ciclo sono-vigília perturbado, o perambular à noite, a insônia e o *delirium* noturno ("síndrome do crepúsculo") são muito comuns. Uma explicação provável envolve degeneração da região cerebral anterior e vias associadas que estão envolvidas na regulação do ciclo sono-vigília (Vitiello *et al.*, 1992). Sabe-se que a doença de Alzheimer afeta neurônios do hipocampo e corticais. Em pacientes com doença de Alzheimer, os neurônios colinérgicos pré-sinápticos corticais degeneram junto com a formação reticular da ponte e medula. Acredita-se que a acetilcolina e o núcleo da base de Meynert tenham um papel importante na regulação e promoção do sono. Logo, sob um ponto de vista neuroanatômico e neuroquímico, não surpreende que pacientes com degeneração cortical pela doença de Alzheimer apresentam transtornos do sono.

Mais especificamente, observam-se interrupções do ciclo sono-vigília que pioram com a gravidade da demência; excitações e despertares freqüentes; mais cochilos diurnos; onda lenta do sono diminuída e diminuição do sono REM (Prinz *et al.*, 1982). Reynolds e colaboradores (1985a) descreveram o sono não-REM indeterminado (menos espículas e complexos). O distúrbio no ritmo diurno normal é geralmente parcial e moderado. A reversão diurna completa é muito rara, mas alterações no ritmo sono-vigília têm correlação com a gravidade da demência.

O fenômeno de "síndrome do crepúsculo" é extremamente comum em pacientes com demência de qualquer etiologia. A síndrome do crepúsculo é talvez melhor definida como *delirium* noturno transitório. Ela é mais comumente observada ao anoitecer e melhora durante o dia (o distúrbio do ciclo sono-vigília é um padrão essencial) e é caracterizado por diminuição na habilidade de manter a atenção e por desorientação, pensamento e fala desorganizados, inquietude, agitação, distúrbios da percepção (alucinações ou ilusões), ansiedade, paranóia e labilidade de humor. Não é raro em pacientes com *delirium* noturno transitório passarem a ser ameaçadores e combativos, sintomas que freqüentemente necessitam de manejo farmacológico.

A etiologia do *delirium* noturno transitória não é conhecida. O simples fato de acordar os pacientes pode desencadear esse comportamento (Evans, 1987; Feinburg *et al.*, 1967). Vitiello e colaboradores (1992) citaram uma série de hipóteses etiológicas específicas, incluindo: 1) transtornos de conduta do sono REM, 2) convulsões parciais complexas (comuns na demência avançada); 3) apnéia do sono e subseqüentes despertares; 4) acatisia induzida por neurolépticos; 5) deterioração do núcleo supraquiasmático. A última é intrigante no sentido de que alguns pacientes com doença de Alzheimer passam por uma deterioração do núcleo supraquiasmático (um relógio biológico "artificial") resultando em sintomas que refletem a desregulação do sistema circadiano sono-vigília. Existe também alguma evidência de que o *delirium* noturno transitório pode ser mais freqüente no inverno comparado ao outono (Bliwise, 1993; Bliwise *et al.*, 1989). As possíveis ligações entre a exposição à luz do sol, variações sazonais na temperatura do corpo e nos sistemas circadiano e de sono-vigília merecem exploração posterior.

A avaliação e o tratamento do comportamento "crepuscular" são inicialmente idênticos ao de qualquer *delirium*: uma avaliação médica completa de causas tratáveis, incluindo as de origem infecciosa, tóxica metabólica, neoplásica, eletrofisiológica, endocrinológica ou farmacológica. As técnicas comportamentais, como estimulação decrescente, reorientação e resseguramento, baixa iluminação à noite, podem ser úteis. Alguns pesquisadores defendem atividades programadas para o meio da noite para pacientes com *delirium* noturno renitente. A exposição à luz clara também está sendo avaliada para o possível tratamento do *delirium* noturno e alterações do ciclo sono-vigília (Campbell *et al.*, 1991). Baixas doses de medicações antipsicóticas de alta potência podem ser úteis. Alguns pacientes podem precisar de antipsicóticos mais sedativos, enquanto outros se beneficiam com o uso cuidadoso de benzodiazepínicos e/ou medicações antidepressivas sedativas. Os beta-bloqueadores e estabilizadores do humor foram experimentados em casos mais refratários, com resultados variáveis.

Prejuízo Cognitivo da Depressão e Demência com Depressão

Um problema final comum na avaliação do sono de pacientes idosos envolve sintomas atuais de depressão e prejuízo cognitivo. O prejuízo cognitivo não é comum nos pacientes idosos deprimidos (a chamada pseudodemência) e pode apresentar um dilema diagnóstico. Uma série de estudos abordou o sono de pacientes deprimidos *versus* o de pacientes demenciados (Reynolds *et al.*, 1987, 1990a). Para resumir esses achados, os pacientes deprimidos têm dificuldade mais marcada de manutenção do sono. Observa-se que eles têm latência de sono REM diminuída, primeiro período de sono REM prolongado, densidade mais alta dos movimentos rápidos dos olhos no primeiro período de sono REM, maior intensidade REM e percentagem mais alta de sono REM. Buysse e colaboradores (1988) utilizaram a privação total *versus* a privação do sono REM como prova para diferenciar os sintomas depressivos da demência no idoso. Ambos os grupos mostraram resposta com crescente eficácia do sono, mas os pacientes deprimidos tinham menor eficácia do sono depois de privação que os pacientes com demência. A latência REM foi aumentada em ambos os grupos. Em pacientes deprimidos um aumento na onda lenta do sono durante a recuperação foi relatada como melhora clínica (um efeito antidepressivo de perda de sono). A privação do sono REM resultou em pouca resposta REM em pacientes deprimidos, mas um modesto aumento no REM de pacientes com demência. Uma questão que permanece é se as características do sono restaurador depois da privação do sono podem produzir distinção entre essas síndromes.

Doença de Parkinson

Os problemas de sono são comuns em pacientes com a doença de Parkinson, afetando aproximadamente 75% dos pacientes; os problemas de sono pioram com a progressão da doença (Aldrich, 1994; Nausieda *et al.*, 1984). Geralmente, os pacientes com doença de Parkinson têm dificuldade em iniciar e manter o sono; eles também falam à noite, apresentam episódios de apnéia, cochilos diurnos espontâneos, dificuldade de virar-se na cama e por vezes transtorno de conduta no sono REM (Factor *et al.*, 1990; Hardie *et al.*, 1986). Os sintomas motores da doença de Parkinson não desaparecem totalmente durante o sono. O tremor desaparece no início do estágio 1 do sono, mas pode reaparecer durante a excitação e os despertares (Fish *et al.*, 1991). Para alguns pacientes o sono pode ser benéfico, com uma melhora no tremor observada por 1 a 2 horas depois do despertar.

Quando se aborda a avaliação e o tratamento das queixas de sono em pacientes com doença de Parkinson, é importante levantar a questão de se os problemas de sono estão relacionados com a própria doença ou com o tratamento farmacológico em uso. As medicações dopaminérgicas como L-dopa/carbidopa em baixas doses podem promover o sono. Entretanto, altas doses à noite aumentam a latência do sono, interrompem o sono na primeira metade da noite e o promovem na segunda metade da noite (Ashkenasy e Yahr, 1985). As medicações dopaminérgicas também podem provocar sonhos, pesadelos e terrores noturnos vívidos. O clonazepam e outros benzodiazepínicos de ação curta podem ajudar na redução da latência do sono e controle de movimentos periódicos das pernas. Os antidepressivos tricíclicos podem também ajudar, com benefício adicional para sintomas da doença de Parkinson com origem nos efeitos colaterais anticolinérgicos destas drogas.

Avaliação das Queixas Sono-Vigília nos Idosos

Os pacientes idosos com insônia crônica ou sonolência diurna devem passar por uma avaliação completa quanto a transtornos clínicos e psiquiátricos que possam adversamente afetar o sono. Uma história e exames físicos detalhados, além de uma ampla lista de todas as medicações são essenciais. Uma avaliação da atividade diurna e do comportamento relacionado ao sono pode ser obtida com o uso de um diário do sono por duas semanas. Os pacientes com sonolência excessiva devem ser encaminhados à polissonografia para avaliação de possível apnéia do sono ou mioclono noturno, dada a alta prevalência desses transtornos nessa população. Os pacientes com insônia não-secundária a transtornos psiquiátricos ou clínicos ou a medicação ou uso de substâncias recebem, por exclusão, o diagnóstico de insônia primária.

Tratamento Não-Farmacológico da Insônia e Transtornos do Ciclo Sono-Vigília

O tratamento não-farmacológico da insônia é altamente desejável, e o ideal é que seja a parte principal da terapia. Esse tratamento é de tempo intensivo para o clínico e envolve o sofrimento a curto prazo pelo paciente seguido de ganhos a longo prazo. Isso contrasta com a farmacoterapia, que talvez seja mais fácil para o clínico, tem benefícios a curto prazo para o paciente, mas pode levar a dificuldades a longo prazo. Uma parte essencial da terapia envolve a educação do paciente a considerar o que pode ser realmente esperado do tratamento. Com freqüência, os pacientes com que queixas de sono superficial, mas que, por outro lado, têm uma boa energia durante o dia, podem ser reassegurados aprendendo o que se sabe a respeito dos padrões normais de sono na velhice. Posteriormente, os pacientes podem se beneficiar aprendendo que a privação intermitente do sono não é perigosa em termos médicos. Os hábitos que promovem o sono saudável, chamados de *higiene do sono* (Hauri e Orr, 1982), incluem adesão a um horário regular de sono, evitar estimulantes e álcool, limitação dos cochilos durante o dia e exercícios regulares. A eficácia desses hábitos foi empiricamente demonstrada. Por exemplo, Vitiello e colaboradores (1990) mostraram que um programa de treinamento de adequação aeróbica melhora a qualidade do sono.

Duas estratégias para promover o sono saudável envolvem redução do tempo passado acordado na cama. A modificação do comportamento de controle do estímulo (Bootzin, 1972) envolve fazer com que o paciente vá para a cama apenas quando estiver com sono, limitando o uso da cama apenas para dormir e para a intimidade e fazendo com que o paciente saia da cama se o início do sono for retardado por mais de 15 minutos. A terapia da restrição do sono (Spielman *et al.*, 1987) reduz o tempo acordado por um método diferente. É solicitado aos pacientes que façam uma estimativa do tempo médio total de sono com o auxílio de um diário de sono. Depois disto, eles limitam o seu tempo na cama em relação ao tempo de sono estimado. Os pacientes inicialmente vivenciam suas dificuldades usuais de início e manutenção do sono. Entretanto, com o tempo, e auxiliados por um sono-resposta da privação do sono, eles passam a apresentar um sono mais eficaz no período da noite. Ambos os métodos envolvem algum sofrimento e frustração iniciais. O sucesso desses métodos exige que o clínico passe muito tempo com o paciente para estabelecer expectativas razoáveis, particularmente no início do tratamento (Glovinsky e Spielman, 1991; Morin, 1993). Avaliações do controle do estímulo (Morin e Azrin, 1988) e da privação do sono (Friedman *et al.*, 1991) demonstraram a eficácia desses métodos.

A fototerapia é potencialmente útil no tratamento dos transtornos dos horários sono-vigília bem como da insônia. Muitos pacientes idosos institucionalizados expõem-se muito pouco à luz do sol, um fator que pode contribuir para uma quebra na segregação entre sono noturno e vigília diurna (Ancoli-Israel e Kripke, 1989). Descobriu-se que a exposição por um tempo à claridade melhora a manutenção do sono em idosos (Campbell e Dawson, 1991).

Tratamento Farmacológico da Insônia

O tratamento farmacológico da insônia em pacientes idosos exige a compreensão dos princípios farmacocinéticos e farmacodinâmicos. A *farmacocinética* refere-se ao efeito de um paciente sobre o metabolismo de uma substância. Ela envolve processos de absorção, distribuição, biotransformação e eliminação da droga. A *farmacodinâmica*, sucintamente, refere-se ao efeito de uma droga sobre o paciente. Para uma revisão desses princípios, veja Capítulo 20, "Tratamento Farmacológico".

Para a insônia em pacientes idosos que não respondem a medidas não-farmacológicas existem disponíveis muitas classes de medicações. Indivíduos acima de 65 anos consomem até 40% de todas as medicações hipnótico-sedativas (Miles e Dement, 1980); 14% das pessoas idosas utilizam medicação para o sono diariamente (Baker, 1985). O álcool é a medicação não-prescrita mais comum utilizada por pacientes para o sono. Embora seu uso possa diminuir a latência do sono, a distorção que o álcool provoca na arquitetura do sono e seus efeitos colaterais prejudiciais bem conhecidos a longo prazo o tornam um "remédio" inadequado.

Os benzodiazepínicos são amplamente utilizados no tratamento da insônia e são mais seguros que os barbitúricos. Em contraste com estes, os benzodiazepínicos não estão associados a qualquer indução de enzimas hepáticas, são mais seguros quanto à dose e têm menor probabilidade de produzir convulsões por abstinência. Os benzodiazepínicos com uma meia-vida intermediária, especialmente aqueles sem metabólitos ativos, incluem lorazepam, oxazepam e temazepam. Essas drogas são geralmente seguras e eficazes no tratamento da insônia aguda e de tempo limitado. A meia-vida de eliminação ($t_{1/2}$) é de 8 a 15 horas nas pessoas idosas e geralmente ocorre pouca sedação diurna. Há alguns anos, a mídia leiga publicou uma considerável controvérsia que surgiu com respeito à curta ação do triazolam, citando relatos de efeitos graves e adversos sobre a memória (Cowley, 1991). Essa medicação foi banida em muitos países. Nos Estados Unidos a FDA revisou a droga e recomendou que ela permanecesse no mercado com algumas alterações de rótulo. Uma revisão da literatura por Rothschild (1992) não revela evidência preocupante de qualquer característica única negativa do triazolam em relação aos outros benzodiazepínicos. A preocupação usual dos efeitos dos benzodiazepínicos sobre a memória (veja abaixo) e as recomendações usuais de redução de dose nos idosos são justificadas.

Os benzodiazepínicos com $t_{1/2}$ intermediária são superiores aos benzodiazepínicos com $t_{1/2}$ mais longa (como o diazepam e o clordiazepóxido), muito pelo fato de que o último acumula metabólitos ativos, resultando em sedação excessiva e prejuízo cognitivo ou motor. Os riscos do tratamento com benzodiazepínicos para a insônia nos idosos incluem desinibição rara (provavelmente relacionada à dose e à meia-vida mais longa); problemas de memória (prejuízo da aquisição e lembrança de informações, ligados à direção, dose e farmacocinética (comuns a todos os agentes dessa classe); sedação excessiva, confusão, exacerbação de sintomas depressivos e prejuízo cognitivo subjacente (principalmente em pacientes com patologia do sistema nervoso central [SNC]); prejuízo da função e coordenação motora e risco aumentado de quedas (relacionado à dose; os efeitos pioram pela manhã) e insônia de rebote depois da abstinência (mais pronunciada com drogas de meia-vida mais curta).

Embora o acúmulo e efeitos prolongados de benzodiazepínicos de ação prolongada tornem essas drogas menos apropriadas para o uso em pacientes idosos, existem algumas exceções. O clonazepam, com meia-vida de 38 a 100 horas nos pacientes idosos, auxilia no alívio da mioclonia noturna, da síndrome da inquietude das pernas e da desinibição motora do sono REM. Quando a agitação diurna é um problema, por exemplo nos pacientes agitados com demência, ou quando a sedação do dia seguinte pode ser desejável, podem estar indicados os benzodiazepínicos de meia-vida mais longa.

Os antidepressivos tricíclicos são relativamente seguros e eficazes para o tratamento farmacológico da insônia em idosos. Além de seu uso ser considerado no caso de episódio depressivo maior, essas indicações devem ser consideradas quando a insônia de um paciente parece ser provavelmente crônica. Embora a amitriptilina seja o antidepressivo tricíclico mais sedativo, ela também apresenta os maiores efeitos anticolinérgicos e um risco significativo de hipotensão ortostática, quedas e outros efeitos colaterais. A amina tricíclica secundária como a nortriptilina e a desipramina, é mais segura quanto a esse aspecto. A nortriptilina é o melhor antidepressivo tricíclico para a população de idosos e mostrou-se segura e eficaz nas doses necessárias para o tratamento da insônia. Embora a doxapina tenha sido muito utilizada para insônia, ela também tem consideráveis propriedades anticolinérgicas. A trazodona é um antidepressivo heterocíclico com poucas propriedades anticolinérgicas e significativas propriedades $alfa_1$-adrenérgicas. Ela geralmente provoca poucos efeitos colaterais cardíacos. A trazodona é muito sedativa e está associada à hipotensão.

Os benefícios dos antidepressivos no tratamento a longo prazo da insônia em pacientes idosos incluem relativa segurança, eficácia e ausência de tolerância ou dependência. Esses agentes não são seguros em casos de superdosagem e devem ser prescritos com cuidado para pacientes com risco de suicídio e com arritmia cardíaca ou glaucoma de ângulo fechado.

Incontáveis medicações para dormir (difenidramina e outros anti-histamínicos) devem ser evitadas nos idosos. Embora essas medicações reduzam a latência do sono, com o tempo seu uso resulta em despertares mais freqüentes. Elas são universalmente associadas a prejuízo de funcionamento diurno (desempenho e tarefas de memória), mesmo com doses baixas. Elas também estão freqüentemente associadas a *delirium* em pacientes idosos, particularmente quando administradas concomitantemente com outras medicações com ação sobre o SNC.

O zolpiden é um não-benzodiazepínico, agente hipnótico da classe da imidazopiridina eficaz na indução e na manutenção do sono. Ele se liga especificamente ao receptor do tipo I (W1) do benzodiazepínico, mas não tem efeito miorrelaxante, ansiolítico ou anticonvulsivante. A droga é rapidamente absorvida e tem seu pico em duas horas. É altamente ligada à proteína plasmática e não é acumulada. A meia-vida é de 2,9 horas em pacientes idosos, e não ocorre sonolência diurna associada ou alterações de memória (Kryger *et al.*,

1991; Merlotti *et al.,* 1989; Scharf *et al.,* 1991). Embora o zolpiden necessite ser mais estudado posteriormente para uso nos pacientes idosos com insônia, ele parece constituir-se num novo tratamento farmacológico promissor. A ausência de propriedades miorrelaxantes é um aspecto benéfico naqueles pacientes com apnéia do sono, na medida em que não ocorre relaxamento das vias aéreas superiores, em contraste com o que ocorre com a terapia com benzodiazepínicos.

Direção das Futuras Pesquisas

A importância dos transtornos do sono dos idosos para a saúde pública foi claramente demonstrada (Reynolds *et al.,* 1995). É preciso que sejam realizados mais trabalhos para esclarecer a respeito da importância patológica da apnéia do sono com obstrução moderada e movimentos periódicos dos membros. Além disso, muito trabalho é necessário para que seja demonstrada a eficácia das intervenções atuais. Por exemplo, há a necessidade de ensaios clínicos mais ao acaso de terapias não-farmacológicas, como a fototerapia, a restrição do sono e a aptidão aeróbica. De forma semelhante, são necessárias muito mais informações a respeito dos riscos e benefícios da administração crônica de medicações hipnóticas. Esses devem incluir comparações entre o tratamento de manutenção com baixas doses de benzodiazepínicos *versus* não-benzodiazepínicos, tais como a trazodona. Finalmente, são necessários mais trabalhos para demonstrar a eficácia de intervenções combinadas.

Referências

Aldrich MS. Parkinsonism. *In: Principles and Practice of Sleep Medicine*, 2.ed. Philadelphia, PA, Saunders W. B, pp. 783-789, 1994.

Ancoli-Israel S & Kripke DF. Now I lay me down to sleep: the problem of sleep fragmentation in elderly and demented residents of nursing homes. *Bulletin of Clinical Neurosciences* 54:127-132, 1989.

Ancoli-Israel S, Klauber MR, Kripke DF *et al.* Sleep apnea in female nursing home patients: in creased risk of mortality. *Chest* 96:1054-1058, 1989.

Ancoli-Israel S, Kripke DF, Klauber MR *et al.* Periodic limb movements in sleep in community dwelling elderly. *Sleep* 14:496-500, 1991a.

———. Sleep disordered breathing in community-dwelling elderly. *Sleep* 14:486-495, 1991b.

Ashkenasy JJM & Yahr MD. Reversal of sleep disturbance in Parkinson's disease by antiparkinsonian therapy: preliminary study. *Neurology* 35:527 532, 1985.

Baker T. Introduction to sleep and sleeping disorders. *Med Clin North Am* 69:1123-1152, 1985.

Bliwise DL. Sleep in normal aging and dementia. *Sleep* 16:40-81, 1993.

Bliwise DL, Lee K, Corroll JS *et al.* A rating scale for assessing sundowning in nursing home patients. *Sleep Res* 18:111, 1989.

Bonnet MH & Rosa RR. Sleep and performance in young adults and older normals and insomniacs during acute sleep loss and recovery. *Biol Psychol* 25:153-172, 1987.

Bootzin RR. A stimulus control treatment for insomnia. *In: American Psychological Association Proceedings.* Washington, DC, American Psychological Association, pp. 395-396, 1972.

Buysse DJ. Drugs affecting sleep, sleepiness and performance. *In: Sleep, Sleepiness and Performance.* Edited by Monk TH. New York, Wiley, pp. 249-306, 1991.

Buysse DJ, Reynolds CF III, Kupfer DJ *et al.* Electroencephalographic sleep in depressive pseudodementia. *Arch Gen Psychiatry* 45:568-575, 1988.

Buysse DJ, Browman KE, Monk TH *et al.* Napping and 24-hour sleep/wake patterns in healthy elderly and young adults. *J Am Geriatr Soc* 40:779-786, 1992.

Campbell SS & Dawson D. Bright light treatment of sleep disturbance in older subjects. *Sleep Res* 20:448, 1991.

Carskadon MA & Dement WC. Normal human sleep: an overview. *In: Principles and Practice of Sleep Medicine,* 2.ed. Philadelphia, PA, Saunders W. B., pp. 16-25, 1994.

Carskadon MA, Brown ED, Dement WC. Sleep fragmentation in the elderly: relationship to day time sleep tendency. *Neurobiol Aging* 3:321-327, 1982.

Cowley G. Sweet dreams or nightmare. *Newsweek,* August, 19, pp. 44-51, 1991.

Czeisler CA, Weitzman ED, Moore-Ede MC *et al.* Human sleep: its duration and organization depend on its circadian phase. *Science* 210:1264-1267, 1980.

Czeisler CA, Rios CD, Sanchez R *et al.* Phase advance and reduction in amplitude of the endogenous circadian oscillator correspond with systemic changes in sleep-wake habits and daytime functioning in the elderly. *Sleep Res* 15:268, 1986.

Dew MA, Reynolds CF III, Monk TH *et al.* Psychosocial correlates and sequelae of electroencephalographic sleep in healthy elders. *J Gerontol* 49:8-18, 1994.

Evans LK. Sundown syndrome in institutionalized elderly. *J Am Geriatr Soc* 35:101-108, 1987.

Factor SA, McAlarney T., Sanchez-Ramon J. R., *et al.* Sleep disorder and sleep effect in Parkinson's disease. *Mov Disord* 4:280-285, 1990.

Feinburg I, Koresko RL, Heller N. EEG sleep patterns as a function of normal and pathological aging in man. *J Psychiatr Res* 5:107-144, 1967.

Fish DR, Sawyers D, Alien PJ et al. The effect of sleep on the dyskinetic movements of Parkinson's disease and torsion dystonia. *Arch Neurol* 48:210-214, 1991.

Ford DE & Kamerow DB. Epidemiologic study of sleep disturbances and psychiatric disorders: an opportunity for prevention? *JAMA* 262:1479 1484, 1989.

Friedman L, Bliwise DL, Yesavage JA et al. A preliminary study comparing sleep restriction and relaxation treatments for insomnia in older adults. *J Gerontol* 46:P1-P8, 1991.

Giles DE, Jarrett RB, Roffwarg HP et al. Reduced REM latency: a predictor of recurrence of depression. *Neuropsychopharmacology* 1:33-39, 1987.

Gislason T & Almqvist M. Somatic diseases and sleep complaints. *Acta Medica Scandinavica* 221:475-481, 1987.

Glovinsky PB & Spielman AJ. Sleep restriction therapy. *In: Case Studies in Insomnia*. Edited by Hauri PJ. New York, Plenum, pp. 49-63, 1991.

Hapte-Gabr E, Wallace RB, Colsher PL et al. Sleep patterns in rural elders: demographic, health and psyche-behavioral correlates. *J Clin Epidemiol* 44:5-13, 1991.

Hardie RJ, Efthimiou J, Stern GM. Respiration and sleep in Parkinson's disease (letter). *J Neurol Neurosurg Psychiatr* 49:1326, 1986.

Hauri P & Orr WC. *The Sleep Disorders: A Current Concepts Monograph*. Kalamazoo, MI, Upjohn, 1982.

Hayashi Y & Endo S. All-night sleep polygraphic recording of healthy aged persons: REM and sow-wave sleep. *Sleep* 5:277-283, 1982.

Hoch CC, Reynolds CF III, Houck PR et al. Predicting mortality in mixed depression and dementia using EEG sleep variables. *J Neuropsychiatry Clin Neurosci* 1:366-371, 1989.

Katzman R. The prevalence and malignancy of Alzheimer's disease: a major killer. *Arch Neurol* 33:217-218, 1976.

Knowles JB & MacLean AW. Age-related changes in sleep in depressed and healthy subjects: a meta-analysis. *Neuropsychopharmacology* 3:251-259, 1990.

Kryger MH, Steljes Z, Pouliot Z et al. Subjective *versus* objective evaluation of hypnotic efficacy: experience with zolpidem. *Sleep* 14:399-406, 1991.

Kupfer DJ & Reynolds CF III. Sleep and affective disorders. *In: Handbook of Affective Disorders*, 2.ed. Edited by Paykel E. S. London, Churchill Livingstone, pp. 311-323, 1992.

Mellinger GD, Balter MB, Uhlenhuth EH. Insomnia and its treatment: prevalence and correlates. *Arch Gen Psychiatry* 42:225-232, 1985.

Merlotti L, Roehrs T, Koshorek G et al. The dose effects of zolpidem on the sleep of healthy normals. *J Clin Psychopharmacol* 9:9-14, 1989.

Miles LE & Dement WC. Sleep and aging. *Sleep* 3:119-120, 1980.

Monk TH. Circadian rhythm. *Clin Geriatr Med* 5:331-346, 1989.

Montgomery I, Trinder J, Paxton S et al. Physical exercise and sleep: the effect of the age and sex of the subjects and type of exercise. *Acta Physiol Scand Suppl* 133:36-40, 1988.

Morin CM. *Insomnia: Psychological Assessment and Management*. New York, Guilford, pp. 83-155, 1993.

Morin CM & Azrin NH. Behavioral and cognitive treatments of geriatric insomnia. *J Consult Clin Psychol* 5:748-753, 1988.

Nausieda PA, Glantz R, Weber S et al. Psychiatric complications of levodopa therapy of Parkinson's disease. *In: Advances in Neurology*, Vol 40. Edited by Hassler RG & Christ JF. New York, Raven, pp. 1271-1277, 1984.

Pasternak RE, Reynolds CF III, Hoch CC et al. Sleep in spousally bereaved elders with subsyndromal depressive symptoms. *Psychiatry Res* 43:43-53, 1992.

Pollack CP, Perlick D, Linsner JP et al. Sleep problems in the community elderly as predictors of death and nursing home placement. *J Community Health* 15:123-135, 1990.

Preston FS. Further sleep problems in airline pilots on worldwide schedules. *Aerospace Medicine* 44:775-782, 1973.

Printz PN, Peskind ER, Vitaliano PP et al. Changes in the sleep and waking EEGs on nondemented and demented elderly subjects. *J Am Geriatr Soc* 30:86-93, 1982.

Printz PN, Vitiello MV, Raskind MA et al. Geriatrics: sleep disorders and aging. *N Engl J Med* 323:520-526, 1990.

Reynolds CF III, Kupfer DJ, Taska LS et al. EEG sleep in elderly depressed, demented and healthy subjects. *Biol Psychiatry* 20:431-442, 1985a.

———. Sleep of healthy seniors: a revisit. *Sleep* 8:20-29, 1985b.

Reynolds CF III, Kupfer DJ, Hoch CC et al. Sleep deprivation in healthy elderly men and women: effects on mood and on sleep during recovery. *Sleep* 9:492-501, 1986.

Reynolds CF III, Kupfer DJ, Hoch CC et al. Sleep deprivation as a probe in the elderly. *Arch Gen Psychiatry* 44:982-990, 1987.

Reynolds CF III, Buysse DJ, Kupfer DJ et al. Rapid eye movement sleep deprivation as a probe in elderly subjects. *Arch Gen Psychiatry* 47:1128-1136, 1990a.

Reynolds CF III, Kupfer DJ, Thase ME et al. Sleep, gen der and depression: an analysis of gender effects on the electroencephalographic sleep of 302 depressed outpatients. *Biol Psychiatry* 28:673-684, 1990b.

Reynolds CF III, Jennings JR, Hoch CC et al. Day time sleepiness in the healthy "old old": a comparison with young adults. *J Am Geriatr Soc* 39:957-962, 1991a.

Reynolds CF III, Monk TH, Hoch CC et al. Electroencephalographic sleep in the healthy "old old": a comparison with the "young old" in visually scored and automated measures. *J Gerontol* 46:M39-M46, 1991b.

Reynolds CF III, Hoch CC, Buysse DJ et al. EEG sleep in spousal bereavement and bereavement related depression of late life. *Biol Psychiatry* 31:69-82, 1992.

———. Sleep after spousal bereavement: a study of recovery from stress. *Biol Psychiatry* 34:791-797, 1993a.

———. REM sleep in successful, usual and pathological aging: the Pittsburgh experience, 1980-1993. *J Sleep Res* 2:203-210, 1993b.

Reynolds CF III, Buysse DJ, Kupfer DJ. Disordered sleep: developmental and biopsychosocial perspectives on the diagnosis and treatment of persistent insomnia. *In: Psychopharmacology: The Fourth Generation of Progress.* Edited by Bloom FE & Kupfer DJ. New York, Raven, pp. 1617-1629, 1995.

Rodin J, McAvay G, Timko C. A longitudinal study of depressed mood and sleep disturbances in elderly adults. *J Gerontol* 43:45-53, 1988.

Rothschild AJ. Disinhibition, amnestic reactions and other adverse reactions secondary to triazolam: a review of the literature. *J Clin Psychiatry* 53 (12 suppl):69-79, 1992.

Sanford JRA. Tolerance of debility in elderly dependents by supporters at home: significance for hospital practice. *BMJ* 3:471-473, 1975.

Scharf MB, Mayleben DW, Kaffeman M *et al.* Dose-response effects of zolpidem in normal geriatric subjects. *J Clin Psychiatry* 52 (2 suppl):77-83, 1991.

Spielman AJ, Saskin P, Thorpy MJ. Treatment of chronic insomnia by restriction of time in bed. *Sleep* 10:45-56, 1987.

Tune GS. Sleep and wakefulness in normal human adults. *BMJ* 2:269-271, 1968.

Vitiello MV, Schwartt RS, Bradbury VL *et al.* Improved subjective sleep quality following fitness training in healthy elderly males. *Sleep Res,* 19:154, 1990.

Vitiello MV, Bliwise D, Printz P. Sleep in Altheimer's disease and the sundown syndrome. *Neurology* 42:83-94, 1992.

Vollrath M, Wicki W, Angst J. The Zurich study, VIII: Insomnia: association with depression, anxiety, somatic syndromes and course of insomnia. *European Archives of Psychiatry and Neurological Sciences* 239:113-124, 1989.

Webb WB. Patterns of sleep in healthy 50- to 60-year-old males and females. *Research Communications in Psychology, Psychiatry and Behavior* 6:133-140, 1981a.

———. Sleep stage responses of older and younger subjects after sleep deprivation. *Electroencephalogr Clin Neurophysiol* 52:368-371, 1981b.

Webb WB & Dreblow LM. A modified method for scoring slow wave sleep of older subjects. *Sleep* 5:195-199, 1982.

Weitzman ED, Moline ML, Cteizler CA *et al.* Chronobiology of aging: temperature, sleep/wake rhythms and entrainment. *Neurobiol Aging* 3:299-309, 1982.

White DP, Lombard RM, Cadieux RJ *et al.* Pharyngeal resistance in normal humans: influence of gender, age and obesity. *J Appl Physiol* 58:365-371, 1985.

Zeppelin H, McDonald CS, Zammit GK. Effects of age on auditory awakening thresholds. *J Gerontol* 39:294-300, 1984.

19

Problemas com Álcool e Drogas

Dan G. Blazer, M.D., Ph.D.

Os problemas do abuso de álcool e drogas na velhice estão intimamente relacionados. Dos dois, o abuso de álcool é o mais citado, mas não necessariamente o prevalente. O mau uso tanto de álcool quanto de drogas tem origem na sociedade ocidental. Os médicos e psiquiatras geriatras de cuidados primários não podem diagnosticar ou tratar esses transtornos sem observar o meio no qual eles aparecem e os fatores que reforçam os comportamentos.

O uso de álcool tem uma longa e complexa história na humanidade (Maddox e Blazer, 1985). Entre os idosos, o álcool era descrito como "a água da vida" e tinha um significado mágico e simbólico em cerimônias religiosas e sociais que marcavam as transições ao longo da vida desde o nascimento até a morte. Em outras palavras, o álcool é uma droga tão natural, a bebida recreativa de escolha, que é difícil discuti-lo como uma substância potencialmente adictiva como as "outras drogas", como a cocaína. Os clínicos ainda são ambivalentes quanto ao álcool, e com boas razões. O álcool está associado a uma ampla gama de problemas pessoais e sociais ao longo da vida. Por exemplo, a intoxicação é a causa de quase 50% de todas as mortes no trânsito.

O abuso de drogas deve também ser considerado dentro do contexto de sua cultura. Nem drogas ilegais, nem prescritas são consideradas como "recreativas" pela grande maioria dos idosos. A admissão de abuso de drogas é um fenômeno raro nessa população. Todavia, 25% das drogas e misturas de drogas consumidas nos Estados Unidos o são por pessoas com mais de 65 anos — 2,5 vezes maior que a proporção de toda a população. Os idosos freqüentemente apresentam uma ou mais doenças crônicas. A maior parte toma pelo menos uma medicação em um determinado ano. Os idosos sentem-se bem tomando medicações e muitos são capazes de detectar a dose ótima para certos tipos de efeitos subjetivos. Todos reconhecem as nuances dos efeitos colaterais de uma medicação para a outra. A verdadeira "farmácia dentro do consultório médico" oferece aos idosos uma ampla seleção de prescrições e incontáveis agentes para o tratamento de uma dada doença. Esse fato, associado à disponibilidade cada vez menor de cuidados médicos primários em algumas comunidades e ao crescente custo desses cuidados, torna muito comum a automedicação de problemas físicos e mentais. Uma evolução inevitável para as pessoas idosas numa sociedade individualista com múltiplas barreiras de acesso aos cuidados médicos e psiquiátricos é o abuso de indicações prescritas e de balcão.

Tanto os problemas de álcool quanto de drogas desafiam os clínicos que tratam de adultos. Ocasionalmente o mau uso ou o abuso é o problema primário encontrado. Entretanto, com mais freqüência, esse problema acompanha outros transtornos e complica a terapia. Neste capítulo os problemas de álcool e drogas serão examinados separadamente. Embora esses transtornos sem dúvida se sobreponham, cada um deles tem características únicas e merece uma atenção especial.

Abuso e Dependência do Álcool

As investigações sobre o abuso e a dependência do álcool entre os idosos aumentaram nos últimos anos. A razão para essa atenção não é um aumento dramático ou mesmo persistente das taxas de problemas com álcool nos idosos. Como revisado anteriormente (veja Capítulo 9), a prevalência atual de abuso e dependência de álcool em pessoas de 65 anos ou mais varia de 1,9 a 4,6% para homens e de 0,1 a 0,7% para mulheres (Myers et al., 1984). Em outras culturas, as médias podem ser mais altas. Por exemplo, na Suécia, entre os homens de 70 anos ou mais, 10% abusavam de álcool ou era bebedores (Mellstrom, 1981). Embora não tenham sido encontradas diferenças entre os grupos raciais e étnicos nos estudos do Estudo de Captação de Área Epidemiológica (ECA), alguns estudos clínicos sugeriram que as médias são mais altas em afro-americanos mais velhos que nos brancos (Blum e Rosner, 1983). Nos Estados Unidos, mesmo a prevalência por toda a vida de problemas com álcool em idosos é menor que a dos jovens na população. Esse achado pode parcialmente ser explicado pelas diferenças de coorte em experiências com bebida e sobreviventes selecionados de bebedores mais moderados. Os fatores de risco de abuso de álcool nos idosos são semelhantes aos da população em geral — sexo masculino, pouca educação, baixa renda e história de outros transtornos psiquiátricos, especialmente depressão. A comorbidade de problemas com álcool e doenças psiquiátricas na velhice é de 10 a 15% (Finlaysen et al., 1988).

Uma explicação para o crescente interesse nos problemas de álcool entre os idosos é que a velhice é percebida como uma época de fatos estressantes, tais como aposentadoria, viuvez, doença e isolamento. O uso de álcool tradicionalmente tem sido uma estratégia culturalmente aceita para a redução do estresse. Com o aumento do estresse, os indivíduos idosos podem aumentar tanto a ingesta de álcool quanto seu risco de apresentar problemas relacionados ao álcool. A capacidade diminuída dos idosos de metabolizar o álcool, associada a problemas clínicos concomitantes aumenta o risco de acidentes, efeitos colaterais e toxicidade. O abuso de álcool pode ser primeiro observado pela família à medida que os idosos tornam-se menos capazes de viver sozinhos. A descoberta de que um pai ou mãe tem uma longa história de consumo de álcool pode ofender as suscetibilidades sociais de filhos na meia-idade e netos, que têm seus pais e avós em grande estima (Maddox e Blazer, 1985). O potencial para o surgimento de problemas com álcool em indivíduos que mantiveram uma ingestão relativamente constante de álcool na maior parte de suas vidas adultas irá aumentar à medida que mais idosos atinjam os 80 e 90 anos, pois a toxicidade com o álcool pode aumentar com a menor capacidade de metabolizar o álcool na velhice.

Apesar do quadro acima, o problema do abuso e dependência do álcool na velhice, embora sério, não é tão severo quanto entre os adultos jovens. Embora aumente a população de risco com problemas relacionados ao álcool em cada coorte sucessiva ("o lado cinzento do mundo ocidental"), a média de aumento não foi em excesso. De fato, a maior parte dos idosos que vive hoje foi criada numa cultura que incluía uma forte tradição de abstinência. Em um levantamento nacional, feito por Armor e colaboradores (1977), 52% dos homens idosos e 68% das mulheres idosas declararam ser abstêmios. Entretanto, essa percentagem irá cair com aquelas coortes que entrarão na velhice no século XXI. Esse aumento da porcentagem de usuários não necessariamente sugere um aumento da percentagem dos que abusam do álcool, embora o maior consumo *per capita* esteja geralmente associado a um aumento na magnitude do abuso (Faris, 1974).

Não existem estudos longitudinais sobre fatores de risco para problemas com álcool nos idosos. Todavia, os dados sugestivos de pesquisas seccionais cruzadas podem ser informativos com respeito aos agentes etiológicos potenciais. Por exemplo, Glatt (1978) identifica três fatores precipitantes no alcoolismo na velhice: um padrão de beber habitual anterior à velhice, fatores de personalidade e fatores ambientais. As características de personalidade que predispõem a problemas com bebida na velhice incluem ansiedade e preocupação com seu ambiente social, perda de uma pessoa amada e solidão. Os fatores de personalidade parecem estar menos relacionados ao alcoolismo de início tardio que com o alcoolismo dos estágios iniciais do ciclo vital. Ao contrário, os problemas com álcool nos idosos podem precipitar fatos estressantes como desentendimento conjugal e isolamento social (especialmente da família). No seu levantamento sobre o abuso de álcool entre os idosos, Rathbone-McCuan e colaboradores (1976) questionaram 695 pessoas de 55 anos ou mais em Baltimore, Maryland. Eles descobriram que os indivíduos idosos alcoolistas bebiam primariamente para aliviar a depressão e escapar dos problemas sociais existentes. Os bebedores-problema idosos geralmente relataram pouca saúde e apresentavam mais problemas físicos que os bebedores idosos normais. Além disso, os bebedores-problema idosos tinham mais dificuldades financeiras e isolamento social. Warheit e Auth (1984) verificaram que, comparados a um grupo de jovens alcoolistas de alto risco, os indivíduos do grupo mais velho de alcoolistas de alto risco tinham 50 anos ou mais e menor probabilidade de relatar dificuldades no casamento e na satisfação da vida (embora a tendência fosse numa direção semelhante no grupo de jovens).

Os estudos sobre fatores de risco de ingesta de álcool ao longo do tempo são relativamente raros na literatura. Entretanto, estudos longitudinais de padrões de beber são mais comuns e oferecem *insight* sobre padrões de modificação de ingesta de álcool ao longo da vida adulta. Por exemplo, mais de 1.800 homens entre 28 e 87 anos foram estudados por mais de 10 anos no estudo normativo sobre a velhice da *Veterans Administration* (Glynn *et al.*, 1984). Nesse painel quase não houve mudança no consumo médio de álcool durante o período de acompanhamento. Além disso, as médias de problemas com bebida não diminuíram com o tempo. Esses dados não apóiam os achados de estudos seccionais cruzados anteriores de que a velhice modifica os comportamentos do beber. Os homens, entre os 40 e 50 anos, em 1973, eram especialmente persistentes no seu consumo de álcool com o passar do tempo. Numa investigação anterior, Gordon e Kannel (1983) descobriram que os participantes do Estudo Framingham sobre o Coração aumentaram seu consumo de álcool em mais de 63% num período de acompanhamento de 20 anos (1952-1972). Um aumento no consumo de 1952 a 1972 é coerente com a estabilidade de consumo relatada no estudo normativo sobre a velhice da *Veterans Administration* se reconhecermos que ambas as coortes eram influenciadas por uma tendência nacional em direção ao aumento do uso de álcool. Por exemplo, a tendência a diminuir o consumo de álcool com a idade pode ter sido contrabalançada por forças sociais que estimulam o maior consumo.

Em um acompanhamento de aproximadamente 1.300 adultos tratados para problemas com álcool moderadamente severos a severos, Helzer *et al.* (1984) encontraram poucas diferenças quanto à idade para prever um resultado. Existia alguma evidência de que, entre os sobreviventes, os indivíduos alcoolistas idosos apresentam menor probabilidade de vivenciar problemas severos e persistentes. Ao mesmo tempo, todas as causas de mortalidade eram mais altas para os idosos e a mortalidade relacionada ao álcool era semelhante tanto para os jovens quanto para os idosos. Entre os fatores prognósticos de continuidade do alcoolismo, o isolamento social tinha uma correlação mais forte no grupo dos idosos. A síndrome cerebral orgânica não estava associada com a evolução do quadro no grupo jovem, mas sua ausência estava associada a uma boa evolução no grupo de idosos. Em resumo, essa amostra de pacientes alcoolistas tratados e acompanhados por 6 a 10 anos revelou uma boa evolução em uma grande proporção dos idosos.

Propriedades Farmacológicas do Álcool

O álcool etílico é absorvido facilmente pelas membranas mucosas do estômago, intestino delgado e cólon. Embora o pico dos níveis sangüíneos seja geralmente alcançado dentro de 30-90 minutos após a ingesta do álcool, a absorção completa pode levar de duas a seis horas. Muitos fatores alteram a média de absorção; alguns desses fatores têm relação com a idade. Em geral, a absorção do álcool é tão rápida na velhice quanto em fases mais precoces do ciclo vital. A maior parte dos alimentos no estômago retarda tal absorção, especialmente leite e derivados. Em contraste, pelo fato de a absorção no intestino delgado ser extremamente rápida, os pacientes que se submeteram à gastrectomia com freqüência queixam-se de ficar rapidamente intoxicados com pequenas quantidades de álcool, fato que não ocorria antes da cirurgia (Garver, 1984; Muehlberger, 1958; Ritchie, 1981).

Uma vez absorvido, o etanol é distribuído em todo o corpo, mas não de forma uniforme. O álcool não é distribuído nos tecidos adiposos (Garver, 1984). Os adultos têm menos água corporal total por unidade de massa, menos líquido extracelular e mais gordura corporal. O resultado é que uma dose-padrão de etanol ingerida irá resultar em um nível sangüíneo mais alto que em um jovem, devido ao menor volume de líquido efetivo para distribuição (Wiberg *et al.*, 1971), em parte provocado pelo aumento da proporção de tecido lipídico com a velhice.

Mais de 90% do álcool que entra no organismo é completamente oxidado. Esse processo ocorre no fígado, primariamente sob a influência da enzima hepática álcool-desidrogenase. Não há evidência de que a atividade dessa enzima diminua em função da idade nos seres humanos (Garver, 1984). Em todas as idades, o metabolismo do álcool é lento e constante. Conseqüentemente, deve ser determinado um limite na quantidade de álcool consumido num dado período; caso contrário, pode ocorrer intoxicação ou conseqüências mais sérias secundárias a um acúmulo de álcool. A pequena quantidade de álcool não oxidado tanto pode ser excretada na urina (ou outros líquidos corporais) quanto difundida no ar alveolar e exalada. Em outras palavras, o corpo deve processar todo o álcool ingerido.

O processo do metabolismo do álcool pode levar a problemas secundários para o idoso. As secreções gástricas são mediadas psiquicamente pelo álcool, pois esse é um estímulo muito forte se apreciado pelo indivíduo. A presença de álcool no estômago em concentrações acima de 10% resulta em secreções gástricas ricas em ácido, mas pobres em pepsina (em contraste com a secreção reflexa, que é rica em ambos). Em concentrações maiores (40% ou mais), o álcool é um irritante direto da mucosa e pode provocar hiperemia congestiva e inflamação. Como resultado, a proteína plasmática pode ser perdida no lúmen gastrintestinal e iniciar-se uma gastrite erosiva (Chowdhury *et al.*, 1977; Ritchie, 1981). O álcool pode provocar constipação se ingerido habitualmente em quantidades moderadas. O mecanismo é provavelmente secundário ao consumo inadequado de alimentos e em quantidade insuficiente. Por outro lado, a diarréia pode ser resultante de ação irritativa do álcool.

A oxidação do álcool no fígado leva a uma modificação na média do nicotinamida-adenina-dinucleotídeo (NAD) para um relativo aumento da forma reduzida de NAD, o NADH. Essa alteração, por sua vez, aparentemente aumenta a síntese de lipídios pelo fígado. O álcool pode também indiretamente promover o acúmulo de tecido adiposo no fígado. Ocorre um aumento na concentração do acetilglicerofosfato junto a uma estimulação da esterificação de ácidos graxos, que leva ao acúmulo de gordura no fígado (Kalant *et al.*, 1980; Ritchie, 1981). O acúmulo de gordura e o acúmulo associado de proteína podem inicialmente não provocar dificuldades, mas eventualmente o processo não pode ser revertido, e o resultado é uma progressão para vários estágios de doença hepática, especialmente cirrose. O fígado gorduroso alcoólico e a cirrose são doenças da meia-idade e velhice; essas condições são pouco prováveis em pessoas que consomem menos de 80g por dia por 10 a 20 anos.

O álcool também tem um efeito diurético sobre os rins. Esse efeito também parece estar acima e além das grandes quantidades de líquidos que os usuários crônicos de álcool geralmente ingerem com bebidas alcoólicas. Essa diurese pode ser secundária a uma diminuição na liberação do hormônio antidiurético da pituitária posterior. O relativo aumento na formação de urina pode ser um problema, especialmente para homens idosos cujo fluxo urinário está comprometido por problemas prostáticos (Garver, 1984; Ritchie, 1981).

Embora o álcool seja popularmente considerado um estimulante sexual, o consumo crônico com freqüência resulta na diminuição do interesse sexual, e por vezes em impotência. O mecanismo pelo qual isso ocorre é a diminuição na liberação de hormônio luteinizante da pituitária anterior. O idoso que já acredita que seu funcionamento sexual está comprometido pode iniciar um círculo vicioso bebendo para evitar a ansiedade pelo desempenho sexual diminuído e, desse modo, aumentando a incapacidade por meio da ingesta de álcool.

As Conseqüências Físicas do Alcoolismo na Velhice

Na avaliação da ingesta de álcool ao longo do tempo, o clínico deve atentar para a interação entre o uso de álcool e a doença crônica ou periódica no idoso. Embora o álcool afete diretamente sistemas de orgânicos — o álcool aumenta a freqüência e o rendimento cardíacos secundários a seu efeito sobre o músculo cardíaco — o choque primário é cumulativo. Para ilustrar esse choque primário, considere o exemplo de uma pessoa com alcoolismo crônico que apresenta comprometimento hepático, o qual pode exacerbar a osteomalácia secundária ao metabolismo hepático diminuído transformando vitamina D_3 em sua forma 25-hidroxilada mais ativa.

A subnutrição que resulta da ingesta crônica de álcool, especialmente entre aquelas pessoas que utilizam grandes quantidades de álcool por longos períodos (os "alcoolistas de rua"), comumente leva à cirrose. A cirrose é uma das oito principais causas de morte entre pessoas de 65 anos de idade ou mais. O álcool pode danificar o coração induzindo cardiomiopatias. Em contraste, alguns investigadores relataram uma redução real da doença arterial coronariana em indivíduos que bebem moderadas quantidades de álcool (Yano *et al.*, 1977). Entretanto, isso não significa que se deva recomendar que as pessoas idosas bebam álcool para prevenir a doença coronariana.

Os efeitos crônicos da ingesta de álcool sobre o trato gastrintestinal são bem conhecidos pelos clínicos que trabalham com idosos. Em geral, as pessoas com alcoolismo crônico têm uma produção mais baixa de ácido gástrico basal, uma produção máxima de ácido e maior probabilidade de desenvolver gastrite atrófica crônica. A gastrite atrófica preexistente, comum nos alcoolistas idosos, pode facilitar a formação de lesões na mucosa gástrica, levando a sangramento gastrintestinal superior. A absorção tanto de ácido fólico quanto de vitamina B_{12} diminui com o uso crônico de álcool. Pelo fato de essas substâncias serem essenciais ao funcionamento cognitivo, suas perdas por má absorção ou ingesta diminuída na dieta entre os alcoolistas idosos pode levar a prejuízo cognitivo e psicológico, bem como a anemias. A neuropatia periférica pode ocorrer em aproximadamente 45% dos pacientes alcoolistas crônicos devido à deficiência de tiamina e outras vitaminas do complexo B.

As exigências nutricionais não modificam muito com a idade, embora as pessoas idosas possam necessitar de mais proteínas (Gersovitz *et al.*, 1982). O alcoolismo crônico está associado a uma ingesta reduzida de uma série de nutrientes, incluindo proteínas. A má nutrição protéica manifesta-se em indivíduos com alcoolismo por perda muscular, hipoproteinemia e edema. Também ocorre deficiência de ferro geralmente provocada por sangramento gastrintestinal, em vez de por diminuição da ingesta alimentar ou má absorção. Como observado acima, os idosos podem estar mais sujeitos a lesões gástricas, o que, por sua vez, pode levar a sangramento oculto crônico.

Uma preocupação tão importante quanto as conseqüências clínicas do uso de álcool na velhice é a relação entre idade, álcool e demência. Muitos investigadores relatam que o alcoolismo crônico está associado a uma série de prejuízos neuropsicológicos e cognitivos. Embora o alcoolismo crônico não pareça prejudicar o funcionamento cognitivo e neuropsicológico de forma difusa, grupos específicos de funções cognitivas são afetados nos alcoolistas idosos. A maior parte dos investigadores concorda que a inteligência praticamente não é afetada, mas sabe-se que ocorrem prejuízos de memória e no processamento de informações. Esses déficits são semelhantes aos observados em pacientes que apresentam demência amnéstica alcoólica (doença de Wernicke-Korsakoff). Especificamente, os prejuízos encontrados com mais freqüência em indivíduos alcoolistas são o prejuízo do desempenho em tarefas que envolvem análise visoespacial, análise tátil espacial, abstração não-verbal e flexibilidade estabelecida. Embora a recuperação de muitas destas funções possa ocorrer com a abstinência do álcool, a recuperação raramente leva à remissão completa dos sintomas.

O álcool provoca muitos prejuízos, desde as dificuldades cognitivas sutis que podem afetar bebedores pesados não-alcoolistas, até o prejuízo progressivo em idosos que bebem de forma intensa por curtos períodos de tempo, e até "o caso de pior quadro" de demência amnéstica alcoólica observada nas pessoas com alcoolismo de longa duração. Esse estágio final crônico de demência é causado pela deficiência de tiamina, bem como pelos efeitos tóxicos do álcool no tecido cerebral. O exame pós-morte do cérebro de pessoas com demência amnéstica alcoólica mostra perda neuronal difusa, especialmente nas regiões frontais. Os pacientes alcoolistas também experimentam médias mais rápidas de atrofia cerebral e degeneração dos corpos mamilares. Clinicamente, o estágio final da demência alcoólica é caracterizado por funcionamento intelectual relativamente intacto associado à amnésia anterógrada e retrógrada severas. Em contraste com pacientes com doença de Alzheimer, os pacientes com demência alcoólica que passam por abstinência podem apresentar memória recente e desempenho motor estáveis ou até mesmo melhorados.

Para que sejam avaliados os problemas provocados pelo uso de álcool nos idosos, o risco de morte deve ser investigado. No estudo de acompanhamento de oito anos descrito por Helzer e colaboradores (1984), 24% dos 234 alcoolistas com 60 anos ou mais na entrevista morreram antes do estudo ser terminado, comparados a 9% dos 1.048 indivíduos com menos de 60 anos. A proporção de mortes relatadas por causas relacionadas ao alcoolismo era semelhante à dos alcoolistas mais jovens. Embora os dados dos atestados de óbito façam com que o número total de mortes devido ao álcool seja subestimado, essa tendência se mantém coerente nos grupos etários.

Nashold e Naor (1981) observaram que entre 1963 e 1977 aumentaram muito os relatos de álcool como a causa de morte em Wisconsin. No grupo de idosos, a maior parte das mortes relacionadas com álcool foi devido a uma causa subjacente envolvendo álcool — por exemplo, cirrose. Em outro estudo, Edwards e colaboradores (1983) acompanharam por 10 anos 99 homens casados com diagnóstico de alcoolismo. O aumento no risco de mortes esperadas nesse grupo foi de 2,68; cinco pacientes morreram por suicídio ou circunstâncias sugerindo suicídio. O álcool leva a um aumento de risco de mortalidade na meia-idade — portanto, limitando o número de alcoolistas que sobrevivem até a velhice —, mas também associado à crescente mortalidade na velhice. A causa de morte entre os indivíduos que bebem de forma crônica são variadas e incluem suicídio, acidentes, doença cardiovascular e hepática, e até mesmo câncer.

Existe uma série de paralelos entre as características do sono de idosos normais e o sono dos alcoolistas crônicos em abstinência. Por exemplo, o sono dos pacientes alcoolistas crônicos em abstinência é caracterizado por diminuição da onda lenta do sono, interrupções do sono e períodos interrompidos ou diminuídos de movimento rápido dos olhos (sono REM) (Adamson e Burdick, 1973). Entretanto, a abstinência prolongada na meia-idade irá levar a um melhor sono depois de algum tempo. Em outras palavras, as anormalidades do sistema nervoso central (SNC) produzidas pelo álcool aparentemente são revertidas. Os idosos que utilizam o álcool como sedativo sentem um problema de sono adicional. O metabolismo relativamente rápido do álcool, em contraste com a maior parte dos sedativos hipnóticos, pode provocar uma vigília de rebote depois de três a quatro horas de sono. Embora o idoso que faça uso do álcool possa adormecer sem dificuldade, seu sono é interrompido durante a noite.

Dado o número consideravelmente grande de drogas prescritas e não-prescritas utilizadas pelos idosos, a interação do álcool com essas drogas é de especial importância para esse indivíduo. Os prejuízos produzidos pelo álcool são aumentados por drogas como sedativos, anticonvulsivantes, antidepressivos, tranqüilizantes menores e maiores e analgésicos (especialmente os opiáceos). Quando esses agentes são utilizados de forma associada é comum a ocorrência de pouca coordenação motora, juízo prejudicado e fala inarticulada. Outros efeitos colaterais são menos freqüentes, mas podem ser igualmente sérios. Idosos fazendo uso de hipoglicemiantes orais para o tratamento de diabete tipo II de início adulto podem apresentar sintomas desagradáveis como náusea e rubor, como os pacientes que associam dissulfiram e uso de álcool. As flutuações não previsíveis das concentrações de glicose no plasma constituem outro efeito adverso potencial. A eficácia de algumas drogas, como os anticoagulantes cumarínicos é bloqueada pelo álcool pelo fato de este aumentar o metabolismo destas drogas (Ritchie, 1981). Em contraste, as concentrações plasmáticas de álcool geralmente não se alteram pelo uso de outras medicações (Garver, 1984).

Adicção, Tolerância e Abstinência

O problema clínico mais significativo enfrentado pelos clínicos que tratam de alcoolistas idosos é o potencial para adicção e tolerância ao agente, com o problema concomitante da abstinência pelo álcool. Considerando-se que o álcool é o único agente adictivo prontamente disponível na sociedade ocidental, ele é geralmente a droga de escolha de indivíduos que desejam eliminar emoções desagradáveis por meio de drogas.

O uso crônico de altas concentrações de álcool levará à adicção. Jaffe (1980) sugeriu que a adicção pode ser definida operacionalmente como "um padrão comportamental de uso de drogas, caracterizado por envolvimento excessivo com o uso da mesma (uso compulsivo), por segurança de seu fornecimento e por uma alta tendência de recaída depois da abstinência" (p. 536). Os idosos manifestam sua adicção quando colocados em uma situação na qual não há álcool disponível. Eles podem demonstrar uma crescente ansiedade e podem ir em busca de álcool para diminuírem a ansiedade. Além disso, eles apresentam distúrbios do sono, náusea e fraqueza, que são concomitantes a um baixo nível sangüíneo de álcool. A adicção é um problema maior para os idosos por pelo menos duas razões. Primeiro, os padrões de beber continuaram por muitos anos (com freqüência remontando à juventude ou à meia-idade) e os hábitos de toda a vida com freqüência não estão associados a problemas que tenham se iniciado recentemente. Além disso, o uso relativamente "discreto" do álcool por anos dessensibiliza tanto o idoso quanto a família para os problemas com o álcool (Pascarelli, 1974; Schuckit, 1977).

O potencial para a tolerância com o uso crônico do álcool é semelhante à adicção. Não só os idosos podem se tornar tolerantes ao álcool, como podem também passar a apresentar tolerância cruzada a drogas semelhantes ao álcool. Apesar do potencial para manter as funções relativamente normais (mesmo quando os níveis sangüíneos do etanol estão relativamente altos), o uso pesado de álcool associado à tolerância continua a provocar alterações irreversíveis no fígado, trato gastrintestinal e SNC (Bosmann, 1984). É motivo de grande preocupação a tolerância cruzada, especialmente com benzodiazepinas. Considerando-se que os idosos têm maior probabilidade que os jovens de usarem benzodiazepinas, o potencial para abuso de ambos os agentes — isoladamente ou associados — aumenta muito (Mellinger *et al.*, 1978).

Os sintomas que se apresentam depois da abstinência pelo álcool não são muito diferentes ao longo do ciclo de vida. Todavia, o idoso pode apresentar esses sintomas, especialmente os mais severos, por um longo período após a interrupção aguda da ingesta de álcool. Os sintomas iniciais incluem tremores, ansiedade, náusea, vômitos e sudorese. Se for permitido que a síndrome de abstinência prossiga sem que haja intervenção, tanto por meio de uma droga com tolerância cruzada (como o diazepam), quanto por meio da reintrodução do álcool, o estado de tremor atingirá seu pico em um a dois dias depois do início da síndrome de abstinência. Esse pico de tremor é acompanhado por alucinações e, em casos severos, convulsões por abstinência. Confusão, agitação e desorientação determinam o nível de consciência do indivíduo. Em idosos com saúde comprometida, a severidade da síndrome de abstinência é naturalmente maior (Bosmann, 1984; Mello e Mendelson, 1977).

Avaliação Diagnóstica

A avaliação diagnóstica do idoso com suspeita de problema com álcool apóia-se em uma ampla história. As informações minuciosas com respeito a detalhes do comportamento de beber devem primeiro ser obtidas do paciente. Essa informação deve ser suplementada pela família, preferivelmente por membros de duas gerações diferentes. Infelizmente, alguns idosos alcoolistas não têm família ou qualquer outra rede social ("os alcoolistas da rua"), e conseqüentemente as informações da história são limitadas.

As perguntas que devem ser feitas incluem as seguintes: se o idoso bebe e com que freqüência; se ele bebe constantemente, se há um padrão de compulsão ao beber; se os idosos que apresentam problemas crônicos com álcool são geralmente bebedores regulares. A tolerância a "bebedeiras" diminui com a idade. Uma história de vida de uso de álcool oferece um fundamento para os padrões atuais de uso.

As perguntas do "CAGE"* são comumente utilizadas para a identificação de problemas com álcool:

[C]. "..sentiu necessidade de reduzir a bebida (**C**ut down)?"

[A] "..sempre se sente incomodado (**A**nnoyed) pelas críticas sobre seu hábito de beber?"

[G] "..sentia-se culpado (**G**uilty) pelo fato de beber? "

[E] "..sempre toma pela manhã um "gole matinal" (**E**ye opener)?"

As perguntas do CAGE não são tão úteis na identificação de pessoas idosas quanto no caso de identificação de problemas com álcool em jovens. Considerando-se um padrão persistente de beber ao longo do tempo, os idosos alcoolistas tendem a ter problemas com sintomas físicos e psicológicos emergentes, e a culpa ou preocupação pessoal é menos comum. De fato, o idoso pode não reconhecer a conexão entre novos sintomas e hábitos de beber que foram contínuos durante décadas.

Dados adicionais para a identificação de problemas com a bebida em pessoas idosas devem ter origem nas seguintes categorias: saúde pessoal, problemas de saúde na família, dificuldades interpessoais e dificuldades no trabalho (Ewing, 1985). Deve-se perguntar aos pacientes a respeito de sintomas gastrintestinais como náusea, vômitos, diarréia, dor abdominal e hemorragias gastrintestinais inexplicadas. Os problemas neurológicos devem ser revistos, incluindo episódios de amnésia, cefaléia e neuropatia periférica. Com freqüência o abuso de álcool tem como resultado quedas, falta de atenção à saúde pessoal, contusões, cortes, torções, queimaduras de cigarro e doenças de pele.

Uma revisão completa dos sintomas psiquiátricos é essencial, incluindo uma avaliação detalhada da cognição, história de depressão maior, sintomas de ansiedade generalizada e sintomas psicóticos (delírios e alucinações). A ideação paranóide com relação a familiares ou amigos não é rara em idosos com alcoolismo severo. É importante documentar a ideação suicida, considerando-se o risco elevado de suicídio tanto nos idosos quanto nas populações de alcoolistas.

Uma predisposição genética a problemas com álcool tem menor probabilidade de ser um fator etiológico de contribuição no caso do paciente idoso alcoolista — especialmente se o início de problemas significativos relacionados ao álcool ocorre na velhice. Além disso, uma história de abuso de álcool na família de idosos também é tendenciosa, pelo fato de ser também difícil ou impossível obter-se uma história completa de pacientes idosos alcoolistas com respeito aos seus pais e irmãos. A obtenção de uma história familiar de doença psiquiátrica (especialmente depressão maior e esquizofrenia) ou abuso/dependência de álcool é, todavia, importante, e o clínico deve buscar registros médicos além de entrevistar o paciente idoso alcoolista.

Um indicador do surgimento de problemas relacionados ao álcool entre as pessoas idosas são aqueles concomitantes nas relações interpessoais. Embora esses problemas ocorram na maior parte das vezes no casamento, eles também podem ocorrer entre o idoso e seus filhos ou, ocasionalmente, com amigos. Os problemas familiares podem ser o resultado do hábito de beber (como discussões a respeito da quantidade de bebida adequada) ou podem ser o resultado de sinto-

---

*N. de R.T. CAGE — abreviatura derivada das iniciais das palavras-chave contidas no questionário, **C**ut down, **A**nnoyed, **G**uilty, "**E**ye opener"; no original em inglês.

mas do abuso de álcool (como ideação paranóide ou dificuldades cognitivas).

Durante o exame físico do idoso alcoolista, o clínico deve identificar os problemas médicos que possam exacerbar os problemas do álcool – ou que possam ser exacerbados pelo uso crônico do álcool –, bem como evidências de abuso de álcool, como sinais de descuido com a higiene pessoal. O exame neurológico deve ser feito detalhadamente, com a atenção dirigida para a avaliação de neuropatia periférica. Os sinais tradicionais de abuso crônico de álcool, como rubor da face, conjuntiva injetada, tremores e desnutrição podem misturar-se com sinais normais da idade ou más condições de saúde.

Indica-se uma avaliação cognitiva posterior caso surjam evidências de anormalidades cognitivas durante o exame do estado mental (e isso geralmente acontece). O clínico deve fazer todos os esforços para manter o adulto idoso em abstinência por duas a três semanas antes de ser feita uma avaliação cognitiva detalhada. Os testes psicológicos podem ser ameaçadores para o idoso que teme que apareçam prejuízos não detectados previamente. Entretanto, os escores cognitivos basais podem ser especialmente importantes na monitoração do progresso longitudinal do paciente, bem como no fornecimento de uma força adicional para a recomendação clínica quanto à abstinência posterior do álcool. Por exemplo, Parker e colaboradores (1982) descobriram que o uso de álcool acima do habitual aumenta significativamente os problemas de abstração na avaliação formal.

A avaliação laboratorial do idoso com alcoolismo agudo deve incluir completa avaliação da função hepática – lactato-desidrogenase (LDH), transaminase sérica glutâmica oxalacética (TGO), transaminase sérica glutâmica pirúvica (TGP) e fosfatase alcalina. Considerando-se o potencial de desequilíbrio hidreletrolítico nessa população, é essencial uma avaliação da bioquímica, com especial atenção à glicose. O magnésio sangüíneo baixo reflete uma deficiência de magnésio que pode ocorrer com o abuso de álcool. A amilase sérica e da urina elevadas sugere pancreatite crônica. A cardiomiopatia alcoólica pode se manifestar no eletrocardiograma por arritmias freqüentes, especialmente fibrilação atrial.

Uma vez completados a história, o exame físico e os testes laboratoriais, o clínico deve fazer um diagnóstico. Schuckit e colaboradores (1985) revisaram as implicações clínicas do diagnóstico de abuso e dependência do álcool com base no DSM-III (*American Psychiatric Association*, 1980). Idealmente, um sistema diagnóstico deveria oferecer informações etiológicas, a respeito do prognóstico e da resposta ao tratamento. Pelo fato de ser difícil integrar as informações etiológicas a um sistema diagnóstico – como é evidenciado pela mudança no tópico etiologia do DSM-III, que continua na edição revisada, DSM-III-R (*American Psychiatric Association*, 1987) – foi dada mais ênfase ao prognóstico. Quando Schuckit e colaboradores revisaram o significado clínico da distinção feita pelo DSM-III entre homens com diagnóstico tanto de abuso quanto de dependência de álcool, eles descobriram que os dois grupos eram virtualmente idênticos. Entretanto, indivíduos com dependência do álcool ingeriam mais álcool por dia, e apresentavam mais problemas clínicos relacionados ao álcool e hospitalizações passadas que os diagnosticados por abuso do álcool. Durante o primeiro ano de acompanhamento, os indivíduos com diagnóstico de dependência de álcool apresentavam maior probabilidade de utilizar serviços de desintoxicação. Todavia, os autores não apoiavam as implicações prognósticas da diferenciação entre abuso e dependência de álcool em pacientes alcoolistas. Esses dados deveriam ser considerados dentro do contexto dos padrões mais dependentes de ingesta de álcool que aparecem na velhice.

Schuckit e colaboradores (1985) também propuseram que os critérios de dependência de álcool deveriam ser modificados para incluir não apenas um agrupamento de sintomas reunidos retrospectivamente sobre o comportamento de beber da pessoa alcoolista ao longo da vida. Mais especificamente, eles sugeriram que devem ser estabelecidos critérios mais objetivos para a tolerância e a abstinência. A definição de Schuckit e colaboradores de tolerância exige uma história de ser capaz de funcionar apesar da concentração de álcool relativamente alta – por exemplo, caminhar ou falar de forma coerente na presença de altos níveis sangüíneos de álcool. Seus critérios para a abstinência são uma pouca habilidade de trabalhar ou interagir com os iguais, ou a necessidade de intervenção médica. Em resumo, o clínico deve adaptar a apresentação dos sintomas de abuso/dependência de álcool ao idoso a partir do DSM-III-R para tornar esses critérios mais relevantes para o manejo clínico. Entretanto, o registro desses sintomas e sinais é muito importante, independentemente da nomenclatura utilizada.

Tratamento

O tratamento do paciente idoso com abuso/dependência de álcool deve incluir intervenções biológicas, psicológicas e psicoterapêuticas no meio social do paciente, especialmente na família. Se o idoso apresenta intoxicação aguda que leva a um estado de estupor ou coma, ele deve ser hospitalizado durante o período de abstinência ou para a instituição de um programa terapêutico (inicialmente terapia farmacológica). Em casos mais moderados de dependência de álcool, nos quais a abstinência é o primeiro passo, o tratamento pode ser feito em ambulatório. A abstinência em tratamento ambulatorial é possível apenas se o paciente estiver altamente motivado e desejando permitir que a monitoração do programa de abstinência seja aberta para a família, com freqüente contato (geralmente diário) com o clínico. Independente disto, o passo inicial no tratamento do alcoolismo é a parada da ingesta de álcool. As tentativas de trabalhar por períodos de tempo mais prolongados com o alcoolista que continua a beber são fadadas ao fracasso.

No tratamento do idoso com alcoolismo severo é essencial a restauração do equilíbrio hidreletrolítico durante a fase inicial da abstinência. As queixas de sede e secura das membranas mucosas podem enganar o clínico e levá-lo a fazer o diagnóstico de desidratação quando, de fato, a secura é resultado da expiração do álcool pelos pulmões. Para evitar a excessiva hidratação iatrogênica, o clínico deve iniciar a administração de 500-1.000mL de solução salina normal enquanto aguarda os resultados da análise bioquímica do sangue. Deve ser evitado o uso de soluções de glicose; o paciente idoso alcoolista pode ter subsistido a uma dieta rica em carboidratos, em associação ao álcool, que é quase inteiramente metabolizado como um carboidrato, e as soluções de glicose podem levar a um aumento iatrogênico da glicose sangüínea em níveis diabéticos. Devido à pouca ingesta de alimentos nutritivos, os líquidos devem ser suplementados com vitamina B parenteral. Os indivíduos com alcoolismo crônico, como observado acima, podem apresentar deficiência de magnésio. Uma injeção intramuscular profunda de 0,10-0,15mL/Kg magnésio adicionada ao tratamento no regime terapêutico inicial é um adjunto importante à terapia (Blazer e Siegler, 1984).

O próximo passo no tratamento é a instituição de medicações com tolerância cruzada ao álcool. O diazepam tem sido a droga de escolha no manejo de pacientes em abstinência, devido à sua meia-vida relativamente longa e tolerância cruzada com o álcool. As doses iniciais dependem da idade, peso do paciente e da quantidade de álcool consumida na semana anterior à admissão. Entretanto, mesmo com esses dados, as doses devem ser cuidadosamente tituladas durante as primeiras 24 a 48 horas de abstinência. A dose inicial usual é de 5 a 15mg a cada 6 a 12 horas, até a suficiente diminuição do *delirium,* agitação e/ou alucinações.

Se o tratamento continua em ambulatório, é necessária a monitoração cuidadosa para garantir que o álcool não seja acrescentado ao regime de benzodiazepínicos. Depois do primeiro dia, a dose de diazepam pode geralmente ser diminuída a uma taxa de aproximadamente 20% por dia. Também podem ser utilizadas outras benzodiazepinas de média ou longa ação, como o clorazepato.

Quando surge o franco *delirium* com convulsões e alucinações, o diazepam é o anticonvulsivante de escolha devido ao seu rápido início de efeito. Um aumento nos problemas de memória, o início de disartria e desenvolvimento de ataxia no idoso indicam que ocorreu intoxicação pela droga, secundária à medicação excessiva ou como resultado dos efeitos sinergísticos da droga com o álcool. Quando ocorre essa intoxicação, a droga deve ser interrompida por 24 a 36 horas e o paciente deve ser cuidadosamente observado quanto a uma recorrência dos sintomas de abstinência; a droga pode depois então ser reinstituída. Se sinais e sintomas persistentes de abstinência são vistos por mais de três dias depois da última dose de álcool, o clínico deve suspeitar de dependência de tranqüilizantes menores ou hipnóticos, bem como de álcool.

Alguns programas de abstinência em comunidades estimulam a abstinência num ambiente social baseado no apoio social e na ausência do uso da droga (um centro de desintoxicação). Embora alguns centros de reabilitação em hospitais possam usar as medicações de forma excessiva, os efeitos severos da abstinência, como o *delirium tremens*, devem dissuadir o médico de usar rotineiramente locais tais situações de abstinência, especialmente no caso de idosos.

Depois da desintoxicação os objetivos do tratamento a longo prazo tornam-se soberanos no processo de tratamento. Primeiro, o clínico deve considerar a profilaxia com dissulfiram (antabuse). Se essa droga for utilizada, deve ser feito um contrato entre o paciente e o terapeuta e, pelo menos, um membro da família. Um membro da família (ou possivelmente de um pronto-socorro local) deve ter a responsabilidade de administrar a dose diária de dissulfiram ao idoso. O paciente, por sua vez, deve concordar em tomar o comprimido quando esse for oferecido. Tanto o paciente quanto seus familiares devem ser alertados quanto aos efeitos potenciais que ocorrem caso o paciente ingira álcool enquanto estiver sob o efeito do dissulfiram. O acetaldeído aumenta quando o etanol e o dissulfiram estão presentes no sangue de forma concomitante, e isso leva a "síndrome do acetaldeído" — rubor facial, pulsação intensa na cabeça e pescoço (que pode evoluir para cefaléia pulsátil), dificuldade de respirar, náusea, vômitos, sudorese, sede, dor torácica, hipertensão, vertigem, visão embotada e confusão. Esses sintomas são salientados na bula oferecida pelos fabricantes. Não existem evidências de que o dissulfiram seja contra-indicado na velhice. Todavia, se o estado de saúde do idoso estiver comprometido, o clínico deve pesar cuidadosamente os prós e contras da prescrição de dissulfiram.

As intervenções terapêuticas na família são essenciais. Primeiro, os membros da família devem ser alertados quanto à severidade e aos problemas potencialmente irreversíveis que o álcool pode causar num idoso, especialmente problemas de memória. A maioria das famílias preocupa-se mais com os efeitos imediatos da intoxicação. Se a pessoa mais velha da família bebe "discretamente", sem francos sinais de intoxicação, esse comportamento pode ser tolerado. O limiar de preocupação na família deve ser conseqüentemente diminuído por meio do processo de educação. O paciente, a família e o clínico passam a ser uma equipe à medida que buscam corrigir o problema.

Os grupos de auto-ajuda são essenciais para o apoio a longo prazo do alcoolista em abstinência. O programa dos Alcoólicos Anônimos (AA) mostrou-se por muitos anos eficaz no estímulo da abstinência por toda a vida. Grupos de apoio oferecem apoio social associado à pressão adequada de pessoas que passaram pelos mesmos problemas. O AA complementa a autoridade do clínico, e não deve ser considerado uma ameaça à autoridade médica. Os encontros do AA podem ser especialmente benéficos para o idoso alcoolista desestimulado e sozinho, em conseqüência do isolamento e do sentimento de inutilidade. O envolvimento no grupo, associado a uma sensação de ajudar os outros e de interagir com pessoas mais jovens, pode reintegrar o idoso sóbrio à sociedade.

Entretanto, muitos idosos resistem à sugestão de aderirem a um grupo de auto-ajuda. Uma razão para isso é o fato de os idosos continuarem a negar que apresentam um problema, ou acreditarem ser perfeitamente capazes de corrigir o problema sozinhos. A atitude auto-suficiente das atuais coortes de idosos é uma das razões de essas crenças serem tão persistentes entre os idosos. Mais comumente, o idoso não se sente adaptado ao ambiente desses grupos de auto-ajuda. A coorte dos alcoolistas idosos da última metade do século XX não passa pela experiência de grupos de recuperação e pelo fenômeno da auto-ajuda, de modo diferente daqueles que irão chegar à velhice nos primeiros anos do século XXI. Considerando seu freqüente sucesso, a participação em grupos de auto-ajuda deve ser estimulada, mas os clínicos não devem forçar os idosos a participarem.

O apoio de membros da família e do clínico, bem como a integração em ambientes sociais mais tradicionais, pode atingir os mesmos propósitos que os grupos de auto-ajuda e de apoio (Butler e Lewis, 1977). Na mobilização dos recursos para lidar com o problema, o ambiente social (estressores agudos e crônicos, recursos da rede social), o sistema de cuidados de saúde (disponibilidade de cuidados de saúde, tais como intervenções médicas, terapia comportamental e programas educacionais) e estratégias para lidar com o problema do paciente idoso podem ser combinados num único padrão para um determinado idoso. Essa abordagem de integração não só possibilita uma avaliação mais ampla do perfil diagnóstico, como também oferece uma estrutura a partir da qual pode ser implementado o tratamento bem-sucedido. As intervenções devem ter como alvo a modificação de pontos específicos do sistema, mas a estratégia deve também refletir o reconhecimento continuo do paciente de que todo o sistema é interdependente.

Abuso de Drogas

O abuso de drogas está geralmente associado aos adolescentes e adultos jovens. Certamente o abuso de drogas ilícitas não é comum entre os idosos. Todavia, não se deve negligenciar o fato de que o abuso de drogas ocorre entre pessoas na velhice. A propensão dos idosos de usarem drogas prescritas inadequadamente torna a velhice um período de alto risco para os efeitos colaterais desse mau uso. Glantz (1981) sugeriu que a motivação das pessoas idosas para o abuso de drogas pode ser semelhante à motivação dos adolescentes. Ambos devem transpor um período de papéis incertos e em modificação, bem como modificações no autoconceito. As pessoas idosas enfrentam uma queda na sua condição sócio-econômica e desvantagens no mercado de trabalho. Os amigos e familiares não podem estar tão disponíveis devido à distância, ou podem ser afastados pela morte. Embora a auto-suficiência continue a ser um meio de lidar com o problema (os adolescentes tanto quanto os idosos lutam pelo controle), a habilidade do idoso de manter a autoconfiança e a independência está prejudicada. As drogas estão facilmente disponíveis para ambos os grupos. Os adolescentes buscam drogas ilícitas nas ruas; o idoso obtém drogas adictivas de médicos locais. Por exemplo, Capel e colaboradores (1972) descobriram que a maior parte das pessoas viciadas em drogas que sobrevive até a velhice continuam seu uso de drogas por meio de hábitos ocultos, utilizando narcóticos substitutos, como o cloridrato de hidromorfona (Dilaudid). O álcool e os barbitúricos podem ser somados para potencializar os efeitos desse narcótico.

Mesmo a passagem de drogas moderadas para as mais pesadas, freqüentemente observada no movimento dos adolescentes no sentido da adicção, pode ter paralelo entre os idosos (Glantz, 1981). Esses indivíduos começam tomando agentes analgésicos e sedativo-hipnóticos moderados, mas não obtêm o alívio que desejam. Sem perceber o perigo da adicção, eles progridem para o uso de analgésicos narcóticos para problemas de dor crônica, e utilizam doses mais altas de tranqüilizantes e agentes sedativo-hipnóticos. Uma vez estabelecidas a tolerância e a adicção, os idosos apresentam pouca iniciativa para reverter o problema. Obtendo a medicação de diferentes médicos, e pegando emprestada medicação de membros da família, eles mantêm seu hábito ao longo do tempo. Com freqüência, a hospitalização revela a adicção, pelo fato de os sintomas de abstinência aparecerem três a quatro dias depois da admissão.

Os problemas originados da prescrição excessiva e inadequada e pelo uso de incontáveis drogas são bem documentados na literatura geriátrica. Law e Chalmers (1976) estimaram que 85% dos idosos que vivem na comunidade e 95% dos que residem em serviços de tratamento a longo prazo recebem drogas prescritas. Em 1976 mais de 12 prescrições foram emitidas por pessoa a cada ano para aqueles com 65 anos ou mais (Lamy e Vestal, 1976). Sem dúvidas essa estimativa poderia ser ainda mais elevada hoje.

A Extensão do Problema

A freqüência do uso excessivo de drogas no idoso, especialmente o uso de drogas psicoativas, está bem documentada. A partir de um levantamento doméstico de mais de 2.000 pessoas, Mellinger e colaboradores (1978) relataram que entre aqueles com mais de 60 anos de idade, 20% das mulheres e 17% dos homens regularmente utilizaram drogas psicoativas durante o ano anterior ao levantamento, números mais altos que os de qualquer outro grupo etário. No grupo com mais de 60 anos de idade, 11% dos homens e 25% das mulheres tinham utilizado tranqüilizantes menores e/ou sedativos pelo menos uma vez durante o ano que precedeu o levantamento — novamente uma média mais alta que a de qualquer outro grupo etário. Essas médias podem diminuir em amostras da comunidade, já que as médias do uso de ansiolíticos e sedativo-hipnóticos diminuíram nos últimos anos (Hanlon et al., 1992). A consciência pública aumentada dos problemas secundários às benzodiazepinas provavelmente contribuiu para esse declínio.

Um relato do Levantamento Nacional de Despesas Médicas (Rossiter, 1983) documentou que as pessoas com 65 anos de idade ou mais apresentavam maior probabilidade de terem utilizado analgésicos (25,9%) prescritos por um médico durante o último ano. Com exceção das medicações cardiovasculares, os analgésicos e os agentes psicofarmacológicos foram as drogas mais utilizadas pelos idosos. Numa revisão sobre os hábitos de prescrição em asilos, Ray e colaboradores (1980) descobriram que em 173 asilos do Tennessee, 43% dos pacientes havia recebido medicações antipsicóticas durante o ano anterior ao levantamento, enquanto 9% os recebiam de forma crônica — ou seja, eles haviam recebido pelo menos uma dose diária durante todo o ano anterior.

Christopher e colaboradores (1978), em um relato sobre 873 pessoas hospitalizadas em Dundee, Escócia, concluíram que a prescrição para essa população hospitalar não era excessiva, com uma média de três medicações sendo recebida em um determinado tempo. Os pacientes da ala geriátrica estavam recebendo o número mais elevado de drogas. Entretanto, certos grupos de drogas, especialmente os sedativo-hipnóticos, eram prescritos de forma excessiva, com poucas tentativas de reduzir a dose com o aumento da idade. A prevalência do uso de hipnóticos variara de mais de 40% entre os pacientes com problemas clínicos até mais de 70% nas alas de geriatria. Em um levantamento envolvendo 195 pessoas hospitalizadas com aproximadamente 60 anos, Salzman e van der Kolk (1980) descobriram que 1/3 havia recebido pelo menos uma droga psicotrópica no dia do levantamento. Os hipnóticos foram as drogas prescritas com mais freqüência, sendo o flurazepam a de escolha. Os autores observaram que cada uma das drogas psicoativas prescritas apresentava efeitos colaterais potencialmente perigosos, e a dosagem dessas drogas não refletia atenção diferenciada à população idosa pelos clínicos que os tratavam.

Entretanto, na comunidade não havia evidências de abuso significativo de drogas ilícitas pelos idosos. Os melhores dados disponíveis são os originados dos estudos do ECA. Myers e colaboradores (1984) não descobriram evidências de abuso de drogas em um grupo com 65 anos ou mais em duas das três áreas do levantamento do ECA, tendo observado uma prevalência de apenas 0,2% no terceiro local. Mais de 3.000 pessoas de 65 anos ou mais foram entrevistadas nesse levantamento. Com respeito à prevalência do abuso ou dependência de drogas durante a vida, menos de 0,1% dos indivíduos nesses três locais do ECA relatou uma história como essa (Robins *et al.*, 1984). Essas pesquisas estão sujeitas a influências, dada a dificuldade dos indivíduos de lembrar as informações sobre o abuso de drogas e/ou sua negação desse abuso. Todavia, a negação e a lembrança seletiva provavelmente não são um problema maior para o idoso do que para pessoas em qualquer outro estágio da vida. O que mais provavelmente contribui para a prevalência relativamente baixa do abuso de drogas atual e de toda a vida entre os idosos é um efeito de coorte (idosos na década de 80 nunca foram grandes usuários de drogas) e a mortalidade seletiva (pessoas da geração atual de idosos que utilizaram medicações ilícitas não sobreviveram até a velhice). Entretanto, os levantamentos da comunidade baseados em dados domésticos podem subestimar o abuso de drogas, especialmente por falha em incluir pessoas sem lar e transitórias.

Correlatos Sociais e Comportamentais do Abuso de Drogas em Idosos

Muitos fatores psicológicos contribuem para o potencial de toxicidade e de adicção de drogas tanto prescritas quanto ilícitas entre os idosos (Blazer, 1983). Certos traços de caráter dos idosos contribuem para o maior uso de drogas (Baldessarini, 1977). O idoso mais passivo pode usar drogas prescritas por uma série de médicos sem questionamento. Mesmo a "prescrição dupla", a prescrição da mesma droga por dois ou mais médicos, pode não ser questionada pelo idoso dependente. A adicção vem com o tempo, sem ser notada pelo paciente, família ou médico. Somente quando esse paciente é admitido no hospital por um transtorno não-relacionado é que os sintomas da adicção tornam-se aparentes. Uma vez hospitalizados, os idosos passivos com freqüência não relatam a medicação que estavam tomando antes da internação, esperando que o médico "saiba" como manejar seu problema. Os pacientes que apresentam maior facilidade de adesão às drogas podem ser os com maior tendência ao abuso das mesmas na prática ambulatorial clínica ou psiquiátrica.

Além dos traços de caráter, o ambiente social em torno da prescrição de medicações afeta o potencial do paciente para abusar de medicações. Muitos fatores psicossociais determinam o abuso terapêutico de drogas. A não-adesão ao tratamento, um fator muito importante no tratamento de transtornos psiquiátricos, usualmente não contribui para o abuso de drogas. Ao contrário, os idosos estão mais inclinados a não tomarem as medicações no horário determinado que a usar drogas prescritas de forma excessiva. Blackwell (1973) estimou que até 50% dos pacientes não tomam medicações prescritas. Entretanto, o real potencial para a adicção pode ser percebido se o ambiente para a prescrição de medicações desestimular a comunicação entre o idoso e o médico (Lamy, 1980). No ambiente muito dispersivo do consultório do médico, com freqüência não é comunicado o uso adequado da medicação para os idosos. Pelo fato de os idosos hesitarem em fazem perguntas, eles deixam o consultório sem entender como a droga deve ser usada. Para agradar o médico eles tomam a medicação, mas não na dose desejada. A tendência dos idosos de carregar toda a sua medicação aumenta o possibilidade de confusão quanto ao momento em que uma droga deve ser tomada. Sob essas circunstâncias, não é rara a intoxicação por uso excessivo de benzodiazepinas.

A prática da troca de medicações entre os idosos é um desencadeante comum de abuso ou dependência. Os amigos, colegas de quarto ou cônjuges são tratados por diferentes médicos para problemas semelhantes. Pela comunicação informal entre eles com respeito à eficácia das terapia medicamentosas de cada um, um idoso pode erroneamente achar que o médico de um amigo prescreveu um tratamento melhor que seu clínico. Pelo fato de a limitação financeira impedir a busca de uma segunda opinião (ou mesmo uma consulta de avaliação), as medicações são trocadas informalmente. Por meio dos efeitos adictivos das drogas, como os sedativo-hipnóticos, aparece a evidência de adicção ou abuso, com freqüência inexplicada para o clínico de cuidados primários. O diagnóstico do problema é posteriormente complicado pelo fato de os idosos hesitarem em revelar o fato de terem conseguido medicação de outras fontes.

O uso de drogas compradas sem receita também contribui para problemas de abuso. Nas sociedades ocidentais, as drogas sem receita são utilizadas com mais freqüência que as drogas prescritas. Chaiton e colaboradores (1976) estimaram que mais de 50% dos idosos supervisionados utilizaram pelo menos uma droga que não necessitava de receita durante as 48 horas que precederam o levantamento da comunidade. A maior parte desses idosos não consultou um médico com respeito ao uso da droga ou suas interações potenciais com drogas prescritas. As drogas vendidas sem receita comumente utilizadas são agentes para melhorar o sono, os sintomas gastrintestinais, tais como constipação, e para aliviar a dor. A combinação de drogas não prescritas com efeitos anticolinérgicos (como difenidramina) com antidepressivos prescritos e/ou fenotiazinas pode levar à toxicidade anticolinérgica ou mesmo à síndrome anticolinérgica central completa.

Prescrever "para fazer alguma coisa" é um ato que contribui de forma iatrogênica para o abuso de drogas no idoso. Se o idoso paga por uma consulta médica, ele espera um resultado — e o resultado geralmente é uma prescrição. Os médicos também ficam seguros quando fazem uma prescrição por terem feito sua parte no contrato médico-paciente. As drogas prescritas sob essas circunstâncias geralmente não são prescritas para o tratamento de sintomas-alvo específicos. As benzodiazepinas, os agentes sedativo-hipnóticos, os antidepressivos tricíclicos e mesmo os neurolépticos tornam-se as drogas de escolha devido à visão errônea de que as drogas promovem o bem-estar geral dos pacientes. Não só essa prática de prescrição reforça um padrão de cuidados médicos que desestimula o médico a falar com o idoso, mas também aumenta a probabilidade de uso de múltiplas medicações.

Uma variação do tema de prescrever "para fazer algo", que pode contribuir para a adicção e/ou abuso de drogas no idoso é a prescrição defensiva. Esses médicos que trabalham como diretores de asilos, ou que têm ampla prática de consultório em serviços de cuidados a longo prazo, são com freqüência chamados pela equipe de enfermagem e até mesmo pelos membros da família pelo fato de pacientes estarem perturbando, ou estarem apresentando sintomas físicos ou comportamentais incontroláveis. A agitação e os problemas de sono estão entre os mais comumente encontrados por uma equipe de enfermagem estressada. Indo contra seu melhor julgamento, um médico pode prescrever medicações não tanto para aliviar um sintoma específico num idoso, mas para dar segurança à equipe e à família. A prescrição defensiva não é indicação de falta de cuidado do médico, equipe de enfermagem ou família. Ao contrário, é um sintoma de situação difícil — como, por exemplo, o manejo de um idoso agudamente agitado ou com prejuízo cognitivo em um serviço com limitação de pessoal. Todavia, essas práticas de prescrição devem ser reconhecidas como grandes contribuintes para a adicção e abuso em idosos.

Avaliação Diagnóstica

A avaliação diagnóstica do idoso, quando se suspeita de um diagnóstico de abuso ou dependência de drogas, é semelhante à descrita na avaliação de suspeita diagnóstica de abuso ou dependência de álcool. Muitos desses sintomas descritos anteriormente também se aplicam à prescrição e não-prescrição do abuso de drogas. Embora os idosos possam apresentar-se ao clínico depois de tomarem uma superdosagem de um sedativo, narcótico ou outro agente, as apresentações mais comuns de mau uso/abuso são sintomas de toxicidade e/ou abstinência.

As benzodiazepinas (tanto os ansiolíticos quanto os sedativo-hipnóticos) são as drogas mais comumente prescritas, e conseqüentemente as com maior probabilidade de abuso. Os sintomas caracterís- ticos da toxicidade por benzodiazepinas incluem sedação, estados confusionais, "síndrome do crepúsculo" (agitação aumentada ou *delirium* franco à noite), ataxia e mesmo estupor ou coma. O potencial para uma dose fatal é baixo com esses agentes quando utilizados de forma isolada, mas quando as benzodiazepinas são associadas a outros agentes como álcool, esse potencial aumenta dramaticamente. Os sintomas de abstinência, em contraste, podem imitar o transtorno psiquiátrico para o qual as drogas foram originalmente prescritas. Podem surgir ansiedade e agitação, alterações do sono, cãibras musculares (principalmente nas pernas), tremores e distorções perceptivas na abstinência. Entretanto, o sintoma mais sério de abstinência é o início de convulsões.

Os antidepressivos tricíclicos são freqüentemente prescritos e podem contribuir para o aumento de problemas de memória, confusão e sedação. A confusão e mesmo os estados de fuga são descritos como ocorrendo pela manhã, depois de uma dose noturna excessiva de antidepressivo tricíclico; esses sintomas são com freqüência acompanhados de hipotensão postural e excessiva letargia. Num paciente com transtorno bipolar, o uso bem-sucedido de um antidepressivo para reverter os sintomas depressivos pode posteriormente desencadear uma elevação do humor e um aumento na atividade. Essas drogas podem desencadear até mesmo um episódio maníaco franco com delírios e alucinações.

O carbonato de lítio, a droga mais eficaz no tratamento da doença maníaco-depressiva, pode ser especialmente problemático quando utilizado com idosos. Sintomas incluindo tontura, ataxia, sonolência e confusão podem ocorrer quando os níveis séricos estiverem abaixo de 1,0mEq/L. Os idosos não toleram a terapia com lítio tão bem quanto as pessoas na meia-idade e, conseqüentemente, a droga deve ser prescrita com extremo cuidado. O auto-abuso de lítio é raro, mas o desejo do clínico de obter o efeito terapêutico em um paciente apresentando transtorno bipolar de ciclagem rápida ou depressão unipolar recorrente aumenta o potencial para toxicidade com o lítio.

Quando esses ou outros sintomas aparecem, o próximo passo importante é uma história completa obtida do paciente e da família (semelhante àquela descrita para problemas com álcool). Muitos laboratórios oferecem uma avaliação da toxicidade, caso o clínico questione a história fornecida pelo paciente. A maior parte desses laboratórios pode fornecer resultados para o clínico num intervalo de seis horas. As amostras podem ser obtidas tanto da urina quanto do sangue. As avaliações da toxicidade devem ser interpretadas com cuidado, pois as drogas, com freqüência, têm reação cruzada com as provas utilizadas nas avaliações. Outros procedimentos laboratoriais auxiliares, tais como rastreamento eletrofisiológico, monitoração cardíaca e exame radiológico (por problemas derivados do uso de drogas), também podem ser obtidos, mas geralmente não são solicitados.

Tratamento do Abuso/Dependência de Drogas no Idoso

As abordagens de tratamento do abuso/dependência de drogas no idoso são semelhantes às utilizadas pelos pacientes em outras fases do ciclo vital. Entretanto, considerando-se que o idoso é frágil, o clínico deve ser cuidadoso para não errar por excesso de conservadorismo. Mais especificamente, a hospitalização precoce está indicada quando há evidência de abuso. Por exemplo, o idoso que toma benzodiazepinas cronicamente e parece estar excessivamente letárgico deve ser hospitalizado, apesar do reconhecimento do clínico da causa do problema, e da insistência da família de que o problema pode ser tratado em casa.

O objetivo imediato da hospitalização é a remoção do potencial de toxicidade aguda provocado pela medicação. Se a ingesta de drogas for recente, está indicada a lavagem gástrica. Entretanto, no idoso deve-se ter cuidado para evitar a aspiração. Foi recomendado carvão ativado (30mg) associado à lavagem para a absorção de barbitúricos, álcool e propoxifeno (Ellinwood *et al.*, 1985). Uma vez que o clínico esteja convencido de que tenha sido removido o potencial para a toxicidade aguda, o paciente deve ser transferido para um local em que seja possível a monitoração de perto. A monitoração eletrocardiográfica está com freqüência indicada nas primeiras 24 a 48 horas. Entretanto, a monitoração da respiração é de maior importância, especialmente se o paciente mostra evidência de respiração lenta, rápida ou superficial. Quando não ocorre melhora, podem estar indicadas diálise peritoneal ou hemodiálise.

Uma vez que o paciente tenha sobrevivido aos problemas imediatos da superdosagem, o próximo desafio apresentado para o clínico é o manejo dos sintomas da abstinência. Dependendo da meia-vida da droga, os sintomas de abstinência podem durar de seis horas a oito-10 dias (a meia-vida do flurazepam, por exemplo, pode exceder a 200 horas em um idoso). Durante esse período está indicado o apoio com medicações ou uma droga substituta. Ao mesmo tempo o clínico deve começar a educar o paciente e a família quanto à causa da hospitalização e à necessidade de modificar de forma significativa a terapia medicamentosa ambulatorial para prevenir a recorrência desses problemas. Com a maior parte dos idosos, tal educação e intervenção, no curso de uma hospitalização aguda por problemas de drogas, são eficazes. Os idosos com freqüência não têm consciência dos problemas potenciais do uso de drogas e, quando informados, ficam mais felizes por estarem livres do potencial de futura adicção ou reações tóxicas secundárias a uma medicação.

Entretanto, em alguns casos, o idoso irá continuar a buscar medicações, especialmente analgésicos e compostos semelhantes às benzodiazepinas. Nesses casos, a monitoração cuidadosa de pacientes ambulatoriais e o trabalho com a família oferecem o melhor meio de alcançar-se uma abstinência a longo prazo de drogas com potencial de abuso. Pelo fato de os idosos tenderem a usar a mesma farmácia apesar de terem vários médicos, o contato com o farmacêutico pode ser muito útil na monitoração do uso da droga.

Referências

Adamson J & Burdick JA. Sleep of dry alcoholics. *Arch Gen Psychiatry* 28:146-149, 1973.

American Psychiatric Association. *Diagnostic and Statistical Manual of Mental Disorders,* 3.ed. Washington, DC, American Psychiatric Association, 1980.

————. *Diagnostic and Statistical Manual of Mental Disorders,* 3.ed. Revised. Washington, DC, American Psychiatric Association, 1987.

Armor D, Johnston D, Pollich S *et al. Trends in U.S. Adult Drinking Practices.* Santa Monica, CA, Rand Corporation, 1977.

Baldessarini RJ. *Chemotherapy in Psychiatry.* Cambridge, MA, Harvard University Press, 1977.

Blackwell B. Drug therapy: patient compliance. *N Engl J Med* 289:249-252, 1973.

Blazer D. Drug management in the elderly. *In: Experimental and Clinical Interventions in Aging.* Edited by Walker RF & Cooper RL. New York, Marcel Dekker, pp. 343-354, 1983.

Blazer D & Siegler IC. *A Family Approach to Health Care in the Elderly.* Menlo Park, CA, Addison-Wesley, 1984.

Blum C & Rosner F. Alcoholism in the elderly: an analysis of 50 patients. *J Natl Med Assoc* 75:489-495, 1983.

Bosmann HB. Pharmacology of alcoholism in aging. *In: Alcoholism in the Elderly.* Edited by Hartford JT & Samorajski T. New York, Raven, pp. 161-174, 1984.

Butler RN & Lewis MI. *Aging and Mental Health: Positive Psychosocial Approaches,* 2.ed. St. Louis, MO, CV Mosby, 1977.

Capel WC, Goldsmith BM, Waddell KJ et al. The aging narcotic addict: an increasing problem for the next decades. *J Gerontol* 27:102-106, 1972.

Chaiton A, Spitzer WO, Roberts RS et al. Patterns of medical drug use-a community focus. *Can Med Assoc J* 114:33-37, 1976.

Chowdhury AR, Malmud LS, Dinoso VP. Gastrointestinal plasma protein loss during ethanol ingestion. *Gastronterology* 72:37-40, 1977.

Christopher LJ, Ballinger BR, Shepherd AMM et al. Drug-prescribing patterns in the elderly: a cross sectional study of inpatients. *Age Ageing* 7:74-82, 1978.

Edwards G, Oppenheimer E, Duckitt A et al. What happens to alcoholics? *Lancet* 2:269-271, 1983.

Ellinwood EH, Woody G, Krishnan RR. Treatment for drug abuse (Chapter 90). *In: Psychiatry,* Vol 2. Edited by Michels R & Cavenar J. O. Philadelphia, PA, JB Lippincott, pp. 1-12, 1985.

Ewing JA. Substance abuse: alcohol. *In: Psychiatry,* Vol 2. Edited by Michels R & Cavenar JO. Philadelphia, PA, JB Lippincott, 1985.

Faris D. The prevention of alcoholism and economic alcoholism. *Prev Med* 3:36-48, 1974.

Finlaysen RE, Hunt RD, Davis LJ et al. Alcoholism in elderly persons: a study of the psychiatric and psychosocial features of 216 inpatients. *Mayo Clin Proc* 63:761-768, 1988.

Garver DL. Age effects on alcohol metabolism. *In: Alcoholism in the Elderly.* Edited by Hartford JT & Samorajski T. New York, Raven, pp. 153-160, 1984.

Gersovitz M, Motio K, Munro HN et al. Human protein requirements: assessment of the adequacy of the current recommended dietary allowance for dietary protein in elderly men and women. *Am J Clin Nutr* 35:6-14, 1982.

Glantz M. Predictions of elderly drug abuse. *J Psychoactive Drugs* 13:117-126, 1981.

Glatt MM. Experiences with elderly alcoholics in England. *Alcoholism* 2:23-26, 1978.

Glynn RJ, Bouchard GR, Locastro JS et al. Changes in alcohol consumption behaviors among men in the normative aging study. *In: Nature and Extent of Alcohol Problems Among the Elderly* (Research Monograph Nº 14). Edited by Maddox G, Robins LN, Rosenberg N. Rockville, MD, National Institute on Alcohol Abuse and Alcoholism, pp.101-116, 1984.

Gordon T & Kannel WB. Drinking and its relation to smoking blood pressure, blood lipids and uric acid: the Framingham study. *Arch Intern Med* 3:1366-1374, 1983.

Hanlon JT, Fillenbaum GG, Burchett B et al. Drug-use patterns among Hack and nonblack community dwelling elderly. *Annals of Pharmacology* 26:679-685, 1992.

Helzer JE, Carey KE, Miller RH. Predictors and correlates of recovery in older *versus* younger alcoholics. *In: Nature and Extent of Alcohol Problems Among the Elderly* (Research Monograph N. 14). Edited by Maddox G, Robins LN, Rosenberg N. Rockville, MD, National Institute on Alcohol Abuse and Alcoholism, pp. 83-100, 1984.

Jaffe JH. Drug addiction and drug abuse. *In: The Pharmacological Basis of Therapeutics,* 6.ed. Edited by Gilman AG, Goodman LS, Gilman A. New York, Macmillan, pp. 535-584, 1980.

Kalant H, Kahnna JM, Israel Y. Ihe alcohols. *In: Rinciples of Medical Pharmacology,* 3.ed. Edited by Seemen P, Sellars V, Roschlau WH. Toronto, Canada, University of Toronto Press, pp. 245-253, 1980.

Lamy PP. *Prescribing for the Elderly.* Littleton, MA, PSG Publishing, 1980.

Lamy PP & Vestal RE. Drug prescribing for the elderly. *Hosp Pract* [Off Ed] 11:111-118, 1976.

Law R & Chalmers C. Medicines and elderly people: a general practice survey. *BMJ* 1:565-568, 1976.

Maddox GL & Blazer DG. Alcohol and aging. *Center Reports on Advances in Research (Duke University Center for the Study of Aging and Human Development)* 8:1-6, 1985.

Mellinger GD, Balter MB, Manheimer DI et al. Psychic distress, life crisis and use of psychotherapeutic medications: national household survey data. *Arch Gen Psychiatry* 35:1045-1052, 1978.

Mello NK & Mendelson JH. Clinical aspects of alcohol dependence. *In: Drug Addiction, I: Morphine, Sedative/ Hypnotic and Alcohol Dependence.* Edited by Martin WR. Berlin, Springer-Verlag, pp. 613-666, 1977.

Mellstrom D. Previous alcohol consumption and its consequences for aging, morbidity and mortality in men aged 70-75. *Age Ageing* 10:277-283, 1981.

Muehlberger CW. The physiologic action of alcohol. *JAMA* 167:1840-1845, 1958.

Myers JK, Weissman MM, Tischler GL et al. Six month prevalence of psychiatric disorders in three communities: 1980 to 1982. *Arch Gen Psychiatry* 41:959-967, 1984.

Nashold RD & Naor EM. Alcohol-related deaths in Wisconsin: the impact of alcohol mortality. *Am J Public Health* 71:1237-1271, 1981.

Parker ES, Parker DA, Brodie JA et al. Cognitive patterns resembling premature aging in male social drinkers. *Alcoholism* 6:46-52, 1982.

Pascarelli EF. Drug dependence: an age-old problem compounded by old age. *Geriatrics* 29:109-110, 1974.

Rathbone-McCuan E, Lohn H, Levenson J et al. *Community Survey of Aged Alcoholics and Problem Drinkers*. DHEW Grant #1R18 AAD 1734-01, Final Project Report to DHEW by Levindale Geriatric Research Center, June, 1976.

Ray WA, Federspiel CF, Schaffner W. A study of antipsychotic drug use in nursing homes: epidemiologic evidence suggesting misuse. *Am J Public Health* 70:485-491, 1980.

Ritchie JN. The aliphatic alcoholics. *In: The Pharmacologic Basis of Therapeutics*, 6.ed. Edited by Gilman AG, Goodman LS, Gilman A. New York, Macmillan, pp. 376-390, 1981.

Robins LN, Helzer JE, Weissman MM *et al*. Lifetime prevalence of specific psychiatric disorders in three sites. *Arch Gen Psychiatry* 41:949-958, 1984.

Rossiter LF. Prescribed medicines: findings from the National Medical Care Expenditure Survey. *Am J Public Health* 73:1312-1315, 1983.

Salzman C & van der Kolk B. Psychotropic drug prescriptions for elderly patients in a general hospital. *J Am Geriatr Soc* 28:18-22, 1980.

Schuckit MA. Geriatric alcoholism and drug abuse. *Gerontologist* 17:168-174, 1977.

Schuckit MA, Zisook S, Mortola J. Clinical implications of DSM-III diagnoses of alcohol abuse and alcohol dependence. *Am J Psychiatry* 142:1403-1408, 1985.

Warheit GJ & Auth JB. The mental health and social correlates of alcohol use among differing life cycle groups. *In: Nature and Extent of Alcohol Problems Among the Elderly* (Research Monograph N° 14). Edited by Maddox G, Robins LN, Rosenberg N. Rodkville, MD, National Istitute on Alcohol Abuse and Alcoholism, pp. 29-82, 1984.

Wiberg GS, Samson JM, Maxwell WB *et al*. Further studies on the acute toxicity of ethanol in young and old rats: relative importance of pulmonary excretion and total body water. *Toxicol Appl Pharmacol* 20:22-29, 1971.

Yano K, Rhoads GG, Kajan A. Coffee, alcohol and risk of coronary artery disease among Japanese men living in Hawaii. *N Engl J Med* 297:405-409, 1977.

TRATAMENTO DOS TRANSTORNOS PSIQUIÁTRICOS NO IDOSO

20

Tratamento Farmacológico

Jonathan Davidson, M.D.

O número de indivíduos idosos nos Estados Unidos continua a crescer. Em 1950, aproximadamente 8% da população tinha mais de 65 anos, um número que se espera que cresça para 12% da população, ou 32 milhões de pessoas aproximadamente no ano 2000. Existe um especial aumento no número de indivíduos acima dos 80 anos, que é talvez o grupo mais vulnerável do ponto de vista de problemas de saúde. Tendências semelhantes ocorreram em outros países, como a Grã-Bretanha, onde o número de pessoas entre as idades de 65 e 74 anos cresceu em 1/3 de 1950 a 1981, enquanto o número de indivíduos acima dos 75 anos aumentou em 40%. As pessoas idosas têm maior probabilidade de vivenciar o luto, que também serve como um fator de risco para a doença. Por exemplo, Mor e colaboradores (1986) descobriram um aumento do uso de medicação ansiolítica, álcool e visitas a médicos depois do luto; os cônjuges de luto têm duas vezes maior probabilidade de serem hospitalizados. Uma idéia dos tipos de doença comumente vistas nos idosos pode ser obtida no Estudo de Captação de Área Epidemiológica – ECA (Weissman *et al.*, 1984), que mostrou que os seguintes transtornos são mais freqüentes nos homens acima de 65 anos: prejuízo cognitivo severo, ansiedade fóbica, abuso de álcool e transtorno distímico.

As mulheres mais velhas apresentaram com maior freqüência ansiedade fóbica, prejuízo cognitivo severo, transtorno distímico e depressão maior sem luto.

O tratamento da doença psiquiátrica no idoso é freqüentemente difícil devido à maior probabilidade de doença física crônica concomitante, tais como doenças cardiovasculares, cerebrovasculares e degenerativas associadas, bem como doenças malignas. Os médicos de cuidados primários prescrevem mais medicações psicotrópicas que qualquer outro grupo de profissionais de saúde mental para pacientes acima de 55 anos de idade (Larson *et al.*, 1991), e a importância da educação permanece clara para todas as especialidades médicas com relação à psicofarmacologia geriátrica.

Considerações Farmacológicas e Fisiológicas Gerais

Ao utilizar-se a farmacoterapia é importante reconhecer que as alterações fisiológicas no idoso afetam a farmacocinética e farmacodinâmica da atividade de drogas. Os pacientes com freqüência tomam diferentes medicações que podem levar a problemas de adesão à droga, interações de drogas e doenças iatrogênicas. Numa pessoa idosa por vezes é necessário ter cuidado apenas com a associação de drogas para explicar o aparecimento de novos sintomas. As alterações fisiológicas geralmente significam que a droga que poderia ser bem tolerada por um jovem irá produzir um efeito aumentado com uma dose igual quando utilizada no idoso. É geralmente preferível iniciar o tratamento com não mais que a metade da dose recomendada para o adulto, aumentando-a lentamente.

Os quatro principais processos envolvidos na disposição da droga são: absorção, distribuição, metabolismo e excreção. A absorção de drogas pode ser retardada no idoso como resultado de um dos seguintes fatores: redução da motilidade gástrica e intestinal, mecanismo de transporte epitelial prejudicado ou fluxo sangüíneo intestinal reduzido. Além disso, ocorre redução do fluxo sangüíneo para o fígado em função das artérias cerebrais e coronarianas na velhice. Essas considerações podem ser de importância mais teórica que real, pelo fato de os efeitos das drogas serem com freqüência aumentados nos idosos. Assim, qualquer redução da absorção pode ser mais que compensada por alterações em outros processos que afetam a disposição das drogas.

Muitas drogas são lipofílicas, sendo armazenadas no tecido adiposo. A fração de gordura total do corpo aumenta com a idade de 25 a 45%. Como resultado, há um volume relativamente maior de distribuição disponível para os antidepressivos, antipsicóticos e benzodiazepinas, todos lipofílicos. Inversamente, uma droga hidrofílica como o lítio terá um pequeno volume de distribuição. Outra alteração importante com respeito à distribuição da droga tem relação com a quantidade diminuída de albumina, que está reduzida em aproximadamente 25% entre os 40 e os 60 anos. Muitas drogas são ligadas a proteínas e apenas uma pequena fração é transportada no seu estado ativo ou livre. Mesmo uma redução limitada da fração ligada à proteína irá aumentar a fração livre numa quantidade considerável, assim efetivamente aumentando a quantidade de droga ativa.

O metabolismo da droga geralmente ocorre no fígado; com a diminuição da perfusão, o processo do metabolismo e inativação será retardado e/ou reduzido. As drogas inativadas por glicuronidação são menos afetadas que as drogas oxidadas. As drogas que têm um maior potencial de hepatotoxicidade — por exemplo, clorpromazina e inibidores da monoaminoxidase (IMAOs) — devem ser utilizadas com mais cuidado.

Como regra geral é preferível escolher a droga com o perfil metabólico mais simples. Por exemplo, o haloperidol deve ser preferido em relação à tioridazina, a desipramina em relação à imipramina e o oxazepam em relação ao diazepam, sendo todas as outras características iguais. Um dos mais novos inibidores seletivos da recaptação da serotonina (SSRIs), a fluoxetina, tem uma meia-vida muito longa, e conseqüentemente deve ser utilizada com mais cuidado em idosos.

Outras medicações concomitantes podem afetar o metabolismo das drogas. Metilfenidato, propranolol e neurolépticos podem todos aumentar o nível plasmático das drogas tricíclicas competindo pelas mesmas enzimas metabólicas. Outras drogas, como a fenitoína e os barbitúricos podem induzir as enzimas hepáticas, assim diminuindo o nível plasmático dos tricíclicos.

A eliminação das drogas tem relação não só com a função hepática, mas também com a função renal. A função renal e a perfusão diminuem com a idade; assim, drogas como lítio, dextroanfetamina, fluvoxamina e nortriptilina — todas apresentando excreção renal — provavelmente têm um efeito mais prolongado nos idosos. Os níveis plasmáticos das drogas antidepressivas podem ser aumentados nos idosos devido ao prejuízo da excreção renal (Richey, 1975). A farmacodinâmica das drogas é alterada com a idade como resultado de diminuições no número de receptores, níveis de neurotransmissores e alterações estruturais nos órgãos-alvo. As enzimas monoaminoxidase, catecolamina e indolamina aumentam depois dos 55 anos, o que deve ser parcialmente responsável pela diminuição da concentração de norepinefrina e serotonina na velhice.

Tratamento de Pacientes Psicóticos

Slater e Roth (1972) descreveram o desenvolvimento do primeiro episódio de psicose tipo esquizofrênica na velhice, algumas vezes chamada de parafrenia tardia, um termo que não foi aprovado no DSM-IV (*American Psychiatric Association*, 1994). Slater e Roth observaram a crença de F. Post (1962) de que a "parafrenia" deveria ser vista como uma forma parcial ou incompleta de esquizofrenia, e observaram que Post não distinguia entre os dois transtornos com base na responsividade à droga. Entretanto, parece haver alguma evidência a partir de estudos de antígenos de linfócitos humanos de que a parafrenia difere genética e biologicamente da esquizofrenia (Naguib *et al.*, 1987).

Ela parece ser responsável por 8 a 9% de todas as primeiras admissões hospitalares entre mulheres acima de 65 anos de idade. O transtorno ocorre caracteristicamente em mulheres solteiras, sendo acompanhado por delírios paranóides ou alucinações, mas com nenhuma ou pouca evidência de demência. Aproximadamente 1/3 dos pacientes tem déficit de audição, não sendo o déficit visual raro; 5% têm doença cerebral sem padrões orgânicos. O prognóstico quanto à sobrevivência é melhor que para a demência, e a expectativa de vida é idêntica à da população normal (Kay, 1959). No estudo de F. Post (1962), 27 dos 35 pacientes responderam a doses adequadas de fenotiazinas por um longo período, mas apresentaram uma alta taxa de recaída quando a medicação foi interrompida. Se a parafrenia tardia não for adequadamente tratada com farmacoterapia, a taxa de remissão é tão baixa quanto sete de 23 pacientes, e a doença pode ter um curso crônico. Muitos pacientes com parafrenia de início tardio apresentaram desconfiança e uma tendência duradoura a se isolarem dos outros; conseqüentemente, com freqüência é importante mobilizar todos os sistemas de apoio disponíveis para garantir a adesão à medicação, além de detectar sinais de recaída na primeira oportunidade.

A esquizofrenia de início precoce tende a alterar sua apresentação com a idade: ao invés de apresentar sinais e sintomas positivos marcantes da doença, o paciente idoso com maior freqüência irá apresentar isolamento.

A mania pode ocorrer nos idosos, e foi estimado que entre 6 e 19% dos pacientes idosos internados consecutivamente com transtorno afetivo têm diagnóstico de mania (F. Post, 1984). A coexistência de desorientação no quadro sintomático pode levar à impressão errônea de um estado orgânico. O tratamento da mania no idoso segue os mesmos princípios farmacológicos aplicados a um jovem, sendo necessário um ajuste das doses, havendo maior probabilidade de efeitos colaterais, *clearance* renal diminuído, no caso do lítio, e taxa reduzida de inativação de neurolépticos e carbamazepina.

As psicoses orgânicas são caracteristicamente vistas nos idosos. Elas podem ser provocadas por uma série de estados patológicos, incluindo desequilíbrio eletrolítico; abstinência ou alucinose alcoólica; tumor; infecção, causas metabólicas, endócrinas e iatrogênicas (p. ex., drogas como compostos anticolinérgicos — incluindo anti-histamínicos, antidepressivos e antiparkinsonianos — e antiarrítmicos, esteróides, broncodilatadores, digitálicos, diuréticos e analgésicos). É importante determinar a possível etiologia antes de iniciar um tratamento com neurolépticos. Caso haja urgência em iniciá-lo sem o conhecimento da causa, o clínico deve agir com cuidado, lembrando-se de que é melhor utilizar uma droga com mínimas propriedades anticolinérgicas. A demência pode levar a sintomas psicóticos, tais como delírios paranóides, alucinações ou alterações comportamentais e psicomotoras que responderão a tratamento com medicação antipsicótica.

Drogas Antipsicóticas

As mesmas drogas utilizadas para o tratamento das psicoses nos jovens são também utilizadas para os idosos, sendo as primeiras desse grupo os neurolépticos que bloqueiam os receptores da dopamina. Outras drogas potencialmente úteis, mas menos pesquisadas para o tratamento da psicose no idoso, são o lítio, as benzodiazepinas e a carbamazepina.

As primeiras classes de neurolépticos estão listadas na Tabela 20-1. As fenotiazinas alifáticas são de baixa potência e não são específicas quanto ao seu efeito — ou seja, elas têm um choque sobre uma série de outros sistemas além das vias dopaminérgicas. Elas têm propriedades anticolinérgicas, antiadrenérgicas e sedativas marcantes, além de apresentarem maior probabilidade de produzir toxicidade orgânica do que os outros neurolépticos. As alifáticas contêm um núcleo com três anéis e uma cadeia lateral de átomos de carbono, semelhante aos antidepressivos tricíclicos quando vistas bidimensionalmente, mas diferindo dos antidepressivos quando vistas sob a forma tridimensional ou configurativa. A clorpromazina e a promazina pertencem ao grupo alifático. As fenotiazinas piperidinas também apresentam baixa potência e se assemelham às drogas alifáticas de muitas formas. As fenotiazinas piperidinas incluem tioridazina e seu metabólito, a mesoridazina.

A dose média de cada droga é sugerida na Tabela 20-1. Embora elas geralmente não sejam as drogas de primeira escolha, e apesar de terem mais efeitos colaterais que outros neurolépticos, as fenotiazinas alifáticas e as piperidinas são, em muitos casos, as mais eficazes para os idosos. A dose inicial será determinada por uma série de fatores além da idade do paciente: hidratação, grau de ortostase, função cardíaca, medicações concomitantes e severidade dos sintomas psicóticos são todas considerações importantes. Em quase todos os casos a dose inicial para pessoas idosas será inferior à dose inicial para adultos mais jovens.

Outras classes de drogas neurolépticas apresentam alta potência e não têm esse amplo espectro de atividade, ou seja, são menos sedativos e agem menos sobre o sistema nervoso autonômico periférico, apresentando maior probabilidade de induzir reações extrapiramidais. Entretanto, existe também a probabilidade de surgir a discinesia tardia associada a qualquer neuroléptico. Essas outras classes de neurolépticos incluem: 1) fenotiazinas piperazinas — trifluoperazina, flufenazina, perfenazina, acetofenazina e proclorperazina (embora as duas últimas sejam raramente utilizadas, e a proclorperazina tenha pouco efeito antipsicótico); 2) tioxantenos, como tiotixeno e clorprotixeno; 3) butirofenonas, incluindo o haloperidol; 4) dibenzoxapina, como a loxapina e clozapina; 5) diidroindolonas, como o molindona. A clozapina tem as vantagens de ser clinicamente mais eficaz no tratamento de estados resistentes e de provocar efeitos colaterais extrapiramidais menos severos (ECE) e em menor quantidade, além de reduzir o risco de discinesia tardia.

Efeitos Colaterais das Drogas Antipsicóticas

Os efeitos anticolinérgicos das fenotiazinas piperidínicas e alifáticas incluem boca seca, constipação, prejuízo de ereção, retenção urinária, taquicardia, sudorese diminuída, agravamento de glaucoma de ângulo fechado, prejuízo de memória e níveis variados e *delirium*. Caso esses efeitos sejam perturbadores, o clínico tem três opções: diminuir a dose, trocar para uma medicação com menos efeitos anticolinérgicos ou não alterar a dose e a medicação e acrescentar betanecol, uma droga com efeitos colinérgicos.

Os efeitos antiadrenérgicos consistem em hipotensão ortostática e prejuízo ejaculatório. O primeiro pode ser manejado pela redução da dose ou pela troca para uma medicação com potência mais alta. A hipotensão muito severa, que é mais provável de ocorrer depois da administração parenteral, pode ser tratada pelo uso de levarterenol ou fenilefrina, mas não com epinefrina (os efeitos beta-adrenérgicos não-eliminados diminuirão ainda mais a pressão sangüínea).

Os efeitos extrapiramidais consistem em distonia, sintomas e sinais parkinsonianos (incluindo tremor, rigidez e síndrome do coelho), acatisia, acinesia e discinesia tardia. A acinesia, o parkinsonismo e as reações distônicas agudas respondem às drogas antiparkinsonianas descritas posteriormente neste capítulo (veja "Medicação Antiparkinsoniana"). A acinesia pode apresentar-se como sonolência, letargia, fraqueza e fadiga e pode ser confundida com psicose ou depressão; o diagnóstico diferencial é importante pelo fato de o tratamento ser diferente. A acatisia manifesta-se como inquietação, cãibras musculares, nervosismo, necessidade de caminhar, ansiedade interna ou alguma combinação destes. Nem sempre é fácil reconhecê-la e não deve-se confundi-la com manifestação da doença. Embora a acatisia com freqüência responda às drogas antiparkinsonianas, ela pode não responder e ocasionar a não-adesão ao regime de droga antipsicótica. Entretanto, as benzodiazepinas e os beta-bloqueadores podem ajudar. Ao usar compostos anticolinérgicos para o tratamento desses efeitos colaterais, o clínico deve sempre lembrar que tais drogas podem induzir muitos outros efeitos colaterais, incluindo sintomas psicóticos e *delirium*.

Outros efeitos colaterais de neurolépticos incluem um risco aumentado de convulsões, agranulocitose, icterícia colestática, fotossensibilidade, alterações da condução cardíaca, dano ocular, distúrbio de temperatura e a chamada síndrome neuroléptica maligna. A redução do limiar convulsivante é mais severo com a clozapina e clorpromazina, mas o risco total de convulsões devido a neurolépticos em geral ainda é baixo.

A agranulocitose traz ameaça à vida, mas felizmente é rara, uma complicação de drogas neurolépticas

Tabela 20-1. Classes de neurolépticos e suas doses médias

Categoria	Nome da droga	Dose média (mg/dia)*
Fenotiazinas		
Alifáticas	Clorpromazina	30-300
Piperidínicas	Tioridazina	30-300
Piperazínicas	Trifluoperazina	1-15
	Perfenazina	8-32
	Flufenazina	1-10
Butirofenonas	Haloperidol	2-20
Tioxantenos	Tiotixeno	2-20
	Clorprotixeno	30-300
Dibenzoxapinas	Loxapina	5-100
	Clozapina	25-500
Diidroindolonas	Molindona	5-100

*Embora, na realidade, exista uma grande variação de doses, e a escolha da dose deva ser determinada com base nas respostas individuais, essas doses são suficientes para a maior parte dos pacientes idosos.

que tem maior probabilidade de ocorrer nos primeiros meses de tratamento; 75% de todos os casos ocorreram em pacientes acima dos 50 anos de idade (Holloway, 1974). A clozapina também pode provocar agranulocitose, e por isso o seu uso requer uma monitoração semanal da contagem de células sangüíneas durante o tratamento.

A icterícia colestática também é rara, ocorrendo na maior parte com drogas de baixa potência. Embora a incidência tenha sido estimada em 1%, geralmente considera-se que o efeito colateral tenha diminuído em freqüência e que seu aparecimento, ao invés de ser intrínseco a droga, pode estar relacionado ao processo de fabricação da mesma.

A tioridazina é limitada a uma dose máxima de 800mg/dia; doses diárias acima desse nível estão associadas a um risco aumentado de dano à retina. A síndrome neuroléptica maligna, que apresenta uma taxa de mortalidade de 20%, é caracterizada por hipertensão, hipertermia, sudorese, rigidez muscular e alteração do nível de consciência. Encontra-se elevação da contagem de leucócitos e dos níveis de creatinina fosfoquinase. O dantrolene e a bromocriptina são eficazes na reversão dessa condição. Caso seja necessário reiniciar um neuroléptico, é prudente escolher uma droga de baixa potência, já que a síndrome neuroléptica maligna parece mais provável de ocorrer com medicações de alta potência. A catatonia pode ocorrer e apresenta-se como rigidez, imobilidade e flexibilidade cérea. Isso pode levar a sérias complicações médicas, e a reação pode ser prolongada. A terapia com drogas antiparkinsonianas não é eficaz. Embora muitas dessas reações sejam raras, elas estão entre os efeitos colaterais mais sérios.

As alterações da condução apresentam maior probabilidade de ocorrer com drogas de baixa potência, e houve alguns relatos de sérias arritmias ventriculares, incluindo *torsade de pointes*, com tioridazina; as drogas de alta potência são seguras nesse aspecto.

É necessária uma atenção cuidadosa aos efeitos colaterais dos neurolépticos. Atualmente existe evidência de que essas drogas estão sendo amplamente utilizadas nas populações de casas de repouso, mas com muito pouca supervisão médica (Avorn *et al.*, 1989).

Formas de Administração

Embora os comprimidos e as cápsulas sejam adequados na maior parte dos casos, há circunstâncias especiais nas quais é preferível administrar drogas antipsicóticas na forma líquida ou injetável. As medicações líquidas são vantajosas quando não se sabe ao certo se o paciente está tomando a medicação ou se há dificuldade de deglutição de pílulas ou cápsulas, as quais devem ser administradas sob supervisão, assim garantindo que o paciente de fato tome a medicação. Todos os neurolépticos vêm tanto sob forma de concentrado quanto na forma de elixir. As preparações injetáveis são formuladas para todas as drogas, exceto a melindona e a tioridazina. Também estão disponíveis o haloperidol e a flufenazina injetáveis de depósito (liberação lenta). Os injetáveis também são úteis em situações de não-adesão ou quando há necessidade urgente de controlar um paciente psicótico agudo. A administração intramuscular é adequada em todos as situações, exceto nas menos comuns, mas o haloperidol intravenoso tem sido adotado nas unidades de tratamento intensivo (UTI) de pacientes muito agitados. Uma abordagem sugerida para o manejo do paciente idoso agudamente psicótico e debilitado ou com síndrome cerebral orgânica é a administração de 0,5mg de haloperidol duas a três vezes ao dia inicialmente. Uma seringa de insulina graduada irá facilitar o uso dessas pequenas doses (Granacher, 1979). A dose pode ser ajustada conforme necessário.

Muito em voga no passado, a abordagem da chamada tranqüilização rápida provavelmente não apresenta maior benefício do que o simples uso de doses convencionais. Na tranqüilização rápida o paciente recebe doses intramusculares mais altas que o habitual e/ou doses orais da droga por um período de 24 a 48 horas.

As doses intramusculares de um neuroléptico podem ser suplementadas pelo uso parenteral de uma benzodiazepina, como o lorazepam, para o controle de um paciente psicótico agudamente agitado. Outra indicação para o uso da administração intramuscular é quando a terapia via oral é ineficaz. É possível determinar isso se a falta de resposta do paciente à terapia oral está relacionada à má absorção pelo intestino ou a um alto efeito de primeira passagem. Geralmente, deve-se presumir que uma dose intramuscular equivale a 1/3 a 1/2 da dose oral. Antes de iniciar uma dose total de um neuroléptico injetável de curta ação, é prudente administrar uma dose teste — 2,5mg (0,1cc) de decanoato de flufenazina ou 5mg de decanoato de haloperidol. Nos pacientes idosos, o uso de pequenas doses de flufenazina (2,5-5,0mg) a cada uma a duas semanas é preferível que as injeções mensais. Alguns pacientes idosos com psicose paranóide irão responder a doses de flufenazina de depósito de 5mg, e podem necessitar de um pequeno número de injeções.

Terapia com Drogas Antidepressivas

A depressão é comum nos pacientes idosos que apresentam maior probabilidade de experimentar o luto, ter outras perdas pessoais e declínio na saúde física. A taxa de suicídio aos 65 anos foi estimada em cinco vezes a média nos grupos de pessoas mais jovens, e ela continua a aumentar para os homens na década dos 70 anos. A maior parte dos suicídios entre os idosos está relacionada a problemas associados à doença física (Goodstein, 1985). Também aumenta o número de mortes por outras causas diversas do suicídio entre os idosos. Conseqüentemente, o tratamento eficaz da depressão tem uma série de implicações além do choque a curto prazo.

Antes de iniciar uma terapia com drogas, o clínico deve considerar, no diagnostico diferencial, uma série de causas possíveis para a depressão do paciente, que podem incluir causas endócrinas, metabólicas, cardíacas, hematológicas, infecciosas, induzidas por drogas e outras causas físicas dos sintomas. Além disso, outros estados psiquiátricos podem induzir sintomas de depressão, incluindo luto, demência e *delirium*. As apresentações atípicas de depressão devem também ser reconhecidas, como abuso de álcool, violações da lei e assim por diante.

Ao escolher uma medicação antidepressiva devem ser observados alguns princípios gerais:

1. O clínico deve perguntar sobre tratamentos prévios, prestando bastante atenção ao grau de respostas, tipo e magnitude dos efeitos colaterais, e se as medicações foram adequadamente toleradas. A palavra "alergia" é por vezes utilizada sem um significado claro, e a natureza exata da reação deve ser identificada, já que por vezes vê-se que a reação não era alérgica, mas tinha relação com a dose.
2. Se uma pessoa da família foi tratada com antidepressivos, deve-se saber como foi a resposta. Isso fornecerá informações úteis sobre qual droga poderá ajudar o paciente.
3. É importante identificar-se que outros tipos de medicação um paciente pode estar tomando. Essa geralmente não é uma tarefa fácil, considerando-se que as pessoas idosas podem estar tomando uma série de drogas diferentes e serem incapazes de dizer os nomes sem ajuda. Recomenda-se que os pacientes tragam todas as medicações para a consulta; é interessante fazer com que uma pessoa da família ajude a reunir as medicações. O médico deve especificar a necessidade de trazer as prescrições bem como as drogas compradas sem receita, pois os pacientes e familiares podem não considerar as drogas não-prescritas como "medicações". Devem ser feitas também perguntas quanto ao uso de álcool e de outras substâncias químicas.
4. As pessoas idosas deprimidas podem responder apenas parcialmente ou não responder à terapia com um único antidepressivo, e há uma probabilidade maior de que uma combinação de drogas seja necessária para a obtenção da melhora desejada. Conseqüentemente, o clínico deve ter familiaridade com os tipos de combinações que podem ser eficazes, como administrá-las e os problemas que podem surgir com seu uso.

Os principais grupos de drogas são os antidepressivos tricíclicos e tetracíclicos, os IMAOs, os ISRSs, aminocetonas, triazolopiridinas, lítio, estimulantes e, em raras ocasiões, as azaspironas e triazolobenzodiazepinas. Todos têm seu lugar, embora alguns sejam utilizados apenas raramente. As doses convencionais e categorias de drogas estão listadas na Tabela 20-2.

Antidepressivos Tricíclicos e Tetracíclicos

Os antidepressivos tricíclicos podem ser subdivididos em aminas secundárias e terciárias, de acordo com o número de grupos metil na cadeia lateral. As aminas secundárias são produtos desmetilados da droga terciária de origem. Isso é mostrado na Tabela 20-2, junto com as doses usuais das drogas. Em pacientes idosos, as aminas secundárias são com freqüência mais bem toleradas devido ao seu baixo potencial para efeito colateral, embora alguns pacientes queixem-se de não dormirem tão bem como quando faziam uso de drogas terciárias.

Existe apenas uma droga tetracíclica no mercado atualmente, a maprotilina. Ela assemelha-se mais à amina secundária que aos tricíclicos de aminas terciárias em ação. Como descrito por Richelson (1982), as drogas tetracíclicas têm efeitos amplamente variados sobre diferentes sistemas receptores, incluindo efeitos anti-histamínicos, anticolinérgicos, antiadrenérgicos e antidopaminérgicos.

Tabela 20-2. Classes de antidepressivos estimulantes e suas dosagens médias

Categoria	Nome da droga	Dose média (mg/dia)*
Tricíclicos	Amoxapina	50-300
	Desipramina	10-300
	Nortriptilina	10-150
	Protriptilina	10-40
	Amitriptilina	25-300
	Clomipramina	25-250
	Doxapina	100-300
	Imipramina	25-300
	Trimipramina	25-300
	Carbamazepina	Pouco definida
Tetracíclicos	Maprotilina	25-150
Inibidores da monoaminoxidase	Fenelzina	15-90
	Tranilcipromina	10-60
	L-deprenil	5-40
Inibidores seletivos da recaptação da serotonina	Fluoxetina	5-60
	Paroxetina	10-40
	Sertralina	25-150
Triazolopiridina	Trazodona	50-600
Aminocetona	Bupropion	75-450
Estimulantes	Dextroanfetamina	25-30
	Metilfenidato	5-40
Azaspirona	Buspirona	20-60

*É comum serem necessárias altas doses e elas devem ser alcançadas apenas gradualmente, de acordo com a tolerância do paciente.

A amitriptilina, a doxapina, a trimipramina e a maprotilina têm efeitos anti-histamínicos marcados, e como resultado podem produzir sedação e ganho de peso. Entretanto, precisa ainda ser esclarecido até que ponto o ganho de peso acentuado ocorre nos idosos que utilizam essas drogas. Nesse sentido, temos opinião de que esse efeito colateral é menos comum entre os idosos.

As aminas tricíclicas terciárias imipramina, amitriptilina e doxepina têm marcadas propriedades anticolinérgicas, enquanto as aminas secundárias e a maprotilina são relativamente fracas nesse sentido. Os efeitos anticolinérgicos que foram descritos anteriormente podem provocar grandes problemas em pacientes idosos, principalmente confusão, *delirium*, retenção urinária, prejuízo de ereção, constipação, íleo paralítico e taquicardia. É geralmente preferível evitar uma amina tricíclica terciária como o tratamento de primeira linha em pacientes vulneráveis a essas complicações.

Pensa-se que os efeitos antiadrenérgicos estão relacionados à indução de hipotensão ortostática, embora esse não seja de forma alguma o único fator. O grau de ortostasia presente na linha basal, o uso concomitante de outra medicação hipotensiva e a dose da droga podem influenciar o grau de ortostasia. A nortriptilina é o tricíclico com menor probabilidade de produzir hipotensão ortostática. Roose e colaboradores (1987) mostraram incidências de 7 e 0% de hipotensão ortostática, respectivamente, para a imipramina e a nortriptilina em pacientes com eletrocardiograma normal, comparado a freqüências de 32 e 5%, respectivamente, em pacientes com doença de condução ou insuficiência cardíaca. A ortostasia pode ser potencialmente séria em idosos devido ao risco de queda e fraturas ou outros danos. As medidas que podem ser tomadas para reduzir o risco de ortostasia incluem a adequada hidratação; instruir o paciente para que mude de posição lentamente ou ingira cafeína; ou use triiodotironina ou efedrina. Prefere-se a administração de medicação três a quatro vezes ao dia com base no fato de que os efeitos de alteração da pressão sangüínea provocados pelos antidepressivos estão parcialmente relacionados com o pico do nível plasmático da droga obtido. A administração da dose total ao deitar pode aumentar a possibilidade de um paciente levantar-se da cama à noite e cair. Embora a hipotensão ortostática seja vista como um efeito indesejado da terapia, pelo menos dois estudos mostraram que nos idosos com depressão a presença de marcada queda na pressão sangüínea sistólica ortostática anterior ao tratamento prevê uma alta probabilidade de recuperação da terapia com tricíclicos.

Os efeitos antidopaminérgicos dos antidepressivos são raramente uma fonte de preocupação, com a exceção da amoxapina, que tem um metabólito bloqueador do receptor da dopamina e pode provocar sintomas extrapiramidais.

Existe um risco de convulsões com antidepressivos tricíclicos. Esse risco varia de 1 em 1.000 (0,1%), se não existirem outros fatores predisponentes, até 3 em 100 (3%) sob certas condições (por exemplo, o uso de imipramina em altas doses em pacientes com depressão atípica). Com maprotilina o risco de convulsões é de aproximadamente 0,2% a 2% e um pouco mais alta para a clomipramina. A amoxapina, a maprotilina e a desipramina têm maior probabilidade de provocarem convulsões quando em superdosagem. Existe alguma evidência de que o risco de convulsões associado aos antidepressivos diminui com a idade (Davidson, 1988).

As alterações da condução cardíaca irão ocorrer em alguns pacientes idosos, e deve ser lembrado que as drogas dessa classe agem como antiarrítmicos tipo 1 semelhantes à quinidina. Os intervalos PR, QRS e QT aumentados aparecem no eletrocardiograma (ECG). Em pacientes com função cardíaca normal, a imipramina e a nortriptilina carregam uma incidência de 0,7% de bloqueio atrioventricular de 2:1. Quando o bloqueio de ramo está presente, aproximadamente 18% dos pacientes tratados com imipramina pode apresentar um prolongamento QRS significativo ou bloqueio atrioventricular de 2:1. Os pacientes que já estiverem usando quinidina ou procainamida precisam ter suas doses reavaliadas: por vezes é possível interromper a medicação antiarrítmica e substituí-la por um antidepressivo. O grau de retardo da condução intraventricular induzido por drogas está relacionado com os níveis plasmáticos no caso da nortriptilina. Como uma orientação quanto a procedimentos, recomenda-se que todos os pacientes idosos façam um eletrocardiograma antes do início do tratamento com antidepressivos.

Erupções cutâneas, toxicidade hepática, alterações hematológicas, zumbido no ouvido e mioclono são observados com os tricíclicos. Erupções são mais comumente vistas com a maprotilina do que com outras drogas. As alterações hematológicas são um problema particular com a carbamazepina, uma droga reservada para os casos mais refratários. O mioclono é mais comum com drogas que têm ação serotoninérgica e pode ser tratado com quinidina ou benzodiazepina, por redução de dose ou por mudança de medicação.

Dosagem dos níveis plasmáticos. Há muito interesse no uso dos níveis plasmáticos de pacientes que estão em tratamento. As médias terapêuticas não foram definidas para a maior parte das drogas, mas a dosagem dos níveis plasmáticos é, todavia, útil; entretanto, ainda não faz parte da rotina do manejo dos pacientes. A Força-Tarefa da Associação Americana de Psiquiatria sobre o Uso de Testes Laboratoriais em Psiquiatria (1985) concluiu que vale a pena dosar os níveis de imipramina e nortriptilina em qualquer paciente fazendo uso dessas drogas. A existência de uma janela terapêutica entre 50 e 140ng/mL para a nortriptilina em pacientes com depressão maior endógena está bem documentada. Com níveis superiores e inferiores a essa janela a resposta clínica é menos satisfatória. Se a dose for muito elevada, pode ocorrer deterioração, e o curso adequado corresponderia à menor dose. Um nível mínimo combinado de imipramina e desipramina de 180-200ng/mL está associado à alta probabilidade de sucesso da terapia com imipramina em pacientes com depressão maior. Um nível mínimo de 120ng/mL foi proposto no caso da desipramina. Com respeito à amitriptilina, a literatura é contraditória, mas em geral ela se manifesta mais contra que a favor de qualquer relação entre o nível plasmático e o efeito terapêutico. Existem poucos dados quanto à doxepina, trimipramina, protriptilina, amoxapina e maprotilina.

Há uma série de situações nas quais seria útil sabermos o nível plasmático: 1) caso não haja resposta com uma dose "razoável"; 2) se doses incomumente altas serão ou estão sendo usadas; 3) se se suspeita de não-adesão; 4) quando houver toxicidade pela droga ou efeitos colaterais; 5) na presença de efeitos colaterais que possam ter relação com o nível plasmático, tais como problemas na condução cardíaca com a nortriptilina; 6) antes da introdução de outra droga que afete os níveis plasmáticos ou o metabolismo do antidepressivo tricíclico; 7) se a alteração no estado clínico ocorre depois da mudança para um nome genérico da mesma droga.

Em termos de procedimento, o horário ideal para a coleta de amostra para a determinação do estado de equilíbrio é 10-14 horas após a última dose, quando a droga for tomada uma vez ao dia, e antes da dose da manhã, quando for tomada em doses divididas. A rolha do tubo coletor não deve conter trisbutoxiatil, pois esta substância química força a entrada do fármaco para dentro das hemácias e espuriamente reduz o nível plasmático. O tubo arrolhado azul-escuro de Becton-Dickinson e os tubos Venoject Kimble-Terumo são bons para este fim.

Dose inicial de antidepressivos tricíclicos e tetracíclicos. Recomenda-se iniciar com doses baixas — 25mg dos tricíclicos (exceto protriptilina) e maprotilina, ou 5mg de protriptilina. Em alguns casos, por exemplo em pacientes acima de 75 anos de idade, com má saúde física ou com história de sensibilidade aos efeitos colaterais das drogas, estão indicadas doses iniciais de aproximadamente 10mg. Exige-se a monitoração freqüente na medida em que a dose é aumentada lentamente a cada dois a três dias. Também devem ser checadas a freqüência cardíaca e a pressão sangüínea supina e ereta, bem como sensório, função urinária e intestinal. Os aumentos da dose devem continuar até que haja evidência de melhora, ou até aparecerem os efeitos colaterais. A resposta completa pode demorar muitas semanas, e o clínico não deve ficar impaciente. O paciente e sua família devem ser instruídos sobre o fato de que esse retardo é esperado, e ao mesmo tempo deve-lhe ser dito que os efeitos colaterais devem preceder a melhora. Apesar da recomendação, não há evidência clara de que qualquer tricíclico em especial age mais rapidamente que outro. Algum sinal de resposta em duas semanas prevê um bom resultado final, e caso não haja melhora em três semanas, pouca melhora adicional será obtida com a manutenção da medicação. Em um estudo sobre pacientes deprimidos em geral (ou seja, não necessariamente idosos), a melhora dos seguintes sintomas no final de uma semana diferenciou os responsivos dos não-responsivos à medicação: humor depressivo, ansiedade, hostilidade e aparência depressiva (Bowden, 1984). Sinais iniciais de melhora são com freqüência mais aparentes para a equipe e membros da família que para o paciente. Essas observações, quando feitas pelos outros, podem ser comunicadas ao paciente, que ainda pode estar em dúvida sobre se a melhora pode ocorrer.

Alguns sintomas são vistos como tendo valor de previsão de resultados de sucesso com terapia tricíclica, incluindo: sintomas endógenos, como maior severidade inicial do retardo psicomotor, anedonia, perda de peso e despertar precoce. Entretanto, deve ser observado que a depressão endógena não é comum na sua forma pura, e o destaque que ela tem recebido em manuais repete uma era passada da psiquiatria na qual o conceito de depressão era mais limitado. Pensa-se que a marcada hipocondria, delírios e sintomas "histéricos" prevêem uma má resposta. Entretanto, um tricíclico associado a um neuroléptico tem maior probabilidade de sucesso em pacientes com depressão psicótica (Spiker *et al.*, 1985). A depressão pós-AVC responde a antidepressivos tricíclicos como a nortriptilina.

Duração do tratamento. A duração da terapia com drogas é maior em pacientes idosos, pois a depressão geralmente tem um curso mais demorado nessa população. Em pacientes com idade entre 31 e 50, a extensão natural da depressão varia de 9 a 18 meses, enquanto depois dos 50 seu ciclo dura uma média de 3 a 5 anos (Ayd, 1983). Uma interrupção prematura da terapia ou redução excessiva da dose pode provocar uma recaída da depressão. A extensão desejada da terapia e as médias de recaída na interrupção da droga não foram bem estudadas nos idosos, mas é recomendado um mínimo de 6 meses (Flint, 1992).

Terapia combinada com antidepressivos tricíclicos. As drogas tricíclicas podem precisar de combinação com outras drogas para que seja superada a falta de resposta ou a resposta parcial. O acréscimo de lítio em doses totais pode transformar a resposta parcial em resposta total, especialmente em pacientes com quadro melancólico (Price *et al.*, 1986). Pode ser necessário persistir com o lítio por três-quatro semanas até obter-se a melhora. Existem poucas linhas de orientação na literatura (Austin *et al.*, 1991), talvez por não ser fácil estudar um grande número desses pacientes; entretanto, existe alguma evidência de que o lítio acrescido à terapia tem maior probabilidade de ser eficaz em pacientes idosos com depressão. Uma vantagem dessa abordagem de tratamento é sua relativa segurança.

Podem ser acrescentadas 25ug diárias de triiodotironina; essa abordagem é tão eficaz quanto o acréscimo de lítio às drogas tricíclicas (Joffe *et al.*, 1993). Entretanto, há poucas informações que ajudem o clínico na seleção de pacientes adequados. Pode ser acrescentado um SSRI para potencializar os efeitos de uma droga antidepressiva parcialmente eficaz. Entretanto, deve-se tomar cuidado para que não ocorra a indesejada potencialização dos efeitos colaterais dos antidepressivos tricíclicos, provavelmente relacionada com o marcado aumento do nível plasmático que pode ocorrer quando é acrescentada a fluoxetina.

Inibidores da Monoaminoxidase

A eficácia da fenelzina comparada com a da nortriptilina e do placebo foi demonstrada em pacientes idosos (Georgatas *et al.*, 1986). IMAOs como a fenelzina e a tranilcipromina são um valoroso tratamento de segunda linha para o idoso. Entretanto, o conhecimento de que essas drogas são potencialmente mais perigosas e têm uma margem de segurança menor que todas as outras antidepressivas compensa o inquestionável benefício da terapia com IMAO em pacientes depressivos previamente não-responsivos.

Os IMAOs podem ser agrupados nos tipos hidrazina e não-hidrazina. A fenelzina pertence à primeira categoria, enquanto a tranilcipromina e a deprenil pertencem à segunda. As hidrazinas são ditas mais hepatotóxicas que os IMAOs não-hidrazina, mas o risco parece ser excessivamente baixo. No todo não há diferença na eficácia entre os dois grupos, mas pacientes individuais por vezes respondem melhor a uma droga que à outra; por vezes os efeitos colaterais de uma droga são menos tolerados que os de outras.

Os IMAOs inibem a monoaminoxidase, uma enzima que é um importante regulador da atividade da amina biogênica. Esses agentes são inibidores irreversíveis — ou seja, eles permanentemente inativam o suprimento de enzima disponível. Uma vez interrompido o IMAO, o organismo deve sintetizar novas enzimas antes que os efeitos do IMAO desapareçam. Isso pode levar de 10 a 14 dias, embora no final de uma semana o suprimento de monoaminoxidase possa ter voltado aos 50% do nível basal como resultado da nova síntese. Essas considerações são importantes sob a perspectiva da segurança, já que as restrições de dieta e medicação devem continuar valendo durante esse período de tempo, mesmo que o paciente não esteja mais tomando IMAO. O deprenil é um inibidor B seletivo da MAO em baixas doses, e conseqüentemente é considerado seguro. Entretanto, nessas doses o deprenil é um antidepressivo menos eficaz. Em doses altas ele é mais eficaz, mas não oferece qualquer vantagem quanto à segurança.

Os efeitos anticolinérgicos que com freqüência perturbam a terapia com tricíclicos não preocupam tanto no caso de IMAOs, exceto em altas doses. Conseqüentemente, a terapia com IMAOs está por vezes indicada quando uma droga tricíclica falhou devido aos efeitos anticolinérgicos. Entretanto, o prejuízo da excitação sexual, a constipação e a retenção urinária ocorrem com doses mais altas de IMAO. Os efeitos anticolinérgicos são muito mais pronunciados quando um IMAO é utilizado em conjunto com drogas tricíclicas, antihistamínicas e antiparkinsonianas.

As alterações da pressão sangüínea são problemáticas com os IMAOs: tanto a pressão sangüínea ortostática quanto a sistólica supina podem baixar, causando tontura, fraqueza ou incapacidade de ficar de pé. Por vezes, essas alterações da pressão sangüínea podem ser assintomáticas, e por essa razão é importante checar a pressão sangüínea a cada visita. Descobrimos que a hipotensão induzida pelo isocarboxazida está relacionada com a dose, embora esse não seja o caso da queda ortostática. Essas alterações não ocorrem imediatamente e podem não se tornar aparentes nas primeiras 3 semanas de tratamento. Um suplemento de cloreto de sódio, 2 a 3g/dia, pode ajudar melhorando a hipotensão, embora esse tratamento seja contra-indicado se houver evidência de doença cardíaca ou renal, ou se o paciente deve restringir a ingesta de sódio. Outras medidas que podem ser tomadas são as descritas acima para as drogas tricíclicas, embora deva-se ter muito cuidado com respeito ao uso concomitante de efedrina, pelo fato de essa combinação poder levar a uma crise hipertensiva. Como com os tricíclicos, a ortostase sistólica anterior ao tratamento está relacionada com a evolução, pelo menos no caso da isocarboxazida.

O aumento da pressão sangüínea por agentes vasoconstritores, como tiramina, fenilefrina, fenilpropanolamina, pseudo-efedrina e anfetamina, pode levar a uma crise hipertensiva em pacientes fazendo tratamento com IMAO. A incidência pode chegar a 8% (Rabkin *et al.*, 1984), embora em nossa experiência ela seja muito menor. A taxa de fatalidade é estimada em um em 100.000 pacientes que experimentam crises hipertensivas como resultado da interação entre um agente vasoconstritor e a tranilcipromina. Uma reação hipertensiva devido à interação de qualquer IMAO e um agente vasoconstritor pode ser tratada com administração intravenosa de 5mg do alfa-bloqueador fentolamina, 300mg de diazoxida intravenosa ou infusão de nitroprussiato de sódio. Não se recomenda aos pacientes carregar consigo aproximadamente 50mg de clorpromazina "por precaução", devido à possibilidade de marcada hipotensão, se o autodiagnóstico estiver incorreto. O risco de crise hipertensiva não pode ser totalmente eliminado, mas pode ser substancialmente diminuído por meio de aconselhamento adequado, seleção de pacientes e envolvimento familiar. Uma recomendação mais razoável é a de dar aos pacientes nifedipina (10mg) com instruções para que mastiguem e coloquem sob a língua na possibilidade de uma crise hipertensiva.

Prejuízo do sono, ganho de peso, mioclonos, prejuízo de memória, cefaléia, inquietação e anorexia são efeitos colaterais na terapia com IMAO. A tranilcipromina tem maior probabilidade que as drogas hidrazinas de provocar ganho de peso, anorexia, agitação, cefaléia e insônia. As instruções quanto à dieta, uso de drogas e medicações contra-indicadas para pacientes com IMAOs são descritas por Davidson e colaboradores (1984); as questões sobre a adesão e educação do paciente são descritas por Walker e colaboradores (1984). Antes de qualquer cirurgia eletiva, os IMAOs devem ser interrompidos por pelo menos duas semanas. Entretanto, em uma emergência, um paciente pode se submeter à cirurgia sendo tomadas as devidas precauções pelo anestesista. As sugestões posteriores quanto ao manejo do paciente são dadas em outro momento (Churchill-Davidson, 1965).

Os sintomas extrapiramidais dos IMAOs são raros, mas essas drogas potencializam os efeitos extrapiramidais dos neurolépticos. A monitoração da atividade da plaqueta da monoaminoxidase não está indicada de rotina e há pouca evidência de uma relação entre a inibição enzimática e a resposta clínica a um IMAO, senão para fenelzina em pacientes jovens com depressão atípica. No caso da tranilcipromina, parece que a inibição completa da monoaminoxidase ocorre com doses abaixo das necessárias para o efeito antidepressivo.

A dose é um determinante importante do resultado da terapia com IMAO, no sentido de que um aumento de 15mg de fenelzina, 5mg de isocarboxazida ou 10mg de tranilcipromina pode ser essencial. Em pacientes incapazes de tolerar os efeitos colaterais, mas que sofrem recaídas quando as doses são diminuídas em um comprimido, pode ser suficiente uma diminuição de 1/2 comprimido. Nesse caso, a isocarboxazida tem uma vantagem, já que é o único comprimido de IMAO sulcado: os comprimidos sob a forma de cápsula são mais difíceis de cortar. As doses recomendadas são dadas na Tabela 20-2, e é enfatizada a importância de alcançar a dose máxima tolerada. Recomenda-se que a dose inicial seja baixa — 10mg de isocarboxazida ou tranilcipromina, 5mg de deprenil ou 15mg de fenelzina. A dose pode então ser aumentada a cada poucos dias, um comprimido de cada vez, até quatro ou cinco comprimidos por dia. Caso os efeitos colaterais se tornem um problema, a dose pode ser diminuída, mas se não surgir resposta e efeitos colaterais, a dose pode ser aumentada. A duração da terapia é semelhante à dos tricíclicos. A resposta à fenelzina é mantida durante a terapia de manutenção com o idoso; entretanto, pelo fato de muitos pacientes apenas receberem um IMAO por terem depressão crônica resistente a tratamento com outras drogas, eles podem necessitar de um período mais prolongado de terapia de manutenção.

Os padrões que podem fazer com que o clínico considere o uso de um IMAO no idoso incluem ansiedade fóbica, agitação não-psicótica, ansiedade somática, anergia, depressão induzida pela reserpina ou história prévia de ataques de pânico ou ansiedade crônica. Foi observado que uma série de pacientes idosos com depressão desenvolveu sintomas psicóticos, como delírios paranóides, ou param de comer e apresentam mutismo, ou isolam-se dentro de duas semanas após terem iniciado o tratamento, geralmente com altas doses da droga (50-60mg de isocarboxazida, 75-90mg de fenelzina). Nesses casos o paciente teve história de depressão psicótica prévia ou pode ter apresentado retardo psicomotor. O grau de contribuição desses fatores para toda a diversidade de resultados pode ser muito pequeno, e em geral pensa-se que um IMAO é potencialmente útil em qualquer forma de depressão maior. Alguns têm a opinião de que a tranilcipromina é o IMAO mais eficaz para pacientes idosos com depressão.

Inibidores Seletivos da Recaptação de Serotonina

Desde 1988, o uso de drogas antidepressivas passou por uma modificação fundamental no sentido de que muitos profissionais agora adotam um SSRI como tratamento de primeira ou segunda linha para a depressão. A fluoxetina passou a ser disponível pela primeira vez no mercado em 1988, seguida alguns anos mais tarde pela sertralina e paroxetina. Essas drogas estão livres dos muitos efeitos colaterais cardiovasculares e autonômicos associados aos IMAOs e antidepressivos tricíclicos, e representam um importante avanço na terapia. Entretanto, a fluoxetina e seu metabólito ativo, a norfluoxetina, apresentam meia-vida excepcionalmente longa. Como resultado, alguns dos efeitos colaterais que ocorrem podem persistir por um longo tempo em pacientes idosos. Também há problemas em termos de interações medicamentosas, no sentido de a fluoxetina potencializar significativamente os efeitos dos antidepressivos tricíclicos e de algumas benzodiazepinas. A perda de peso induzida pela fluoxetina no idoso pode ser um problema preocupante (Brymer e Winegrad, 1992). Outras interações podem ocorrer entre a fluoxetina e o ácido valpróico, fenelzina, buspirona e neurolépticos. A experiência com a sertralina e com a paroxetina é mais limitada até o momento.

Aminocetonas

Ao mesmo tempo em que a fluoxetina apareceu no mercado, uma alternativa não-serotoninérgica, o bupropion, também passou a estar disponível. Essa droga catecolaminérgica é bem tolerada pelo idoso e tem um perfil cardiovascular favorável no sentido de causar mínimas hipotensão ou alterações de condução. O risco de convulsão, presente com altas doses de 450mg ou mais, pode ser menor em idosos (Davidson, 1988), sendo a droga bem adequada como um antidepressivo no idoso. Sua principal desvantagem é a necessidade de ser administrado três vezes ao dia na dosagem média máxima de 400-450mg/dia.

Outras Terapias Antidepressivas

A trazodona tem um papel definido no tratamento dos pacientes idosos. O fato de ela não apresentar efeitos anticolinérgicos a coloca numa posição vantajosa em relação aos tricíclicos e tetracíclicos. Os efeitos colaterais incluem sedação, hipotensão e tontura; o priapismo é raro, mas um risco sério. Recomenda-se uma baixa dose inicial de 50mg/dia com aumento progressivo para um máximo de 600mg/dia, que corresponderia aproximadamente à dose de 225mg/dia de um tricíclico. Com a trazodona, a dose hipnótica é com freqüência inferior à dose antidepressiva; esse é um ponto importante, pois pode haver uma tendência a se ficar satisfeito com uma dose antidepressiva inferior à ótima, uma vez que o paciente tenha começado a dormir melhor.

Foi documentado que o ansiolítico alprazolam tem efeitos antidepressivos equivalentes aos dos tricíclicos, e maiores que os do placebo. Entretanto, pode ser que a droga seja menos eficaz em pacientes com melancolia, ou em casos de marcada alteração vegetativa. Uma vantagem do alprazolam é sua falta de propriedades autonômicas e cardiovasculares. As principais desvantagens são sedação, interferência com a memória e possíveis sintomas de abstinência. Embora a dose média recomendada seja de 0,5 a 4mg/dia, a dose média máxima não foi investigada e existem relatos não necessariamente verdadeiros indicando que podem ser precisas doses substancialmente mais altas. Os efeitos do alprazolam a longo prazo precisam ser bem entendidos. Deve-se sempre ter cuidado com a abstinência pela droga, e o paciente e a família devem ser avisados sobre a possibilidade de convulsões na abstinência no caso de interrupção abrupta. Em um estudo (Weissman *et al.*, 1992) foi descoberto que o alprazolam é tão eficaz quanto a imipramina (e placebo) em idosos deprimidos, mas foram observados menos efeitos colaterais; a recaída também foi maior na descontinuação da terapia.

A buspirona, uma droga ansiolítica azaspirona, pode também ter efeito antidepressivo com doses altas – por exemplo, 40-60mg/dia. Geralmente ela não apresenta os efeitos colaterais que caracterizam os tricíclicos e os IMAOs, mas pode provocar agitação, náusea, cefaléia ou delírio. A buspirona pode servir como uma alternativa útil ou associada em pacientes com depressão de difícil tratamento.

A carbamazepina, tricíclico anticonvulsivante, possui alguns efeitos sobre a elevação do humor e pode ser usada no tratamento da depressão refratária (R. M. Post *et al.*, 1986). O uso da droga deve ser precedido de uma completa contagem de células sangüíneas e exame diferencial, testes de função hepática, níveis de eletrólitos e ECG para investigação de arritmias ou alterações da condução cardíaca. A dose inicial de 200mg duas vezes ao dia pode ser gradualmente aumentada em 200mg de cada vez, até chegar a 1.200mg/dia. É recomendada a monitoração do nível sangüíneo, mais por segurança que por razões de eficácia, sendo a média entre 8-12µg/mL. Deve ser feita contagem de células sangüíneas regularmente, e a droga interrompida caso a série vermelha esteja inferior a 4.000.000/mm^3, o hematócrito inferior a 32%, os leucócitos inferiores a 4.000/mm^3, as plaquetas inferiores a 100.000/mm^3 ou os reticulócitos inferiores a 0,3%. Deve também ser solicitado ao paciente ou membros da família que comuniquem imediatamente se o paciente apresentar febre, dor de garganta, úlceras ou sangramento na boca ou qualquer infecção; nesses casos deve ser feita uma avaliação hematológica posterior, e a droga interrompida até a causa ter sido determinada.

Estimulantes

Quase reservados ao monte de sucata da psicofarmacologia, ainda não está claro o papel dos estimulantes no tratamento dos idosos deprimidos. As principais ressalvas em relação a essas drogas tradicionalmente ficaram em torno dos riscos de abuso, dependência e ineficácia. Em pacientes clinicamente doentes com depressão, pacientes em estados de retraimento pós-operatórios e pacientes com depressão pós-AVC, a terapia com drogas estimulantes é com freqüência terapêutica. Uma droga estimulante também está indicada quando os antidepressivos tricíclicos, ISRSs ou outras drogas provocam efeitos colaterais inaceitáveis. A resposta às drogas dessa classe é caracteristicamente rápida, sendo observada melhora em 48 horas. De fato, se não há resposta a uma dose suficiente em três dias, a tentativa com a droga pode ser considerada falha.

Existe uma impressão de que o metilfenidato é preferido para o transtorno de ajustamento, enquanto a dextroanfetamina é mais eficaz para a depressão maior, mas isso precisa ainda ser testado de forma mais rigorosa. Geralmente os estudos duplo-cegos não são conclusivos quanto aos estimulantes, mas essa questão ainda precisa ser mais estudada. Recomendam-se doses iniciais de 5mg de dextroanfetamina e 10mg de metilfenidato. A dextroanfetamina tem uma meia-vida maior que o metilfenidato e pode ser dada uma vez pela manhã, enquanto o último é dado duas vezes ao dia. As doses médias diárias totais são de 2,5 a 30mg para a dextroanfetamina e de 5 a 40mg para o metilfenidato. Em um levantamento realizado (Woods *et al.*, 1986), a dose média diária máxima foi de 12 e 13,5mg, respectivamente, para a dextroanfetamina e o metilfenidato. A melhora do humor, motivação, estado psicomotor, sono, apetite e a melhora total com freqüência permitem a melhora do transtorno clínico subjacente, uma vez que a depressão do paciente tenha sido debelada.

É melhor que a última dose do metilfenidato seja administrada à tarde, pois pode ocorrer insônia como efeito colateral, apesar dos estimulantes em geral não apresentarem efeito colateral indesejado nos idosos.

A terapia com psicoestimulantes pode também estar indicada para potencializar o efeito de uma droga tricíclica, ou para interagir contra os efeitos hipertensivos dos antidepressivos. Isso pode levar a uma hipotensão potencialmente perigosa associada a um IMAO, porém é observado que essa terapia pode ser utilizada em pacientes cuidadosamente selecionados e refratários a tratamento (Feighner *et al.,* 1985).

Terapia de Estabilização do Humor

Lítio

O lítio está indicado no tratamento de pacientes com mania aguda, hipomania e alguns estados esquizoafetivos; ele também está indicado na regulação e profilaxia de transtornos bipolares e unipolares recorrentes. O lítio é excretado pelos rins, e conseqüentemente sua meia-vida é prolongada, em média 36 horas, em pacientes idosos cujo *clearance* renal estará reduzido.

Antes de iniciar a terapia com lítio, deve ser feita uma avaliação incluindo contagem de células sangüíneas com exame diferencial completo, análise da urina, captação de tiroxina e triiodotironina, índice de tiroxina livre, teste do hormônio estimulador da tireóide, eletrólitos, creatinina e ECG. Se a função renal estiver alterada, deve ser feito um teste do *clearance* da creatinina de 24 horas.

Recomenda-se iniciar com uma dose inicial baixa do lítio e aumentar gradualmente conforme o tolerado. Em um paciente idoso agudamente maníaco, 300mg são bem tolerados, os quais podem ser aumentados até 900mg na maior parte dos casos. Devido à meia-vida de 36 horas, o equilíbrio pode não ser alcançado antes de 180 horas, período que o nível sangüíneo levará para ter uma medida significativa. Em pacientes idosos ou com doença clínica, deve ser usada uma pequena dose inicial de 75 ou 150mg. Em pacientes maníacos, o nível sérico desejado do lítio estará variando de 1,0 a 1,4mmol/L. Em pacientes com mania aguda, os efeitos do lítio demorarão dias para aparecer, e é geralmente necessária a terapia neuroléptica concomitante. Em pacientes com hipomania o lítio somente é o bastante. Caso o lítio esteja sendo administrado profilaticamente para um paciente que não tenha sintomas agudos, níveis plasmáticos de 0,4-0,7mmol/L poderão ser adequados. Dosagens mensais ou bimestrais dos níveis de lítio são recomendadas em pacientes idosos. Para uma interpretação adequada do nível de lítio, a amostra de sangue deve ser coletada 12 horas após a última dose.

Discute-se sobre se é melhor administrar o lítio em dose única diária ou em doses subdivididas. Existe alguma evidência de que a dose única está associada à menor poliúria e lesão estrutural do rim.

Os efeitos colaterais benignos podem aparecer precocemente na terapia com lítio, como tremor sutil, náusea, cefaléia, cansaço e poliúria. Outros efeitos colaterais incluem prejuízo da memória, ganho de peso, aumento da tireóide, hipotireoidismo, diabete insípido, psoríase, infecção cutânea e arritmia sinusal.

Em níveis sangüíneos acima de 1,5mmol/L, se sobrepõem os efeitos tóxicos do lítio. Eles consistem em tremor grosseiro, fala desarticulada, ataxia, nistagmo, hiper-reflexia, fraqueza, sonolência, fasciculações musculares e vômitos. Caso não seja tratada, a intoxicação pode progredir e ocorrer alteração do nível de consciência, clonos, convulsões, lentificação do EEG, desequilíbrio eletrolítico, coma e morte. O pronto reconhecimento e manejo da reação tóxica é, por isso, o mais importante. Nessa situação o lítio deve ser interrompido e o paciente monitorado diariamente por ECG e dosagens do lítio e eletrólitos. A ingesta hídrica deve ser aumentada para 5-6 litros ao dia. A administração de uréia intravenosa, 20g, duas vezes ao dia, ou 50-100g/dia EV de manitol aumentará a depuração de lítio por meio da diurese. A aminofilina intravenosa administrada lentamente aumenta o fluxo sangüíneo tubular e diminui a reabsorção tubular do lítio. O lactato de sódio aumenta a excreção do lítio. A hemodiálise pode estar indicada em casos de toxicidade refratária do lítio.

O lítio interage com uma série de drogas, resultando tanto em uma diminuição quanto em um aumento do seu nível sérico. As drogas que podem elevar o nível plasmático do lítio e/ou reduzir a excreção renal incluem diuréticos tiazídicos, espironolactona, trianterene, drogas antiinflamatórias não-esteróides (exceto a aspirina) e possivelmente tetraciclina. Qualquer dessas drogas pode conseqüentemente levar a um estado de toxicidade pelo lítio. Foi relatado que as drogas teofilínicas diminuem os níveis de lítio.

Outras drogas que não alteram diretamente a disposição do lítio podem também levar à toxicidade pelo lítio. Uma interação lítio-neuroléptico pode levar à confusão, efeitos colaterais extrapiramidais e sinais cerebelares; entretanto, isso é raro e não deve impedir o clínico de usar essas associações. A neurotoxicidade aumentada pode resultar da associação entre lítio e fenitoína e entre lítio e carbamazepina. Combinações de altas doses de um IMAO e lítio podem provocar uma síndrome serotoninérgica, com hiperatividade muscular e aumento da temperatura.

É muitas vezes necessário associar lítio e um diurético em pacientes idosos. Se um paciente já estiver tomando o lítio, é melhor checar o nível sérico e diminuir a dose pela metade. Os níveis de lítio e eletrólitos devem então ser monitorados inicialmente pelo menos duas vezes por semana, e a dose ajustada de acordo com os efeitos colaterais e índices sangüíneos. A suplementação de potássio é geralmente recomendada com tiazídicos. Os diuréticos da alça, tais como a furosemida e o ácido etacrínico, provocam menos retenção de lítio que os tiazídicos.

A educação do paciente e da família é uma parte importante do tratamento com lítio. A obtenção e a confiabilidade das informações principais são necessárias para alcançar o benefício máximo e evitar efeitos colaterais potencialmente sérios. Um ponto a ser considerado é o fato de os pacientes com mania nem sempre aceitarem o fato de necessitarem do lítio, e um bom relacionamento médico-paciente de alguma forma irá evitar esse problema. O apoio da família, bons hábitos alimentares, acompanhamento de outras medicações e tratamento adequado de patologias físicas coexistentes também são fatores importantes a serem considerados. Em um paciente geriátrico fazendo uso de lítio, qualquer alteração gastrintestinal, modificação na ingesta de sal, ou alteração no plano de dieta deverá assinalar a necessidade de consultar um médico ou temporariamente reduzir a medicação.

Carbamazepina

Foi demonstrado que a droga tricíclica carbamazepina tem efeitos antimaníacos e função profilática entre os episódios. Alguns pacientes com transtorno bipolar respondem à carbamazepina isoladamente, enquanto outros respondem melhor quando ela é associada a outro estabilizador do humor. Os pacientes bipolares cicladores rápidos podem responder melhor à carbamazepina que ao lítio, e pacientes com raiva e mania paranóide podem responder melhor que aqueles com mania eufórica. O papel da carbazepina no tratamento da depressão não está tão bem estabelecido.

Quando associada a neurolépticos e antidepressivos, a carbamazepina pode diminuir os níveis das drogas nesses grupos, um efeito que pode também ocorrer com os contraceptivos orais, esteróides, teofilina e warfarin. Algumas drogas, incluindo o propoxifeno, diltiazem, verapamil e eritromicina, provocam um aumento nos níveis da carbamazepina. Uma dose inicial de 100mg/dia pode ser cuidadosamente aumentada a cada 2 ou 3 dias até atingir um nível de 6-8ng/mL, desde que não haja efeitos colaterais problemáticos. A indução das próprias enzimas metabolizadoras da carbamazepina pode exigir um aumento da dosagem aproximadamente seis semanas depois.

Não há acordo geral quanto ao horário para a obtenção da contagem de células em pacientes usando carbamazepina. A agranulocitose ocorre em um em 125.000 pacientes fazendo uso da droga. Deve ser obtida uma contagem de células sangüíneas e exame diferencial, com subseqüente monitoração em intervalos de 4 a 8 semanas. Mais importante é a necessidade de resposta rápida se o paciente apresentar febre, dor de garganta ou contusões, que podem indicar supressão da atividade medular óssea. A hepatotoxicidade é rara, as erupções ocorrem em aproximadamente 5% dos casos e outros efeitos colaterais incluem diplopia, sedação, cefaléia, náusea, ataxia e prejuízo de memória.

Valproato

O ácido valpróico (que passa a valproato depois da ingesta) é um anticonvulsivante acíclico, com usos adicionais incluindo controle da mania aguda e prevenção de recorrências. Suas propriedades antimaníacas ficam evidentes duas semanas depois do início do tratamento, e podem ser benéfica na resistência dos cicladores rápidos ao lítio. O ácido valpróico tem geralmente sido utilizado associado a outro mobilizador do humor e antidepressivos, não estando esclarecido seu papel como monoterapia.

Das três formas disponíveis de ácido valpróico, o dvalproex sódico revestido é o mais amplamente usado por causar menos problemas gastrintestinais.

A dosagem varia de 125 a 2.500mg/dia e os níveis plasmáticos devem estar dentro da média de 50-100ng/mL, embora essa recomendação ainda deva ser explorada quanto à média terapêutica para a atividade anticonvulsivante da droga.

Por vezes ocorre sedação, alopécia, alteração de peso, distúrbios gastrintestinais, tremor e ataxia. A hepatotoxicidade é muito rara, mas os testes de função hepática devem ser obtidos a cada 1 a 2 meses. Elevações menores dos testes de função hepática têm pouca conseqüência, embora a elevação da bilirrubina possa ser mais significativa (Schatzberg e Cole, 1991). Os testes de função hepática, contagem de células sangüíneas e níveis séricos de valproato devem ser verificados de tempos em tempos (p. ex., a cada 2 a 4 meses).

O valproato pode ser associado a outros estabilizadores do humor, embora a associação com o clonazepam possa potencialmente levar ao estado de pequeno mal. A fluoxetina e a eritromicina podem, ambas, potencializar os efeitos do valproato.

O valproato pode também ser útil em pacientes idosos com síndrome cerebral orgânica que apresentam uma psicose agitada (Mazure *et al.*, 1992).

Outras Drogas Estabilizadoras do Humor

A fenitoína foi promovida no passado como possuindo efeitos estabilizadores do humor, mas não existem dados convincentes a favor de seu uso em pacientes com transtorno bipolar. Entretanto, alguns dados falam a favor do uso do verapamil, um bloqueador dos canais de cálcio, em jovens com mania, em quem ele se mostrou tão eficaz quanto o lítio em um estudo (Garza-Trevino *et al.*, 1992). Outros bloqueadores dos canais de cálcio como a nifedipina também podem ser úteis.

Tratamento Farmacológico da Ansiedade

Medicações Ansiolíticas e Hipnóticas

As benzodiazepinas suplantaram quase que totalmente os barbitúricos e os propanodióis no tratamento da ansiedade, embora atualmente existam ainda alguns pacientes idosos que ficaram estáveis com um barbiturato por muitas décadas, com os quais há pouca coisa a ser ganha com uma alteração; de fato esses pacientes podem resistir a qualquer tentativa de alteração de seu regime medicamentoso. Existem outros grupos de drogas para o tratamento de pacientes idosos com transtorno de ansiedade, incluindo antidepressivos, anti-histamínicos, neurolépticos e beta-bloqueadores. A nova droga azaspirona-buspirona pode também ser especialmente útil no tratamento de pacientes idosos.

Benzodiazepinas

É sempre importante investigar outras causas de ansiedade, que possam ter os sintomas de apresentação de numerosos transtornos físicos e psiquiátricos. Os fatores desencadeantes podem ser investigados, identificados e manejados de forma adequada. A terapia farmacológica de primeira escolha na ansiedade primária é a benzodiazepina. Embora todas as benzodiazepinas sejam igualmente eficazes, existem importantes diferenças nos perfis de metabolismo e efeitos colaterais. Também é possível que as *triazolobenzodiazepinas* (p. ex., alprazolam) difiram de outras benzodiazepinas com respeito à tolerância cruzada, que pode ter importância prática no manejo das reações de abstinência.

O triazolam é uma droga de ação curta com uma meia-vida de até 4 horas. As drogas de ação curta à intermediária incluem o alprazolam, lorazepam, oxazepam e temazepam. As drogas de ação prolongada incluem o flurazepam, diazepam, clordiazepóxido, clorazepato e prazepam. O oxazepam e o lorazepam, metabolizados por conjugação, não produzem metabólitos ativos e têm menor probabilidade de apresentar efeitos colaterais cumulativos. Embora as benzodiazepinas de curta ação ofereçam uma vantagem sobre as drogas de longa ação a esse respeito, elas têm algumas desvantagens, como o potencial para os efeitos de abstinência e insônia de rebote, e a necessidade de se administrar a droga em doses divididas em vez de em uma dose única diária.

Os efeitos colaterais das benzodiazepinas consistem em sedação, sonolência, letargia, prejuízo de memória e cognitivo, ataxia, hostilidade paradoxal, agravamento da apnéia do sono, pesadelos, alucinações, disartria, diplopia, nistagmo, fraqueza e depressão. A ansiedade pode ser intensificada se as drogas interferirem com a respiração. Os efeitos da benzodiazepina serão potencializados pelo álcool, outros sedativos, anticonvulsivantes, IMAOs, tricíclicos sedativos, neurolépticos sedativos e anti-hipertensivos.

As indicações clínicas para benzodiazepinas incluem insônia (veja abaixo), transtorno de ansiedade generalizada, transtorno de estresse pós-traumático, transtorno do pânico, estados agudos de ansiedade ou agitação e abstinência pelo álcool. As benzodiazepinas são por vezes úteis como adjunto da terapia antidepressiva em pacientes deprimidos ansiosos ou agitados, ou em pacientes deprimidos que necessitam de tratamento com uma amina tricíclica secundária, mas que não estejam dormindo adequadamente. A insônia induzida pelo IMAO também pode responder a uma benzodiazepina. No controle de ataques de pânico, o alprazolam e o clonazepam podem ser particularmente úteis.

As doses de início no idoso serão de 1/2 a 1/3 da dose utilizada para pessoas jovens. As doses sugeridas para o início do tratamento são de 2-5mg/dia de diazepam, 10mg/dia de oxazepam, 0,25-0,5mg/dia de alprazolam e 2mg/dia de lorazepam. As doses podem ser aumentadas a cada poucos dias até que seja obtido o efeito desejado ou surjam efeitos colaterais. Recomenda-se que sejam feitas tentativas de redução da dose ou interrupção da medicação depois de algumas semanas de uso e de apresentar o tratamento para o paciente tanto como uma medida a curto prazo ou se o paciente tiver um quadro de ansiedade crônico, como um tratamento intermitente a ser utilizado em conjunto com outras abordagens. É questionável a questão de se a terapia diária a longo prazo com benzodiazepinas é eficaz ou está indicada, exceto em casos raros, e se existe um risco real no idoso de produção de toxicidade cumulativa. Existe a chance de sintomas de abstinência, psicose ou outra descompensação maior em uma série de pacientes com uso de benzodiazepinas a longo prazo em doses-padrão (Tyrer et al., 1983). Uma redução da dose diária numa média de 10% por dia é recomendada na abstinência pela droga.

Outros Ansiolíticos

A buspirona é uma droga ansiolítica que difere em muitos aspectos das benzodiazepinas. Ela não é sedativa, não interage com o álcool e não apresenta tendência ao abuso; pode demorar mais tempo para a obtenção do alívio dos sintomas, pelo menos na percepção do paciente. A dose inicial é de 5mg duas vezes ao dia, sendo aumentada conforme o necessário até 60mg ao dia. Alguns pacientes que se acostumaram e que respondem bem às benzodiazepinas não acham que a buspirona auxilie tanto.

Pelo fato de não serem conhecidas todas as implicações do uso das benzodiazepinas a longo prazo, devem ser consideradas as vantagens de baixas doses de antidepressivos tricíclicos como a doxepina, trimipramina ou nortriptilina, que com freqüência oferecem um alívio adequado da ansiedade.

Os beta-bloqueadores podem ser úteis no manejo da ansiedade somática, embora os efeitos colaterais preocupantes nos idosos incluam tontura, hipotensão, depressão, agravamento do estresse respiratório, diabete, bradicardia e insuficiência cardíaca. Entretanto, alguns indivíduos que recebem beta-bloqueadores por outras razões ainda se queixam de ansiedade; logo, o papel dos beta-bloqueadores como agentes ansiolíticos parece estar limitado nesse grupo etário.

Pacientes com doença cerebral orgânica que apresentam ansiedade e agitação não-psicótica podem responder melhor a um neuroléptico que à benzodiazepina. As drogas não-sedativas de alta potência como o haloperidol (dose inicial de 0,5mg) e tiotixeno (dose inicial de 1mg) são bem toleradas e não apresentam a probabilidade de provocar efeitos extrapiramidais. As drogas de baixa potência têm maior probabilidade de afetar a função autonômica.

Há uma abordagem alternativa com os anti-histamínicos, que podem estar indicados em pacientes com doença pulmonar obstrutiva crônica. Podem ser utilizadas doses diárias de 10-25mg de hidroxizina ou difenidramina. Os efeitos colaterais incluem os associados a todos os anticolinérgicos, como descrito nas seções anteriores deste capítulo.

Manejo Farmacológico da Insônia

Quando decide-se deve usar uma droga hipnótica e por quanto tempo, é importante o clínico considerar os seguintes pontos: 1) A causa foi adequadamente identificada? A polissonografia foi utilizada? 2) O paciente está tomando outra medicação que pode interagir com o hipnótico? A medicação poderia ser a causa da insônia? 3) A síndrome da apnéia do sono está presente? 4) Que efeitos colaterais o hipnótico produz e qual é o perfil metabólico da droga? 5) São as seguintes as contra-indicações relativas à terapia com benzodiazepinas em pacientes idosos: abuso prévio de substâncias; falta de sistema adequado de apoio; roncos pesados; prejuízo das funções renal, hepática e pulmonar; potencial suicida (Reynolds et al., 1985).

Uma benzodiazepina está indicada no caso de tratamento a curto prazo, e um agente dessa classe pode também ser útil em pacientes com insônia crônica que faça parte do quadro de transtorno de ansiedade generalizada. As doses de manutenção das benzodiazepinas em pessoas idosas devem ser mais baixas que as utilizadas nos jovens. A medicação deve ser administrada 30 a 60 minutos antes da hora de se deitar à noite, e devem ser dadas orientações para que não seja dada a medicação pelo menos uma-duas noites por semana. É importante dar informações a respeito de possíveis complicações durante o dia, como ressaca, sedação, esquecimentos, e assim por diante.

O zolpidem, uma droga não-benzodiazepínica e uma imidazopiridina, é um hipnótico de curta ação sem relaxante muscular e efeitos anticonvulsivantes. É um hipnótico eficaz na dose de 5mg/dia. Os estudos sobre o zolpidem em idosos revelam um retardo na excreção e baixa incidência de sedação e ataxia. Outros efeitos colaterais incluem náusea, diarréia, tontura, cefaléia e distorções perceptivas.

Devem ser utilizadas outras abordagens da higiene do sono, tais como instruir o paciente para que não utilize a cama para atividades antitéticas ao sono, como fazer a lista de contas a serem pagas, a lista do supermercado e assim por diante. Outras abordagens não-farmacológicas foram enfatizadas por Reynolds *et al.* (1985).

Medicação Antiparkinsoniana

Não há uma opinião clara sobre se as medicações devem ser dadas rotineiramente para prevenir efeitos colaterais extrapiramidais induzidos por neurolépticos. Na profilaxia com neurolépticos de baixa freqüência, a freqüência de ECEs não é muito diferente (Stramek *et al.*, 1986), mas com drogas de alta potência como o haloperidol a freqüência de ECEs é reduzida em três vezes por meio da profilaxia de rotina (Stramek *et al.*, 1986; Winslow *et al.*, 1986). O fato de um idoso apresentar ECEs será determinado pela idade, condição física e sistema nervoso central, bem como pela dosagem da droga selecionada, para considerar apenas alguns fatores. Em geral, aproximadamente 20-40% de todos os pacientes tratados com neurolépticos apresentarão ECEs.

A maioria dos agentes antiparkinsonianos tem efeitos colaterais anticolinérgicos, embora a amantadina seja uma exceção nesse aspecto. As drogas anticolinérgicas, anti-histamínicas, beta-bloqueadores e benzodiazepinas são eficazes no tratamento dos ECEs.

Por exemplo, as seguintes drogas são classificadas como anticolinérgicas: benzotropina (1-4mg/dia), biperideno (2-6mg/dia), etopropazina (50-600mg/dia), prociclidina (5-15mg/dia) e triexafenidil (2-15mg/dia). Existem duas drogas anti-histamínicas, a difenidramina (25-150mg/dia) e a orfenadrina (50-200mg/dia). Qualquer uma destas drogas provavelmente é eficaz no tratamento da maior parte dos casos de ECEs.

Os agentes antiparkinsonianos de segunda linha são o propranolol (10-40mg/dia) e o diazepam (2-10mg/dia) para a acatisia que não responde a outras drogas. Pode por vezes ser difícil reconhecer a acatisia. A amantadina (100-300mg/dia) é uma droga não-anticolinérgica que apresenta efeitos dopaminérgicos, constituindo-se em uma alternativa útil de tratamento, embora dispendiosa.

As formas injetáveis de benzotropina, a difenidramina e a orfenadrina estão disponíveis para os ECEs severos. O lorazepam e o diazepam intravenosos também podem ser utilizados na distonia aguda.

Farmacoterapia da Demência: Estimulantes e Vasodilatadores Cerebrais

A perda do funcionamento do tecido cerebral resulta na síndrome cerebral orgânica, caracterizada por uma diminuição na capacidade intelectual, perda de memória, desorientação e juízo prejudicado. Em contraste com a síndrome cerebral orgânica aguda, que é reversível quando a causa desencadeante é removida, a síndrome cerebral orgânica crônica é insidiosa, e seu tratamento é empírico e de menor sucesso.

A má nutrição contribui para o prejuízo da cognição no idoso. Os lipídios plasmáticos têm um papel importante no desenvolvimento de síndrome cerebral orgânica secundária à aterosclerose, de forma que o colesterol sérico não deve exceder 220mg/dL e o nível de triglicerídios deve permanecer abaixo de 150mg/dL (Frederickson, 1974). A dieta baixa em colesterol contendo não mais que 30% de calorias diárias é benéfica. A gordura animal saturada deve ser eliminada tanto quanto possível, o exercício regular, a interrupção do hábito de fumar e o controle da pressão sangüínea são importantes (Walker e Brodie, 1980). Descobriu-se que a maior parte dos pacientes idosos hospitalizados (Whanger e Wang, 1974) faz dietas inadequadas, com baixo folato e baixa vitamina B_{12}. Foram recomendados suplementos vitamínicos diários para todos os pacientes acima de 65 anos (Verwoerdt, 1976).

Os vasodilatadores podem ter algum efeito limitado em pacientes com demência vascular de leve à moderada, mas não são eficazes para pacientes com as formas mais severas dos transtornos. O ciclandelato (800-1.200mg/dia) e a papaverina (150mg/dia) são vasodilatadores musculares leves que podem provocar rubor, hipotensão e cefaléias. O ácido nicotínico (0,5-3g/dia) dilata os vasos sangüíneos cutâneos. A nilidrina (9-48mg/dia) e a isoxsuprina (30-60mg/dia) são beta-agonistas que aumentam o fluxo sangüíneo. Embora sejam indicados como possivelmente efetivos para sintomas associados com insuficiência cerebrovascular, não há evidências conclusivas de que tais drogas sejam úteis em pacientes com doença de Alzheimer.

Os mesilatos ergolóides, comercializados como as drogas de combinação Hydergine, parecem ser mais eficazes que outros vasodilatadores. O Hydergine é uma mistura de quatro alcalóides do *ergot* e foi originalmente comercializado como um vasodilatador antagonista alfa-adrenérgico, mas a combinação possui outros atributos, incluindo atividade agonista em sítios de receptores serotoninérgicos e dopaminérgicos. Quando administrados por 12 semanas em doses de até 7,5mg/dia, foi constatado que os mesilatos ergolóides reduzem a confusão, o prejuízo da memória recente, a depressão e a labilidade emocional (Dysken, 1987). Depois de seis meses foi observada uma melhora em comparação com o placebo; nesse período, nenhum paciente fazendo uso de mesilatos de ergolóides deteriorou, enquanto muitos pacientes com placebo deterioraram. A droga está atualmente sendo testada em pacientes com doença de Alzheimer. Embora a dose média recomendada seja de 1mg três vezes ao dia, isso pode não ser adequado para todos os pacientes; em alguns podem ser necessárias doses mais altas de 9mg. Os efeitos colaterais são raramente problemáticos. A preparação sublingual pode provocar irritação local, e por vezes podem também ocorrer náuseas e distúrbios gastrintestinais. A medicação vem em comprimidos, cápsulas líquidas, líquido e comprimidos sublinguais.

Outros tratamentos foram utilizados em pacientes com demência, devendo todos ser considerados como experimentais e de eficácia não comprovada. Esses incluem fisostigmina, colina, lecitina e tetraidroaminoacridina (THA). Cada uma destas terapias é discutida no Capítulo 12 na seção sobre drogas que melhoram a cognição em pacientes com doença de Alzheimer. Foram tentadas outras terapias, incluindo antagonistas dos opiáceos e oxigênio hiperbárico, mas não se mostraram de sucesso.

O gerovital H_3 é um interessante composto que não está mais disponível, mas se mostrou promissor para a melhora do prejuízo de memória, atenção e concentração (para mais detalhes, veja a seção sobre Gerovital H_3 no Capítulo 1). O uso do piracetam, um derivado cíclico do ácido gama-aminobutírico (GABA), resultou em alguma melhora geral em pacientes com diagnóstico de síndrome cerebral orgânica.

Considerações Especiais

É importante para o médico compreender os fatores que determinam a adesão e o comportamento de uso de drogas, como salientado por Salzman (1982).

A baixa acuidade visual pode dificultar a leitura do rótulo da medicação e levar o paciente a trocar um comprimido por outro que se assemelhe ao primeiro. As alterações artríticas podem dificultar a abertura de um vidro seguramente fechado, cortar um comprimido pela metade ou dosar um líquido. Todavia, a adesão é provavelmente maior em pacientes idosos, mas pode ser adversamente afetada pelo aparecimento de efeitos colaterais, bem como pelo fato de que muitos pacientes tomam múltiplas medicações, pois a adesão pode ter uma relação inversa com o número de medicações que a pessoa toma. As drogas mais comumente usadas nos grupos de idosos são digoxina, hidroclorotiazida, hidroclorotiazida-triamterene, propranolol, diazepam, aspirina e múltiplas vitaminas (Stewart, 1986).

O seguinte exemplo de um perfil medicamentoso de um paciente ambulatorial, tomado de nossa própria prática clínica, ilustra as indagações e problemas em torno das questões de adesão e ao fato de ter que ser dedicado um tempo considerável ao manejo da medicação em cada visita. Um homem de 66 anos estava recebendo as seguintes medicações: aspirina, 325mg, uma-duas-quatro vezes ao dia; Cerumenex, uma gota no ouvido, quando necessário; cloreto de potássio, 10%, 1 colher de chá pela manhã; nitroglicerina, 0,4mg, 1 comprimido sublingual, se necessário; diltiazem, 30mg, 1 comprimido, quatro vezes ao dia; tetraciclina, 250mg, 1 cápsula de 12/12 horas; sulfametoxazol, 500mg, 2 comprimidos duas vezes ao dia; xilocaína a 5%, administrada quando necessário; oxibutinino, 5mg, 1 comprimido, três vezes ao dia, se necessário; L-triptofano 500mg, 3 comprimidos, quatro vezes ao dia; fenelzina 15mg, 2 comprimidos, duas vezes ao dia; trifluoperazina, 2mg, 2 comprimidos, duas vezes ao dia; e clordiazepóxido 10mg, 1 comprimido, quatro vezes ao dia, se necessário. O paciente era casado, mas sua mulher não conseguia ajudar a manter sua medicação organizada — ela estava tomando medicação para depressão e tinha seus próprios problemas de saúde, o que significava que o paciente precisava cuidar dela por um prolongado período de tempo. Outra pessoa significativa pode definitivamente ajudar na adesão à medicação, mas por vezes isso pode despertar dificuldades em deixar o controle para um terceiro na questão de tomada da medicação. Uma olhada nesta lista também ilustra o problema enfrentado por um paciente ao ter que julgar se e quando tomar medicações conforme a necessidade, tendo que tomá-las de acordo com muitos horários diferentes e manter-se constantemente ciente das precauções quanto à dieta e às medicações necessárias para o uso de IMAO. O uso de uma lista escrita e instruções auxiliam muito no manejo desse caso. Foi observado que instruções verbais isoladas estão associadas à menor adesão quando comparadas a orientações escritas (Wandless e Davie, 1977).

As questões do *custo da medicação* são observadas por muitos médicos de forma inadequada, e nem sempre é fácil tanto para o paciente quanto para o médico a obtenção de preços comparativos. Esse tópico foi estudado por Weiner e colaboradores (1983) e indica-se para o leitor esse artigo para uma discussão mais completa, mas alguns dos princípios podem ser sintetizados aqui:

— os produtos genéricos são mais baratos que a marca original;
— as drogas novas são mais caras que as que estão no mercado já há algum tempo;
— as drogas mais novas que são as únicas representativas de sua classe química são vendidas a preços mais caros, pelo fato de os fabricantes tentarem recuperar os altos custos do desenvolvimento;
— as preparações contendo doses maiores custam menos por miligrama que as contendo doses menores;
— as prescrições de grandes quantidades de medicações podem com freqüência ser adquiridas na farmácia por um preço mais barato que as prescrições de quantidades menores.

Algumas drogas como a clorpromazina e o lítio são muito baratas, enquanto o L-triptofano, com indicações menos claras, tem um custo alto. Uma desvantagem do uso de drogas genéricas é que, de vez em quando, elas não são bioequivalentes para um determinado paciente que tenha previamente ficado estável com o produto do nome da marca original.

Ao se prescrever para os idosos é necessário iniciar com *doses baixas*, como descrevemos para cada um dos principais grupos de drogas neste capítulo, e aumentar a dose lentamente, prestando atenção ao quadro sintomático, ao estado fisiológico do paciente, bem como ao surgimento de efeitos colaterais. Sob controle cuidadoso, muitos pacientes idosos podem, de fato, finalmente tomar toda a dose terapêutica da droga. Entretanto, em pacientes com mais de 70 anos, as exigências quanto à dose podem ser menores que a para os pacientes mais jovens. Um exemplo disto é o achado de que os níveis terapêuticos de nortriptilina podem ser alcançados com doses de apenas 30mg/dia em pacientes idosos (Dowling *et al.*, 1981). Pode, com freqüência, ser necessário ajustar a dose de outras medicações ou mesmo interrompê-las como parte do manejo psicotrópico.

A *coordenação com outros médicos* é por vezes importante e não deve ser negligenciada. É necessária uma revisão freqüente e é adequado periodicamente confirmar com outros familiares e com o paciente se entenderam as condições especiais e restrições em relação à medicação. Embora haja um esforço para dar medicação pelo período mais curto de tempo, deve ser reconhecido que os pacientes idosos com freqüência necessitam de medicação a longo prazo.

Assim como é essencial medicar quando há a necessidade, é importante não medicar desnecessariamente. Foi mostrado, por exemplo, que os problemas de conduta relacionados à demência podem ser tratados de forma eficaz por procedimentos educacionais, com um declínio resultante de 72% no uso da droga antipsicótica e uma diminuição de 36% do uso de restrições (Ray *et al.*, 1993).

Para a obtenção dos melhores resultados na farmacoterapia de pacientes idosos, geralmente são necessários cuidados e habilidade maiores que os habituais; quando isso é feito, mesmo os desafios mais difíceis podem apresentar resultados recompensadores.

Referências

American Psychiatric Association. *Diagnostic and Statistical Manual of Mental Disorders,* 4.ed. Washington, DC, American Psychiatric Association, 1994.

Austin MVP, Souza FGM, Goodwin GM. Lithium augmentation in antidepressant-resistant patients: a quantitative analysis. *Br J Psychiatry* 159:510-514, 1991.

Avorn J, Dreyer P, Connelly K *et al.* Use of psychoactive medication and the quality of care in rest homes: findings and policy implications of a statewide study. *N Engl J Med* 320:227-232, 1989.

Ayd F. Continuation and maintenance antidepressant drug therapy. *In: Affective Disorders Reassessed, 1983*. Edited by Ayd FJ, Taylor I, Taylor B. Baltimore, MD, Ayd Medical Communications, pp. 73-99, 1983.

Bowden CL. Early signs of response to antidepressants. *International Drug Therapy Newsletter* 10:5-6, 1984.

Brymer C & Winegrad CM. Fluoxetine in elderly patients: is there cause for concern? *J Am Geriatr Soc* 40:902-905, 1992.

Churchill-Davidson HC. Anesthesia and monoamine oxidase inhibitors. *BMJ* 1:520, 1965.

Davidson JRT. Seizures and bupropion: a review. *J Clin Psychiatry* 50:256-261, 1988.

Davidson JRT, Zung WWK, Walker JI. Practical aspects of MAO inhibitor therapy. *J Clin Psychiatry* 45 (7, Sec 2):78-80, 1984.

Dawling S, Crome P, Braithwaite RA *et al.* Nortriptyline therapy in elderly patients: dosage prediction from plasma concentrations at 24 hours after a single 50-mg dose. *Br J Psychiatry* 139:413-416, 1981.

Dysken M. A review of recent clinical trials in the treatment of Alzheimer's dementia. *Psychiatric Annals* 17:179-196, 1987.

Feighner JP, Herbstein J, Damlooji N. Combined MAOI, TCA and direct stimulant therapy of treat ment-resistant depression. *J Clin Psychiatry* 46:206-209, 1985.

Flint A. The optimum duration of antidepressant treatment in the elderly. *International Journal of Geriatric Psychiatry* 7:617-619, 1992.

Frederickson D. Atherosclerosis and other forms of arteriosclerosis. *In: Principles of Internal Medicine*, 7.ed. Edited by Wintrope MW, Thorn GW, Adams RD *et al.* New York, McCraw Hill, pp. 1225-1235, 1974.

Garza-Travino E, Overall JE, Hollister LE. Verapamil *versus* lithium in acute mania. *Am J Psychiatry* 149:121-122, 1992.

Georgatas A, McCue RE, Hapworth W *et al.* Comparative efficacy and safety of MAOIs *versus* TCAs in treating depression in the elderly. *Biol Psychiatry* 21:1155-1166, 1986.

Goodstein RK. Common clinical problems in the elderly. *Psychiatric Annals* 15:299-312, 1985.

Granacher RP. Titrating intramuscular dosages for elderly patients (letter). *Am J Psychiatry* 136:997, 1979.

Holloway D. Drug problems in the geriatric patient. *Drug Intelligence and Clinical Pharmacy* 8:632-642, 1974.

Joffe RT, Singer W, Levitt A *et al.* A placebo-con trolled comparison of lithium and triiodothyronine augmentation of tricyclic antidepressants in unipolar refractory depression. *Arch Gen Psychiatry* 50:387-393, 1993.

Ray DWK. Observations on the natural history and genetics of old age psychoses: Stockholm material, 1931-1937. *Proceedings of the Royal Society of Medicine* 52:791, 1959.

Larson DB, Lyons JS, Hollmann AA *et al.* Psychotropics prescribed to the US elderly in the early and mid, 1980s: prescribing patterns of primary care practitioners, psychiatrists and other physicians. *International Journal of Geriatric Psychiatry* 6:63-70, 1991.

Mature CM. Valproate treatment of older psychotic patients with organic mental syndromes and behavioral dyscontrol. *J Am Geriatr Soc* 40:914-916, 1992.

Mor V, McHonrey C, Sherwood S. Secondary morbidity among the recently bereaved. *Am J Psychiatry* 143:158-163, 1986.

Naguib M, McGriffin P, Levy R *et al.* Genetic markers in late paraphrenia – study of HLA antigens. *Br J Psychiatry* 150:124-127, 1987.

Post F. The impact of modern drug treatment on old age schizophrenia. *Gerontologia Clinica (Basel)* 4:137-141, 1962.

———. Affective disorders in old age. *In: Handbook of Affective Disorders*. Edited by Paykel ES. New York, Guilford, p. 393-402, 1984.

Post RM, Uhde TW, Roy-Burne P *et al.* Antidepressant effects of carbamazepine. *Am J Psychiatry* 143:29-34, 1986.

Price LH, Charney DS, Heninger GR. Variability of response to lithium augmentation in refractory depressions. *Am J Psychiatry* 143:1387-1392, 1986.

Rabkin J, Quitkin FM, Harrison W *et al.* Adverse reactions to monoamine oxidase inhibitors, I: a comparative study. *J Clin Psychopharmacol* 4:279-288, 1984.

Ray WA, Taylor JA, Meader KG *et al.* Reducing antipsychotic drug use in nursing homes: a controlled trial of provider education. *Arch Intern Med* 153:713-721, 1993.

Reynolds CF III, Kupfer DJ, Hoch CC *et al.* Sleeping pills for the elderly: are they ever justified? *J Clin Psychiatry* 46 (2, Sec 2):9-12, 1985.

Richelson E. Pharmacology of antidepressants in use in the United States. *J Clin Psychiatry* 43 (11, Sec 2):4-1, 1982.

Richey DP. Effects of human aging on drug absorption and metabolism. *In: The Physiology and Pathology of Human Aging*. Edited by Goldman R, Rockstein M, Sussman ML. New York, Academic Press, pp. 59-94, 1975.

Roose SP, Glassman AH, Giardina EGV *et al.* Tricyclic antidepressants in depressed patients with cardiac conduction disease. *Arch Gen Psychiatry* 44:273-280, 1987.

Salzman C. Basic principles of psychiatric drug prescription for the elderly. *Hosp Community Psychiatry* 33:133-136, 1982.

Schatzberg AF & Cole JO. *Manual of Clinical Psychopharmacology*. Washington, DC, American Psychiatric Press, 1991.

Slater E & Roth M. (eds.) Aging and the mental disorders of the aged. *In: Clinical Psychiatry*. London, Balliere, Tindall & Cassell, pp. 580-586, 1972.

Spiker DG, Weiss JC, Dealy RS *et al.* The pharmacological treatment of delusional depression. *Am J Psychiatry* 142:430-436, 1985.

Stewart RB. Applied pharmacology in the elderly: an overview of the Dunedin program. *In: Dimensions of Aging*. Edited by Bergener M, Ermini M, Staehlin HB. New York, Academic Press, pp. 221-226, 1986.

Stramek JJ, Simpson GM, Morrison RL *et al.* Anticholinergic agents for prophylaxis of neuroleptic-induced dystonic reactions: a prospective study. *J Clin Psychiatry* 47:305-309, 1986.

Task Force on the Use of Laboratory Tests in Psychiatry. Tricyclic antidepressants-blood level measurements and clinical outcome: an APA Task Force Report. *Am J Psychiatry* 142:163-169, 1985.

Tyrer PJ, Owen R, Dowling S. Gradual withdrawal of diazepam after long-term therapy. *Lancet* 1:1402-1406, 1983.

Verwoerdt A. *Clinical Geropsychiatry*. Baltimore, MD, Williams & Wilkins, 1976.

Walker JI & Brodie HKH. Neuropharmacology of aging. *In: Handbook of Geriatric Psychiatry*. Edited by Busse EW, Blazer DG. New York, Van Nostrand Reinhold, pp. 102-124, 1980.

Walker JI, Davidson JRT, Zung WWK. Patient compliance with MAO inhibitor therapy. *J Clin Psychiatry* 45 (8, Sec 2):78-80, 1984.

Wandless I & Davie JW. Can drug compliance in the elderly be improved? *BMJ* 1:359-361, 1977.

Weiner RD, Coffey CE, Campbell CP *et al.* The price of psychotropic drugs: a neglected factor. *Hosp Community Psychiatry* 34:531-535, 1983.

Weissman MM, Tischler GL, Holzer CE *et al.* Six month prevalence of psychiatric disorders in three communities. *Arch Gen Psychiatry* 41:959-971, 1984.

Weissman MM, Prusoff B, Sholomskas A *et al.* A double-blind clinical trial of alprazolam, imipramine, or placebo in the depressed elderly. *J Clin Psychopharmacol* 12:175-182, 1992.

Whanger AD & Wang HS. Vitamin B_{12} deficiency in normal aged and psychiatric patients. *In: Normal Aging*, Vol 2. Edited by Palmore E. Durham, NC, Duke University Press, pp. 63-72, 1974.

Winslow RS, Stillner V, Coors DJ *et al.* Prevention of acute dystonic reactions in patients beginning high-potency neuroleptics. *Am J Psychiatry* 143:706-710, 1986.

Woods SW, Tesar GE, Murray GB. *et al.* Psychostimulant treatment of depressive disorders secondary to medical illness. *J Clin Psychiatry* 47:12-15, 1986.

21

Dieta, Nutrição e Exercícios

Robert J. Sullivan Jr., M.D.

Simplesmente por chegar à velhice pode-se garantir a um indivíduo que sua dieta foi nutritiva o suficiente para mantê-lo saudável. Isso não é uma proeza em um período em que a longevidade humana chegou a limites previamente desconhecidos na história. À medida que a idade aumenta, os hábitos alimentares ao longo da vida necessitam de reavaliação periódica. A deterioração das papilas gustativas e da sensação olfatória torna alguns alimentos menos saborosos. Com o início da doença, as alterações nos hábitos de vida podem alterar as exigências da dieta. Tanto as pessoas idosas quanto as responsáveis pelos cuidados das mesmas devem ter consciência dos problemas potenciais com a nutrição e a dieta para responderem adequadamente aos desafios da velhice.

O hábito de exercícios e os padrões de dieta são comumente negligenciados por muitos idosos. Poucos indivíduos sabem como o vigor diminui a cada hora de indolência. Mas o declínio ocorre até afetar adversamente a capacidade de a pessoa responder às exigências da vida diária. A redução gradual da atividade física, que com freqüência acompanha a velhice, está também associada a uma diminuição do apetite. Pelo fato de uma ingesta equilibrada de nutrientes depender da ingesta de alimentos variados, um prejuízo alimentar sutil pode se seguir a uma alimentação falha. Este capítulo investiga como a dieta, a nutrição e os exercícios contribuem para o vigor na velhice.

Nutrição

A ciência da nutrição envolve o estudo da ingesta de alimentos para promover o crescimento e substituir tecidos danificados ou gastos. Os idosos são vulneráveis a problemas de nutrição como resultado de problemas de saúde característicos de sua idade. Nesta seção são explicados padrões estabelecidos de nutrição e resultados de avaliações feitas com o uso desses padrões apresentados.

Documentando o Estado Nutricional

Os clínicos que cuidam de idosos são geralmente chamados para avaliar o estado nutricional em situações nas quais uma *história da dieta* revela ingesta inadequada. Além da história, diversas ferramentas estão disponíveis para a quantificação de um prejuízo.

Tabelas altura/peso padronizadas, que servem para a avaliação nutricional de indivíduos jovens e na meia-idade, são menos confiáveis nos idosos devido à perda de altura pela compressão das vértebras, fraturas, cifose e colapso de disco vertebral. Da mesma forma, os geriatras, ao contrário, passam a documentar reservas de proteína e gordura e a avaliar a função da imunidade.

A avaliação das *reservas de proteína do corpo* envolve dois componentes. Os armazenamentos de proteína somática são avaliados pela medida da circunferência da parte mediana do braço para determinar a massa muscular, embora isso exija alguma habilidade e experiência para que seja feita com precisão (Grant *et al.*, 1981). As reservas viscerais de proteínas são determinadas pela medida dos níveis séricos de várias substâncias marcadoras; destas, a hemoglobina e a albumina sérica são as mais amplamente aceitas.

A avaliação das *reservas de gordura* do corpo permite a determinação das reservas de energia. Estudos de imersão em água (Jackson *et al.*, 1985) são precisos, mas difíceis, e demandam tempo para serem feitos. Técnicas mais novas utilizando impedância bioelétrica, diluição de trítio e medida de absorção por duplo fóton (Sergi *et al.*, 1993) são tecnicamente interessantes para pesquisas, mas envolvem um equipamento complexo, além de dispendiosas. A medida da dobra da pele com compasso de calibre é facilmente feita no consultório ou ao lado do leito e permanece o padrão para o trabalho clínico diário (Clark *et al.*, 1993).

Os testes cutâneos, para determinar a atividade dos linfócitos T, são úteis na avaliação da função do *sistema imunológico*. É utilizada a injeção intradérmica de antígenos fúngicos como a *Candida* ou *Trichophyton*, aos quais virtualmente todas as pessoas saudáveis reagem. Deve haver disponibilidade de antígenos frescos para injeção e o teste leva 48 horas para ser interpretado (Grant *et al.*, 1981). Uma contagem total de linfócitos inferior a 1.500/mL é útil como evidência de uma dieta inadequada e pode ser rapidamente determinada por contagens sangüíneas de rotina.

Para a maioria das pessoas, uma história da dieta, associada ao registro de peso, espessura da prega do tríceps, circunferência da parte mediana do braço, nível de hemoglobina, nível de albumina e uma contagem de linfócitos totais irão permitir a avaliação adequada do estado nutricional. Quando aplicados a pessoas idosas saudáveis, observa-se que esses parâmetros estão em concordância com as normas nacionais para todos os grupos etários (Burns *et al.*, 1986), sugerindo que, quando ocorrem anormalidades, eles realmente indicam má nutrição e não apenas alterações relacionadas à idade.

Perfil da Ingesta Calórica ao Longo da Vida

Uma série fascinante de estudos de ratos feita há mais de cinco décadas sugeriu que a modificação da dieta pode prolongar a vida (McCay *et al.*, 1939). A alimentação espartana ajudou esses ratos a viverem por mais tempo. A limitação calórica total foi mais importante que a limitação de gordura ou proteínas isoladas, e não houve déficit essencial de nutrientes. O programa ideal iniciou com limitação na juventude e se estendeu ao longo da vida do animal de laboratório. A razão precisa para a maior longevidade ainda não está clara. A partir da análise recente de dados de estudo longitudinal em humanos, ficou claro que o baixo peso nos idosos não é necessariamente benéfico, mas que a obesidade também é um problema significativo (Andres, 1980). Logo, há um interesse ativo em determinar o peso ideal das pessoas ao longo da vida (Andres, 1985).

Variação das Necessidades Nutricionais em Função da Idade e Saúde

Com base em dados recentes, parece que para a maior parte das pessoas o envelhecimento não está associado a necessidade de suplementos especiais na dieta. As necessidades calóricas variam com o nível de atividade individual e devem ser ajustadas de acordo. A checagem do peso regular é a melhor forma de monitorar a ingesta calórica. Um peso costumeiramente estável significa a continuidade de uma boa saúde.

Quando surge a doença, as exigências nutritivas podem se alterar dramaticamente. A maior parte dos indivíduos compensa isso espontaneamente ou possui suficientes reservas para passar por situações agudas. Se ocorre uma doença crônica, o que é freqüente em pessoas idosas, será necessária uma atenção específica para garantir a nutrição adequada. Como resultado da perda de peso, pode ocorrer insuficiência cardíaca, insuficiência pulmonar, insuficiência renal, infecção crônica e depressão, muitas vezes em proporções substanciais. Estudos em pacientes com câncer têm apontado substâncias humorais como parcialmente responsáveis pela anorexia que acompanha e, com freqüência, precede manifestações clínicas explícitas de neoplasia (Odell, 1978). A demência é acompanhada por perda de peso, mas a etiologia desse processo permanece desconhecida. Os mecanismos subjacentes da modulação do apetite necessitam de elucidação posterior para que possamos exercer uma maior influência sobre essa função vital.

A nutrição está com freqüência comprometida no curso da doença aguda. Observou-se má nutrição em pacientes hospitalizados numa média variando de 17 a 44% para pacientes clínicos e de 30 a 65% para pacientes cirúrgicos (Bienna *et al.*, 1982). A cicatrização prejudicada de feridas (Irvin, 1978) e a imunocompetência reduzida (Mullen, 1980) foram atribuídas à má nutrição. Devido à grande ocorrência de problemas de nutrição entre os pacientes hospitalizados, é essencial registrar o peso na admissão e a cada três dias. Os testes laboratoriais a serem feitos incluem: níveis de albumina e contagem de linfócitos. A privação nutricional alcança proporções críticas quando um paciente não recebeu uma ingesta substancial durante um período de 10 dias, ou sofre uma perda de peso excedendo 10% do peso da linha basal.

Dieta

Com base na discussão precedente sobre nutrição, as recomendações quanto à dieta podem ser feitas para o consumo do alimento diário para chegar a objetivos específicos de saúde. A manipulação da dieta encontra-se dentro da tradição da medicina preventiva, secundária e terciária. Uma dieta bem proporcionada pode prevenir a ocorrência de má nutrição, obesidade, ou caquexia (prevenção primária). Em casos de doença como carência de ferro, um suplemento pode curar uma enfermidade já presente (prevenção secundária). Em doenças como insuficiência cardíaca, a modificação da dieta pode controlar o seu curso, o qual não seria curável apenas pela dieta (prevenção terciária). A seguinte discussão explora as alternativas de dieta na doença e na saúde.

Alcançando uma Dieta Adequada

As pessoas vivem até a velhice em muitas sociedades, apesar dos hábitos de dieta que variam amplamente. Os estudos de padrões de doença mostram que as preferências de dieta afetam os tipos de doença experimentados por membros da população. As informações obtidas a partir desses "experimentos naturais" levaram a recomendações específicas de dieta para aprender os aspectos benéficos de uma culinária específica. Cada nova geração tem acesso a alternativas de dieta que seus predecessores nunca poderiam ter imaginado. Comidas congeladas, alimentos irradiados, vegetais híbridos e lanches rápidos não existiam até há pouco tempo. A mobilidade da população expandiu o intercâmbio das culturas, resultando no fato de muitas comidas de muitas partes do mundo serem amplamente conhecidas e apreciadas. Essas tendências anunciam maiores oportunidades de se alcançar uma dieta saudável.

Impedimentos para que haja uma dieta adequada. Ao longo de suas vidas, as pessoas buscam satisfazer suas necessidades básicas de abrigo, alimento e segurança. Por vezes, elas encontram dificuldades inesperadas para garantir essas necessidades. Em termos de dieta, existem tanto grandes quanto pequenos eventos que impõem problemas ameaçadores.

As *barreiras sociais* são, amiúde, citadas como exercendo uma importante influência sobre a dieta de pessoas idosas. Recursos financeiros inadequados, má habitação e limitações em programas de benefícios dificultam a dieta balanceada (*Massachusetts Department of Public Health,* 1976). A segurança de acesso e a distância de grandes mercados de alimentos são problemas de pessoas que residem em grandes cidades. Indivíduos de áreas rurais vivenciam um isolamento semelhante quando perdem a habilidade de dirigir ou membros da família partem. A morte de um cônjuge ou empregada que preparava as refeições pode ser um choque devastador. Sem os meios de ter alimento à mesa, ninguém pode ter uma dieta balanceada.

Mesmo quando a comida adequada está disponível, as *alterações sensoriais* podem interferir na ingesta de dieta adequada. As pessoas que comem sozinhas com freqüência deixam de preparar comidas sofisticadas ou variadas, com um conseqüente declínio no volume e na variedade do consumo. Os problemas dentários reduzem os tipos de comida que podem ser mastigados (Wayler *et al.*, 1984). Limitações visuais devido à catarata ou ao glaucoma tornam problemática a preparação e o consumo de alimentos. O medo de sujar as roupas publicamente em uma mesa com comida pode levar as pessoas com deficiência visual a se isolarem de refeições em grupo e interações sociais associadas. Com o aumento da idade ocorrem modificações sutis na gustação. A doença ou o uso de medicação pode provocar um choque semelhante. Particularmente estressantes são os efeitos de disosmia ou disgeusia (olfato e paladar alterados), pelos quais aromas ou sabores comuns são percebidos como desagradáveis (Schiffman, 1983). Alterações substanciais na preferência alimentar são uma conseqüência inevitável.

As *medicações* podem aumentar a necessidade de suplementos específicos de dieta (Watkin, 1983). O trimetropim e a dilantina estão associados ao aumento da necessidade de vitaminas D e K e de ácido fólico. Quando são utilizados barbitúricos, colestiramina e aspirina, são necessários suplementos extras de ácido fólico, ferro e vitamina C na dieta. O álcool, a neomicina, a colestiramina e a colquicina influenciam a absorção de vitamina lipossolúvel. A lista é interminável. Pelo fato de os tratamentos serem geralmente breves e os nutrientes abundantes numa dieta normal, raramente são encontrados prejuízos.

Uma vez que é crônica e progressiva, a função anatômica alterada com a idade pode modificar as exigências de dieta de modos nem sempre facilmente superados com uma dieta normal. A gastrite atrófica, com freqüência não detectada clinicamente, afeta a absorção de muitos fatores nutricionais, com registros tanto de reduções quanto de elevações (Krasinske *et al.*, 1986). A alteração do tempo de trânsito intestinal na velhice é um fator importante. Felizmente, na ausência de remoção cirúrgica ou alteração da integridade intestinal, as pessoas idosas geralmente absorvem nutrientes suficientes para permanecerem saudáveis caso suas dietas contenham uma combinação suficiente de componentes necessários.

Dieta como Terapia Preventiva (Prevenção Primária)

Em algumas circunstâncias, a modificação da dieta é capaz de aliviar a doença, se não curá-la completamente. Com o passar do tempo, podem ser esperados mais problemas de saúde, dos quais citamos alguns exemplos a seguir.

Desidratação. Os idosos perdem a sensibilidade à desidratação (Phillips *et al.*, 1984), especialmente se ficam demenciados (Seymour *et al.*, 1980) ou se estiverem recebendo diurético. A terapia requer a manutenção suficiente de ingesta de água de forma que o corpo possa fazer ajustes normais para manter a integridade renal e o equilíbrio hidreletrolítico. É recomendada uma ingesta mínima de líquidos de 2.000mL/dia. Suco, chá, café, leite e outros líquidos na dieta diária são combinados no cálculo do consumo hídrico total.

Aterosclerose. O valor do nível de colesterol sérico normal na redução do risco de doença cardiovascular está bem determinado (Kuske e Feldman, 1987). A modificação da dieta pode ter um grande papel na redução dos níveis de colesterol sérico, produzindo involuções em lesões ateroscleróticas (Kannel, 1986). AVC, infarto do miocárdio, claudicação, insuficiência renal, diminuição da visão e outros processos degenerativos são favoravelmente influenciados pelo ajuste. O álcool provoca um aumento na taxa de lipoproteínas de alta densidade se consumido em quantidades modestas de 62 gramas ou menos diariamente (Friedman e Lieber, 1983).

Embora o controle do colesterol tenha um valor desconhecido para os indivíduos jovens, não há certeza quanto à ênfase dessa modalidade para os idosos. É possível que importantes modificações na dieta levem a uma diminuição do paladar e redução da ingesta ou um programa de nutrição desequilibrado nas pessoas idosas. É razoável permitir que o colesterol das pessoas entre 80 ou 90 anos suba acima das normas publicadas.

Diverticulose. No passado, pensava-se que a fibra irritasse o cólon com divertículos. Entretanto, dispositivos de registro intraluminal revelaram subseqüentemente que o aumento da ingesta de dieta com fibras realmente reduz a pressão e conseqüentemente poderia contribuir para a redução da formação de divertículos. Estudos epidemiológicos de populações conhecidas como consumidoras de dietas ricas em fibras apóiam essa conclusão. Por essa razão, e por razões mencionadas em outras partes deste capítulo, a dieta com fibras hoje é enfatizada como um constituinte dietético diário.

Câncer. Alguns componentes da dieta são sabidamente carcinogênicos. As nitrosaminas, produzidas por gorduras pingando sobre as brasas de carvão e redepositadas com a fumaça de carne grelhada ou defumada, são consideradas exemplos. Alimentos conservados em sal são também suspeitos (Sugimura e Sato, 1983). O câncer de estômago está diminuindo nos Estados Unidos, onde as comidas defumadas ou salgadas não são consumidas de forma freqüente em comparação com alimentos conservados por outros métodos.

A fibra na dieta pode proteger contra o câncer por diversos mecanismos. Ela acelera o trânsito do bolo fecal no organismo enquanto elimina elementos nocivos (incluindo ácido deoxicólico e ácido litocólico), assim reduzindo o tempo de contato com o intestino

(Hill *et al.*, 1971). A incidência relativamente baixa de câncer de cólon em países em desenvolvimento é explicada em parte pelo alto conteúdo de fibras das dietas primitivas (Armstrong e Doll, 1975). Entretanto, o alto consumo de fibras pode provocar problemas em algumas pessoas. Alguns minerais e drogas são ligados por fibras da dieta, assim reduzindo sua absorção. A produção aumentada de gás resultante da ação bacteriana sobre a fibra intestinal pode ser fisicamente desconfortável e socialmente constrangedora. No total, entretanto, as vantagens do aumento da fibra na dieta excedem os problemas.

Apesar das evidências científicas sugerindo correlações entre os constituintes da dieta e o câncer, não existe unanimidade de opinião a respeito de modificações específicas da dieta para a redução do risco de câncer (*Committee on Diet, Nutrition and Cancer*, 1982). Fatores como o fumo ou poluentes ambientais e carcinogênicos podem ter uma influência muito maior que a dieta (Pariza, 1984).

Dieta como Intervenção Terapêutica (Prevenção Secundária)

Em estados de doença que envolvem um discreto prejuízo de nutrientes, muitas vezes é possível curar a condição suplementando a ingesta do item necessário.

Deficiência de Ferro. O ferro é encontrado na carne vermelha e em certos vegetais. A maior parte dos idosos mantém reservas suficientes de ferro por meio do consumo da dieta normal. A perda aguda de sangue, como a resultante de trauma, ou a perda sangüínea crônica, como ocorre no sangramento gastrintestinal oculto, são razões comuns do prejuízos de ferro. Sempre que se encontra diminuição da reserva de ferro é fundamental investigar a origem da perda sangüínea. Uma vez feito o diagnóstico e restabelecida a estabilidade corporal por tratamento eficaz, um prejuízo de ferro pode ser tratado por suplementos dietéticos. O curso usual da terapia normaliza as reservas de ferro em 3 a 6 meses.

Deficiência de lactase. Muitos adultos gradualmente perdem a habilidade de digerir a lactose, o açúcar do leite, como resultado de um declínio constante dos níveis de lactase intestinal a cada ano que passa. A deficiência de lactase cria sintomas desconfortáveis de produção de gases, diarréia e cólicas uma a duas horas depois da ingesta de derivados do leite. O grau de declínio da lactase é variável e algumas pessoas devem evitar todas as comidas que contêm lactose.

O alívio dos sintomas é alcançado pela eliminação total dos derivados do leite por um período de três dias. A reintrodução dos alimentos irá então determinar a situação na qual os sintomas reaparecem. O leite tratado com acidófilos e o iogurte contêm bactérias que digerem a molécula de lactose, assim diminuindo a necessidade de lactase endógena. Alguns queijos também têm pouca lactose. Muitas pessoas encontram produtos específicos derivados do leite que podem ser consumidos sem desconforto.

Dieta e Controle da Doença (Prevenção Terciária)

Em certas doenças, as alterações nutricionais podem ter uma influência positiva no controle do choque ou progressão de um processo patológico.

Osteoporose. A causa da osteoporose não está clara. Ela tem relação com uma complexa interação entre vitamina D, cálcio e estrógeno dentro do corpo, associada à atividade de carregar peso. Cifose, fraturas de quadril e colapso de vértebras espinhais estão entre as seqüelas comuns dessa doença, que estima-se resulte em mais de 70.000 fraturas anuais. Muito poucas pessoas querem parecer velhas e curvas, e então a busca do controle da osteoporose é estimulada por meio tanto de considerações cosméticas quanto médicas.

A deficiência de cálcio na dieta entre as pessoas idosas é comumente encontrada quando são feitos levantamentos comunitários a respeito de hábitos alimentares. Considerando-se que os ossos deficientes em cálcio são fracos, a lógica sugere que suplementos de cálcio poderiam reduzir o choque da osteoporose. Entretanto, lamentavelmente, pode haver conseqüências inevitáveis da suplementação de cálcio. O desconforto intestinal é comum com sintomas de inchaço e dor gástrica. Pode ocorrer constipação, por vezes de grandes proporções. A absorção excessiva de cálcio pode levar à formação de cálculos renais. Esses efeitos colaterais talvez sejam aceitáveis caso a integridade óssea seja mantida. Foi observado que a administração de fluoreto influencia o equilíbrio do cálcio de forma favorável criando um aumento da densidade óssea. A suplementação de altas doses de fluoreto provoca irritação da parede do estômago. Lamentavelmente, os novos ossos formados em resposta à ingesta suplementar de fluoreto são frágeis e podem não melhorar a capacidade de carregar peso ou a resistência a fraturas tanto quanto esperado (Bernstein e Cohen, 1967).

Regulação da glicose. O diabete requer múltiplas intervenções para ser controlado com sucesso, e uma das mais importantes envolve a dieta. É importante chegar a um peso ideal por meio da redução da ingesta calórica total em casos de resistência à insulina, nos quais a obesidade é um fator de contribuição. A manutenção dos níveis de açúcar no sangue o mais próximos do normal quanto possível é essencial para que seja evitada a deterioração microvascular. A atenção ao equilíbrio e *timing* da dieta é a base de todos os esforços terapêuticos de regulação da glicose, assim reduzindo as complicações da doença.

Modificação do volume vascular. Em pacientes com insuficiência cardíaca e algumas formas de hipertensão, tenta-se limitar o volume intravascular limitando a ingesta de sódio na dieta. O edema pode ser reduzido e a pressão sangüínea normalizada por sua intervenção relativamente simples. Infelizmente o sódio é encontrado em muitos alimentos sendo difícil evitar sua ingesta. Muitas pessoas acham que a comida sem sal não tem sabor e conseqüentemente não é apetitosa. Quando a ingesta não pode ser diminuída ou se mostra ineficaz, pode ser necessária a terapia com diurético para que o equilíbrio de sódio seja alterado.

Em pacientes com insuficiência renal que desenvolvem edema, a restrição de sódio pode ser prejudicial caso ela crie uma redução no volume vascular que leve à perda da pressão de perfusão renal. Essa doença requer cuidados especiais com ajuste preciso da dieta para otimizar a função.

Doença sistêmica. Nos exemplos anteriores, os componentes discretos da dieta são suplementados ou alterados para o manejo de prejuízos específicos. Muitas doenças necessitam de amplas intervenções na dieta para a remoção de uma série de efeitos colaterais desencadeados pelo processo patológico subjacente. As infecções sistêmicas criam exigências metabólicas numa época em que o paciente pode não querer comer. Os pacientes que tiveram um AVC podem não conseguir comer devido à paralisia, confusão ou por estarem inconscientes. O amplo aumento da dieta é necessário para compensar as exigências da doença em tais situações. Felizmente, estão amplamente disponíveis os suplementos alimentares que contêm um conjunto equilibrado de nutrientes adaptados para consumo como uma bebida, por infusão através de uma sonda alimentar, ou por infusão diretamente na veia, se necessário. Os hospitais e serviços de cuidados a longo prazo empregam nutricionistas capazes de reconhecer e tratar prejuízos associados à limitação da dieta impostos por má saúde e em soluções recomendadas.

Recomendações Dietéticas Específicas

Valendo-se da discussão precedente, uma série de sugestões de dieta pode ser apresentada a indivíduos saudáveis. Podem então ser feitos ajustes para preencher as exigências especiais impostas pelas doenças.

Calorias e água. A ingesta hídrica total deve ser acima de 2.000mL/dia. As calorias de todos os tipos devem ser de aproximadamente 30kcal/kg, com atenção dada à alteração de peso como indicação de sucesso do manejo.

Proteína. A ingesta protéica diária deve ser de aproximadamente 12,5% das calorias totais. Foi observado que altos níveis de consumo de proteína diminuem o cálcio corporal por meio do aumento do trabalho renal (Marsh *et al.*, 1980), podendo também contribuir para um declínio gradual da função renal (Brenner *et al.*, 1982).

Gordura. O consumo de gordura deve ser modesto para manter o peso dentro dos limites aceitos, enfatizando-se quando possível as formas poliinsaturadas. Uma dieta com aproximadamente 10% de calorias como gordura monoinsaturada, 10% como gordura poliinsaturada e 10% como gordura saturada — e com menos de 300mg/dia de colesterol é o ideal.

Carboidratos. Os carboidratos, consistindo de açúcares refinados e carboidratos complexos, amidos e fibras, completam a dieta diária. O papel principal do açúcar é fornecer energia, enquanto as moléculas mais complexas de carboidrato proporcionam fibras.

Fibras. A dieta de fibras inclui pequenas células e fibrilas de origem vegetal, incluindo celulose, hemiceluloses e pectinas. As resinas e a mucilagem de células secretoras de plantas representam outra porção do espectro das fibras. Embora não sejam absorvidas como nutrientes, essas moléculas de carboidrato exercem numerosos efeitos benéficos, como previamente mencionado. Figos, ameixas secas, passas, frutas frescas e vegetais são fontes particularmente ricas de fibras e têm recomendações para consumo diário. Os vegetarianos, que necessariamente consomem muita fibra diariamente, apresentam um excelente perfil de lipídios (Fisher et al., 1986).

Minerais. As recomendações com respeito ao conteúdo mineral da dieta geralmente iniciam pelo *sódio*. Aproximadamente 2g diárias são adequadas para a saúde, um nível que pode ser facilmente encontrado na dieta comum sem o acréscimo de sal. No passado era rara a suplementação de sal na alimentação, exceto entre os saudáveis. Hoje em dia, com os saleiros na mesa sempre que a comida é servida, o sal é utilizado em excesso. Felizmente, na ausência de doença, o corpo é capaz de livrar-se do excesso de sódio pela urina, onde ele não causa danos.

O *ferro* é encontrado em abundância numa dieta equilibrada e é absorvido corretamente. Na ausência de doença que provoque a perda de ferro, não são necessários suplementos.

A ingesta de *cálcio* pelo homem e mulher idosos deve ser de aproximadamente 1.500mg/dia, primariamente vindo de alimentos naturais. Para a maior parte dos adultos isso significa o consumo diário de alguns derivados de leite. Os comprimidos de carbonato de cálcio são uma fonte alternativa de suplemento para pessoas que não podem consumir produtos derivados do leite. O citrato de cálcio é utilizado se estiver presente a acloridria. Suplementos de fluoreto não são recomendados devido à toxicidade e à ausência de seu valor comprovado (Riggs et al., 1980).

O conteúdo de *zinco* de uma dieta regular preenche as exigências do corpo com facilidade. A suplementação do zinco foi oferecida como uma forma de estimular a cicatrização e a função imunológica das células (Sandstead et al., 1982), além de ser com freqüência indicada para indivíduos que apresentam úlcera de estresse de decúbito. Se a ingesta na dieta é equilibrada e adequada para a manutenção de um peso normal, especialmente quando os pacientes estão utilizando suplementos líquidos comerciais, as necessidades de zinco devem ser facilmente alcançadas sem suplementação adicional.

O *iodo* é necessário para a função normal da tireóide. Comumente encontrado no solo, o iodo é consumido em quantidades adequadas em vegetais e frutas. Quando o sal tem pouco iodo é necessário suplemento. Considerando-se que o sal com iodo está amplamente disponível, atualmente não há carência de iodo nos Estados Unidos.

Os *traços de elementos*, incluindo magnésio, cobre, cromo, silicone, manganês, cobalto e selênio estão presentes numa dieta mista, é não se recomendam suplementos. O papel desses minerais na hipertensão e na doença cardíaca está recebendo uma atenção de perto, o que pode levar a recomendações futuras sobre a dieta (Kannel, 1986).

Vitaminas. A maioria das vitaminas necessárias para a manutenção do metabolismo é encontrada nos alimentos de uma dieta equilibrada. Embora os complementos vitamínicos sejam com freqüência recomendados para o alívio da indisposição e da fadiga, existe pouca probabilidade de ser observado uma melhora significativa na ingesta além do mínimo necessário por dia. Essa idéia não interrompeu a ampla promoção de suplementos vitamínicos por vendedores que representam diversos mercados varejistas desses produtos.

Depois da vitamina C, a *vitamina A* é a segunda vitamina mais popular comercializada como um suplemento específico. O composto que tem uma relação próxima, o *beta-caroteno*, está atualmente sob investigação ativa. Ele pode reduzir a incidência de câncer em todo o corpo, influenciando de forma favorável as defesas do hospedeiro, ou caçando radicais livres que de outra forma provocariam dano à célula (Krinsky e Deneke, 1982). Quantidades suficientes de vitamina A estão presentes em vegetais amarelos para preencher as nossas necessidades. Embora o consumo excessivo de caroteno não resulte em efeitos tóxicos, a própria vitamina A pode provocar efeitos adversos quando ingerida em grandes quantidades.

Os componentes individuais do *grupo vitamínico B* são freqüentemente vendidos em drogarias e lojas de alimentos em combinação ou em formulações individuais. A vitamina B_{12} e o ácido fólico estão entre os mais conhecidos desse grupo. Uma dieta equilibrada tem meios mais que adequados para preencher as necessidades dietéticas mínimas. Os indivíduos alcoolistas podem necessitar de suplementos de ácido fólico, principalmente quando seus hábitos impedem a ingesta de dieta adequada. As pessoas com deficiência de vitamina B_{12} necessitarão de injeções intramusculares ou de suplementos orais concentrados, na medida em que sua absorção está com freqüência prejudicada.

A *vitamina C* foi por anos a mais conhecida, desde que o Dr. Linus Pauling fez a propaganda de seu valor como medicação para resfriado. Lamentavelmente, o uso excessivo dessa vitamina tem efeitos tóxicos. Ela pode criar cálculos de oxalato de cálcio no rim, provocar diarréia e dificuldades na absorção de vitamina B_{12}, caso seja usada em excesso (Chalmers, 1975). Os avanços recentes na compreensão do papel dos antioxidantes no processo de envelhecimento podem alterar nossa observação do papel dessa vitamina. A vitamina C pode ser protetora devido à sua influência sobre os mecanismos imunológicos, a inibição da formação de nitrosamina no estômago e seus efeitos antioxidantes (Willett e MacMahon, 1984). Uma dieta equilibrada é suficiente para a manutenção dos níveis teciduais necessários.

A *vitamina D* é sintetizada no corpo onde houver luz solar disponível. Apenas 15 minutos de exposição ao sol são suficientes para preencher as exigências do corpo. Onde não houver luz solar disponível, a suplementação oral com 400 unidades diárias de vitamina D é suficiente. Quantidades acima desse nível podem levar à formação de cálculos renais (Weisman *et al.*, 1984).

A *vitamina E* é conhecida por servir como um antioxidante intracelular e proteger contra o câncer (Bieri *et al.*, 1983; Willett e MacMahon, 1984). A vitamina E é encontrada em quantidades adequadas numa dieta regular, e os suplementos têm mostrado não ter valor.

Resumo

Uma dieta equilibrada pode ser selecionada para preencher muito bem as necessidades nutricionais, mesmo na velhice. As deficiências agudas de nutrientes são comuns nos Estados Unidos, embora a incidência e o choque de deficiências marginais ao longo da vida precisem ser determinadas. As diferenças culturais ofereceram idéias com respeito aos componentes da dieta que produzem os maiores benefícios para a prevenção e o tratamento de doenças. Espera-se que a adoção desses componentes específicos como parte da ingesta diária de uma pessoa traga recompensas a longo prazo em termos de saúde total.

Exercícios

Juntamente com a dieta, os exercícios têm recebido atenção insuficiente em termos de sua contribuição para uma vida saudável e completa. O exercício é uma subcategoria de atividade física planejada, estruturada, repetitiva e proposital (Caspersen *et al.*, 1985). Se feito regularmente, ele contribui para o desenvolvimento da aptidão física — definida como a capacidade de desempenhar as tarefas diárias com vigor e agilidade, sem fadiga indevida, e com ampla energia para apreciar as atividades de lazer e satisfazer as emergências inesperadas (*President's Council on Physical Fitness and Sports*, 1971). Na discussão a seguir nós exploramos o valor de um programa de exercícios e os problemas associados a ele.

Correlação entre Idade e Sedentarismo

Há uma notável semelhança entre ficar velho e ficar inativo (Bortz, 1982). Quando forçado a ficar imóvel, o corpo de um jovem irá rapidamente perder o vigor e começar a parecer velho. O equilíbrio parece instável e a força declina em qualquer adulto que se isola de um estilo de vida ativo. Essa correlação aparente entre envelhecimento e inatividade é notável. O valor dessa observação está na oportunidade de recuperar a função perdida (Posner *et al.*, 1986). Embora ninguém possa reclamar de anos perdidos de idade, o condicionamento físico perdido devido à inatividade que imita o envelhecimento pode ser revertido, com notáveis benefícios (Larson e Bruce, 1987).

Etiologia do Sedentarismo

Quando surge a oportunidade de participar de programas de exercícios, as pessoas idosas têm menor probabilidade que os jovens de dar o primeiro passo (Ades *et al.*, 1987). Podem ser imaginadas diversas razões possíveis para essa relutância, conforme salientado abaixo.

Falta de conhecimento com respeito ao valor e método dos exercícios. No passado, a concepção de exercício como uma atividade agradável foi eclipsada pelo fato de as pessoas o igualarem a esforço doloroso ou competitivo. As modificações na compreensão do condicionamento físico alteraram essa imagem de forma considerável. Agora é apropriado que todas as pessoas de todas as idades e de ambos os sexos façam exercícios. Pode-se engajar no esporte e competição se desejado, mas estão disponíveis muitas opções não-competitivas. Essa nova percepção do exercício não foi adotada por muitas pessoas idosas.

Medo de machucar-se. Entre as preocupações manifestadas pelas pessoas idosas quando contemplam um programa de exercícios está o medo de lesões musculares ou de poder cair e ter uma fratura óssea. Muitos se preocupam em poderem desencadear uma crise cardíaca caso se esforcem. A chave para evitar esses riscos é engajar-se apenas em atividades adequadas que estão dentro dos limites impostos pela doença, vida sedentária ou condições herdadas. Virtualmente todas as pessoas podem seguir um programa adequadamente moldado com a confiança de que não haverá lesões. A avaliação anterior ao exercício por um médico irá determinar os limites que um indivíduo deve observar. Dentro desses limites, o exercício regular irá manter a capacidade física, produzindo recursos significativamente melhorados para a participação em atividades da vida diária.

Falta de tempo. A falta de tempo para participar de exercícios é com freqüência citada como resistência de pessoas jovens comodistas para entrar em programas de aptidão (Godin *et al.*, 1985). Antes da aposentadoria as exigências do trabalho podem impor muitos limites à disponibilidade de tempo. Depois, mesmo com o envolvimento em numerosas atividades, a maior parte dos indivíduos apresenta suficiente flexibilidade para determinar suas próprias prioridades e colocar o exercício entre os itens considerados essenciais, caso eles decidam fazê-lo.

Falta de acesso a recursos. Um problema encontrado por todos os indivíduos interessados em um programa de condicionamento físico é o acesso a recursos adequados. O custo de uma academia, a distância que a mesma fica de casa, a presença de períodos de exercícios especificamente dedicados a idosos e o companheirismo irão exercer considerações especiais que afetam a participação.

Existem muitas alternativas para um programa de exercícios centrado na academia. Com freqüência, a pessoa pode fazer uso de recursos muito próximos para chegar a um desenvolvimento semelhante. A caminhada rápida é um exercício extremamente eficaz, barato e agradável que pode ser feito nas proximidades de casa. Quando associada ao alongamento e exercícios do tronco superior, o programa pode ser utilizado para se alcançar e manter um bom nível de aptidão.

Falta de interesse em exercícios. Existe um grande número de indivíduos que simplesmente não tem motivação para a atividade (Dishman *et al.*, 1985). A inatividade física entre os idosos não é exclusiva da sociedade moderna ocidental e pode representar um fenômeno transcultural (Beall *et al.*, 1985). Pelo fato de os programas de exercícios serem voluntários, as pessoas que se ligam a eles são auto-selecionadas por darem muito valor à prática, além de os estudos que utilizam esses grupos estarem sujeitos a influências.

Para diminuir a possibilidade de abandono e maximizar a freqüência, é útil enfatizar o companheirismo entre os participantes e dar atenção de perto aos avanços graduais do esforço. Também é benéfica a inclusão de um componente educacional com atenção às necessidades especiais dos pacientes fumantes e obesos (Moritznik *et al.*, 1985).

Tipos de Atividade

Os componentes dos programas de exercícios evoluíram ao longo dos anos e continuam a se modificar à medida que a pesquisa dá uma atenção especial aos aspectos individuais. A flexibilidade, a força e a resistência são os três elementos que formam a base de qualquer programa. Embora um exercício individual possa ter como alvo apenas um desses elementos, existe uma considerável sobreposição no resultado final. Logo, um programa de levantamento de peso determinado para aumentar a força também produz maior resistência e flexibilidade.

Preparação e flexibilidade. A primeira atividade que qualquer indivíduo deve fazer no início de uma sessão de exercícios é o aquecimento, seguidos de um leve alongamento e de flexão. O objetivo é preparar os ligamentos e músculos para as atividades de fortalecimento e resistência que se seguem. Há menor probabilidade de ocorrerem lesões caso seja feito um aquecimento adequado.

Exercícios de preparação e aquecimento podem ser feitos em qualquer espaço aberto. Há exercícios em cadeiras para aqueles incapazes de ficar de pé devido a problemas de equilíbrio ou fraqueza. Colchonetes para deitar são úteis para atividades que exijam que a pessoa deite-se de lado ou de costas. Quando possível, é muito bom ter uma piscina com água até a altura do tórax para o treinamento da flexibilidade. A manutenção da flexibilidade tem um valor diário para atividades como vestir roupas, cortar as unhas dos pés e manter a higiene pessoal.

Força. Os programas de condicionamento físico tradicionalmente enfatizam o desenvolvimento de grupos musculares específicos para um esporte ou evento em particular. Os mesmos conceitos aplicam-se a programas de condicionamento para a vida. Um indivíduo deve ter força suficientes para fazer suas atividades diárias. As células musculares desenvolvidas na juventude persistem ao longo da vida, representando reservas represadas esperando para serem usadas. A formação da força muscular é realizada pela contraposição da contração muscular contra a resistência. O levantamento de peso é o método tradicional utilizado para esse propósito. As máquinas inventadas permitem que cada fibra muscular do corpo seja seletivamente carregada com a força ideal para o máximo desenvolvimento. Existem aparelhos de resistência utilizando pistões hidráulicos nos quais a carga pode ser ajustada pela torção de um disco. O aparato hidráulico pode resistir ao movimento em duas direções, assim favorecendo o desenvolvimento muscular recíproco em um exercício de esforço.

Alternativas caseiras para o equipamento profissional de peso são comuns. Sacos cheios de areia, faixas de borracha e sacos cheios de água suspensos em roldanas e presos a portas são apenas algumas formas engenhosas para oferecer resistência para o desenvolvimento muscular. A caminhada vigorosa ou a subida regular de escadas são métodos notavelmente eficazes, baratos e disponíveis para estimular o desenvolvimento musculoesquelético.

Resistência. A terceira parte de um programa de aptidão envolve a melhora do sistema cardiovascular para aumentar a resistência. *Condicionamento aeróbico* é o termo utilizado para descrever o treinamento que exige que um indivíduo permaneça dentro dos limites que permitem que o oxigênio inalado supra totalmente as necessidades do corpo durante o exercício. O corpo responde aumentando sua eficácia de transporte e uso de oxigênio dos pulmões para cada componente da célula do indivíduo. O uso aumentado do oxigênio permite períodos aumentados de atividade muscular sem fadiga. Esse aspecto do condicionamento físico está documentado pela medida do consumo do oxigênio durante o esforço máximo do exercício (VO_2 max).

Aspectos da resistência e força do condicionamento são distintos. Devemos comparar um lutador e um corredor de longa distância para observar os arquétipos desses dois conceitos. A maior parte dos indivíduos idosos irá se beneficiar mais de um programa de estilo de caminhada do que de uma abordagem de lutador: uma pessoa pode sempre pedir ajuda para mover o sofá, mas ninguém pode ajudar essa pessoa a caminhar na calçada a tempo de pegar o próximo ônibus.

Iniciação de Atividade

Para envolver-se em exercícios depois de anos de pouca aptidão é necessário um cuidadoso planejamento. Devem ser evitadas lesões ao sistema musculoesquelético ou cardiovascular enquanto forem manejadas de forma eficaz condições médicas de equilíbrio precário. As limitações físicas devem ser identificadas, exercícios específicos selecionados, parâmetros de monitoração escolhidos e médias de exercícios estabelecidas. A reavaliação regular é necessária para readaptar o programa conforme o progresso do participante.

Avaliação do risco de lesão. A investigação médica deve ter como foco a identificação de problemas ocultos como diabete, problemas de tireóide, anemia ou desequilíbrio hidreletrolítico. O sistema circulatório, problemas ortopédicos e qualquer deformidade física devem receber uma atenção especial em função dos limites que podem impor sobre a aptidão. A doença pulmonar e a asma podem restringir a ventilação necessária, enquanto a doença neurológica pode alterar equilíbrio, coordenação ou uso da musculatura. A demência severa o suficiente para impedir a compreensão de limites dos exercícios deve desqualificar uma pessoa a fazer exercícios, a não ser que um responsável esteja sempre por perto para oferecer orientação. A revisão da medicação deve sempre documentar itens que irão alterar os indicadores do desempenho. As medicações beta-bloqueadoras, por exemplo, irão diminuir a freqüência cardíaca; isso deve ser levado em consideração para estabelecer uma média de pulsação adequada para o treinamento. A revisão da medicação ocasionalmente revela a presença de uma doença não previamente documentada que deve afetar uma prescrição de exercício, e essa revisão oferece um indicador da severidade da doença.

Avaliação da aptidão. A avaliação inicial deve incluir uma avaliação da flexibilidade para observar a capacidade da pessoa de participar de rotinas de treinamento estabelecidas, e identificar qualquer necessidade de atenção especial. A força muscular pode ser medida de forma precisa por meio de aparelhos desenvolvidos para a determinação da incapacidade. Embora esses dados de base ofereçam uma medida satisfatória do progresso da pessoa, eles são raramente obtidos em programas de exercícios da comunidade fora de um serviço de cuidados médicos. O mais comum é que seja avaliado se a força é adequada para realizar tarefas diárias. Se determinadas atividades não podem ser feitas, como levantar de uma cadeira, então é feito o fortalecimento do grupo de músculos envolvidos.

A avaliação da resistência envolve o desempenho simultâneo por duas funções corporais inter-relacionadas. Primeiro, o indivíduo deve ter força e flexibilidade musculoesquelética para fazer o trabalho físico. Segundo, o sistema cardiovascular deve ser capaz de responder ao desafio de transporte de oxigênio imposto pelo trabalho. A bicicleta ergométrica e o teste de esteira são duas formas padronizadas para avaliar a resistência, que têm valor para estabelecer os limites de um programa de exercício seguro. A resistência é medida em termos de equivalentes metabólicos (METS), onde sentar tem valor 1 e a aptidão máxima valor 24. As pessoas idosas comumente entram em um programa com um nível de desempenho de 6-8 METS.

Organização do programa. O valor dos programas de exercícios em grupo ou individuais é motivo de algum debate (Miller *et al.*, 1984). O exercício por conta própria produz uma versatilidade máxima em termos de horário e privacidade geralmente com bons resultados (DeBusk *et al.*, 1985). Programas de exercício em grupo estão amplamente disponíveis em academias, associações comunitárias, como o YMCA/YWCA, e clubes recreativos da cidade. A maior parte oferece serviços para pessoas com problemas físicos conhecidos. Alguns programas são moldados exclusivamente para necessidades especiais dos que se recuperam de uma doença como infarto do miocárdio. Todos os programas supervisionados incorporam muitas semanas de exercícios, gradualmente crescentes, com cuidadosa observação de eventos indesejados. Durante essa época, são ensinados ao participante os princípios de exercícios seguros e eficazes que podem ser aplicados ao longo do restante da vida do indivíduo.

Muitas pessoas não fazem a avaliação prévia e mergulham num programa de exercícios autoplanejado sem hesitar. É claro que a maioria se dá bem com essa abordagem, especialmente quando são prudentes ao prestar atenção aos sinais que seu corpo dá de limites dos exercícios. Um programa ideal inclui 5 minutos de preparação e um período de aquecimento, seguido por um período de exercícios de 30 minutos, durante o qual a freqüência cardíaca é mantida em uma variação determinada anteriormente como ideal. Isso é seguido por um período gradual de desaquecimento por mais 10 minutos. Cada parte dessa seqüência é importante para o exercício seguro e eficaz.

Um aspecto do exercício que com freqüência não é entendido é o tremendo valor que resulta de níveis de aptidão submáximos (Badenhop *et al.*, 1983). Não se deve exigir muito do corpo para que seja melhorado o desempenho físico (Sidney e Shephard, 1978). Uma pessoa deve constantemente sentir-se confortável e capaz de com facilidade conversar enquanto estiver se exercitando. E o mais importante de tudo é que a pessoa deve gostar do processo.

Benefícios do Exercício

Os benefícios do exercício vão além do simples aumento do desempenho muscular. A auto-imagem e a estabilidade emocional, embora alguns investigadores acreditem que melhorem (Taylor *et al.*, 1985), podem não mudar muito (Blumenthal *et al.*, 1982). Enquanto o controle de peso é facilitado por um aumento no consumo calórico relacionado ao exercício, a obesidade é finalmente determinada pela ingesta alimentar (Blair *et al.*, 1985). A nutrição pode ser melhorada pela aptidão física, desde que um aumento da ingesta calórica esteja associado a uma dieta mais variada. A atividade de carregar peso melhora o metabolismo do cálcio ósseo e a força. O controle da hipertensão e do diabete pode ser também favoravelmente afetado. (Siscovick *et al.*, 1985). O uso do oxigênio é melhorado e o sistema circulatório recebe um benefício substancial (Cunningham *et al.*, 1987; deVries, 1970). Observa-se que ocorre redução do lipídio sérico, desenvolvimento colateral na circulação periférica e coronariana e aumento da reserva do músculo cardíaco (Bortz, 1980).

Virtualmente todos que participam de programas de exercícios regulares relatam uma capacidade melhorada de manejar suas atividades da vida diária. Eles ficam menos dependentes de recursos motorizados como elevadores ou automóveis e podem participar de mais atividades sem fadiga. Além disso, eles se deliciam em descobrir que o vigor anterior pode ser evocado com sucesso.

Perigos do Exercício

A maior parte das pessoas idosas vivencia poucos problemas quando faz exercícios como parte de programa de aptidão. Os benefícios superam os riscos, desde que sejam determinados limites e tomados cuidados (Koplan *et al.*, 1985).

Motivo de maior preocupação é a possibilidade de morte súbita induzida por exercício. Se foi feita uma cuidadosa avaliação física anteriormente e o paciente coopera observando limites estabelecidos, existirá pouca probabilidade de o exercício constituir-se num risco significativo (VanCamp e Peterson, 1986). Com o passar do tempo, haverá uma redução do risco resultante do programa (Siscovick *et al.*, 1985).

O risco de lesão musculoesquelética pode ser mantido em um mínimo, respeitando-se as rotinas adequadas de aquecimento, utilizando-se bom equipamento durante o treinamento e evitando-se o excessivo esforço. Quando existem crises de artrite, medicações relaxantes e antiinflamatórias são o único recurso. O reinício do exercício mais tarde com rotinas alteradas pode proteger as articulações frágeis.

A osteoporose apresenta riscos significativos para o paciente idoso. Quedas de qualquer natureza podem levar a fraturas, particularmente da bacia e dos pulsos. A compressão vertebral pode ser muito dolorosa. Quando ocorrem fraturas, é necessária a parada total do exercício até a consolidação completa. Na maioria dos casos é então adequado o retorno para o exercício. Existe algum conforto em se saber que a atividade de levantar peso irá fortalecer os ossos. Algumas pessoas particularmente frágeis devem limitar o exercício a uma piscina, onde as quedas são impossíveis e o estresse é muito reduzido.

A condição térmica durante o exercício requer atenção, pelo fato de as pessoas idosas, com freqüência, não apreciarem extremos de calor e frio. É fundamental que seja evitado o exercício em ambiente externo e de temperatura fria. As roupas quentes são necessárias sempre que a temperatura estiver abaixo de 15,5°C. As temperaturas acima de 23°C são da mesma forma problemáticas, especialmente no caso de alta umidade. Passou a ser popular a caminhada acelerada em áreas de *shoppings* devido às temperaturas estáveis todo o ano, um ambiente interessante, piso firme e a disponibilidade de ajuda caso ocorram problemas.

A fadiga pode ser uma queixa da pessoa que participa dos exercícios. Essa geralmente representa uma abordagem abertamente vigorosa ao esforço físico. Entretanto, deve-se estar atento para uma insuficiência cardíaca congestiva ou outras condições clínicas descompensadas que estejam se manifestando, como queixas sistêmicas. Uma triagem anterior de candidatos a exercícios deveria excluir aqueles cujas condições médicas sejam muito precárias para que possam participar de um programa de atividades para desenvolver a aptidão física. Os riscos são minimizados pela manutenção da intensidade alvo de 60-70% de freqüência cardíaca máxima (Larson e Bruce, 1987). Dentro dessa variação podem ser criados programas confortáveis, seguros e eficazes para manter a maioria das pessoas sentindo-se mais jovem do que o indicado pela idade cronológica de cada uma.

Conclusões

Estão sendo feitos esforços intensivos para encontrar os elementos ideais de nutrição ao longo da vida que irão reduzir a probabilidade de desenvolvimento de doença. Atualmente, existe uma série de tendências que valem a pena ser seguidas, destacando-se a limitação da ingestão de gordura e o consumo regular de fibra. Desde que sejamos capazes de ingerir uma dieta balanceada, nossa nutrição deve se manter sem necessidade de suplementação. Os suplementos, se utilizados, devem incluir apenas cálcio. Para a recuperação de uma doença ou controle da mesma deve ser dada atenção especial à nutrição. Numerosas modificações na dieta que sejam úteis podem ser prescritas para o controle da doença sem a necessidade de medicações.

O exercício físico, quando realizado como parte de um programa de aptidão em andamento, pode fazer com que os idosos sintam-se e ajam como se fossem mais jovens do que são na realidade em termos de idade cronológica. É necessário tomar cuidado quando se inicia qualquer alteração de uma atividade, mas a experiência mostrou que as reservas do início da juventude podem ser recuperadas para o serviço ativo sem fadiga excessiva. A melhora nas atividades da vida diária e o potencial para expandir os recursos da pessoa para lidar com o estresse ou doença fazem do exercício um elemento atraente no programa de promoção e manutenção da saúde.

Referências

Ades PA, Hanson JS, Gunther PGS *et al*. Exercise conditioning in the elderly coronary patient. *J Am Geriatr Soc* 35:121-124, 1987.

Andres R. Influence of obesity on longevity in the aged. *Advances in Pathobiology* 7:238-246, 1980.

———. Impact of age on weight goals. *Ann Intern Med* 103:1030-1033, 1985.

Armstrong B & Doll R. Environmental factors and cancer incidence and mortality in different countries with special reference to dietary practices. *Int J Cancer* 15:617-631, 1975.

Badenhop DT, Cleary PA, Schaal SF *et al*. Physiological adjustments to higher- or lower-intensity exercise in elders. *Med Sci Sports Exerc* 15:496-502, 1983.

Beall CM, Goldstein MC, Feldman ES. Social structure and intracohort variation in physical fitness among elderly males in a traditional third world society. *J Am Geriatr Soc* 33:406-412, 1985.

Bernstein DS & Cohen P. Use of sodium fluoride in the treatment of osteoporosis. *J Clin Endocrinol Metab* 27:197-210, 1967.

Bienna R, Ratcliff S, Barbour GL *et al*. Malnutrition in the hospitalized geriatric patient. *J Am Geriatr Soc* 30:433-437, 1982.

Bieri JG, Coras L, Hubbard VS. Medical uses of vitamin E. *N Engl J Med* 308:1063-1071, 1983.

Blair SN, Jacobs DR, Powell KE. Relationships between exercise or physical activity and other health behaviors. *Public Health Rep* 100:172-180, 1985.

Blumenthal JA, Schocken DD, Needles TL et al. Psychological and physiological effects of physical conditioning on the elderly. *J Psychosom Res* 26:505-510, 1982.

Bortz WM. Effect of exercise on aging — effect of aging on exercise. *J Am Geriatr Soc* 28:49-51, 1980.

———. Disuse and aging. *JAMA* 248:1203-1208, 1982.

Brenner BM, Meyer TW, Hostetter TH. Dietary protein intake and the progressive nature of kidney disease: the role of hemodynamically médiated glomerular injury in the pathogenesis of progressive glomerular sclerosis in aging, renal ablation and intrinsic renal disease. *N Engl J Med* 307:652-659, 1982.

Burns R, Nichols L, Calkins E et al. Nutritional assessment of community-living well elderly. *J Am Geriatr Soc* 34:781-786, 1986.

Caspersen CJ, Powell KE, Christenson GM. Physical activity, exercise and physical fitness: definitions and distinctions for health-related research. *Public Health Rep* 100:126-131, 1985.

Chalmers TC. Effects of ascorbic acid on the common cold: an evaluation of the evidence. *Am J Med* 58:532-536, 1975.

Clark RR, Kuta JM, Sullivan JC. Prediction of percent body fat in adult males using dual energy x-ray absorptiometry, skinfolds and hydrostatic weighing. *Med Sci Sports Exerc* 25:528-535, 1993.

Committee on Diet, Nutrition and Cancer. *Diet Nutrition and Cancer*. Washington, DC, National Academy Press, 1982.

Cunningham DA, Rechnitzer PA, Howard JH et al. Exercise training of men at retirement: a clinical trial. *J Gerontol* 42:17-23, 1987.

DeBusk RF, Haskell WL, Miller NH et al. Medically directed at-home rehabilitation soon after clinically uncomplicated acute myocardial infarction: a new model for patient care. *Am J Cardiol* 55:251-257, 1985.

DeVries HA. Physiological effects of an exercise training regimen upon men aged 52 to 88. *J Gerontol* 25:325-336, 1970.

Dishman RK, Sallis JF, Orenstein DR. The determinants of physical activity and exercise. *Public Health Rep* 100:158-171, 1985.

Fisher M, Levine PH, Weiner B et al. The effect of vegetarian diets on plasma lipid and platelet levels. *Arch Intern Med* 146:1193-1197, 1986.

Friedman HS & Lieber CS. Alcohol and the heart. In: *Nutrition and Heart Disease* (Contemporary Issues in Clinical Nutrition, Vol 6). Edited by Feldman E. B. New York, Churchill Livingstone, pp. 145-164, 1983.

Godin G, Shephard RJ, Colantonio A. The cognitive profile of those who intend to exercise but do not. *Public Health Rep* 100:521-526, 1985.

Grant JP, Custer PB, Thurlow J. Current techniques of nutritional assessment. *Surg Clin North Am* 61:437-463, 1981.

Hill MJ, Crowther JS, Drasar BS et al. Bacteria and aetiology of cancer of large bowel. *Lancet* 1:95-100, 1971.

Irvin TT. Effects of malnutrition and hyperalimentation on wound healing. *Surg Gynecol Obstet* 146:33-36, 1978.

Jackson AS & Pollock ML. Practical assessment of body composition. *Phys Sportsmed* 13:76-90, 1985.

Kannel WB. Nutritional contributors to cardiovascular disease in the elderly. *J Am Geriatr Soc* 34:27-36, 1986.

Koplan JP, Siscovick DS, Goldbaum GM. The risks of exercise: a public health view of injuries and hazards. *Public Health Rep* 100:189-195, 1985.

Krasinske SD, Russell RM, Samloff IM et al. Fundic atrophic gastritis in an elderly population: effect on hemoglobin and several serum nutritional indicators. *J Am Geriatr Soc* 34:800-806, 1986.

Krinsky NI & Deneke SM. The interaction of oxygen and oxy-radicals with carotenoids. *Journal of the National Cancer Institute* 69:205-210, 1982.

Kuske TT & Feldman EB. Hyperlipoproteinemia, atherosclerosis risk and dietary management. *Arch Intern Med* 147:357-360, 1987.

Larson EB & Bruce RA. Health benefits of exercise in an aging society. *Arch Intern Med* 147:353-356, 1987.

Marsh AG, Sanchez RB, Mickelsen O. Cortical bone density of adult lacto-ovo-vegetarian and omnivorous women. *J Am Diet Assoc* 76:148-151, 1980.

Massachusetts Department of Public Health. Determining the needs of the elderly and chronically disabled. *N Engl J Med* 294:110-111, 1976.

McCay L, Maynard L, Sperling G et al. Retarded growth, life span, ultimate body size and age changes in the albino rat after feeding diets restricted in calories. *J Nutr* 18:1-13, 1939.

Miller NH, Haskell WL, Berra K et al. Home *versus* group exercise training for increasing functional capacity after myocardial infarction. *Circulation* 70:645-649, 1984.

Moritznik J, Speedling E, Stein R et al. Cardiovascular fitness program: factors associated with participation and adherence. *Public Health Rep* 100:13-18, 1985.

Mullen JL. Reduction of operative morbidity and mortality by combined preoperative and postoperative nutritional support. *Ann Surg* 192:604-610, 1980.

Odell WD & Wolfson AR. Humoral syndromes associated with cancer. *Annu Rev Med* 29:379-406, 1978.

Pariza MW. A perspective on diet, nutrition and cancer. *JAMA* 251:1455-1458, 1984.

Phillips PA, Rolls BJ, Ledingham JGG et al. Reduced thirst after water deprivation in healthy elderly men. *N Engl J Med* 311:753-759, 1984.

Posner JD, Gorman KM, Klein HS et al. Exercise capacity in the elderly. *Am J Cardiol* 57:52c-58c, 1986.

President's Council on Physical Fitness and Sports. *Physical Fitness Research Digest,* Series 1, N° 1. Washington, DC, U.S. Government Printing Office, 1971.

Riggs BL, Hodgson SF, Hoffman DL *et al.* Treatment of primary osteoporosis with fluoride and calcium: clinical tolerance and fracture occurrence. *JAMA* 243:446-449, 1980.

Sandstead HH, Henriksen LK, Greger JL *et al.* Zinc nutriture in the elderly in relation to taste acuity, immune response and wound healing. *Am J Clin Nutr* 36:1046-1059, 1982.

Schiffman S. Taste and smell in disease. *N Engl J Med* 308:1275-1279, 1337-1343, 1983.

Sergi G, Perini P, Bussolotto M *et al.* Body composition study in the elderly: comparison between tritium dilution method and dual photon absorptiometry. *J Gerontol* 48:M244-M248, 1993.

Seymour DG, Henschke PJ, Cape RDT *et al.* Acute confusional states and dementia in the elderly: the role of dehydration/volume depletion, physical illness and age. *Age Ageing* 9:137-146, 1980.

Sidney KH & Shephard RJ. Frequency and intensity of exercise training for elderly subjects. *Med Sci Sports Exerc* 10:125-131, 1978.

Siscovick DS, LaPorte RE, Newman JM. The disease specific benefits and risks of physical activity. *Public Health Rep* 100:180-188, 1985.

Sugimura T & Sato S. Mutagens-carcinogens in foods. *Cancer Res* 43 (suppl):2415S-2421S, 1983.

Taylor CB, Sallis JF, Needle R. The relation of physical activity and exercise to mental health. *Public Health Rep* 100:195-202, 1985.

VanCamp SP & Peterson RA. Cardiovascular complications of outpatient cardiac rehabilitation programs. *JAMA* 256:1160-1163, 1986.

Watkin DM. *Handbook of Nutrition, Health and Aging.* Park Ridge, NJ, Noyes Publications, 1983.

Wayler AH, Muenth ME, Kapur KK *et al.* Masticatory performance and food acceptability in persons with removable partial dentures, full dentures and intact natural dentition. *J Gerontol* 39:284-289, 1984.

Weisman Y, Schen RJ, Eisenberg Z *et al.* Single oral high-dose vitamin D_3 prophylaxis in the elderly. *J Am Geriatr Soc* 34:515-518, 1984.

Willett WC & MacMahon B. Diet and cancer — an overview. *N Engl J Med* 310:633-638, 697-703, 1984.

22

Psicoterapia

Keith G. Meador, M.D., M.P.H.
Claudia D. Davis, R.N., M.S.N.

Psicoterapia na Velhice

A década atual está assistindo a rápidos avanços no conhecimento científico subjacente ao tratamento psiquiátrico. Nesta década, "a década do cérebro", estão surgindo cada vez mais evidências detalhando os aspectos biofisiológicos de uma série de transtornos psiquiátricos, e novos tratamentos psicofarmacológicos continuam cada vez mais a influenciar as perspectivas de tratamento. As disciplinas de saúde mental estão enfrentando importantes desafios para associar as perspectivas biológicas do desenvolvimento às perspectivas psicológicas e sociais num modelo biopsicológico integrado para a compreensão e o tratamento da doença mental.

Fogel e colaboradores (1990) enfatizaram os "riscos para a mente" como as maiores preocupações envolvendo o idoso e sua família. Eles identificaram sete grandes riscos para a mente idosa: 1) demência, 2) depressão, 3) esquizofrenia e outras doenças mentais crônicas, 4) conseqüências comportamentais e emocionais da doença cerebral sem demência, 5) drogas prescritas e abuso de álcool, 6) respostas emocionais apresentando má adaptação às crises previsíveis na velhice e 7) psicotoxicidade por drogas prescritas. Ao mesmo tempo em que dão origem a essas preocupações, tais fatores de risco também salientam um problema subjacente: embora a consciência pública dos transtornos mentais da velhice tenha aumentado de forma substancial, ainda falta muito para que a prática médica, a educação médica e o sistema de atendimento à saúde incorporem de forma total uma compreensão elaborada dos aspectos comportamentais e mentais relacionados ao atendimento à saúde do idoso (Fogel *et al.*, 1990).

Uma força-tarefa da Associação Americana de Psiquiatria (APA) sobre Modelos de Prática em Psiquiatria Geriátrica (1993) subestimou a necessidade de dar atenção a modelos de atendimento psiquiátricos para os idosos, observando que as necessidades de saúde mental nessa população e sua família são com freqüência negligenciadas, menosprezadas ou ignoradas por quem realiza os atendimentos primários e de outros tipos.

A reconsideração de intervenções psicoterápicas e psicossociais passou a levantar questões sobre velhas suposições de que a psicoterapia não era uma parte comum e necessária do tratamento do paciente idoso.

Recentes tentativas de formular orientações para o tratamento da depressão deram uma ênfase importante às intervenções psicoterapêuticas. O Painel Consensual de Desenvolvimento sobre Depressão na Velhice do Instituto Nacional da Saúde (NIH) concluiu que as intervenções psicossociais foram uma parte crucial do tratamento da depressão no idoso. A terapia cognitivo-comportamental, a terapia interpessoal e a terapia dinâmica breve constituem as modalidades psicoterapêuticas recomendadas para o tratamento de idosos deprimidos. Além disso, devem-se considerar as intervenções familiares e conjugais, bem como sistemas de intervenções psicossociais baseados na comunidade.

O "Guia Prático sobre Transtorno Depressivo Maior em Adultos" da Associação Americana de Psiquiatria (*APA Work Group on Major Depressive Disorder*, 1993) enfatiza que os terapeutas na realidade utilizam uma combinação ou síntese de várias abordagens ou estratégias. É muito importante que se adapte a psicoterapia a cada condição individual do paciente e a suas capacidades de lidar com problemas. As indicações de psicoterapia para os idosos são essencialmente as mesmas que as indicações para jovens.

O tratamento do idoso foi influenciado não só pelo conhecimento científico que está surgindo sobre os transtornos psiquiátricos, tratamento e emergência de novos modelos de intervenção, mas também pelas exigências de um sistema de oferta de atendimento em mudança acelerada. Desde o movimento de desinstitucionalização nas décadas de 60 e 70, passando pela grande mudança do *Medicare* com o sistema de grupo relacionado ao diagnóstico (DRG) na década de 80, até a tentativa nacional de replanejar o sistema de oferta de atendimento de saúde, quase todos os aspectos da oferta de atendimento de saúde estão sendo reavaliados, com ênfase em evoluções e no custo benefício dos atendimentos. Essas alterações na evolução irão moldar as intervenções psiquiátricas de forma a exigirem uma maior habilidade para a demonstração de resultados do tratamento, bem como mais criatividade nos serviços, ambientes e profissionais oferecidos.

Todas essas tendências influenciam a psicoterapia como uma das modalidades de tratamento para o idoso. Neste capítulo, nós revisamos tendências históricas opostas à idéia de se fazer psicoterapia com o idoso, abordamos nossa compreensão do desenvolvimento humano no idoso, e descrevemos desafios inerentes à psicoterapia do idoso. Também examinamos e discutimos uma série de modalidades psicoterapêuticas: psicoterapias individuais, incluindo dinâmica (de *insight*, de apoio/suporte e breve), cognitivo-comportamental, existencial e modalidades para a revisão da vida; terapias de grupo, conjugais e de família e a associação entre farmacoterapia e psicoterapia.

Perspectivas Históricas Opondo-se à Psicoterapia

O idoso foi tradicionalmente rotulado como candidato pouco provável à psicoterapia. A idéia tem origem nos escritos de Freud, que acreditava que as pessoas acima de 40 anos de idade não eram boas candidatas à psicanálise. Freud não acreditava que os adultos idosos possuíssem a elasticidade da mente necessária para a psicoterapia. Ele também questionou o que via como sendo a extensão de tempo indeterminada necessária para se lidar com todos os dados históricos do idoso, e foi cético quanto ao valor econômico e a longo prazo do tratamento na velhice (Freud, 1924/1966). Entretanto, é interessante observar que o próprio Freud continuou sua própria análise até sua morte aos 83 anos. Abraham (1949) era menos pessimista, argumentando que a idade de início da neurose era mais importante que a idade do paciente. Em sua revista "*The Measure of My Days*", Florida Scott-Maxwell (1968), psicóloga e analista, narrou com entusiasmo a vida emocional intensa que ela teve aos 80 anos.

Chaisson-Stewart (1985) resumiu outros problemas potenciais envolvendo a idéia de rigidez relacionada à idade ao se fazer psicoterapia de idosos. Esses incluem as crenças de que os idosos têm menor capacidade de abstração e de novos aprendizados; a percepção de que as defesas, estilo e características de personalidade são fixas e imutáveis nos idosos e o reconhecimento das limitações dos recursos internos e externos, além de escolhas que podem estar disponíveis para os mesmos. Entretanto, essas possíveis dificuldades não foram consideradas obstáculos intransponíveis, mas, ao contrário, consideradas como desafios que exigem o desenvolvimento e a seleção de modalidades terapêuticas adaptadas às necessidades únicas de indivíduos e grupos de pacientes idosos.

O Desenvolvimento Humano nos Idosos

Um problema subjacente que influencia o trabalho psicoterapêutico nas pessoas idosas é a limitação da teoria e da pesquisa sobre o desenvolvimento humano dessa população. Embora tenha sido feito um trabalho significativo nos últimos anos, existem ainda controvérsias e uma falta de consenso a respeito do desenvolvimento psicológico e emocional normativo durante esse período da vida. Perspectivas diferentes e complementares foram utilizadas para o exame das tarefas e desafios do desenvolvimento na velhice.

É inevitável que uma série de questões intrapsíquicas seja confrontada na velhice. Os idosos precisam encontrar reparação e compensação para seus estresses e perdas associados ao envelhecimento. Sob uma perspectiva intrapsíquica, existe um esforço contínuo para manter a auto-estima numa época em que a pessoa tem menos recursos de ego e quando existem crescentes ameaças narcisistas e perdas. As alterações do estado mental, sexuais, dos recursos econômicos e aposentadoria são todas ameaçadoras para o idoso. O desapontamento com suas realizações e/ou as de seus filhos adultos podem por si só representar uma ferida narcísica para alguns. A falta de saúde e a doença nos idosos e naqueles à sua volta podem aumentar a sensação de vulnerabilidade.

Jung considerou a segunda metade da vida de uma forma muito diferente que as perspectivas psicanalíticas iniciais. Jung enfocava mais a segunda metade da vida, a "tarde" e a "noite", como uma época de oportunidades. Ele comparou a primeira metade, na qual o foco era voltado para o trabalho, a família e o envolvimento com a sociedade, com a mudança interna à medida que a pessoa fica mais velha, sendo o objetivo a individuação madura (Jung, 1939).

Erickson e colaboradores (1986) aplicaram uma abordagem evolutiva à compreensão de aspectos psicológicos da velhice. Erickson explica o desenvolvimento da personalidade como a resolução de oito estágios do desenvolvimento desde a infância até a velhice. O oitavo estágio, que ocorre na velhice, é caracterizado pela resolução do conflito entre a integridade do ego e o desespero. Se os indivíduos idosos formaram um sentido seguro de ego e conhecimento de seu legado por meio de seus filhos ou trabalho, eles mantêm a integridade do ego, enquanto o fato de não resolverem esses conflitos resulta no desapontamento consigo mesmo e em desespero (Kimmel, 1974; Woods e Witte, 1981).

Atchley (1982) sugeriu que as pessoas idosas podem se defender contra a perda da auto-estima por meio de uma série de estratégias. Essas incluem o enfoque dos sucessos do passado, a rejeição das informações que não se adaptam ao conceito que o idoso tem de si mesmo e a recusa a se mitificar. Ao escolher interagir com os que proporcionam a formação da auto-estima, o contato de apoio facilita a manutenção da auto-estima positiva.

As abordagens que a ciência social faz da compreensão dos desafios do desenvolvimento de pessoas idosas apresentaram três pontos de vista divergentes. A *teoria da libertação* enfatizou a retirada gradual dos papéis sociais, considerada mutuamente benéfica para o indivíduo e a sociedade à medida que o indivíduo envelhece. A *teoria da atividade*, em contraste, sugere a importância da substituição de papéis e relacionamentos sociais por novos papéis e relacionamentos à medida que ocorre a transição ao longo da vida. A *teoria da continuidade* propõe, ao contrário, que o indivíduo mantenha qualquer padrão de envolvimento social que tenha caracterizado outros períodos de sua vida. Claramente, sob a perspectiva destas teorias divergentes, os esforços terapêuticos seriam muito diferentes.

Diversos autores enfatizaram as oportunidades positivas dentro de perspectivas mais existenciais do envelhecimento. Tournier (1972) combinou *insight*s de psicoterapia e teologia. Ele sugeriu que a velhice pode ser um novo início preenchido por objetivos e esperança, enfatizando o papel da atividade e do lazer, de novos interesses e envolvimento espiritual como estratégias para o crescimento. Tournier propôs que os indivíduos devem aprender a envelhecer, e, para que isso seja feito com sucesso, o processo de envelhecimento deve ser planejado e preparado ao longo de toda a vida. Thibault (1993) enfatizou que a velhice pode ser uma época única para o trabalho espiritual interno e que a capacitação pode ocorrer por meio desse processo. Freidan (1993) desafia a "idade mística" e defende uma modificação radical de paradigma na forma como o envelhecimento é percebido. Ela sugere que a velhice seja vista não em termos de deterioração, declínio e perda, mas, ao contrário, como uma fase única da vida com seus próprios padrões de relacionamentos, carreira, sexo, família e envolvimento. O potencial de crescimento dos indivíduos em sua sociedade é enfatizado.

É importante observar que a vida depois dos 40 anos não aparece na maior parte dos registros históricos. Entretanto, com a demografia alterando o tempo de vida, esse período da existência está em fluxo. Muitos idosos atuais são pioneiros na criação de novos modelos de envelhecimento, como também serão os da geração do pós-guerra (*"baby boomers"*) à medida que se aproximarem dessa idade. Pontos de vista que surgem e evoluem a respeito das oportunidades/tarefas da velhice irão exercer choque sobre os tipos de terapia que serão utilizadas no futuro.

Desafios Inerentes à Psicoterapia de Idosos

A maioria dos autores concorda que existem desafios inerentes à psicoterapia na velhice. Esses desafios ou barreiras à terapia podem ser divididos em quatro categorias: aspectos relacionados com a família, barreiras relacionadas com o terapeuta e barreiras da sociedade/do sistema (Lazarus e Sadavoy, 1988).

Os *desafios relacionados com o cuidador/paciente* incluem a crença de que infelicidade, depressão e ansiedade são fatores concomitantes esperados na velhice. Os sintomas psiquiátricos são com freqüência atribuídos a aspectos da saúde física e considerados imutáveis no tratamento; conseqüentemente, pode não ser procurado atendimento psiquiátrico. Além disso, as pessoas idosas, principalmente aquelas do grupo dos 65 anos de idade ou mais, podem evitar a intervenção psiquiátrica devido ao estigma que foi atribuído aos atendimentos psiquiátricos ao longo de suas vidas. Muitos problemas psiquiátricos, principalmente a depressão, manifestam-se como desesperança, apatia, prejuízo cognitivo e anergia, que podem limitar a busca de tratamento ou serem interpretados como representantes de falta geral de motivação.

Além desses aspectos, as alterações de visão ou audição, bem como os problemas de linguagem, tais como afasias, podem criar problemas especiais na terapia. Resistência e força limitadas, principalmente em pessoas muito velhas que apresentam problemas clínicos coexistentes, podem limitar a energia emocional e física disponível para o trabalho terapêutico. Além disso, a falta de consciência dos recursos para o tratamento psicológico pode resultar no fato de a pessoa não buscar o tratamento. Existem também problemas pragmáticos relacionados com restrições dos locais dos serviços, transporte e reembolso que afetam a busca de tratamento.

Os *desafios relacionados com a família* incluem crenças errôneas de que os sintomas psiquiátricos são uma parte normal do envelhecimento, com a resultante minimização dos sintomas. Além disso, quando o idoso não inicia um tratamento, a família pode hesitar e ficar ambivalente quanto a estimular essa terapia. Essa ambivalência pode refletir uma série de aspectos relacionados com os papéis paciente-filhos, pessoas que cuidam e a necessidade de manter uma visão idealizada dos pais. Ambivalência, conflito e antigos ressentimentos na dinâmica familiar de longa duração podem limitar a busca de ajuda, assim como ocorre com a visão negativa que a família tem da intervenção psiquiátrica.

Os *desafios relacionados com o terapeuta* incluem a presença de atitudes negativas e estereotipadas em relação às pessoas idosas, principalmente em nossa sociedade orientada para o jovem. Os idosos em nossa sociedade formaram um grupo estigmatizado nas últimas décadas. Goffman (1963) assinalou que uma parte do processo social que ocorre na resposta das pessoas a um indivíduo estigmatizado constitui-se na formação de uma teoria do estigma, pela qual são criados estereótipos e traços indesejados atribuídos ao indivíduo estigmatizado. Para o indivíduo idoso que esteja apresentando um estresse psicológico ou uma doença psiquiátrica real, existe o efeito duplo dos estigmas da velhice e da doença mental, ambos sendo prevalentes em nossa cultura. Pode ser difícil para o terapeuta não sofrer a influência desses estereótipos eventuais integrantes da cultura. Os terapeutas também podem se sentir frustrados e apresentar um niilismo terapêutico devido a doenças crônicas e morte antecipada em muitos pacientes idosos. Essas respostas podem ser particularmente problemáticas para o terapeuta jovem que tem dificuldade em compreender a realidade empírica desses fenômenos, ou para o terapeuta mais velho que pode se sentir ameaçado pela excessiva identificação.

Os aspectos contratransferenciais são também comumente mencionados como desafios relacionados com o terapeuta. Conflitos não-resolvidos com os pais ou avós podem ser reativados. Além disso, os aspectos não-resolvidos do terapeuta em torno de seu próprio envelhecimento pessoal podem ser desencadeados e resultarem em dificuldades na contratransferência.

Historicamente, os psiquiatras resistiram a trabalhar de forma terapêutica com os idosos. Entretanto, o crescente desenvolvimento da bolsa pós-residência, associado a programas inovadores em hospitais, comunidades e casas de repouso indicam que as tendências estão se modificando nesta área. A proliferação da literatura na área e a atenção dada aos aspectos da saúde mental dos idosos por uma série de forças-tarefa da mesma forma refletem mudanças esperançosas. Outras disciplinas de saúde mental, como enfermagem e assistência social, continuam a contribuir de forma substancial para esse processo.

Aspectos relacionados ao sistema de assistência à saúde e à sociedade também criaram desafios à oferta de intervenções psicoterapêuticas. O *Medicare* e outros reembolsos de seguros contra danos a terceiros são inadequados. Além disso, em muitas áreas existem apenas serviços limitados designados especificamente para idosos. O sistema de oferta de atendimento psicoterápico tem como modelo as tradicionais visitas aos consultórios ou visitas a centros de saúde mental, mas os serviços precisam talvez ser oferecidos em locais mais diversos e mais acessíveis. As tendências da sociedade e dos sistemas também resultaram em tratamentos diferenciais para doenças "mentais" *vs* "físicas". Entretanto, planos de saúde alternativos recentemente discutidos começaram a enfatizar a paridade para os tratamentos de transtornos mentais, embora a não-inclusão de intervenções psicoterapêuticas nos planos de paridade continue a ser um ponto de desestímulo e desentendimentos.

Psicoterapias Individuais para Idosos

Terapia Psicodinâmica

A psicoterapia psicodinâmica tende a ter orientação de *insight* ou apoio, embora geralmente haja uma necessidade pragmática na clínica de uma combinação de ambas. O equilíbrio desse *continuum* tende mais para a abordagem de apoio no trabalho com indivíduos idosos, devido à fragilidade física, limitações (como descrito em seção anterior sobre desafios da psicoterapia) e a concomitante necessidade de psicoterapia freqüentemente encontrada nessa população. Ao abordar o idoso utilizando um modelo terapêutico psicodinâmico, é fundamental que na avaliação inicial o clínico considere o grau de ênfase a ser dada ao trabalho de *insight vs* apoio. A história do paciente e a capacidade inicial de relacionar-se com o objeto, associadas à sua sofisticação psicológica e profundidade da motivação para a mudança são indicadores valiosos nesta decisão (Myers, 1991). Se a avaliação desses parâmetros e prejuízos caracterológicos mínimos é ótima, a atitude do paciente idoso para a psicoterapia de *insight* deve ser vista de forma positiva dentro das reconhecidas limitações de muitas pessoas idosas (como recursos limitados e restrições físicas).

Muslin (1992) observou o potencial para a resistência característico das pessoas idosas, como a síndrome de "resistência ao envelhecimento", encontrada numa estrutura dinâmica de psicologia do ego. Embora a resistência seja inevitável num processo psicoterapêutico dinâmico, Yesavage e Karusa (1982) enfatizaram que as pessoas idosas com freqüência apresentam uma menor resistência à mudança e maior motivação para a terapia pelo fato de anteciparem um período de vida mais curto nas suas experiências de vida.

Embora os aspectos da transferência e contratransferência sejam parte importante de qualquer psicoterapia, eles são aspectos centrais do processo psicoterapêutico dinâmico. A transferência ocorre nas diferentes gerações no caso das pessoas idosas, com a "transferência inversa", como delineada por Grunes (1987), sendo específica da terapia de idosos. Grunes fala desse fenômeno quando descreve o terapeuta sendo visto como um filho do paciente, com expectativas e poderes correspondentes projetados no terapeuta. A contratransferência na psicoterapia com o idoso é diferente pelo simples fato de o terapeuta ser mais moço que o paciente. A idealização, a hostilidade inconsciente devido à raiva dos próprios pais e a evitação de material de conflito devido ao respeito ao paciente são exemplos de conseqüências possíveis de contratransferências específicas da relação paciente idoso-terapeuta jovem. Embora seja vital o conhecimento destas dinâmicas por parte do terapeuta, Meerloo (1955) deu menos ênfase à interpretação da transferência na psicoterapia do idoso. O potencial construtivo do terapeuta de servir ao papel transferencial pode ser maior que o benefício terapêutico obtido com a interpretação da transferência. Essa perspectiva defendida por Meerloo leva a psicoterapia de apoio a ser considerada como um complemento da terapia de *insight* dentro de uma estrutura dinâmica.

A psicoterapia de apoio como uma abordagem terapêutica legítima e sistemática obteve crescente credibilidade na última década. A descrição de Werman (1984) de um modelo para a prática da psicoterapia de apoio enfatizou a avaliação do funcionamento do ego e a reserva exigida do terapeuta na psicoterapia de apoio, com a necessidade de mais discernimento quando assume uma postura terapêutica mais ativa. A psicoterapia de apoio com freqüência oferece reasseguramento para o paciente idoso, tentando diminuir a ansiedade e aumentar a sensação do paciente de ser compreendido. Os componentes psicoeducacionais podem por vezes ser incluídos, na medida em que o terapeuta tenta aumentar a força do ego do paciente idoso, de forma a estimular a adaptação e a obtenção de alívio sintomático. As preocupações somáticas do idoso irão com freqüência exigir um papel mais ativo e de apoio/suporte do terapeuta para que seja estabelecida uma aliança terapêutica e identificada uma causa das queixas somáticas. Embora o objetivo final seja reduzir a freqüência de sessões, não é rara alguma forma de relação terapêutica mantida numa estrutura psicoterapêutica de apoio. O significado contemporâneo da psicoterapia de apoio dentro da prática da psicoterapia (Rockland, 1993) será apenas aumentado pelas modificações da política de saúde, devido à sua ênfase na adaptação e alívio do sintoma enfocado.

As modalidades psicoterapêuticas de tempo limitado surgiram nos últimos 20 anos. A terapia dinâmica breve tenta resolver conflitos essenciais com base na compreensão dinâmica da personalidade e relações históricas de variáveis situacionais, sendo os objetivos o alívio sintomático e o aumento da auto-estima. Não deve ser esperada a obtenção do *insight* ou modificação da estrutura caracterológica. Uma abordagem psicodinâmica breve de tempo limitado seria aplicável aos pacientes idosos quando existem problemas claramente delineados e circunscritos que se espera serem resolvidos num período limitado de tempo, como, por exemplo, uma reação de luto não-resolvida ou um transtorno de ajustamento.

Uma série de vantagens foi atribuída à terapia dinâmica breve, incluindo o fato de ela 1) reconhecer a finitude da vida das pessoas idosas, 2) transmitir uma mensagem que reconhece os estressores atuais e o controle do passado, com o objetivo de uma intervenção a curto prazo, 3) reduzir o medo da dependência do terapeuta e 4) reduzir a carga financeira da terapia (Lazarus *et al.*, 1987).

O modelo da psicoterapia dinâmica breve utiliza a transferência e a compreensão que o terapeuta faz do paciente para o esclarecimento a interpretação das respostas emocionais do mesmo às questões da vida atual no momento adequado. As alterações que ocorrem com a psicoterapia psicodinâmica breve estão no âmbito da melhora dos sintomas e resolução de problemas, em vez de na estrutura de caráter e personalidade.

Um estudo do processo e evolução da psicoterapia dinâmica breve (Lazarus *et al.*, 1987) revelou dados interessantes sobre como o paciente utiliza a psicoterapia. Os achados foram coerentes com pesquisas anteriores indicando que ocorreu melhora do problema sintomático e focal, na ausência relativa de mais *insight* ou compreensão de si mesmo. Foi observado que os pacientes usam a relação terapêutica para restabelecer um sentido de *self* ou para reunir aspectos diversos e incompatíveis do *self* numa configuração mais positiva. O terapeuta foi usado para a validação do estado de normalidade e competência, bem como para ajudar na restauração de um sentido positivo de *self*. Aspectos do *self* previamente suprimidos ou que surgiram recentemente foram incorporados num *self* mais coeso e positivo. É interessante observar um achado distinto nesse estudo. Comparadas com os homens, as mulheres apresentavam melhora mais precoce e maior, mantendo essa melhora por mais tempo. Elas também diferiam dos homens na sua relação com o terapeuta, uso da defesa e modo de resolver o conflito.

Silberschatz e Curtis (1991) apresentaram uma terapia de tempo limitado para idosos e desafiaram suposições históricas a respeito da rigidez e de inabilidade do idoso de realizar o trabalho terapêutico. Esses autores sugeriram que um paciente pode lucrar com esse modelo terapêutico se o terapeuta avalia adequadamente os objetivos do tratamento do paciente, e faz intervenções de acordo com esses objetivos. Eles argumenta- ram que o que com freqüência é percebido como sendo rigidez e defesa é o que na realidade Weiss (1986) chamou de *testar o terapeuta*. Por exemplo, a solicitação que um paciente faz de medicação, embora aparentemente justificada, na realidade representou um teste por parte do paciente para ver se as medidas paliativas seriam as únicas alternativas. A *culpa do sobrevivente* é também uma dinâmica a ser explorada nas pessoas idosas, na medida em que assistem ao declínio de amigos e familiares.

A psicoterapia dinâmica breve está baseada em conceitos dinâmicos de conflito e transferência, mas sua abordagem focal e de tempo limitado é particularmente útil com a população de idosos quando essa estrutura é desejada. A literatura apresenta uma eficácia geral de 35% da terapia dinâmica breve, que é levemente menor que a das outras terapias (Força-Tarefa sobre Modelos de Prática em Psiquiatria Geriátrica da Associação Americana de Psiquiatria, 1993); entretanto, os estudos até hoje foram limitados e apresentam problemas metodológicos. São necessárias pesquisas adicionais para explorar as técnicas utilizadas e os resultados dos modelos de terapia breve.

Terapia Cognitivo-Comportamental

Gallangher e Thompson (1982) determinaram a terapia cognitivo-comportamental como uma psicoterapia primária para pessoas idosas por meio de suas modificações do trabalho original de Beck nessa área.

A terapia cognitivo-comportamental é uma psicoterapia focal de tempo limitado desenvolvida primeiramente para ser utilizada com pacientes com doença depressiva. A tríade cognitiva negativa do modelo de Beck (Beck *et al.*, 1979) inclui uma visão negativa do *self*, do mundo e do futuro com padrões de pensamento negativo manifestos numa série de distorções cognitivas. Essas distorções cognitivas apresentam-se como exageros, reações excessivas e suposições automáticas, apesar da evidência do contrário. O processo da terapia cognitiva tem cinco componentes primários. Eles incluem 1) aprender a identificar padrões de pensamento negativo, 2) fazer a conexão entre pensamentos negativos e sentimentos depressivos, 3) examinar padrões de pensamentos negativos e sua validade, 4) aprender a identificar e modificar padrões de pensamentos distorcidos que sustentam sentimentos negativos e 5) incorporar o processo descrito acima para desenvolver uma visão menos distorcida da pessoa de seu *self*, do mundo e de seu futuro.

Gallangher e Thompson (1982) sugeriram a necessidade das pessoas idosas serem socializadas para o processo de tratamento pelo fato de essa população, com freqüência, não confiar na psicoterapia. Esse processo de socialização pode ser uma oportunidade de retribuir o apoio e o encorajamento com respeito à capacidade do paciente de melhorar. Quando se trabalha com pessoas idosas com possíveis prejuízos perceptivos e limitações cognitivas, o terapeuta deve utilizar múltiplos modos de aprendizado. Devem ser dados exemplos específicos relativos à idade do idoso, e o terapeuta deve considerar as crescentes exigências do tempo para o processo e implementação.

Thompson e colaboradores (1987) verificaram que 75% dos pacientes estudados num período de 10 anos mostraram uma clara melhora ou total remissão no final de sua terapia ambulatorial, que geralmente incluía aproximadamente 15-20 sessões de uma hora. A maior melhora foi observada em pacientes nos quais um desencadeante claro para uma depressão reativa estava ligado a um evento ou situação específica. Para pacientes com problemas mais crônicos, que não são raros nos idosos, 30 a 40 sessões se mostraram mais eficazes. Embora a terapia cognitivo-comportamental isolada seja mais útil nos idosos sem sintomas melancólicos, a combinação de terapia cognitivo-comportamental e desipramina mostrou-se mais eficaz que a desipramina isolada em pacientes idosos ambulatoriais nesse estudo.

Apesar do fato de que os componentes mais cognitivos do modelo cognitivo-comportamental tornam-se menos úteis com o avanço do prejuízo cognitivo no idoso, os métodos comportamentais continuam a ser eficazes (Teri e Gallangher-Thompson, 1991). Lewinsohn e colaboradores (1985) propuseram um modelo comportamental de depressão sobre o qual Gallangher e Thompson (1981) basearam um plano de tratamento a ser usado com os idosos. Esse modelo inclui os seguintes componentes:

1. Rastreamento do comportamento (eventos agradáveis e desagradáveis) e humor.
2. Estabelecimento de uma relação entre comportamento e humor.
3. Consideração de aspectos reais da vida do paciente como alvo de mudança.
4. Aprendizado de habilidades sociais para estimular a capacidade de viver eventos agradáveis e evitar os desagradáveis. As habilidades que são centrais incluem: a) técnicas de relaxamento progressivo para o manejo do estresse; b) treinamento da positividade; c) habilidades cognitivas, primariamente aprendendo a evitar ou diminuir a freqüência de pensamentos negativos e autodestrutivos; d) habilidades sociais e de comunicação; e) manejo do tempo. O paciente e o terapeuta selecionam aquelas habilidades que são as mais proeminentes para a situação clínica específica.
5. Início de um plano concreto para a mudança e mensuração do progresso por meio do rastreamento do comportamento e do humor.
6. Assumir modificações feitas mais pela pessoa
7. Generalização e transferência de habilidades aprendidas para uma série mais ampla de situações.

Teri e Gallagher-Thompsn (1991) modificaram esse modelo para seu uso com pacientes ambulatoriais com doença de Alzheimer, incorporando o cuidador primário no processo de tratamento. A terapia comportamental foi útil no manejo de transtornos comportamentais de pessoas que residiam em casas de repouso com prejuízos cognitivos e nas reduções de suas medicações antipsicóticas (Ray *et al.*, 1993). As modificações nas casas de repouso incluem processos paralelos para níveis variáveis de funcionamento cognitivo. Para o residente com prejuízo cognitivo, a modificação do ambiente psicossocial e a melhora das experiências com a pessoa que fornece atendimento corresponde à aquisição e à generalização de habilidades do idoso com a cognição intacta. Como o número de idosos mais velhos continua a aumentar, tornar-se-á mais importante o desenvolvimento posterior de terapias comportamentais para o uso ambulatorial e em casas de repouso.

Psicoterapia Interpessoal

Além da psicoterapia dinâmica a longo prazo e terapias cognitivas, viu-se que a psicoterapia interpessoal tem um sucesso moderado no tratamento de idosos (Painel Consensual de Desenvolvimento sobre Depressão na Velhice, 1992). A psicoterapia interpessoal tem uma longa história, remetendo ao trabalho de Harry Stack Sullivan, que teoricamente divergiu da visão clássica e sua ênfase sobre os processos intrapsíquicos. Sullivan reorganizou o importante papel de relações sociais, redefinindo uma visão de psicoterapia que enfocou os relacionamentos sociais por meio de várias fases do desenvolvimento. O modelo terapêutico de Sullivan enfatizou as experiências interpessoais corretivas. A terapia interpessoal contemporânea para a depressão é descrita como buscando "reconhecer e explorar desencadeantes depressivos que envolvam perdas interpessoais, disputas de papéis e transações, isolamento social ou prejuízos em habilidades sociais" (Trabalho de Grupo sobre Transtorno Depressivo da Associação Americana de Psiquiatria, 1993, p. 5). A tarefa terapêutica para o terapeuta e o paciente é definir a natureza do problema interpessoal e desenvolver um plano para resolvê-lo. Sob a perspectiva da terapia interpessoal, as dificuldades interpessoais podem ser fatores causais, concomitantes ou que possam exacerbar e manter a depressão ou outras doenças.

Sholomakas e colaboradores (1983) descreveram uma série de casos nos quais as pessoas idosas foram tratadas com terapia interpessoal e concluíram que essa modalidade era útil para o tratamento de idosos deprimidos. Esses autores basearam seu tratamento interpessoal breve na premissa de que, independentemente de outros fatores, a depressão ocorre num contexto interpessoal e que a compreensão desse contexto e a intervenção no mesmo podem ser importantes na recuperação e prevenção de recaída. A terapia tem dois objetivos: 1) aliviar os sintomas depressivos e 2) ajudar o paciente a desenvolver estratégias mais eficazes de lidar com aspectos interpessoais associados ao início da depressão.

O papel do terapeuta é o de advogado do paciente, não devendo julgar e transmitindo, em qualquer condição, calor e atenção positiva. O terapeuta também assume uma posição ativa ajudando o paciente a enfocar áreas de problemas interpessoais atuais e orientando o paciente na resolução das áreas problema.

Sholomakas e colaboradores (1983) identificaram quatro áreas problema que são comuns nos idosos e que identificam objetivos relevantes do tratamento:

1. *Luto*. O luto é um padrão central do idoso, na medida em que múltiplas perdas são vividas e impedem que ele passe pelo processo de luto normal. Os objetivos são a facilitação do luto e ajudar o paciente a formar relações que substituam a perda.
2. *Disputas interpessoais de papéis*. Essas situações incluem o indivíduo idoso e pelo menos uma outra pessoa envolvida em expectativas discrepantes e não reciprocas de papéis. Os objetivos nesse contexto são ajudar o paciente a identificar a disputa, fazer escolhas sobre o plano de ação, e modificar padrões de comunicação mal-adaptados ou expectativas irreais.
3. *Transições de papéis*. Os problemas de transições de papéis estão associados a uma mudança de vida que é percebida como uma perda. A aposentadoria ou uma mudança na função ou *status* devido à doença são exemplos de transições de papéis. Os objetivos incluem ajudar o paciente a perceber a transição de forma mais positiva e restaurar a auto-estima, desenvolvendo um sentido de domínio das exigências do novo papel.
4. *Déficits interpessoais*. Os prejuízos interpessoais ocorrem quando um paciente teve ou manteve relacionamentos interpessoais inadequados. O prejuízo pode resultar do isolamento social, menor número de relações, ou deficiências nas habilidades sociais. O objetivo do tratamento é reduzir o isolamento social do paciente. A relação com o terapeuta é fundamental na medida em que relações passadas são revisadas e são criados novos relacionamentos.

As principais características da terapia interpessoal são o fato de ser de tempo limitado, não a longo prazo; focal; enfatizando os relacionamentos atuais e não os passados; interpessoal e não intrapsíquica; e interpessoal e não cognitivo-comportamental; a personalidade é diagnosticada, mas não tratada (Klerman *et al.*, 1984). Klerman e colaboradores identificaram quatro elementos da avaliação no modelo de terapia interpessoal. Primeiro, é feita uma lista de relações atuais e passadas. Segundo, é revista a qualidade de padrões e interação ao longo do tempo em relações interpessoais, buscando aspectos como relação tais com a autoridade, domínio *vs* submissão, dependência *vs* autonomia, intimidade, confiança e troca de confidências. Terceiro, as cognições são revisadas na medida em que tem relação com o indivíduo e os outros, seus papéis e história de relacionamentos; isso também inclui normas, expectativas e significados associados a regras. Quarto, são revisadas as emoções associadas que o indivíduo apresenta.

Klerman e colaboradores (1984) identificaram os mesmos quatro aspectos-chave identificados por Sholomakas *et al.*: luto, disputas de papéis interpessoais, transição de papéis e prejuízo de papéis. Para a transição de papéis são, por exemplo, identificadas quatro tarefas: 1) facilitar a avaliação do papel que foi perdido, 2) estimular a expressão de emoções, 3) desenvolver habilidades sociais adequadas ao novo papel, 4) estabelecer novas relações interpessoais, ligações e apoios sociais. A estrutura básica da terapia interpessoal com seu foco no luto, disputas de papéis interpessoais, transição de papéis e prejuízos de papéis aborda eventos interpessoais comuns entre indivíduos idosos, tornando esse modelo particularmente adequado para ser usado com pacientes idosos.

Terapia pela Recordação (de Reminiscência)/Revisão da Vida

A terapia de revisão sistemática da vida foi descrita pela primeira vez por Butler (1963) como uma extensão de um processo natural de desenvolvimento na velhice. Butler e Lewis (1977) definiram a revisão da vida como "um processo mental universal efetuado pela realização da aproximação do delírio e da morte que marcam a vida de todos os idosos de alguma forma, à medida que seus mitos de invulnerabilidade ou imortalidade diminuem e a morte passa a ser vista como uma realidade pessoal iminente" (p. 165). Viney (1993) descreveu "uma terapia de construção pessoal com o idoso" que se baseia na tradição de revisão da vida. As quatro suposições primárias de seu modelo de construção pessoal de funcionamento psicológico do idoso saudável: 1) as pessoas coerentemente tentam dar sentido ao que está ocorrendo e ao que é antecipado para o futuro, 2) tanto a experiência subjetiva interna quanto a perspectiva objetiva externa são consideradas importantes, 3) o desenvolvimento psicológico progride na medida em que as experiências são interpretadas e reinterpretadas de forma séria, e 4) a característica principal do desenvolvimento psicológico é a integração destas reinterpretações. O modelo de Viney oferece uma construção teórica para o benefício terapêutico originado da revisão da vida e pela recordação. A terapia da revisão da vida será discutida posteriormente na seção de psicoterapia de grupo deste capítulo.

Psicoterapia Existencial

A psicoterapia existencial surgiu da insatisfação com as abordagens analítica clássica e comportamental da terapia. De acordo com May e Yalom (1989), ela teve início com a consciência de que as pessoas estão vivendo uma idade de transição, com quase todos vivenciando uma ansiedade significativa. A psicoterapia existencial não é uma abordagem técnica específica e com regras específicas para a terapia. Ao contrário, é um método de exploração que tem como foco a natureza das experiências de ansiedade, desespero, luto, solidão e isolamento que o indivíduo apresenta. O terapeuta existencial tenta ver a realidade individual sem a distorção de teorias projetadas sobre o paciente.

A psicoterapia existencial enfatiza a ansiedade como um problema fundamental confrontado na terapia. Para o terapeuta existencial, a ansiedade tem uma definição mais ampla que para outras estruturas psicoterapêuticas. De acordo com May e Yalom (1989), "a ansiedade surge de nossa necessidade pessoal de sobreviver, de preservar nosso ser e de nos defendermos" (p. 364). O existencialista vê dois tipos de ansiedade — ansiedade normal e ansiedade neurótica. O existencialista lida com o "Eu sou" ou experiência básica do ser, com culpa e com o "estar-no-mundo" (p. 364). O existencialista também enfatiza uma consciência de que o tempo é um aspecto importante da maioria das experiências humanas.

A psicoterapia existencial faz uma única suposição sobre as bases dos conflitos humanos internos. Ela não estabelece uma relação entre esses conflitos e impulsos ou experiências precoces da infância, mas, ao contrário, com o conflito entre o indivíduo e os *"considerandos"* da existência humana. Yalom (1985) identificou as quatro últimas preocupações que são importantes para a psicoterapia: morte, liberdade, isolamento e falta de significado. Ele explorou a morte como a primeira fonte de ansiedade e como uma situação-limite, e discutiu os papéis da satisfação com a vida e dessensibilização da morte. Ao explorar a liberdade, é considerado o aspecto da responsabilidade e seus limites. O isolamento envolve a consideração da solidão existencial básica da pessoa, e a observação do isolamento e relacionamentos.

McDougall (1992) chamou a esse modelo de "a base teórica mais útil para o aconselhamento do paciente geriátrico pelo fato de a abordagem existencial enfatizar o presente em vez do passado, a qualidade em vez de quantidade, a consciência subjetiva em vez da objetiva" (p. 3). Ele posteriormente comentou que

> é típico dos modelos existenciais de psicoterapia apoiarem a atualização do potencial para obter um sentido de ser completo e de dignidade pessoal. O objetivo da terapia é ajudar os idosos a compreender seu conflito inconsciente, diminuir a ansiedade secundária, colocando em ordem formas mal-adaptadas de lidar com eles mesmos ou com os outros, e desenvolver formas adaptativas de lidar com a ansiedade primária. Esses mecanismos ocorrem à medida que eles passam a auto-investigar-se explorando as quatro últimas preocupações — ou seja, morte, liberdade, isolamento e falta de significado. Sem dúvida, muitos idosos que procuram profissionais de saúde mental o fazem por estarem enfrentando essas crises existenciais. (p. 3)

Modalidades Alternativas

Terapia de Grupo

A terapia de grupo foi utilizada com indivíduos de diferentes locais, incluindo hospitais, atendimentos domiciliares, casas de repouso e serviços ambulatoriais. Lazarus e Sadavoy (1988) identificaram os seguintes propósitos da terapia de grupo com idosos: socialização; maior número de modificações de atitudes; desenvolvimento pessoal; aprendizado e educação; mudança de comportamento pela modificação do comportamento, orientação quanto à realidade e terapia da realidade; catarse emocional e revisão da vida e resolução de problemas.

Yalom (1985) identificou fatores que estão ligados à eficácia terapêutica ou mudança na terapia de grupo. Essas incluem: retorno da esperança, universalidade, partilhar da informação, altruísmo, recapitulação corretiva do grupo familiar primário, desenvolvimento de técnicas de socialização, comportamento imitativo, aprendizado interpessoal, coesão de grupo, catarse e fatores existenciais. Desses fatores, Moberg e Lazarus (1990) enfocaram os especialmente aplicáveis aos idosos. É importante o fornecimento de informações basais sobre uma série de assuntos, incluindo medicação, serviços sociais e atividades recreacionais. É importante a oportunidade de *feedback* pessoal em função da tendência das pessoas idosas de enfatizarem faltas e minimizarem a força. A ressocialização e remotivação são úteis no combate à solidão e ao isolamento, e no reforço da capacidade de desenvolver relações significativas. O aumento da auto-estima ocorre com a percepção de que os problemas do envelhecimento não são únicos da pessoa. A catarse emocional ajuda, permitindo que o idoso isolado expresse sentimentos de pena de si mesmo, culpa e falha. Finalmente, Moberg e Lazarus afirmaram que a oportunidade de expressar preo- cupações existenciais — incluindo lidar com perdas e ansiedade sobre a morte e o desejo de encontrar significado para a vida — tem um valor especial. A universalidade e a instalação da esperança são fatores particularmente curativos para os pacientes hospitalizados, onde os indivíduos com freqüência sentem-se isolados e desesperançados em meio a doenças mentais severas (C. D. Davis e E. Williams, *"The Support Group in an Impatient Geropsychiatric Setting"* 1994).

Lazarus e Sadavoy (1988) identificaram uma série de objetivos que determinados grupos, particularmente em instituições, podem se esforçar para alcançar: redução da regressão; ressocialização; reenvolvimento; resolução de problemas e troca de informações. Esses objetivos irão variar de acordo com a composição, objetivo e local do grupo, e irão complementar e sobrepor-se aos objetivos de outras terapias.

Uma série de abordagens de grupo são utilizadas com pessoas idosas, incluindo psicoterapia de grupo, atividades de grupo (música, dança e movimento, arte, tea- tro e grupos de escritores), grupos de verbalização de histórias (grupos de *recordação* e revisão da vida), grupos de orientação da realidade e remotivação/ressocialização, e grupos de validação. São também utilizados grupos que têm como foco determinado assunto, como, por exemplo, grupos de viúvos, grupos de aposentados e grupos de apoio para cuidadores de famílias. Esses grupos têm propósitos e objetivos diferentes. Eles envolvem diferentes estilos de liderança e mesmo diferentes disciplinas funcionando nos papéis de líderes. Burnside e Schmidt (1994) oferecem uma ampla revisão das diversas abordagens de grupo utilizadas em populações de idosos.

Os modelos psicodinâmicos, interpessoais, de apoio/suporte, cognitivo-comportamentais e expressivos são todos utilizados na psicoterapia de grupo com idosos. Ingersoll e Silverman (1978) descreveram uma terapia de grupo de *insight* e de tempo limitado que eles chamaram de *"Grupo do Lá e Então"*. O grupo teve como foco ajudar os indivíduos a fazerem uma ligação entre o passado e o presente e enfatizou a revisão da vida e a recordação. Os pacientes também criaram uma revista e completaram um genograma familiar. A terapia foi dividida em oito sessões de acordo com os seguintes focos: 1) orientação, 2) início da revisão da vida, 3) experiência precoce da vida, 4) introdução do genograma, 5) perda e luto, 6) padrões familiares, 7) polaridades (balanço entre lembranças dolorosas e agradáveis) e 8) final. Os participantes desse grupo demonstraram uma melhora total da auto-estima, ansiedade e queixas somáticas. É notável que os participantes mostraram um interesse limitado na elaboração da revista, mas um significativo interesse nos genogramas.

A terapia de grupo cognitivo-comportamental continua a ter uma importância crescente. Yost e Corbishley (1985) sugeriram que a terapia cognitivo-comportamental é particularmente adequada para o tratamento de idosos deprimidos por lidar com aspectos potencialmente depressivos da vida próprios da velhice. Essa modalidade aborda diretamente as crenças negativas que produzem e mantêm a depressão. A terapia exige que o participante aja de forma a no final eliminar as atitudes depressivas. Existem muitas situações de vida potencialmente depressivas que as pessoas idosas enfrentam, incluindo perda de saúde e mobilidade, amigos e família, satisfação com seu papel e autonomia. Além disso, recursos econômicos limitados podem afetar a dieta e o ambiente. Com freqüência as mudanças/perdas ocorrem de forma súbita e acumulam-se com mais rapidez na velhice, dando muito pouco tempo para que ocorra o ajustamento. Muitas pessoas idosas também têm crenças que as tornam psicologicamente vulneráveis. O mais notável é que elas podem compartilhar o estereótipo social negativo da velhice.

Os modelos de terapia dinâmica breve de grupo foram utilizados tanto para pacientes ambulatoriais quanto internados. Deutsch e Kramer (1977) implementaram um programa de grupos de terapia breve que se encontram por 12 semanas consecutivas. O objetivo desses grupos era enfatizar o processo de envelhecimento como uma parte normal do ciclo vital, gerar atitudes positivas e ajudar os membros a se envolverem em atividades significativas, além de substituir novos comportamentos para aumentar a auto-estima. Os grupos tiveram como foco as perdas físicas, econômicas e sociais, examinando posteriormente o luto e a depressão resultantes. Os resultados relatados incluíam aumento da capacidade de lidar com o problema, envolvimento em trabalho voluntário de tempo parcial, renovação do contato familiar e desenvolvimento de novas relações entre os membros do grupo.

Os grupos de psicoterapia expressiva têm orientação dinâmica, e não são nem didáticos nem densamente estruturados. Os limites do grupo são rigorosamente mantidos, sendo acrescidos membros de forma sistemática, e os terapeutas utilizam interpretações transferenciais. O modelo expressivo é útil para a avaliação de indivíduos idosos. Como observado por Berland e Poggi (1979), "o que é verdadeiro é que nossa experiência demonstra o desejo e a habilidade do idoso de confrontar a grande questão de seu estágio da vida, e de fazer isso com energia, grande *insight* e benefício para ele mesmo" (p. 706). Esses autores também relataram que os membros eram capazes de lidar com temas sobre a morte e as perdas de forma eficaz.

Surgiram uma série de abordagens de grupo que envolvem a expressão criativa, incluindo grupos de atividades, de música, de dança, de movimentos, de arte e dramáticos. Os grupos podem ser predominantemente físicos, como em grupos de dança e de movimentos, ou podem envolver expressões mais sutis, como em grupos de arte. Esses grupos tentam restaurar a autoconfiança dos idosos e sua habilidade de desempenhar, produzir e aprender (Yost e Corbishley, 1985). Eles oferecem a oportunidade de reviver velhos interesses ou de aprender outros novos e de ampliar o mundo do idoso. Há também uma grande oportunidade de interação social nesses grupos, que são com freqüência menos formais e estruturados que os demais. O idoso é capaz de perceber que novos interesses podem ainda ser adquiridos e novas relações formadas. Os líderes de grupo podem vir de uma série de disciplinas, incluindo terapia da atividade, terapia da arte, terapia da música/dança, além de enfermagem e assistência social, associados à psiquiatria e à psicologia.

Outra abordagem utilizada no trabalho de grupo com idosos são os grupos baseados no uso de recordações. Os grupos de recordação, revisão da vida e de autobiografia orientada podem todas ser modalidades utilizadas nesse tipo de terapêutica. As atividades baseadas em recordações foram utilizadas numa série de ambientes, incluindo casas de repouso, hospitais e serviços para atendimento diários. A recordação, numa determinada época, era vista como um comportamento negativo, mas hoje é vista como um meio de preservação do funcionamento mental, além de auto-identificação na velhice (Coleman, 1988). Burnside e Haight (1994) salientaram que um grupo de recordação pode ser planejado com atenção para os detalhes, e cada membro deve receber atenção do líder. Um objetivo importante do grupo é fazer novos relacionamentos com base na experiência presente positiva. Ao compartilharem as recordações, os membros afirmam tanto suas próprias vidas quanto a de outras pessoas no grupo. Burnside e Haight desenvolveram protocolos detalhados para a recordação em grupo e para o uso da recordação um a um. A terapia pela recordação tem a vantagem de ser útil tanto com indivíduos com prejuízo cognitivo moderado quanto com cognição intacta.

A terapia de revisão da vida é um tipo específico de terapia que tem relação com a recordação, mas é diferente dela. O conceito de revisão da vida foi introduzido por Butler (1963) que entendeu a revisão da vida como uma tarefa a ser realizada no estágio final da existência. A revisão da vida é descrita como um processo de revisão, organização e avaliação da vida da pessoa com o objetivo de aumentar a integridade pela observação da sua própria história de vida (Woods *et al.*, 1992). A revisão da vida pode ser usada como uma intervenção de grupo ou individual. Woods e colaboradores (1992) desenvolveram quatro ferramentas para auxiliarem na revisão da vida: 1) um questionário abordando 14 aspectos da vida da pessoa, 2) um questionário condensado de orientação com perguntas-chave, como um *checklist* abordando 14 subseções da história da vida; 3) um *checklist* geral da trajetória da vida; e 4) um gráfico histórico do ambiente. Peachey (1992) desenvolveu uma pequena lista de perguntas de revisão da vida abordando três áreas: 1) diferenciação do ego *vs* preocupação com o papel do trabalho, 2) transcendência do corpo *vs* preocupação com o corpo e 3) transcendência do ego *vs* preocupação com o ego. A revisão da vida, como os modelos de recordação, pode ser utilizada tanto com indivíduos parcialmente dementes quanto com os de cognição intacta.

Birren e Deutchman (1994) desenvolveram uma técnica chamada *grupos de autobiografia orientada* que tem origem tanto em conceitos de recordação quanto de revisão da vida. É solicitado aos grupos que escrevam e compartilhem material autobiográfico. São exploradas nove áreas autobiográficas: pontos principais dos segmentos da vida; história familiar; carreira; papel do dinheiro na vida; saúde e imagem corporal; amores e desamores; identidade sexual; papéis e experiências com a morte e idéias sobre o morrer e aspirações, objetivos de vida e significado da vida. A autobiografia orientada pode ser particularmente útil para os idosos que vivem em uma sociedade na qual a modificação social dificulta que os indivíduos integrem suas vidas como parte de um processo progressivo natural.

Outras abordagens terapêuticas de grupo enfocaram o aqui e agora. Os *grupos de orientação da realidade* (*OR*) são grupos desenvolvidos para a reabilitação de pacientes geriátricos confusos. Os grupos OR foram utilizados em hospitais, casas de repouso e programas de atendimento diurnos. Além disso, as estratégias OR podem ser utilizadas por cuidadores individuais. Os grupos de OR geralmente se encontram diariamente. É utilizada uma série de artefatos para orientação, incluindo: calendário, relógio, cartões de identificação e quadro de orientação para a realidade – um quadro grande e móvel que pode ser utilizado para afixar dados, tempo, local, temperatura, próximo feriado e outras informações que auxiliem a reorientar os membros do grupo. Pode ser utilizada uma série de atividades, incluindo eventos atuais, cozinhar, discussões em grupo e recordação. Os programas OR podem aumentar a interação social e o envolvimento em atividades. Burnside e Haight (1994) salientam que o OR funciona melhor num ambiente alegre, cheio de disposição, no qual as atividades são desempenhadas estimulando os sentidos.

Feil (1992) desenvolveu uma abordagem terapêutica chamada *terapia da validação* para ser utilizada em pacientes com demência de início tardio. Esse modelo é hoje utilizado em mais de 6.000 serviços nos Estados Unidos e outros países. Os objetivos da terapia de validação são o estímulo da comunicação verbal e não-verbal e o auxílio para a restauração de sentimentos de dignidade e bem-estar. A terapia da validação inclui 1) uma forma de categorizar o comportamento de idosos desorientados em quatro estágios distintos, 2) um método de comunicação (verbal e não-verbal) com pessoas em cada estágio e 3) uma teoria da desorientação de início tardio em idosos previamente saudáveis. A teoria da validação admite as perdas do controle social, pensamento cognitivo, acuidade sensorial, autoconsciência reflexiva, fala e mobilidade pelos mais velhos. É dada ênfase ao fato de se dar atenção às chaves verbais e não-verbais para encontrar padrões no comportamento. As técnicas utilizadas incluem toque; contato próximo pelo olhar; um tom de voz baixo e carinhoso; a ligação entre comportamento não-verbal e necessidades não-preenchidas; comportamento não-verbal espelhado e ritmos combinados e movimentos repetindo os próprios movimentos da pessoa. Os quatro estágios do comportamento são a má orientação, a confusão quanto ao tempo, o movimento repetitivo e o estado vegetativo. (Feil utiliza o termo *má orientação* para se referir a pessoas idosas no estágio inicial da demência que não têm história prévia de doença mental, que são orientadas no tempo e espaço, mas que apresentam perdas ocasionais de memória e leve desinibição. A pessoa com má orientação vivencia a reativação de conflitos mal-resolvidos durante o período de declínio da memória e lida com esses aspectos por meio de acusações e queixas). Pode identificar as características dos indivíduos em cada estágio e respostas que auxiliem (Feil, 1989, 1992). A teoria da validação é uma abordagem que oferece uma alternativa para o OR para as pessoas confusas muito idosas, para quem o OR pode não ser mais indicado.

Uma abordagem adicional do trabalho em grupo com idosos é o uso de grupos de apoio com enfoque em um assunto ou problema ou grupos de auto-ajuda. Os *grupos de ajustamento à aposentadoria* auxiliam os indivíduos na transição da vida dominada por uma identidade de trabalho para outras formas de auto-identidade ou auto-estima. Crouch (1990) descreveu um grupo de idosos com base na teoria dos sistemas familiares de Bowen que utilizou o conceito de triangulação, diferenciação do *self*, processo de transmissão multigeracional, bloqueio emocional e colocação na posição de igualdade para ajudar na compreensão da experiência de viuvez do indivíduo. Foram desenvolvidos outros grupos de viúvos que enfocaram o modelo educacional, auxiliando indivíduos na compreensão do processo de luto. A Associação Nacional de Professores Aposentados e a Associação Americana de Aposentados desenvolveram grupos de apoio para pessoas idosas que empregam uma abordagem de auto-ajuda (Burnside e Schmidt, 1994). Os grupos foram também amplamente requisitados para ajudar indivíduos que cuidam de pacientes com doença de Alzheimer. Esses grupos utilizam um modelo educacional, um modelo de apoio mútuo ou uma combinação de ambos. Os grupos de apoio podem oferecer uma importante assistência para ajudar esses indivíduos a lidarem com a carga de quem cuida de doentes, que pode ter um choque tanto na saúde física quanto mental.

Terapia Familiar e Conjugal

Embora tenha sido feito um trabalho limitado na área da terapia familiar e conjugal, os aspectos intergeracionais manifestos na velhice, bem como as alterações nas relações conjugais necessitam ser considerados. As intervenções diretas nos filhos e cônjuges de um paciente idoso são com freqüência parte importante do processo de tratamento. Isso pode primariamente envolver um trabalho psicoeducacional em torno de um processo de doença, ou pode ser uma terapia familiar ou conjugal dinamicamente orientada, trabalhando com aspectos e temas de longa duração, com padrões conflitantes sendo exacerbados por estressores do contexto atual. A deterioração que ocorre em pacientes com prejuízo cognitivo progressivo freqüentemente exige um papel reverso nos padrões interpessoais familiares. O membro da família que assume um novo papel irá se beneficiar com a psicoterapia de apoio que lida com o novo papel e seus sentimentos com respeito ao declínio do paciente idoso identificado. Uma abordagem multidisciplinar é útil para se lidar com essas situações, permitindo que diferentes cuidadores preencham as necessidades de uma série de membros do sistema familiar. A capacidade de preencher as necessidades individuais representadas é com freqüência vital para o fornecimento de atendimentos adequados para a unidade sistêmica e o paciente idoso identificado. Knight (1986) enfatizou a necessidade de uma consciência por parte do terapeuta com respeito aos interesses competidores representados por diferentes membros da família, e o potencial que o terapeuta apresenta de talvez inconscientemente ter uma inclinação em relação a esses interesses (ou pelo menos ser percebido dessa forma). Gallangher-Thompson e colaboradores (1991) defenderam a terapia cognitivo-comportamental e a terapia psicodinâmica de tempo limitado com famílias de pacientes idosos para auxiliar nas suas próprias respostas afetivas a doença do idoso identificado. Essas intervenções psicoterapêuticas finalmente beneficiam o paciente idoso bem como o(s) membro(s) da família(s).

Farmacoterapia com Psicoterapia

As particularidades da psicofarmacoterapia no idoso é amplamente discutida em outros capítulos, mas enfatizamos aqui que a interface entre a farmacoterapia e a psicoterapia é particularmente importante no tratamento geral do idoso. Sabe-se cada vez mais que as velhas suposições de que as medicações — particularmente medicações antidepressivas — interferem no processo psicoterapêutico não são válidas.

Quando se fazem escolhas clínicas sobre as opções de tratamento, existem algumas orientações claras para a seleção de uma associação entre psicoterapia/farmacoterapia. O tratamento conjunto está indicado para pacientes cuja depressão é mais severa e está associada à melancolia, ou para os que apresentam respostas apenas parciais a cada um dos tipos de tratamento isoladamente. Essas pessoas com uma história mais crônica ou pequena recuperação entre os episódios devem também receber terapia associada (*Depression Guideline Panel*, 1993). Se problemas psicossociais ou interpessoais significativos permanecem depois da remissão do sintoma primário por meio da farmacoterapia, deve ser associada a psicoterapia como uma terapia adjunta. Para pacientes que estiverem sendo tratados apenas com psicoterapia, a associação de medicação deve ser considerada caso houver pequena resposta à psicoterapia depois de seis semanas, ou apenas resposta parcial depois de 12 semanas (*Depression Guideline Panel*, 1993). Os pacientes com dificuldades de sono e/ou de concentração podem ter menor probabilidade de fazer um melhor uso dos esforços psicoterapêuticos que aqueles que alcançaram alguma estabilidade desse sintoma.

Concomitantemente, é importante que seja iniciada a farmacoterapia com medicações psicotrópicas em pessoas idosas de ambientes que reflitam o reconhecimento de necessidades de suporte psicoterapêutico e psicoeducacional. A adesão e a adequação geral ao uso da medicação é mais provável se tiver sido estabelecida uma aliança terapêutica e aplicada uma abordagem psicoterapêutica de apoio. Freqüentemente, as pessoas idosas tomam múltiplas medicações e sentem como um apoio o fato de o terapeuta interessar-se pelas interações entre suas medicações, bem como preocupar-se com respeito aos efeitos colaterais e suas percepções com relação às suas medicações. Se o psicoterapeuta não é médico, serão sempre apreciados o interesse e as preocupações basais com relação ao uso da medicação, associados ao estímulo para que o paciente consulte o médico adequado, caso seja indicado. Em algumas situações nas quais os efeitos colaterais ou possivelmente tóxicos sejam agudos e o paciente mostre-se reticente quanto ao contato com um médico, o psicoterapeuta deve obter consentimento para fazer o contato e facilitar o manejo farmacológico adequado.

A evitação, a negligência ou o abuso inconsciente de medicações por um paciente idoso é uma dinâmica potencial no relacionamento entre um médico jovem e um paciente idoso. A hesitação em explorar essa possibilidade e de intervir pode ser secundária aos aspectos contratransferenciais discutidos anteriormente neste capítulo. É importante considerar o paciente que responde bem à medicação e à terapia de apoio/suporte no hospital, mas rapidamente deteriora depois da alta, com admissões recorrentes. Nessas situações, pode ser útil explorar fatores familiares e ambientais que possam necessitar de intervenção, além da gama de medicações e terapia de apoio previamente utilizadas.

Considerações Práticas na Terapia com Idosos

A terapia com idosos requer a sensibilidade do terapeuta para algumas das necessidades únicas dos mesmos. O ambiente do contato terapêutico deve refletir atenção a necessidades especiais de muitas pessoas idosas. Os consultórios devem oferecer assentos com altura adequada, firmeza e repouso para os braços para ajudar o idoso que apresenta problemas de mobilidade a sentar-se e sair da cadeira. A iluminação deve refletir a necessidade do idoso de duas a três vezes mais iluminação que o usual para que a visão seja adequada. O terapeuta deve considerar os prejuízos visuais e/ou auditivos no posicionamento da cadeira do terapeuta e paciente. A maior proximidade e a posição face a face podem facilitar a escuta adequada, e deve haver o uso máximo de sinais não-verbais (como expressões faciais e gestos) para aumentar a compreensão. Quando a audição do paciente está prejudicada, o terapeuta pode necessitar falar lentamente e em voz alta ou pode por vezes ter de utilizar modalidades escritas. Devem estar disponíveis para o paciente material escrito em tamanho maior para acomodar aqueles com acuidade visual diminuída. O ideal é que os consultórios sejam mantidos acessíveis para permitir a circulação de pacientes limitados a cadeiras de rodas.

É particularmente importante transmitir respeito, aprovação e afirmação para o idoso que está sujeito a muitas ameaças reais e potenciais ao ego. O terapeuta, que em geral é décadas mais moço que o paciente, deve chamar o paciente de "Sr." ou "Sra.", ou por outro honorífico apropriado (como um título militar ou acadêmico pelo qual o paciente normalmente é chamado), a não ser que o paciente exija ser chamado pelo primeiro nome. O paciente deve em geral ser entrevistado primeiro e sozinho, mesmo quando está claro que será necessária uma extensa entrevista com familiares para a obtenção de dados adequados. O terapeuta deve também ser sensível quanto aos medos dos pacientes relacionados ao fato de serem atendidos por um psiquiatra, e tentar que a primeira experiência do paciente não seja ameaçadora e o ajude. Finalmente, embora possa ser necessário o contato familiar, o sigilo em relação ao paciente deve ser respeitado.

Lazarus e Sadavoy (1988) enfatizaram que, no trabalho com idosos, o terapeuta pode assumir diferentes papéis no curso do trabalho terapêutico, incluindo os de médico de cuidados primários, psicofarmacologista, terapeuta individual ou familiar e membro de equipe de saúde. Com o paciente idoso que com freqüência tem múltiplos problemas clínicos e regimes complexos de medicação e tratamento, é imperativa a comunicação e a coordenação contínuas do tratamento com outros profissionais de saúde envolvidos no atendimento do paciente.

Para maximizar os resultados terapêuticos é importante que o plano de tratamento seja individualizado e explicado em linguagem que possa ser compreendida pelo paciente e sua família. É fundamental que os objetivos do tratamento sejam realistas, levando em consideração as limitações do paciente para evitar que o mesmo seja destinado ao fracasso. Entretanto, os objetivos terapêuticos não devem ser limitados pelos preconceitos do terapeuta sobre o potencial de mudança do paciente idoso.

Temas Comuns e Aspectos do Trabalho Terapêutico com Idosos

Uma série de autores apresentou aspectos e temas comuns encontrados no trabalho terapêutico com adultos idosos (Butler *et al.*, 1991; Colarusso e Nemiroff, 1991; Knight, 1986; Lazarus, 1989; Steuer, 1982). Embora o número de aspectos e temas identificados seja extenso, podem ser apontadas áreas comuns de identificação. A literatura que aborda o problema das pessoas idosas consistentemente identifica a *perda em múltiplas esferas da vida* como o aspecto central. Essas perdas incluem saúde, habilidades físicas e cognitivas, papéis de trabalho, relacionamentos, posses, segurança financeira, posição social e mesmo a própria perda iminente da vida. Para o propósito desta discussão, os aspectos serão divididos em três áreas: aspectos intrapessoais, aspectos interpessoais/sociais e aspectos relacionados à própria morte da pessoa. É importante observar que os aspectos em cada área são concebidos como apresentando não apenas desafios, mas também oportunidades.

Todos os idosos até certo ponto defrontam-se com a realidade de envelhecerem. Enquanto o crescimento em nossa sociedade tem muitas conotações positivas, o envelhecimento é visto culturalmente de forma muito mais negativa e estigmatizada (Steuer, 1982). Os aspectos do desenvolvimento básico incluem lidar com a manutenção da integridade física e reagir à enfermidade física e déficit permanente (Colarusso e Nemiroff, 1991). A busca de sinais de saúde pode ser um aspecto do idoso que está lutando com a realidade do envelhecimento físico (Butler *et al.*, 1991).

A manutenção da auto-estima e integridade do ego torna-se cada vez mais importante como habilidades e mudanças de papéis. Com a aposentadoria, vem a necessidade de definir uma nova identidade não relacionada ao trabalho. Mesmo para a mulher idosa que não trabalhou fora de casa, os papéis domiciliares e sociais irão mudar com a emancipação dos filhos e a transformação no papel de trabalho da esposa. A necessidade básica de manter a autonomia *vs* desamparo, a capacidade de alegria *vs* falta de alegria de vida tornam-se cruciais (Knight, 1986). Sob uma perspectiva mais positiva, esse período pode ser vivido como uma época de novo começo e segunda chance (Butler *et al.*, 1991).

Fatores interpessoais/sociais também apresentam aspectos significativos para o idoso. A perda do papel pode ocorrer por meio da aposentadoria, morte do cônjuge ou amigos, ou mudança geral nas atividades regulares. Além da perda do papel, pode ocorrer o conflito de papéis com os filhos e cônjuge envolvendo necessidades, capacidades e mudanças de papéis individuais. Uma mudança de papel especificamente problemática é a inversão de papéis que pode ocorrer quando os filhos adultos assumem responsabilidades pelos pais idosos. Subjacente a todas esses aspectos está a necessidade mais ampla de manter o companheirismo e a ligação em oposição ao movimento em direção ao isolamento. Importante para a manutenção do companheirismo no meio de relações em mutação é a capacidade de formar novos laços e de continuar a ter a capacidade de estabelecer relações.

Além de aspectos intrapessoais e sociais, a pessoa idosa deve também lidar com a consciência da crescente proximidade de sua morte. Nesse estágio da vida, estratégias prévias de negação da morte podem falhar. Os pacientes podem apresentar muitos aspectos que refletem a "morte disfarçada" (Butler *et al.*, 1991). O idoso com freqüência sente uma necessidade de revisão e reflexão sobre a vida, com uma consciência aguçada do tempo, enquanto tende a enfocar o presente e o passado, mas não o futuro. Esse processo pode ser o de busca do significado e propósito para a vida, enquanto lida com aspectos como culpa e reparação, relacionadas com a percepção de suas próprias falhas. O indivíduo pode lutar com o processo de morte e até certo ponto permitir a morte (Butler *et al.*, 1991). Além da própria morte, a necessidade de apoio do cônjuge sobrevivente e dos filhos pode ser uma preocupação de um idoso.

Os aspectos intrapessoais, sociais e relacionados com a morte que os idosos enfrentam são componentes importantes do contexto de experiências que o indivíduo traz para qualquer contato terapêutico. É importante reconhecer os aspectos específicos com os quais qualquer pessoa ou família se depara num contexto terapêutico, e reconhecer que pode haver uma grande diversidade nas experiências do paciente. É importante que o terapeuta não se sobrecarregue e se desmereça com os múltiplos aspectos que muitos idosos enfrentam, de forma que ele permaneça capaz de ativamente ajudar na identificação de oportunidades e estratégias positivas para lidar com o problema.

Conclusões

A psicoterapia com idosos continua a se desenvolver no que diz respeito a técnicas utilizadas e locais para a sua prática. Essa diversidade é dirigida pelas necessidades de uma população de idosos sempre em crescimento cujas necessidades psiquiátricas pessoais, bem como necessidades psicológicas de suas famílias, estão sendo cada vez mais e gradualmente reconhecidas. O preenchimento adequado dessas necessidades irá exigir que os profissionais de múltiplas áreas com diferentes experiências coordenem seus esforços, comuniquem-se melhor e ofereçam um *continuum* de atendimento, com alguma forma de intervenções psicoterapêuticas fazendo parte do processo de tratamento para muitos dos idosos. A psicoterapia sempre ocorre num contexto biopsicossocial, e as decisões a respeito da modalidade de terapia dependem de outras variáveis dentro desse contexto. O potencial dos idosos para um bom uso da psicoterapia e um benefício significativo desse processo, ainda que sejam feitos ajustes de acordo com seu estágio de vida, está sendo cada vez mais admitido. As pesquisas sistemáticas sobre os resultados, feitas por investigadores de múltiplas áreas numa série de locais de atendimento, servirão tanto para o profissional de psicoterapia quanto para o paciente idoso continuarem a maximizar o uso apropriado e necessário da psicoterapia na velhice.

Referências

Abraham K. The applicability of psychoanalytic treatment to patients at an advanced age. *In: Selected Papers of Psychoanalysis.* London, Hogarth Press, pp. 312-317, 1949.

American Psychiatric Association Task Force on Models of Practice in Geriatric Psychiatry: Selected Models of Practice in Geriatric Psychiatry. Washington, DC, American Psychiatric Association, 1993.

American Psychiatric Association Work Group on Major Depressive Disorder: Practice guidelines for major depressive disorder in adults. *Am J Psychiatry* 150(suppl):1-21, 1993.

Atchley RC. The aging self. *Psychotherapy: Theory, Research and Practice* 9:388-396, 1982.

Beck A, Rush J, Shaw B et al. *Cognitive Therapy of Depression.* New York, Guilford, 1979.

Berland DI & Poggi R. Expressive group psychotherapy with the aging. *Int J Group Psychother* 29:87-108, 1979.

Birren JE & Deutchman DE. Guided autobiography groups. *In: Working with Older Adults: Group Process and Techniques.* Edited by Burnside I & Schmidt MG. Boston, MA, Jones & Bartlett, pp. 179-191, 1994.

Burnside I & Haight B. Reminiscence and life review: therapeutic interventions for older persons. *Nurse Pract* 19:55-61, 1994.

Burnside I & Schmidt MG. (eds.) *Working With Older Adults: Group Process and Techniques.* Boston, MA, Jones & Bartlett, 1994.

Butler RN. The life review: an interpretation of reminiscence in the aged. *Psychiatry* 26:65-76, 1963.

Butler RN & Lewis MI. *Aging and Mental Health: Positive Psychosocial Approaches,* 2.ed. St. Louis, MO, CV Mosby, 1977.

Butler RN, Lewis MI, Sunderland T. *Aging and Mental Health: Positive Psychosocial and Biomedical Approaches,* 4.ed. New York, Merrill, 1991.

Chaisson-Stewart GM. Psychotherapy. *In: Depression in the Elderly: An Interdisciplinary Approach.* New York, Wiley, pp. 263-284, 1985.

Colarusso CA & Nemiroff RA. Impact of th adult developmental issues on treatment of older patients. *In: New Techniques in the Psychotherapy of Older Patients.* Edited by Myers WA. Washington, DC, American Psychiatric Press, pp. 245-264, 1991.

Coleman P. Issues in the therapeutic use of reminiscence with elderly people. *In: Mental Health Problems in Old Age: A Reader.* Edited by Gearing B, Johnson M, Heller T. Chichester, UK, Wiley, pp. 177-184, 1988.

Crouch LR. Putting widowhood in perspective: a group approach utilizing family systems principles. *In: Caring for the Elderly in Diverse Settings.* Edited by Eliopoulos C. Philadelphia, PA, JB Lippincott, pp. 318-328, 1990.

Depression Guideline Panel. *Depression in Primary Care,* Vol 2: Treatment of Major Depression (Clinical Practice Guideline Nº 5; AHCPR Publ Nº 930551). Rockville, MD, U.S. Department of Health and Human Services, Public Health Service Agency for Health Care Policy and Research, April, 1993.

Deutsch CB & Kramer N. Outpatient group psychotherapy for the elderly: an alternative to institutionalization. *Hosp Community Psychiatry* 28:440-441, 1977.

Erickson EH, Erickson JM, Kivnick HQ. *Vital Involvement in Old Age.* New York, WW Norton, 1986.

Feil N. *V/F Validation: The Feil Method.* Cleveland, OH, Edward Fell Productions, 1989.

———. Validation therapy with late-onset dementia populations. *In: Care Giving in Dementia*. Edited by Jones GMM & Miesen BML. London, Tavistock/Routledge, pp. 199-218, 1992.

Fogel BS, Gottlieb GL, Furino A. Minds at risk. *In: Mental Health Policy for Older Americans: Protecting Minds at Risk*. Edited by Fogel BS, Furino A, Gottlieb GL. Washington, DC, American Psychiatric Press, pp. 1-22, 1990.

Freidan B. *Fountain of Age*. New York, Simon & Schuster, 1993.

Freud S. On psychotherapy (1924). *In: The Standard Edition of the Complete Psychological Works of Sigmund Freud*, Vol 1. Translated and edited by Strachey G. London, Hogarth, pp. 249-263, 1966.

Gallagher DE & Thompson LW. *Depression in the Elderly: A Behavioral Treatment Manual*. Los Angeles, CA, University of Southern California Press, 1981.

———. Treatment of major depressive disorder in older adult outpatients with brief psychotherapies. *Psychotherapy* 19:482-490, 1982.

Gallagher-Thompson DE, Lovett S, Rose J. Psychotherapeutic interventions in stress of family caregivers. *In: New Techniques in the Psychotherapy of Older Patients*. Edited by Myers WA. Washington, DC, American Psychiatric Press, pp. 61-78, 1991.

Goffman E. *Stigma: Notes on the Management of Spoiled Identity*. New York, Simon & Schuster, 1963, 1974.

Grunes J. The aged in psychotherapy: psychodynamic contributions to the treatment process. *In: Treating the Elderly with Psychotherapy*. Edited by Sadavoy J & Leszcz M. Madison, WI, International Universities Press, pp. 31-44, 1987.

Ingersoll B & Silverman A. Comparative group psychotherapy for the aged. *Gerontologist* 18:201-206, 1978.

Jung C. *The Integration of the Personality*. New York, Farrar & Reinhart, 1939.

Kimmell D. *Adulthood and Aging: An Interdisciplinary Developmental View*. New York, Wiley, 1974.

Klerman GL, Weissman MM, Rounsaville BJ *et al. Interpersonal Psychotherapy of Depression*. New York, Basic Books, 1984.

Knight B. *Psychotherapy with Older Adults*. Beverly Hills, CA, Sage, 1986.

Lazarus LW. Psychotherapy with geriatric patients in the ambulatory care setting. *In: Geriatric Psychiatry*. Edited by Busse EW, Blazer DG. Washington, DC, American Psychiatric Press, pp. 567-591, 1989.

Lazarus LW & Sadavoy J. Psychotherapy with the elderly. *In: Essentials of Geriatric Psychiatry: A Guide for Health Professionals*. Edited by Lazarus LW. New York, Springer, pp. 147-172, 1988.

Lazarus LW, Groves L, Gutmann D *et al*. Brief psychotherapy with the elderly: a study of process and outcome. *In: Treating the Elderly with Psychotherapy*. Edited by Sadavoy J & Leszcz M. Madison, WI, International Universities Press, 1987.

Lewinsohn PM, Hoberman H, Teri L *et al*. An integrative theory of depression. *In: Theoretical Issues in Behavior Therapy*. Edited by Reiss S & Bodzin PR. Orlando, FL, Academic Press, pp. 331-359, 1995.

May R & Yalom I. Existential psychotherapy. *In: Current Psychotherapies*, 4.ed. Edited by Corsini RJ & Wedding D. Itasca, IL, FE Peacock, pp. 363-401, 1989.

McDougall CJ. What role philosophy in psychotherapy? *Perspect Psychiatr Care* 28:3, 1992.

Meerloo JAM. Psychotherapy with elderly people. *Geriatrics* 10:583-587, 1955.

Moberg PJ & Lazarus LW. Psychotherapy of depression in the elderly. *Psychiatric Annals* 20:92-96, 1990.

Muslin HL. *The Psychotherapy of the Elderly Self*. New York, Brunner/Mazel, 1992.

Myers WA. Psychoanalytic psychotherapy and psychoanalysis with older patients. *In: Newer Techniques in the Psychotherapy of Older Patients*. Edited by Myers WA. Washington, DC, American Psychiatric Press, pp. 265-279, 1991.

National Institutes of Health (NIH) Consensus Development Panel on Depression in Late Life. Diagnosis and treatment of depression in late life. *JAMA* 268:1018-1024, 1992.

Peachey NH. Helping the elderly person resolve integrity *versus* despair. *Perspect Psychiatr Care* 28:29-30, 1992.

Ray W, Taylor J, Meader K *et al*. Reducing antipsychotic drug use in nursing homes: a controlled trial of provider education. *Arch Intern Med* 153:713-721, 1993.

Rockland LH. A review of supportive psychotherapy, 1986-1992. *Hosp Community Psychiatry* 44:1053-1060, 1993.

Scott-Maxwell F. *The Measure of My Days*. New York, Penguin Books, 1968.

Sholomskas AJ, Chevron ES, Prusoff BA *et al*. Short-term interpersonal therapy (ITP) with the depressed elderly: case reports and discussion. *Am J Psychother* 37:552-566, 1983.

Silberschatz G & Curtis JT. Time-limited psychotherapy with older adults. *In: Newer Techniques in the Psychotherapy of Older Patients*. Edited by Myers WA. Washington, DC, American Psychiatric Press, pp. 95-100, 1991.

Steuer J. Psychotherapy for depressed elders. *In: Treatment of Late Life Depression*. Edited by Blazer DG. St. Louis, MO, CV Mosby, pp. 195-220, 1982.

Teri L & Gallagher-Thompson D. Cognitive-behavioral interventions for treatment of depression in Alzheimer's patient. *Gerontologist* 31:413-416, 1991.

Thibault JMA. *Deepening Love Affair: The Gift of God in Later Life*. Nashville, TN, Upper Room Books, 1993.

Thompson LW, Gallagher D, Steinmetz-Breckenridge J. Comparative effectiveness of psychotherapies for depressed elders. *J Consult Clin Psychol* 55:385-390, 1987.

Tournier P. *Learn to Grow Old*. Louisville, KY, Westminister/John Knox Press, 1972.

Viney LL. *Life Stories: Personal Construct Therapy with the Elderly.* Chichester, UK, Wiley, 1993.

Weiss J. *Part 1: Theory and Clinical Observation in the Psychoanalytic Process: Theory, Clinical Observation and Empirical Research.* Edited by Weiss J, Sampson H, Mount Zion Psychotherapy Research Group. New York, Guilford, pp. 3-138, 1986.

Werman DS. *The Practice of Supportive Psychotherapy.* New York, Brunner/Mazel, 1984.

Woods B, Portnoy S, Head D. Reminiscence and life review with persons with dementia: which way forward? *In: Care Giving and Dementia.* Jones GMM & Miesen BML. London, Tavistock/Routledge, pp. 137-161, 1992.

Woods N & Witte K. Life satisfaction, fear of death and ego identity in elderly adults. *Bulletin of Psychonomic Society* 18(U):165-168, 1981.

Yalom ID. *The Theory and Practice of Group Psychotherapy.* New York, Basic Books, 1985.

Yesavage JA & Karusa TB. Psychotherapy with the elderly. *Am J Psychother* 36:41-55, 1982.

Yost EB & Corbishley MA. *Group Therapy in Depression and the Elderly: An Interdisciplinary Approach.* Edited by Chaisson-Stewart GM. New York, Wiley, pp. 288-315, 1985.

23

Psiquiatria Clínica em Asilos

Joel E. Streim, M.D.
Ira R. Katz, M.D., Ph.D.

Os asilos oferecem cuidados a longo prazo para pacientes idosos com doenças e incapacidades crônicas, bem como reabilitação e atendimento na fase de convalescença para os que estão se recuperando de doenças agudas. Como documentado em revisões recentes (Rovner e Katz, 1993; Steim *et al.*, 1996), estudos clínicos consistentemente ofereceram evidência de que o diagnóstico, manejo e tratamento dos transtornos mentais é um componente importante dos asilos. No momento, a oferta de serviços de saúde mental está sendo moldada por uma série de fatores, incluindo o crescimento do conhecimento científico, legislação federal e regulamentos em evolução, além das modificações no mercado de trabalho médico. Neste capítulo nós revisamos as informações atuais sobre problemas psiquiátricos comuns em asilos, discutimos tendências atuais que afetam o cuidado clínico e apresentamos um modelo conceitual para a organização de serviços de saúde mental.

Populações de Asilos

De acordo com o Levantamento Nacional sobre Asilos de 1985 (*National Center for Health Statistics* 1987), aproximadamente 5% dos americanos de 65 anos ou mais — 1,5 milhão de pessoas — residia em mais de 20.000 serviços de cuidados a longo prazo; 88% de todos os residentes em asilos tinham 65 anos de idade ou mais. A proporção de indivíduos residindo em asilos aumentou com a idade e incluiu 1% dos pacientes entre 65 e 74 anos de idade, 3% daqueles entre 75 e 84 anos de idade e 22% dos residentes de 85 anos de idade ou mais. As pessoas que vivem nessas instituições tendem a ser muito incapacitadas: 91% delas precisam de ajuda no banho; 78% para se vestirem; 63% para os hábitos de higiene pessoal e locomoção e 40% necessitam de ajuda para comer. Um total de 55% dos residentes em asilos era incontinente. Apenas 8% desses residentes era independente em todas as atividades da vida diária (AVD). O tempo médio de permanência num asilo era de 2,5 anos; 67% dos residentes haviam morado em um asilo por pelo menos um ano. Foram feitas projeções de que 25% dos americanos passarão parte de suas vidas em asilos (Campion *et al.*, 1983) e de que o número de residentes em asilos irá mais que triplicar pelo ano 2020 (McCarthy, 1989).

Padrões Clínicos de Transtornos Psiquiátricos

Estudos recentes apresentaram de forma uniforme altas médias de prevalência de transtornos psiquiátricos entre os residentes em asilos. Rovner *et al.* (1990a) relataram uma prevalência de 80,2% entre pessoas recentemente admitidas em uma rede de asilos. Parmelee e associados (1989) descobriram transtornos psiquiátricos do DSM-III-R (*American Psychiatric Association*, 1987) em 91% dos residentes de um grande centro geriátrico urbano. Outros investigadores, com base nas entrevistas psiquiátricas de pessoas de amostras selecionadas ao acaso, encontraram médias de prevalência de transtornos do DSM-III ou DSM-III-R chegando a 94% (Chandler e Chandler, 1988; Rovner *et al.*, 1986; Tariot *et al.*, 1993). Embora alguns estudos apresentem médias mais baixas, esses pesquisadores utilizaram métodos menos acurados para as amostras e diagnósticos (Burns *et al.*, 1988; Custer *et al.*, 1984; German *et al.*, 1986; Centro Nacional de Estatísticas em Saúde, 1987; Teeter *et al.*, 1976).

Demência

Em todos os estudos, o transtorno psiquiátrico mais comum tem sido a demência, com médias de prevalência de 50-75% (Chandler e Chandler, 1988; Ktz *et al.*, 1989a; Parmelee *et al.*, 1989; Rovner *et al.*, 1986, 1990a; Tariot *et al.*, 1993; Teeter *et al.*, 1976). O Estudo de Captação de Área Epidemiológica (ECA) mostrou uma prevalência menor de prejuízo cognitivo, mas os pacientes com prejuízo mais severo que não conseguiam concluir os testes eram excluídos da amostra (German *et al.*, 1986). A doença de Alzheimer (doença degenerativa primária do DSM-III-R) é responsável por aproximadamente 50-60% dos casos de demência, enquanto a demência multiinfarto por aproximadamente 25-30% (Barnes e Raskind, 1980; Rovner *et al.*, 1986, 1990a). Outros casos de demência são relatados com menor prevalência e maior variabilidade entre os locais.

O *delirium* é comum em asilos e ocorre primariamente em pacientes mais vulneráveis devido a um quadro demencial. Estudos disponíveis indicaram que aproximadamente 6-7% dos residentes estavam delirantes no momento da avaliação (Barnes e Raskind, 1980; Rovner *et al.*, 1986, 1990a). Entretanto, esses números provavelmente subestimam o número de pacientes que apresenta componentes tóxicos ou metabólicos reversíveis para seu déficit cognitivo. Em uma pesquisa, os investigadores descobriram que aproximadamente 25% de residentes com prejuízos apresentava condições potencialmente reversíveis (Sabin *et al.*, 1982), e em outro descobriram que 6-12% de pacientes residentes com demência na realidade melhoravam seu desempenho cognitivo no curso de um ano (Katz *et al.*, 1991). Num asilo, como em outros locais, a causa mais comum reversível de déficit cognitivo pode ser a toxicidade cognitiva por drogas utilizadas para o tratamento de transtornos clínicos ou psiquiátricos.

Os padrões clínicos dos transtornos demenciais incluem componentes tratáveis, como alucinações, delírios e depressões, que podem contribuir para a incapacidade. Os sintomas psicóticos foram relatados em aproximadamente 25-50% dos residentes com uma doença demencial primária (Berios e Brook, 1985; Chandler e Chandler, 1988; Rovner *et al.*, 1986, 1990a; Teeter *et al.*, 1976). A depressão clinicamente significativa é vista em aproximadamente 25% dos pacientes demenciados; 1/3 desses pacientes apresenta sintomas de depressão maior secundária (Parmelee *et al.*, 1989; Rovner *et al.*, 1986, 1990a).

Os transtornos comportamentais podem estar presentes em aproximadamente 2/3 a 3/4 dos residentes, e problemas comportamentais múltiplos podem estar presentes na metade deles (Chandler e Chandler, 1988; Cohen-Mansfield, 1986; *National Center for Health Statistics,* 1979; Rovner *et al.*, 1986, 1990a; Tariot *et al.*, 1993; Zimmer *et al.*, 1984). Transtornos de comportamento, além da habilidade prejudicada para desempenhar AVD, foram identificados como as razões mais comuns pelas quais os pacientes com demência são admitidos em asilos (Steele *et al.*, 1990), e os comportamentos disruptivos com freqüência complicam o cuidado depois da admissão (Cohen-Mansfield *et al.*, 1989; Teeter, 1976; Zimmer *et al.*, 1984). A maioria das consultas psiquiátricas em locais de cuidados a longo prazo é feita para avaliação e tratamento de transtornos de comportamento, tais como caminhar/vaguear, abuso verbal, grito disruptivo, agressão física e resistência a cuidados necessários. Como demonstrado por Loebel e colaboradores (1991), existem associações freqüentes, mas não invariáveis, entre a natureza dos problemas de conduta que levam à consulta psiquiátrica e ao diagnóstico subjacente. Os transtornos de conduta em geral ocorrem em pacientes com demência, freqüentemente naqueles cuja doença inclui sintomas psicóticos (Rovner *et al.*, 1990b). A agitação e a hiperatividade também podem ser causadas por depressão agitada, *delirium,* privação ou sobrecarga sensorial, doença física oculta, dor, constipação, retenção urinária e efeitos adversos de drogas, incluindo acatisia devido aos neurolépticos (Cohn-Mansfield e Billig, 1986).

Cohen-Mansfield e colaboradores (1989) deram grandes contribuições para a caracterização, descrição e avaliação da agitação e transtornos de comportamento relacionados, na medida em que esses ocorrem entre pacientes demenciados. Eles identificaram três tipos distintos de comportamento agitado: comportamento agitado verbalmente, comportamento físico não-agressivo e comportamento agressivo. As condutas com agitação verbal mais freqüentemente observadas eram solicitações constantes de atenção, negativismo, frases e perguntas repetitivas, gritos e queixas. As condutas físicas não-agressivas vistas com maior freqüência foram perambulação/roubo inadequados, tentativa de chegar a um local diferente, manipulação inadequada de coisas, inquietação geral e maneirismos inadequados.

Além da agitação, sintomas como apatia, inatividade e isolamento ocorrem entre os residentes das instituições asilares. Embora esses sintomas sejam menos perturbadores para a equipe e com menos freqüência levem à consulta psiquiátrica, eles podem ser incapacitantes e podem estar associados à redução da socialização e cuidados de si mesmo. Como foi revisado por Marin (1990, 1991), a apatia pode ser um sintoma de depressão, um componente da demência, ou possivelmente uma síndrome isolada. Kaplitz (1975) sugeriu que a apatia associada à demência pode ser tratável e pode responder ao metilfenidato.

Depressão

Os transtornos depressivos representam o segundo diagnóstico psiquiátrico mais comum entre residentes em asilos. A epidemiologia e padrões clínicos desses transtornos foram recentemente revisados por Ames (1991) e por Katz e Parmelee (1993). A maior parte dos estudos em asilos dos Estados Unidos apresenta médias de prevalência de depressão de 15-50%, dependendo da população estudada e dos instrumentos utilizados; se são relatados depressão maior ou sintomas depressivos, e ainda se são consideradas em conjunto ou de forma isolada a depressão primária e a depressão secundária à demência (Baker e Miller, 1991; Chandler e Chandler, 1988; Hyer e Blazer, 1982; Katz *et al.*, 1989a; Lesher, 1986; Parmelee *et al.*, 1989; Rovner *et al.*, 1986, 1990a, 1991; Tariot *et al.*, 1993; Teeter *et al.*, 1976). Estudos de outros países mostraram médias semelhantes (Ames, 1990; Ames *et al.*, 1988; Harrison *et al.*, 1990; Horiguchi e Inami, 1991; Mann *et al.*, 1984; Snowdon, 1986; Snowdon e Donnelly, 1986; Spagnoli *et al.*, 1986; Trichard *et al.*, 1982). Logo, as altas médias de depressão não podem ser atribuídas apenas a problemas na abordagem que esse país faz dos cuidados a longo prazo de idosos. Aproximadamente 20-25% desses residentes cognitivamente intactos preenchem os critérios do DSM-III ou DSM-III-R para depressão maior; esse número tem uma ordem de magnitude maior que as médias encontradas nos idosos que residem na comunidade (Blazer e Williams, 1980; Kramer *et al.*, 1985). A prevalência de outras formas de depressão menos severas é até mesmo mais alta. Em um estudo, Parmellee e associados (1992a) relataram que a incidência de depressão maior em um ano foi de 9,4%, e que pacientes com depressão menor preexistente apresentavam um risco mais alto; a incidência de depressão menor entre os eutímicos na linha basal foi de 7,4%. Outros estudos de escalas menores apresentaram médias comparáveis (Foster *et al.*, 1991; Katz *et al.*, 1989a).

As depressões entre os residentes de asilos tendem a ser persistentes. Embora possam ocorrer diminuições moderadas na depressão auto-avaliada nas duas primeiras semanas depois da admissão no asilo (Engle e Graney, 1993), Ames *et al.* (1988) descobriram que apenas 17% dos pacientes com transtornos depressivos diagnosticáveis recuperaram-se depois de uma média de acompanhamento de três anos e meio. Estudos mostrando um aumento nas queixas de dor entre os residentes com depressão e uma associação entre depressão (Parmelee *et al.*, 1991) e marcadores bioquímicos de subnutrição (Katz *et al.*, 1993) dão evidência de morbidade associada à depressão. Além de suas associações com morbidade, viu-se que a depressão está associada a um aumento na mortalidade, com o tamanho do efeito variando entre 1,6 e 3 (Ashby *et al.*, 1991; Katz *et al.*, 1989a; Parmelee *et al.*, 1992b; Rovner *et al.*, 1991). Entretanto, há controvérsias sobre os mecanismos envolvidos. Enquanto Rovner *et al.* (1991) relataram que a mortalidade aumentada ficou aparente depois do controle dos diagnósticos médicos dos pacientes e nível de incapacidade, Parmelee e associados (1992a) descobriram que o efeito poderia ser atribuído à inter-relação entre depressão, incapacidade e doença física. Serão necessários estudos posteriores para a resolução desse tema.

Foi demonstrado que a depressão maior em pacientes de cuidados a longo prazo é um transtorno tratável. Katz e colaboradores (1989b, 1990) procederam a um estudo controlado duplo-cego com placebo do tratamento da depressão maior em uma determinada população (média de idade de 84 anos) de uma grande clínica de repouso com serviço de alojamento para congregados. As pessoas receberam tanto placebo quanto nortriptilina com doses ajustadas para chegar aos níveis plasmáticos dentro da média terapêutica. Entre os que chegaram ao final do estudo (n=23), 58% dos pacientes tomando medicação, mas apenas 9% desses tomando placebo, eram considerados tendo tido uma melhora "boa" ou "muito boa"; 83% dos que recebiam a droga e apenas 22% dos que recebiam placebo apresentavam melhora de qualquer grau. Logo, mesmo um estudo em pequena escala demonstrou uma diferença significativa droga-placebo.

Este estudo de Katz e colaboradores é primeiramente valioso pelo fato de a resposta do paciente ao tratamento servir como uma prova da natureza da psicopatologia que ocorre em pacientes com cuidados a longo prazo. A literatura sobre depressão referente a pacientes com doença clínica significativa é marcada por perguntas recorrentes sobre até que ponto os critérios diagnósticos desenvolvidos em adultos mais jovens e saudáveis permanecem válidos entre pacientes com significativa comorbidade clínico-psiquiátrica. A princípio, pode ter parecido razoável levantar a hipótese de que os sintomas somáticos e vegetativos que caracterizam a depressão maior em outras populações tinham a probabilidade de perder seu valor diagnóstico entre residentes de cuidados a longo prazo; os pacientes de cuidados a longo prazo que apresentam sintomas coerentes com o diagnóstico de depressão maior podem de fato estar vivenciando uma associação entre sintomas clínicos e reação existencial à incapacidade, à doença e ao fato de estarem residindo em local onde possam ter atendimento. Entretanto, os resultados dos ensaios de Katz e colaboradores demonstraram que a abordagem do DSM-III-R do diagnóstico permanece válida como previsora da resposta ao tratamento, e sugerem que os sintomas de depressão maior em idosos frágeis caracterizam uma doença similar à que ocorre entre pacientes psiquiátricos adultos jovens.

Embora a literatura de pesquisa disponível demonstre que a depressão maior permanece um transtorno psiquiátrico específico entre os idosos que necessitam de asilos, os achados ilustram que esses casos são altamente complexos e que essencialmente todos os pacientes apresentam doenças clínicas concomitantes e incapacidades que complicam o planejamento do diagnóstico e tratamento. Além disso, a experiência clínica indica que a ocorrência freqüente de doenças intercorrentes ao longo do tempo complica o manejo a longo prazo desses pacientes, podendo dificultar a oferta de continuidade e a manutenção do tratamento. Logo, a ocorrência concomitante de depressão e doenças clínicas entre idosos residentes em locais de atendimento apresenta uma série de problemas complexos, cuja solução requer uma considerável experiência clínica. Além do alto nível de complexidade que caracteriza a depressão maior entre os residentes em asilos, há evidência de heterogeneidade nesses pacientes que podem refletir a existência de subtipos de depressão relevantes clinicamente. O estudo de Katz e colaboradores sobre tratamento (1989b, 1990) demonstrou que medidas de prejuízo no autocuidado e níveis séricos de albumina apresentavam uma alta correlação, além de ambos predizerem uma falha em responder ao tratamento com nortriptilina. Logo, embora a primeira conclusão a partir desse estudo deva ser que a depressão maior permanece sendo um transtorno específico tratável, mesmo em pacientes com cuidados a longo prazo com comorbidade médica significativa, há também evidência de um subtipo de depressão de tratamento relevante caracterizado por altos níveis de incapacidade e baixos níveis de albumina sérica, que parece surgir especificamente nesse ambiente. Essa última condição pode ter relação com a "falha em ter sucesso", como discutido por Braun e colaboradores (1988) e por Katz e colaboradores (1993).

Problemas Relacionados com a Falta de Serviços de Saúde Mental em Asilos

Embora os transtornos psiquiátricos sejam extraordinariamente comuns entre os residentes em asilos, os serviços psiquiátricos com freqüência não são adequados. Foi estimado que aproximadamente 2/3 dos residentes em asilos apresentam um diagnóstico errado de transtorno psiquiátrico (German *et al.*, 1986; Sabin *et al.*, 1982), e que apenas 5% das necessidades de serviços de saúde mental dos moradores de asilos é preenchida atualmente (Burns e Taube, 1990). Existiu uma grande e errada combinação entre as necessidades dos residentes e os tipos de atendimento oferecidos pelos asilos. Os serviços designados primariamente para o tratamento de casos clínicos ou cirúrgicos "não-complicados" têm de fato servido a pacientes com transtornos demenciais e com transtornos clínicos complicados por depressões. Historicamente, essa combinação errônea levou não só à negligência, mas também ao tratamento inadequado, no qual os problemas psiquiátricos eram com freqüência mal manejados pelo uso de contenções físicas ou químicas.

Uso de Contenções Físicas

As discussões a respeito do uso de contenções mecânicas para o controle do comportamento aumenta em muito os serviços de saúde mental em asilos. A supervisão de 1977 dos residentes em asilos americanos mostrou que 25% de 1,3 milhão de pessoas eram contidos em cadeiras, algemas, cintos ou aparelhos geriátricos semelhantes, primariamente em uma tentativa de controlar sintomas comportamentais (*National Center for Health Statistics*, 1979). Outras supervisões demonstraram médias de prevalência que chegaram a 85%. Além de problemas de agitação e conduta, os fatores do paciente que predizem o uso de contenção incluem idade, prejuízo cognitivo, risco de machucar a si mesmo e aos outros (por exemplo, quedas ou conduta combativa), fragilidade física, presença de aparelhos de monitoramento ou tratamento e a necessidade de manter o alinhamento do corpo. Os fatores institucionais e do sistema associados ao uso de contenção incluem pressão para evitar o litígio, atitudes da equipe, equipe insuficiente e disponibilidade de aparelhos de contenção. Efeitos adversos potenciais incluem um risco aumentado de queda e outras lesões, declínio funcional, lesões da pele, efeitos fisiológicos do estresse de imobilização, comportamento desorganizado e desmoralização. Embora as contenções mecânicas tenham com freqüência sido usadas para o controle do comportamento disruptivo, poucas pesquisas foram dedicadas à avaliação dos benefícios *versus* os riscos do uso de contenções ou investigações sistemáticas de alternativas. Werner e colaboradores (1989) sugeriram que o uso de contenções mecânicas de fato não diminui os transtornos do comportamento, e estudos transnacionais indicaram que é possível manejar os moradores de asilos sem o uso dessas medidas (Cape, 1983; Evans e Strumpf, 1989; Innes e Turman, 1983).

Mau Uso de Drogas Psicotrópicas

Também tem havido uma grande preocupação quanto ao uso excessivo de drogas psicotrópicas em moradores de asilos. Historicamente, há evidência de que aproximadamente 50% deles tem indicação de uso desses agentes, com 20 a 40% tomando neurolépticos, 10-40% tomando ansiolíticos e hipnóticos e 5 a 10% tomando antidepressivos (Avorn *et al.*, 1989; Beers *et al.*, 1988; Buck, 1988; Burns *et al.*, 1988; Cohen-Mansfield, 1986; Custer *et al.*, 1984; DeLeo, 1989; Ray *et al.*, 1980; Teeter *et al.*, 1976; Zimmer *et al.*, 1984). As drogas psicotrópicas têm com freqüência sido prescritas sem que seja considerado de forma adequada o estado psiquiátrico ou clínico do residente. Em um estudo, Zimmer e colaboradores (1984) relataram que apenas 15% dos residentes que estava tomando drogas psicotrópicas havia feito uma consulta psiquiátrica. Outros relataram que 21% dos pacientes sem diagnóstico psiquiátrico estavam recebendo medicação psicotrópica (Burns *et al.*, 1988), que as características dos médicos — em oposição às do paciente — prevêem as doses das drogas (Ray *et al.*, 1980) e que as drogas psicotrópicas eram com freqüência prescritas na ausência de qualquer referência ao estado mental do paciente (Avorn *et al.*, 1989).

As maiores preocupações sobre o uso excessivo inadequado de medicações são relacionados aos neurolépticos administrados para o controle de sintomas de comportamento. Embora exista evidência da eficácia de neurolépticos no manejo da agitação e sintomas relacionados em residentes em asilos que apresentam demência, os efeitos desses agentes com freqüência não são dramáticos, e as respostas ao placebo podem ser comuns (Barnes *et al.*, 1982; Schneider *et al.*, 1990). Outras medicações ou tratamentos comportamentais ou ambientais podem ser igualmente eficazes. Além disso, é importante observar que enquanto todas as evidências de eficácia de medicações antipsicóticas vêm de estudos breves, essas medicações são com freqüência prescritas para tratamentos a longo prazo. Um estudo duplo-cego clássico de abstinência de neurolépticos mostrou que apenas 16% dos pacientes que estavam recebendo medicação de forma crônica apresentava deterioração significativa quando as drogas eram interrompidas (Barton e Hurst, 1966). Um estudo mais recente, em larga escala, sobre abstinência em pacientes que estavam recebendo neurolépticos por muitos meses mostrou que 22% vivenciaram crescente agitação na abstinência, 22% permaneceram inalterados e

55% realmente apresentaram melhora (Risse *et al.*, 1987).

Embora a prescrição excessiva de medicações antipsicóticas em pacientes com demência tenha sido um aspecto importante, o mau uso de psicotrópicos em asilos não está limitado a excessos. O relato do Instituto de Medicina (1986) "Melhorando a Qualidade do Atendimento em Asilos", que fez muito para estimular a reforma dos asilos, salientou problemas tanto no uso excessivo de drogas antipsicóticas quanto no pouco uso de antidepressivos para o tratamento de transtornos afetivos. De forma semelhante, revisando estudos epidemiológicos sobre o uso de psicotrópicos em asilos, Murphy (1989) observou que os antidepressivos eram a única classe de drogas que parecia ser pouco utilizada e que, como resultado, muitas das depressões maiores presentes em pacientes de asilos não eram tratadas.

Regulamentações Federais e Atendimento Psiquiátrico em Asilos

O uso indevido de contenções físicas e químicas estava entre as preocupações enfatizadas por grupos de defesa reivindicando junto ao governo federal a instituição de um processo de reforma das instituições de saúde. Além disso, o Escritório Geral de Contabilidade dos Estados Unidos estava preocupado que os estados pudessem estar admitindo pacientes com problemas psiquiátricos crônicos e severos em asilos com atendimento pelo *Medicaid*, não porque os pacientes precisassem desse tipo de atendimento, mas pelo fato de que a admissão passaria uma porção substancial dos custos desses atendimentos do estado para o governo federal. Aparentemente em resposta a ambos os conjuntos de preocupações, o Congresso decretou as Emendas da Reforma dos Asilos como parte da Lei de Reconciliação do Orçamento Relativo a Diversos Assuntos (OBRA) de, 1987, Lei Pública 100-203. Essa legislação ofereceu ao governo a regulamentação da operação dos asilos e do atendimento que eles oferecem (Elon e Pawlson, 1992). A legislação decretada pelo Congresso determinava que as regulações (HCFA, 1991) das questões da Administração das Finanças de Atendimento de Saúde (HCFA), designadas para operacionalizar as leis, por sua vez, exigiam que o HCFA desenvolvesse linhas de orientação para auxiliar os supervisores federais e estaduais na interpretação do regulamento (HCFA, 1992a). A seleção da saúde mental, a avaliação, o planejamento dos atendimentos e tratamentos são abordados sob seções das regulamentações que concernem à avaliação dos direitos dos residentes e práticas dos serviços, além da qualidade dos atendimentos.

Os regulamentos incluem provisões para a Seleção na Pré-Admissão e Revisão Anual do Residente (PASARR) que requer a avaliação de cada residente antes da admissão em qualquer asilo que receba fundos federais (HCFA, 1992b). Quando um primeiro estágio de seleção inicial revela que um transtorno mental sério (outro que não a demência) pode estar presente, é determinado um segundo estágio de avaliação com avaliação psiquiátrica para determinar se o paciente apresenta um transtorno mental, para fazer um diagnóstico específico e para determinar se há a necessidade de atendimento psiquiátrico de emergência que impeça o tratamento adequado em um asilo. Logo, a seleção antes da admissão visa prevenir a admissão inadequada de pacientes com transtornos psiquiátricos severos em asilos e ajudar a garantir que os pacientes com incapacidades devido, em grande parte, aos transtornos psiquiátricos tratáveis (como depressão) não sejam colocados em serviços de cuidados a longo prazo antes de receberem os benefícios do tratamento psiquiátrico adequado. Para os pacientes que são admitidos em um asilo, é necessária uma reavaliação anual para que seja determinado se o atendimento do asilo continua sendo adequado.

Os regulamentos que exigem uma ampla avaliação de todos os residentes (HCFA, 1991) levaram as orientações para a administração do Conjunto Mínimo de Dados (MDS) (Morris *et al.*, 1990) ou um instrumento equivalente de forma regular por membros de uma equipe de saúde interdisciplinar, geralmente com uma enfermeira — e finalmente com um administrador do asilo — responsável pela sua execução (HCFA, 1992c). Áreas de avaliação relevantes para a doença mental e comportamento incluem humor, cognição, comunicação, estado funcional, medicações e outros tratamentos. As respostas sobre o MDS sugerindo que pode haver a necessidade de reavaliar o estado clínico de um paciente e o plano de tratamento dão origem ao Protocolo de Avaliação dos Residentes (RAPs), que define as condições clínicas, transtornos psiquiátricos, efeitos adversos do tratamento, déficits funcionais e incapacidades que são comuns entre as pessoas que residem em asilos; observa o diagnóstico diferencial, causas em potencial e fatores agravantes; salienta os procedimentos para avaliação; lista os elementos fundamentais do manejo e do tratamento (HCFA, 1992c). O MDS e o RAP juntos são designados como um sistema de avaliação de dois estágios, com uma supervisão de seleção seguida por uma avaliação clínica focal. As áreas problema do RAP relacionadas aos transtornos mentais e comportamento incluem *delirium,* perda cognitiva/demência, bem-estar psicológico, estado de humor, problemas de conduta, uso de drogas psicotrópicas e contenção física. Os RAPs individuais são designados para ajudar a equipe da instituição de saúde a reconhecer grupos de sinais e sintomas comuns que são indicadores de problemas clinicamente significativos; para conduzir avaliações em profundidade que seguem algoritmos padronizados e para determinar se é necessário alterar o plano de tratamento. As regulamentações contêm serviços responsáveis pela garantia de que os RAPs sejam seguidos adequadamente. Embora os médicos não tenham nenhum papel delegado nesse processo, o envolvimento desses é claramente necessário para o diagnóstico adequado e tratamento de condições cobertas pelos RAPs (Elon e Pawlson, 1992). Os psiquiatras podem estar envolvidos nesse processo, tanto se eles são delegados pelo serviço para coordenar os RAPs relevantes para os transtornos mentais e problemas de conduta quanto se forem consultados com respeito aos pacientes para quem os RAPs indicam uma necessidade de reavaliação.

Os regulamentos relacionados aos direitos dos residentes e práticas dos serviços restringem o uso de contenções físicas e drogas antipsicóticas quando elas são "administradas com o objetivo de disciplina ou conveniência, e desnecessárias para o tratamento de sintomas clínicos dos residentes" (HCFA, 1991, p. 48, 875 [tag F204]). Os regulamentos relacionados com a qualidade do cuidado posteriormente exigem que os residentes não recebam "drogas desnecessariamente" e especifiquem que as drogas antipsicóticas não podem ser dadas "a não ser que sejam necessárias para o tratamento de uma condição específica como diagnosticado e documentado no registro clínico" (p. 48, 910 [tag F307]). Uma droga desnecessária é definida como qualquer droga utilizada 1) em dose excessiva (incluindo terapia duplicada), 2) por tempo excessivo, 3) sem monitoração adequada, 4) sem indicações adequadas para seu uso, 5) na presença de conseqüências adversas que indiquem que a medicação deve ser reduzida ou descontinuada ou 6) para qualquer combinação das razões acima (HCFA, 1991). As orientações baseadas nesses regulamentos posteriormente limitam o uso de antipsicóticos, ansiolíticos, hipnótico-sedativos e drogas relacionadas (HCFA, 1992a). Para cada uma destas classes, as orientações especificam uma lista de indicações aceitáveis, limites máximos de doses diárias, exigência de monitoração do tratamento e efeitos adversos e estruturas de tempo na tentativa de redução de doses e interrupção da droga. Para minimizar a preocupação com a interferência governamental na prática clínica, as orientações atuais incluem a qualificação das colocações que reconhecem casos nos quais está "clinicamente contra-indicada" a estrita adesão à prescrição de limites. Embora a ênfase permaneça clara sobre a limitação do uso de drogas antipsicóticas, as orientações admitem que o tratamento clínico adequado pode vincular o regime de drogas psicotrópicas que se afastam desses limites. As orientações instruem os supervisores a darem aos asilos a oportunidade de apresentar uma lógica para o uso de prescrição de drogas contrário às orientações e para explicar por que esse uso é o que mais interessa ao residente antes de ele descobrir que o serviço não está de acordo com as regulamentações. Logo, as opções dos médicos para o tratamento dos residentes em asilos não devem ser restringidas pelas regulamentações, na medida em que está claramente documentado nos registros o raciocínio clínico demonstrando que os benefícios do tratamento (em termos de alívio de sintomas, melhora do estado de saúde ou melhora do funcionamento) excedem os riscos. Embora o serviço e não o clínico seja responsável pela concordância com as regulamentações, o raciocínio e o julgamento clínicos do médico ainda têm um papel importante no processo de garantia da qualidade do cuidado.

Além de abordar o uso de drogas psicotrópicas, as orientações interpretativas também salientam condições para o uso de contenções físicas. De acordo com as orientações, as contenções não devem ser utilizadas, a não ser que tenha sido documentado que 1) foram feitos esforços para identificar e corrigir fatores passíveis de prevenção ou tratamento que são causa ou contribuem para o problema, 2) tentativas anteriores de usar medidas menos restritivas falharam e 3) o uso de contenções possibilita o residente alcançar ou manter o mais alto nível praticável de função. Os terapeutas físicos ou ocupacionais devem ser consultados se as contenções são consideradas necessárias para melhorar o posicionamento ou a mobilidade do corpo.

Sob as provisões determinadas a garantir a qualidade do cuidado, as regulações federais definem a necessidade de serviços de saúde mental geriátrica em asilos, exigindo que "o serviço garanta que um residente que apresente dificuldades de ajuste mental ou psicológico receba atendimento adequado para corrigir o problema avaliado" (HCFA, 1991, p. 48, 896 [tag F272]). Apesar das tentativas de promover a descoberta de casos por meio da seleção e avaliação, e o fornecimento de serviços de saúde mental sob exigências de qualidade dos atendimentos, as legislações e regulamentações da OBRA não abordaram as deficiências no acesso de serviços de saúde mental para residentes em asilos (Conn et al., 1992) ou problemas relacionados aos fundos inadequados para esses serviços (Borson et al., 1987; Kane, 1991).

Outras Tendências que Afetam o Ambiente dos Asilos

Estão se acumulando evidências de que a iniciativa federal para a reforma dos asilos está influenciando o processo de cuidados a longo prazo, bem como de que reduções significativas no uso de drogas antipsicóticas e contenção física podem ser obtidas sem efeitos adversos. Ao mesmo tempo, o ambiente dos asilos está sendo afetado por uma série de outros fatores, incluindo o desenvolvimento de unidades de cuidados especiais para o tratamento de pacientes com doença de Alzheimer e o crescente choque de modificações no mercado de trabalho médico.

Unidades de Cuidados Especiais

As unidades de cuidados especiais (UCE) evoluíram numa tentativa de abordar as necessidades específicas dos residentes em asilos que apresentam demência. Em 1991, aproximadamente 10% de todas as instituições de saúde dos Estados Unidos criaram uma UCE. O Escritório para a Avaliação da Tecnologia (OTA, 1992) comentou sobre esse desenvolvimento, afirmando que unidades de cuidados especiais existentes variam virtualmente em todos os aspectos, incluindo suas filosofias e objetivos no atendimento dos pacientes, padrões de planejamento físico, média de membro da equipe por residente, programas de atividades, uso de medicações psicotrópicas e contenções físicas, práticas de admissão e alta e despesas. Com base tanto nessa variabilidade quanto na pesquisa limitada sobre os resultados de atendimento em tais unidades, o relato do OTA encontrou pouca evidência sobre a eficácia das UCEs, sugerindo que ainda não se sabe exatamente no que constitui um asilo eficaz para indivíduos com demência. Estão sendo feitas pesquisas para definir os elementos do tratamento em UCEs, determinar sua eficácia para a melhoria da qualidade dos atendimentos dos residentes em asilos e orientar os planos de saúde públicos (Berg et al., 1991).

Mudanças no Mercado de Trabalho Médico

A instituição do Sistema de Pagamento Prospectivo do Medicare (PPS) em 1983 determinou o reembolso para os hospitais com base no diagnóstico (DRGs), em vez de baseado no tempo de permanência, e levou à transferência de muitos pacientes que necessitavam de internação prolongada dos hospitais para asilos. Isso deu início a um processo no qual os hospitais ficaram ainda mais preocupados em limitar a duração e custos de cada hospitalização, e assim cada vez mais encaminhar os pacientes para asilos como serviços "paralelos" a curto prazo que oferecem tratamento subagudo, cuidados de convalescença e serviços de reabilitação. Desde o início do PPS do Medicare, foi estimado que esses pacientes constituem aproximadamente 1/3 das admissões em asilos. Mais recentemente, foi reforçada a tendência no sentido da diminuição da permanência em hospitais, transferindo-se os pacientes subagudos para asilos como resultado de esforços de contenção de gastos por parte das seguradoras e organizações para a manutenção da saúde (HMOs). Dependendo de até que ponto essas tendências afetam as políticas de instituições específicas, as características clínicas dos pacientes admitidos em instituições de saúde e suas necessidades de atendimento de saúde mental irão se modificar. Em geral, residentes de curta permanência — aqueles pacientes encaminhados para a comunidade ou que morrem depois de curta permanência em um asilo — diferem de pacientes de cuidados a longo prazo no sentido de serem mais jovens, apresentarem maior probabilidade de serem admitidos vindos diretamente de hospitais de atendimento de emergência, menor probabilidade de apresentar prejuízo ou transtornos cognitivos irreversíveis, e maior probabilidade de ter um diagnóstico primário de fratura de bacia, trauma ou câncer. Os objetivos dos atendimentos de saúde mental de pacientes de curta permanência têm menos relação com problemas de manejo de conduta associados à demência e mais relação com a ajuda aos pacientes para lidarem com a doença e a incapacidade; a busca de causas reversíveis do prejuízo cognitivo e o tratamento de transtornos tais como depressão e ansiedade, que possam ser impedimentos para a recuperação. Em resumo, os objetivos dos atendimentos de saúde mental desses pacientes são semelhantes aos objetivos da psiquiatria clássica que faz consultoria em hospital geral. Se as pressões relacionadas com a diminuição do tempo de permanência "diminuem" as oportunidades de intervenções psiquiátricas fora do hospital de atendimento para agudos, eles podem transferir essas intervenções para os asilos. Os serviços exigidos podem ser mais intensivos que os usualmente disponíveis para residentes de cuidados a longo prazo, mas o serviço de saúde mental melhorado irá aumentar as oportunidades de equilíbrio nas quais um investimento em atendimento psiquiátrico pode levar a um funcionamento mais independente e alta mais rápida para a comunidade. Espera-se que os benefícios do cuidado de saúde mental em termos tanto de compensações do custo quanto de melhora da qualidade de vida ofereçam um forte incentivo para os segurados, públicos e privados, para o estabelecimento das políticas de reembolso que facilitam esse tratamento.

Atendimento de Saúde Mental em Asilos: um Modelo de Oferta de Serviços

A alta prevalência de transtornos psiquiátricos em asilos depõe a favor da importância do estabelecimento de procedimentos e políticas que incorporem a saúde mental aos serviços básicos oferecidos. Além disso, a natureza complexa dos transtornos psiquiátricos apresentada pelos residentes em asilos, a necessidade de avaliar fatores clínicos e sociais e ambientais como causa de problemas de saúde mental, o potencial de benefícios de tratamentos específicos e a necessidade de monitorar atendimento para prevenir efeitos adversos sérios de medicações, todos defendem a importância de componentes profissionais específicos de atendimento. Logo, as necessidades clínicas exigem que os serviços de saúde mental em asilos tenham dois sistemas distintos e que interajam: um que é intrínseco ao serviço e contexto e outro que é profissional e preocupado primariamente com a oferta de tratamentos específicos. Foi sugerido que o treinamento em saúde mental deve ser oferecido à equipe do serviço para ajudá-los a desenvolver habilidades de avaliação e manejo clínico que compensem os problemas que ocorrem quando estão faltando serviços profissionais específicos. Entretanto, é importante reconhecer que os sistemas intrínsecos e profissionais não podem imediatamente substituir um ao outro, e que o cuidado adequado requer ambos. Embora a necessidade desse treinamento da equipe seja muito real, o objetivo deve ser desenvolver a perícia da equipe para complementar, em vez de substituir, as atividades dos profissionais de saúde mental. Esse modelo de dois sistemas tem implicações óbvias com respeito ao financiamento de serviços de saúde mental em asilos: ele demonstra a necessidade de fundos para os atendimentos de saúde mental tanto como uma parte necessária dos custos das diárias para os atendimentos de asilos, quanto para um serviço profissional reembolsável.

Embora os sistemas intrínsecos e profissionais de serviços de saúde mental sejam distintos, eles devem interagir. Os psiquiatras e psicólogos geriatras podem ter papéis intrínsecos importantes como consultores administrativos e de equipe, educadores no local de trabalho, moderadores de apresentações de casos, participantes de encontros interdisciplinares de equipe, mas contribuindo em outras atividades familiares com o psiquiatra que faz consultoria. Inversamente, a equipe do serviço deve ser eficaz no reconhecimento de problemas, facilitação de encaminhamento, tratamento de apoio e monitoração de resultados para permitir que o sistema profissional funcione de forma adequada.

Sistema Intrínseco

O sistema intrínseco para os atendimentos de saúde mental em asilos pode ser definido como incluindo uma série de componentes, variando desde planejamento do ambiente, passando pela formulação de políticas e procedimentos institucionais até a otimização da maneira pela qual a equipe e os residentes interagem. A importância do sistema intrínseco é reconhecida nos regulamentos dos asilos que exigem treinamento de auxiliares de enfermagem; nas avaliações das equipes de enfermagem exigidas para completar o MDS e RAPs, bem como nas exigências do OBRA de que as instituições asilares façam avaliações, elaborem plano de tratamento e serviços para a obtenção ou manutenção do nível praticável mais alto de bem-estar mental e físico para cada residente. Pelo fato de os transtornos psiquiátricos serem comuns em asilos, enfermeiros e auxiliares devem ser informados sobre a natureza dos prejuízos cognitivos e funcionais associados à demência e às manifestações de *delirium* e depressão. Os membros da equipe devem compreender como modificar sua abordagem do trabalho com residentes quando o déficit cognitivo ou de comunicação interferem nos atendimentos. Eles devem também saber como aplicar princípios básicos de psicologia comportamental para a identificação de causas de agitação e sintomas comportamentais relacionados presentes em pacientes com demência, assim como planejar intervenções ambientais e comportamentais. Foi desenvolvida uma série de formas de oferta desse treinamento de equipe. Estudos de avaliação demonstraram que a existência de atendimento de saúde mental por meio de treinamento de equipe é um objetivo alcançável, e identificaram barreiras que devem ser superadas antes que esse objetivo possa ser alcançado (Smyer *et al.*, 1992). À medida que os atendimentos de saúde mental são incorporados à constituição básica da instituição asilar, eles devem incluir suprimentos para os pacientes com graus variáveis de prejuízo cognitivo e depressão, tanto nos planos de atividades quanto na formulação de políticas com respeito à capacidade de tomada de decisão.

O conceito de que um componente fundamental de serviços de saúde mental é intrínseco à instituição asilar está talvez mais bem desenvolvido no planejamento dos ICEs para pacientes com doenças demenciais; todavia, a necessidade desses serviços aplica-se a todos os pacientes, e não apenas àqueles com demência. Além disso, os benefícios potenciais desses serviços não são limitados aos seus efeitos sobre transtornos estabelecidos; existe, também, o potencial para prevenção. Por exemplo, as evidências indicam que as intervenções nos ambientes determinadas a estimular um sentido de autorização para a autonomia em residentes podem ter efeitos positivos tanto na saúde mental quanto física. O conhecimento dos benefícios de se estimular a autonomia tem origem nos estudos clássicos de Langer e Rodin (1976) que avaliaram uma intervenção controlada designada para aumentar o sentido de controle dos moradores de asilos sobre os fatos do dia-a-dia. Os residentes foram selecionados ao acaso num grupo de tratamento no qual a equipe deu a mensagem de que esperava que eles fossem responsáveis por tomarem decisões por eles mesmos, ou numa condição de controle na qual a mensagem transmitida era a de que a equipe era responsável pelo cuidado dos residentes. Tanto imediatamente depois da intervenção quanto com 18 meses de acompanhamento, os grupos de tratamento apresentaram benefícios quanto ao humor, estado de vigília e participação ativa. Os efeitos das intervenções para a melhora do controle foram confirmadas em uma série de outros estudos (por exemplo, Bazinger e Roush, 1983; Thomasma *et al.*, 1990) e foram discutidos em termos de modelos de "desamparo apreendido" (Avorn e Langer, 1982). Em outro estudo clássico, Schulz (1976) examinou os efeitos de intervenções determinadas a fazer o ambiente interpessoal dos moradores de asilos tanto mais controláveis quanto mais previsíveis. Os moradores foram selecionados ao acaso em uma condição de controle ou em grupos que receberam visitas de estudantes voluntários. As visitas eram feitas sob uma série de condições: ao acaso, ou quando sua freqüência e duração permitia, dentro de limites sendo tanto controlada quanto prevista pelo morador. Na conclusão do estudo, os benefícios tornaram-se aparentes quando os residentes podiam tanto prever quanto controlar as visitas; os grupos de visitas ao acaso ou os grupos sem visitas apresentavam piores resultados. Os benefícios de intervenções determinadas para melhorar a previsibilidade do ambiente foram confirmados em pesquisas subseqüentes que selecionavam ao caso novos residentes em uma série de diferentes programas de orientação (Krantz e Schulz, 1980). Em resumo, esses estudos demonstram que o ambiente social no qual o cuidado é fornecido pode ter um choque significativo sobre os moradores de asilos; seu planejamento deve ser visto como um componente dos atendimentos de saúde mental.

Sistema Profissional

O sistema intrínseco aos serviços de saúde mental como descrito acima é necessário, mas não suficiente para preencher as necessidades dos moradores de asilos. Além disso, os serviços de profissionais de saúde mental são importantes na avaliação das interações entre problemas clínicos e de saúde mental, no estabelecimento de diagnósticos psiquiátricos e tanto no planejamento quanto na administração de tratamentos específicos para transtornos mentais. Esse componente do sistema profissional deve englobar atendimentos psiquiátricos medicamente orientados, incluindo tratamento psicofarmacológico. Um parecer recente dos grupos de maior fornecimento nesta área (*American Association for Geriatric Psychiatry*, 1992) reconheceu uma história de uso indevido de drogas psicotrópicas em asilos, mas enfatizou o princípio de que o tratamento psicofarmacológico de transtornos mentais diagnosticados é parte importante dos atendimento clínicos e de saúde mental dos moradores de asilos. Diversas revisões (Devanand *et al.*, 1988; Sunderland e Silver, 1988) e uma metanálise de estudos controlados por placebo (Schneider *et al.*, 1990) documentaram a modesta, mas real, eficácia dos neurolépticos no tratamento da agitação e sintomas comportamentais relacionados em pacientes com demência. Uma revisão de pesquisas mais limitadas (Schneider e Sobin, 1992) sugeriu que outros agentes também mostram-se promissores. Embora apenas uma número limitado de ensaios clínicos placebo-controlados ao acaso de tratamentos psicofarmacológicos tenham sido feitos em asilos e estabelecimentos relacionados, os dados disponíveis sugerem (Tabela 23-1) que tais tratamentos são eficazes em pacientes que se encontram em asilos bem como em outros locais. Dois ensaios de medicações antidepressivas foram feitos com moradores de asilos (Tabela 23-1). Os pesquisadores de um estudo (Dehlin *et al.*, 1985) investigaram a eficácia do inibidor da recaptação da serotonina alaprocato em pacientes com demência que não foram selecionados pela presença de sintomas afetivos; os resultados amplamente negativos dessa investigação não forneceram informações a respeito da eficácia do tratamento com drogas para a depressão. Entretanto, como discutido acima, outras pesquisas demonstraram a eficácia do tratamento com a nortriptilina para a depressão maior em moradores de asilos. Embora pesquisas posteriores sobre o tratamento psicofarmacológico de pacientes em instituições de saúde seja obviamente necessário, está claro que esse tratamento constitui uma parte importante do atendimento psiquiátrico em asilos. A complexidade do tratamento psicofarmacológico nos frágeis moradores de asilos com co-morbidade médica exige que as habilidades dos psiquiatras com formação em geriatria seja parte integral do sistema profissional.

O sistema profissional deve incluir atendimento com um enfoque psicossocial e biomédico. Por exemplo, os psiquiatras ou psicólogos com conhecimento específico sobre tratamento comportamental devem ter sucesso tanto na avaliação de antecedentes e causas de agitação e sintomas relacionados em pacientes com demência, quanto no desenvolvimento de intervenções ambientais e comportamentais, mesmo quando se mostraram ineficazes os esforços da equipe de enfermagem dos serviços. Além disso, a psicoterapia pode ter valor para residentes cujas habilidades cognitivas os permite participar. Embora haja uma crescente evidência de sua eficácia para pacientes idosos em outros ambientes, foi feito um número limitado de pesquisas sobre psicoterapia em asilos, e o conhecimento a respeito de seu benefício permanece insuficiente. Uma busca nos bancos de dados do MEDLINE e Psyclit para os termos *psychotherapy* e *nursing home* para o período de 1987 até o presente identificaram uma série de estudos controlados de intervenções psicossociais (Tabela 23-2). Com a exceção do estudo de Abraham e colaboradores (1992), entretanto, a maioria dos estudos selecionou pacientes com base na idade, estado cognitivo ou grau de incapacidade, em vez de com base em sintomas psiquiátricos específicos. Muitos dos relatos descreveram pesquisas sobre enfermagem designadas a testar os benefícios de programas administrados pela equipe de atendimento intrínsecos. Embora nesses contextos os resultados sejam encorajadores, essa revisão de literatura também demonstrou um intervalo crítico no conhecimento atual: virtualmente nenhuma pesquisa avaliou os resultados de psicoterapias específicas — certas modalidades demonstraram ser eficazes no tratamento de idosos em outros ambientes — para uso com moradores de asilos que caracterizaram bem os transtornos psiquiátricos. Embora relatos e projetos de demonstração por clínicos experientes tenham documentado o valor da psicoterapia no tratamento de moradores de asilos deprimidos (Leszcz *et al.*, 1985; Sadavoy, 1991), são necessárias pesquisas posteriores para determinar como os tratamentos existentes devem ser modificados e como eles podem ser administrados para otimizar sua eficácia nos asilos. Apesar da necessidade de mais pesquisas, a psicoterapia para os moradores de asilos mais intactos em termos cognitivos e com depressão devem ser consideradas como parte importante dos serviços de saúde mental profissionais disponíveis para tais pacientes.

Tabela 23-1. Resultados de estudos controlados por placebo de medicações psicoativas administradas a moradores de asilos

Estudo	Medicação (mg/dia)	Amostra	Medidas dos resultados	Resultados/Comentários
Beber, 1965	Oxazepam (10-80) *versus* placebo	$N=100$ idade média = 79 anos não-psicótico com síndrome cerebral crônica ($n=28$), ansiedade mista/depressão ($n=26$), ansiedade ($n=43$) ou depressão ($n=3$)	Ansiedade e tensão Depressão, letargia e reações autonômicas Irritabilidade, insônia, agitação, reações fóbicas	Melhora de todos os parâmetros foi significativamente maior no grupo tratado com oxazepam que no grupo tratado com placebo 44 pessoas receberam tratamento concomitante com outras drogas, incluindo neurolépticos, antidepressivos, hipnóticos, antiparkinsonianos e analgésicos
Barnes *et al.*, 1982	Tioridazina (média=62,5) *versus* loxapina (média=10,5) *versus* placebo	$N=53$ idade média=83 anos demência e > 3 sintomas comportamentais	BPRS SCAG NOSIE CGI	Escores totais e médias globais mostraram pouca eficácia com tioridazina e loxapina, não melhor que o placebo em termos estatísticos Efeito placebo proeminente Melhora significativa na ansiedade, excitação, labilidade emocional e falta de cooperação em grupos de tratamento ativo, mas nenhuma diferença significativa na eficácia total entre a tioridazina e a loxapina Melhora significativa no BPRS e apenas em pessoas com escores de linha basal de alta gravidade

Stotsky, 1984	Tioridazina (10-200) versus diazepam (20-40) versus placebo	N=237 pacientes de asilos idade média ≈ 80 anos; todos não-psicóticos com prejuízo cognitivo, labilidade emocional e disfunção ADL; e agitação, ansiedade, humor depressivo ou distúrbio do sono (também 273 pacientes estudados em unidades geriátricas de hospitais do estado	HAM-A modificado NOSIE modificado Avaliações globais	Tioridazina foi bem tolerada com poucos efeitos colaterais O grupo tratado com tioridazina melhorou significativamente mais que o grupo placebo em todos os itens HAM-A e avaliações globais O grupo tratado com tioridazina teve uma melhora significativa mente maior que o grupo do diazepam sobre NOSIE e médias globais A insônia respondeu melhor ao diazepam, mas houve melhora total maior na média HAM-A com tioridazina
Dehlin et al., 1985	Alaproclato (400) (inibidor da recaptação de serotonina) versus placebo	N = 40 idade média = 82 anos; demência primária degenerativa raiva; multinfarto ou mista; não-selecionada com base em sintomas afetivos ou comportamentais	Função intelectual Função motora (ADL) Função emocional (incluindo sintomas depressivos) Avaliação clínica global	Nenhuma diferença na eficácia entre alaproclato e placebo Severidade da demência variando de moderada a severa Problemas comportamentais não-descritos
Katz et al., 1990	Nortriptilina (média = 65,25) versus placebo	N = 30 moradores de asilos ou alojamentos congregados idade média = 84 anos; depressão maior (escores HAM-D > 18)	HAM-D GDS CGI	Melhora significativa em pacientes tratados com nortriptilina quando comparados com placebo com HAM-D e CGI, mas não com GDS Localização (em asilos versus alojamentos congregados) sem relação significativa com a resposta Tendência a uma resposta diminuída à nortriptilina nas instituições de saúde relacionada com os altos níveis de incapacidade e albumina sérica mais baixa em pacientes de asilos

Nota. ADL= atividades da vida diária; BPRS = Escala de Avaliação Psiquiátrica Breve (Overall e Gorham, 1962); CGI = Impressões Clínicas Globais (Guy, 1976); GDS = Escala de Deterioração Global. (Reisberg *et al.*, 1988); HAM-A = Escala de Ansiedade de Hamilton (Hamilton, 1959); HAM-D = Escala de Avaliação de Hamilton para Depressão (Hamilton, 1960); NOSIE = Escala de Observação da Enfermagem para a Avaliação de Pacientes Internados (Honigfeld *et al.*, 1966); SCAG = Avaliação Geriátrica Clínica da Sandoz (Shader *et al.*, 1974).

Tabela 2.3-2. Estudos controlados ao acaso dos resultados de intervenções psicoterápicas em residentes idosos em asilos

Estudo	Tipo de intervenção	Amostra	Medidas de resultados	Resultados/Comentários
Moran e Gatz, 1987	Grupo orientado para a tarefa versus grupo orientado para o *insight* versus grupo-controle de lista de espera	N = 59 idade média = 76,3 anos; relacionado, movimenta-se	Competência psicossocial auto-relatada (a) sentido de controle (b) confiança (c) atitude ativa (d) esforçando-se por aprovação social Satisfação de vida	Grupo de tarefa melhorado em todas as medidas, exceto confiança confiança Grupo de tarefa teve aumento significativo na satisfação de vida comparado com grupos de *insight*-controle de lidar com o problema Grupo de *insight* melhorou no sentido de controle e confiança
Baines *et al.*, 1987	Orientação cruzada realidade com terapia da reminiscência versus grupo-controle sem terapia	N = 15 idade média = 81,5 anos; prejuízo cognitivo de moderado a severo	Função cognitiva Satisfação de vida Comunicação Comportamento Conhecimento dos moradores pela equipe	Grupo que primeiro recebeu orientação da realidade seguido pela terapia da recordação, mostraram melhora mantida da comunicação e comportamento e melhora não mantida da função cognitiva (informação/orientação) Intervenção foi associada a melhora do conhecimento dos moradores pela equipe
Goldwasser *et al.*, 1987	Terapia de grupo da recordação versus terapia de grupo suportiva versus grupo-controle sem tratamento	N=27 dementiados (média de MMSE = 1-22, média = 10,4)	Depressão Função cognitiva Função comportamental/ADL	O grupo de recordação mostrou melhora não mantida na depressão auto-relatada sobre BDI Nenhuma intervenção mostrou efeitos significativos sobre função cognitiva e comportamental
Orten *et al.*, 1989	Grupo de recordação versus grupo-controle	N = 56 idade média = 82,6 anos moderadamente confusos	Comportamento social Função ADL Agitação Queixas somáticas Atitudes	Melhora significativa para 1 dos 3 grupos experimentais; nenhuma melhora quando todos os grupos foram analisados juntos Investigadores sugerem que as habilidades dos terapeutas são uma variável importante
Rattenburg e Stones, 1989	Grupo de recordação versus grupo de discussão de tópicos atuais versus nenhum grupo	N = 24 idade média dos grupos = grupos = 83-87 anos; julgado pela equipe dos asilos como não apresentando prejuízo cognitivo	Bem-estar psicológico (escala felicidade-depressão) Nível de atividade Nível funcional Humor	Ambos os grupos de intervenção melhoraram na escala felicidade-depressão Nenhuma melhora em outras medidas Incluindo escala de humor Correlação positiva entre escores de felicidade e do nível de atividade verbal entre a primeira e a quarta semanas
Youssef, 1990	Aconselhamento de grupo da recordação para jovens velhos versus aconselhamento de grupo de recordação para idosos versus grupo-controle	N = 60 todas mulheres velhos mais jovens = 65-75 anos idosos > 75 anos	Depressão	Grupo dos velhos mais jovens apresentou melhora significativa dos escores de depressão sobre BDI Grupo dos idosos mostrou melhora apenas no isolamento social e preocupações somáticas, mas não sobre os escores totais do BDI Condição-controle não foi descrita

Estudo	Intervenção	Amostra	Variáveis dependentes	Resultados
Ames, 1990	Recomendações da equipe psicogeriátrica *versus* rotina clínica	N = 93 idade média = 82,3 anos	Depressão Desempenho ADL	Nenhuma diferença em intervenções e grupos-controle. Apenas 27 de 81 intervenções recomendadas foram na realidade implementadas (p. ex., alterações de medicações, encaminhamento para serviços de saúde mental). Papel de serviços psicogeriátricos no manejo das casas e atendimentos médicos dos moradores não estava claramente definido
Zerhusen *et al.*, 1991	Terapia cognitiva de grupo *versus* grupo de música (controle) *versus* atendimento de rotina (controle)	N = 60 idade média = 77 anos	Depressão Médias de melhora desempenho dos líderes de grupo	Terapia cognitiva de grupo teve nos escores de depressão auto avaliados sobre BDI; nenhuma melhora significativa em indivíduos-controle. Os ganhos do grupo não variam com avaliações do líder do grupo
Williams-Barnard e Lindell, 1992	Terapia de grupo com alta premiação para enfermeiras *versus* terapia de grupo com baixa premiação para enfermeiras *versus* grupos-controle (para 3 encontros *versus* 16 encontros para grupos experimentais)	N = 73 idade > 65 anos	Autoconceito	Autoconceito melhorado em 68,4% dos moradores em grupos de alta premiação, 29,4% de moradores em grupos 10,8% de moradores de grupos-controle. Autoconceito diminuiu em 40% do grupo de premiação baixa e 5,3% do grupo de premiação alta
Bensink *et al.*, 1992	Grupo de relaxamento progressivo (PR) *versus* grupo de atividade (controle)	N = 28 idade > 65 anos; idade média = 77 anos MMSE: > 20	Local de controle Auto-estima	Apenas grupos PR mostraram aumento no local interno de controle percebido. Ambos os grupos PR e de atividade de amostragem. Aumento na auto-estima com maior efeito no grupo PR
Abraham *et al.*, 1992	Terapia de grupo cognitiva comportamental (CB) *versus* terapia de grupo com imagem com foco visual (FVI) *versus* grupos-controle de discussão educacional (ED)	N = 76 idade média = 84 anos com prejuízo cognitivo leve a moderado e melhorada	Função cognitiva Depressão Desesperança Satisfação com a vida	Nenhum efeito da terapia de grupo sobre a depressão geriátrica, desesperança ou satisfação com a vida. Ambos os grupos CB e FV1 mostraram função melhorada no MMSE modificado com ganhos maiores nos participantes. Nenhuma alteração cognitiva significativa nos grupos controle em ED
McMurdo e Rennie, 1993	Sessões de exercícios *versus* grupos de recordação	N = 49 idade média = 81	Função física Desempenho ADL Depressão Satisfação com a vida Função cognitiva	Função física melhorada no grupo de exercícios, diminuída no grupo de reminiscências. Depressão auto-relatada (escores BDI) diminuída em ambos os grupos, com o grupo de exercícios mostrando melhora significativamente maior que o grupo de recordação

Nota. ADL= atividades da vida diária; BDI = Inventário de Depressão de Beck (Beck *et al.*, 1961); MMSE = Miniexame do Estado Mental (Folstein *et al.*, 1975).

Referências

Abraham IL, Neundorfer MM, Currie LJ. Effects of group interventions on cognition and depression in nursing home residents. *Nurs Res* 41:196-202, 1992.

American Association for Geriatric Psychiatry, American Geriatrics Society, American Psychiatric Association. Position Statement: Psychotherapeutic medications in the nursing home. *J Am Geriatr Soc* 40:946-949, 1992.

American Psychiatric Association. *Diagnostic and Statistical Manual of Mental Disorders,* 3.ed. Washington, DC, American Psychiatric Association, 1980.

─────. *Diagnostic and Statistical Manual of Mental Disorders,* 3.ed. Revised. Washington, DC, American Psychiatric Association, 1987.

Ames D. Depression among elderly residents of local authority residential homes: its nature and the efficacy of intervention. *Br J Psychiatry* 156:667-675, 1990.

─────. Epidemiological studies of depression among the elderly in residential and nursing homes. *International Journal of Geriatric Psychiatry* 6:347-354, 1991.

Ames D, Ashby D, Mann AH et al. Psychiatric illness in elderly residents of part III homes in one London borough: prognosis and review. *Age Ageing* 17:249-256, 1988.

Ashby D, Ames D, West CD et al. Psychiatric morbidity as prediction of mortality for residents of local authority homes for the elderly. *International Journal of Geriatric Psychiatry* 6:567-575, 1991.

Avorn J & Langer E. Induced disability in nursing home patients: a controlled trial. *J Am Geriatr Soc* 30:397-400, 1982.

Avorn J, Dreyer P, Connelly K et al. Use of psychoactive medication and the quality of care in rest homes: findings and policy implications of a state wide study. *N Engl J Med* 320:227-232, 1989.

Baines S, Saxby P, Ehlert K. Reality orientation and reminiscence therapy. *Br J Psychiatry* 151:222-231, 1987.

Baker FM & Miller CL. Screening a skilled nursing home population for depression. *J Geriatr Psychiatry Neurol* 4:218-221, 1991.

Banziger G & Roush S. Nursing homes for the birds: a control-relevant intervention with bird feeders. *Gerontologist* 23:527-531, 1983.

Barnes RD & Raskind MA. DSM-III criteria and the clinical diagnosis of dementia: a nursing home study. *J Gerontol* 36:20-27, 1980.

Barnes R, Veith R, Okimoto J et al. Efficacy of antipsychotic medications in behaviorally disturbed dementia patients. *Am J Psychiatry* 139:1170-1174, 1982.

Barton R & Hurst L. Unnecessary use of tranquilizers in elderly patients. *Br J Psychiatry* 112:989-990, 1966.

Beber CR. Management of behavior in the institutionalized aged. *Diseases of the Nervous System* 26:591-596, 1965.

Beck AT, Ward CH, Mendelson M et al. An inventory for measuring depression. *Arch Gen Psychiatry* 4:561-571, 1961.

Beers M, Avon J, Soumerai SB et al. Psychoactive medication use in intermédiate-care facility residents. *JAMA* 260:3016-3020, 1988.

Bensink GW, Godbey KL, Marshall MJ et al. Institutionalized elderly: relaxation, locus of control, selfesteem. *Journal of Gerontological Nursing* 18:30-36, 1992.

Berg L, Buckwalter KC, Chafetz PK et al. Special care units for persons with dementia. *J Am Geriatr Soc* 39:1229-1236, 1991.

Berrios GE & Brook P. Delusions and psychopathology of the elderly with dementia. *Acta Psychiatr Scand* 75:296-301, 1985.

Blazer DG & Williams CD. Epidemiology of dysphoria and depression in an elderly population. *Am J Psychiatry* 137:439-444, 1980.

Borson S, Liptzin B, Nininger J et al. Psychiatry and the nursing home. *Am J Psychiatry* 144:1412-1418, 1987.

Braun JV, Wykle MH, Cowling WR. Failure to thrive in older persons: a concept derived. *Gerontologist* 28:809-812, 1988.

Buck JA. Psychotropic drug practice in nursing homes. *J Am Geriatr Soc* 36:409-418, 1988.

Burns BJ & Taube CA. Mental health services in general medical care and in nursing homes. In: *Mental Health Policy for Older Americans: Protecting Minds at Risk* Edited by Fogel BS, Furino A, Gottlieb GL. Washington, DC, American Psychiatric Press, pp. 63-84, 1990.

Burns BJ, Larson DB, Goldstrom ID et al. Mental disorder among nursing home patients: preliminary findings from the National Nursing Home Survey Pretest. *International Journal of Geriatric Psychiatry* 3:27-35, 1988.

Campion EW, Ban A, May M. Why acute-care hospitals must undertake long-term care. *N Engl J Med* 308:71-75, 1983.

Cape RD. Freedom from restraint. *Gerontologist* 23:217, 1983.

Chandler JD & Chandler JE. The prevalence of neuropsychiatric disorders in a nursing home population. *J Geriatr Psychiatry Neurol* 1:71-76, 1988.

Cohen-Mansfield J. Agitated behaviors in the elderly: preliminary results in the cognitively deteriorated. *J Am Geriatr Soc* 34:722-727, 1986.

Cohen-Mansfield J & Billig N. Agitated behaviors in the elderly: a conceptual review. *J Am Geriatr Soc* 34:711-721, 1986.

Cohen-Mansfield J, Marx MS, Rosenthal AS. A description of agitation in a nursing home. *J Gerontol* 44:M77-M84, 1989.

Conn DK, Lee V, Steingart A et al. Psychiatric services: a survey of nursing homes and homes for the aged in Ontario. *Can J Psychiatry* 37:525-530, 1992.

Custer RL, Davis JE, Gee SC. Psychiatric drug usage in VA nursing home care units. *Psychiatric Annals* 14:285-292, 1984.

Dehlin O, Hedenrud B, Jansson P et al. A double blind comparison of alaproclate and placebo in the treatment of patients with senile dementia. *Acts Psychiatr Scand* 71:190-196, 1985.

DeLeo D, Stella AG, Spagnoli A. Prescription of psychotropic drugs in geriatric institutions. *International Journal of Geriatric Psychiatry* 4:11-16, 1989.

Devanand DP, Sackheim HA, Mayeux R. Psychosis, behavioral disturbance and the use of neuroleptics in dementia. *Compr Psychiatry* 29:387-401, 1988.

Elon R & Pawlson LG. The impact of OBRA on medical practice within nursing facilities. *J Am Geriatr Soc* 40:958-963, 1992.

Engle VF & Graney MJ. Stability and improvement of health after nursing home admission. *J Gerontol* [Soc Sci] 48:S17-S23, 1993.

Evans LK & Strumpf NE. Tying down the elderly: a review of the literature on physical restraint. *J Am Geriatr Soc* 37:65-74, 1989.

Folstein MF, Folstein SE, McHugh PR. Mini-Mental State: a practical method for grading the cognitive state of patients for the clinician. *J Psychiatr Res* 12:189-198, 1975.

Foster JR, Cataldo JK, Boksay IJE. Incidence of depression in a medical long-term care facility: findings from a restricted sample of new admissions. *International Journal of Geriatric Psychiatry* 6:13-20, 1991.

German PS, Shapiro S, Kramer M. Nursing home study of eastern Baltimore epidemiologic catchment area. *In: Mental Illness in Nursing Homes: Agenda for Research*. Edited by Harper MS & Lebowitz BD. Rockville, MD, National Institute of Mental Health, pp. 21-40, 1986.

Goldwasser AN, Auerbach SM, Harkins SW. Cognitive, affective and behavioral effects of reminiscence group therapy of demented elderly. *Int J Aging Hum Dev* 25:209-222, 1987.

Guy W. (ed.) *ECDEU Assessment Manual for Psychopharmacology*, Revised (DHEW Publ N° ADM 76388). Rockville, MD U.S. Department of Health, Education and Welfare, 1976.

Hamilton M. The assessment of anxiety states by rating. *Br J Med Psycol* 32:50-55, 1959.

—————. A rating scale for depression. *J Neurol Neurosurg Psychiatry* 23:56-62, 1960.

Harrison R, Savla N, Kafetz K. Dementia, depression and physical disability in a London borough: a survey of elderly people in and out of residential care and implications for future developments. *Age Ageing* 19:97-103, 1990.

Health Care Financing Administration. *Medicare and Medicaid: Requirements for Long-Term Care Facilities, Final Regulations*. Federal Register 56(187):48865-48921, September, 26, 1991.

—————. *State Operations Manual: Provider Certification* (Transmittal N° 250). Washington, DC, U.S. Government Printing Office, Abril, 1992a.

—————. *Medicare and Medicaid Programs: Preadmission Screening and Annual Resident Review*. Federal Register 57(230):56450-56504, November 30, 1992b.

—————. *Medicare and Medicaid: Resident Assessment in Long-Term Care Facilities*. Federal Register 57(249):61614-61733, Dezembro, 28, 1992c.

Honigfeld G, Roderic D, Klett JC. NOSIE-30: a treatment-sensitive ward behavior scale. *Psychol Rep* 19:180-182, 1966.

Horiguchi J & Inami Y. A survey of the living conditions and psychological states of elderly people admitted to nursing homes in Japan. *Acta Psychiatr Scand* 83:338-341, 1991.

Hyer L & Blazer DG. Depressive symptoms: impact and problems in long term care facilities. *International Journal of Behavioral Gerontology* 1:33 44, 1982.

Innes EM & Turman WG. Evolution of patient falls. *Q Rev Biol* 9:30-35, 1983.

Institute of Medicine, Committee on Nursing Home Regulation. *Improving the Quality of Care in Nursing Homes*. Washington, DC, National Academy Press, 1986.

Kane RL, Garrard J, Buchanan JL et al. Improving primary care in nursing homes. *J Am Geriatr Soc* 39:359-367, 1991.

Kaplitz SE. Withdrawn, apathetic geriatric patients responsive to methylphenidate. *J Am Geriatr Soc* 23:271-276, 1975.

Katz IR & Parmelee PA. Depression in the residential care elderly. *In: Diagnosis and Treatment of Depression in Late Life: Results of the NIH Consensus Development Conference*. Edited by Schneider LS, Reynolds CE, Lebowitz ED et al. Washington, DC, American Psychiatric Press, pp. 437-461, 1993.

Katz IR, Lesher E, Kleban M et al. Clinical features of depression in the nursing home. *Int Psychogeriatr* 1:5-15, 1989a.

Katz IR, Simpson GM, Jethanandani V et al. Steady state pharmacokinetics of nortriptyline. *Neuropsychopharmacology* 2:229-236, 1989b.

Katz IR, Simpson GM, Curlik SM et al. Pharmacological treatment of major depression for elderly patients in residential care settings. *J Clin Psychiatry* 51 (suppl):41-48, 1990.

Katz IR, Parmelee PA, Brubaker K. Toxic and metabolic encephalopathies in long term care patients. *Int Psychogeriatr* 3:337-347, 1991.

Katz IR, Beaston-Wimmer P, Parmelee PA et al. Failure to thrive in the elderly: exploration of the concept and delineation of psychiatric components. *J Geriatr Psychiatry Neurol* 6:161-169, 1993.

Kramer M, German PS, Anthony JC et al. Patterns of mental disorders among the elderly residents of Eastern Baltimore. *J Am Geriatr Soc* 33:236-245, 1985.

Krantz DS & Schulz PR. Personal control and health: some applications to crises of middle and old age. *Advances in Environmental Psychology* 2:23-57, 1980.

Langer E & Rodin J. The effects of choice and enhanced personal responsibility for the aged: a field experiment in an institutional setting. *J Pers Soc Psychol* 34:191-198, 1976.

Lesher E. Validation of the Geriatric Depression Scale among nursing home residents. *Clinics in Gerontology* 4:21-28, 1986.

Leszcz M, Sadavoy J, Feigenbaum E et al. A men's group psychotherapy of elderly men. *Int J Group Psychother* 33:177-196, 1985.

Loebel JP, Borson S, Hyde T et al. Relationships between requests for psychiatric consultations and psychiatric diagnoses in long term care facilities. *Am J Psychiatry* 148:898-903, 1991.

Mann AH, Graham N, Ashby D. Psychiatric illness in residential homes for the elderly: a survey in one London borough. *Age Ageing* 13:257-265, 1984.

Marin RS. Differential diagnosis and classification of apathy. *Am J Psychiatry* 147:22-30, 1990.

———. Apathy: a neuropsychiatric syndrome. *J Neuropsychiatry Clin Neurosci* 3:243-254, 1991.

McCarthy P. Why one nursing home and not another? *Senior Patient* May/June:97-102, 1989.

McMurdo MET & Rennie L. A controlled trial of excercise by residents of old people's homes. *Age Ageing* 22:11-15, 1993.

Moran JA & Gatz M. Group therapies for nursing home adults: an evaluation of two treatment approaches. *Gerontologist* 27:588-591, 1987.

Morris JN, Hawes C, Fries BE et al. Designing the national resident assessment instrument for nursing homes. *Gerontologist* 30:293-307, 1990.

Murphy E. The use of psychotropic drugs in long-term care (editorial). *International Journal of Geriatric Psychiatry* 4:1-2, 1989.

National Center for Health Statistics. *The National Nursing Home Survey* (DHEW Publ N° PHS 79-1794). Washington, DC, U.S. Government Printing Office, 1979.

———. Use of nursing homes by the elderly: preliminary data from the 1985 National Nursing Home Survey (DHHS Publ N°PHS 87-1250). Hyattsville, MD, NCHS, 1987.

Office of Technology Assessment. *Special Care Units for People With Alzheimer's and Other Dementias: Consumer Education, Research, Regulatory and Reimbursement Issues (OTA-H-543)*. Washington, DC, U.S. Government Printing Office, August, 1992.

Orten JD, Alien M, Cook J. Reminiscence groups with confused nursing center residents: an experimental study. *Soc Work Health Care* 14:73-86, 1989.

Overall JE & Corham DR. The Brief Psychiatric Rating Scale. *Psychol Rep* 10:799-812, 1962.

Parmelee PA, Katz IR, Lawton MP. Depression among institutionalized aged: assessment and prevalence estimation. *J Gerontol* 44:M22-M29, 1989.

———. The relation of pain to depression among institutionalized aged. *J Gerontol* [Psychol Sci] 46:P15-P21, 1991.

———. Depression and mortality among institutionalized aged. *J Gerontol* [Psychol Sci] 47:P3-P10, 1992a.

———. Incidence of depression in long term care settings. *J Gerontol* [Med Sci] 47:M189-M196, 1992b.

Rattenburg C & Stones MJ. A controlled evaluation of reminiscence and current topics discussion groups in a nursing home context. *Gerontologist* 29:768-771, 1989.

Ray WA, Federspiel CF, Schaffner W. A study of antipsychotic drug use in nursing homes: epidemiologic evidence suggesting misuse. *Am J Public Health* 70:485-491, 1980.

Reisberg B, Ferris SH, deLeon MJ et al. Global deterioration scale. *Psychopharmacol Bull* 24:661-663, 1988.

Risse SC, Cubberley L, Lampe TH et al. Acute effects of neuroleptic withdrawal in elderly dementia patients. *Journal of Geriatric Drug Therapy* 2:65-77, 1987.

Rovner BW, Kafonek S, Filipp L et al. Prevalence of mental illness in a community nursing home. *Am J Psychiatry* 143:1446-1449, 1986.

Rovner BW, German PS, Broadhead J et al. The prevalence and management of dementia and other psychiatric disorders in nursing homes. *Int Psychogeriatr* 2:13-24, 1990a.

Rovner BW, Lucas-Blaustein J, Folstein MF et al. Stability over one year in patients admitted to a nursing home dementia unit. *International Journal of Geriatric Psychiatry* 5:77-82, 1990b.

Rovner BW, German PS, Brant LJ et al. Depression and mortality in nursing homes. *JAMA* 265:993-996, 1991.

Rovner BW & Katz IR. Psychiatric disorders in the nursing home: a selective review of studies related to clinical care. *International Journal of Geriatric Psychiatry* 8:75-87, 1993.

Sabin TD, Vitug AJ, Mark VH. Are nursing home diagnosis and treatment inadequate? *JAMA* 248:321-322, 1982.

Sadavoy J. Psychotherapy for the institutionalized elderly. In: *Practical Psychiatry in the Nursing Home: A Handbook for Staff*. Edited by Conn DK, Herrman N, Kaye A et al. Toronto, Canada, Hogref & Huber, pp. 217-236, 1991.

Schneider LS & Sobin PB. Non-neuroleptic treatment of behavioral symptoms and agitation in Alzheimer's disease and other dementia. *Psychopharmacol Bull* 28:71-79, 1992.

Schneider LS, Pollack VE, Lyness SA. A meta-analysis of controlled trials of neuroleptic treatment in dementia. *J Am Geriatr Soc* 38:553-563, 1990.

Schulz PR. Effect of control and predictability on the psychological well-being of the institutionalized aged. *J Pers Soc Psychol* 33:563-573, 1976.

Shader RI, Harmatz JS, Salzman C. A new scale for clinical assessment in geriatric populations: Sandoz Clinical Assessment-Geriatric (SCAC). *J Am Geriatr Soc* 22:107-113, 1974.

Smyer M, Brannon D, Cohn M. Improving nursing home care through training and job redesign. *Gerontologist* 32:327-333, 1992.

Snowdon J. Dementia, depression and life satisfaction in nursing homes. *International Journal of Geriatric Psychiatry* 1:85-91, 1986.

Snowdon J & Donnelly N. A study of depression in nursing homes. *J Psychiatr Res* 20:327-333, 1986.

Spagnoli A, Forester G, MacDonald A *et al*. Dementia and depression in Italian geriatric institutions. *International Journal of Geriatric Psychiatry* 1:15-23, 1986.

Steele C, Rovner BW, Chase GA, Folstein MF. Psychiatric symptoms and nursing home placement in Alzheimer's disease. *Am J Psychiatry* 147:1049-1051, 1990.

Stotsky B. Multicenter study comparing thioridatine with diazepam and placebo in elderly, nonpsychotic patients with emotional behavioral disorders. *Clin Ther* 6:546-559, 1984.

Streim JE, Rovner BW, Katz IR. Psychiatric aspects of nursing home care. *In: Comprehensive Review of Geriatric Psychiatry – 2*, 2.ed. Edited by Sadavoy J, Lazarus LW, Jarvik LF *et al*. Washington, DC, American Psychiatric Press, pp. 907-936, 1996.

Sunderland T & Silver MA. Neuroleptics in the treatment of dementia. *International Journal of Geriatric Psychiatry* 3:79-88, 1988.

Tariot PN, Podgorske CA, Blazina L *et al*. Mental disorders in the nursing home: another perspective. *Am J Psychiatry* 150:1063-1069, 1993.

Teeter RB, Garetz FK, Miller WR *et al*. Psychiatric disturbances of aged patients in skilled nursing homes. *Am J Psychiatry* 133:1430-1434, 1976.

Thomasma M, Yeaworth R, McCabe B. Moving day: relocation and anxiety in institutionalized elderly. *Journal of Gerontological Nursing* 16:18-24, 1990.

Trichard L, Zabow A, Gillis LS. Elderly persons in old age homes: a medical, psychiatric and social investigation. *S Afr Med J* 61:624-627, 1982.

Werner P, Cohen-Masfield J, Braun J *et al*. Physical restraint and agitation in nursing home residents. *J Am Geriatr Soc* 37:1122-1126, 1989.

Williams-Barnard CL & Lindell AR. Therapeutic use of "prizing" and its effect on self-concept of elderly clients in nursing homes and group homes. *Issues in Mental Health Nursing* 13:1-17, 1992.

Youssef FA. The impact of group reminiscence counseling on a depressed elderly population. *Nurse Pract* 15:32-38, 1990.

Zerhusen JD, Boyle K, Wilson W. Out of the darkness: group cognitive therapy for depressed elderly. *J Psychol Nurs* 29:16-21, 1991.

Zimmer JG, Watson N, Treat A. Behavioral problems among patients in skilled nursing facilities. *Am J Public Health* 74:1118-1121, 1984.

24

Continuum de Tratamento: Aproximação com a Comunidade

George L. Maddox, Ph.D.
Karen Steinhauser, M.A.
Elise Bolda, M.S.P.H., Ph.D.

Nas últimas décadas, a discussão pública sobre os atendimento de pessoas idosas vem se concentrando sobre o que veio a ser chamado de "saídas alternativas". A atenção de comitês do Congresso norte-americano inicialmente enfocou as alternativas para a institucionalização, principalmente o atendimento em asilos, pelo fato de as pessoas idosas consumirem recursos de saúde pública e previdência a uma taxa mais elevada que os adultos em geral, além de os atendimentos em instituições asilares serem um componente dispendioso do custo total. Todavia, os idosos oferecem um exemplo muito claro do problema geral de assegurar tratamento de qualidade a custos toleráveis. O que realmente preocupou o Congresso norte-americano com relação ao atendimento de pessoas idosas foram os altos custos dos serviços que parecem ser insatisfatoriamente distribuídos, e o atendimento inadequado de qualidade questionável (*U.S. Senate Special Commitee on Aging*, EUA, 1977). Entretanto, a discussão pública sobre as formas alternativas eficazes de atendimento a idosos, embora gerando muita discussão nas últimas duas décadas, tem produzido pouca evidência definitiva que possibilitaria escolhas entre uma série discrepante de opções.

Ao revisar este capítulo, deliberadamente mantivemos velhas referências para ilustrar um importante ponto sobre como a política pública a respeito dos atendimentos domiciliares e na comunidade tentou atingir seus objetivos nas últimas décadas. Os americanos são ambivalentes sobre se devemos alocar recursos de forma diferente para oferecer atendimento eficazes a longo prazo — caso o tratamento não-institucional seja realmente uma prioridade. Uma origem importante de nossa ambivalência é o valor que damos à responsabilidade individual pela saúde e o bem-estar, assim nossa preferência pela redução da intervenção do governo na garantia dos atendimentos. Outra razão de ambivalência é o fato de nossa preferência por medicamentos de alta tecnologia em ambientes hospitalares levar-nos a questionar a eficácia de alternativas não-hospitalares. Continuamos a colocar nosso dinheiro onde estão nossas preferências — na medicina hospitalar (Maddox, 1992). As pesquisas sobre atendimentos domiciliares e na comunidade nas décadas passadas foram contaminadas tanto pela busca incessante da pergunta errada quanto pela evidência metodologicamente invalidada. A pergunta errada que os analistas da política insistiram em tentar responder é: "Os cuidados a longo prazo domiciliares e na comunidade são mais baratos?". Essa questão não é abordada de forma eficaz sem se determinar o que constitui uma comparação entre as alternativas. Uma comparação completa exige a especificação da necessidade avaliada de serviços passíveis de serem definidos, incluindo os períodos de tempo e os locais para os serviços definidos. Quanto mais de perto for preenchida a condição de comparações completas, maior a probabilidade de concluir-se de que atendimentos domiciliares e na comunidade não são inevitavelmente baratos. Mas tais atendimentos, com freqüência, não são mais caros quando a curto prazo, e podem eventualmente ser mais baratos quando utilizados a longo prazo (Davies, 1992). Ademais, e de igual importância, os ambientes domiciliares e comunitários são evidentemente os locais preferidos pelos idosos e suas famílias para os cuidados a longo prazo. Posteriormente, à medida que as técnicas de avaliação funcional tornam-se mais confiáveis, uma minoria substancial de adultos incapacitados, atualmente atendida em ambientes institucionais, receberá atendimento de forma eficaz domiciliar ou na comunidade.

A necessidade de uma reforma fundamental dos atendimentos de saúde nos Estados Unidos, particularmente os cuidados a longo prazo, tornou-se cada vez mais óbvia (Eisdorfer *et al.,* 1989). A afirmação inicial do Plano de Seguro de Saúde do Presidente (*White House Domestic Policy Council*, 1993) propôs maior ênfase nos atendimentos domiciliares e comunitários. Embora essa proposta não revise a evidência que justificaria a confiança de que esses atendimentos levam à economia de custos, essa é com freqüência a inferência feita. Entretanto, essa conclusão pode ser justificada, e é certamente coerente com reformas recentes na oferta de tratamento a longo prazo na Europa, particularmente no Reino Unido e países nórdicos. Nesses países as políticas atuais estão enfatizando atendimentos sociais decentralizados com manejo de caso, para idosos dependentes domiciliares e na comunidade, envolvendo um emprego inovador do setor privado (Davies, 1992).

Alternativas para a Institucionalização

No início da década de 70, a discussão começou a ter como foco as alternativas para a institucionalização. Surgiu um consenso entre os profissionais e o público leigo de que muitas pessoas idosas estavam sendo inadequada e desnecessariamente internadas em hospitais de saúde mental e asilos. Esse consenso sem dúvida apresentava de fato uma tendência; entretanto, pelo fato de não ter havido nenhum procedimento consensual definitivo para a determinação de níveis e locais adequados de atendimento, as estimativas do número de idosos inadequadamente institucionalizados, ou recebendo tratamento farmacológico excessivo, variavam de 6 a 40% ou mais. A confiança de que muitas pessoas estavam recebendo tratamentos, talvez até excessivos, em locais inapropriados ia ao encontro de afirmativas seguras de que o atendimento na comunidade, e se possível em casa, oferecia alternativas preferíveis a custos obviamente mais baixos. A evidência dessas conclusões foi repetidamente confrontada por uma fato perturbador: a eficiência e a eficácia de alternativas à organização atual dos serviços continua a ser mais reivindicada do que sistematicamente demonstrada. Entretanto, acumularam-se algumas evidências relevantes; as opções foram mais claramente definidas e as avaliações sistemáticas cada vez mais possíveis. Ainda na década de 1990, algumas das questões atuais têm a aparência familiar de velhas questões que não foram definitivamente respondidas. A busca da solução ideal na organização e o financiamento de cuidados a longo prazo não foi recompensada. Isso sugere uma observação importante sobre a organização e financiamento de tratamentos a longo prazo em sociedades democráticas capitalistas. Os valores dominantes na cultura cívica de uma sociedade – ou pelo menos aqueles dos indivíduos que são autorizados a tomar decisões por aquela sociedade – determinam a viabilidade política de arranjos propostos pelos planejadores dos serviços de saúde e previdência social. A viabilidade técnica de um plano para a organização de serviços de saúde e bem-estar para idosos não é a única consideração. A avaliação da viabilidade política é o aspecto mais importante a ser considerado. Sob nosso ponto de vista, as dimensões relevantes da cultura cívica incluem fortes preferências pela responsabilidade individual, pelo bem-estar pessoal, pela descentralização na tomada de decisões, pela instalação de serviços de saúde no setor privado e pelo oferecimento de serviços de cuidados primários à saúde pelos médicos. Nesse ambiente político, um amplo planejamento dos serviços de atendimento, e um consenso sobre quem necessita quais serviços e a que custo, são improváveis na ausência de liderança política eficaz dedicada à reforma dos serviços de saúde a longo prazo (Maddox, 1971, 1992; Rodwin, 1984).

Estruturando as Questões

O desenvolvimento do conhecimento científico, a transferência desse conhecimento para profissionais por meio de treinamento e a aplicação do conhecimento à prática profissional ocorrem no contexto de organizações que tenham a intenção de implementar objetivos socialmente legitimados. Conseqüentemente, para se ter uma boa compreensão da oferta e do atendimento a uma população é interessante termos uma compreensão sociológica de como as organizações que pretendem oferecer esses atendimentos definem os papéis e regras que estruturam as interações entre os auxiliares profissionais e aqueles a quem eles ajudam, além de como as sociedades e comunidades distribuem recursos a essas organizações.

Mais de três décadas atrás, Charles Perrow (1965) apresentou uma análise sociológica muito criteriosa sobre os fatores-chave que influenciam o comportamento de organizações cujo produto é o cuidado pessoal. Sua análise oferece uma estrutura conceitual para uma reflexão a respeito de alguns aspectos básicos na organização dos recursos assistenciais. Perrow concentrou-se em três fatores sociais interativos: 1) o sistema cultural de uma sociedade incorporando valores e crenças que influenciam o conjunto de objetivos legitimados da organização, 2) a tecnologia disponível que determina os meios pelos quais os objetivos serão atingidos e 3) a estrutura social das organizações, na qual técnicas específicas são implantadas de forma a facilitar ou impedir que o objetivo seja alcançado. O exemplo de Perrow desses três fatores teve como foco o tratamento em hospitais psiquiátricos. Entretanto, seu argumento básico é amplamente aplicável a uma compreensão de como geralmente o tratamento é organizado em resposta a um prejuízo.

A cultura é uma construção da realidade socialmente transmitida e compartilhada. O conceito se refere amplamente aos objetivos que os membros de uma sociedade valorizam e perseguem, às regras e papéis que estruturam a vida social e às tecnologias e produtos materiais e simbólicos da vida em grupo. Por meio de processos de socialização e controle social, a maior parte das expectativas culturais compartilhadas é transmitida de geração para geração. Conseqüentemente, o conformismo em relação a expectativas sociais é a experiência comum da vida cotidiana. A maioria dos membros da maior parte dos grupos sociais quer tornar-se e ser o que se espera que eles venham a ser. Discordâncias, conflitos e inconformismo ocorrem e são consideradas normais em sociedades democraticamente organizadas. Quando isso ocorre, os sistemas de crenças culturais oferecem explicações plausíveis e sugerem medidas corretivas para garantir um nível aceitável de integração e coesão sociais.

A doença é um exemplo característico. A doença tem um significado tanto social quanto pessoal em todas as sociedades. E isso é assim pelo fato de a doença prejudicar o desempenho dos papéis sociais. Conseqüentemente, existem razões sociais bem como pessoais para a limitação do choque da doença. A doença geralmente permite uma inserção temporária das obrigações usuais e resposta social proveitosa, mas geralmente com a expectativa de que o indivíduo doente deseja limitar os efeitos debilitantes da doença tanto quanto possível. As sociedades modernas dão considerável importância ao controle dos efeitos da doença. Na sociedade americana, por exemplo, uma de nossas maiores indústrias, à qual dedicamos na década de 1990 mais de 12% de nosso PIB, é a do sistema de saúde. A medicina científica e suas tecnologias relacionadas, potencial humano e organização são parte integral de nossa cultura. Essa é a razão pela qual alguns observadores referem-se à nossa crença na "grande equação"- ou seja, que o tratamento médico se iguala à saúde (Wildavsky, 1977). Outros descreveram o domínio que os médicos têm sobre o fornecimento e o controle de atendimento de saúde como a "medicalização do atendimento" (Fox, 1977).

Não há dúvida de que na última metade do século, avanços na tecnologia médica aumentaram as expectativas públicas com respeito ao triunfo sobre a doença. A expectativa média de vida aumentou fantasticamente em todo o mundo (Maddox, 1977, 1994). As pessoas doentes na sua maior parte esperam ser cuidadas e curadas. Infelizmente, expectativas muito altas encontram obstáculos substanciais. Recursos à saúde, particularmente de cuidados primários de saúde, não são igualmente distribuídos geograficamente, e com isso não são igualmente acessíveis. Além disso, como disse Wildavsky, a "grande equação" provavelmente não está correta; tratamento médico não se iguala à saúde (Ingelfinger, 1978; Saward e Sorensen, 1978). O sistema médico — médicos, outros profissionais de saúde, hospitais e medicações — podem ser responsáveis e lidar apenas com uma pequena proporção dos fatores que afetam a saúde. Uma proporção muito maior parece ser determinada por fatores sobre os quais o sistema médico tem pouco ou nenhum controle — fatores como estilo de vida (fumo, alimentação, bebidas, preocupações, inatividade), condições sociais (renda, herança) e ambiente social (ar, água, barulho, segurança). Essa é a razão pela qual Wildavsky e outros (Enthoven, 1980; Hollingsworth *et al.,* 1990; Ingelfinger,

1978; *Institute of Medicine*, 1991; Maddox, 1971, 1994; Rodwin, 1984; Saward e Sorensen, 1978) acreditam que um sistema médico não pode garantir a saúde a qualquer custo, muito menos a um custo politicamente tolerável. Mesmo em uma sociedade acostumada à alta inflação, o custo total da saúde continua a crescer mais rapidamente que os custos de outros bens e serviços (Culliton, 1978; Hahn e Lefkowitz, 1992; Walsh, 1978). O resultado é um senso difundido de preocupação que reflete, de acordo com pesquisas de opinião pública, menos uma crise na confiança no valor do atendimento médico do que a crença de que um tratamento adequado não será recebido a um custo tolerável sem que ocorra uma reforma significativa da saúde (Aaron, 1991; Blendon e Taylor, 1989; Lewis *et al.*, 1976). Ou, em termos dos três fatores enfatizados por Perrow, as crenças e expectativas culturais sobre saúde não são incompatíveis tanto com a tecnologia disponível quanto com a organização dos atendimentos para que se chegue a objetivos compartilhados e se garanta a saúde. A tecnologia médica disponível para diagnóstico e tratamento é impressionante, embora seja dirigida primariamente para o diagnóstico e a doença aguda. A organização da oferta dos atendimentos de saúde concentra-se nos atendimentos médicos dependentes de alta tecnologia, e controlados por pessoal altamente especializado centralizado em hospitais ou próximo a eles. O critério do atendimento à saúde é dirigido primariamente para atendimento clínico e atendimento que devem ser assegurados, caso não oferecidos por profissionais médicos. Existe cada vez mais uma idéia de que a conclusão extrema de Wildavsky de que a medicina pode fazer uma importante, mas modesta, contribuição para garantir a saúde está mais certa que errada (Hollingsworth *et al.*, 1990; Ingelfinger, 1978; Saward e Sorensen, 1978). Assim, cada vez mais recursos entregues aos serviços de saúde, conforme esses são organizados, têm a probabilidade de produzir retornos menores sobre o investimento e menor satisfação com os resultados (Aaron, 1991). Em relação aos serviços de saúde, o resultado provável tem sido fazer o melhor, mas sentindo-se pior (Knowles, 1977). Os problemas relacionados com a saúde dos idosos são exemplos específicos e instrutivos sobre a razão pela qual existe uma contínua sensação de incapacidade para oferecer atendimento adequado de saúde a custos toleráveis, além de um contínuo interesse em "alternativas para a institucionalização" (Harrington *et al.*, 1985; Hawes *et al.*, 1988; Kane e Kane, 1978;, 1985; Maddox, 1977, 1992; Meltzer *et al.*, 1981; Vogel e Palmer, 1983).

Assistência à Saúde do Idoso

As crenças e valores culturais com respeito aos atendimento de pessoas idosas nos Estados Unidos são mais adequadamente descritas como complexos, ambíguos e contraditórios. Todos os cidadãos, incluindo os idosos, têm direito ao melhor tratamento existente. O que é melhor tende a estar associado à alta tecnologia — ou seja, equipamentos sofisticados operados por pessoal especializado, centralizados em hospitais e centros médicos. Nas últimas décadas a curta permanência em hospitais passou a estar associada a terapias curativas, o que tende a evocar uma imagem positiva. Essa imagem positiva foi um tanto diminuída por preocupações com o alto custo da saúde. Por outro lado, a longa permanência em instituições evoca uma imagem muito negativa, como indicado por atitudes públicas em relação a hospitais psiquiátricos e casas de repouso. Essas instituições foram o foco da preocupação social e deram os exemplos de custódia desnecessária e inadequada, por serem diferentes dos serviços curativos. As instituições asilares, na medida em que tiveram um grande desenvolvimento no país desde o advento dos programas *Medicare* e *Medicaid* são claramente extensões de um modelo médico de atendimento. O acesso a clínicas de repouso e a permanência nas mesmas dependem tanto do atestado médico quanto, para muitos adultos idosos, da qualificação para o *Medicaid*. Além disso, os que criticam o amplo desenvolvimento de instituições asilares (mais de 16.500 casas, 1,5 milhões de leitos e um custo anual de 38 bilhões em 1986) geralmente comentam que os atendimentos oferecidos não enfatizam de forma suficiente os aspectos sociais dos atendimentos. As instituições asilares sofrem com o fato de perceberem que são hospitais de segunda linha, subequipados e com carência de fundos (Kane e Kane, 1978, 1985).

A desinstitucionalização dos doentes mentais, incluindo muitas pessoas idosas, foi o objetivo da política pública e da preferência cultural nos Estados Unidos por mais de duas décadas (Lamb, 1981; Maddox, 1972, 1975). Tanto a política pública quanto a preferência cultural da desinstitucionalização refletem a evidência e a emoção. A cobertura da mídia de eventos dramáticos envolvendo pessoas idosas em instituições de cuidados a longo prazo — eventos como mortes resultantes de incêndios, incidentes envolvendo abuso e atendimento inadequados, além de evidência de má administração fiscal — oferecem estímulos para fortes respostas emocionais. Mas também há evidência do que parece ser a institucionalização desnecessária, cuidados excessivos produzindo dependência, e eficácia questionável de serviços de alto custo (Kane e Kane, 1978; Maddox, 1972). Um grande número de pessoas, incluindo idosos, foi retirado de instituições psiquiátricas. Os censos em hospitais e o tempo de permanência foram reduzidos. Entre 1955 e 1980, por exemplo, os censos dos hospitais estatais diminuíram em aproximada- mente 75% (Goldman *et al.*, 1983). Entretanto, existe pouca evidência definitiva com respeito ao procedimento de seleção utilizado na determinação de quem seria encaminhado à comunidade, do destino desses indivíduos idosos que o foram, ou do choque de sua acomodação na vizinhança e nas comunidades. A melhor evidência mostrou há uma década que muitos dos "desinstitucionalizados" são reinstitucionalizados em serviços públicos de cuidados a longo prazos menos conhecidos na comunidade (Kane e Kane, 1978). A evidência atual não altera essa conclusão. Alguns observadores sugeriram que a estrutura de reembolso da *Medicaid* é um importante fator no processo mais bem descrito como uma transferência entre instituições do que como desinstitucionalização (Gronfein, 1985). Ocasionalmente, aqueles que adotam a filosofia da desinstitucionalização fazem colocações extravagantes a respeito da proporção de indivíduos idosos inadequadamente institucionalizados, com estimativas chegando a 40%. De fato, não temos evidência definitiva a respeito dessa questão. Existe alguma evidência indicando que a grande maioria dos indivíduos encontrados em instituições asilares, por exemplo, apresenta prejuízos significativos, que 13 a 14% podem receber atendimento adequado com menos cuidados intensivos e que talvez outros 10%, que provavelmente se beneficiem da institucionalização completa, recebem mais atendimento que seus prejuízos funcionais exigem (Laurie, 1978; Maddox, 1977). Essa questão surgiu novamente com alguma urgência por analistas terem tentado fazer uma estimativa detalhada dos custos da reforma dos serviços de cuidados a longo prazo propostos no Plano de Seguro de Saúde do presidente Clinton. Quantos idosos dependentes atualmente institucionalizados devem ser adequadamente tratados a domicílio ou na comunidade? No momento, ninguém tem uma resposta definitiva, embora os processos sociais e médicos utilizados para a acomodação de pessoas com prejuízo funcional em diferentes formas de serviços sejam suficientemente incipientes para que realmente garantam a questionável colocação para uma minoria substancial de idosos necessitando de atendimento.

Na ausência de uma tecnologia definitiva em instituições de longa permanência que proporcione garantia razoável de que seja alcançada a restauração do funcionamento, não só se infere que essas instituições são primariamente custodiais, enfocando mais a manutenção do que a reabilitação, mas também que a organização da vida entre elas não necessariamente aumenta a dependência dos residentes. Diferente dos hospitais e centros médicos, onde os altos custos estão pelo menos associados ao desejo de restauração da função, o alto custo em instituições de longa permanência passou a estar associado à expectativa de maior dependência em um ambiente custodial. A organização dos cuidados a longo prazo nos Estados Unidos continua a ser dominada e a sofrer as consequências do que foi chamado "um modelo médico" de atendimento, um modelo simbolizado pelo médico especializado num hospital apoiado por técnicos e tecnologia. Embora a contínua preponderância de um modelo médico de cuidados a longo prazo deva ser interpretado como evidência adicional do controle da saúde pela medicina, esse domínio na realidade reflete o desejo contínuo de que a tecnologia médica atual e a organização dos atendimentos possam curar os idosos cronicamente doentes face à evidência desencorajadora do contrário. A busca persistente de alternativas de institucionalização e preferência pela desinstitucionalização de pessoas idosas é consequentemente dificultada pela falta de organizações de saúde eficazes, eficientes e adequadamente distribuídas em comunidades cujo desempenho seja superior ao desempenho total de instituições médicas (veja, por exemplo, Lamb, 1981; Rowland e Lyons, 1991).

Todavia, tanto a opinião profissional quanto pública cada vez mais reflete a crença no desejo e na possibilidade de que sejam oferecidos mais cuidados a longo prazo na comunidade em vez de em instituições. Essa opinião é fortalecida pela crescente experiência com cuidados satisfatórios fora de instituições que são — pelo menos em razoáveis comparações — menos dispendiosos que os atendimentos institucionais, e possivelmente menos dispendiosos a longo prazo (Davies, 1992; Hurtado *et al.*, 1971; Maddox, 1977; *U.S. Department of Health and Human Services*, 1986). Consequentemente, os Estados Unidos entraram em uma era na qual a experimentação com a organização alternativa e financiamento de atendimento continuará a aumentar. A transformação real do sistema de atendimento para enfatizar o cuidado baseado na comunidade, em vez do mesmo baseado no hospital foi e irá provavelmente continuar a ser lenta, pelo menos em um futuro previsível (Kavesh, 1986; Koren, 1986; Leader, 1986). Esse é o caso, em parte, porque procedimentos confiáveis e válidos para determinar o nível e os locais adequados para os atendimentos e para medir os resultados são desenvolvidos de forma inadequada, e não estão nem disponíveis de rotina nem são aplicados de forma consistente quando disponíveis (Hawes et al., 1988; Maddox, 1972; Maddox e Dellinger, 1978; Maddox e Karasik, 1975; Meltzer et al., 1981; Weissert et al., 1988). Também não estão ainda bem entendidas as implicações de uma reorientação substancial dos atendimentos para enfatizar os serviços comunitários para treinamento profissional e desenvolvimento de pessoal. E não está totalmente claro que a preferência pública pela medicina de alta tecnologia será significativamente reduzida pelo acréscimo de oportunidades de atendimento na comunidade, ou que os custos totais dos atendimentos serão reduzidos por formas adicionais de atendimento, a não ser que as formas alternativas sejam um substituto para as formas existentes. Algumas evidências indicam que um crescente número de procedimentos médicos altamente técnicos estão sendo introduzido nos atendimentos comunitários (Koren, 1986) e hospitalares, que em seus estágios iniciais de desenvolvimento era fortemente contra a tecnologia, mas que sob pressão está — depois da inclusão do hospital psiquiátrico como um serviço sujeito ao *Medicare* — tornando-se mais semelhante ao cuidado institucional convencional (Paradis e Cummings, 1986). Embora alguns hospitais psiquiátricos tenham incorporado mais procedimentos técnicos para os atendimentos, com ampla relação com o controle da dor, esses locais ainda não utilizam a tecnologia cujo único propósito é a extensão do tempo de vida. A Lei da Autodeterminação do Paciente de 1990 exige que os hospitais, asilos e serviços de saúde domiciliares perguntem se os pacientes anteciparam orientações, e que registrem sua existência. Esse processo foi louvado por alguns por aumentar a possibilidade do paciente de se autodeterminar ao garantir seu direito ao abandono do tratamento médico ou com tecnologias avançadas. Não é provável que mudanças significativas nas técnicas de atendimento estejam acessíveis, pois os relatos preliminares indicam que apenas uma pequena percentagem de pacientes apresenta esses planos no momento da admissão num serviço de saúde (veja High, 1993). E finalmente, embora tenhamos aprendido que mais e melhores formas de atendimento de saúde não diminuem o compromisso de familiares e amigos com a assistência ao idoso por quem eles sejam responsáveis, nós compreendemos muito pouco a respeito do choque que a atribuição de maior responsabilidade à comunidade tem sobre a rede de familiares e amigos (George e Gwyther, 1986; Laurie, 1978; Maddox, 1975). Mas esses constrangimentos, não obstante o extenso desenvolvimento do atendimento de pessoas idosas na comunidade, continuam a ser uma questão da política de saúde em um futuro próximo. Alguns observadores acreditam que formas alternativas de cuidados a longo prazo serão o aspecto dominante na organização e no financiamento da saúde (veja, por exemplo, Maddox, 1992; Vogel e Palmer, 1983).

A Defesa da Assistência dentro da Comunidade

A defesa do aumento da probabilidade de que os locais para os atendimentos sejam fora de instituições, e de que os atendimentos oferecidos enfatizem componentes sociais e psicológicos, bem como clínicos, é brevemente salientada aqui e desenvolvida nas seções seguintes. Sucintamente, argumenta-se primeiro que os atendimentos de pessoas idosas com prejuízos funcionais na comunidade e domiciliares são soluções de senso comum para problemas comuns de dependência na velhice. Historicamente, essas formas de atendimento precedem a institucionalização, e continuam hoje a oferecer a maioria dos serviços necessários. Os atendimentos comunitários e domiciliares são uma idéia antiga que está atualmente sendo redescoberta ou reafirmada (Davies, 1992; Maddox, 1975, 1977; Rowland e Lyons, 1991). Atitudes e políticas públicas com respeito a fontes e locais adequados de atendimento tipicamente refletiram alta preocupação com a experiência profissional e confiança limitada na competência e responsabilidade de famílias para lidar com seus membros com prejuízos. Foi significativa a transferência da presumida responsabilidade por pessoas com prejuízos da família para a família profissional substituta (Fox, 1977). Todavia, uma maioria substancial de atendimentos oferecidos a pessoas com déficits é suprida não por serviços públicos, mas por uma rede de familiares e amigos (Branch e Jette, 1983; *Health Policy Analysis Program*, 1978; Laurie, 1978; Maddox, 1975; *U.S. General Accounting Office*, 1988). Os atendimentos comunitários e domiciliares não são novas idéias ou experiências incomuns.

Segundo, já existe uma ampla gama de serviços na comunidade e domiciliares (p. ex., serviços de saúde e ajuda domiciliares por parte dos setores público e privado) (*Controller General of the United States*, 1977a, 1977b; *Health Policy Analysis Program*, 1978; *Medicus Systems Corporation*, 1977; Rowland e Lyons, 1991; Vogel e Palmer, 1983; Weiler e Rathbone-McCuan, 1978). A possibilidade de se estabelecer uma ampla variedade de serviços comunitários não está em questão. Entretanto, serviços de atendimento comunitários e domiciliares, como os de saúde e sociais, geralmente são fragmentados, descoordenados e inacessíveis de forma rotineira à maioria dos adultos com prejuízos (*National Center for Health Statistics*, 1986).

Terceiro, as discussões a respeito da economia de serviços comunitários e domiciliares continuam a ser inconclusivas. Intuitivamente, a oferta de serviços fora das instituições e onde está concentrada a alta tecnologia deve levar em consideração as economias. Não foi demonstrado ser esse o caso, particularmente quando são também consideradas a qualidade e a quantidade de serviços profissionais prescritos (Mor e Kidder, 1985; *U.S. Department of Health and Human Services*, 1986). Em qualquer caso, a questão econômica crucial na avaliação de tipos de alternativas de serviços é o custo total de todos os serviços para o sistema de atendimento de níveis aceitáveis e qualidade, e não o custo de um discreto subconjunto de serviços. Não foi demonstrada a redução do custo total do sistema de serviços atribuível a serviços na comunidade e domiciliares (Hawes *et al.*, 1988; Hurtado *et al.*, 1971; Kemper *et al.*, 1987; Maddox, 1977; Ruchlin *et al.*, 1989; Sager, 1977; *U.S. Department of Health and Human Services*, 1986; Weissert *et al.*, 1988).

Quarto, a discussão pública sobre o custo-eficácia dos serviços na comunidade e domiciliares provavelmente é uma digressão interessante de um aspecto mais básico. O aspecto básico é a organização fragmentada, assistemática do atendimento e do financiamento público da saúde. Apenas sistemas amplos de fornecimento de serviços integrados aos níveis locais oferecem qualquer perspectiva para se chegar a um custo-eficácia de atendimento na comunidade e domiciliares. E a contribuição mais significativa de atendimentos comunitários e domiciliares para a conquista de economia, de acordo com alguns analistas, pode ser a remoção de pacientes da exposição à alta tecnologia, de centros de saúde de altos custos, (Aaron, 1991; Ball, 1978; Enthoven, 1978) e a exigência de que organizações de saúde ofereçam serviços específicos com honorários predeterminados (Enthoven, 1980; Harrington *et al.*, 1985).

Quinto, o alcance de um sistema de atendimento abrangente e integrado em nível local provavelmente assumirá a forma de propostas atuais para um tipo de sistema de saúde exemplificado por organizações de manutenção da saúde (OMSs) (Garfield, 1970; Lewis *et al.*, 1976; veja também *White House Domestic Policy Council*, 1993). Esse tipo de sistema de saúde como um protótipo pode continuar a enfatizar predominantemente o aspecto médico como sendo distinto dos aspectos social e psicológico do atendimento a pessoas idosas. Ainda a tradição emergente da OMS pode oferecer uma oportunidade significativa para associar as forças de componentes médicos e sociais/psicológicos do atendimento, de forma que seja pública e politicamente atraente, bem como viável, como ilustrado por uma demonstração atual em uma OMS social (ou OMSS), com padrões de serviços de atendimento na comunidade e domiciliares (Greenberg *et al.*, 1988). As avaliações das OMSSs podem oferecer informações úteis sobre o custo-eficácia da associação de modelos sociais e médicos de atendimento de idosos previamente renumerados. A OMS oferece uma oportunidade de variações locais na organização específica de um sistema de atendimento, enquanto oferece para ambos pagamento prévio e um sistema de atendimento relativamente amplo, integrado e controlável. Desenvolvimento pessoal e treinamento, financiamento e procedimentos para a designação de tipos alternativos de atendimento dentro de qualquer sistema são problemas críticos, cujas soluções determinarão quão adequado, eficaz e eficiente será esse sistema. Evidências recentes sugeriram que o uso das OMSs e OMSSs para atendimentos geriátricos não é, entretanto, livre de riscos ou automaticamente eficaz (Greenberg *et al.*, 1988; Iglehart, 1987).

Redescobrindo os Atendimentos Domiciliares e Comunitários

A medicina científica, nos Estados Unidos, e o otimismo em relação aos efeitos benéficos da exposição a médicos e hospitais datam apenas da segunda década deste século (Ingelfinger, 1978). O cuidado de indivíduos, em geral, apresentando déficit, e de idosos em particular tendia a ser uma responsabilidade da família, dos vizinhos e da comunidade. Até a Segunda Guerra Mundial, os gastos federais com atendimento de saúde eram amplamente limitados ao investimento em atividades públicas tradicionais de saúde como a vacinação. Na era do pós-guerra, ocorreu uma modificação nas atitudes e política públicas, resultando em programas federais de variedade e escala crescentes. Antes de 1965, o investimento federal nos atendimentos de saúde para os idosos e carentes foi de US$ 4,4 bilhões. Por volta de 1977 esse investimento foi de US$ 49,6 bilhões, dos quais o *Medicare* e o *Medicaid* eram responsáveis por US$ 35,7 bilhões, e o Departamento de Defesa e Administração de Veteranos por outros US$ 6 bilhões (Walsh, 1978). Por volta de 1985, apenas os cuidados a longo prazo custavam US$ 45 milhões anualmente, com pouco mais de metade dessa quantia vindo de fundos públicos. O financiamento de cuidados a longo prazo pelo *Medicare* e o *Medicaid* foi um dos primeiros fatores na promoção do desenvolvimento de uma indústria de instituições de saúde, a qual, na década de 1980, incluía aproximadamente 16.500 instituições de saúde com 1.5 milhões de leitos, em um custo de mais de US$ 38 bilhões anuais em 1986 (*National Center for Health Statistics*, 1988; Rabin e Stockton, 1987). Os leitos de cuidados a longo prazo são tipicamente ocupados por pessoas muito idosas com prejuízos — 75% das quais acima dos 75 anos de idade, a maior parte apresentando múltiplos prejuízos, e mais da metade com significativo prejuízo mental. Na década de 1970, pessoas com 65 anos ou mais foram responsáveis por uma média de 79 milhões de admissões em hospitais-dia anualmente, e em média cada uma dessas pessoas visitava um clínico quase sete vezes por ano; o custo total de saúde por idoso foi aproximadamente três vezes mais alto que o de adultos em geral (Shanas e Maddox, 1977; *U.S. Department of Health, Education and Welfare*, 1977a). Na década de 1980 os idosos continuaram a utilizar vários serviços de saúde numa média maior que os outros adultos. Os gastos *per capita* anuais em dólares com atendimento em hospitais, visitas médicas e drogas tenderam a uma média aproximadamente três vezes mais alta com adultos acima de 65 anos comparada à média com adultos jovens (*U.S. Senate Special Committee on Aging*, 1985). Aproximadamente 5% das pessoas com 65 anos ou mais tende a ser institucionalizada a qualquer momento nos Estados Unidos nas últimas décadas, e a probabilidade estimada de um período de a hospitalização a longo prazo na velhice é de aproximadamente 25% (Palmore, 1976).

Essas estatísticas amplamente citadas são impressionantes e levam a se fazer a inferência incorreta de que o cuidado médico e institucional suplantou o cuidado tradicional comunitário e domiciliar. Isso está longe de ser o caso. Levantamentos epidemiológicas oferecem evidência de que embora cerca de 80% dos idosos apresente pelo menos uma condição crônica, aproximadamente 60% dos idosos não apresentam um déficit significativo em cinco dimensões importantes do funcionamento: rede de apoio social, segurança econômica, saúde física, saúde mental e capacidade para desempenhar atividades físicas e administrativas básicas da vida diária (*Controller General of the United States*, 1977a; Maddox e Dellinger, 1978; Centro Nacional de Estatísticas sobre a Saúde, 1983). Mais de nove entre 10 adultos idosos irão viver a maior parte de seus últimos anos na comunidade. E para os aproximadamente 12-15% dos idosos na comunidade que apresentem sérios déficits, aproximadamente 80% dos serviços que eles recebem são oferecidos por familiares e amigos, e não por um órgão público (*Controller General of the United States*, 1977b; *Health Policy Analysis Program*, 1978).

O fato de atualmente aproximadamente 20% dos serviços de saúde e previdência social oferecidos a indivíduos idosos com déficits sérios apresentar uma fonte pública de financiamento, certamente constitui uma mudança e uma tendência histórica dignas de nota. O financiamento federal dos gastos nacionais totais com saúde aumentou de 13% em 1965 (o ano em que o *Medicare* foi legalizado) para 23% dois anos mais tarde, e para 29% dos gastos totais em 1983 (Rabin e Stockton, 1987). A quota federal dos gastos nacionais com saúde permaneceu relativamente estável de 1983 a 1990, quando a percentagem federal de gastos nacionais totais com saúde foi de 29,2%. Essa mudança desafia tanto uma preferência política quanto cultural para assegurar a primazia de responsabilidade familiar por pessoas idosas e mobiliza ansiedade com relação ao enfraquecimento de vínculos familiares e obrigações sociais relacionadas. Os teóricos sociais têm salientado essa preocupação com discussões a respeito do que pode ser chamado de tese das "conseqüências da modernização", que sustenta que o preço inevitável da industrialização, urbanização e rápida mudança social é o enfraquecimento dos vínculos familiares e comunitários. O idoso dependente, por sua vez, obviamente seria vulnerável ao isolamento, irrelevância social e negligência. Existem evidências de que a estrutura e a função familiares se alteraram nas últimas décadas. A taxa de divórcio é alta, as famílias de pais solteiros são agora comuns; os estilos de vida familiar alternativos são mais evidentes e as famílias têm acesso e utilizam uma série cada vez maior de especialistas para ajudar a resolver problemas pessoais e familiares.

Contudo, permanece o fato de que a maior parte dos idosos não está isolada dos familiares e amigos; maiorias impressionantes de filhos adultos mostram um contínuo desejo de cuidar de uma pessoa idosa da família (Kane e Kane, 1978; Maddox, 1972; Maddox e Lawton, 1993; Maddox e Wiley, 1977; *U.S. Department of Health and Human Services*, 1986). Em resumo, o cuidado comunitário e domiciliar de idosos com déficits continua a ser a regra, não a exceção. Conseqüentemente, as discussões atuais a respeito de atendimentos na comunidade e domiciliares enfatizam adequadamente um padrão há muito tempo estabelecido cuja redescoberta e revitalização podem estar sendo necessárias, mas que certamente não representam uma nova aventura audaciosa.

A Proliferação de Serviços Comunitários

Os serviços comunitários e domiciliares, tanto públicos quanto voluntários, foram amplamente acessíveis e usados nos países da Europa Ocidental por muitos anos. Nos contextos europeus, particularmente aqueles com amplos sistemas de atendimento, o debate público enfoca não o fato de se os serviços de atendimento comunitários e domiciliares são possíveis e desejados, mas, ao contrário, como aumentar sua disponibilidade e adequação a populações subservidas ou não servidas. Com base nessa experiência, existe um considerável corpo de documentação e perícia a respeito da organização, treinamento, equipe e desempenho de serviços não-institucionais para pessoas idosas. Em geral, esses serviços têm abrangente visão social, são integrados a amplos sistemas de atendimento, além de razoavelmente bem financiados. A experiência na Europa sugere que é necessário um profissional de atendimento comunitário e domiciliar para cada 100 idosos, para ajudar na manutenção do lar e cuidados pessoais, uma taxa que é atualmente aproximada nos países nórdicos. O Reino Unido alcançou uma média de um profissional para 750 idosos. Nos Estados Unidos a média atual é de aproximadamente um profissional para 5.000 idosos (Davies, 1992; Maddox, 1977, 1992).

O serviço de saúde atual nos Estados Unidos é caracterizada por um alto grau de especialização de informações, pessoal, procedimentos terapêuticos e locais para distribuição de serviços (Eisdorfer *et al.*, 1989; Vogel e Palmer, 1983). Essa especialização inclui atendimentos comunitários e domiciliares (Kavesh, 1986; Koren, 1986; Leader, 1986). As permutas e combinações entre pessoas especializadas, atividades e locais não têm limites conhecidos, e conseqüentemente geram problemas agudos de fragmentação, necessitam de coordenação organizacional e tendem a ter lacunas na cobertura (Harrington *et al.*, 1985). No início deste século, a saúde sofreu uma especialização consideravelmente menor em termos de conhecimento, pessoal, técnicas e locais de serviços. Assim, encontravam-se clínicas gerais e enfermeiras gerais oferecendo serviços primariamente domiciliares, e incidentalmente em hospitais. Se desagradarmos o processo de atendimentos médicos gerais em componentes especializados, as possibilidades lógicas são inúmeras — especialistas médicos, médicos extensivos, enfermeiros hospitalares, enfermeiros de saúde pública, enfermeiros práticos, assistentes de saúde domiciliares, auxiliares domiciliares e assim por diante. De forma semelhante, se são observados os atendimentos de uma família com um membro idoso com déficit, esse processo holístico pode ser subdividido em um grande número de componentes básicos, cada um podendo formar a base de uma atividade especializada para uma ou outra categoria de profissionais ou quase-profissionais.

Suponha que uma sociedade conclua que 1) uma série de idosos com déficit necessita de serviços de saúde e previdência de apoio, 2) esses serviços podem e devem ser oferecidos fora de instituições (ou seja, na comunidade ou domiciliares) e 3) deve haver algum apoio público para esses serviços quando os indivíduos não têm o apoio social informal comumente oferecido por familiares e amigos. O que se deve esperar que ocorra é o que atualmente se observa — um sistema de serviços especializados que reflete a desagregação do processo holístico em componentes, e o desenvolvimento de programas especializados para lidar com esses componentes. Estão surgindo os sistemas especializados de atendimento comunitários e domiciliares para cada elemento de serviços comumente oferecidos por redes de familiares e amigos — por exemplo, pensões de familiares para adultos, atendimento-dia, cuidados pessoais, supervisão contínua, cuidados coletivos, refeições/nutrição, manutenção do lar, saúde domiciliar, interação/recreação social, fisioterapia, educação, habitação, transporte, informações e encaminhamentos, manutenção de renda especial e serviços de proteção (*Health Policy Analysis Program*, 1978; Weiler e Rathbone-McCuan, 1978). O processo de desagregação dos serviços de atendimento poderia logicamente continuar indefinidamente. A disponibilidade e o uso desses serviços são relativamente limitados: menos de 1% dos gastos do *Medicare* na década de 70, e menos de 3% atualmente foram, por exemplo, dirigidos para os atendimentos comunitários e domiciliares (Leader, 1986; *U.S. Department of Health, Education and Welfare*, 1977b). Todavia, muitos componentes do sistema de atendimento não-institucional já estão presentes.

Um ou mais desses tipos de serviços não-institucionais especializados existem atualmente na maioria das comunidades dos Estados Unidos; combinações complexas de serviços estão presentes em muitas comunidades; e em poucas comunidades é encontrada uma ampla gama de serviços. Não há dúvida de que se pode argumentar a favor da viabilidade e da conveniência de cada tipo de serviço, embora haja muita dúvida a respeito de quantos e para quem. Nos casos típicos, cada serviço distinto desenvolveu sua própria justificativa, estimativas de equipe, procedimentos de treinamento e clientela. A certificação e a fiscalização do estado de serviços comunitários são mínimas. Além disso, na comunidade típica, não se tomam providências adequados nem para coordenar os programas distintos administrativa e financeiramente, nem para articulá-los com o sistema dominante de oferecimento de atendimento de saúde. Os aspectos principais a serem demonstrados com respeito aos serviços comunitários e domiciliares não são, conseqüentemente, sua viabilidade e conveniência, mas, antes, sua eficiência, efetividade, viabilidade financeira e nossa capacidade de manejar um amplo sistema de atendimento (Pendleton *et al.*, 1989).

O Custo-Eficácia e Eficiência das Alternativas

Os debates públicos sobre programas alternativos de atendimento têm se concentrado cada vez mais nos aspectos-chave de custo-eficácia e integração efetiva de serviços não-institucionais no sistema de saúde existente. As conclusões a respeito dos custos continuaram a ser inconclusivas, não só por faltarem evidências definitivas, mas também porque as perguntas feitas são as perguntas erradas. A pergunta geralmente feita é: "As alternativas de atendimentos comunitários e domiciliares são mais baratas que a institucionalização?". A resposta intuitiva certamente seria afirmativa. Entretanto, essa resposta é enganosa, pois evita a questão das implicações do custo de serviços particulares para o sistema total de atendimento, bem como ignora questões de acesso aos atendimentos e qualidade dos mesmos. Por exemplo, é intuitivamente óbvio que os indivíduos com déficits funcionais moderados que necessitam de serviços de apoio limitados podem ser mantidos em ambientes comunitários ou domiciliares de forma mais barata que numa instituição. Isso é verdadeiro até certo ponto, pois os custos de atendimento não-institucionais são derivados do setor público para o privado, especialmente para a família e os amigos (*Controller General of the United States*, 1977b; Sager, 1977; Spellman e Kemper, 1992). Também é intuitivamente óbvio que uma pessoa com um déficit mínimo que está por alguma razão em uma instituição que oferece mais que o cuidado necessário pode ser tratada de forma mais econômica, bem como de forma mais adequada em outro local. Enthoven (1978), Luft (1978), Ingelfinger (1978) e Aaron (1991) observam a operação do "imperativo tecnológico" em instituições de atendimento de saúde; os profissionais de saúde especializados em locais com alta tecnologia apresentam razões profissionais, éticas e legais para tentar um ou mais testes ou procedimentos. Esses observadores estão convencidos de que, em locais de alta tecnologia, a utilidade marginal do tratamento médico — tanto num sentido médico quanto econômico de benefícios em relação ao investimento — é freqüentemente alcançada, e com freqüência excedida. À medida que o atendimento comunitário e domiciliar removem um indivíduo da tecnologia tipicamente encontrada em ambientes institucionais, deve, conseqüentemente, ocorrer uma redução no custo dos atendimentos. As HMOs aparentemente reduzem o custo total pela limitação do acesso a hospitais (Luft, 1978), e os proponentes do movimento dos hospitais psiquiátricos são explícitos ao enfatizarem o cuidado de pacientes à morte, que minimize o uso de tecnologia médica dispendiosa e maximize o uso de terapia de apoio psicossocial relativamente mais econômica (Berdes, 1978). Não existem comparações regulares dos custos dos atendimentos em hospitais psiquiátricos e atendimentos hospitalares. Os resultados de pequenos estudos comparando os custos de hospitais psiquiátricos com custos hospitalares convencio- nais sugerem que os custos com hospitais psiquiátricos são menores; entretanto, os achados de comparações de atendimentos em hospitais psiquiátricos em ambientes de pacientes internados não mostram economias (Mor, 1987; Mor e Kidder, 1985). Todavia, a conveniência e a possibilidade de defesa dessa remoção é claramente uma questão discutível sobre a qualidade do cuidado que exigiria mais evidências do que existem hoje (Breslow, 1978; Donabedian, 1978; Eisdorfer *et al.*, 1989; Frazier e Hiat, 1978; Tancredi e Barondess, 1978). Evidências recentes de uma revisão do custo-eficácia dos atendimentos em hospitais psiquiátricos após esses atendimentos terem passado a receber cobertura pelo *Medicare* não foram tranqüilizadores (Mor e Kidder, 1985; Paradis e Cummings, 1986).

Quanto mais severo o déficit funcional, torna-se intuitivamente menos óbvio o custo-eficácia dos atendimentos comunitários e domiciliares. Uma questão crítica na avaliação do custo eficácia de formas alternativas de serviços de saúde e sociais é conseqüentemente uma determinação do grau de prejuízo funcional e do número mínimo e qualidade dos serviços que preencheriam padrões específicos de atendimento de pessoas com um conhecido grau e tipo de prejuízo na habilidade de desempenhar papéis sociais normais. Ao explorar essa questão, pode-se imaginar um projeto experimental ou quase-experimental no qual surgem pelo menos quatro categorias de pessoas idosas: 1) aquelas cujos déficits são tão graves que, pelo consenso público e profissional, necessitariam estar em uma instituição; 2) aquelas que apresentam déficits moderados e para as quais o consenso profissional é que elas podem ser adequadamente tratadas tanto em uma instituição quanto em um ambiente fora da mesma; 3) aquelas cujos déficits necessitam serviços de apoio, mas claramente em ambientes não-institucionais; 4) aquelas cujo grau de bem-estar não requer nenhum serviço especial. A segunda categoria é importante para se testar hipóteses sobre os custos comparativos de tipos alternativos de atendimento (Symer, 1977). A primeira e a terceira categorias levantam questões diferentes. Por exemplo, se uma pessoa na primeira categoria fosse encontrada na comunidade ou uma pessoa na terceira categoria fosse encontrada em uma instituição de longa permanência, primariamente estaríamos interessados em explicar uma colocação inadequada. A questão da diferença entre os custos de manutenção de pessoas da terceira categoria na comunidade ou em uma instituição não é interessante por ter uma resposta predeterminada; essas pessoas quase certamente estão colocadas erroneamente em instituições. Uma pessoa na primeira categoria vivendo na comunidade, ou uma pessoa na quarta categoria residindo em uma instituição está certamente malcolocada. Com o grau de déficit funcional especificado, e um consenso ra- zoável com relação ao tipo e à quantidade de serviços necessários, pode-se imaginar pesquisas comparativas relativamente definitivas que poderiam abordar a questão do custo-eficácia de programas de atendimentos alternativos para idosos apresentando déficits. Poucos estudos de pesquisas refletem um entendimento e uma resposta para essas condições, necessárias para que sejam tiradas conclusões com respeito aos custos relativos de sistemas alternativos de atendimento. Esses são abordados abaixo.

O *General Accounting Office* dos Estados Unidos, em Cleveland, Ohio, planejou um estudo para avaliar o choque de serviços definidos sobre o bem-estar de uma amostra aleatória de pessoas de 65 anos de idade ou mais naquela cidade (*Controller General of the United States*, 1977a, 1977b). O projeto incorporou uma metodologia desenvolvida no Centro para o Estudo da Velhice e Desenvolvimento Humano da Universidade de Duke (Maddox, 1972, 1985; Maddox e Dellinger, 1978). A metodologia de Duke tem três elementos: 1) uma avaliação multidimensional confiável e válida do estado funcional; 2) um procedimento para a identificação do número, qualidade e custo dos componentes básicos de serviços comumente utilizados e 3) uma matriz estabelecendo a correlação entre os serviços de fato recebidos pelas pessoas com estado funcional inicial conhecido e seu estado funcional num determinado tempo subseqüente.

Os investigadores em Cleveland verificaram que 60% dos idosos supervisionados apresentavam déficits mínimos que não necessitavam de intervenções especiais ou necessitavam, no máximo, de serviços como transporte, assistência em serviços domésticos, oportunidades sociais e recreacionais e, ocasionalmente, alguma ajuda em relação à habitação. No outro extremo, 10% da amostra apresentavam um déficit grave e necessitavam — ou estavam recebendo — uma ampla gama de serviços de apoio. Dos 60% que relativamente não apresentavam déficits, a média dos indivíduos recebeu o equivalente a US$ 349 (em 1975 dólares) em serviços a cada mês, com 60% dessa quantia sendo oferecida pela família e amigos. Dos 10% com déficit extremo, o custo médio mensal de serviços recebidos estava estimado em US$ 845, dos quais 80% eram fornecidos pela família e amigos. Esses US$ 845 reais estão consideravelmente acima dos US$ 597 que foi o custo médio mensal dos atendimentos domiciliares de saúde em Ohio naquela época. Esses dados sugerem diversas conclusões:

1. Um grande número de idosos com déficit extremo é mantido na comunidade.
2. Os idosos com déficits extremos são mantidos na comunidade a um custo bem acima do custo em instituições de saúde.
3. O alto custo dos atendimento não-institucionais teve origem primeiramente por meio dos familiares e amigos em vez de por órgãos públicos.

Para os idosos com déficits extremos, conforme o estudo de Cleveland, que estavam vivendo na comunidade, o custo total dos atendimentos em um ambiente não-institucional não era menor que o dos atendimentos institucionais, mas os atendimento eram mais baratos para os cofres públicos, responsáveis por apenas 20% da conta. E o que podemos dizer a respeito dos custos estimados para os 30% de idosos que ficam entre as classificações de "sem déficits" e "com déficits extremos"? Essas pessoas em Cleveland estavam recebendo atendimentos no valor de em média US$ 323 por mês, 70% dos quais eram oferecidos por familiares e amigos. O custo total de serviços dessa categoria era aproximadamente a metade daquele dos atendimentos em instituições de saúde, mesmo se tivesse sido pago inteiramente com recursos públicos. Pelo fato de algumas pessoas que vivem em instituições de saúde — possivelmente 12 a 14% (*Health Policy Analysis Program*, 1978; Laurie, 1978) — apresentarem um grau intermediário de déficit funcional, essa categoria é claramente importante na avaliação da economia potencial de custos que ocorreria caso houvesse garantia de que os atendimentos necessários fossem oferecidos fora das instituições.

A estimativa de 12 a 14% de idosos em instituições de saúde cujos déficits funcionais devem ser manejados em ambientes não-institucionais é questionável, mas plausível e conservadora, baseada em dados sabidamente limitados. A estimativa de pessoas inadequadamente institucionalizadas, ou recebendo mais atendimentos que o necessário, variou consideravelmente de estudo para estudo, dependendo dos procedimentos utilizados para avaliar o déficit e determinar se os atendimentos são adequados em relação ao grau de déficit avaliado. Algumas estimativas de atendimento inadequado em instituições variaram, chegando a 40% (*Health Policy Analysis Program*, 1978). As evidências atuais não permitem uma resolução da variação relatada em estimativa. O consenso é que a média de institucionalizações desnecessária e os altos números de atendimento inadequados são significativos. São necessárias evidências posteriores. Com o advento do reembolso prospectivo para os hospitais, e crescentes níveis de déficit entre residentes de instituições de saúde, o número de residentes inadequadamente colocados em instituições de saúde provavelmente foi reduzido (Hawes *et al.*, 1988). Entretanto, há evidências de que as instituições de saúde atualmente estão cuidando de um grupo de residentes com pouco ou nenhum déficit no funcionamento físico, assim como nenhum déficit cognitivo. Entretanto, diversos estudos existentes oferecem exemplos relevantes do problema da produção de informações definitivas e apresentam alguns achados sugestivos.

Hurtado e colaboradores (1971) relataram a respeito dos efeitos econômicos da introdução, na fábrica Kaiser, em Portland, Oregon, de um serviço de atendimento prolongado e de atendimento domiciliar em um amplo plano de saúde com pagamento antecipado, com história de baixo uso de hospitalizações entre os contribuintes. O efeito sobre os segurados do Medicare foi de particular interesse. Os autores demonstraram que com esses novos serviços administrativa e especialmente uma parte integral da ampla organização dos atendimentos, o uso de hospitais por pacientes do Medicare foi reduzido em 27%. A maior parte da redução observada foi atribuída ao uso dos serviços de atendimento extensivos, em vez do uso dos serviços de atendimentos domiciliares. Além disso, o custo total dos serviços para os pacientes do *Medicare* fora dos serviços do hospital era maior que as economias das hospitalizações reduzidas — ou seja, embora os hospitais-dia fossem reduzidos, os tratamentos extensivos e os serviços domiciliares mais baratos eram utilizados por períodos mais prolongados de tempo, desse modo tendendo a nivelar o custo de episódios de doença tratadas primariamente dentro ou fora do serviço hospitalar.

De forma semelhante, Weiler e Rathbone-McCuan (1978), que defendem os atendimentos de pessoas idosas na comunidade, resumiram as pesquisas sobre os custos de serviços de atendimento por 10 dias que diferentemente enfatizaram a reabilitação ou os serviços de apoio social. A média observada do custo diário médio foi de US$ 11 a US$ 61, e a média para o serviço de 10 dias de aproximadamente US$ 25. Esse custo médio dos atendimentos diários de adultos estava acima do custo médio nacional de aproximadamente US$ 10 por dia no caso de atendimento em instituições de saúde no momento em que foi feita a comparação. É importante observar que o programa de atendimento diário relatado por Weiler e Rathbone-McCuan não incluía uma estimativa das despesas de custo-de-vida desembolsadas pelos participantes do programa.

Alan Sager (1977) ofereceu um estudo-piloto hipotético do custo de formas alternativas de atendimento de idosos com déficits, que ilustra o problema da estimativa de custos. Trabalhando com uma amostra de indivíduos no momento da alta hospitalar, ele tinha nove profissionais experientes em altas planejando a estimativa de se os atendimentos domiciliares ou em instituições de saúde seria o mais adequado. Foi estimado que os atendimento domiciliares eram os mais adequados para 12% das pessoas. Os assistentes então propuseram planos de saúde detalhados. Chegou-se a um consenso razoável entre os planejadores em relação a cada indivíduo, tendo sido determinado o custo estimado de implementação dos planos de atendimento recomendados. O custo médio diário dos planos de atendimento domiciliares estimados com custo de manutenção de pensão completa faturado foi de aproximadamente US$ 52. Também foi solicitado aos assistentes que prescrevessem um plano alternativo para cada indivíduo caso estivesse institucionalizada. Os custos estimados dos serviços propostos para alta em uma casa de saúde mostraram ser quase exatamente os mesmos que para os atendimentos domiciliares. Por acaso, nove indivíduos com planos de atendimento domiciliares e em instituições de saúde desenvolvidos foram de fato institucionalizados; o custo médio atual diário foi de aproximadamente US$ 60. O trabalho de Sager deixa sem resposta a relativa importância dos julgamentos de fornecedores e consumidores a respeito da adequação do planejamento de saúde.

A conceitualização do estudo de Sager merece um comentário especial. Primeiro, uma cuidadosa atenção foi dada ao estabelecimento de um consenso profissional sobre a exigência de serviços adequados independentemente do local escolhido. Segundo, foram estimados os custos totais dos serviços, quer públicos ou privados. Terceiro, profissionais experientes em planejamento de serviços propuseram planos alternativos de atendimento tanto em instituições de saúde quanto domiciliares, que mostraram ter o mesmo custo total, embora o custo real de atendimento em instituições de saúde tenha mostrado estar acima do custo estimado. Quarto, no momento da alta hospitalar, uma grande maioria (quase 90%) de idosos considerados para inclusão no estudo foi julgada inadequada para atendimento domiciliar.

A Corporação de Sistemas Médicos (1977), sob convênio federal, tentou implementar uma experiência controlada ambiciosa sobre o resultado de encaminhar indivíduos adequadamente selecionados na alta, para os programas de atendimento diários ou de atendimento domiciliares, para uma combinação de ambos ou para uma condição controle "sem tratamento especial". O custo de serviços adicionais para os indivíduos experimentais encaminhados para serviços de atendimento diários ou domiciliares foi patrocinado por organizações financeiras federais especiais. Por várias razões, o estudo de pesquisa não preencheu as condições estritas de um ensaio clínico controlado, pelo fato de o verdadeiro encaminhamento alternativo aleatório de indivíduos ter se mostrado difícil, os serviços recebidos por indivíduos-controle não poderiam ser monitorados cuidadosamente e a determinação do custo seria inadequada. Entretanto, dentro dessas limitações, foi observada uma variação considerável nos custos de serviços entre programas presumivelmente semelhantes. A conclusão geral foi de que benefícios ampliados disponíveis para os participantes de programas não institucionais pareceram diminuir significativamente o uso de serviços tradicionais de saúde. Havia alguma indicação de que o custo total dos atendimentos tiveram em média um aumento. Essas conclusões são semelhantes às de Hurtado e colaboradores (1971) em seu estudo de Portland, Oregon.

Evidências mais recentes do custo-eficácia de atendimentos baseados na comunidade provêm da Demonstração Nacional de Assistência a Longo Prazo (conhecido informalmente como o Projeto de Canalização), que teve início em setembro de 1980 em três divisões do Departamento de Saúde e Recursos Humanos dos Estados Unidos. Seu objetivo foi avaliar os efeitos do amplo manejo de casos de atendimento na comunidade sobre a contenção de custos em cuidados a longo prazo, sem sacrificar a qualidade dos atendimentos de idosos necessitados apresentando déficits (*U.S. Department of Health and Human Services*, 1986). A demonstração foi designada para financiar alguns serviços diretos e para conseguir a anulação de algumas restrições financeiras de certos tipos de atendimento na comunidade; mas a demonstração não incluía controle direto sobre atendimentos médicos e em instituições de saúde. A abordagem de caso na demonstração básica de como um sistema de serviços existente deve ser eficazmente coordenado consistiu no Projeto de Canalização com sete aspectos: 1) alcance, 2) triagem-padrão de qualificação, 3) avaliação ampla, 4) planejamento inicial de atendimento, 5) organização do serviço, 6) monitoração e 7) avaliação periódica. Um modelo financeiro controle-alternativo possibilitou que os administradores dos atendi- mentos de saúde expandissem o âmbito de serviços oferecidos, oferecessem serviços com base maior na necessidade do que na qualificação, reunissem recursos para a alocação de serviços particulares e, em alguns casos, exigissem co-pagamento parcial pelos benefícios. Os cinco locais selecionados para testar cada modelo eram operacionais em 1982 e continuaram a operar até junho de 1984.

Durante o período da demonstração, 11.769 candidatos foram avaliados e 9.890 identificados como elegíveis. Desses, 6.341 foram encaminhados para demonstração ou categorias-controle. Diversas fontes de dados foram utilizadas na avaliação dos efeitos do programa. Além de entrevistas de triagem por telefone, foi feito um extenso tratamento pessoalmente, tanto para o tratamento quanto para os grupos-controle na linha basal, repetida aos seis, 12 (para metade da amostra) e 18 meses. Contatos subseqüentes foram mantidos por telefone com um subconjunto de cuidadores informais aos seis e aos 12 meses. Dados de uso e custo de serviços foram coletados do *Medicare, Medicaid* e canalização, e diretamente dos fornecedores.

Os principais achados da demonstração do Projeto de Canalização incluem os seguintes:

1. Os critérios de seleção do Projeto de Canalização identificaram um grupo de idosos extremamente vulnerável: 22% foram incapazes de realizar qualquer uma das cinco atividades da vida diária; mais de 90% apresentavam déficit para AIVC (ou seja, incapazes de desempenhar adequadamente atividades instrumentais da vida cotidiana); 53% eram incontinentes; uma minoria significativa apresentou evidência de déficit cognitivo; 1/3 morava só e mais da metade relatava renda abaixo de US$ 500 mensais.
2. A demonstração, cujo projeto foi implementado essencialmente como planejado, ofereceu uma avaliação dos efeitos de coordenação de serviços básicos e ligeiramente enriquecidos para idosos; esses efeitos incluíam os seguintes:
   a) a canalização aumentou o uso formal de serviços da comunidade,
   b) nenhum tipo de demonstração (modelo básico ou financeiro) reduziu ou teve qualquer efeito maior sobre os atendimentos informais oferecidos aos participantes,
   c) em vez de identificar um grupo de idosos morando na comunidade que apresentava alto risco para institucionalização, a demonstração não identificou a subpopulação com maior risco, ou reduziu o uso de instituições de saúde,
   d) as intervenções de canalização não reduziram o uso relativamente intenso dos médicos e serviços médicos entre esses idosos de alto risco,
   e) os custos de tratamentos prolongados e serviços da comunidade não foram compensados por reduções nos custos nas instituições de saúde e outros,
   f) em geral, a demonstração aumentou a confiança e a satisfação com a vida apresentada pelo cliente e cuidador informal,
   g) a demonstração não afetou significativamente o funcionamento ou o risco de mortalidade do cliente.

O Projeto de Canalização foi uma demonstração e reconfirmação dispendiosas de diversas observações gerais que foram feitas repetidamente sobre a organização dos atendimentos de saúde nos Estados Unidos por muitos anos. Manejos do sistema de serviços de saúde formais não parecem comumente reduzir a disponibilidade de apoio informal. No caso do Projeto de Canalização, tanto as pessoas recebendo atendimento quanto as que têm a função de cuidar responderam de forma positiva aos esforços para melhorar os atendimentos dos idosos por quem eles eram responsáveis. A suposição de que um grande número de pessoas em instituições de saúde não necessitaria estar lá persistiu por muito tempo sem uma evidência definitiva. Vale novamente a pena observar as estimativas baseadas nos dados fornecidos pelo Programa de Recursos e Serviços Americanos mais Antigos de Duke e o Escritório Geral de Contabilidade dos Estados Unidos (Maddox, 1985) por elas sugerirem que o número de residentes de instituições de saúde que devem, com fundamentos médicos, ser tratados mais adequadamente em outro local pode ser de 10%. Por outro lado, em nossa estimativa, possivelmente uma percentagem igual de pessoas idosas residindo na comunidade pode ser tão incapaz a ponto de se beneficiar da colocação em instituições de saúde. Em demonstrações semelhantes ao Projeto de Canalização que enfatizou uma triagem abrangente, conseqüentemente seria razoável supor que alguma triagem de residentes da comunidade levaria a uma indicação em vez de contra-indicação de institucionalização. Em qualquer caso, o fato do bem concebido Projeto de Canalização não reduzir o uso da institucionalização e os atendimento médicos ilustra como esses projetos podem aumentar, em vez de reduzir ou moderar os custos totais dos sistemas de saúde para a população de idosos. As pesquisas sugerem que a forma mais provável pela qual o custo total do sistema pode ser reduzido é por meio de um orçamento organizacional completo que cubra serviços de hospitalização, ambulatoriais e da comunidade (Enthoven, 1980; Evans, 1985; Harrington *et al.*, 1985; Maddox, 1977). Nesses casos, a questão passa a ser a sublocação de um orçamento total especificado desses vários serviços, descentralização do planejamento e distribuição da saúde. O orçamento completo tem méritos técnicos como uma estratégia de controle de custos, mas é politicamente controverso, como ilustrado por uma avaliação dos méritos da utilização das OMSs para a oferta de atendimento a financiados pelo *Medicare* a idosos (Iglehart, 1987).

As informações mais adequadas sobre os custos de programas na comunidade e domiciliares designados como alternativas para a institucionalização, embora evidentemente não definitivos, não confirma as esperanças dos defensores de formas alternativas de atendimento. A afirmação de que os atendimentos comunitários e domiciliares diminuem o custo diário médio ou o custo total do sistema não é confirmada quando existe algum controle do nível de déficit funcional do indivíduo idoso envolvido e dos procedimentos utilizados para cálculos de custos. Também é evidente que os atendimentos na comunidade e domiciliares parecem mais favoráveis em comparação com atendimentos institucionais apenas quando o custo público é considerado e o custo de manutenção básica e outras contribuições não-públicas não são contabilizadas. Além disso, e essa é uma questão crítica, tal evidência não indica que o custo total do sistema seja reduzido por programas de atendimento com base na comunidade. Ao contrário, o custo total parece ser o mesmo ou talvez levemente mais elevado (veja, por exemplo, Hurtado *et al.*, 1971; *U.S. Department of Health and Human Services*, 1986).

Kemper e colaboradores (1987) revisaram 16 projetos de demonstração de atendimento na comunidade que buscaram substituir os serviços domiciliares e comunitários por atendimento em casas de repouso para melhorar a qualidade de vida dos pacientes. Todos os projetos incluíam manejo de caso e um amplo pacote de serviços da comunidade, incluindo serviços não-médicos. Como na revisão de Weissert, do Projeto de Canalização, eram muito pequenas as reduções do uso de instituições de saúde para membros do grupo de tratamento, comparado a membros do grupo-controle. Em contraste com as conclusões de Weissert, quando revisando apenas programas com um componente de manejo de caso, Kemper e colaboradores relataram que o uso de hospital era menor entre os participantes do projeto de demonstração que entre os membros do grupo-controle. Entretanto, os custos totais do sistema não foram reduzidos pelos projetos, e a pequena redução no uso de instituições de saúde foi mais que compensada por aumentos nos custos associados aos atendimento oferecidos domiciliares e na comunidade, com a exceção do Projeto de Assistência a Longo Prazo da Carolina do Sul. Nesse projeto, a participação teve como alvo o uso de triagem na pré-admissão em instituições de saúde, assim produzindo maior redução no uso das mesmas. Os custos dos atendimentos na comunidade foram mantidos baixos, os custos do manejo de casos foram menores que em outros projetos e os custos totais do sistema completados sem déficit.

Weissert e colaboradores (1988) examinaram mais de 700 referências para uma metanálise de pesquisa sobre atendimento domiciliares e na comunidade, para chegar a uma conclusão total sobre os custos e efeitos dos atendimentos de idosos domiciliares e na comunidade, revisando achados anteriores de pesquisas. Foram identificados 27 estudos que testaram os efeitos de alternativas para serviços de cuidados a longo prazo que já eram adequados, incluindo projetos desenvolvidos como alternativas para instituições de saúde ou outros serviços de atendimento domiciliares e com base na comunidade. Cada um desses estudos analisados envolveu serviços primariamente para os idosos, incluiu pelo menos 50 indivíduos, empregou um projeto experimental com grupos de tratamento e grupos-controle, utilizando o individual como a unidade primária de análise. As análises examinaram os riscos dos serviços receptores de utilizarem uma instituição de saúde, o uso real de instituições de saúde e hospitais por receptores de atendimentos domiciliares e na comunidade, ganhos ou perdas atribuídos a mudanças no uso de novos serviços ou já existentes, além do efeito de serviços de atendimento domiciliares e na comunidade em áreas selecionadas da saúde.

Com poucas exceções, mais notavelmente no Projeto de Assistência a Longo Prazo da Carolina do Sul, que identificou receptores do projeto de demonstração de atendimentos domiciliares e na comunidade por meio do processo de triagem na pré-admissão em instituições de saúde do Estado, o alvo utilizado nos projetos revisados não teve sucesso na redução dos custos. As médias de admissão em instituições de saúde entre os grupos-controle eram baixas, o que sugere que os critérios-alvo não estavam discriminando aqueles com maior risco de serem colocados em instituições de saúde. Weissert observou que a determinação de pacientes-alvo parece ter melhorado com os estudos mais recentes e com o uso de critérios multivariados na triagem desses pacientes.

Com respeito às reduções no uso de atendimentos institucionalizado e ambulatorial, Weissert relatou que embora a maior parte dos estudos tenha mostrado alguma redução no uso de instituições de saúde, as médias de uso de serviços hospitalares eram na realidade mais altas em muitos estudos. Esse foi um efeito previamente observado por outros e atribuído a um aumento na fiscalização e identificação de necessidades não satisfeitas, bem como encaminhamento para serviços adequados.

O uso associado aumentado de serviços hospitalares e despesas adicionais com serviços prestados domiciliares e na comunidade, associado a redução geralmente insignificante de permanência em instituições de saúde, resultou em poucos estudos mostrando custos totais do sistema mais baixos para cuidados a longo prazo devido à introdução de serviços de atendimento domiciliares e na comunidade. Os efeitos sobre o estado de saúde consistentemente relatados ao longo dos estudos incluíam melhora na satisfação de vida, tanto das pessoas recebendo atendimento domiciliares e na comunidade quanto das que delas cuidavam, na redução de necessidades não satisfeitas.

Weissert concluiu que evidências adequadas do desenvolvimento de políticas de cuidados a longo prazo exigirão, além de melhor determinação dos pacientes-alvo, melhor definição das abrangidas, garantia de que os programas operam com capacidade total; delineamento mais claro de resultados úteis e esperados de subgrupos, relevantes para cada subgrupo; melhor utilização do controle e consideração de períodos menores de tratamento; atenção a pessoas que não residem no local (ou seja, usuários assíduos) e custos associados e esforços eficazes para evitar o uso ineficaz de hospitais. Weissert sugeriu que as intervenções, incluindo moradia com atendimento domiciliar e na comunidade, merecem estudo adicional, junto com financiamento prospectivo de atendimento ou imposto pago *per capita*.

Em sua revisão da evidência com respeito aos atendimento domiciliares e na comunidade, Hawes e colaboradores (1988) complementaram o achado de Weissert na identificação da força do apoio do consumidor para atendimentos domiciliares e na comunidade, e o choque positivo demonstrado sobre os resultados previdenciais e psicossociais. Hawes também observou preocupações semelhantes às relatadas por Weissert com respeito à necessidade de melhorias em serviços-alvo para aquelas pessoas com maior risco de atendimento institucional, além da necessidade de considerar mais cuidadosamente o alojamento coletivo e abrigado para efeitos de padrões de utilização de instituições de saúde. Hawes posteriormente sugeriu que a comparação entre os custos de atendimentos domiciliares de saúde e na comunidade pressupõe que ambos os mecanismos de oferta de serviços estão com suprimento adequado, operam de forma igualmente eficaz, têm preços aceitáveis e oferecem qualidade de atendimento equivalente. Essas são suposições questionadas tanto por Hawes quanto por Weissert.

Em resumo, evidências atuais a respeito do custo-eficácia de atendimento na comunidade não apresentam um argumento decisivo contrário a esse cuidado. Os custos não são necessariamente a única e mais importante consideração. Por exemplo, é possível que os custos sendo iguais, os atendimentos comunitários e domiciliares justifiquem o dinheiro investido, pelo fato de o cuidado oferecido ser mais adequado, de melhor qualidade ou mais eficaz que o cuidado institucional na manutenção do funcionamento com o passar do tempo. Ou as implicações da passagem do tempo podem ser mais favoráveis a atendimentos não-institucionais do que foi indicado por estudos a curto prazo, ou a política pública deve favorecer atendimento não-institucional, não porque seu custo total seja menor que o de atendimentos institucionais, mas, ao contrário, pelo fato de atendimentos institucionais transferirem uma parte significativa dos custos para o setor privado. Ou, pela remoção de indivíduos que apresentam déficits de ambientes de alta tecnologia, a política pública que enfatiza atendimentos não-institucionais pode reduzir custos de sistemas a longo prazo por meio da redução do uso de intervenções de altos custos e de valor questionável. Cada uma e ao mesmo tempo todas essas explicações são plausíveis, e as pesquisas futuras devem confirmar os fatos. Entretanto, a concentração sobre os custos pode tirar a atenção do que muitos observadores acreditam ser o problema mais importante — a organização ineficiente e ineficaz de atendimento.

O Contexto Organizacional de Assistência à Saúde

Nós argumentamos acima que embora os atendimentos comunitários e domiciliares de idosos apresentando déficits sejam necessários e viáveis, esse cuidado não é mais econômico que as formas institucionais de atendimento quando o grau de déficit funcional é controlado e os custos totais, determinados. Entretanto, nós argumentamos que é provável que os atendimentos não-institucionais sejam custo-efetivos para talvez 30% dos idosos que apresentam déficit moderado, mas não severo. Não existem evidências essenciais de que os atendimentos não-institucionais custo-efetivos de qualidade adequada possam ser oferecidos a essa categoria significativa de idosos com déficits, dentro do sistema de saúde, conforme esse encontra-se organizado no presente. Isso é verdadeiro principalmente por duas razões. Primeira, atualmente o sistema de atendimento e seu financiamento têm uma ênfase médica e institucional. Ou seja, o sistema de atendimento é mais facilmente acessado por indivíduos com um déficit clínico comprovado, e o acesso a alguns serviços da comunidade têm sido com freqüência uma contingência do fato de o indivíduo ter estado institucionalizado. Os serviços da comunidade e domiciliares, embora reconhecidos na legislação do *Medicare*, continuam a constituir uma pequena fração (aproximadamente 3 a 4%) dos serviços financiados. Os conceitos de serviços de cuidado preventivo e de apoio social têm sido estranhos ao *Medicare* e aos serviços de saúde mental – o pagamento por tais serviços é limitado (Berger, 1978; Blazer e Maddox, 1977; Glasscote, 1976; Glasscote *et al.*, 1977), embora o Plano de Seguro de Saúde do Presidente Clinton (*White House Domestic Policy Council*, 1993) tenha prometido mudar isto.

Discussões atuais a respeito de saúde geralmente enfatizam o desejo de assumir uma ampla visão da saúde em termos de capacidade funcional e bem-estar total dos indivíduos. Ou seja, um interesse filosófico nos componentes sociais da saúde e do bem-estar é com freqüência enfatizado, e foram feitos esforços para dar preferência a modelos sociais de atendimento em vez de a modelos médicos (Breslow, 1978; Kane e Kane, 1978; Maddox, 1992; Saward e Sorensen, 1978). Preferências filosóficas à parte, o sistema de atendimento preponderante disponível para pessoas idosas continua a ter decididamente um enfoque médico. Além disso, o sistema de atendimento principal é altamente especializado, fragmentado, descoordenado e sem um único ponto de entrada para uma ampla avaliação sistemática de pessoas com déficits e seu encaminhamento para serviços. Um dos resultados é que cada segmento do sistema de atendimento compete pelos recursos públicos que são sabidamente limitados. Conseqüentemente, cada programa adicional de serviços tende a aumentar o custo total do sistema, em vez de substituí-lo pelo custo de algum outro serviço. Uma característica impressionante do sistema de saúde dos Estados Unidos é que seu orçamento anual total é em essência ilimitado, determinado retrospectivamente pelo custo cumulativo de todos os programas de atendimento, sendo o custo total conhecido apenas depois de as dívidas terem sido contraídas. Isso contrasta com os sistemas nacionalizados e, de fato, com os programas amplos de pagamento antecipado nos Estados Unidos, que adotam um orçamento anual fixo que deve ser distribuído entre os componentes alternativos do sistema (Hollingsworth *et al.*, 1990).

Em 1971, o Departamento de Saúde, Educação e Bem-Estar dos Estados Unidos (agora Departamento de Saúde e Previdência Social) divulgou uma análise do que foi descrito como "a crise da saúde". Esse documento indagava se a crise percebida era produzida por: 1) atendimento de saúde inferior conforme refletido no bem-estar avaliado dos cidadãos, 2) a ausência de recursos essenciais ou 3) ambos. A resposta em cada caso foi negativa. Embora indicativos de saúde como estatísticas de mortalidade e morbidade e médias de expectativa de vida não sejam as melhores do mundo nesse país, elas são toleráveis pela maior parte dos padrões, em sua maioria diferindo de outros países em relação a variações nos indicadores de saúde em função da raça, condição sócio-econômica e local de residência. Os indicadores de saúde de populações urbanas brancas de classe média nesse país geralmente comparam-se de forma favorável aos das populações européias; também não faltam recursos a esse país. Nossas proporções pessoal de saúde/população são favoráveis e nossa percentagem do Produto Nacional Bruto comprometido com a saúde (mais de 10%) está entre a maior no mundo. Novamente, o problema mais evidente é a distribuição de recursos, principalmente recursos para cuidados primários, mais do que ausência de recursos. Por exemplo, podem ser encontrados 82 médicos em atividade por 100.000 habitantes no Mississippi, enquanto 228 médicos em atividade por 100.000 podem ser encontrados em Nova Iorque. Grandes áreas metropolitanas têm em média duas vezes mais médicos por unidade populacional que as áreas rurais. Nas últimas décadas, a proporção de médicos de cuidados primários diminuiu, chegando ao ponto de no início da década de 1990, mais de seis em 10 médicos em atividade serem especialistas. O relato concluiu que a crise é mais organizacional. A nação sofre, de acordo com essa análise, de excessiva fragmentação e má coordenação dos recursos existentes. Foi significativo o fato do relato não ter comentado diretamente o que Wildavsky chamou de "a grande equação" (atendimentos médicos significam saúde), embora essa idéia estivesse implícita. Por exemplo, o relatório enfatizou a importância de fatores ambientais que afetam a saúde, cuidados preventivos e educação da saúde. Um exemplo central de uma possível solução para o problema organizacional identificado foram as OMSs. Essa preferência foi justificada no relato por haver evidência de que as OMSs são custo-efetivas, uma conclusão também apoiada por evidências atuais (*U.S. Department of Health, Education and Welfare*, 1977b).

Seguindo o relato do Departamento de Saúde, Educação e Bem-Estar dos Estados Unidos, a legislação pretendeu estimular as OMSs que surgiram. O conceito foi politicamente controverso, teve aceitação pública limitada e gerou muitas discussões contra e a favor (Lewis *et al.*, 1976). Artigos de Enthoven (1978) e Luft (1978) que resumiram as questões e a evidência aproximadamente duas décadas atrás permanecem surpreendentemente atuais (veja, por exemplo, Eisdorfer *et al.*, 1989). Enthoven corretamente observou a ausência de ensaios controlados para comparar sistemas alternativos de atendimento, e a conseqüente incapacidade de tirar conclusões definitivas com respeito ao aspecto custo-eficaz e à qualidade dos atendimento oferecidos por alternativas que concorrentes. Ele revisou as estruturas de incentivo de sistemas alternativos de atendimento e concluiu que falta aos sistemas fragmentados e inconclusos qualquer incentivo para controle de custos. Além disso, se um grupo de programas de saúde fragmentado e descoordenado é dominado por instituições de alta tecnologia, é alta a probabilidade de que um "imperativo tecnológico" vá operar — ou seja, a disponibilidade de tecnologia estimula altas médias de uso, mesmo frente à evidência de que esse uso apresenta pouca utilidade. Essa conclusão levou Enthoven a argumentar que dentro de todo um sistema de saúde deveria haver locais alternativos de atendimento, alguns dos quais retiram os indivíduos dos centros de atendimento com alta tecnologia, o que reduz a oportunidade e a inclinação a introduzir tipos de atendimento que têm pouco retorno em termos de melhora do funcionamento. Implicitamente, Enthoven argumentou que os atendimentos comunitários e domiciliares devem ser econômicos pelo fato de os indivíduos nesses locais não correrem o risco de intervenções terapêuticas de alta tecnologia. Entretanto, Enthoven foi cauteloso ao dizer que seu argumento geral sobre formas alternativas de atendimento não era um endosso de qualquer forma específica de cuidado na ausência de ensaios controlados que levem em consideração a qualidade e o custo.

É importante observar nesse contexto que alguns proponentes do movimento do hospital psiquiátrico parecem ter chegado a uma conclusão semelhante (Berdes, 1978). Em ambientes com alta tecnologia existe uma série de incentivos — profissionais, éticos e legais — para que sejam despendidos esforços extraordinários para aumentar o tempo e a qualidade de vida por meio de qualquer forma disponível e a qualquer custo. Os proponentes dos hospitais psiquiátricos comumente argumentam que tais esforços não são apenas abertamente artificiais, mas, também, em última análise, desumanos. Essa conclusão leva à exclusão deliberada de tecnologia avançada do hospital psiquiátrico para uma ênfase específica nos componentes sociais, comportamentais e médicos de cuidados paliativos *vs* curativos. A tecnologia médica é enfatizada no movimento dos hospitais psiquiátricos junto com a redução da dor em vez do aumento do tempo de vida. As evidências indicam que as promessas de hospitais psiquiátricos não foram totalmente cumpridas (Mor e Kidder, 1985; Paradis e Cummings, 1986). O custo dos hospitais psiquiátricos como alternativa para a hospitalização de cuidados terminais também não é automaticamente menor. O grau de economias de custo parece depender do tipo de organização do hospital psiquiátrico, embora não existam comparações razoáveis (Mor, 1987). Foi expressa alguma preocupação de que com o tempo os atendimentos em hospitais psiquiátricos se tornariam mais semelhantes a atendimentos institucionais que eles se determinaram a substituir (Paradis e Cummings, 1986). Entretanto, até recentemente, não havia dados longitudinais adequados que poderiam servir como evidência da evolução dos atendimentos e despesas em hospitais psiquiátricos. Os dados abrangendo o Estado da Carolina do Norte de todos os 14 anos de história dos hospitais psiquiátricos parecem fornecer uma das fontes mais promissoras na resolução do debate sobre mudanças nos atendimentos em hospitais psiquiátricos e seus custos. Uma pesquisa do Centro do Câncer e Instituto de Pesquisa também irá fornecer uma compreensão do estado atual das despesas dos hospitais psiquiátricos, apresentando os resultados de dados que comparam diretamente os atendimentos nesses hospitais e os institucionais tradicionais para pacientes terminais.

Acreditamos ser merecida a atenção voltada a hospitais psiquiátricos como uma forma de atendimento na comunidade, tanto por razões do tipo de serviço quanto políticas. Primeiro, os hospitais psiquiátricos tradicionalmente serviram a uma população de pacientes com idade média de 65 anos. Com o envelhecimento da população, os observadores estimam um aumento significativo na demanda de cuidados paliativos de idosos terminais. Segundo, os hospitais psiquiátricos oferecem uma forma de cuidado escolhida por algumas das pessoas com a síndrome de imunodeficiência adquirida avançada (AIDS). Terceiro, os hospitais psiquiátricos são importantes como local para a análise da organização e financiamento de cuidados de saúde. Seu pacote pioneiro de reembolso sem pagamento pelo serviço foi uma estratégia de financiamento designada a manter um enfoque humano do cuidado. Dessa forma, os hospitais psiquiátricos podem, via de regra, oferecer um modelo de cuidados a longo prazo no qual a necessidade de cuidado médico é equilibrada pela necessidade dos aspectos psicossociais dos atendimentos (Hayslip e Leon, 1992). Finalmente, os hospitais psiquiátricos são um exemplo de uma organização do setor privado que utiliza, em parte, dinheiro público e responsabilidade do setor público para o fornecimento de atendimento; eles representam o tipo de oferta de atendimento de saúde com setores mistos presentes em muitos países do Ocidente, onde o governo proporciona o bem-estar de seus cidadãos por meio de leis sociais.

Em um artigo de Luft (1978; veja também Eisdorfer *et al.*, 1989), foi feita uma revisão das discussões e das evidências com respeito às supostas economias atribuídas às OMSs; Luft concluiu que as alegadas economias são provavelmente reais e substanciais. Essas economias relatadas no custo total dos atendimentos eram e são agora atribuíveis primeiramente às taxas mais baixas de hospitalização nas OMSSs, e não a diferenças no uso de serviços ambulatoriais ou tempo de permanência em hospitais. Os estudos que Luft revisou são relativamente convincentes pelo fato de serem metodologi- camente adequados, levando em consideração médias de idade e sexo padronizadas e casos de diferentes tipos. Luft não estava totalmente certo da razão pela qual o custo-eficácia aparente estava sendo consistentemente observado. Possivelmente, ele argumentava, o cliente da OMS é menos doente ou disposto a usar o cuidado disponível de forma diferente, embora a maior evidência sugira que esse não é o caso; ao contrário, algumas evidências sugerem que os planos com pagamento antecipado tendem a atrair um número desproporcional de pessoas cronicamente doentes. Ou talvez as OMSs tratem insatisfatoriamente seus pacientes, embora faltem evidências que comprovem isto. Deve ser lembrado aqui que as pesquisas de Hurtado e colaboradores (1971) não mostraram economias de custo em um experimento com formas alternativas de serviços dentro de um amplo plano médico particular de pagamento antecipado. Uma experiência com pagamento antecipado das OMSs para atendimento de idosos do *Medicare* sugeriu que as forças organizacionais estabelecidas pelas OMSs na distribuição custoeficácia de atendimento de saúde não podem compensar a má administração fiscal de uma OMS em particular (Iglehart, 1987).

Construindo o Futuro

Como observado anteriormente, na discussão sobre a análise de Perrow dos três fatores que afetam as organizações de distribuição de serviços, os fatores culturais e ideológicos dominam quando não existe tecnologia para se alcançar os objetivos sociais preferidos e quando a estrutura organizacional existente afeta de forma adversa a aplicação dessa tecnologia. Muitas pessoas, incluindo observadores experientes, acreditam que os atendimentos domiciliares e comunitários são formas de distribuição de serviço não-institucional tanto desejado quanto viável. Essa idéia é apoiada por uma série de fatores, incluindo evidências neste país e no exterior de que: 1) os programas de atendimento de idosos fora de instituições podem ser eficientes e eficazes; 2) os atendimentos em ambientes institucionais não só são muito dispendiosos, como também excessivos para alguns indivíduos e insuficientes para outros que poderiam se beneficiar de um atendimento de apoio mínimo e 3) existe tecnologia apropriada e formas de modelo organizacional de atendimento comunitário que oferecem a base para o desenvolvimento futuro de um sistema de atendimento adequadamente abrangente.

Crenças, Tecnologia e Organização

Apesar de essas idéias serem atraentes, os serviços comunitários e domiciliares foram desenvolvidos lenta e cuidadosamente nos Estados Unidos. A explicação para essa tendência aparentemente paradoxal é sugerida pela análise de Perrow. No âmbito cultural, o aspecto atraente da baixa tecnologia dos atendimentos comunitários e domiciliares é contraposto pelo apelo da alta tecnologia dos atendimentos médicos. Teoricamente, tanto os fornecedores quanto os que utilizam o atendimento de saúde certamente responderiam favoravelmente à perspectiva de formas não-institucionais de atendimento de alta qualidade e baixo custo. Concretamente, não está claro se ambos os grupos responderiam de forma afirmativa caso um maior número de atendimentos não-institucionais disponíveis significasse menor número de leitos hospitalares, acesso limitado a hospitais e médicos, ou redução de exames especializados e procedimentos terapêuticos que se encontram na essência do diagnóstico atual (Fox, 1977). Ou seja, se dada a escolha de uma quantia fixa de dinheiro a ser distribuída para a saúde e a previdência social com um maior número de serviços comunitários resultando em menos atendimentos institucionais, resta então saber quais as preferências da população.

A questão crítica não é o fato de ser ou não possível a redistribuição de recursos para formas alternativas de atendimento. A maior parte dos países da Europa Ocidental fornece exemplos de programas bem-sucedidos de atendimento na comunidade como componentes integrais de seus sistemas de saúde. A questão também não é se a saúde da população sofre de forma intolerável pelo amplo uso de serviços não-institucionais. Isso não ocorre. Cada país da Europa Ocidental tem indicadores brutos de mortalidade e morbidade que são favoravelmente comparados aos nossos (Rabin e Stockton, 1987; Raffel, 1985; *U.S. Department of Health Education and Welfare*, 1971).

A questão é se os que fornecem atendimento de saúde nos Estados Unidos e as pessoas a quem eles servem podem viver com as implicações de um sistema de saúde alterado, no qual o acesso ao atendimento médico e hospitalar especializado deve ser limitado e a autonomia, percebida ou real, dos profissionais e seus pacientes/clientes seria reduzida (Chapman, 1978; Enthoven, 1980). A evidência e a especulação são variáveis e sugerem que os valores e atitudes americanas com respeito aos atendimentos de saúde são essencialmente contraditórios. Algumas evidências de levantamentos sociais sugerem que uma maioria de americanos adultos percebe uma crise na distribuição de atendimento de saúde, e identifica a falta de acesso aos atendimentos primários e o custo dos atendimentos como suas principais preocupações (Lewis *et al.*, 1976; Maddox, 1992). Fox (1977) argumentou que embora a crítica radical de Ivan Illich de "medicalização" da sociedade e seu apelo pela "desmedicalização" tenham seu mérito, a saúde permanece sendo uma preocupação central dessa sociedade. Saward e Sorensen (1978) documentaram a contínua preocupação social com a medicina mais curativa do que preventiva.

Muitas pessoas continuam a resistir em modificar comportamentos e estilos de vida que aumentam o risco de morbidade e mortalidade — por exemplo, fumo, superalimentação, inatividade física e não uso de cintos de segurança em automóveis. De especial interesse é o fato de os controles sociais que pretendem modificar o comportamento de risco ou fatores ambientais nocivos serem amplamente interpretados como violações à liberdade pessoal. Esses autores concluem que é como se a liberdade de regulamentos fosse mais preciosa que a própria vida. O ensaio mordaz e pessimista de Wildavsky, *"Doing Better and Feeling Worse"** (1977), preocupa-se com os aspectos contraditórios e irônicos — que, de fato, ele acredita serem os patológicos — do sistema de saúde deste país. Além de crenças persistentes na erroneamente intitulada "grande equação", ele observa o "paradoxo do tempo: o sucesso passado leva ao fracasso futuro" (p. 106). Por exemplo, a crescente longevidade é um triunfo humano que desencadeia a crise de uma sociedade que envelhece. Para salvar nossa abalada crença de que o investimento na medicina garante a saúde, deslocamos nossos objetivos; o interesse na cura é substituído pelo interesse no atendimento, e esse torna-se equiparado com a demonstração de que temos acesso a serviços ineficazes de tecnologia especializada. Cada movimento para aumentar a igualdade em uma dimensão dos atendimentos de saúde aumenta a desigualdade em outra dimensão dos mesmos. Wildavsky diz que nenhuma sociedade quer e nenhum sistema de saúde é capaz de oferecer um número de atendimentos equivalente ao que a população deseja consumir. Nós somos impulsionados por um imperativo tecnológico; há sempre mais um procedimento a ser realizado. O custo do atendimento em saúde inevitavelmente cresce chegando a um total que é pago pelo seguro privado e pelo subsídio federal. Dificilmente somos surpreendidos pela essência do diagnóstico de Wildavsky: a política de atendimento à saúde nos Estados Unidos pode apenas ser descrita como conflitante, ambivalente e patológica. O prognóstico não é encorajador. Não há nenhum tratamento definido para nossos sentimentos ambivalentes e preferências contraditórias.

A análise de Perrow sugere que a característica ideológica persistente da discussão contemporânea sobre o atendimento de saúde constitui evidência da inadequação da tecnologia e arranjos organizacionais disponíveis para que se possa garantir tanto a cura quanto o atendimento a custos sociais toleráveis. Nosso caso amoroso com a tecnologia médica aparentemente ainda não terminou, mas ele é perseguido com menos entusiasmo que antes (Aaron, 1991). A evidência de utilidade marginal decrescente de aplicações dispendiosas de tecnologia médica e a pouca utilidade é simplesmente muito grande para ser ignorada (Enthoven, 1980; Frazier e Hiat, 1978; Ingelfinger, 1978; Saward e Sorensen, 1978; Tancredi e Barondess, 1978). Existem ainda poucos sinais de que a discussão prolongada da "crise do sistema de saúde" pressagie uma reorganização e uma redistribuição radicais dos recursos de saúde. E, finalmente, não existe nem mesmo um consenso a respeito da legislação de uma ou outra forma de seguro nacional de saúde (Hurtado *et al.*, 1971) ou sobre os objetivos a serem perseguidos em uma política de saúde de atendimento de idosos a longo prazo (Meltzer *et al.*, 1981). A justiça rejeitou as reformas propostas pelo presidente Clinton (1994).

A análise de Perrow também ajuda a sensibilizar o observador para uma conseqüência adicional de uma pluralidade de pontos de vista ideológicos sobre a organização e financiamento do atendimento à saúde. A

---

*N. de T. "Fazer o melhor, sentir-se pior."

arena política claramente contém muitos jogadores-chave, e algum deles têm uma fração desproporcional do tipo de poder organizacional que afeta a direção do fluxo da política. Assim, embora os usuários de serviços de saúde possam apresentar uma clara preferência por formas de atendimento não-institucionais, seus interesses podem competir com os interesses dos planejadores, políticos, administradores do sistema de saúde e médicos. A análise de Robert Alford da política do planejamento da saúde nos Estados Unidos documentou como os recursos da mesma podem ser subalocados para grupos cujos interesses estão subordinados aos dos grupos dominantes (Alford, 1975). Sua análise do relativo subdesenvolvimento da saúde ocupacional demonstrou que as preferências e necessidades dos trabalhadores podem ter sido ofuscadas por um modelo médico dominante que determinou os tipos de atendimento de saúde oferecidos na maior parte deste século. Entretanto, particularmente interessante aqui é que o equilíbrio de poder está claramente mudando na política da saúde, hoje. Um novo ator, o administrador da saúde, entrou em cena e reivindicou uma divisão sem precedentes do poder de tomada de decisões, particularmente depois da implementação do *Medicare*. O administrador da saúde, cuja linguagem é a da economia, e não a da ciência médica, alterou as regras e a forma do jogo. Expressando mais formalmente: o desvio predominante na política de saúde na última década foi um movimento do controle profissional em direção à predominância de controle administrativo. Em parte, resultado da legislação-chave e de forças econômicas que ocorreram naturalmente e que inflacionaram os custos dos serviços de saúde de forma inaceitável, é evidente que o foco do planejamento da saúde na década de 1990 continuará a ser os custos. As implicações dessa modulação ou transferência de poder organizacional para o futuro do atendimento comunitário não estão totalmente claras. O que está claro é que está mudando o processo de tomada de decisões e as pessoas que as tomam.

Para um futuro previsível, para melhor ou para pior, os Estados Unidos parecem destinados a consertar e aumentar seu não-sistema de atendimento fragmentado, descoordenado. O incrementalismo — um eufemismo apenas para modificações menores de programas existentes — possui algum mérito nas sociedades estáveis e democraticamente controladas (Maddox, 1971). Muitas mudanças incrementais em pontos selecionados do sistema atual de atendimento a pessoas idosas justificam pelo menos alguma base para um otimismo cauteloso a respeito do futuro.

Respostas Adaptativas

O controle do sistema de saúde pelos médicos não foi desafiado apenas pela habilidade política. A aceitação pública da autonomia profissional incondicional e de um monopólio médico dos recursos da saúde tem sido cada vez mais desafiada. As origens desse desafio estão num passado distante, como documentou Chapman (1978). A base legal das leis com respeito à imperícia profissional vem desde o século XIV. Nos séculos intermediários, o desafio público da autonomia e monopólio profissional descontrolados foi expresso por meio de leis que abordaram o processo justo, concessões, restrição da livre concorrência e controle de qualidade. O desejo da legislação de limitar a autonomia de profissionais médicos tem sido claramente demonstrado. Os médicos, os hospitais e as instituições de atendimento a longo prazo continuarão a ter um papel vital no *continuum* de atendimento de que os idosos necessitam, e nas decisões sobre a distribuição de recursos a vários componentes do sistema de saúde. A questão, conseqüentemente, não é o envolvimento dos médicos e instituições médicas no planejamento do futuro atendimento à saúde, mas, ao contrário, o crescente envolvimento de profissionais não-médicos e instituições não-médicas da comunidade nesse planejamento. Os legisladores foram relutantes em controlar o acesso à medicina de alta tecnologia e em limitar a proliferação e a concentração geográfica de pessoal de saúde altamente especializado. Eles também foram lentos no desenvolvimento de um plano nacional de seguro de saúde, bem como no envolvimento do governo como um comprador prudente — e não apenas um segurador — de serviços de saúde e sociais desejados, com ênfase em cuidados preventivos e primários. As pesquisas e demonstrações avaliando sistemas de cuidados alternativos abrangentes, de pagamento antecipado que integrem serviços de saúde e sociais não chegaram a conclusões definitivas. Tem sido mínima a orientação dos usuários quanto à real avaliação dos méritos relativos do atendimento hospitalar e na comunidade. Embora esteja aumentando a crença na conveniência e a viabilidade de serviços baseados mais na comunidade, inexistem evidências de um consenso nacional com respeito à reorganização e ao financiamento de um amplo sistema de saúde planejado para servir os idosos. A rejeição das propostas do presidente Clinton de reformas dá importantes evidências da pequena perspectiva de mudança num futuro próximo.

Desenvolvimento Organizacional

Experiências pragmáticas e de desenvolvimento com a organização dos atendimentos nos Estados Unidos produziram um resultado que, embora não inteiramente satisfatório, é suficientemente adequado para mitigar qualquer inclinação em direção à reorganização radical da distribuição de serviços de saúde em um futuro imediato. Entretanto, essa mesma orientação pragmática e desenvolvimentista permite experiências e a criação de modelos que possam oferecer padrões públicos de avaliação da eficácia e eficiência. Neste país, a elaboração do conceito de OMS parece ter um mérito particular por responder às necessidades dos idosos por atendimentos abrangentes.

O custo-eficácia das OMSs tem sido razoavelmente determinado, e sua eficácia é geralmente atribuída não à restrição do acesso a cuidados gerais, mas à redução da institucionalização (Eisdorfer *et al.*, 1989; Luft, 1978) O conceito de OMS também enfatiza a amplitude do atendimento restrito a um orçamento fixo. Considere, por exemplo, a Figura 24-1 (Garfield, 1970). Nesta figura a saúde é definida como bem estar, e é dada atenção aos aspectos médicos bem como sociais do atendimento, assim como à prevenção e "cuidados de doentes". Um aspecto importante e integral desse sistema de atendimento à disponibilidade de uma triagem inicial para propósitos de qualificação, embora não seja feita a triagem quando estão claramente indicados o atendimento, a prevenção ou atendimento alternativo da doença. Outro padrão impressionante da definição de um sistema de atendimento é que, embora os serviços médicos tradicionais sejam considerados dimensões basais, sociais e psicológicas do atendimento, eles são igualmente básicos e integrais ao sistema. Dadas as origens das OMSs dentro do modelo médico dominante de atendimento, dificilmente nos surpreendemos que sejam feitas referências à equipe paramédica e aos serviços com supervisão médica. A substituição desses conceitos de equipe paraprofissional com supervisão profissional para transformar esse modelo médico convencional em um modelo profissional que possa incluir pessoas experientes nas dimensões sociais e psicológicas de atendimento não constitui uma violência a esses atendimentos. É dada especial atenção nas OMSs aos programas de educação para a saúde, exercícios e aconselhamento psicológico nos componentes dos atendimentos de saúde; ao fornecimento de amplos atendimentos que podem incluir atendimentos domiciliares e comunitários para os idosos com déficits no componente de atendimento a doentes e a clínicas geriátricas no componente de manutenção preventiva.

O modelo de OMS de uma ampla organização de manutenção da saúde é semelhante ao sistema de atendimento geriátrico que opera em Glasgow, Escócia, há muitas décadas (Kane e Kane, 1978; McLachlan, 1971). O modelo escocês tem como foco um centro de cuidados primários de saúde formado por uma equipe de clínicos gerais, enfermeiros de visitas (visitadoras) e assistentes sociais que foram treinados para trabalhar em equipe. O pessoal do centro de saúde nesse ambiente tem acesso a um *continuum* impressionante de ambientes alternativos de atendimento, incluindo serviços a domicílio, atendimentos-dia, hospitais-dia, asilos e serviços para pacientes internados tanto em unidades especializadas quanto gerais, incluindo psiquiatria geriátrica. Além disso, em Glasgow, os programas comunitários suplementam os serviços de saúde simultâneo oferecendo educação especial em saúde e exame de saúde simultâneo à aposentadoria, bem como uma variedade de programas de apoio à comunidade. O *Scottish Home and Health Service*, como parte do Serviço Nacional de Saúde Britânico, tem uma longa tradição de integrar serviços médicos e sociais e é, por definição, um amplo sistema de atendimento de pagamento antecipado. Em Glasgow os profissionais parecem fazer colocações alternativas de idosos de forma criteriosa, encaminhando aqueles com déficits para locais onde haja o cuidado mais adequado. Embora não se tenha informações detalhadas a respeito do custo de um amplo serviço como o de Glasgow, em geral o investimento britânico na saúde é de aproximadamente 5% a menos da percentagem do PIB investida nos Estados Unidos.

Um investimento sistemático de recursos governamentais no desenvolvimento de modelos de OMSs — e, mais recentemente, OMSSs — para a inclusão de avaliações, atendimento à saúde, à doença e atendimento preventivo de idosos parece estar indicado e deve ser recomendado. Essa decisão não deve impedir investimentos alternativos em outras formas de atendimento. Contudo, a existência de um amplo sistema de atendimento poderia oferecer um contexto específico para a comparação entre a eficácia e a efetividade de programas alternativos. De fato, a Administração do Financiamento do Atendimento à Saúde consolidou, no início da década de 1980 um estudo comparativo do custo-eficácia das OMSSs em seis locais dos Estados Unidos (Greenberg *et al.*, 1988). O relatório final dos achados não foi publicado. Entretanto, a aparente aplicabilidade e conveniência desse plano, como sugeriu Perrow, pode ou não ser suficiente para superar comportamentos organizacionais e preferências ideológicas existentes. No planejamento da saúde, a melhor

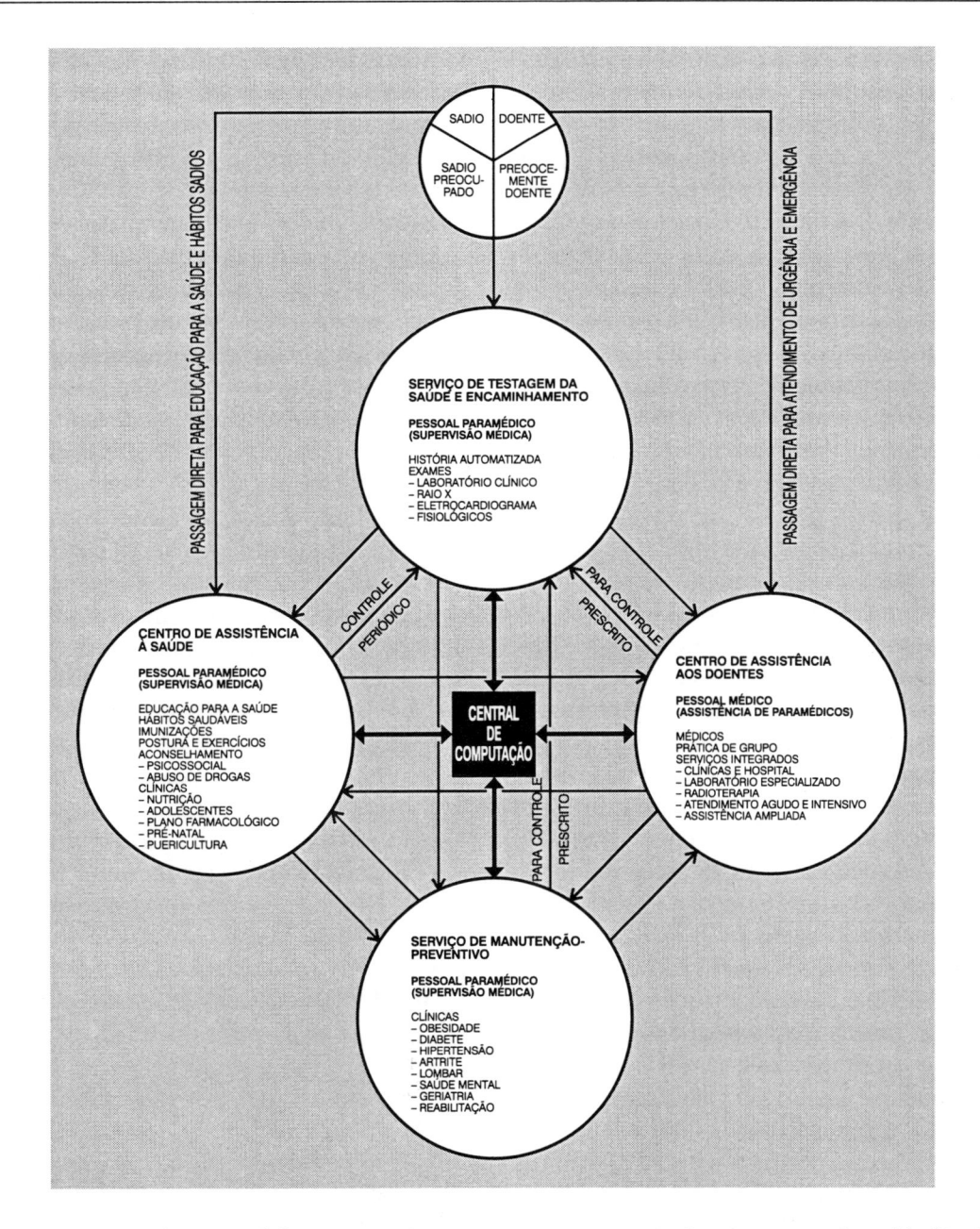

Figura 24-1. Idéia inicial de uma assistência em uma organização de manutenção da saúde (OMS).
Fonte. Garfield SR. The delivery of medical care. *Sci Am* 222:22, 1970. Usada com permissão.

idéia com freqüência vem a ser a idéia politicamente viável e que agrada aos que têm a autoridade para decidir e alocar recursos.

No planejamento da integração mais eficaz de serviços e alojamento de idosos em locais da comunidade, as pessoas que planejam os atendimentos estão explorando cada vez mais novos tipos de asilos assistidos (Maddox, 1992).

Desenvolvimento Tecnológico

Nossa fascinação nacional pela tecnologia e sua implementação poderia adequadamente ser dirigida cada vez mais aos problemas de relevância especial para os atendimentos de pessoas idosas. Com a intenção de servir a pessoas idosas de forma mais eficaz, deve ser dada atenção primária à implementação e à aplicação específica de dois tipos existentes de tecnologia. Urgentemente necessários são 1) um procedimento confiável, válido e econômico para a identificação da existência e padrão de déficits funcionais entre pessoas idosas (*Institute of Medicine*, 1977) e 2) o desenvolvimento de sistemas de informações que irão facilitar a monitoração e a avaliação da eficácia e efetividade de sistemas alternativos de atendimento (Breslow, 1978; Donabedian, 1978; Frazier e Hiat, 1978; Maddox, 1978, 1985; Maddox e Dellinger, 1978). A avaliação da efetividade e da eficácia dos atendimentos em locais alternativos depende da adequação para a combinação do nível e o tipo de déficit funcional com os recursos destinados para manter e restaurar a função. Existem procedimentos adequados para a ampla e sistemática avaliação do funcionamento, mas esses não estão amplamente disponíveis ou sendo muito aplicados. Como se poderia esperar na série fragmentada e descoordenada de serviços que caracteriza a situação nos Estados Unidos, não há tradição de pontos isolados de entrada no sistema de saúde que possam oferecer avaliação, triagem e monitoração dos resultados dos serviços. Os experimentos que incluem avaliação sistemática alternativa, triagem e monitoração de populações de idosos são claramente viáveis e justificados, apesar dos achados desencorajadores do Projeto de Canalização descrito anteriormente. A coordenação de casos não é a única estratégia para que sejam feitos atendimentos geriátricos custo-efetivos.

Embora experimentos explícitos sob novas formas de atendimento abrangentes para idosos sejam viáveis e justificadas, a oportunidade de benefícios pelos programas de atendimento existentes não deve ser subestimada. Programas de atendimento governamentais legislados constituem experimentos sociais a partir dos quais importantes informações podem ser extraídas (Maddox, 1985; Maddox e Dellinger, 1978; Schoolman e Bernstein, 1978; Tancredi e Barondess, 1978) caso sejam preenchidas diversas condições. Podem ser avaliadas a efetividade e a eficácia de programas de serviços se 1) a condição funcional dos participantes puder ser medida em diversos momentos e 2) puderem ser especificados os componentes dos serviços aos quais os participantes são expostos. Não existe mais qualquer dúvida de que tais condições podem ser satisfeitas de formas razoavelmente econômicas e com base nos tipos de informações que os programas de atendimento rotineiramente obtêm ou podem obter.

Serão seguidas com interesse as implicações da legislação de 1983, que instituiu uma estratégia de grupo relacionado a diagnóstico (GRD) para estimar de forma prospectiva o custo da hospitalização para os beneficiários do *Medicare*. Conscientemente designada como uma medida de contenção de custos, a estratégia GRD de fato, desde 1983, ajudou a reduzir em aproximadamente um dia a média de permanência em hospitais. As permanências em hospitais deveriam aumentar o interesse na necessidade e no uso aumentados de atendimento na comunidade, bem como no fato de se os custos do *Medicare* são reduzidos. Até o momento as evidências não são definitivas, mas em 1987 o uso de serviços não-hospitalares aumentou ligeiramente, mas sem evidência de que esse aumento tenha reduzido as despesas totais do *Medicare*.

Na medida em que aumenta uma sensação de crise com relação aos custos e à efetividade dos atendimentos a idosos a cada ano, aumentarão as experiências com sistemas alternativos de atendimento. A nação tem os recursos e a tecnologia para desenvolver um sistema de atendimento de idosos efetivo e eficiente a custos toleráveis. Nossa capacidade de desenvolver um sistema adequado dependerá de nossa habilidade de reorganizar os recursos que já temos à nossa disposição. Eisdorfer e colaboradores (1989) deram excelentes sugestões para a ampla reforma dos atendimentos à saúde, necessária nos Estados Unidos, com ênfase nos atendimentos domiciliares e comunitários.

Referências

Aaron HJ. *Serious and Unstable Condition: Financing America's Health Care.* Washington, DC, The Brookings Institution, 1991.

Alford R. *Health Care Politics: Ideological and Interest Group Barriers to Reform.* Chicago, IL, University of Chicago Press, 1975.

Ball RM. National health insurance: comments on selected issues. *Science* 200:864-870, 1978.

Berdes C. *Social Services for the Aged Dying and Bereaved in International Perspective.* Washington, DC, International Federation on Aging, 1978.

Berger PA. Medical treatment of mental illness. *Science* 200:974-981, 1978.

Blazer D & Maddox G. *Developing Geriatric Services in a Community Mental Health Center: A Case History of a University-Based Affiliate Clinic.* Durham, NC, Duke University Center for the Study of Aging and Human Development, 1977.

Blendon R & Taylor H. Views on health care: public opinion, in three countries. *Health Aff* (Millwood) 8:149-157, 1989.

Branch LG & Jette AM. Elders' use of informal long-term care assistance. *Gerontologist* 23:51-56, 1983.

Breslow L. Risk factor intervention for health maintenance. *Science* 200:908-912, 1978.

Chapman CB. Doctors and their autonomy. *Science* 200:851-855, 1978.

Controller General of the United States. *The Well Being of Older People in Cleveland, Ohio: A Report to the Congress,* Abril, 19, 1977. Washington, DC, U.S. General Accounting Office, 1977a.

————. *Home Health – The Need for a National Policy to Better Provide for the Elderly: A Report to Congress,* December 30, 1977. Washington, DC, U.S. General Accounting Office, 1977b.

Culliton BJ. Health care economics: the high cost of getting well. *Science* 200:883-885, 1978.

Davies B. *Care Management, Equity and Efficiency: The International Experience.* Canterbury, UK, Personal Social Services Research Unit, University of Rent, 1992.

Donabedian A. The quality of medical care. *Science* 200:856-863, 1978.

Eisdorfer C, Kessler D, Spector A. *Caring for the Elderly: Reshaping Health Policy.* Baltimore, MD, Johns Hopkins University Press, 1989.

Enthoven AC. Cutting cost without cutting the quality of care. *N Engl J Med* 298:1229-1238, 1978.

————. *Health Plan.* Reading, MA, Addison-Wesley, 1980.

Evans R. *Strained Mercy: The Economics of Canadian Health Care.* Toronto, Canada, Butterworths, 1985.

Fox C. The medicalization and demedicalization of American society. In: *Doing Better and Feeling Worse: Health in the United States.* Edited by Knowles JH. New York, WW Norton, pp. 9-22, 1977.

Frazier HS & Hiat HH. Evaluation of medical practices. *Science* 200:875-879, 1978.

Garfield SR. The delivery of medical care. *Sci Am* 222:15-23, 1970.

George L & Gwyther L. Caregiver well-being: a multidimensional examination of family caregivers of demented adults. *Gerontologist* 26:253-259, 1986.

Glasscote R. *Old Folks at Home: A Field Study of Nursing and Board and Care Homes.* Washington, DC, Joint Information Service of the American Psychiatric Association and the National Association f Mental Health, 1976.

Glasscote R, Gudeman JE, Miles D. *Creative Mental Health Services for the Elderly.* Washington, DC, Joint Information Service of the American Psychiatric Association and the Mental Health Association, 1977.

Goldman H, Adams N, Taube C. Deinstitutionalization: the data demythologized. *Hosp Community Psychiatry* 34:129-134, 1983.

Greenberg J, Lentz W, Greenlick M et al. The social HMO demonstration: early experience. *Health Aff* (Millwood) 7:66-89, 1988.

Gronfein W. Incentives and intentions in mental health policy: a comparison of Medicaid and community mental health programs. *J Health Soc Behav* 26:126-206, 1985.

Hahn B & Lefkowitz D. Annual expenses and sources of payment for health care services (AHCPR Publ N° 93-0007). National Medical Expenditure Survey Research Findings 14, Agency for Health Care Policy Research. Rockville, MD, Public Health Service, November, 1992.

Harrington C, Newcomer R, Esses C et al. *Long-Term Care of the Elderly: Policy Issues.* Beverly Hills, CA, Sage, 1985.

Hawes C, Kane RA, Powers LL et al. *The Case for a Continuum of Long-Term Care Services: Lessons From the Community-Based Care Demonstrations.* Washington, DC, AARP Public Policy Institute, November, 1988.

Hayslip B & Leon J. *Hospice Care.* Newbury Park, CA, Sage, 1992.

Health Policy Analysis Program. *Long-Term Care for the Elderly in Washington.* Seattle, WA, University of Washington, Department of Health Services, 1978.

High DM. Advance directives and the elderly: a study of intervention strategies to increase use. *Gerontologist* 33:342-349, 1993.

Hollingsworth R, Hage J, Hanneman R. *State Intervention in Medical Care: Consequences for Britain, France, Sweden and the United States, 1890-1970.* Ithaca, NY, Cornell University Press, 1990.

Hurtado A, Greenlick A, Saward E. *Home and Extended Care in a Comprehensive Prepayment Plan.* Chicago, IL, Hospital and Research Educational Trust, 1971.

Iglehart JK. Second thoughts about HMOs for Medicare patients. *N Engl J Med* 316:1487-1492, 1987.

Ingelfinger FJ. Medicine: meritorious or meretricious? *Science* 200:942-945, 1978.

Institute of Medicine. *The Elderly and Functional Dependency.* Washington, DC, National Academy of Science, 1977.

————. *Disability in America. A National Agenda for Prevention.* Washington, DC, National Academy Press, 1991.

Kane RL & Kane RA. Care of the aged: old problems in need of new solutions. *Science* 200:913-918, 1978.

————. *A Will and a Way.* New York, Columbia University Press, 1985.

Kavesh W. Home care. In: *Annual Review of Gerontology and Geriatrics,* Vol 6. Edited by Eisdorfer C. New York, Springer, pp. 135-196, 1986.

Kemper P, Applebaum R, Harrigan M. Community care demonstrations: what have we learned? *Health Care Financing Review* 8:87-100, 1987.

Knowles JH. (ed.) *Doing Better and Feeling Worse: Health in the United States.* New York, WW Norton, 1977.

Koren MJ. Home care: who cares? *N Engl J Med* 314:917-920, 1986.

Lamb R. What did we really expect from deinstitutionalization? *Hosp Community Psychiatry* 32:105-109, 1981.

Laurie WF. Employing the Duke OARS methodology in cost comparisons: home services and institutionalization. Duke University Center Reports in Advances in Research 2:2, 1978.

Leader S. Home Care Benefits Under Medicare. Washington, DC, Public Policy Institute, American Association of Retired Persons, 1986.

Lewis CE, Fein R, Mechanic D. *A Right to Health: The Problem of Access to Primary Medical Care.* New York, Wiley, 1976.

Luft HS. How do health maintenance organizations achieve their "savings"? *N Engl J Med* 298:1336-1343, 1978.

Maddox GL. Muddling through: planning for health care in England. *Med Care* 9:439-448, 1971.

———. Interventions and outcomes: notes on designing and implementing an experiment in health care. *Int J Epidemiol* 1:339-345, 1972.

———. Families as context and resource in chronic illness. In: *Long-Term Care: A Handbook for Researchers, Planners and Providers.* Edited by Sherwood S. New York, Spectrum, pp. 317-347, 1975.

———. Community and home care: the unrealized potential of an old ide. In: *Care of the Elderly: Meeting the Challenge of Dependency.* Edited by Exton-Smith AN & Evans JG. New York, Grune & Stratton, pp. 147-160, 1977.

———. Aging, social change and social policy. In: *Major Social Issues: A Multidisciplinary View.* Edited by Yinger M, Mausch H, Cutler S. New York, Free Press, pp. 323-337, 1978.

———. An information system for planning and evaluating geriatric care: the Duke Older Americans Resources and Services Program. In: *Collecting Evaluation Data: Problems and Solutions.* Edited by Bernstein L, Freeman H, Rossi P. Beverly Hills, CA, Sage, pp. 247-262, 1985.

———. Long-term care policies in comparative perspective. *Aging and Society* 12:355-368, 1992.

———. Sociology of aging. In: *Principles of Geriatric Medirine and Gerontology.* Edited by Hazzard W, Bierman E, Blass J et al. New York, McGraw-Hill, pp. 125-134, 1994.

Maddox GL & Dellinger DC. Assessment of functional *status* in a program evaluation and resources allocation model. *Annals of the American Academy of Political and Social Sciences* 438:59-70, 1978.

Maddox GL & Karasik R. *Planning Services for Older People.* Durham, NC, Duke University Center for the Study of Aging and Human Development, 1975.

Maddox GL & Lawton MP. *Kinship, Aging and Social Change.* New York, Springer, 1993.

Maddox GL & Wiley J. The scope, concepts and methods in the study of aging. In: *Handbook of Aging and the Social Sciences.* Edited by Binstock R & Shanas E. New York, Van Nostrand Reinhold, pp. 3-34, 1977.

McLachlan G. *Problems and Progress in Medical Care.* Oxford, UK, Oxford University Press, 1971.

Medicus Systems Corporation. *Evaluation of Day Care and Homemaker Demonstrations: Executive Summary: Report Nº 36.* Chicago, IL, Medicus Systems Corporation, 1977.

Meltzer J, Farrow F, Richman H. *Policy Options in Long-Term Care.* Chicago, IL, University of Chicago Press, 1981.

Mor V. *Hospice Care Systems: Structure, Process, Cost and Outcome.* New York, Springer, 1987.

Mor V & Kidder D. Cost savings in hospice: final results of the national hospice study. *Health Serv Res* 20:407-422, 1985.

National Center for Health Statistics. Physical and home management activities. *Advancedata* 93, 1983.

———. Aging in the, 1980s: use of community services. *Advancedata* 124, 1986.

———. Nursing and related care homes as reported from the, 1986 inventory of long term care places. *Advancedata* 147, 1988.

Palmore E. Total chance of institutionalization. *Gerontologist* 16:504-507, 1976.

Paradis L & Cummings S. The evaluation of hospice in America toward homogeneity. *J Health Soc Behav* 27:370-386, 1986.

Pendleton S, Capitman J, Leutz W, Omata RK. State infrastructure for long-term care: a national study of state systems, 1989. Working:Paper #4, Waltham, M. A., Florence Heller Graduate School, Brandeis University, 1989.

Perrow C. Hospitals: technology, structure, goals. In: *Handbook of Organizations.* Edited by March JG. Chicago, Rand-McNally, 1965.

Rabin D & Stockton P. *Long-Term Care for the Elderly: A Factbook.* New York, Oxford University Press, 1987.

Raffel M. *Comparative Health Systems.* University Park, PA, Pennsylvania State University Press, 1985.

Rodwin V. *The Health Care Planning Predicament.* Berkeley, CA, University of California Press, 1984.

Rowland D & Lyons B. (eds.) *Financing Home Care.* Baltimore, MD, Johns Hopkins University Press, 1991.

Ruchlin HS, Morris JN, Gutkin CE et al. Expenditures for long-term care services by community elders. *Health Care Financing Review* 10:55-65, 1989.

Sager A. *Estimating the Cost of Diverting Patients from Nursing Homes to Home Care.* Waltham, MA, Levinson Policy Institute, Brandeis University, 1977.

Saward E & Sorensen A. The current emphasis on preventive care. *Science* 200:889-894, 1978.

Schoolman HM & Bernstein LM. Computer use in diagnosis, prognosis and therapy. *Science* 200:926-930, 1978.

Shanas E & Maddox GL. Aging, health and the organization of health resources. In: *Handbook of Aging and the Social Sciences.* Edited by Binstock R & Shanas E. New York, Van Nostrand Reinhold, pp 592-618, 1977.

Smyer MA. Differential usage and differential effects of services for impaired elderly. Duke University Center Reports on Advances in Research 1:4, 1977.

Spellman BC & Kemper P. Long term care arrangements for elderly persons with disabilities: private and public roles. *Home Health Care Services Quarterly* 12(1/2):5-34, 1992.

Tancredi LR & Barondess JA. The problem of defensive medicine. *Science* 200:879-883, 1978.

U.S. Department of Health and Human Services. *The Evaluation of the National Long-Term Care Demonstration: Final Report.* Washington, DC, U.S. Department of Health and Human Services, 1986.

U.S. Department of Health, Education and Welfare. *Towards a Comprehensive Health Policy for the, 1970s.* Washington, DC, U.S. Department of Health, Education and Welfare, 1971.

———. Current estimates from the health information survey, United States, 1975. *Vital Health Stat* 10:115, 1977a.

———. *Medicare: Utilization of Home Services, 1974.* Health Insurance Statistics, November 2, 1977b.

U.S. General Accounting Office. *Long-Term Care for the Elderly: Issues of Need, Access and Cost.* Washington, DC, U.S. General Accounting Office, 1988.

U.S. Senate Special Committee on Aging. *Older Americans: The Alternatives Issue, I and II.* Washington, DC, U.S. Government Printing Office, 1977.

———. *Aging America: Trends and Projections,* 1985-86 Edition. Washington, DC, U.S. Department of Health and Human Services, 1985.

Vogel RJ & Palmer HC. (eds.) *Long-Term Care: Perspectives from Research and Demonstrations.* Washington, DC, Health Care Financing Administration, U.S. Department of Health and Human Services, 1983.

Walsh J. Federal health care spending passes the US$ 50-billion mark. *Science* 200:886-888, 1978.

Weiler PG & Rathbone-McCuan E. *Adult Day Care: Community Work With the Elderly.* New York, Springer, 1978.

Weissert WG, Cready CM, Pawelak JE. The past and future of home- and community-based long-term care. *Milbank Memorial Fund Quarterly* 66:309-388, 1988.

White House Domestic Policy Council. *The President's Health Security Plan.* New York, Times Books, 1993.

Wildavsky A. Doing better and feeling worse: the political pathology of health policy. *In: Doing Better and Feeling Worse: Health in the United States*. Edited by Knowles JH. New York, WW Norton, pp. 105-124, 1977.

25

Passado e Futuro da Psiquiatria Geriátrica

Ewald W. Busse, M.D.
Dan G. Blazer, M.D., Ph.D.

O Caminho que a Psiquiatria Geriátrica Trilhou nos Estados Unidos

O surgimento relativamente recente da psiquiatria geriátrica nos Estados Unidos está baseado em dois séculos de interesse e trabalho tanto de norte-americanos quanto de estrangeiros. Os europeus, durante os séculos XVIII e XIX, influenciaram em muito os líderes médicos e leigos norte-americanos. Nessa revisão, nós identificamos e abordamos as contribuições de alguns desses líderes públicos, bem como cientistas do comportamento e médicos cujo trabalho tem sido básico para o desenvolvimento da psiquiatria geriátrica. Algumas dessas pessoas não são do conhecimento de psiquiatras geriatras modernos, cuja atenção compreensivelmente está focalizada na ciência e na prática em rápida expansão relacionada ao envelhecimento e ao cuidado do idoso.

Entre seus muitos interesses e talentos, Benjamin Franklin (1706-1790) mantinha uma forte convicção de que a ciência eventualmente descobriria o processo de envelhecimento, o controlaria e seria capaz de rejuvenescer as pessoas. Ele aparentemente estava convencido de que se os patriarcas da era antediluviana podiam chegar a idades muito avançadas, também o mesmo poderia ocorrer ao homem do futuro. A invenção de Franklin do pára-raios teve origem em um interesse no poder dos trovões e relâmpagos, que ele pensou pudessem influenciar a ressurreição de animais e humanos falecidos. Duas outras invenções suas contribuíram para o bem-estar dos idosos: a estufa de Franklin e os óculos bifocais (Gruman, 1966).

Benjamin Rush (1745-1830), famoso médico americano, patrono da Associação Americana de Psiquiatria e signatário da Declaração da Independência, escreveu extensa e claramente a respeito de uma série de assuntos, incluindo a velhice. Em 1805 ele publicou *"An Account of the State of the Body and Mind in Old Age: With Observations on Its Diseases and Remedies"* (Um Relato do Estudo do Corpo e Mente na Velhice, com Observações Sobre Suas Doenças e Tratamentos) (Butterfield, 1976).

G. Stanley Hall (1846-1924), psicólogo que fundou um dos primeiros departamentos de psicologia em uma universidade dos Estados Unidos, a Johns Hopkins e, enquanto era presidente da Universidade Clark, foi responsável pela organização de uma conferência que trouxe Sigmund Freud aos Estados Unidos. Também foi atribuída a Hall a criação do termo *adolescência*. Em 1922 ele publicou um livro intitulado *Senescência: A Última Metade da Vida*. Hall organizou os estudos e especulações teóricas dispersos que tratam da velhice e problemas dos idosos. Uma das inovações de Hall foi o estudo, por meio de um questionário, das crenças religiosas e medos da morte das pessoas idosas. Hall descobriu que as pessoas não apresentavam necessariamente um aumento no interesse religioso à medida que elas envelheciam. Ele também descobriu que as pessoas idosas não tinham mais medo da morte.

Sir William Osler (1849-1919), famoso médico da Universidade de McGill, Universidade da Pensilvânia, Universidade Johns Hopkins e mais tarde Universidade de Oxford, foi contemporâneo de Hall. Osler acreditava que o envelhecimento estava intimamente relacionado ao estado dos vasos sangüíneos do corpo e sustentava a idéia de que se o cérebro alterava-se com a idade, isso era resultado do endurecimento das artérias.

Na década de 1930, houve um maior interesse na pesquisa sobre o envelhecimento. Walter R. Miles e seus colegas criaram o Grande Projeto de Stanford sobre a Maturidade com o objetivo de investigar de forma sistemática os aspectos psicológicos do envelhecimento. As pesquisas médicas aumentaram com a publicação de *Problems of Aging* de Edmund B. Cowdry (1938), que reuniu em um volume discussões a respeito de problemas físicos e de saúde. Cowdry teve um grande papel na organização da Sociedade Geriátrica Americana, da Sociedade Gerontológica da América e da Associação Internacional de Gerontologia. Também no final da década de 1930, dois sociólogos importantes, Leo Simmons e Ernest W. Burgess, publicaram de forma independente estudos a respeito dos aspectos sociais do envelhecimento. Em 1945, Simmons publicou um estudo pioneiro sobre o envelhecimento relativo a 70 sociedades pré-alfabetizada (Simmons, 1945). Ernest Burgess e seus colegas na Universidade de Chicago criaram instrumentos para medir o ajustamento de personalidade na velhice. Em 1946, a Associação Americana de Psicologia criou a divisão de maturidade e velhice. No mesmo ano, foi publicada a primeira edição da *Revista de Gerontologia* pela Sociedade de Gerontologia da América. A primeira conferência nacional dessa sociedade foi feita em 1950, e, seguida por muitas conferências na Casa Branca, a última tendo ocorrido em 1981. Também em 1950 foi organizada a Associação Internacional de Gerontologia em Liège, Bélgica. Conferências internacionais foram realizadas em todo o mundo, incluindo São Francisco (1960), Copenhagen (1963), Jerusalém (1975), Tóquio (1978), Nova Iorque (1985), Cidade do México (1989) e Budapeste (1993).

I. L. Nascher, que é com freqüência considerado o pai dos geriatras e que criou o termo *geriatria* com a publicação de seu texto *"Geriatrics: The Deseases of Old Age and Their Treatment"* (1914), publicou um artigo sobre a mente em fase de envelhecimento um mês antes de sua morte, em 1944. Nesse artigo, Nascher classificava as características da síndrome cerebral crônica e sugeria que essa condição era uma alteração primária da senescência e que deveria ter um determinante familiar, uma vez que ele observara a ocorrência da doença em uma mãe e em sua filha aproximadamente na mesma idade. Ele acreditava que o envelhecimento primário acelerado era um padrão de hereditariedade. Edward J. Stieglitz (1943) editou uma publicação intitulada *"Geriatric Medicine: Diagnosis and Management of Disease in the Aging and the Aged"* (Medicina Geriátrica: Diagnóstico e Tratamento de Doenças no Envelhecimento e no Idoso).

Em 1969 foi publicado um dos primeiros livros americanos sobre o envelhecimento e a psiquiatria, *Behavior and Adaptation in Late Life*, editado por Edwald W. Busse e Eric Pfeiffer. Esse livro se originou, em grande parte, de estudos em andamento na Universidade de Duke sobre os aspectos longitudinais do envelhecimento normal. Outro estudo longitudinal sobre o envelhecimento, o Estudo Longitudinal de Baltimore sobre o Envelhecimento, foi patrocinado pelo Instituto Nacional da Saúde. Antes do aparecimento do livro de Busse e Pfeiffer, dentre os testemunhos mais bem conhecidos da língua inglesa sobre a psiquiatria geriátrica estavam *The Clinical Psychiatry of Late Life* (1965) de Felix Post, e *Normal Psychology of the Aging Process* (1963), de Zinberg e Kaufman. Muitos livros-texto sobre psiquiatria geriátrica foram publicados durante os últimos 25 anos, e essa edição é a terceira versão do original do livro *Psiquiatria Geriátrica* de Busse e Blazer, texto original publicado em 1980 por Van Nostrand Reinhold, *Handbook of Geriatric Psychiatry*. Além disso, surgiram muitos textos especializados sobre aspectos específicos da psiquiatria geriátrica, incluindo *Depressão na Velhice,* de Blazer (1982a, 1993), e *Ansiedade no Idoso,* de Salzman e Lebowitz (1991), além de uma grande quantidade de livros-texto sobre a doença de Alzheimer.

O Surgimento da Psiquiatria Geriátrica em Organizações Profissionais

Autorizado pela constituição da Associação Americana de Psiquiatria (APA), o Conselho da APA sobre o Envelhecimento foi estabelecido em 1979 para abordar seis áreas de atividades, incluindo avaliação e diagnóstico, treinamento, problemas comuns entre a psiquiatria e outras disciplinas no atendimento geriátrico, planejamento de serviços e seguro contra danos causados pelo paciente a terceiros, no caso de transtornos psiquiátricos do idoso, decisões tomadas pelo governo que influenciam a saúde mental do idoso, assim como identificação e implementação de pesquisa dos problemas de psiquiatria geriátrica. O Conselho sobre Envelhecimento é composto por nove psiquiatras e é responsável pelo desenvolvimento e manutenção da ligação com as organizações apropriadas que não pertencem à APA, envolvidas nos atendimentos de saúde mental dos americanos que estão envelhecendo, com um envolvimento semelhante de órgãos federais e outros componentes da APA. Durante os últimos 25 anos, três especialistas em psiquiatria geriátrica foram presidentes da APA; eles são Ewald W. Busse, M.D., Jack Weinberg, M.D., e George Pollock, M.D., Ph.D.

Os psiquiatras desempenharam papéis de liderança nas atividades de duas importantes sociedades dos Estados Unidos preocupadas com o envelhecimento — a Sociedade Gerontológica da América (GSA) e a Sociedade Geriátrica Americana (AGS). A GSA, fundada em 1945, é uma organização multidisciplinar com quatro seções distintas: ciências biológicas, ciências médicas, ciências sociais e ciências psicológicas. Em anos recentes, três psiquiatras foram presidentes dessas organizações. A AGS, criada em 1942, é amplamente composta de médicos e membros das profissões de atendimento à saúde. Os psiquiatras também lideraram essa sociedade médica, que confere um prêmio específico, o prêmio Edward B. Allen, para contribuições à psiquiatria geriátrica. A Associação Americana de Psiquiatria Geriátrica (AAGP) foi fundada em 1978. Seus membros agora excedem o número de 1.500. Essa associação teve um papel significativo no esforço para obter o reconhecimento da psiquiatria geriátrica como uma subespecialidade, estabelecendo o exame de certificado da subespecialidade.

A *Administration on Aging* (Administração do Envelhecimento) (AoA) causou um impacto significativo sobre a gerontologia nos Estados Unidos. Foi criada em 1965 para desenvolver e coordenar a pesquisa e programas de assistência ao idoso. A AoA foi originalmente um componente do Departamento de Saúde, Educação e Bem-Estar dos Estados Unidos. Sua missão foi e é em muitos aspectos muito diferente da de outras organizações dos governos federais, como os institutos nacionais de Saúde, pois ela enfoca principalmente projetos de serviços e demonstração. Todavia, a AoA fundou projetos importantes para o bem-estar do idoso e no geral incluiu intervenções psicossociais nesses projetos de demonstração. A metodologia dos Recursos e Serviços para os Americanos Idosos (OARS) para a ampla avaliação geriátrica foi desenvolvida com fundos da AoA, e foi utilizada em muitas avaliações clínicas interdisciplinares e que empregam psiquiatras geriátricos (OARS, 1978).

O Centro para Estudos da Saúde Mental do Idoso foi criado no Instituto Nacional de Saúde Mental em 1975. Em 1977, recebeu subsídios para o apoio e coordenação de projetos de pesquisas, de treinamento de pesquisa e clínico, com apoio a longo prazo de bolsas para programas aprovados em psiquiatria geriátrica. O treinamento em pesquisa teve como foco o desenvolvimento do Prêmio Acadêmico de Saúde Mental Geriátrica, que facilitou o reconhecimento de muitos psiquiatras geriatras jovens na medicina acadêmica e que agora surgiram como líderes na psiquiatria geriátrica. Os programas de pesquisa fundados pelo Centro incluíram doação de iniciativa individual para a pesquisa (RO1s), bolsas de estudo para o treinamento de pesquisa (prêmios para o desenvolvimento da carreira), além de apoio aos centros de pesquisa clínica. Os Centros na Universidade de Duke, Universidade de Rochester, Universidade Cornell, Universidade Stanford, Universidade da Califórnia em San Diego e Universidade da Pensilvânia têm como foco um espectro de transtornos psiquiátricos afligindo as pessoas idosas, incluindo a doença de Alzheimer, a depressão na velhice, os transtornos esquizofrênicos na velhice e os transtornos neuropsiquiátricos gerais.

O Instituto Nacional sobre o Envelhecimento (NIA) foi criado em maio de 1974 como parte do Instituto Nacional da Saúde. O primeiro diretor do NIA foi um psiquiatra, Robert N. Butler, M.D. A criação do NIA representa o ápice de 20 anos de esforços para a obtenção do reconhecimento do governo e apoio para a pesquisa sobre o envelhecimento. Foi feita uma legislação que autorizou a designação do NIA como o principal serviço federal responsável pela promoção, coordenação e apoio da pesquisa e treinamento básicos relevantes para o processo de envelhecimento e para as doenças e problemas do idoso. Um aspecto singular do mandato do

NIA é que ele foi o primeiro componente do Instituto Nacional de Saúde a ser formalmente encarregado pelo Congresso de conduzir pesquisas em ciências biológicas, biomédicas, comportamentais e sociais. Essa ampla delegação de pesquisa resultou em atividades diferentes das de outros institutos nacionais de pesquisa na saúde. Desde 1974, os fundos de pesquisa básica do NIA aumentaram em 10 vezes, e muitos investigadores psiquiatras receberam fundos por meio desse serviço.

Por muitos anos, a educação sobre os cuidados médicos e de saúde relacionada à geriatria recebeu pouca atenção. O primeiro programa de treinamento em psiquiatria geriátrica apoiado pelo Instituto Nacional de Saúde Mental (NIMH) foi criado no Centro Médico da Universidade de Duke em 1965; esse foi o único programa desse tipo durante quase toda a década. Existe um número rapidamente crescente de programas com bolsas de estudo para psiquiatria geriátrica, embora poucos desses realmente recebam apoio do NIMH. Esses programas têm recebido fundos principalmente da Administração dos Veteranos, apoio do estado e de centros médicos particulares. A criação desses programas de treinamento e *lobbying* por grupos (incluindo o AAGP) convenceu o Conselho Americano de Psiquiatria e Neurologia a determinar um exame para maiores qualificações em psiquiatria geriátrica. O primeiro exame foi feito em 1991; mais de 800 pessoas fazem o exame e mais de 500 são aprovadas.

Psiquiatria Geriátrica: Presente e Futuro

Nas últimas décadas, a psiquiatria experimentou o que foi chamado por muitos de "crise de identidade". É uma crise de identidade que se centraliza na esfera da atividade profissional, a qual é a própria tarefa dos psiquiatras e em quais dessas atividades oferecem uma fonte de auto-estima para os psiquiatras, bem como em atendimentos específicos de qualidade para pessoas com transtornos psiquiátricos (Busse, 1972; Detre, 1987). O psiquiatra geriátrico, em relação ao psiquiatra geral, ao clínico geral e ao geriatra fez uma contribuição única e significativa para a resolução da chamada crise de identidade. Paradoxalmente, a ênfase atual nos cuidados primários desafiou a viabilidade de todas as especialidades médicas durante os últimos anos. Todavia, a psiquiatria geriátrica se estabeleceu de forma sólida sobre uma base de conhecimento e habilidade em atendimento de pessoas idosas com transtornos psiquiátricos, utilizando as tecnologias mais avançadas e as terapias clinicamente provadas. Na maior parte dos ambientes o psiquiatra geriátrico estabeleceu um papel único e significativo para as equipes interdisciplinares que cuidam de idosos.

O psiquiatra geriátrico assume de muitas formas o papel de um médico de cuidados primários. Ele não só precisa manter uma proficiência em medicina geral, mas também deve aplicar o conhecimento geral de epidemiologia, bem como os fatores comportamentais e sociais do cuidado do paciente. Por exemplo, os psiquiatras geriátricos não têm alternativas a não ser reconhecer que muitos dos transtornos que eles tratam não podem ser curados ou prevenidos, mas que o sofrimento resultante pode ser aliviado e a incapacidade, reduzida. O reconhecimento desse fato pode não ser por si só recompensador; entretanto, esse reconhecimento estimula o clínico a fazer observações que contribuam para uma melhor compreensão do curso da doença crônica e pode também estimular investigações que, no futuro, levem a uma convalescença melhorada ou, mesmo, à erradicação desses transtornos quando eles são reconhecidos precocemente em seu curso. Os avanços recentes na compreensão da base molecular da doença de Alzheimer é um exemplo primário de onde podem ocorrer essas importantes descobertas.

Para alcançar o objetivo dos atendimentos eficazes dos idosos cronicamente doentes com problemas psiquiátricos, os psiquiatras geriátricos devem ampliar suas habilidades, incluindo proficiência em medicina geriátrica, neurologia e neurociência, bem como ter como foco de suas habilidades os avanços em psiquiatria geriátrica. O geriatra proficiente e o psiquiatra geriatra devem estar cientes das alterações do envelhecimento que afetam a capacidade do organismo humano de responder ao estresse, doença e traumas, os quais podem eventualmente resultar em morte (Busse e Blazer, 1980). Procedimentos específicos como o tratamento de infecções do trato urinário, hipertensão moderada e edema periférico não devem exigir que o psiquiatra geriátrico consulte um interno ou geriatra para manejo adequado. Embora o papel do psiquiatra geriatra seja tal que a consulta a especialistas seja freqüente e associada, o manejo do paciente é feito por um geriatra e um psiquiatra geriatra (como um centro de cuidados terciários). A habilidade do psiquiatra geriatra deve ser de uma proficiência tal que, na ausência de um geriatra, ele possa fazer atendimentos médicos adequados. Como os atendimentos estão se transferindo cada vez mais de ambientes de internação para ambulatoriais, as habilidades independentes do psiquiatra geriatra serão ainda mais exigidas.

Ao mesmo tempo, têm ocorrido avanços significativos na epidemiologia, fisiopatologia, diagnóstico e tratamento dos transtornos psiquiátricos mais freqüentemente encontrados na velhice. Esses transtornos abarcam pelo menos a média descrita neste volume, embora mesmo uma "pequena lista" deva incluir as demências, transtornos do humor, transtornos de ansiedade, transtornos esquizofreniformes, transtornos do sono e fatores psicológicos e sociais que afetam as condições físicas. Avanços na neurociência e manejo clínico da demência do tipo Alzheimer isoladamente ilustram o substancial conhecimento que serve de base para a psiquiatria geriátrica. As tendências anteriores foram tais que quando uma etiologia biológica de um transtorno comportamental era identificada, esse transtorno era transferido da psiquiatria para outra especialidade, geralmente a neurologia. Certamente, isso no futuro não pode ser tolerado pelos psiquiatras geriátricos. Por exemplo, esses especialistas devem manter um papel central no manejo clínico de um paciente com demência, especialmente porque os principais problemas desse paciente são geralmente comportamentais. Entretanto, para fazer isso o psiquiatra deve ter habilidades que não sejam obscurecidas pelas do neurologista e do geriatra.

A psiquiatria geriátrica pode enfrentar problemas especiais no futuro com respeito aos encaminhamentos. Sistemas de atendimento orientados não estimulam os encaminhamentos, e a psiquiatria geriátrica pode ajudar o médico de cuidados primários a identificar aqueles casos nos quais as habilidades únicas do psiquiatra geriatra podem contribuir para o atendimento custo-eficaz do idoso. Embora a psiquiatria geriátrica seja uma especialidade com amplas bases, na prática ela raramente é o receptor dos primeiros encaminhamentos. Os pacientes geralmente não consideram o psiquiatra como coordenador ou fornecedor de cuidados médicos gerais. O psiquiatra geriatra tem habilidades especiais no manejo de transtornos do comportamento resultantes da doença demencial, manejo dos transtornos agudos esquizofreniformes, dos transtornos de humor mais graves, transtornos de ansiedade e de pânico graves, transtornos de personalidade e de comportamento que interferem com o manejo médico adequado e dos transtornos severos de sono. O encaminhamento adequado pelo médico de cuidados primários para o psiquiatra geriatra, especialmente se a terapia inicial pelo médico de cuidados primários se mostra ineficaz, pode tanto ser custo-efetivo quanto um meio de oferecer um considerável alívio do sofrimento para o idoso com déficit psiquiátrico.

Conseqüentemente, os psiquiatras geriátricos da década de 1990 encontram-se numa situação paradoxal. Por um lado, os psiquiatras geriátricos são mais bem treinados, e seu treinamento baseia-se num conhecimento mais fundamentado que em qualquer momento do passado. De maior importância é o fato de que os avanços na nossa compreensão do diagnóstico e tratamento dos transtornos psiquiátricos na velhice levaram a terapias custo-eficazes e significativamente melhoradas de idosos com transtornos psiquiátricos. Por outro lado, os atendimentos especializados, em especial atendimentos psiquiátricos, poderiam muito bem representar um grande "perdedor" na batalha por parcos recursos para os atendimentos de saúde. Os administradores de programas de bolsas em medicina geriátrica, bem como em psiquiatria estão descobrindo que o recrutamento para esses programas tem sido mais difícil nos últimos anos. Embora o treinamento nunca tenha sido melhor, e tenha sido superada a hesitação inicial de médicos muito jovens em tratar idosos devido a preconceitos sobre o envelhecimento, o futuro incerto das especialidades médicas e as dificuldades de reembolso dos atendimentos de idosos tornam a medicina e a psiquiatria geriátricas menos desejadas em termos financeiros que as especialidades médicas impulsionadas por procedimentos e por cuidados primários.

Financiamento da Assistência Psiquiátrica ao Idoso

O futuro do financiamento da assistência à saúde, principalmente o financiamento dos tratamentos psiquiátricos, era incerto no momento em que foi escrito este capítulo. Desde a apreciação da Lei de Defesa da Saúde do presidente Clinton em 1993, surgiram no Congresso muitas propostas competentes — desde o pagador único até basicamente "manter as coisas como elas estão". Entretanto, o futuro do financiamento da assistência psiquiátrica ao idoso é mais previsível.

O governo federal viabilizou o financiamento de atendimentos psiquiátricos de idosos desde a metade da década de 1960, com a transferência da responsabilidade financeira do estado e do seguro privado para o *Medicare* e o *Medicaid*. O *Medicare* se propôs a fazer (mais do que seguir) a reforma do financiamento dos atendimentos de saúde nos Estados Unidos desde aquela época. Por exemplo, o imposto *per capita* de pagamentos por certas doenças por meio dos grupos relacionados ao diagnóstico (DRGs) foi criado em 1983 (embora os DRGs tenham que ser ainda aplicados a transtornos psiquiátricos de pacientes hospitalizados). A Lei de Reconciliação do Orçamento Relativo a Diversos Assuntos (OBRA), de 1987, aumentou a cobertura para serviços psiquiátricos ambulatoriais de um reembolso anual total de US$ 500, com um reembolso de 62,5% de encargos, para US$ 2.200 anuais para 1989. Entretanto, 50% permanecem sendo pagos. Os serviços para o manejo médico de transtornos psiquiátricos ficaram isentos desse limite de US$ 2.200. A Lei OBRA de 1989 melhorou os benefícios dos pacientes psiquiátricos ambulatoriais. Efetivamente, em 1º de julho de 1990 foram eliminados os limites anuais em dólares para serviços ambulatoriais de saúde mental. Todavia, permanece um pagamento de 50%.

Os serviços de internação não foram alterados em termos de reembolso para hospitalizações individuais, permanecendo ainda válido um limite de 190 dias para a hospitalização psiquiátrica ao longo de toda a vida. O limite aplica-se a hospitais psiquiátricos de livre permanência, e não a unidades psiquiátricas de hospitais gerais. O número máximo de dias cobertos numa única hospitalização é de 150 (embora um idoso possa receber alta e ser readmitido no mesmo período de tempo).

Embora os benefícios do *Medicare* para doenças psiquiátricas estejam longe do ideal e os honorários dos médicos atualmente muito abaixo do pagamento de pessoas com seguro privado, o reembolso dos seguros privados para os atendimentos hospitalares e ambulatoriais tem maior probabilidade de se aproximar dos reembolsos atuais do *Medicare*. Considerando-se que o sistema *Medicare* seja adequado, a maioria dos economistas dos atendimentos de saúde acredita que o *Medicare* permanecerá relativamente intocado, qualquer que seja o tipo de reforma dos atendimentos de saúde que surja. Na proposta de Clinton, o *Medicare* deveria permanecer intacto, exceto em relação à redução de custos.

Dois fornecedores de atendimento associam diretamente a oferta de serviços de saúde a idosos com déficits psiquiátricos. Primeiro, a Administração dos Veteranos (VA) oferece atendimento a muitos idosos, principalmente (mas não exclusivamente) homens. A VA atualmente apóia o sistema mais amplo de atendimento de idosos com déficit mental, incluindo hospitalizações agudas, clínicas ambulatoriais, serviços de atendimento a longo prazo e atendimentos domiciliares. A maioria dos especialistas acreditam que a VA — devido à sua forte influência política em Washington — permanecerá relativamente intacta na reforma da saúde. Entretanto, pode haver uma diminuição da distinção dos limites entre o reembolso da VA e do *Medicare* quanto aos serviços de saúde mental, à medida que diminui o tempo de permanência e os atendimentos ambulatoriais substituam os hospitalares. Considerando-se que a VA tem uma ampla rede de hospitais, esses hospitais podem ser utilizados para uma clientela mais ampla, com reembolso vindo de outros planos de saúde.

Um segundo setor importante do sistema de oferta de saúde a idosos com déficit psiquiátrico é o dos cuidados a longo prazo. É limitado o apoio a cuidados a longo prazo nos planos de saúde existentes. Conseqüentemente, muitos idosos precisam utilizar suas economias para seus cuidados a longo prazo até elas terminarem, quando as pessoas idosas passam a ser qualificadas para o *Medicaid*. O *Medicare* apóia os cuidados a longo prazo apenas para a reabilitação, e apenas por 120 dias.

O sistema *Medicaid* reembolsa aproximadamente 42% de todos os atendimentos a idosos em instituições de saúde. O desenvolvimento de serviços de tratamento humano e eficaz de pessoas com transtornos psiquiátricos crônicos, especialmente pessoas com doença de Alzheimer e esquizofrenia crônica dependerá em grande parte da disponibilidade de fundos para apoiar os cuidados a longo prazo. Embora alguns idosos estejam comprando seguros de cuidados a longo prazo, a capacidade de impulsionar as necessidades dos cuidados a longo prazo ao longo da vida de um grupo de idosos, associado ao tempo relativamente curto de duração desses programas de seguro até o momento, não garante que os mesmos sejam adequadamente financiados no futuro.

Psiquiatras Geriátricos e Saúde Pública

Existe um número sempre crescente de idosos na América do Norte, e os recursos para o atendimento dessa população são limitados. Conseqüentemente, os psiquiatras geriatras do futuro devem compreender a prevalência e a distribuição dos transtornos psiquiátricos na população, assim como a oferta de serviços psiquiátricos a esses idosos para pleitear atendimento de saúde mental humanos e custo eficazes para os idosos. A maioria dos idosos com transtornos psiquiátricos não recebe qualquer cuidado. A maioria do cuidado recebido é oferecida por médicos de cuidados primários (German *et al.*, 1985).

Ao planejar uma distribuição mais efetiva e eficaz de serviços psiquiátricos para idosos, o psiquiatra geriatra deve considerar intervenções em um dos três pontos no curso natural de um transtorno. Esses pontos correspondem aos três tipos clássicos de prevenção descritos por especialistas em saúde pública — ou seja, prevenção primária, secundária e terciária (Last, 1980). A prevenção primaria intervém sobre a ocorrência de doença ou dano. A prevenção secundária significa a detecção e a intervenção precoces. A prevenção terciária minimiza os efeitos da doença e da incapacidade.

A psiquiatria geriátrica pode efetuar a prevenção primária identificando eventos e elementos potencialmente estressantes no ambiente do idoso, tanto sociais quanto físicos, que contribuam para o início de um transtorno psiquiátrico. Por exemplo, o isolamento forçado e a ausência de comunicação efetiva com outras pessoas contribui para o início de uma depressão maior ou psicose paranóide. A intervenção estimularia a interação social. O uso adequado de medicação psicotrópica pode prevenir a ocorrência de síndrome cerebral orgânica aguda em um idoso abandonado.

A prevenção secundária exige que o psiquiatra geriatra intervenha de forma suficientemente precoce no curso de uma doença para facilitar a prescrição de tratamento eficaz para evitar de uma convalescença complicada. É nesse nível que o psiquiatra geriatra pode obter o maior sucesso, considerando-se os limitados recursos disponíveis. Por exemplo, o diagnóstico precoce da depressão maior permite ao psiquiatra tentar um curso racional de terapia antidepressiva ambulatorial, antes que uma complicação por medicação excessiva ou negligência da saúde física possa ocorrer durante a doença depressiva.

A prevenção terciária é dirigida à prevenção da incapacidade que pode resultar de doença mental. As técnicas de reabilitação são importantes nos serviços de cuidados a longo prazo, especialmente no manejo do paciente com demência. Essas técnicas incluem orientação à realidade, esforços adequados de higiene e manutenção da mobilidade. Embora as próprias atividades possam não ser responsabilidade direta do psiquiatra geriátrico, o desenvolvimento de um plano abrangente de tratamento e reabilitação deve envolver o psiquiatra geriátrico.

Psiquiatria Geriátrica e Envelhecimento Bem-Sucedido

Os médicos tradicionalmente enfocaram a doença, e o sucesso da prática da medicina, incluindo a psiquiatria, foi determinado pela remoção da doença ou da incapacidade. Entretanto, um interesse no envelhecimento bem-sucedido assumiu um lugar central nos círculos de gerontologia nos últimos 10 a 15 anos (embora a idéia tenha implicitamente envolvido pouco a pesquisa gerontológica desde o seu início). Um plano surgiu primeiramente como uma resposta a uma necessidade de ver o envelhecimento como algo diferente da perda, declínio do funcionamento e aproximação da morte. Além disso, os médicos que trabalham com pessoas idosas falharam por não enxergarem além da ausência de doença como um marcador de saúde (Baltes e Baltes, 1990). Os critérios que foram sugeridos como marcadores de um envelhecimento bem-sucedido incluem tempo de vida, saúde biológica, satisfação e disposição para a vida, eficácia cognitiva, competência e produtividade social, controle pessoal e flexibilidade e adaptabilidade (Baltes e Baltes, 1990; Nowlin, 1977, 1985; Palmore, 1979; Rowe e Kahn, 1987). Rowe e Kahn (1987) enfatizaram a necessidade de investigar até que ponto os fatores extrínsecos podem ter um papel positivo, bem como papéis negativos, no processo de envelhecimento. Por exemplo, eles observam estudos de apoio social que demonstram que a disponibilidade freqüente de pessoas em uma rede de familiares e amigos diminui a probabilidade de doença e mortalidade (Berkman e Syme, 1979; Blazer, 1982b). Rodin (1986) enfatizou os efeitos positivos sobre a saúde e o bem-estar de idosos resultantes do envolvimento e maior controle sobre seus ambientes, comparados as pessoas que assumem um papel passivo.

Outro assunto que foi abordado nos estudos sobre o envelhecimento bem-sucedido é o da flexibilidade e adaptabilidade. Por exemplo, Busse (1985b) equiparou o envelhecimento bem-sucedido, em parte, à capacidade de responder com flexibilidade aos desafios que surgem com as alterações no corpo, mente e ambiente da pessoa. Uma tarefa central do idoso é adotar estratégias eficazes para lidar com as perdas e ser capaz de modificar seus objetivos e aspirações, considerando-se as alterações físicas e psicológicas.

Baltes (1993) enfatizou a importância da sabedoria para que o envelhecimento tenha sucesso, algo que não pode ser medido quantitativamente. Por exemplo, ele sugere que a sabedoria inclui o conhecimento real (exigindo os dados necessários para responder a uma situação); conhecimento de procedimentos (estratégias de aquisição de dados, tomada de decisões e fornecimento de recomendações); contextualização do tempo de vida (reconhecimento de relações internas, tensões e prioridades de diferentes áreas da vida dentro do período de tempo de vida); relativismo dos valores (habilidade de separar seus próprios valores dos valores dos outros) e aceitação da incerteza (reconhecimento de que não existem soluções perfeitas, e otimizar a solução de uma situação o melhor possível). A sabedoria está geralmente na área do *pragmatismo cognitivo*, que inicialmente é baseado na cultura, e em conseqüência potencialmente estável ao longo do tempo nas pessoas que chegam à velhice sem uma patologia cerebral específica. Em contraste, a mecânica cognitiva é comparada apenas de forma aproximada à inteligência fluida, sendo primariamente determinada pela função neurofisiológica do cérebro.

Nem todos os comentaristas aceitaram a idéia do envelhecimento precoce. Cole (1991) observou que essa modificação na perspectiva com respeito à velhice pode ser secundária a um dramático aumento na proporção da população adulta acima dos 65 anos. Mais especificamente, como mais pessoas envelheceram, é menos aceitável considerar-se o envelhecimento como um período de fragilidade, pouca saúde e morte. Ele chama a atenção para o fato de que as questões relacionadas à qualidade de vida dos idosos mais velhos (pessoas com mais de 85 anos) permanecem no centro do debate sobre terapias comuns *versus* extraordinárias para o prolongamento da vida, e mesmo monitoração dos atendimentos de saúde. Ele sugere que nossa sociedade não aplica a expressão "bem-sucedida" a outras fases do ciclo vital, e que a conseqüência natural do planejamento do envelhecimento bem-sucedido é a suposição de que o envelhecimento apresenta um problema que deve ser resolvido "com sucesso". O envelhecimento continua a apresentar muitos problemas, especialmente o da finitude da vida, preservação da integridade pessoal e qualidade de vida. Cole também acredita que nossa cultura se distanciou destas questões problemáticas, em parte por meio de sua ênfase sobre o envelhecimento bem-sucedido.

Entretanto, está longe de estar claro que é inevitável o conflito entre os temas do envelhecimento bem-sucedido e os atendimentos do idoso frágil. Por exemplo, a ênfase sobre o envelhecimento bem-sucedido diminuiu o fatalismo com relação à saúde e aos hábitos saudáveis de vida na velhice. Por meio de dieta, exercícios e fortalecimento (especialmente das extremidades inferiores) os idosos podem melhorar seu equilíbrio, diminuir o risco de queda e melhorar sua qualidade de vida. Por outro lado, quando ocorre uma doença crônica e com resultados mais conhecidos, não há por que os profissionais de atendimento de saúde não possam realística e seriamente abordar o cuidado realista e adequado, para não dizer humano, dessas pessoas.

Questões Éticas e Legais

Nos últimos anos, a ética médica e as questões legais associadas à ciência e à prática médica receberam uma crescente atenção da mídia, organizações religiosas e de direitos humanos, legisladores e governo. A profissão médica não só respondeu a essa pressão, como também tentou prever o surgimento de novos problemas éticos e desenvolver orientações aplicáveis.

As razões para essa atividade aumentada não podem ser atribuídas à existência de grandes defeitos no código de ética médica geralmente aceito, mas, ao contrário, são o resultado de rápidas modificações em valores sociais e grandes avanços na ciência e tecnologia, incluindo o tempo de vida e o reconhecimento de que os recursos são limitados. A história claramente demonstra que a ética profissional está constantemente evoluindo. Os psiquiatras geriátricos, seus pacientes e o público devem entender como e por que tais mudanças ocorrem (Conold, 1977; King, 1982).

Os princípios aceitos de conduta ética ou bom comportamento não são homogêneos no mundo. Existe um número limitado de normas universais, como o tabu do incesto; em vez disso, a heterogeneidade dos princípios éticos é a regra. As questões éticas que comumente ocorrem na prática da psiquiatria geriátrica não estão necessariamente limitadas a esse grupo etário. Entretanto, pacientes idosos mentalmente doentes provavelmente são diferentes dos pacientes adultos mais jovens, e conseqüentemente a aplicação dos princípios éticos pode variar. Uma pessoa de 75 anos de idade tem a probabilidade de ter de três a seis doenças crônicas e incapacidades físicas que prejudicam, em graus variáveis, o trabalho e outras atividades. Além disso, a situação social e econômica do idoso pode não ser tão favorável quanto a da pessoa mais jovem. As circunstâncias adversas da velhice tornam certas questões éticas mais complexas.

Algumas questões éticas em psiquiatria geriátrica e psiquiatria infantil são similares, mas inversas. A dependência de outro indivíduo para proteção, apoio e sobrevivência é uma condição comum da criança e do adulto frágil. Mas existe uma diferença substancial. A criança está em direção a uma maior independência, enquanto o idoso frágil se tornará cada vez mais dependente dos outros. As decisões com respeito aos cuidados a longo prazo são influenciadas por essa diferença.

As questões éticas e legais particularmente relevantes para a psiquiatria geriátrica incluem o consentimento informado e o "direito de saber" que o paciente tem; a competência e a indicação de um tutor ou alguma alternativa; e orientações antecipadas, como o desejo de viver e sua associação com o recuo dos sistemas de apoio de vida. O suicídio assistido pelo médico está na última categoria.

Consentimento Informado e o Direito de Saber

O conceito de consentimento informado implica um processo altamente racional (Busse, 1985a). Ele exige que a fonte e o conteúdo da comunicação sejam claros e completos, e que o paciente seja um indivíduo inteligente e estável capaz de questionar qualquer ponto que exija esclarecimento. Infelizmente, o psiquiatra geriátrico reconhece que um indivíduo idoso que estiver começando a apresentar sinais de deterioração cerebral pode na realidade oscilar em sua habilidade de compreender e se comunicar. Conseqüentemente, o psiquiatra geriátrico deve questionar duas vezes os pacientes questionáveis. Outra alternativa é ter presente um advogado do paciente. O consentimento informado e o conceito do direito do paciente de saber são quase sinônimos. O direito de saber é inerente ao consentimento. Além disso, a competência mental é uma condição necessária para o consentimento informado. As decisões tomadas por uma pessoa dita normal, bem como as decisões tomadas por uma pessoa "doente", são influenciadas por uma série de determinantes que interagem. Esses incluem a inteligência, tanto inata quanto adquirida (educação); resposta à situação de estresse; defeitos biológicos, principalmente do sistema nervoso central ou talvez alterações perceptivas; condição emocional atual; valores pessoais e sociais; lealdade e convicções religiosas; restrições legais e suas conseqüências e fatores sócio-econômicos e ambientais (Busse, 1985a).

Os pacientes idosos inteligentes com déficit da percepção podem interpretar mal informações fornecidas a eles devido ao seu déficit de audição ou visão. Alguns idosos não admitem esses déficits; conseqüentemente, eles devem receber não apenas informações verbais, mas também escritas e material ilustrado. Quando as dificuldades perceptivas ficam evidentes, uma pessoa da família é muito útil pois, devido a sua experiência ela sabe quando auxiliar o paciente.

Existem indivíduos que são limitados na sua capacidade de lidar com o consentimento informado, mas que são legalmente competentes. A autonomia do indivíduo, que é central ao consentimento informado, é uma condição nem sempre bem recebida pelo paciente. Existem pacientes que preferem que o médico mantenha uma atitude paternal — ou seja, eles acreditam que o médico tomará a decisão correta. De forma semelhante, há profissionais e leigos que acreditam que um paciente que tem um conhecimento detalhado e apurado de sua doença pode ter um estresse e sofrimento considerável devido a esse conhecimento. Conseqüentemente, eles acreditam que a oferta de conhecimento tão extenso e apurado não é, na realidade, o melhor para o paciente.

Existem casos em que o paciente não se encontra em condições de participar de forma completa no processo do consentimento informado por não ter a habilidade necessária para a compreensão dos problemas médicos complexos. Surge a questão de se o médico tem a obrigação de investir em um período de tempo para educar a pessoa para um nível de completo entendimento, ou de apresentar a situação complexa de uma forma simplificada que acelere a decisão do paciente. A primeira abordagem pode exigir tempo, enquanto a segunda contém um forte elemento de paternalismo. A expressão de confiança descreve uma importante relação entre o paciente e o médico, o advogado e o cliente, ou o membro do clero e o paroquiano. Uma relação de confiança é baseada no fato de uma pessoa acreditar na outra. Um confidente é uma pessoa que se mantém numa relação especial de confiança, ou mantém a responsabilidade de sua obrigação com outra pessoa ou pessoas, e essa relação é a essência do consentimento informado (Dyer, 1982).

O consentimento informado, que foi originalmente um conceito ético, está se tornando uma questão legal importante e em mutação. Gutheil (1987) relatou que em um estudo de 10 anos feito pela *Risk Management*

Fundation (Fundação de Manejo do Risco) sobre 1.200 casos, apenas 159 apresentavam um componente de consentimento informado. Entretanto, esse componente se tornará um problema forense cada vez mais importante. Por exemplo, a *alegação pela percepção tardia* pode resultar do fato de o paciente na realidade vivenciar o déficit e mau resultado e então alegar em retrospectiva que não foi informado adequadamente.

A falha em fornecer consentimento informado tem sido reconhecida pela justiça como um complexo processo de informação enfocando os problemas médicos em questão. A justiça reconheceu que existem dificuldades na comunicação de informações científicas pelo médico experiente ao paciente inexperiente, e riscos quase ilimitados em qualquer tratamento proposto. Conseqüentemente, a posição legal tem sido a de que o que o paciente tem o direito de saber deve ser harmonizado com o reconhecimento do paciente e que uma carga indevida não deveria ser colocada sobre os ombros do médico. Entretanto, o médico tem o dever de revelar ao paciente qualquer problema razoável ou informação médica significativa que possua ou deva possuir, e que seja material para auxiliar o paciente na decisão de se irá se submeter ao procedimento proposto. Além disso, a situação legal tem sido a de que um médico informado deve possuir o conhecimento médico que é do domínio dos médicos qualificados ou, em caso de atendimento especializado, a média dos médicos especialistas qualificados. Conseqüentemente, um padrão na justiça tem sido, portanto, a comparação de grupos iguais, e não um padrão centrado no paciente.

Além disso, a justiça agora decidiu que o médico deve oferecer informações médicas que são "material para a decisão inteligente a ser tomada pelo paciente" (Gutheil, 1987, p. 5). Espera-se que o médico saiba ou "devesse saber" a respeito da posição do paciente em relação ao risco ou riscos revelados que estão associados à decisão de se submeter ou não à cirurgia ou tratamento. Essa nova interpretação da justiça enfatiza a importância de um julgamento empático do médico.

Embora ainda não seja explicitamente reconhecido pela justiça, é evidente que a habilidade de uma "pessoa racional" de tomar uma decisão complicada é influenciada por numerosas atitudes, valores e experiências pessoais. Muitas dessas influências podem ser essencialmente desconhecidas (ou seja, podem se encontrar no inconsciente do paciente), e podem não ser aparentes para o médico. Esses novos desenvolvimentos legais enfatizam a importância do psiquiatra geriatra para incluir em seus registros clínicos um resumo adequado do processo de consentimento informado, revisando as informações médicas que têm sido dadas ao paciente, assim como a reação do mesmo a essa informação, e documentando principalmente perguntas e respostas pertinentes.

Competência

Os termos *incompetente* e *competente*, conforme legalmente utilizados nos Estados Unidos, não necessariamente representam pontos extremos ou opostos ao longo de um *continuum*. Um indivíduo competente tem a qualidade ou condição que o torna capaz de participar de certas atividades legalmente reconhecidas. Além disso, uma pessoa competente é responsável por seus atos. Uma pessoa é considerada competente até ser declarada incompetente. Incompetência é um termo utilizado para denotar a falta de capacidade para consentir legalmente ou para fazer um contrato.

Além disso, existem áreas específicas nas quais uma pessoa pode ser declarada incompetente. Uma pessoa pode ser incapaz de dar um consentimento informado, de servir de testamentário (ou seja, executar um último desejo e testamento), ou ser responsável por certos atos ilegais. Se um indivíduo é considerado incompetente em uma área, ele não necessariamente é incompetente em outras. A competência não é uma condição mental de tudo-ou-nada, podendo ser limitada e/ou intermitente. A competência é geralmente uma condição aceita, na qual parece que um indivíduo tem a capacidade de lidar com fatos comuns da vida diária. Infelizmente, o grau de competência é sujeito à variação quando o indivíduo se depara com uma situação aguda, nova, que exige uma solução. A doença de Alzheimer, por exemplo, é uma condição caracterizada por uma deterioração constante, destituída de períodos de estabilidade, ou períodos reais de restauração. Todavia, estudos longitudinais sugerem que em muitos indivíduos ocorrem episódios de déficit mental orgânico — ou seja, uma exacerbação e remissão. Conseqüentemente, ocorrem flutuações na competência mental desses pacientes. Observadores em diferentes momentos podem justificadamente chegar a conclusões opostas.

Os psiquiatras geriatras devem estar totalmente a par das leis do estado praticadas por eles. Em muitos estados, um adulto ou criança incompetente não possui capacidade mental para manejar a si próprio e a seus afazeres, não tem capacidade suficiente para tomar ou comunicar importantes decisões em relação às pessoas, família ou propriedade. De fato, a competência é baseada na compreensão que uma pessoa tem do que está sendo proposto — tratamento médico, hospitalização, e assim por diante. Pede-se aos psiquiatras que dêem sua opinião a respeito da competência *de facto* do paciente como uma introdução de uma revisão legal formal. A competência *de facto* difere da competência *de jure*, que é uma competência devido a uma condição sob a lei – ou seja, a pessoa não foi declarada legalmente incompetente e conseqüentemente presume-se que seja competente para uma série de propósitos, a não ser que tenha sido descoberto que a pessoa é incompetente para um determinado propósito. Pela lei, a competência *de jure* não é dada a crianças ou adolescentes, por eles serem considerados incompetentes até idades específicas. Conseqüentemente, devido apenas à idade, e sob determinadas circunstâncias, elas são incapazes de realizar determinadas atividades, como comprar bebidas alcoólicas.

Por vezes é necessário que o psiquiatra geriatra se envolva em procedimentos legais para determinar a condição de competência; nesses procedimentos, se a pessoa é declarada incompetente, a justiça nomeia um tutor. Os tutores podem ser divididos em diversas classes: um tutor do estado, um tutor da pessoa, ou um tutor geral do estado e da pessoa. A tutela *ad litem* permite que uma pessoa indicada pela justiça represente outra pessoa que não tem capacidade para um determinado procedimento ou propósito particular. Todos os estados possuem leis que permitem a nomeação de um tutor se uma pessoa não é mais capaz de cuidar de si e de seus assuntos. Isso geralmente torna-se óbvio quando alguém é incapaz de tratar de questões financeiras ou de propriedades. Essas leis, na maior parte dos estados, exigem que um indivíduo determinado arquive um processo a ser encaminhado e que determine uma tutela. Esse procedimento geralmente envolve uma audiência de algum tipo. Alguns estados exigem que um paciente seja examinado por profissionais antes da audiência na justiça. Esses profissionais são geralmente indicados pela justiça. Infelizmente as audiências podem ser embaraçosas, principalmente se o indivíduo com déficit mental não quer ter um tutor. Embora o procedimento varie de estado para estado, com freqüência o juiz ou a autoridade legal admitirá que a audiência pode ser um procedimento traumático e irá estruturar a audiência de forma a diminuir o trauma para o indivíduo e para a família ou partes interessadas.

Uma pessoa que foi declarada incompetente pode ser encaminhada a um hospital ou serviço como paciente voluntário com aprovação por escrito do tutor da pessoa. Todavia, como descrito acima, a indicação do tutor é com freqüência uma questão complicada. Uma solução preferida é uma procuração judicial. Essa deve ser dada livremente e, quando dada, a pessoa deve ser competente. Uma procuração judicial limita a autoridade que ela anuncia no documento. Na maior parte dos estados, uma procuração judicial fornecida por uma pessoa competente imediatamente é invalidada quando a pessoa torna-se incompetente. Todos os tipos de procuração judicial são revogáveis. Se uma pessoa idosa está correndo risco de tornar-se mentalmente incapacitada no futuro, é recomendável estabelecer o que é chamado de *procuração judicial duradoura*.

Por vezes, os serviços de proteção são necessários para os idosos pelo fato de um tutor não ter sido identificado. Nesses casos, um *conservadorismo* denota a condição na qual a justiça oferece controle sobre a propriedade de uma pessoa ou da pessoa no lugar de tutor.

Orientações Antecipadas, Desejos em Vida e Apoio em Vida

Um penúltimo testamento ou testamento "em vida" foi declarado um instrumento ou procedimento legal em muitos estados. Um testamento em vida é um documento escrito preparado e assinado por uma pessoa enquanto mentalmente competente. Ele especifica as circunstâncias sob as quais uma pessoa irá permitir a cessação de tratamento extraordinário para prolongar a vida e permitir que a morte ocorra de acordo com a progressão natural da sua doença. Um penúltimo documento ou testamento em vida pode incluir instruções que, no caso de o indivíduo tornar-se mentalmente incompetente, ele deseje participar na atividade de pesquisa que mesmo tendo pouca ou nenhuma probabilidade de benefício terapêutico pessoal para ele, poderia contribuir para o entendimento do processo de doença e beneficiar a vida de outros. Um testamento em vida é um componente importante do registro médico, principalmente para aquelas pessoas com doença terminal. Ele deve ser adequadamente assinado, de conformidade com as leis do estado. A existência desse documento não só é de grande conforto para o paciente, mas permite que o médico comporte-se de acordo com o desejo do mesmo e reduza consideravelmente a carga e conflitos emocionais para a equipe de enfermagem e apoio de uma instituição, assim como para os entes queridos do paciente.

Uma variante do testamento em vida, e um procedimento necessário na admissão hospitalar, é a diretiva médica antecipada. Na vigília da decisão da Corte Suprema dos Estados Unidos no Departamento de Saúde Cruzan *versus* o Estado do Missouri, o Congresso dos Estados Unidos em 1991 decidiu reforçar o direito de um indivíduo de recusar qualquer e toda intervenção médica, incluindo medidas para a manutenção da vida. Foi decretado no Ato de Autodeterminação do Paciente (1991) que todos os hospitais, serviços de enfermagem, programas hospitalares e organizações para a manutenção da saúde que servem aos pacientes do *Medicare* e *Medicaid* devem oferecer a cada um de seus pacientes adultos informações escritas a respeito de seus direitos de tomar decisões a respeito de seus atendimentos médicos. Essas informações devem ser coerentes com as leis do estado, e os pacientes devem estar cientes de que eles têm o direito de fazer um testamento em vida ou uma procuração judicial duradoura.

Entretanto, essas orientações antecipadas foram acompanhadas por numerosas complicações. Com freqüência um testamento em vida não é suficientemente específico para que um médico ou juiz de paz num atendimento de saúde tome uma decisão firme. Modificações que se seguiram ao ato inicial incluíram o desenvolvimento da procuração judicial durável dos atendimentos de saúde (persistindo quando incompetente ou incapacitado) e o adendo chamado *diretiva médica*. A diretiva médica é composta de uma lista de procedimentos específicos e do que deve ou não ser implementado caso ocorra a situação. Exemplos são reanimação cardiopulmonar (RCP), respiração artificial, nutrição artificial, hidratação artificial e assim por diante. A importância de ter esses tópicos específicos reflete-se numa série de publicações que surgiram desde aquela época. Para os pacientes tomarem uma decisão informada, é necessária educação; especificamente, os pacientes devem saber suas chances de sobrevivência depois de determinadas intervenções. Se eles sobrevivem a uma intervenção, qual é a expectativa de vida e a qualidade de vida sob essas circunstâncias? Assim, o uso de orientações antecipadas para pessoas idosas permanece relativamente baixo. A educação não parece aumentar significativamente o uso destas orientações. As razões mais comuns para o não-uso são mais complexas que a falta de informações ou a falta de estímulo pelos profissionais de saúde. Existe uma diferença significativa entre as pessoas *dizerem* que estão interessadas e apoiarem, ou mesmo dizerem que querem que as orientações antecipadas sejam implementadas e o seu *desejo de assinar um documento legal* especificando quais procedimentos serão feitos para seu próprio cuidado. Elas não passam pelas etapas relativamente fáceis de execução. Parece que as pessoas idosas com freqüência acatam a atitude por acreditarem que seu estado atual não necessita urgentemente de orientações antecipadas. Além disso, alguns supõem que se sua condição se modifica abruptamente, podem ser tomadas as decisões pelos membros da família. Entre algumas pessoas idosas existe a preocupação de que o testamento em vida ou a diretiva antecipada possam ser mal-utilizados, e que um compromisso feito hoje poderia ser alterado por avanços médicos amanhã.

Houve numerosas discussões com respeito à motivação por parte do indivíduo para fazer orientações antecipadas. Existe a pergunta recorrente: "O indivíduo está interessado em evitar a dor e o desconforto prolongado?" "A diretiva é altruísta, no sentido de ajudar outros indivíduos a reduzirem os custos do atendimento de uma pessoa que está na fase terminal de uma doença, ou em estado vegetativo?" O fator altruísta é importante, por indicar o desejo do paciente de se sacrificar para reduzir o estresse e os custos financeiros para os outros.

Foram feitos estudos para determinar como a ordem *do-not-resuscitate* (DNR) (não reanimar o paciente) é utilizada, e como essas ordens afetam os custos dos atendimentos de pacientes que morrem durante uma baixa hospitalar. Em um desses estudos, Baksoud e colaboradores (1993) descobriram que todos os pacientes que morreram sob as ordens de DNR tinham uma despesa total média de US$ 57.334. Entretanto, aqueles pacientes que tinham a ordem escrita durante a hospitalização apresentavam uma despesa média muito mais alta (US$ 70.193) que os admitidos com uma ordem DNR (US$ 10.631). Infelizmente, esse estudo não especifica as condições preexistentes e não esclarece se os pacientes com ordens DNR na pré-admissão eram pacientes com admissões anteriores e maior conhecimento de seu prognóstico ruim. É observado que aqueles pacientes que morreram sem nunca terem emitido uma ordem DNR apresentavam custos mais baixos de hospitalização que os que morreram depois de uma ordem DNR ter sido escrita.

Pode ser uma ilusão o fato de que um maior uso de orientações antecipadas irá reduzir os custos de forma substancial. Num recente estudo, Emmanuel e Emmanuel (1994) observaram que o fato de enfocarem as despesas do *Medicare* distorce os custos da morte. Além disso, eles observaram que se todos os americanos recusassem as intervenções agressivas a pacientes internados, ou escolhessem atendimento em hospitais psiquiátricos, haveria uma economia total de 3,3% nos gastos de todos os atendimentos à saúde, enquanto as economias seriam de 6,1% das despesas do *Medicare*. A situação é posteriormente complicada pela falta de previsão do processo da morte, as modificações das práticas médicas (principalmente quando muitos pacientes morrendo não possuem ordens de reanimação) e a falta de "evidência empírica indicando que os pacientes recebem mais tratamento que o desejado"

(p. 540). Todavia, o médico é ainda confrontado com a decisão de quando interromper os esforços de manutenção da vida.

Um relato de 1992 sugeriu que o custo para tratar pacientes com doenças que ameaçam a vida e que foram antecipadamente orientados, quando comparados a um grupo-controle de pacientes que não receberam essa orientação, não apresenta efeitos positivos ou negativos destas orientações. Incluídos nesta avaliação de possíveis diferenças estavam os tratamentos médicos, despesas e outras variáveis como funcionamento cognitivo, satisfação do paciente e qualidade de vida (Schneiderman et al., 1992).

Uma decisão quanto à interrupção dos esforços de manutenção da vida deve seguir algumas orientações: 1) o paciente não deve ter um transtorno psiquiátrico temporário, mas tratável que esteja influenciando a decisão; 2) a decisão deve ser cuidadosamente considerada e não impulsiva — deve-se insistir num considerável período de tempo para pensar antes da decisão ser tomada; 3) não deve haver nenhuma influência indevida por direito ou herdeiros, principalmente os que financeiramente se beneficiariam da morte do paciente; 4) o paciente deve compreender os riscos e benefícios que têm relação com a manutenção do atendimento e tratamento contínuos; 5) em algumas situações incomuns um paciente deve ser mantido vivo para permitir uma avaliação completa e a resolução de certos problemas, especialmente os legais. É normal algum grau de irracionalidade.

Deve-se ter em mente que o juiz escolhido pelo paciente pode ter uma considerável dificuldade para tomar uma decisão, considerando-se que o juiz deve tentar integrar os valores do paciente em seu próprio sistema de valores. Além disso, por vezes o juiz pode ser incompetente. Infelizmente, não existe um procedimento claro para se lidar com juízes incompetentes, e a consulta legal certamente é justificada. Entretanto, sob essas circunstâncias, parece preferível manter o paciente vivo aguardando uma determinação judicial.

Eutanásia e Suicídio Assistido

De acordo com o *Merriam-Webster's Collegiate Dictionary* (1994), a eutanásia é

> o ato ou prática de matar ou permitir a morte de indivíduos doentes sem esperança ou com déficits (...) de forma relativamente sem dor por razões de compaixão.

No *Stedman's Medical Dictionary* (1990), ela é definida como

> uma morte calma e sem dor; o ato de matar intencionalmente uma pessoa com uma doença incurável ou que provoque muita dor. (p. 544)

Estas duas definições não esclarecem o envolvimento do paciente no processo de decisão. Há 20 anos, ocorreu uma intensa discussão na Holanda devido a um caso no qual um médico administrou, a pedido do paciente, uma dose letal de medicação a uma mulher sofrendo de uma doença terminal. Subseqüentemente, foi descoberto que a eutanásia é amplamente praticada em casos de doenças terminais naquele país. Em muitas situações parece que a prática foi mais bem chamada de suicídio assistido, em vez de "eutanásia solicitada por pacientes clinicamente doentes" (Huyse e van Tilburg, 1993, p. 733). Depois de um longo debate em janeiro de 1990, um representante da justiça da Holanda formou um comitê para avaliar a extensão da prática da eutanásia na Holanda e as circunstâncias que envolvem essa prática. A definição de eutanásia foi "o término intencional da vida por outra pessoa que a não-envolvida na solicitação da pessoa por meio de prescrição, oferta ou administração de drogas" (Huyse e van Tilburg, 1993, p. 733). Estavam faltando dados confiáveis na época. Em 1990 foi estimado que a eutanásia era responsável por 1,8% de todas as mortes na Holanda. Dos 2,300 casos de eutanásia, 1,500 foram realizados por clínicos gerais fora dos hospitais. O suicídio assistido por médicos foi relatado em outros 400 casos. Os pacientes com câncer eram responsáveis pela maioria dos envolvidos em eutanásia, e a idade foi o segundo fator mais associado. Em 1990 foram formuladas orientações para os médicos que fazem a eutanásia a pedido de pacientes fisicamente doentes. Deve ser feito um relato com quatro partes: três partes com questões que envolvem o paciente, e a quarta parte abordando como foi feita a eutanásia. As atitudes e o registro da eutanásia são obviamente influenciados por procedimentos legais e valores culturais e individuais. Essa é outra consideração importante quando alguém está comparando definições e implementações de uma nação com as de outra.

Nos últimos anos nos Estados Unidos o papel do Dr. Jack Kevorkian no suicídio assistido resultou em considerável debate e diferenças de opinião na população, no governo, no sistema jurídico e entre os médicos. No momento, o Comitê de Ética da Associação

Americana de Psiquiatria concorre com a posição da Associação Médica Americana: de que é inadequado para os médicos participarem de execução e quaisquer outros procedimentos que propositadamente provoquem a morte de um paciente. Além disso, "o suicídio assistido por um médico, como a eutanásia, é contrário à proibição tradicional do uso de ferramentas médicas para provocar a morte do paciente" (*American Medical Association*, 1991, p. 60).

É evidente a complexidade do debate. Os psiquiatras geriatras são e estarão envolvidos. As questões devem ser esclarecidas e deve ser dada atenção ao dilema moral de "como melhor permitir às partes honrar seus próprios valores sem a coação anulando os outros" (Haavi Morreim, 1994, p. 34).

Referências

American Medical Association. *Code of Medical Ethics*. Chicago, IL, American Medical Association, 1991.

Baksoud A, Jahnigen D, Skibinski C. Do-not-resuscitate orders and the cost of death. *Arch Intern Med* 153:1249-1253, 1993.

Baltes PB. The aging mind: potential and limits. *Gerontologist* 33:580-594, 1993.

Baltes PB & Baltes MM. *Successful Aging: Perspectives From the Behavioral Sciences*. New York, Cambridge University Press, 1990.

Berkman LF & Syme LS. Social network, host resistance and mortality: a 9-year follow-up study of Alameda County residents. *Am J Epidemiol* 109:186-204, 1979.

Blazer DG. *Depression in Late Life*. St. Louis, MO, CV Mosby, 1982a.

―――. Social support and mortality in an elderly community population. *Am J Epidemiol* 115:684-694, 1982b.

―――. *Depression in Late Life*, 2.ed. St. Louis, MO, CV Mosby, 1993.

Busse EW. The presidential address: there are decisions to be made. *Am J Psychiatry* 129:33-41, 1972.

―――. Ethical issues in geriatric psychiatry. *In: Psychiatry*. Edited by Pichot P, Berner P, Wolf R et al. New York, Plenum, pp. 149-153, 1985a.

―――. Mental health and mental illness. *In: Normal Aging III*. Edited by Palmer E, Busse EW, Maddox AW et al. Durham, NC, Duke University Press, pp. 81-91, 1985b.

Busse EW & Blazer DC. (eds.) *Handbook of Geriatric Psychigtry*. New York, Van Nostrand Reinhold, 1980.

Busse EW & Pfeiffer E. (eds.) *Behavior and Adaptation in Late Life*. Boston, MA, Little, Brown, 1969.

Butterfield LH. Benjamin Rush, the American Revolution and the American Millenium. *Harvard Medical Alumni Bulletin* 50:16-22, 1976.

Cole TR. *The Journey of Life: A Cultural History of Aging in America*. New York, Cambridge University Press, 1991.

Conold DE. Codes of medical ethics. *In: Encyclopedia of Medical Ethics*, Vol 1. New York, Free Press, pp. 162-171, 1977.

Cowdry EV. *Problems of Aging: Biological and Medical Aspects*. Baltimore, MD, Williams & Wilkins, 1938.

Detre T. The future of geriatric psychiatry. *Am J Psychiatry* 144:621-625, 1987.

Dyer AR. Assessment of competence to give in formed consent. *In: Proceedings: Conference on Senile Dementia and Related Diseases – Ethical and Legal Issues*. Washington, DC, National Institute on Aging, pp. 227-237, 1982.

Emmanuel E & Emmanuel L. The economics of dying: the illusion of cost saving at the end of life. *N Engl J Med* 331:540-544, 1994.

German PS, Shapiro S, Skinner EA. Mental health of the elderly: use of health and mental health services. *J Am Geriatr Soc* 33:246-252, 1985.

Gruman GJ. A history of ideas about the prolongation of life: the evolution of prolongevity hypotheses to 1800. *In: Transaction Services*; Vol 56, part 9. Philadelphia, PA, American Philosophical Society, 1966.

Gutheil TC. Forensic psychiatry – survey of informed consent – Risk Management Foundation. *American Association of Geriatric Psychiatry Newsletter* 9:84-85, 1987.

Haavi Morreim E. Profoundly diminished life: the casualties of coercion. *Hastings Cent Rep* (jan-feb):33-41, 1994.

Hall GS. *Senescence: The Last Half of Life*. New York, Appleton, 1922.

High DM. Advance directives and the elderly: a study of intervention strategies to increase use. *Gerontologist* 33:342-349, 1993.

Huyse FJ & van Tilburg W. Euthanasia policy in the Netherlands: the role of consultation-liaison psychiatrists. *Hosp Community Psychiatry* 44:733-738, 1993.

King IW. The old code of medical ethics and some problems it had to face. *JAMA* 248:2329-2333, 1982.

Last JM. (ed.) *Public Health and Preventive Medicine*, 11.ed. New York, Appleton-Century-Crofts, 1980.

Merriam Webster's Collegiate Dictionary, 10.ed. Springfield, MA, Merriam-Webster, 1994.

Nascher IL. Geriatrics: the diseases of old age and their treatment. Philadelphia, PA, P. Blokiston's Sons, 1914.

―――. The aging mind. *Medical Record* 157:669, 1944.

Nowlin JB. Successful aging. *Black Aging* 2:4-6, 1977.

―――. Successful aging. *In: Normal Aging III*. Edited by Palmer E, Busse EW, Maddox AW et al. Durham, NC, Duke University Press, pp. 34-46, 1985.

OARS. *Multidimensional Functional Assessment: The OARS Methodology,* 2.ed. Durham, NC, Center for the Study of Aging at Duke University, 1978.

Palmore E. Predictors of successful aging. *Gerontologist* 19:427-431, 1979.

The Patient Self-Determination Act, December 12, 1991 (See APA Updates, December, 1992).

Post F. *The Clinical Psychiatry of Late Life.* Oxford, UK, Pergamon, 1965.

Rodin J. Control and well-being in the elderly. *Science* 233:1231-1274, 1986.

Rowe JW & Kahn RL. Human aging: usual and successful. *Science* 237:143-149, 1987.

Salzman C & Lebowitz BD. (eds.) *Anxiety in the Elderly: Treatment and Research.* New York, Springer, 1991.

Schneiderman L, Kronick R, Kaplan R *et al.* Effects of offering advance directives on medical treatments and costs. *Ann Intern Med* 117:599-606, 1992.

Simmons LW. *The Role of the Aged in Primitve Societies.* New Haven, CT, Yale University Press, 1945.

Stedman's Medical Dictionary, 25.ed. Baltimore, MD, Williams & Wilkins, 1990.

Stieglitz EJ. *Geriatric Medicine: Diagnosis and Management of Disease in the Aging and the Aged.* Philadelphia, PA, Saunders W. B., 1943.

Zinberg NE & Kaufman I. *Normal Psychology of the Aging Process.* New York, International Universities Press, 1963.

Índice Remissivo

Os números de páginas em **negrito** referem-se a tabelas ou figuras.

A Question of Madness, 22-23
AAGP. *Veja* Associação Americana de Psiquiatria Geriátrica
Abdômen, foco no, 253
Abkhazians, 22-23
Absorção gástrica, 55-56
Abstinência
 do uso de drogas, 358
 de álcool, 350-351, 352-353
 social, em populações de instituições de saúde, 419
Abstinência por substâncias, sintomas psicóticos e, 277
Acatisia, 366
 em populações de instituições de saúde, 419
 interferência na adesão à medicação, 282
Acetofenazina, 366
Acetil-CoA. *Veja* Acetilcoenzima A
Acetilcolina (Ach), 77, 88, 89-92, 100
Acetilcolinesterase (AChE), 89-90
Acetilcoenzima A (acetil-CoA), 89
Acetilsalicílico, ácido 306
Ach. *Veja* Acetilcolina
AChE. *Veja* Acetilcolinesterase.
Acidose respiratória, 207-208
ACTH. *Veja* Adrenocorticotrófico, hormônio
Acuidade, mudanças relacionadas à idade na, 63-66
Acupuntura, 305
Adenosina, 89
Adenosina, cíclica urinária, monofosfato de, 45-46
Adenosina, trifosfato de (ATP), 87
Adesão à, farmacoterapia, 380
Adicção ao álcool, 350
ADL. *Veja* Atividades da vida diária
Adrenal, disfunção, sintomas psicóticos e, 277
Adrenocorticotrófico, hormônio (ACTH), 102-103
Afasia, 178, 225-226
 na demência do tipo Alzheimer, 228
Afeto
 como um fator do estado mental exame, 192
 definição, 192
Aflatoxina, 112

Agitação
 como um fator do exame do estado mental, 192
 como manifestação de
  doença cardiovascular, 206
  hipoparatireoidismo e, 207-208
  em populações de instituições de saúde, 419
Agorafobia, 198, 286-287
 antidepressivos na, 290
AGS. *Veja* Sociedade Americana de Geriatria
AIDS. *Veja* Síndrome da Imunodeficiência Adquirida
AIMS. *Veja* Escala de Movimento Involuntário Anormal
Ajuda, busca de, para transtornos psiquiátricos, 157-160
Alcalose, 207-208
Aconselhamento pastoral, 263
Água, ingesta de,
 recomendações no idoso, 390-391
Álcool
 como um ansiolítico, 289-290
 demência e, 224. *Veja também*
  Álcool abuso/dependência
 efeitos sobre o colesterol, 388-389
 interações com drogas, 350
 propriedades farmacológicas do, 347-348
Álcool, abuso e dependência, 146-147, 148, 150-151, 198, 249
 abstinência, 289-290, 350-351
  interferência com
   a precisão do teste de supressão da dexametasona, 208
  sintomas psicóticos e, 277
 abuso *vs.* dependência, 352
 adicção, 350
 avaliação diagnóstica, 351-352
 características do sono no, 350
 consequências físicas do, 348-350
 diagnóstico diferencial de, 259-260
 extensão dos problemas nos idosos, 345-346
 fatores de risco para, 346-347
 mortalidade e, 349-350
 padrões principais de, 156-157
 predisposição genética ao, 351
 prevalência em idosos, 346
 recuperação do, fatores sociais que afetam a, 156-158

 tolerância, 350
 tratamento para
  abstinência como um primeiro passo na, 352-353
  centros de desintoxicação, 352-353
  grupos de auto-ajuda na, 354
  hospitalar *vs.* ambulatorial, 352-353
  objetivos a longo prazo do, 352-354
  profilaxia com dissulfiram, 352-354
Álcool, uso
 diferenças de sexo no, 31-32
 função cognitiva e, 178-179
 hipotermia e, 56-57
 história de, 345
 transtornos do sono e, 336
Alcoólicos Anônimos, (AA), 354
Alcoolismo. *Veja* Álcool, abuso/dependência
Aldosterona, 44-45
Alfa-metildopa, 190
Alprazolam, 290, 374, 377
Alquimia, 20
Alucinações, 192, 273
 abstinência por álcool e, 352-353
 déficit sensorial e, 279-280
 e demência do tipo Alzheimer, 277
 e sintomas semelhantes à esquizofrenia na velhice, 279-280
 na esquizofrenia de início tardio, 276
Alzheimer, Alois, 78
Alzheimer, Escala de Avaliação da Doença de (ADAS), 231
Aminas biogênicas, 88
Aminas simpaticomiméticas, 289-290
Aminoácidos, como componentes de moléculas de neurotransmissores, 92
Aminocetonas, uso em pacientes idosos, 373
Aminoglicosídeos, efeitos da função renal sobre a dosagem, 53-54
Amitriptilina, 368, 369
 transtornos do sono e, 340
Amnésia, terapia eletroconvulsiva e, 266
Amoxapina, 369
Analgesia controlada do paciente (PCA), 306
Analgésicos, 306
 interações com álcool, 350
Andrógenos, 44-45
Andrógenos, depuração de, 47-48
Androstenediona, 47-48
Anfetamina, 372
Angel dust. Veja Fenciclidina

Angina pectoris
  hipotireoidismo e, 46-47
  transtornos de ansiedade e, 288-289
Anosmia, 225-226
Anoxia, demência e, 224
Ansiedade
  hipoglicemia e, 207-208
Ansiedade crônica, sintomas de,
  buspirona e, 290
Ansiedade, escalas de avaliação da, 289-290
Ansiedade, Inventário de Beck sobre, 289-290
Ansiedade no idoso, 466-467
Ansiolíticos, 190
Anticoagulantes, tipo cumarínicos, interações
  com álcool, 350
Anticonvulsivantes, interações com álcool, 350
Anticorpo, produção auto-antiidiotípica de,
  41-42
Antidepressivos, 190, 248-249, 289-290
  hipotermia e, 56-57
  na demência do tipo Alzheimer, 231-232
  transtornos de ansiedade e, 290-291
  tratamento de *delirium* noturno com, 337
  uso em pacientes idosos, 368, 375
  uso indevido de, em asilos, 421-422
Antidepressivos cíclicos, distúrbios do sono e,
  339
Antidepressivos tetracíclicos, uso em idosos,
  368-371
Antidepressivos tricíclicos (ADTs), 190
  arritmias cardíacas e, 206, 207-208
  cardiotoxicidade e, 206
  elaboração diagnóstica do abuso de drogas
    e, 357
  hipotensão ortostática e, 206
  níveis plasmáticos e, 203
  precipitação de sintomas depressivos, 255
  resposta de pacientes com depressão
    psicótica, 212-213
  transtorno afetivo sazonal e, 253
  transtornos do humor e, 263-264
  transtornos do sono e, 338-339, 340
  uso em pacientes idosos, 368-371
Anti-histamínicos, 289-290, 291, 378
  transtornos do sono e, 340
Anti-hipertensivos, transtornos do sono e, 335
Antioxidantes, vitaminas, 391-392
Antipsicóticos
  cardiotoxicidade dos, 207-208
  efeito colateral de, 366
  mau uso de, em instituições de saúde, 421-422
  na demência do tipo Alzheimer, 232
  tratamento do *delirium* noturno com, 337
  uso nos pacientes idosos, 365-367
Aorta, esclerose da, 48-49
Apatia
  em populações de instituições de saúde, 419
  na demência do tipo Alzheimer, 228
Apnéia do sono, síndrome,
  depressão e, 259
Apnéia obstrutiva do sono, 336
Apoio familiar, avaliação do, 191-192
Apolipoproteína E4 (apo-E),
  demência do tipo Alzheimer e, 82, 115
Apoptose, 77
Apraxia, 178, 225-226
  na demência do tipo Alzheimer, 228
Aprendizado, capacidade de, envelhecimento
  e, 126-128
Aptidão aeróbica, distúrbios do sono e, 341
Aptidão física, efeito sobre a função cardíaca
  nos idosos, 48-49

Arritmias cardíacas
  antidepressivos tricíclicos e, 206
  antidepressivos tricíclicos e, 206, 207-208
  hipotermia e, 56-57
  neurolépticos e, 207-208
  transtornos de ansiedade e, 288-289
Arritmias ventriculares
  terapia eletroconvulsiva e, 266
Arteriosclerose *vs.*
  aterosclerose, 43-44
Arterite temporal, sintomas psicóticos e, 277
Artrite, fatores comportamentais e, 130-131
Artrite reumatóide, fatores comportamentais
  e, 130-131
Asilos. *Veja também* Cuidados a longo prazo;
  populações de asilos
  assistência à saúde mental, modelo de
    oferecimento de serviços, 424-428,
    432
  em, 420-422
  emendas da reforma, 422
  estudos sobre intervenções psicológicas,
    428-432
  padrões clínicos de transtornos
    psiquiátricos em, 418-422
  perspectivas epidemiológicas sobre, 417
  populações em
    problemas relacionados com a falta de
      serviços de saúde mentais,
      regulamentos federais e atendimento
      psiquiátrico em, 422-424
    unidades de cuidados especiais em, 423-
      425
Aslan, Professora Anna, 21-22
Aspartato, 89
Aspirina, 306, 380
  efeitos nutricionais da, 387
Associação Americana de Psiquiatria
  Geriátrica, (AAGP), 467
Associação Internacional de Gerontologia,
  466-467
Ataxia
  deficiência de tiamina e, 239
  no complexo de demência da Síndrome da
    Imunodeficiência Adquirida (AIDS),
    236-237
Ataxia telangiectásica, associação com o
  processo de envelhecimento, 30-31
Atenção, 121-123
  déficit de, 235-236, 336
Atenção dividida, 121-123
Atenção seletiva, 121-123
Atendimento psiquiátrico a adultos, 469-470
Atenolol, 51-52, 291
Aterosclerose
  vs arteriosclerose, 43-44
  modificação da dieta e, 388-389
  risco aumentado depois da menopausa, 43-
    44
Atividade física, reduzida, hipotermia e, 56-57
Atividades da vida diária (ADL)
  escalas, 58-59
  prejuízo, relação com transtornos
    psiquiátricos, 148-151
Atividades em grupo, 408, 409
Atividades religiosas
  influência sobre a depressão, 249-250
  transtornos psiquiátricos e, 148
Atrial, fibrilação, hipotireoidismo e, 46-47
ATP. *Veja* Adenosina, trifosfato de
Atrofia cerebral, avaliação com Tomografia
  Computadorizada, 209
Atrofia gástrica, *vs* gastrite atrófica, 411

Audição, alterações relacionadas à idade, 68-
  70
Aurora, 17
Auto-estima, perda da, nos transtornos
  distímicos, 253-254
Auto-imune, doença, incidência reduzida
  entre os idosos, 41-42
Avaliação funcional, 58-60
Azapironas, 289-290

Bacon, Roger, 19, 20
Barbitúricos, 289-290
  efeitos nutricionais da, 387
  interferência com a exatidão do teste de
    supressão da dexametasona, 208
  transtornos do sono e, 338-339
Barton, Walter E., 24-25
BDI. *Veja* Depressão, Inventário de Beck sobre
Behavior and Adaptation in Late Life, 466-
  467
Benzodiazepinas, 289-290, 290, 365, 377-378
  abuso de, 357
  depressão e, 255
  efeitos sobre a norepinefrina, 97
  interferência na precisão do teste de
    supressão da dexametasona, 208
  na demência do tipo Alzheimer, 232
  sintomas de abstinência, 357
  sintomas de toxicidade, 357
  transtornos do sono e, 338-339, 339
  tratamento de *delirium* noturno com, 337
Beta-adrenérgica, estimulação, resposta dos
  idosos a, 49-50
Beta-amilóide, papel na patogênese da
  demência do tipo Alzheimer, 81-82,
  233
Beta-amilóide, proteína solúvel precursora do
  (sbPP)
  no diagnóstico da demência do tipo
    Alzheimer, 228
Beta-bloqueadores, 190, 289-290, 378
  ansiedade somática e, 291
  depressão e, 255
  tratamento do *delirium* noturno com, 337
Beta caroteno, 28-29, 391-392
Beta-endorfina, 102-103
Biliar, trato, 55-57
Binswanger, doença de, 83
Biofosfonatos, 48-49
Biomédicos, testes. *Veja* Avaliação diagnóstica
  do paciente geriátrico, teste
  laboratorial
Biossenescência. *Veja* Envelhecimento
BPRS. *Veja* Escala de Avaliação Psiquiátrica
  Breve
Braceland, Francis, 25
Bradicardia sinusal, hipotermia e, 56-57
Bradicinesia, na demência complexa da
  Síndrome da Imunodeficiência
  Adquirida (AIDS)
Bradicinina, 100
Brinkley, John Romulus, 18-19
Bromocriptina, 367
Bromosulfoftaleína, teste de retenção da, 55-
  56
Brown-Séquard, Dr. Charles Edouard, 18-19
Bupropion, 263-264, 290, 373
Buspirona, 290, 373, 374, 378
  na demência do tipo Alzheimer, 232
Busse, Ewald W., 466-467
Butirofenonas, 366

Cafeína, transtornos do sono e, 336
CAGE questionário, para a identificação de problemas com álcool, 351
Calcitonina, 48-49
Cálcio, 389-390, 390-391
Calores, ondas de, na menopausa, 47-48
cAMP. *Veja* Adenosina, cíclico urinário, monofosfato de
Câncer
 de pulmão, nas mulheres pós e pré-menopausa, 41-42
 depressão e, 256
 diferenças de sexo na mortalidade por, 31-32
 e interferência no aparecimento de febre, 56-57
 efeito sobre as necessidades nutricionais, 386
 interferência com a precisão do teste de supressão da dexametasona, 208
 modificação da dieta e, 388-389
 síndrome de Werner e, 35-36
 transtorno de ansiedade e, 259-260
 vitamina E e, 391-392
Câncer, identificação do, recomendações para os idosos, 59-60
Carbamazepina, 365, 374, 375
 interferência na precisão do teste de supressão da dexametasona, 208
 na demência do tipo Alzheimer, 232
 transtorno afetivo sazonal e, 253
Carbidopa, transtornos do sono e, 338-339
Carboidratos, intolerância na velhice, 45-46
Carboidratos, alterações do metabolismo relacionadas à idade, 44-46
Carboidratos, recomendações da dieta em pessoas idosas, 390-391
Cardíaca, doença isquêmica
 diferenças de idade na incidência de, 32-33
 diferenças de sexo na, 31-32
 mortalidade atribuída ao tabagismo na, 32-33
Cardíaca, freqüência, 48-49, máxima, 49-50
Cardíaca, insuficiência
 efeitos sobre as necessidades nutricionais e, 386
 modificação da dieta e, 389-390
Cardíaca, insuficiência congestiva
 efeito sobre as necessidades nutricionais, 386
 hipotermia e, 56-57
 hipotireoidismo e, 46-47
 modificações na dieta e, 389-390
Cardíaco, *output,* 48-49, 49-50
Cardiotoxicidade,
 de antidepressivos tricíclicos, 206
 de drogas antipsicóticas, 207-208
Cardiovascular, doença
 depressão e, 255, 256
 fatores comportamentais e, 130-131
 manifestações psiquiátricas de, em pacientes geriátricos, 206
 modificação da dieta e, 388-389
CARE. *Veja Comprehensive Assessment and Referral Evaluation*
Carrel, Alexis, 20-22
Casamento, tendências do, na velhice, 309
CAT. *Veja* Colina, acetiltransferase
CAT *scan. Veja* Tomografia computadorizada
Cataratas, 43-44, 63-64
 síndrome de Werner e, 35-36, 111
Catecol-O-metil-transferase (COMT), 93
Catecolaminas, 44-45, 88, 93
 hipotermia e, 56-57

Cefaléia, terapia eletroconvulsiva e, 266
Cefalorraquidiano, líquido (LCR), testes bioquímicos do, 208-209
 usos recomendados dos, 209
Cegueira, por catarata, 43-44
Célula, imortalidade da, mito da, 20-22
Células eucarióticas, 111
Celulares, teorias, do envelhecimento, 27-28
Centenários, 18-19, 22-23
 estudos envolvendo, 131-132
Centro para o Estudo da Saúde Mental no Envelhecimento, 467
Centros de Tratamento e Diagnóstico da Doença de Alzheimer, estado da Califórnia, 234
Cerebral, infecção, exame do fluido cerebroespinhal e, 209
Cerebral, orgânica, síndrome. *Veja* Transtornos cognitivos.
Cerebral, tumores
 demência e, 234-235
 sintomas psicóticos e, 277
Cerebrovascular, acidente. *Veja* Derrame cerebral
Cerebrovascular, doença, 78
Cérebro-vasculite reumatóide
 demência e, 227
CES-D. *Veja* Escala de Depressão do Centro de Estudos Epidemiológicos
Cetoacidose, hiperglicemia e, 207-208
CHD. *Veja* Doença Cardíaca Coronariana
Checklist de Sintomas — Revisado de 90 (SCL-R), 289-290
Cicero, 22-23
Ciclandelato, 379
CID. *Veja* Classificação Internacional das Doenças
CIDI. *Veja* Entrevista Diagnóstica Internacional Composta
Cifose, 389-390
Circadiano, fisiologia, do sono, 334-335
Circadiano, ritmo
 dessincronização do, 251
 instável, interferência com a precisão do teste de supressão da dexametasona, 208
Cirrose, abuso de álcool e, 348
Classificação Internacional das Doenças (CID), 198
 CID-24
 transtorno hipocondríaco na, 295, 296
 transtorno somatoforme da dor persistente, 302-303
Claudicação, modificação da dieta e, 388-389
Climatério masculino, 46-48
Clínica, doença, depressão e, 255
Clinical Psychiatry of Late Life, 466-467
Clomipramina, 290, 369
Clonazepam, transtornos do sono e, 338-339
Clonidina, 190
 depressão e, 255
 efeitos sobre o hormônio do crescimento, 251
Clorazepato, 290, 377
Clordiazepóxido, 290, 377
Cloreto, níveis anormais de, sintomas psiquiátricos e, 207-208
Clorpromazina, 365, 372
Clorprotixene, 366
Clortalidona, 51-52
Clozapina, 366
Cobalamina. *Veja* Vitamina B_{12}
Cobalto, da dieta, 391-392
Cobre, na dieta, 391-392

Cocaína, síndrome
 associação com o processo de envelhecimento, 30-31
Cochilos, transtornos do sono e, 336
Cognição, déficit, e transtorno depressivo, 250
Cognitivas, alterações,
 hipotireoidismo e, 256
Cognitivo, déficit, 58-59, 198
 Veja também Transtornos cognitivos; Demência
Cognitivo, funcionamento, 121-123
 abuso de álcool e, 349
 escalas de avaliação do, 194-195, 214
 saúde e, 123
Cognitivo, transtornos transitórios, 278
Colágeno, estrutura do, alterações na, com o envelhecimento, 29-30
Colchicina, efeitos nutricionais da, 387
Colecistoquinina, 94
Colesterol, controle do, modificação da dieta e, 388-389
Colesterol, lipoproteína de alta intensidade, 45-46
Colestiramina, efeitos nutricionais da, 387
Colina, 380
Colina, acetiltransferase (CAT), 89, 91
Colina, captação de (transportador), de alta afinidade (HACU), na demência do tipo Alzheimer, 90-91
Colinérgicos, sistemas, **90**
Colinérgica, hipótese da deficiência, na demência do tipo Alzheimer, 229-230
Cólon, 56-57
Coluna espinhal, estimulação da, e controle da dor, 305
Compassionate Friends, 327
Competência, definições legais de, 474-475
Comportamentais, fatores
 artrite e, 130-131
 demência e, 130-131
 derrame cerebral e, 130-131
 diabete e, 130-131
 doença cardíaca coronariana e, 130-131
 dor crônica e, 130-131
 enfrentamento, 130-131
 hipertensão e, 130-131
 tabagismo e, 130-131
Comportamentais, transtornos
 em populações de instituições de saúde, 418
Comportamental, medicina
 aplicações em populações geriátricas, 129-131
Comportamento de risco, diferenças de sexo no, 31-32
Comportamento tipo A, diferenças de sexo no, 31-32
Comportamento, ao tomar as medicações, dos pacientes idosos, 380
Comprehensive Assessment and Referral Evaluation (CARE), 197
Compulsões, definição, 287
COMT. *Veja* Catecol-O-metil-transferase
Comunicação, fatores relacionados a, 198-199
Comunidade, vantagens dos cuidados na, 442-443
 construindo o futuro da, 455-460
 serviços da comunidade e, 444-447
Concentração, déficit na 193, 235-236, 336
Condicionamento aeróbico, em pessoas idosas, 393-394
Conduta agitada, tratamento da, na demência do tipo Alzheimer, 232
Conjugal, separação, relação com transtornos psiquiátricos, 151-152

Confusão, 278
  como uma manifestação de doença cardiovascular, 206
  deficiência de tiamina e, 239
  terapia eletroconvulsiva e, 266
Conselho sobre o Envelhecimento, Associação Americana de Psiquiatria, 466-467
Consentimento informado e o direito de saber, 473-474
Constipação, 56-57, 256
  hipotireoidismo e, 46-47
  nas populações de instituições de saúde, 419
Continuidade, abordagem do envelhecimento, 33-34
Contraceptivos orais, 376
Contraste, sensibilidade ao, alterações relacionadas à idade, 65-66
Convulsões, abstinência do álcool e, 352-353
Cor, percepção da, alterações relacionadas à idade na, 67
Cor pulmonale, 336
Coração, alterações relacionadas à idade, 48-52
Coração, doença do, vestígios de minerais e, 391-392
Cornaro, Luigi, 24
Coronariana, doença arterial, abuso de álcool e, 348
Coronariana, doença cardíaca (CHD)
  fatores comportamentais e, 130-131
  pós-menopausa, 47-48
  vestígios de minerais, 391-392
Corticosteróides, 306
  sintéticos, interferência na precisão do teste de supressão da dexametasona, 208
  transtornos do sono e, 336
Corticotropina, fator liberador de (CRF), 101-102, 104
Cortisol, transtornos depressivos e, 251
Cowdry, Edmund B., 466-467
Creatinina, depuração, 53-54
Crescimento, hormônio do, 251
Creutzfeldt-Jacob, doença de
  demência e, 30-31, 78, 234, 234-236, 236-237
CRF. *Veja* Corticotropina, fator liberador de
Crianças, educação de, relação com o transtorno psiquiátrico, 147
Critérios Diagnósticos de Pesquisa (RDC), 144-145, 174-175, 193, 212-213, 253
Crômio na dieta, 391-392
Crônica, doença, 153-154
  e recuperação de transtornos psiquiátricos, 155-156
  relação com transtornos psiquiátricos, 148
Cronobiológicos, transtornos. *Veja* Sono, fisiologia circadiana do,
Cruzan vs Missouri, Departamento de Saúde de, 475
Cuidadores
  grupos de apoio para, 410-411
  papel na família, 191
Cuidados, fornecimento de
  estresse do, 130-131
  relação com o transtorno psiquiátrico, 149
Cuidados a longo prazo, 440
  financiamento de, 470
Cushing, doença de, interferência na precisão do teste de supressão da dexametasona, 208
Cyavana, lenda de, 19

DA. *Veja* Dopamina
Dados, Conjunto Mínimo de (MDS), 422
DAG. *Veja* Diacilglicerol
Dale, Sir Henry, 88
Dantrolene, 367
DAT. *Veja* Demência do tipo Alzheimer
De-hidroepiandrosterona, 44-45
Delírios bizarros, na esquizofrenia de início tardio, 276
Delírios niilísticos, na depressão psicótica, 253
Delírio de perseguição, síndrome cerebral aguda e, 279
Delirium, 223
  abstinência do álcool e, 352-353
  critérios diagnósticos do DSM-IV de, 236-237
  diagnóstico de, 236-238
  doença sistêmica como causa de, 236-237
  em populações de instituições de saúde, 418-419
  estressores ambientais como uma causa de, 238
  etiologia do, 236-238, 238
  níveis sangüíneos anormais de cloreto, 207-208
  níveis sangüíneos anormais de sódio, 207-208
  nos transtornos esquizofrênicos e paranóides de início tardio, 278-279
  somatostatina e, 102, 104
  super-hidratação e, 207-208
  toxicidade de drogas como causa de, 236-237
  transtornos metabólicos como causa de, 236-237
  tratamento da, 238
  vs. demência, 224
Delirium maníaco, 247
Delirium noturno (do crepúsculo)
  distúrbios do sono e, 337
  etiologia do, 337
  técnicas comportamentais no tratamento, 337
Demência, 78-83, 192, 223. *Veja também* Demência do tipo Alzheimer
  abuso de álcool e, 224, 349
  agitada, 196
  anoxia como causa de, 224
  avaliação da
    beta-bloqueadores na, 291
    buspirona e, 290
  causas reversíveis de, 207-208, 226-227
  cérebro-vasculite reumatóide como causa de, 227
  com tomografia computadorizada, 209
  diagnóstico diferencial de, 224-227
  doença de Creutzfeldt-Jacob como causa de, 234, 236-237
  doença de Hungtington como causa de, 234
  doença de Parkinson como causa de, 234, 234-235
  doença de Pick como causa de, 234, 234-236
  doença do vírus (HIV) da imunodeficiência humana como causa de, 234, 235-237
  doenças dos corpos de Lewy como causa de, 234-235
  e reações paranóides transicionais, 275
  eletroencefalografia, achados na, 212-213
  em populações de instituições de saúde, 418-419
  escalas de avaliação de, 195
  estudos etiológicos da, 176-179
  exame do estado mental, 225-226
  exame físico, 226
  exame neurológico de seleção, 226
  farmacoterapia para, 379-380
  fatores comportamentais e, 130-131
  hematoma subdural como causa de, 226, 227
  hidrocefalia como causa de, 234, 235-236
  hipotireoidismo como causa de, 226, 234, 235-236
  história, 226
  inventário médico, 226
  mau diagnóstico de, 207-208
  multiinfarto. *Veja* Demência vascular
  neurossífilis como causa de, 236-237
  padrões clínicos de, 224
  pressão normal
  prevalência de, 171-175, **172**
  radiação intracraniana e, 234-235
  retardada, 196
  senil, determinantes genéticos da, 30-31. *Veja também* Demência do tipo Alzheimer
  sintomas psicóticos e, 277
  teste de supressão da dexametasona no diagnóstico de, 208
  testes laboratoriais em pacientes com, 207-208
  testes laboratoriais, 226
  tomografia por emissão de pósitron e avaliação da, 211
  toxicidade por droga como causa de, 227
  transtornos do sono e, 337
  tratando ansiedade e agitação com trazodona, 291
  trauma craniano como causa de, 224, 234
  tumor cerebral como causa de, 234-235
  análise de urina, 226
  vascular. *Veja* Demência vascular
  vitamina B_{12} deficiência e, 234-235
  vs. delirium, 224
  vs. depressão, 224-227
Demência agitada, 196
  buspirona e, 290
Demência amnéstica alcoólica, 349
  vs. demência do tipo Alzheimer, 349
Demência degenerativa primária do tipo Alzheimer. *Veja* Demência do tipo Alzheimer.
Demência induzida pelo álcool,
  sintomas psicóticos e, 277
Demência multiinfarto. *Veja* Demência vascular
Demência pré-senil. *Veja* Demência do tipo Alzheimer
Demência retardada, 196
Demência senil. *Veja* Demência do tipo Alzheimer
Demência do tipo Alzheimer, 30-31, 78, 82-83, 88, 223, 227-233, 262
  achados eletroencefalográficos na, 213
  achados neuropatológicos na, 227-228
  alucinações e, 277
  apolipoproteína E e, 115
  conduta disruptiva agitada, tratamento da, 232
  critérios diagnósticos do DSM-IV, 227
  curso clínico, 228
  depressão e, 212-213, 259
  em populações em asilos, 418

Escala de Mattis de Avaliação da Demência na avaliação da, 226
estudos etiológicos da, 176-179
familiar de início precoce, 233
fator de liberação da corticotrofina e, 102-103
fisiopatologia da, 229-232
   anormalidades dos neurotransmissores cerebrais, 229-231
   hipótese da deficiência colinérgica, 229-230
   implicações do tratamento farmacológico, 230-231
genética molecular e, 109, 232-233
grupos de apoio às pessoas que cuidam, 410-411
herança na, 113-114
hipóteses para a patogênese da, 81-82
imagem de ressonância magnética, 210, 226
início precoce *vs.* início tardio, 114, 233
mesilatos ergolóides na, 380
modificações morfológicas na, 79-83
modificações neurológicas na, 76-77
mudança de personalidade na, 128-129
neurônios contendo norepinefrina na, 97
neuropeptídeos e, 77
neurotransmissores químicos e, 90-91, 92
padrão de herança, 113
padrões clínicos da, 224
papel do beta-amilóide na patogênese, 233
precisão do diagnóstico pré-morte, 228-229
prevalência da, 171-175, 172
síndrome de Down e, 115, 178
sintomas psicóticos e, 277
somatostatina e, 102, 104
terapia comportamental na, 405-406
terapia do hidrocloreto de tacrina, 90, 229, 230-231
tomografia por emissão de pósitron e avaliação da, 211
toxicidade por alumínio e, 209
transtornos do sono e, 228, 337
tratamento da, 231-232
unidades de cuidados especiais em instituições de saúde para, 423-230
vasodilatadores na, 379
vs. demência amnésica alcoólica, 349
vs. depressão, 225-226
vs. doença de Creutzfeldt-Jacob, 79
vs. doença de Pick, 79
Demência vascular, 83, 190, 192, 224. *Veja também* Tomografia computadorizada da demência e, 233-234
critérios diagnósticos do DSM-IV de, **233**
definição, 233
diagnóstico de, 233-234
   critérios propostos por Centros de Tratamento e Diagnóstico da Doença de Alzheimer, 234
em populações de instituições de saúde, 418
escalas de avaliação de, 195
imagem de ressonância magnética e, 205, 226, 233-234
interferência com a precisão do teste de supressão da dexametasona, 208
sintomas psicóticos e, 277
vs. demência do tipo Alzheimer, 234
Demográficas, variáveis, e risco de transtornos psiquiátricos, 146-147, 152-153
Deprenil, 371

Depressão, Escala para a Avaliação da, de Carroll
Depressão, Inventário de, Beck (BDI), 195, 218
Depressão. *Veja também* Transtornos depressivos; Transtornos do humor
abstinência, 196
achados na tomografia por emissão de pósitron na, 211
ansiosa, 196
atípica. *Veja* Depressão em outra especificação
cicladores rápidos, e hipotireoidismo, 205
crônica, mau diagnóstico da, 207-208
efeito sobre as necessidades nutricionais, 386
escalas de avaliação para, 195-196
hipocondria e, 297
mista, achados eletroencefalográficos na, 212-213
não especificada em outra parte (NOS), diagnóstico diferencial da, 254
perda e. *Veja* Perda, luto patológico
psicótica
   achados eletroencefalográficos do sono na, 212-213
   antidepressivos tricíclicos e, 212-213, 253
   delírios niilísticos na, 253
   diagnóstico diferencial na, 253
   terapia eletroconvulsiva e, 253
reativa, 253
sintomas de
   secundários ao hipotireoidismo, 207-208
Depressão agitada em populações de instituições de saúde, 418-419
Depressão ansiosa, 196
Depressão atípica. *Veja* Depressão sem outra especificação (SOE)
Depressão delirante, 193
Depressão, Escala de, do Centro de Estudos Epidemiológicos (CES-D), 114, 115, 170, 195, 205, 245
Depressão, Escala de, em Geriatria (GDS), 195-196, 245
Depressão Maior. *Veja* Transtornos depressivos.
Depressão melancólica, na velhice, 252
Depressão psicótica
   antidepressivos tricíclicos e, 212-213, 253
   delírios niilísticos na, 253
   diagnóstico diferencial de, 253
   encefalografia na, 212-213
   sintomas psicóticos e, 277
   terapia eletroconvulsiva e, 253
Depressão reativa, 253
Depressão Unipolar. *Veja* Transtornos depressivos.
Depression in Late Life, 466-467
Depressivos, sintomas
em populações de instituições de saúde, 418
transtornos do sono e, 338-339
Descarboxilase, ácido glutâmico
Desconfiança, 273, 275
Desemprego, transtornos psiquiátricos e, 148
Desenvolvimento humano nos idosos, 400-402
Desidratação
convulsões e, 207-208
delirium e, 207-208
letargia e, 207-208
modificações na dieta e, 388-389

Desinstitucionalização, 440-441
Desintoxicação, centros de, 352-353
Desipramina, 263-264, 290, 340, 369
Desligamento, teoria do, no envelhecimento, 33-34
Desnutrição
conseqüências da, 386-387
hipotermia e, 56-57
interferência com a precisão do teste de supressão da dexametasona, 208
Desoxirribonucleico, ácido (DNA)
descoberta do, 110
mitocondrial, 111-112
nuclear (nDNA), 111
recombinante, 110
Dexametasona, teste de supressão da (DST), 203-204, 205, 208, 225-226, 249, 251, 261
Dextroanfetamina, 374
Diabete melito
apresentação nos idosos *vs.* pessoas, 42-43
depressão e, 255
e perda de visão, 67
fatores comportamentais e, 130-131
hipotermia e, 56-57
modificação da dieta e, 389-390
risco de derrame cerebral, 45-46
síndrome de Werner e, 35-36, 111
Diacilglicerol (DAG), 87
Diastólica, função, 49-50
Diastólico, enchimento, 49-50
Diazepam, 290, 377, 380
abstinência alcoólica e, 351
Dibenzoxapina, 366
Dieta
barreiras para a adequada, 387-389
como intervenção terapêutica, 388-390
como terapia preventiva, 388-389
controle da doença e, 389-391
recomendações para as pessoas idosas, 390-392
Dieta, história, 385
Difenidramina, 291
transtornos do sono, 340
Digoxina, 380
efeitos da função renal sobre a dosagem, 53-54
Diidroindolonas, 366
Diidrotestosterona, 46-48
Diidroxifenilacético, ácido, 93
1, 39-diidróxi-vitamina D_3, 45-46, 55-56
Dilantina, efeitos nutricionais da, 387
Dinorfina, 100
DIS. *Veja* Programa de Entrevista Diagnóstica
Discinesia tardia, 94, 281, 366
Disforia, 192
Dispnéia, 49-50
Disposição à droga, nos idosos, 364
Dissulfiram, 352-354
Distrofia miotônica, associação com o processo de envelhecimento, 30-31
Diuréticos, transtornos do sono e, 335
Diverticulose, modificação da dieta e, 388-389
DNA. *Veja* Desoxirribonucleico, ácido
DNA mitocondrial, papel no envelhecimento, 111-112
DNA recombinante, 110
Doença
aguda, efeito sobre as necessidades nutricionais, 386
comportamento, 57-58
crônica, 153-154

e recuperação de transtornos psiquiátricos, 155-156
  relação com o transtorno psiquiátrico, 148
  sistêmica
    delirium e, 236-237
    modificação da dieta e, 390-391
Doenças
  atípicas ou alteradas
    apresentação nos idosos, 57-58
    coexistência de múltiplas, 57-58
Doença física, oculta, em populações de instituições de saúde, 419
Doença, prevenção nos idosos, 59-61
Dominância genética definida, 109
DOPAC. *Veja* Diidroxifenilacético, ácido
Dopamina (DA), 88, 92, 93-95, 100
Dopaminérgicos, neurônios, vias no cérebro humano, **94**
Dor
  alterações da percepção da dor relacionadas à idade, 70-72
  crônica
    depressão e, 255
    fatores comportamentais e, 130-131
  em populações de instituições de saúde, 419
  técnicas de alívio da dor, 305
  transtorno
    clínica da dor e, 306
    critérios diagnósticos do DSM-IV de, 301-303, **302-303**
    depressão e, 212-305
    implicações clínicas da dor, 304
    somatoforme, critérios diagnósticos do DSM-R para, **302-303**
    técnicas para o alívio da dor, 305
    tratamento da dor crônica, 305-306
Dor crônica
  depressão e, 255, 257-258
  fatores comportamentais e, 130-131
  tratamento da, 305-306
Dorsal, coluna, estimulação da, 305
Doxapina, 340, 368, 369, 370
  transtornos do humor e, 263-264
Down, síndrome de
  associação com o processo de envelhecimento, 30-31, 81, 82, 112, 178
  e demência do tipo Alzheimer, 232
  tomografia por emissão de pósitron e avaliação da, 211
Droga, abuso/dependência
  avaliação diagnóstica do, 357-358
  contribuintes iatrogênicos para a, 357
  etiologia da, 354-355
  extensão do problema, 355-356
  fatores comportamentais e sociais na, 356-357
  tratamento da, 358
Drogas ansiolíticas, 289-290. *Veja também* Transtornos de ansiedade, manejo farmacológico
  efeitos sobre a norepinefrina, 97
DSM. *Veja* Manual Diagnóstico e Estatístico de Transtornos Mentais
DST. *Veja* Dexametasona, teste de Supressão da
Duodeno, 55-56

ECA. *Veja Estudo de Captação de Área Epidemiológica*
ECG. *Veja* Eletrocardiograma
Edema, abuso de álcool e, 349

Educação, 152-153
  relacionamento com transtornos psiquiátricos, 143, 146-147
EEG. *Veja* Eletroencefalograma
Efeitos adversos de drogas, em populações de instituições de saúde, 419
Ejeção, fração de, ventrículo esquerdo, 49-50
Eletrocardiograma (ECG)
  na avaliação do paciente geriátrico, 206-208
  na avaliação dos transtornos do sono, 206
  precauções antes da farmacoterapia, 263-264
Eletroencefalograma (EEG), 204
  achados na demência, 212-213
  achados na depressão mista, 212-213
Eletroencefalograma, do sono. *Veja* Polissonografia
Eletrolíticas, anormalidades, 207-208
  sintomas psicóticos e, 277
Eletromiograma submental. *Veja* Polissonografia
Eletrooculograma, 206. *Veja também* Polissonografia
Eledioisina, 100
Eletrólitos séricos, na avaliação da demência, 226
Elixir da vida, 20
Encefalite, sintomas psicóticos e, 277
Encefalopatia
  alcoolismo e, 238
  sintomas psicóticos e, 277
Endócrina, padrões de secreção, papel nos transtornos depressivos, 251
Endócrinos, alterações
  com o envelhecimento, 27-28
  envelhecimento e, 27-28
Endócrinos, distúrbios, transtornos de ansiedade e, 288-289
Endócrinos, distúrbios, depressão e, 255
Endócrinos, fatores, interferência com a precisão do teste de supressão da dexametasona, 208
Endócrinos, sistemas, alterações relacionadas à idade, 43-45
Endorfinas, 77, 100
Encefalinas, 100
Entrevistas estruturadas, 197-198, 217
Entrevista Clínica Estruturada para o DSM-R (SCID), 198, 217
Entrevista Diagnóstica Internacional Composta (CIDI), 198
Entrevista Estruturada para os Transtornos de Personalidade do DSM-III (SIDP), 217
Entrevista Estruturada para os Transtornos de Personalidade do DSM-R-Revisada (SIDP-R), 217
Entrevista psiquiátrica do paciente geriátrico
  avaliação da família, 190-192
  elementos da, **188**
  entrevistas estruturadas e, 197-198
  escalas de avaliação na, 194-197
  exame do estado mental, 192-194
  fatores da comunicação, 198-199
  história, 187-190
    identificação dos papéis na família, 190-191
Entrevista Tridimensional do Estilo de Personalidade (TIPS), 217
Envelhecimento
  astrologia e, 24
  atitudes em relação ao, 22-24
  bem-sucedido

  psiquiatria geriátrica e, 471-472
  vs. comum, 40-42
  vs. malsucedida, 130-133
  como é se sentir envelhecendo, 24-25
  definição de, 25-31
  fisiologia da
    mudanças relacionadas à idade nos grandes sistemas orgânicos, 43-58
    prematuro, modelos de, 34-36
    revisão da, 39-40
    variabilidade das mudanças entre os indivíduos, 40
    Veja também síndrome de Hutchinson-Gilford; Progeria(s); síndrome de Werner
  homeostase prejudicada e vulnerabilidade aumentada à doença com, 42-43
  inteligência cristalizada e, 32-33
  inteligência fluida e, 32-33
  interação entre
    fisiologia e patologia, 41-44
    mudança funcional e, 57-59
    neuropsicologia, perspectiva sobre a, 125-127
  normal
    subtipos de, 40-42
    vs. mudanças psicológicas, 39
  papel do DNA mitocondrial em, 111-112
  primária, 25-27
  psicologia da, 119-133
  sabedoria e, 32-33
  secundária, 26-27
  telômeros e, 111
  teoria redundante da, 22-23
  teoria social do
    teoria da atividade, estratificação da idade, 33-34
    abordagem da continuidade, 33-34
    teoria do desligamento, 33-34
    homogeneidade e heterogeneidade teorias, 34-35
    teorias dos fatos e estresses da vida, 34-35
    teoria dos grupos minoritários, 34-35
    teoria da modernização, 34-35
  teorias biológicas selecionadas do
    abordagem do acerto, 28-29
    abordagens integrativas, 27-28
    baseadas em órgãos, 27-28
    baseadas na população, 27-28
    envelhecimento meta, 27-28
    genética e, 29-31
    glicosilação, 29-30
    programação biológica deliberada, 28-29
    sistema imune e, 28-30
    teoria da corda do relógio, 27-28
    teoria da eversão, 29-30
    teoria da exaustão, 27-28
    teoria da mutação somática, 27-28
    teoria do "relógio do envelhecimento", 27-28
    teoria do erro, 27-28
    teoria dos radicais livres, 28-29
    teorias celulares, 27-28
    teorias das ligações cruzadas, 29-30
    teorias de programas, 27-28
    teorias estocásticas, 27-29
  teorias psicológicas da, 32-34
    teoria do estágio do desenvolvimento cognitivo do adulto, 32-34
  vantagens do, 25

Envelhecimento bem-sucedido, 40-42
  psiquiatria geriátrica e, 471-472
Envelhecimento normal, 40-42
Envelhecimento prematuro, síndrome de Down e, 112. *Veja também* síndrome de Hutchinson-Gilford; Progeria(s); síndrome de Werner
Eos, 17
EPI. *Veja* Epinefrina
Epilepsia
  ácido glutâmico e, 98
  lobo temporal, transtornos de ansiedade, 289-290
  tomografia com emissão de pósitron e avaliação de, 211
Epinefrina (EPI), 88, 93
EPS. *Veja* Extrapiramidais, efeitos colaterais
Eritromicina, 376
Escala de ansiedade de Hamilton (HAS), 289-290
Escalas de avaliação, 194-197, 214
  de ansiedade, 289-290
Escala de Avaliação de Demência de Mattis, 214
  na avaliação da demência, 226
Escala de Avaliação de Hamilton para Depressão, 196, 218
Escala de Avaliação de Montgomery-Äsberg para Depressão, 196, 218
Escala de Avaliação Geral, 196-197
Escala de Avaliação Global (GAS), 196
Escala de Avaliação Neurocomportamental, 214
Escala de Avaliação Psiquiátrica Breve (BPRS), 196
Escala de Depressão Geriátrica (GDS), 195-196, 245
Escala de Deterioração Global, 214
Escala de Formas de Enfrentamento de Lazarus, 130-133
Escala Geriátrica – Avaliação Clínica da Sandoz (SCAG), 196
Escala de Inteligência de Stanford-Binet, 214
Escala de Movimentos Involuntários Anormais (AIMS), 197
Escalas de sintomas, 170-171
Escape, papel da família de, 191
Esclerose lateral amiotrófica, 76
Esclerose múltipla
  sintomas psicóticos e, 277
  somatostatina e, 102, 104
Escuta ativa, 263
Esôfago, 55-56
Especificidade de testes laboratoriais para transtornos psiquiátricos, 204-205
Esquizofrenia, 146-147, 150-151, 198, 262, 273
  controvérsias em torno do diagnóstico nos idosos, 274
  depressão e, 259
  diagnóstico diferencial de, 259
  efeitos do bloqueio de dopamina na, 94
  farmacoterapia da, 364-365
  perspectivas históricas, 274-275
  somatostatina e, 102, 104
  tomografia por emissão de pósitron e avaliação da, 211
  vs. parafrenia tardia, 364
Esquizofrenia de início precoce, crônica, 275, 276-277
Esquizofrenia de início tardio, 275, 276
Esquizofrenia, sintomas psicóticos semelhantes a, 364

Esquizofrenia, sintomas semelhantes a, na velhice
  avaliação diagnóstica de, 278
  déficit sensorial e, 279
  desconfiança, 275
  diagnóstico diferencial de
    esquizofrenia crônica de início precoce, 275, 276-277
    esquizofrenia de início tardio, 275, 276
    parafrenia tardia, 275, 276
    psicose de causa orgânica, 275, 277
    reação paranóide transicional, 275-276
    transtorno delirante na velhice, 277-278
    transtornos afetivos com padrões psicóticos, 277
  estado civil e, 279-280
  história psiquiátrica familiar e, 279-280
  manejo da perda e, 279-281
  pobre ajuste social e ocupacional e, 279
  tratamento dos, 281-283
Estabilizadores do humor
  tratamento do *delirium* noturno com, 337
  uso em idosos, 375-377
Estado civil, 152-153
  depressão e, 179
  e recuperação de transtornos psiquiátricos, 155-156
  relação com transtornos psiquiátricos, 143, 147
Estado epiléptico, terapia eletroconvulsiva e, 266
Estado Mental, Questionário, 194
Esteróides, 289-290, 376
Esteróides, hormônios, 44-45
Estimulantes, 374-375
Estômago, 55-56
Estradiol, 47-48
Estresse
  crônico, 148, 153-154
  e recuperação dos transtornos psiquiátricos, 154-155
Estresse e enfrentamento, influência da personalidade sobre, 128-129
Estressores ambientais, *delirium* e, 238
Estresse, hipótese do amortecimento do, 150-151, 156-157
Estresse crônico, 148, 153-154
  recuperação de transtornos psiquiátricos, 154-155
  relação com transtornos psiquiátricos, 143
Estressores
  psicossociais
    relacionados à idade, 328-329
    transtorno de ajustamento e, 327-329
  transtorno de ajustamento e, 255
Estrógeno, 389-390
  deficiência pós-menopausa de, 47-48
Estrona, 47-48
Estudo de Captação de Área Epidemiológica (ECA), 171, 198, 273, 334, 346, 418
Estudo sobre os Centenários da Georgia, 131-132
Estudo Longitudinal de Baltimore sobre o Envelhecimento, 466-467
Estudos Longitudinais de Duke sobre o Envelhecimento, 296, 299
Esvaziamento gástrico, 55-56
Etnia. *Veja* Raça/etnia
Eutanásia, 477-478
Exame da Dominância Lateral, 215-216
Exame do Estado Atual (PSE), 171, 197-198
Exame do Estado Cognitivo Neurocomportamental, 214

Exame do Estado Mental, na avaliação psiquiátrica do paciente geriátrico, 192-194
Exame neurológico, na elaboração diagnóstica do idoso deprimido, 261
Executiva, função, déficit na, na demência do tipo Alzheimer, 228
Exercício
  efeitos sobre o sono, 335
  em pessoas idosas
    avaliação da aptidão, 394-395
    avaliação do risco de dano, 394-395
    benefícios da, 395-396
    correlação entre idade e atividade, 392-393
    etiologia da inatividade, 392-394
    iniciação da atividade, 394-396
    perigo do, 395-396
    tipos de atividade, 393-394
  impacto psicológico da, 130-131
Exercício, tolerância ao, diminuída, 256
Extrapiramidais, efeitos colaterais (EPS)
  drogas psicoativas e, 366, 372-373
  medicação antiparkinsoniana para, 379

Facilitador, papel da família de, 190
Fadiga crônica, síndrome da
  depressão e, 255
Fadiga, exercício e, 395-396
Fala
  compreensão da, envelhecimento e, 124-125
  percepção, alterações relacionadas à idade, 68-70
Fala, teste de percepção dos sons da, 215-216
Família, papel da, na avaliação psiquiátrica do paciente geriátrico, 190-191
Farmacocinética, 339
Farmacodinâmica, 339
Farmacoterapia, em populações de idosos
  considerações especiais, 380-381
  considerações gerais, 363-364
  problemas de adesão, 380
Fase do sono avançada
  síndrome, depressão e, 259
Fenelzina, 290, 371, 372, 373
Fenilefrina, 372
Fenilpropanolamina, 372
Fenitoína, 377
  interferência com a precisão do teste de supressão da dexametasona, 208
Fenotiazinas, 207-208, 281, 365
Fentolamina, 372
Fertilidade, relação com transtornos psiquiátricos, 143
Ferro, dieta, 387
  deficiência
    abuso de álcool e, 349
    modificação da dieta e, 389-390
Fibra, na dieta
  modificação da dieta e, 388-389
  recomendações aos idosos, 390-391
Fibroblastos, padrões de, síndrome de Werner e, 35-36
Fibromialgia, depressão e, 255
Fígado, 55-57
  câncer, aflatoxina implicada no, 112
  função, abuso de álcool e, 348
Filtração glomerular, media de, 45-46
Fisostigmina, 380
  uso na demência do tipo Alzheimer, 230

Flexibilidade física, importância para os idosos, 393-394
Fluoxetina, 263-264, 290, 371, 373
    interação com a warfarina, 190
Flufenazina, 291, 366
Flurazepam, 290, 377
Fobias, 285
    específica, 286-287
    social, 286-287
Folato, deficiência, 58-59, 261, 379
    sintomas psicóticos e, 277
Fólico, ácido, 55-56, 387, 391-392
    abuso de álcool e, 349
    função cognitiva e, 178
Folículo estimulante, hormônio (FSH), nos homens idosos, 47-48
Fonte da juventude, lenda, 19, 21-22
Fototerapia, 338-339, 341
    transtorno afetivo sazonal e, 253
Fracasso para a manutenção do peso, em populações de instituições de saúde, 420
Franklin, Benjamin, 465
Fraqueza
    acidose e, 207-208
    hipoglicemia e, 207-208
    hipotireoidismo e, 46-47
    super-hidratação e, 207-208
Fratura de bacia, 389-390
Fratura com compressão de vértebra, terapia eletroconvulsiva e, 266
Freud, Sigmund, 318, 400-401
Frio, intolerância, 256
FSH. *Veja* Folículo estimulante, hormônio
Fumo. *Veja* Tabagismo
Função cardíaca, estudos em idosos, 48-49

GABA. *Veja* Gama-aminobutírico, ácido
GAD. *Veja* Descarboxilase, ácido glutâmico
GAL. *Veja* Galanina
Galanina (GAL), 90
Galton, Sir Francis, 109
Gama-aminobutírico, ácido (GABA), 88, 92-93, 100, 380
Gastrite atrófica, 387
    abuso de álcool e, 349
    vs. atrofia gástrica, 55-56
Gastrintestinal, sistema
    abuso de álcool e, 348-349
    alterações relacionadas com a idade, 55-57
    cólon, 56-57
    esôfago, 55-56
    estômago e duodeno, 55-56
    fígado, 55-56
    intestino delgado, 55-57
    pâncreas, 55-57
    trato biliar, 55-57
GDS. *Veja* Depressão, Escala de, em Geriatria
Gêmeos
    dizigóticos, 109
    monozigóticos, 109
    registros de, 112
Genética
    abuso e dependência de álcool e, 351
    envelhecimento e, 29-31, 109-117
    história de, 109-110
    molecular, 115
    população, 112-115
    quantitativa, definida, 113
Genético, avaliação e aconselhamento, cuidados em relação ao, 116-117

Genograma, na avaliação dos transtornos psiquiátricos em pacientes geriátricos, 189
Genoma Humano, Projeto do, 110
Georgia, República da, centenários na, 22-23
Geriatric Medicine: Diagnosis and Management of Disease in the Aging and the Aged, 466-467
Geriatrics: The Deseases of Old Age and their Treatment, 466-467
Gerocomia, 18-19, 20
Gerontocomia, 23
Gerovital H_3, 21-22, 380
Gerstmann-Straussler, síndrome de, 30-31
Gey, George, 21-22
GFR. *Veja* Filtração glomerular, media de
Ghandi, Mahatma, 18-19
Gilgamesh, mito de, 19-20
Glaucoma, 63-64, 67
Glicina, 89, 92
Glicosilação e envelhecimento, 29-30
Glicose, regulação, modificações da dieta e, 389-390
GLU. *Veja* Glutâmico, ácido
Glutamato. *Veja* Glutâmico, ácido
Glutâmico, ácido (GLU), 89, 92, 98-99, 100
Glutâmico, ácido, descarboxilase (GAD), 92
Gonadotrofina, hormônio liberador da, 47-48
Gordura, recomendações da dieta de idosos, 390-391
Gordura, depósitos corporais, avaliação de, 386
Gravidez, interferência na precisão do teste de supressão da dexametasona, 208
Grupos de apoio, 410
    perda e, 326-327
Grupos de aposentados, 408, 409
Grupo de atividade dramática, 408, 409
Grupos de auto-ajuda, 410
    perda e, 326-327
    tratamento do abuso/dependência de álcool e, 354
Grupos autobiográficos orientados, 409
Grupos de dança, 408, 409
Grupos para escrever, 408, 409
Grupos de música, 408, 409
Grupos de orientação para a realidade, 408, 409-410
Grupos de remotivação/ressocialização, 408, 409
GSA. *Veja* Sociedade de Gerontologia da América
GTP. *Veja* Guanosina, trifosfato de
Guanosina, 87
Guanosina, trifosfato de (GTP), 87

HACU. *Veja* Colina, captação de (transportador), de alta afinidade
Hall, G. Stanley, 455-467
Haloperidol, 281-282, 291, 366, 378
    na demência do tipo Alzheimer, 232
Halstead-Reitan
    Bateria de Testes Neuropsicológicos, 214, 215-216
HAS. *Veja* Ansiedade, Escala de, de Hamilton
HeLa, células, 21-22
Hematócrito, idade e alterações do, 41-42
Hemorragia intracraniana, exame do líquido fluido espinhal e, 209
Hera, 19

Herança
    da demência do tipo Alzheimer, 113-114
    definida, 113
    dos transtornos do humor, 114
Hérnia de hiato, 55-56
Heródoto, 19
5-hidroxindolacético, ácido, 251, 257
Hiperbárico, terapia do oxigênio, 380
Hipersonolência, 336
Hipertrofia cardíaca, 49-50
Hiperboreano, tema, 18-19
Hipotalâmico-pituitário-adrenal, eixo, desregulação do, 251
Histamina, 92, 99-100
    formas de receptores, 99-100
HIV. *Veja* Imunodeficiência humana, vírus da
Hidergine, 379-380
Hidrocefalia
    de pressão normal, demência e, 234, 235-236
    sintomas psicóticos e, 277
Hidrocefalia de Pressão Normal
    demência e, 234, 235-236
Hidroclorotiazida, 380
5-hidroxitriptamina (5-HT). *Veja* Serotonina
Hidroxizina, 291
Hipercalcemia, hiperparatireoidismo e, 207-208
Hiperglicemia, 207-208
Hiperinsulinemia, pós-prandial, 45-46
Hiperinsulinismo, manifestações psiquiátricas de, 207-208
Hipercinesia, 285
Hiperinsulinemia, pós-prandial, 45-46
Hiperparatireoidismo, 45-46
    com cálcio normal, 46-47
    hipercalcemia e, 207-208
    manifestações psiquiátricas de, 207-208
Hipertensão, 49-52
    benefícios do tratamento, 50-52
    em pessoas idosas, 50-52
    fatores comportamentais e, 130-131
    minerais como traço e, 391-392
    modificação da dieta e, 389-390
    sistólica isolada, 49-50
        benefícios do tratamento, 51-52
        riscos de, 50-51
    sistólica transitória,
    sistólica-diastólica, 49-50
    terapia eletroconvulsiva e, 266
Hipertensão sistêmica, 336
Hipertermia, 56-57
Hipertireoidismo, 205, 261
    depressão e, 255, 256
    transtornos de ansiedade e, 288-289
Hiperventilação, 207-208, 285
Hipnose, como um teste para registro, 194
Hipnóticos. *Veja* Hipnótico-sedativos
Hipo-beta-lipoproteinemia, expectativa de vida e, 30-31
Hipocalcemia, manifestações psiquiátricas de, 207-208
Hipocondria
    comorbidade na, 297
    critérios diagnósticos do DSM-IV de, 296
    curso da doença, 299
    depressão na, 297
    descrição de, 295-296
    diagnóstico diferencial de, 259-260
    epidemiologia da, 297-298
    etiologia da, 296
    fatores de risco de, 299

gênese da, 298
grande preocupação com o corpo e, 296
psicodinâmica da, 298-299
psicoterapia breve para, 299-300
remissão, 299
técnicas terapêuticas de, 296-297, 300-302
Hipoglicemia,
manifestações psiquiátricas de, 207-208
transtornos de ansiedade e, 288-289
Hipoglicemiantes orais
interação com o álcool, 350
Hipoparatireoidismo
hipocalcemia e, 207-208
manifestações psiquiátricas de, 207-208
Hipoproteinemia, abuso de álcool e, 349
Hipotálamo, 27-28
mudanças no, com a idade, 27-28
Hipotensão ortostática e,
antidepressivos tricíclicos, 206
Hipotermia
acidental, 56-57
em pessoas idosas frágeis, 42-44
neurotensina e, 100
paradoxal, com sepse, 56-57
Hipotireoidismo, 46-47, 234, 235-236, 261
demência e, 226
depressão e, 255, 256
e depressão cicladora rápida, 205
e interferência com o desenvolvimento de febre, 56-57
hipotermia e, 56-57
subclínica, 207-208
Homossexualidade, envelhecimento e, 311
Homovanílico, ácido (HVA), 93
5-HT. *Veja* Serotonina (5-hidroxitriptamina)
Humor
como fator do exame do estado mental, 192
Humor, síndrome orgânica, diagnóstico diferencial de, 255
Huntington, coréia de, 88
demência e, 234
somatostatina e, 102, 104
tomografia por emissão de pósitrons e, 211
Hunza, centenários em, 22-23
Hutchinson-Gilford, síndrome, 34-36
padrões característicos da, 34-35
transmissão genética da, 112
HVA. *Veja* Ácido homovanílico

Ibn-Snia, 20
Idade
comportamento para busca de ajuda e, 157-158
e distribuição epidemiológica dos transtornos psiquiátricos, 171
e recuperação de transtornos psiquiátricos, 154-155
relação com o transtorno psiquiátrico, 143, 152-153
Idade, mudanças de, e fatores econômico-sociais, 141-142
Ideação persecutória, 273
Igreja, freqüência à, transtornos psiquiátricos e, 148
Imipramina, 290, 369, 370,
ligação, 262
na demência do tipo Alzheimer, 231
IMAOs. *Veja* Monoaminoxidase, Inibidores da
Imaturidade física, síndrome de Hutchinson-Gilford e, 34-35, 112
Imipramina titrada
densidade da ligação a plaquetas, 262
Impotência sexual, 309

Imune, sistema
avaliação da função, 386
diferenças de sexo nas capacidades de, 31-32
efeitos do envelhecimento sobre o, 41-42
teorias do envelhecimento e, 28-30
Imunodeficiência Adquirida, síndrome da (AIDS), 28-29
Imunodeficiência humana, doença do vírus da (HIV), demência e, 234, 235-237
Inatividade
em populações de instituições de saúde, 419
etiologia da, 392-394
Incapacidade funcional, aspectos avaliados
atividades da vida diária, 58-59
condição sócio-econômica, 58-59
deficiência nutricional, 58-59
déficit cognitivo, 58-59
déficit sensorial, 58-59
incontinência urinária, 58-59
perdas, 58-59
quedas e déficit de mobilidade, 58-59
transtornos psiquiátricos e, 148
Incontinência urinária, 58-59
Indolaminas, 88
Infecção
crônica, efeito sobre as necessidades nutricionais, 386
e demência reversível, 207-208
líquido cerebroespinhal e, 209
interferência na precisão do teste de supressão da dexametasona, 208
Infecção afebril, 56-58
Influenza, vírus da, vacinação, 59-60
Informações, déficit de processamento de, abuso do álcool e, 349
Ingesta calórica, perfil ao longo da vida, 386
Ingesta calórica, recomendações para os idosos, 390-391
Inibidores da monoaminoxidase tipo hidrazina, 371
Inosina 3'-trifosfato (IP3), 87
Insônia, 338-339. *Veja também* Sono, transtornos do
farmacoterapia da, 378-379
razões para a intervenção precoce, 334
riscos do tratamento com benzodiazepina da, 340
Institucionalização, alternativas para a, 438-439
custo-eficácia da, 446-453
Instituto geriátrico de Bucareste, 21-22
Instituto Nacional sobre o Envelhecimento, 22-23, 27-28, 467-468
Instituto Soviético de Gerontologia, 21-23
Insulina, 44-45
Intelecto
impacto da atrofia cerebral sobre o, 209
prejuízo do, 193
Intelectual, funcionamento, 121-123
envelhecimento e, 121-123
instrumentos de avaliação do, 214-216
Inteligência
avaliação da, 194
cristalizada, 32-33
fluida *vs.* cristalizada, 126-127
fluida, 32-33
Inteligência cristalizada, 32-33 *vs.* inteligência fluida, 126-127
Inteligência fluida, 32-33
vs. inteligência cristalizada, 126-127
Inteligência, avaliação da
contribuições da, 214
elementos da, 214-216

Intercurso. *Veja* Sexual, atividade
Interleucina-15, produção reduzida de, 57-58
Intestinal, tempo de trânsito, 387
Intestino delgado, 55-57
Intimidade na velhice, 311-313
Intoxicação por alumínio, possível papel na patogênese da demência do tipo Alzheimer, 81. *Veja também* Demência do tipo Alzheimer
Intracraniana, radiação, demência e, 234-235
Iodo, dieta, 391-392
Iodo radioativo, captação de, 261
IP3. *Veja* Inosina 3'-trifosfato
Irritabilidade, na demência do tipo Alzheimer, 228
Isocarboxazid, 372, 373
Isoxsuprina, 379

Journal of Gerontology, 466-467
Juventude, fonte da, 19
Juventude, prolongamento da, 17-23

Kassinin, 100
Kevorkian, Dr. Jack, 477
Klinefelter, síndrome de, associação com o processo de envelhecimento, 30-31
Korsakoff, psicose de, 238

L-dopa, perturbações do sono e, 335-336, 338-339
Lactase, deficiência, modificação da dieta e, 389-390
Lawrence-Seip, síndrome associação com o processo de envelhecimento, 30-31
Lecitina, 380
Lei da Autodeterminação do Paciente, 475
Lembranças, como um processo de memória, 193, 194
Lentes, opacificação das. *Veja* Cataratas
Lepeshinskaya, O. B., 22-23
Letargia
desidratação e, 207-208
hiperglicemia e, 207-208
super-hidratação e, 207-208
Levy, doenças dos corpos de, demência e, 234-235
LH. *Veja* Hormônio luteinizante
Ligação, teoria da
perda e, 318
vs. desligamento, 33-34
Limiar auditivo, alterações relacionadas à idade, 68-69
Lipodisplasia cervical, associação com o processo de envelhecimento, 30-31
Lipofuscina, 27-28, 81
Lipoproteína de alta densidade, 45-46
Lisérgico dietilamida, ácido (LSD), 95
Lítio, carbonato, 365, 371, 375
avaliação diagnóstica do abuso de drogas e, 357-358
transtorno afetivo sazonal e, 253
Lobar, esclerose. *Veja* doença de Pick
Loewi, Otto, 88
Longevidade
diferenças de sexo na, 30-31, 110
DNA mitocondrial e, 111-112
envelhecimento bem-sucedido *vs.* malsucedido, 130-133
fatores ambientais na, 110

490 Índice Remissivo

fatores genéticos na, 110-111
relatada na Bíblia, 18-19
Longevidade relatada na Bíblia, 18-19
Lorazepam, 290, 377
Loxapina, 366
na demência do tipo Alzheimer, 232
LSD. *Veja* Lisérgico dietilamida, ácido
Lúpus eritematoso sistêmico
sintomas psicóticos e, 277
Luria-Nebraska
bateria neuropsicológica, 215-216
Luteinizante, hormônio, no homem idoso, 47-48
"Luto e Melancolia", 318
Luto
fatores de risco para resultados negativos, 322-325
patológico, 255, 319-321
vs. perda, 255
Luto, aconselhamento, 326. *Veja também* Perda, tratamentos da
Luto patológico, *vs.* perda, 255
Luto, terapia do, para idosos, 408-411. *Veja também* Grupos de atividades

Macular, degeneração, 63-64, 67
Magnésio, dieta, 391-392
Malignidades. *Veja* Câncer
Manganês, dieta, 391-392
Mania
achados na tomografia por emissão de pósitrons, 211
episódios na velhice, 247, 250
farmacoterapia da, 365
sintomas psicóticos e, 277
Maníaco-depressiva, doença. *Veja* Transtorno bipolar
Manual Diagnóstico e Estatístico de Transtornos Mentais (DSM), 198, 245, 288-289
DSM-III, 179, 149, 204, 217, 273, 277, 352, 418
Área de Captação Epidemiológica, estudos do, critérios utilizados nos, 273
transtorno de personalidade no, critérios utilizados nas entrevistas estruturadas, 217
transtorno paranóide no, 277
DSM-R, 144-145, 167, 170, 173, 198, 204, 245, 246, 252, 274, 352, 418, 419, 420
categoria dos transtornos sexuais, 306
demência degenerativa primária do tipo Alzheimer, 227
demência multiinfarto, 233
depressão psicótica, 212-213
depressão sem outra especificação (SOE), 254
esquizofrenia de início tardio, 274, 276
hipocondria (neurose hipocondríaca), 295, 297
perda (complicada/não-complicada) no, 255, 319-320
programas de entrevista, critérios utilizados como base para, 171
transtorno afetivo sazonal, 253
transtorno da dor somatoforme, 300, 301-303, **302-303**
transtorno de personalidade, critérios utilizados em entrevistas estruturadas, 217
transtorno delirante no, 277

transtorno distímico, 249
transtorno mental orgânico, 223
DSM-IV, 170, 174-175, 187, 194, 198, 204, 224, 228, 245, 276, 278, 364
categoria dos transtornos cognitivos, 223
critérios de *delirium* devido à condição clínica geral, **236-237**
critérios de demência do tipo Alzheimer, **227**
critérios de demência vascular, **233**
critérios de hipocondria, 295, **296**
critérios de transtorno da dor, 301-303, **302-303**
demência devido a outros transtornos, codificada em, 234
disfunção sexual devido à condição clínica geral, 306
Escala de Avaliação Global como Eixo V, 196
perda (não-complicada), 255
transtorno amnéstico persistente induzido pelo álcool, 238
transtorno delirante, 278
transtornos de ansiedade, 285-287, **286-287**
MAO. *Veja* Monoaminoxidase
Maprotilina, 368, 369, 370
Massa corporal, hipotermia e, 56-57
Maturidade, Maior Projeto de, de Stanford, 466-467
Maximianus, 23
MCMI-I. *Veja* Millon-I, Inventário Multiaxial Clínico de
MCMI-II. *Veja* Millon-II, Inventário Multiaxial Clínico de
MDS. *Veja* Dados, Conjunto Mínimo de
Measure of My Days, The, 400-401
Medéia, 17-19
Medicaid, 160-161, 440, 441, 469, 470
Medicare, 160-161, 440, 469, 470
Sistema de Pagamento Prospectivo (PPS), 424-425
Medicação, custos da, 381
Medicação, história da, importância da, em pacientes geriátricos, 190
Medicações
sintomas de ansiedade e, 289-290
sintomas psicóticos e, 277
Medvedev, Roy, 22-23
Medvedev, Zhores, 21-23
Memória
a curto prazo, 120
a longo prazo, 120
avaliação da, 193-194
avaliação da, instrumentos para, 215-216
disfunção, como um fator do exame do estado mental, 193
déficit, 278
abuso de álcool e, 349
na demência do tipo Alzheimer, 228
terapia eletroconvulsiva e, 266
transtornos amnésticos e, 238
e informações escritas, 123-125
funcionamento, 120-122
envelhecimento e, 120-122
modelos teóricos do, 120-122
modelo de processamento de informações, 120-122
perda, hipotireoidismo e, 46-47
primária, 120
secundária, 120
sensorial, 120
terciária, 120
transtornos de, ácido glutâmico e, 98

vitamina C e, 178
Memória a longo prazo, 120
Memória secundária, 120
Memória terciária, 120
Mendel Gregor, 109
Meningioma, síndrome de Werner, 36
Menopausa, 43-44, 47-48
influência sobre a expectativa de vida, 31-32
terapia de reposição de estrógeno, 48-49
Mensageiro, RNA, dopamina e, 95
Mescalina, 95
Mesoridazina, 365
Metabólicos, transtornos
delirium e, 236-237
Metaencefalina, 94
Metaenvelhecimento, teoria do, 27-28
Metchnikoff, Elie, 18-19
3-Metóxi-hidroxifenilglicol (MHPG), 230
Metildopa, depressão e, 255
Metilfenidato, 263-264, 374-375
Metropolol, 291
MHPB. *Veja* 17-Metóxi-hidroxifenilglicol
Midtown Manhattan Study, 247
Millon-I, Inventário Multiaxial Clínico de (MCMI-I), 216
Millon-II, Inventário Multiaxial Clínico de (MCMI-II), 216
Minerais, dieta
recomendações para pessoas idosas, 390-391
Miniexame do Estado Mental (MMSE), 58-59, 170, 172, 178, 194, 214
na avaliação da demência, 226
Minnesota, Inventário Multifásico de Personalidade (MMPI), 128-129, 204, 215-216, 216
Minnesota-2, Inventário Multifásico de Personalidade de (MMPI-2), 216
Miocárdio, infarto, 388-389. *Veja também* Prevenção da doença cardiovascular
Miocárdio, resposta a estimulação adrenérgica, 49-50
Mioclono, transtornos do sono e, 336
Mioclono noturno, transtornos do sono e, 336
Mixedema, 256
MMPI-2. *Veja* Minnesota-2, Inventário Multifásico de Personalidade
MMPI. *Veja* Minnesota, Inventário Multifásico de Personalidade de
MMSE. *Veja* Miniexame do Estado Mental
Modelo de memória distribuído paralelamente, 121-122
Modelo de memória episódico/semântico, 121-122
Modelo de memória explícito/implícito, 121-122
Modelo de memória de nível de processamento, 121-122
Molindona, 366
Monoaminoxidase (MAO), 93, 251
Monoaminoxidase, atividade da, plaqueta, 262
Monoaminoxidase, Inibidores da, (IMAOs), 263-264
uso em pacientes idosos, 371-373
Morbidade, devido a doença aguda ou trauma, 42-43
Mortalidade
abuso de álcool e, 349-350
apnéia do sono obstrutiva e riscos de, 336
diferenças de sexo em causas de, 31-32
Morte súbita, exercício e, 395-396
Motilidade gástrica, 55-56

Motora, coordenação, déficits na
  na demência do tipo Alzheimer, 228
Motora, hiperatividade, na demência do tipo
  Alzheimer, 228
Movimentos, transtornos dos, transtornos de
  ansiedade e, 289-290
MRI. Imagem por Ressonância Magnética
mRNA. *Veja* Mensageiro, RNA
Murmúrio de ejeção sistólica,
  não irradiado, 48-49
Muscarínicos, receptores, 91, 92
Muscular, cãibra
  super-hidratação e, 207-208
  transtornos do potássio e, 207-208
Muscular, enfraquecimento, abuso de álcool e,
  349
Musculoesqueléticos, danos, exercícios e, 395-396
Mutismo, na demência complexa da síndrome
  de imunodeficiência adquirida
  (AIDS), 235-236

NAMCS. *Veja National Ambulatory Medical
  Care Surveys*
Nanismo, Hutchinson-Gilford, síndrome de, e
  34-35, 112
Narco-análise, como um teste para registro,
  194
Nascher, I. L. 466-467
*National Ambulatory Medical Care
  Surveys* (NAMCS), 159-160
Nei Ching, 305
Neihans, Paul, 18-19
Neomicina, efeitos nutricionais da, 387
Neuroanatomia, 75-78
Neuroléptica Maligna, síndrome, 366-367
  bromocriptina na, 367
  dantrolene na, 367
Neurolépticos, 281, 289-290, 365, 373
  arritmias cardíacas e, 206, 207-208
  em populações de instituições de saúde, 419
  mau uso de instituições de saúde, 421-422
Neuromedin N, 100
Neurônios
  comunicação sináptica entre, 87. *Veja
    também* neurotransmissores
  morte programada dos, (apoptose), 77
  mudanças relacionadas com a idade, 76-77
  processo de plasticidade e, 78
Neuropeptídeo Y, 91, 92, 100
Neuropeptídeos, 77, 89, 100-102, 104,
  colecistoquinina, 94
  famílias de, 100
  fator de liberação da corticotrofina, 101-102, 104
  galanina, 90
  hormônio liberador da tireotropina, 101
  metancefalina, 94
  neuromedina N, 100
  Neuropeptídeo Y, 91, 92, 100
  neurotensina, 94, 100-101
  somatostatina, 77, 91, 92, 102, 104
  substância P, 92, 100
Neuropsicologia geriátrica, 125-127
Neurológica, bateria de avaliação, 215-216
  contribuições das, 214
  elementos da, 214-216
Neuropatia periférica, abuso de álcool e, 349
Neurose depressiva. *Veja* Transtorno distímico
Neurose noturna, 286-287
Neurossífilis
  déficit cognitivo e, 178
  demência e, 236-237

sintomas psicóticos e, 277
Neurotensina, 94, 100-101
Neurotransmissores, 208. *Veja também*
  Neuropeptídeos
  acetilcolina, 77, 88, 89-92, 100
  ácido gama-aminobutírico, 88, 92-93, 100
  ácido glutâmico, 89, 92, 98-99, 100
  adenosina, 89
  aminas biogênicas, 88
  anormalidades na demência do tipo
    Alzheimer, 229-230
  aspartato, 89
  catecolaminas, 88, 93
  critérios dos, 89
  dopamina, 88, 92, 93-95, 100
  epinefrina, 88-93
  glicina, 89, 92
  guanosina, 89
  histamina, 92, 99-100
  norepinefrina, 49-50, 88, 91, 93, 96-98, 100
  papel nos transtornos depressivos, 251
  peptídeo intestinal vasoativo, 92
  processo de transmissão sináptica, **88**
  serina, 89
  serotonina, 88, 91, 92, 95-96, 100
  trifosfato de adenosina, 87
  trifosfato de guanosina, 87
Niacina, deficiência, sintomas psicóticos e,
  277
Nicotínico, ácido, 379
Nicotínicos, receptores, 91, 92
Nifedipina, 377
Nilidrina, 379
Nistagmo, deficiência de tiamina e, 239
NMR. *Veja* Ressonância Magnética, imagem
  de
Noradrenérgico, sistema, déficits no,
  na demência do tipo Alzheimer, 230
Norepinefrina, 49-50, 88, 91, 93, 96-98, 100,
  230, 251
  efeito das drogas ansiolíticas sobre a, 97
Norepinefrina, drogas inibidoras da captação
  de, 97
Normal Psychology of the Aging Process,
  466-467
Nortriptilina, 263-264, 290, 340, 369, 370
NPH. *Veja* Hidrocefalia de Pressão Normal
Nutrição
  em pessoas idosas, 385-387
  função cognitiva e, 178
Nutricional, déficit, 58-59
Nutricionais, necessidades, variação com a
  idade e a saúde, 386-387
Nutricional, estado, documentando o, 385-386

OARS. *Veja Older American Resources and
  Services*
Obesidade, 386
  apnéia obstrutiva do sono e, 336
  modificação da dieta e, 389-390
OBRA. *Veja Omnibus Budget
  Reconciliation Act*
Obsessões, 287
Ocupação
  e distribuição epidemiológica dos
    transtornos psiquiátricos, 171
  relação com o transtorno psiquiátrico, 143,
    147, 152-153
Octreotide, 102, 104
Older American Resources and Services,
  metodologia para a avaliação
  geriátrica, 467

Older American Resources and Services
  (OARS), Questionário
  Multidimensional de Avaliação
  Funcional, 197
Olfato, mudanças relacionadas à idade, 69-71
Olfato, sentido do. *Veja* Olfação
Olhos, movimento rápido dos (REM),
  densidade do, depressão e, 262
  latência, 204, 212-213
  depressão e, 258, 262
  sono, 212-213
Omnibus Budget Reconciliation Act
  (OBRA), 180, 422, 469-470
Opiáceos, antagonistas dos, 380
Opiáceos, interações com o álcool, 350
Opióides, endógenos, 100. *Veja também*
  Dinorfina; Endorfinas; Encefalinas;
  Neuropeptídeos
Organização Mundial de Saúde. *Veja*
  Classificação Internacional das Doenças
Orientações antecipadas, 475-477
Osler, Sir William, 24, 466-467
Óssea, perda, pós-menopausa, 47-48. *Veja
  também* Osteoporose
Osteomalacia, abuso de álcool e, 348
Osteoporose, 48-49
  exercício e, 395-396
  modificação da dieta e, 389-390
  risco aumentado depois da menopausa, 43-44
  síndrome de Werner e, 111
Ovariana, função, menopausa e, 47-48
Oxazepam, 290, 377
Oxido nítrico, condição do neurotransmissor
  de, 89
Oxprenolol, 291
Oxitocina, 100

Paciente identificado, papel da família do, 191
Pagamento Prospectivo, sistema de (PPS),
  424-425
Paladar, percepção do. *Veja* Gustação
Paladar, modificações relacionadas à idade,
  69-70
Palpitações, 285
Pâncreas, 55-57
Pancreática, disfunção,
  sintomas psicóticos e, 277
Pânico, ataques de, 285, 286-287
  antidepressivos no, 290
  benzodiazepinas no, 290
  inibidores seletivos da recaptação de
    serotonina, 290, 291
Papa Inocente VIII, 18-19
Papaverina, 379
Paralisia flácida, 207-208
Paranóide
  delírios, 273
  ideação, síndrome cerebral aguda e, 279
  psicose, 196
  sintomas, tratamento dos, 281-283
  transtornos, início tardio, fatores
    associados a, 278-281
Parafilias. *Veja* Sexuais, comportamento e
  transtornos
Parafrenia, tardia, 274, 275, 276
Parafrenia tardia, sexo e, 279
Paralisia flácida, 207-208
Paranóide, reação transitória, 275-276
Paratireóide
  disfunção, sintomas psicóticos e, 277
  mudanças na função relacionadas à idade,
    45-47

Parestesias
  alcalose respiratória e, 207-208
  distúrbios do potássio e, 207-208
Parkinson, doença de, 88, 94
  com demência, somatostatina e, 102, 104
  como tratamento análogo da demência do tipo Alzheimer, 229
  demência e, 234, 234-235
  depressão e, 255, 257
  hipotermia e, 56-57
  tomografia por emissão de pósitron e avaliação da, 211
Paroxetina, 263-264, 290, 373
PASARR. *Veja* Seleção de Pré-admissão e Revisão Anual dos Residentes
Pausanias, 19
PCA. *Veja* Analgesia Controlada do Paciente
PCP. *Veja* Penciclidina
Pensamento alterado, 278-279
Pensamento, distúrbios do conteúdo do, como um fator do exame do estado mental, 192-193
Pepsinogêneo, secreção de, 55-56
Peptídeo histidina leucina, 100
Peptídeo intestinal vasoativo, 100
Peptídeos neuroativos. *Veja* Neuropeptídeos
Peptídeo, regulado pelo glucagon, 100. *Veja também* Neuropeptídeos; Peptídeo histidinaleucina; Peptídeo histidina metionina; Peptídeo vasointestinal vasoativo
Peptídeos relacionados com o peptídeo pancreático, 100
Peptídeo YY, 100
Percepção
  como um fator no exame do estado mental, 192
Percepção alterada, 278
Perda, 150-151
  complicada, 255, 319-321,
    tratamento da, 325-326
  diagnóstico diferencial da, 252, 254-255
  epidemiologia da, 317, 318
  estudos longitudinais da, 321-322
  farmacoterapia da, 325
  fases de adaptação à, 318-319
  fatores de risco para resultados negativos do luto, 322-325
  grupos de auto-ajuda para, 326-327
  luto patológico, 255, 319-321
  não-complicada *vs.*
    complicada, 255, 319-321
      tratamento da, 326, 327
  perdas múltiplas, 319
  psicoterapia da, 325-327
  sintomas normais da, 254, 319-321
  teorias sobre o ajustamento a perda permanente, 318-319
  transtornos do sono e, 336
  tratamentos da, 325, 327
Perda, sobrecarga, 319
Perda(s)
  fases de adaptação a, 318
  mecanismos de enfrentamento, 279-281
  múltiplas (sobrecarga de perdas), 319
  transtornos de ajustamento e, 328
Perfenazina, 366
Pernas inquietas, transtornos do sono e, 336
Personalidade
  desenvolvimento, padrões de, 127-129
  enfrentamento e, 128-129
  instrumentos para a avaliação, 215-218
  modificações, na demência do tipo Alzheimer, 228

patologia, e transtorno depressivo, 250
tendência coronária, 130-131. *Veja também* Comportamento Tipo A
efeitos sobre as interações e atribuições sociais, 128-130
Peso, perda de
  em idosos deprimidos, 261
  rápida, interferência na precisão do teste de supressão da dexametasona, 208
PET. *Veja* Tomografia por Emissão de Pósitron
Pfeiffer, Eric, 466-467
Pick, corpos de, 82, 235-236
Pick, doença de, 78, 82-83
  demência e, 234, 234-236
Piperidina, 365
Piracetan, 380
Pituitária, glândula, 27-28
  alterações na, com a idade, 27-28
Pituitária posterior, hormônios da, 100. *Veja também* Ocitocina; Neuropeptídeos; Vasopressina
Pliny, 18-19, 19
Pneumococo, vacinação, 59-60
Polipeptídeo pancreático nas aves, 100
Polipeptídeo, peptídeos relacionados, pancreáticos, 100. *Veja também* Polipeptídeo pancreático das aves; polipeptídeo pancreático humano; Neuropeptídeos; Neuropeptídeo Y; Peptídeo YY
Polipeptídeo neuroativos. *Veja* Neuropeptídeos
Polipeptídeo pancreático humano, 100
Polissonografia, 204, 205-206, 262, 338-339
Pobreza, 148
Pool of Youth, 19
Potássio, alterações do, 207-208
PPS. *Veja também* Pagamento Prospectivo, sistema de
Prazepam, 377
Preocupação, 285
Prescrição de drogas, abuso de, 355
Pressão sangüínea, sistólica, 43-44, 49-50. *Veja também* Hipertensão
Probandos, 112
Problemas resolução de, envelhecimento e, 124-125
Problems of Aging, 466-467
Procaína, hidrocloreto de, 21-22
Proclorperazina, 366
Profundidade, percepção da, alterações relacionadas à idade, 65-66
Progeria, 30-31, 34-36, 111. *Veja também* síndrome de Hutchinson-Gilford; síndrome de Werner
Pró-hormônios, 100
Projetivas, técnicas de avaliação, 217-218
Promazina, 365
Propoxifeno, 376
Propranolol, 190, 291, 380
Prostaciclinas, papel na geração da dor, 306
Prostaglandinas, 306
Proteção, fatores de, e transtornos psiquiátricos, 149-151
Proteína
  depósitos corporais de, avaliação dos, 386
  desnutrição, abuso de álcool e, 349
  recomendações na dieta em pessoas idosas, 390-391
Proteínas cerebrais, anormalidades na demência do tipo Alzheimer, 229
Proteínas G, 91
Protocolos de Avaliação dos Residentes (RAPs), 422-424

Protriptilina, 370
PSE. *Veja* Exame do Estado Atual
Pseudodemência, 258
  depressiva, 224-226
  transtornos do sono e, 338-339
Pseudoefedrina, 372
Pseudoefedrina, hidrocloridro, 289-290
Pseudoexoftalmia, síndrome de Werner e, 35-36
Pseudosenilidade, síndrome de Hutchinson-Gilford e, 34-35, 112
Psicanálise, como um teste para registro, 194
Psicodiagnóstico, laboratório, uso dos serviços de, 213-218
Psicométricos, testes. *Veja* Entrevista psiquiátrica do paciente geriátrico, escalas de avaliação na
Psicomotor
  agitação, 278
  retardo, 192, 256, 278
  em adulto deprimidos, 261
Psicose
  farmacoterapia de pacientes com, 364-365
  hipoparatireoidismo e, 207-208
  induzida por problemas orgânicos, 275, 277
  paranóide, 196
Psicoterapia
  de grupo, 325
    temas e questões comuns a, 412-414
  luto e, 325-327
  na velhice
    desafios inerentes a, 401-402
    objetivos de tratamento, 407-408
    perspectivas históricas contra, 400-401
    psicoterapias individuais dos idosos, 403-408
    revisão, 399-401
  perda e,
    considerações práticas da, 413-414
Psicoterapia de apoio, 403
Psicoterapia dinâmica, nos transtornos de ansiedade, 291
Psicoterapia existencial, 407-408
Psicoterapia expressiva de grupo, 409
Psicoterapia interpessoal, 405-408
Psicóticos, sintomas, em populações de instituições de saúde, 418
Psicotrópicos
  mau uso dos, em instituições de saúde, 421-422
  uso entre pessoas idosas, 179, 180
Psilocina, 95
Psiquiatria geriátrica
  conselho para certificação em, 468
  envelhecimento bem-sucedido e, 471-472
  nos Estados Unidos, 465-467
  organizações profissionais e, 466-468
  questões atuais e futuras, 468-469
  questões éticas e legais, 472-478
Psiquiatras geriatras, e saúde pública, 470-471
PTSD. *Veja* Transtorno de Estresse Pós-Traumático
Pulmão. *Veja* Pulmonar, sistema.
Pulmonar
  embolia, transtornos de ansiedade e, 289-290
  envelhecimento e, 42-43
  função e, 42-43
  hipertensão, 336
  insuficiência, efeito sobre as necessidades nutricionais, 386

sistema, mudanças relacionadas à idade, 53-56
   controle da respiração, 54-55
   mecânica, 54-55
   mecanismos de defesa, 54-56
   troca gasosa, 54-55
Pulmonar, congestão venosa, 49-50
Pulmonar, doença, obstrutiva crônica, transtornos de ansiedade e, 289-290

Questionário Abreviado do Estado Mental (SPMSQ), 170, 194
Questionário Tridimensional de Personalidade, 217

Raça/Etnia
   comportamento de busca de ajuda e, 157-158
   e distribuição epidemiológica dos transtornos psiquiátricos, 171
   relação com os transtornos psiquiátricos, 143, 146-147, 152-153
Radiação, intracraniana, demência e, 234-235
Radicais livres de oxigênio, 111, 391-392
RDC. *Veja* Critérios Diagnósticos de Pesquisa
Reanimar, ordem de não, 476
Receptor agonista alfa-adrenérgico, efeitos sobre o hormônio do crescimento, 251
Recessivo, característica genética, 109
Registro, como um processo de memória, 193-194
Rei Davi, 18-19
Rei Esão, 17-19
Reitan-Indiana, Exame da Afasia, 215-216
Reitan-Klove, Exame Perceptivo Sensorial, 215-216
Rejuvenescedores, 18-19
REM. Movimento Rápido dos Olhos
Renal, insuficiência
   e interferência com o desenvolvimento de febre, 56-57
   modificação da dieta e, 388-389, 389-391
Renal, massa
   diminuição da, 45-46
   perda de, com o envelhecimento, 51-52
Renal, sistema, alterações relacionadas com a idade, 51-54
   creatinina sérica, 53-54
   fluxo sangüíneo renal, 53-54
   média de filtração glomerular, 53-54
Renda salarial, 152-153
   relação com transtornos psiquiátricos, 143, 147
Renina, 44-45
Reprodutor, sistema
   alterações relacionadas à idade
     em homens, 46-48
     em mulheres, 47-48
República da Georgia, centenários na, 22-23
Reserpina, 51-52, 373
   depressão e, 255
Resistência periférica, cardiovascular, 48-49
Ressonância magnética nuclear, imagens de (MRI), 203, 209, 210-211
   demência vascular e, 205
   na avaliação da demência, 226
Ressonância Magnética, imagem de (MRI), 203, 209, 210-211
   demência vascular e, 205
   na avaliação da demência, 226

Restrições físicas, em instituições de saúde, 420, 421
Retenção, como um processo de memória, 193, 194
RFLPs. *Veja* polimorfismo de extensão do fragmento com restrição
Rim. *Veja* Sistema renal
Rio da Imortalidade, 19
Rise and Fall of T. D. Lysenko, 22-23
Rorschach, teste de, 217
Rush, Benjamin, 465

Sabedoria e envelhecimento, 32-33
SADS-L. *Veja* Programa de Transtornos Afetivos e Esquizofrenia, Versão de toda a vida
Saliva, mudanças relacionadas à idade, 69-70
Sarcoma, síndrome de Werner e, 36
Saúde, modelos de crença na, e condutas de busca de ajuda, 158-159
Saúde, atendimento a, de idosos, 440-442
   contexto organizacional do, 452-455
Saúde, organizações de manutenção da (HMOs)
   tratamento psiquiátrico e, 159-160
Saúde mental, evoluções, indicadores de, 143-145
Saúde, promoção, nos idosos, 59-61
Saúde, serviços, fatores que afetam a utilização de, 157-159, 179-181
Saúde, impacto sobre o comportamento, 129-130
SCAG. *Veja* Escala Geriátrica — Avaliação Clínica da Sandoz
SCID. *Veja* Entrevista Clínica Estruturada para o DSM-R
SCL-R. *Veja* Lista de Verificação de Sintomas — Revisada, 104
Seashore, Teste de Ritmo, 215-216
Sedativos hipnóticos
   abstinência de, 289-290
   hipotermia e, 56-57
   interações com o álcool, 350
   transtornos do sono e, 339
Seleção de Pré-admissão e Revisão Anual dos Pacientes (PASARR), 422
Selenium, da dieta, 391-392
Semialdeído succínico, 92
Senescence: The Last Half of Life, 466-467
Senescência. *Veja* Envelhecimento
Sensibilidade, de testes laboratoriais para transtornos psiquiátricos, 204-205
Sensoriais
   alterações, como barreiras para uma dieta adequada, 387
Sensorial
   déficit, 58-59. *Veja também* Sistemas sensoriais específicos
   privação, em populações de instituições de saúde, 418-419
   sintomas semelhantes a esquizofrenia na velhice e, 279-280
   sobrecarga, em populações de instituições de saúde, 418-419
Serina, 89
Serotonina, inibidores seletivos da (SSRIs), 263-264
   uso em idosos, 373
Serotoninérgicas, anormalidades, na demência do tipo Alzheimer, implicações para o tratamento, 231-232
Serotoninérgicos, sistemas, **96**

Serotonina, (5-hydroxitriptamina), 88, 91, 92, 95-96, 100, 251, 257
   receptores do sistema nervoso central de, 95
Serotonina, sistemas, déficit de,
   na demência do tipo Alzheimer, 230
Sertralina, 263-264, 290, 373
Sexo
   e distribuição epidemiológica dos transtornos psiquiátricos, 171
   e recuperação dos transtornos psiquiátricos, 154-155
   padrões de sono e, 335
   parafrenia tardia e, 279
   relação com os transtornos psiquiátricos, 143, 146-147, 152-153
Sexo, diferenças
   na capacidade do sistema imune, 31-32
   na doença cardíaca isquêmica, 31-32
   na expectativa de vida, 30-33
   na mortalidade, 31-32
   no comportamento de risco e, 31-32, 32-33
   no comportamento tipo A, 31-32
   no consumo de álcool, 31-32
   no hábito de fumar, 31-32
Sexual, atividade na velhice, 253, 306-307
   atitudes em direção a, 308-309
   entre homens idosos, 47-48
   intimidade, 311-313
Sexual, disfunção, devido a uma condição médica geral, 306
Sexual, disfunção na velhice, 309-310
Sexuais, comportamento e transtornos, 306-313
Sexualidade
   alterações psicológicas que afetam, 307-308
   doença e incapacidade afetando a, 310-311
   e idosos institucionalizados, 312-313
SIDP. *Veja* Entrevista Estruturada para os Transtornos de Personalidade do DSM-III
SIDP-R. *Veja* Entrevista Estruturada para os Transtornos de Personalidade do DSM-R-Revisada
Silicone, dieta, 391-392
Síndrome Cerebral Aguda, 279
Síndrome Depressivo-Ansiosa
   demência complexa, 235-237
   mista, buspirona, e 290
Sociedade Americana de Geriatria, 466-467, 467
Sono
   alterações relacionadas à idade, 333-335
   fisiologia circadiana e, 334-335
   privação, 335
   transtornos do
     abordagem nos idosos, 333-334
     atividade eletroencefalográfica no, 334
     avaliação de queixas sono vigília nos idosos, 338-339
     déficit cognitivo e, 338-339
     demência e, 336-337
     diagnóstico de, 205-206
     distúrbios por ondas de calor da menopausa, 43-44
     doença de Parkinson e, 338-339
     efeitos do sexo sobre, 335
     exercício e, 335
     medicações que podem desencadear, 335-336
     mioclono noturno e, 336
     necessidade *vs.* habilidade, 335
     perda e, 336

pernas inquietas e, 336
respiração no sono alterado, 336
sintomas depressivos e, 338-339
transtornos do humor e, 336-337
tratamento
farmacológico, 339-340
não-farmacológico, 338-339, 341
Sono, eletroencefalograma do. *Veja* Polissonografia.
Sono, fase de sono retardada, síndrome da, depressão e, 259
Sono, interrupção do ciclo, papel dos transtornos depressivos, 251
Sono, privação, estudos de, 335
Sono, higiene, 338-339
Sono, medicações sem prescrição, 340
Sono, restrição, 341
Sono/vigília, ciclo
alterações nos idosos, 334-335
interrupções, na demência do tipo Alzheimer, 228
Social, classe, e distribuição epidemiológica dos transtornos psiquiátricos, 171
Social, integração, relação com os transtornos psiquiátricos, 152-154
Social, interações, efeitos da personalidade sobre, 128-130
Social, isolamento, sintomas semelhantes a esquizofrenia na velhice e, 279
em populações de instituições de saúde, 419
Social, apoio
conduta de busca de ajuda e, 157-158
dimensões maiores do, 149
e recuperação dos transtornos psiquiátricos, 155-156
impacto do, 129-130, 149-151
relação com os transtornos psiquiátricos, 155-156
transtornos depressivos e, 251-252
transtornos psiquiátricos e, 179
Sociedade de Gerontologia da América (GSA), 466-467
Sócio-econômico, condição
e recuperação dos transtornos psiquiátricos, 154-155
relação com os transtornos psiquiátricos, 146-147, 147
Sódio
dieta, 389-391
níveis sangüíneos anormais, sintomas psiquiátricos e, 207-208
Somatomedina, 44-45
Somatostatina, 77, 91, 92, 102, 104
Somatotropina, fator inibidor da liberação de (SRIF). *Veja* Somatostatina.
Somestesia, alterações relacionadas à idade, 70-72
Sono, transtorno primário do
depressão e, 259
diagnóstico diferencial de, 259
SPECT. *Veja* Tomografia Computadorizada por Emissão única de Fótons
SPMSQ. *Veja* Questionário Abreviado do Estado Mental
SSRIs. Inibidores da recaptação seletiva de serotonina'
Stieglitz, Edward J., 466-467
Subdural, hematoma, demência e, 226
Subnutrição, abuso de álcool e, 348
Substância, abuso/dependência, 146-147. *Veja também* Abuso/dependência de álcool; Abuso/dependência de drogas
e demência reversível, 207-208

Substância P, 92, 100
Substituição, hipótese de, e comportamento de busca de ajuda, 158-159
Suicida, ideação, como um fator do exame do estado mental, 193
Suicídio
assistido, 477-478
com hipocondria e depressão concomitantes, 259-260
diferenças de sexo no, 31-32
epidemiologia do, 247
media, entre os idosos, 175-177
risco, avaliação do, 259-260
Super-hidratação
cãibra muscular e, 207-208
e *delirium*, 207-208
Suplementação, hipótese da, e comportamento de busca de ajuda, 158-159
Szilard, Leo, 28-29

Tabagismo, 54-55
diferenças de sexo no, 31-32
e morte por doença cardíaca isquêmica, 32-33
fatores comportamentais e, 130-131
Tabelas, altura/peso, aplicação aos idosos, 385
Taquiquinina, 100. *Veja também* Bradiquinina; Eledoisina; Cassinina; Neuropeptídeos; Substância P
Tacrina, hidrocloreto de, 90, 380
e demência do tipo Alzheimer, 229, 230-231
TAT. *Veja* Teste de Apercepção Temática
Tato, sentido do, *Veja* Somestesia
TC. *Veja* Tomografia Computadorizada
Telômeros, papel no envelhecimento, 111
Tema antediluviano, 18-19
Temazepam, 290, 377
Temperatura, sensibilidade prejudicada, e hipertermia, 56-57
Tendências de atitude, em auto-relatos de sintomas, 188
Teorias estocásticas do envelhecimento, 27-29
Teoria da atividade no envelhecimento, 33-34
Teoria da estratificação da idade no envelhecimento, 33-34
Teoria do estresse do envelhecimento, 34-35
Teoria da eversão do envelhecimento, 29-30
Teoria da exaustão do envelhecimento, 27-28
Teoria da fase do desenvolvimento cognitivo do adulto, 32-34
Teoria dos grupos de minoria no envelhecimento, 34-35
Teoria da homogeneidade do envelhecimento, 34-35
Teoria da heterogeneidade do envelhecimento, 34-35
Teoria da modernização do envelhecimento, 34-35
Teoria da mutação somática do envelhecimento, 27-28
Teoria de programas de envelhecimento, 27-28
Teoria do "relógio do envelhecimento", 27-28
Teoria redundante do envelhecimento, 22-23
Teoria da seletividade, 128-130
Teoria da mola de relógio, do envelhecimento, 27-28
Terapia de casais, 411
Terapia cognitiva, 325-326
Terapia cognitivo-comportamental, 325-326, 404-406, 411

grupo, 408-409
nos transtornos de ansiedade, 291
para transtornos de humor, 263
Terapia comportamental, 405-406
Terapia dinâmica breve, 403-404
grupo, 409
Terapia eletroconvulsiva (ECT), 248-249
abstinência de medicação antes da, 265
achados do eletrocardiograma como contra-indicação de, 206
avaliação médica prévia, 265
depressão psicótica e, 253
doença de Parkinson e, 257
duração da convulsão, 266
localização unilateral *vs.* bilateral do eletrodo, 265
monitoração eletroencefalográfica direta durante, 265
riscos e efeitos colaterais nos idosos, 266
Terapia familiar, 411
Terapia da luz
distúrbios do sono e, 339, 341
transtorno afetivo sazonal e, 253
Terapia psicodinâmica, 403
de tempo limitado, 411
Terapia pela recordação
em grupo, 409-410
individual, 407-408, 408
Terapia de revisão da vida, 407-408, 408, 409-410
Terapia da validação, 410
Teste de Apercepção Temática (TAT), 217-218
Testosterona, 44-45, 46-48
Tétano difteria, vacina toxóide, 59-60
Tetra-hidro-amino-acridina (THA). *Veja* Tacrina, hidrocloreto de
THA (Tetra-hidro-amino-acridina), *Veja* Tacrina, hidrocloreto de
Teofilina, 376
distúrbios do sono e, 335
Termoregulação
alterações relacionadas à idade na, 56-58
medicações psicóticas afetando a, 56-57
Teste de apercepção temática (TAT), 217-218
Tiamina (vitamina B_1)
abuso de álcool e, 349
deficiência
alcoolismo e, 238
manifestações clínicas de, 239
sintomas psicóticos e, 277
Tioridazina, 207-208, 281, 365
na demência do tipo Alzheimer, 232
Tiotixeno, 366, 378
Tioxantenas, 366
Tiramina, 372
Tireóide, eixo, desregulação do, 251
Tireóide, disfunção
e demência reversível, 207-208
sintomas psicóticos e, 277
Tireóide, função
alterações relacionadas à idade, 46-47
importância dos testes para, 207-208
Tireóide, hormônio, 44-45
Tireóide, terapias de reposição, 289-290
Tireóide, hormônio estimulador da (TSH), 46-47, 207-208, 261. *Veja também* Teste de estimulação do hormônio liberador da tireotropina (TRH)
Tireotropina, hormônio liberador da, (TRH), 46-47, 101
teste de estimulação, 207-208, 226, 251, 262
Tiroxina (T_4), 46-47

radioimunoensaio, 207-208, 261
Tiroxina livre (T4) índice de, 207-208
TIPS. *Veja* Entrevista Tridimensional do Estilo de Personalidade
Tolerância, ao álcool, 350
Tomografia axial computadorizada. *Veja* Tomografia computadorizada
Tomografia computadorizada (TC), 209-210
Tomografia Computadorizada por Emissão de Fotom Único, 212-213
Tomografia por Emissão de Pósitrons (PET), 209, 210, 211
   doença de Huntington, achados na, 211
   e demência do tipo Alzheimer, avaliação da, 211
   e demência, avaliação da, 211
   e depressão, achados na, 211
   e doença de Parkinson, avaliação da, 211
   e epilepsia, avaliação da, 211
   e esquizofrenia, avaliação da, 211
   e mania, achados na, 211
   e síndrome de Down, avaliação da, 211
   e transtornos afetivos, avaliação dos, 211
Toxicidade a drogas,
   demência e, 221
   e *delirium*, 236-237
Toxicidade pelo alumínio, demência do tipo Alzheimer e, 209
Toxinas ambientais, déficit cognitivo e, 178
Transtornos afetivos, 146-147
   emissão de pósitron tomografia e avaliação dos, 211
Transtorno afetivo sazonal
   carbamazepina e, 253
   carbonato de lítio e, 253
   critérios diagnósticos de, 253
   diagnóstico diferencial de, 253
   terapia da luz e, 253
Transtorno de ajustamento com
   diagnóstico de, 259-260
   humor ansioso, diferencial
Transtorno de ajustamento com
   diagnóstico diferencial de, 255
   humor depressivo,
Transtorno de ajustamento na velhice, 327-329
   agudo *vs.* crônico, 327
   estressores psicossociais e, 327-329
   prevalência do, 327-328
Transtornos amnésticos, 223, 238-239
   alcoolismo como causa de, 238-239
   déficit de memória no, 238
   etiologia da, 238
   trauma craniano como causa de, 238
Transtorno amnéstico persistente induzido pelo álcool, 238
Transtornos de ansiedade, 146-147, 148, 150-151, 198, 249
   agorafobia sem história de transtorno de pânico, 286-287
   avaliação psicométrica dos, 289-290
   classificação diagnóstica do DSM-IV, 285-287, 286-287
   devido à condição clínica geral, 288-289
   diagnóstico diferencial dos, 259-260
   elaboração diagnóstica e diagnóstico diferencial, 288-290
   epidemiologia da, 288-289
   fobia específica, 286-287
   fobia social, 286-287
   induzidos por drogas, 288-289
   manejo farmacológico, 289-291, 377-378
   sem outra especificação, 288-289
   sintomas de, 285

testes laboratoriais para avaliar, 289-290
transtorno de ansiedade generalizada, 286-287
transtorno de estresse agudo, 287
transtorno de estresse pós-traumático, 287
transtorno do pânico, 286-287
transtorno obsessivo compulsivo, 287-289
tratamentos psicológicos, 291-293
Transtorno de ansiedade generalizada, 286-287
   benzodiazepinas nos, 290
   diagnóstico diferencial do, 259-260
Transtorno de ansiedade induzido por substância, 288-289
Transtorno de aprendizado, ácido glutâmico e, 98
Transtorno bipolar
   diagnóstico diferencial do, 252
   em pacientes de instituições de saúde, 247
   estudos de ligações do, 115
   herança do, 250-251
   na velhice, 250
   recuperação do, 154-157
Transtornos convulsivos, sintomas psicóticos e, 277
Transtorno delirante, na velhice, 277-278
Transtornos demenciais, componentes tratáveis dos, em populações de instituições de saúde, 418
Transtorno depressivo
   em populações de instituições de saúde, 419-420
   fatores sociais e, 251-252
   transtornos do sono e, 336-337
   tratamento do, 419-420
Transtorno distímico, 198, 249
   diagnóstico diferencial de, 253-254
Transtorno do humor devido a uma condição médica. *Veja* Síndrome orgânica de humor
Transtorno do humor induzido por substância. *Veja* Humor, síndrome orgânica.
Transtorno esquizoafetivo, 278
Transtornos comportamentais, em populações de instituições de saúde, 418
Transtornos esquizofrênicos, início tardio
   fatores associados a, 278-281
   genética molecular e, 109
Transtorno esquizofreniforme, 198, 273, 278
Transtorno de estresse agudo, 287
Transtorno de estresse pós-traumático (TEPT), 287
Transtornos do humor, 146-147, 148, 150-151, 151-152, 192, 198, 245-267. *Veja também* Transtornos afetivos
   definição de depressão na velhice, 245-246
   diagnóstico diferencial de
     abuso/uso de álcool, 259-260
     ansiedade, 259-260
     depressão e doença clínica, 255-258
     depressão psicótica, 253
     depressão sem outra especificação, 254
     envelhecimento normal e, 258
     esquizofrenia, 259
     hipocondria, 259-260
     perda, 252, 254-255
     síndrome de humor orgânica, 255
     transtorno afetivo sazonal, 253
     transtorno bipolar, 252
     transtorno de ajustamento com humor depressivo, 255
     transtorno depressivo maior, 252-253
     transtorno distímico, 253-254

transtorno primário do sono, 259
transtornos mentais orgânicos, 258-259
diferenças de sexo na, 250-251
elaboração diagnóstica do idoso deprimido, 259-263
epidemiologia na velhice
   fatores de risco de, 250-252
   mortalidade, 247 *Veja também* Suicídio
   prevalência, 246-247
   prognóstico, 248-250
estado civil e, 179
fatores de risco de, 148-151
genética molecular e, 109
fator de liberação da corticotrofina e, 102-103
herança na, 114, 250-251
hipotireoidismo e, 46-47
hormônio liberador da tireotropina e, 100
recuperação do, 154-157
resposta embotada do hormônio adrenocorticotrófico e, 102-103
somatostatina e, 102, 104
teste de supressão da dexametasona no diagnóstico de, 208
transtornos do sono e, 336-337
tratamento
   aconselhamento pastoral, 263
   depressão unipolar, recuperação da, 154-157
   escuta ativa, 263
   farmacoterapia, 263-264
   psicoterapia, 263
   terapia eletroconvulsiva, 263-266
   terapia familiar, 266-267
Transtornos mentais orgânicos, patologia dos, 78-83. *Veja também* Transtornos cognitivos
   diagnóstico diferencial de, 258-259
Transtornos neurológicos, sintomas psicóticos e, 277
Transtorno obsessivo-compulsivo, 198, 249, 287-289
   antidepressivos nos, 290
   benzodiazepinas nos, 290
   inibidores seletivos da recaptação de serotonina, 291
Transtornos de personalidade, exame dos, 217
Transtorno de personalidade anti-social, 198
Transtorno psicótico breve, 278
Transtornos psiquiátricos
   alterações de idade *vs.* diferenças de coorte, 141-142
   busca de ajuda para em serviços de saúde mental, 157-159
   escolha de setor para tratamento, 158-160
   distribuição epidemiológica dos, 171-175
   epidemiologia dos, 167-181
     abordagem da identificação de casos, 169-171
     emprego da escala de sintomas, 169-171
     estudos etiológicos nos, 176-179
     estudos históricos em, 174-177
   escalas de sintomas para, 145-146
   fatores de proteção e, 148-151, 153-154
     atividades religiosas, 148
     esforços de enfrentamento, 143, 150-151
     freqüência à Igreja, 148
   fatores de risco social de
     agentes desencadeantes, 143, 150-151, 153-154
     aspectos metodológicos, 144-147
     diferenças de coorte no, 151-154

estudos referentes a, 145-147
hipótese do amortecimento do estresse, 150-151, 156-157
modelo teórico dos, 142-145
  evidências apoiando os, 146-151
residência urbana *vs.* rural, 148
separação conjugal, 151-152
variáveis demográficas no, 143-147
vulnerabilidade, 143-145, 148-151, 153-154
fatores sócio-econômicos relacionados, 141-161
medidas diagnósticas dos, 144-145
medidas diagnósticas *vs.* escalas de sintomas nos, 145-146
políticas públicas e programas, 159-161
recuperação de, fatores sociais que afetam, 153-158
Transtornos somáticos, 146-147
Transtorno de somatização, 198
Transtorno somatoforme, 295-306
Transtorno somatoforme doloroso. *Veja* Transtorno doloroso.
Tranilcipromina, 371
Tranqüilizantes
  hipertermia e, 56-57
  hipotermia e, 56-57
  interações com o álcool, 350
Transcutânea, estimulação nervosa eletrônica transcutânea (TENS), e controle da dor, 305
Transporte, acesso a, impacto sobre os transtornos psiquiátricos, 148
Transtorno de pânico de início tardio, 286-287
Transtorno psicótico breve, 278
Trauma
  morbidade aumentada entre os idosos, 42-43
  na infância, 152-153
    relação com os transtornos psiquiátricos, 143
  teste do fluido cerebroespinhal e, 209
Trauma craniano
  demência e, 224, 234
  transtornos amnésticos e, 238
Traumas da infância, relação com os transtornos psiquiátricos, 143, 147, 152-153
Trazodona, 263-264, 290, 291, 340, 373-374
  na demência do tipo Alzheimer, 232
TRH. *Veja* Tireotropina, hormônio liberador da
Trianterene, 380
Triazolam, 339-340, 377
Triceps, medida da espessura da pele, 386
Trifluoperazina, 281, 366
Triglicerídios, 45-46
3, 3'-Triiodotironina. *Veja* Triiodotironina (T_3), teste de recaptação da resina
Triiodotironina (T_3), 369, 371
  captação, 207-208
  teste de captação da resina, 46-47, 261
Trimetropim, efeitos nutricionais do, 387
Trimipramina, 368
Tromboxane, papel na geração da dor, 306
TSH. *Veja* Tireóide, hormônio estimulador da
Turner, síndrome, associação com o processo de envelhecimento, 30-31

Úlcera crônica de decúbito, 391-392
Urbana *vs.* rural, moradia, transtornos psiquiátricos e, 148
Uretra, alterações atróficas pós-menopausa na, 47-48
Urina, análise, na avaliação da demência, 226
Urinária, incontinência, 58-59
Urinária, retenção, em populações de instituições de saúde, 419

Vacinações, recomendações aos idosos, 59-60
Vagina, alterações atróficas pós-menopausa, 47-48
Validade, de testes laboratoriais para transtornos psiquiátricos, 204-205
Valproato, 373, 376-377
  na demência do tipo Alzheimer, 232
Valpróico, ácido. *Veja* Valproato
Vasodilatação retardada, e hipertermia, 56-57
Vasodilatadores, 379
Vasopressina, 77, 100
Venlafaxina, na demência do tipo Alzheimer, 231-232
Ventricular, dilatação,
  significado em pacientes geriátricos, 209-210
Ventriculares, contrações prematuras, terapia eletroconvulsiva e, 266
Ventrículo, alterações relacionadas à idade, 49-50
Verapamil, 376, 377
Vida, apoio a, implicações éticas e legais do, 475
Vida, extensão da. *Veja* Longevidade
Vida, eventos da, e teoria do estresse do envelhecimento, 34-35
Vida, expectativa
  demografia e, 30-32
  diferenças sexuais (de sexo) na, 30-33
  hipobetalipoproteinemia e, 30-31
Vida, prolongamento da, 17-23
Vida, extensão da, humana, 22-23
Vilcabamba, centenários de, 22-23
Visão
  alterações relacionadas à idade, 63-67
  patologia afetando, 67
Visão periférica, alterações relacionadas à idade, 65-66
Visoespaciais, habilidades, déficits na, na demência do tipo Alzheimer, 228
Visual, acuidade, dinâmica, 66-67
Vitamina A, 391-392
  absorção de, 55-56
Vitamina B_2, deficiência, depressão e, 257
Vitamina B_6, deficiência, depressão e, 257
Vitamina B_{12} (cobalamina), 391-392
  abuso de álcool e, 349
  deficiência, 55-56, 261
    demência e, 234-235, 235-236
    depressão e, 257
    e demência reversível, 207-208
    sintomas psicóticos e, 277
  nível sérico, na avaliação de demência, 226
Vitamina B, grupo, 257, 391-392. *Veja também* Folato, deficiência; Ácido fólico; Tiamina (vitamina B_1); *vitaminas B individuais*

Vitamina C, 28-29, 387, 391-392
  função cognitiva e, 178
Vitamina D_3, 387, 389-390, 391-392
  abuso de álcool e, 348
Vitamina E, 28-29, 391-392
Vitamina K, 387
Vitaminas. *Veja também vitaminas individuais*
  abuso de álcool e, 349
  deficiências, função cognitiva e, 178
  múltiplas, 380
  1, 25-diidroxivitamina D_3, 45-46, 55-56
  sintomas psicóticos e, 277
Vitamina, suplementação, 48-49, 55-56, 352-353, 379, 387, 391-392
Vita Sobria, 24
Vítima, papel da família da, 190
Viúvos, grupos de, 408, 409
Vizinhança, estabilidade da
  transtornos psiquiátricos e, 148
Volume diastólico final, ventrículo esquerdo, 49-50
Voluntárias, organizações, transtornos psicóticos e, 148
Vômitos, interferência com a precisão do teste de supressão da dexametasona, 208
Voronoff, Serge, 18-19

WAIS. *Veja* Wechsler, Escala de Inteligência, para Adultos
WAIS-R. *Veja* Wechsler, Escala de Inteligência, para Adultos — Revisada
Warfarin, 376
  interação com a fluoxetina, 190
Wechsler, Escala de Inteligência do Adulto (WAIS), 125
Wechsler, Escala de Inteligência do Adulto — Revisada, (WAIS-R), 124-125, 125, 214-216
Wechsler, Escala de Memória — Revisada (WMS-R), 215-216
Werner, síndrome
  associação com o processo de envelhecimento, 30-31
  padrões característicos da, 35-36, 111
  transmissão genética da, 111
Wernicke-Korsakoff, síndrome/doença, 238, 349
WMS-R. *Veja* Wechsler, Escala de Memória — Revisada

Zerbi, Gabriele, 23
Zeus, 17, 19
Zinco, suplementação, 390-392
Zolpidem, 378-379
  distúrbios do sono e, 340
Zung, Escala de Depressão com Auto-Avaliação, 195, 245